青岛卫生计生年鉴

Qingdao Health and Family Planning Yearbook 2018

青岛市卫生和计划生育委员会　主办
青岛市卫生计生科技教育中心　承编

中国海洋大学出版社
·青岛·

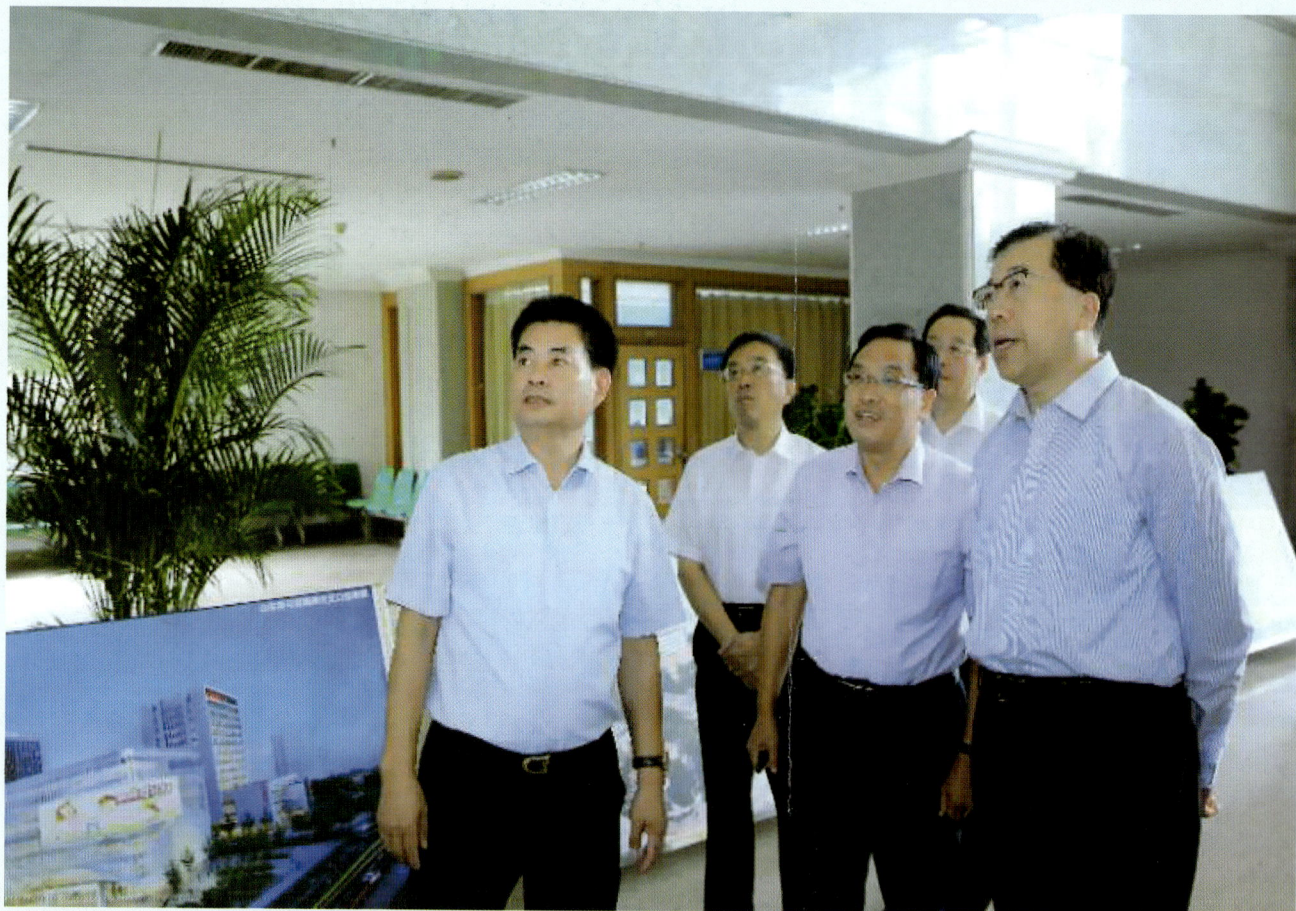

2017年9月27日，青岛市市委书记张江汀（右1）一行到青岛市疾病预防控制中心调研指导工作。

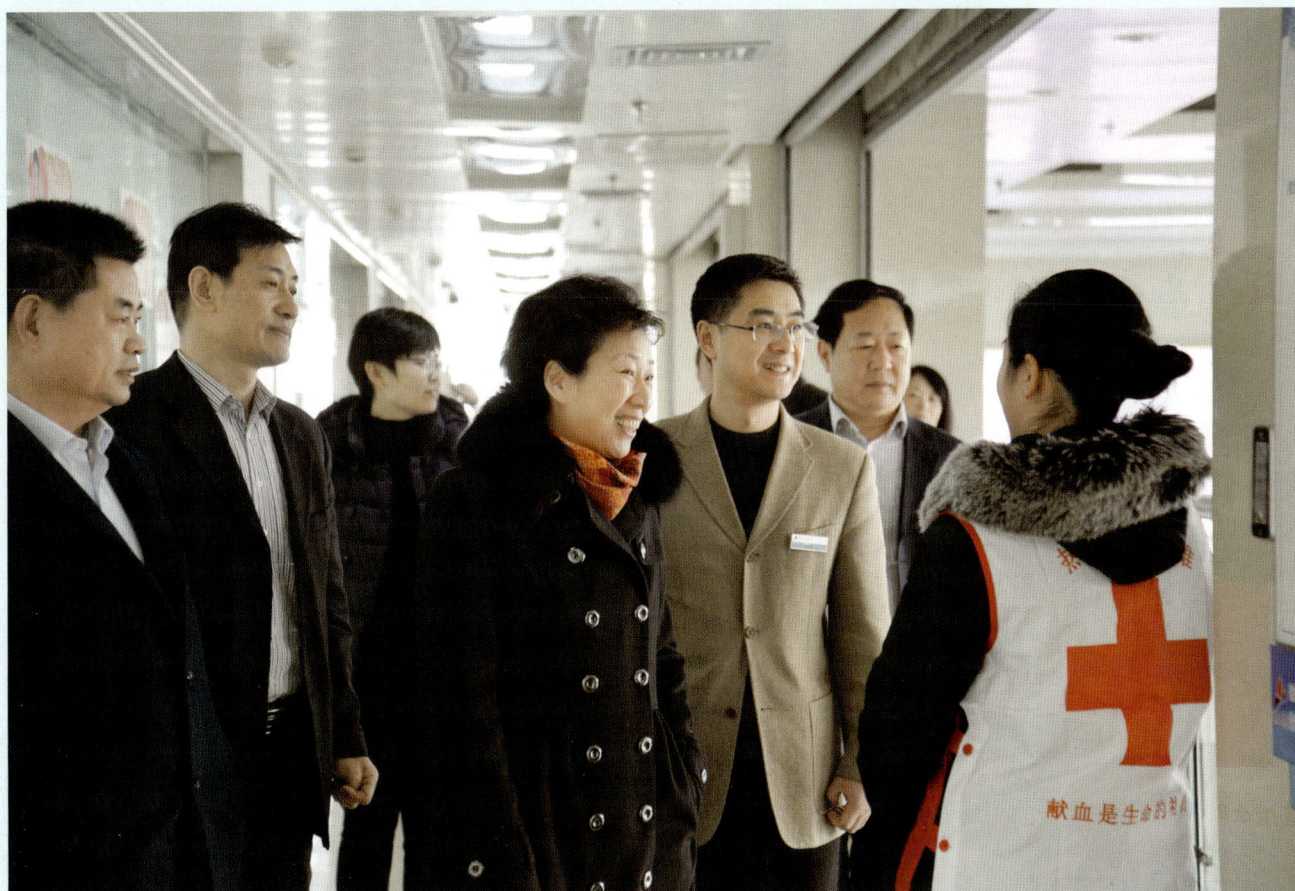

　　2017年1月25日，青岛市副市长栾新（前排中）到青岛市中心血站慰问无偿献血者、志愿者及血站医护人员。

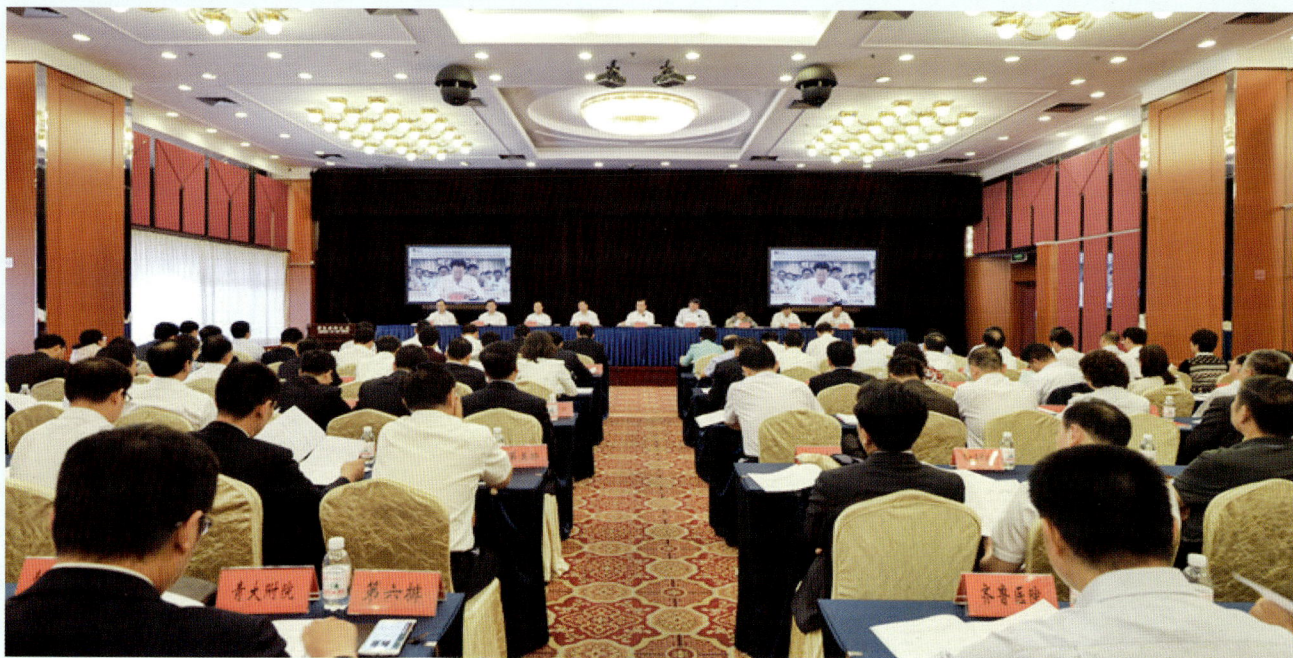

2017年9月29日，全市卫生与健康大会在市级机关会议中心召开。会议深入学习贯彻习近平总书记系列重要讲话精神和党中央治国理政新理念新思想新战略，认真落实全国、全省卫生与健康大会精神，研究部署青岛市卫生与健康工作，全面推进"健康青岛"建设。

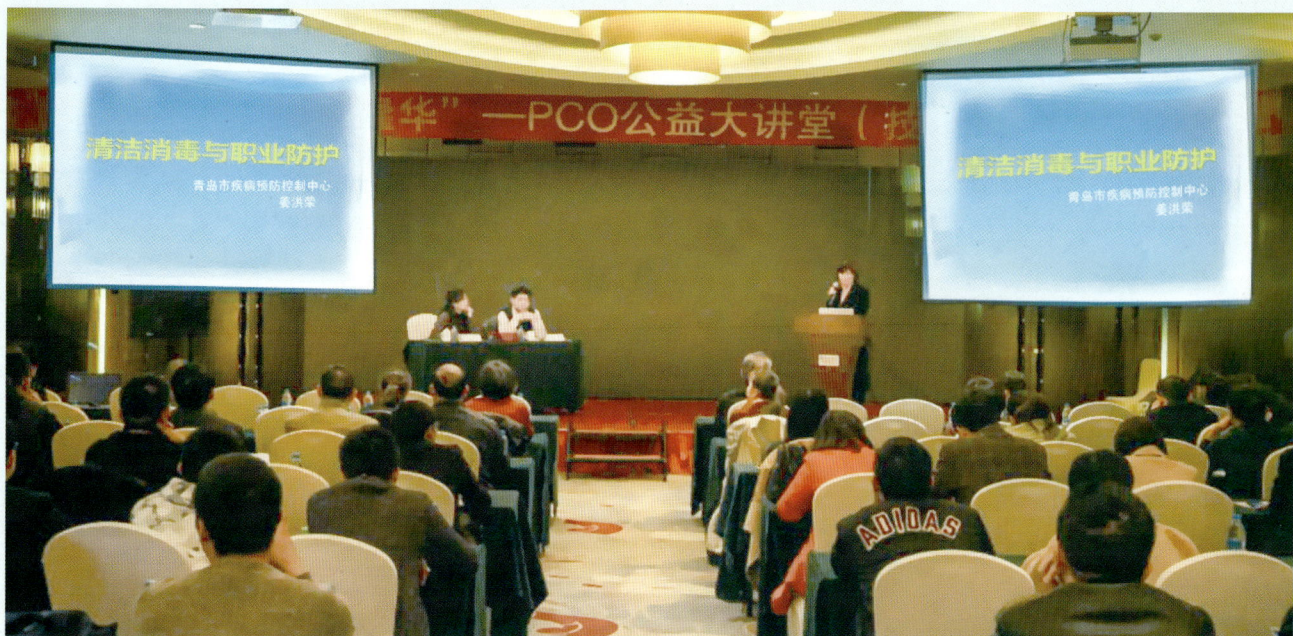

2017年3月22~25日，2017中国卫生有害生物防制大会在青岛召开。国家卫生计生委疾控局副局长张勇，中国卫生有害生物防制协会会长、中国工程院院士徐建国及省、市相关部门负责人出席会议。来自全国各地的1000多名代表参加会议。

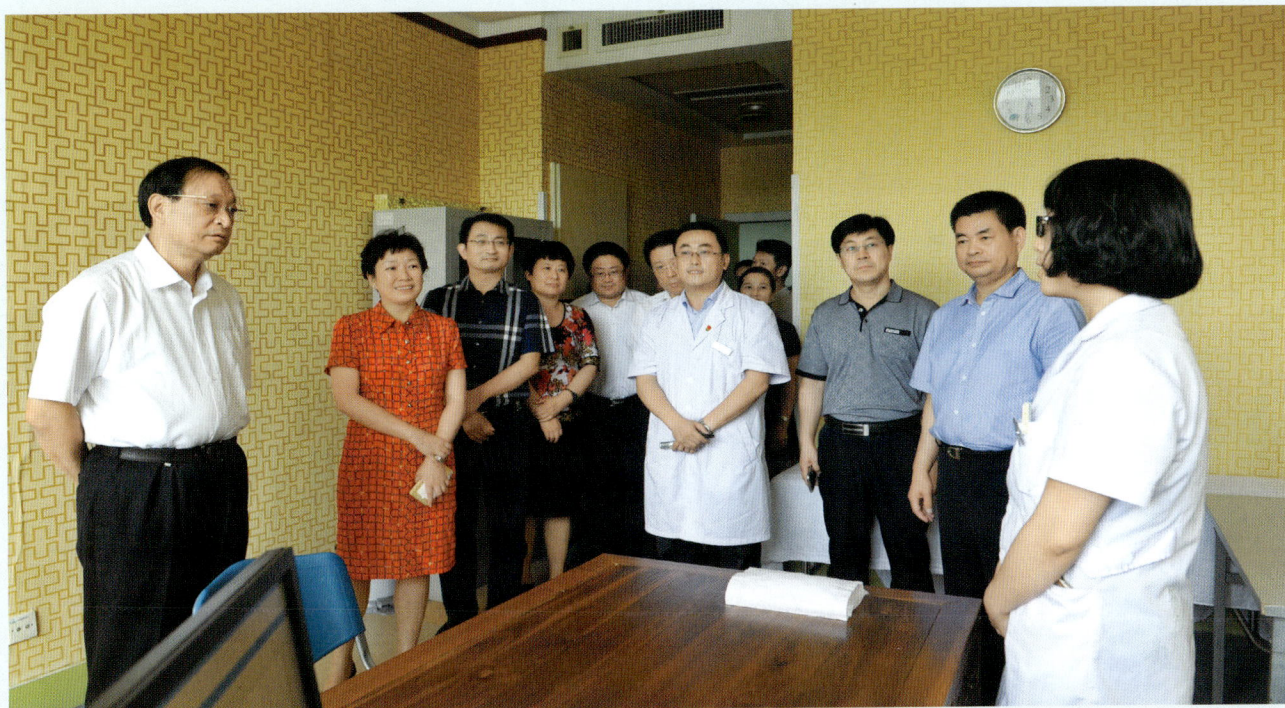

2017年7月28~29日，国家卫生计生委副主任、国家中医药管理局局长王国强（左1）一行到青岛调研慢性病防治体系建设与运行情况。

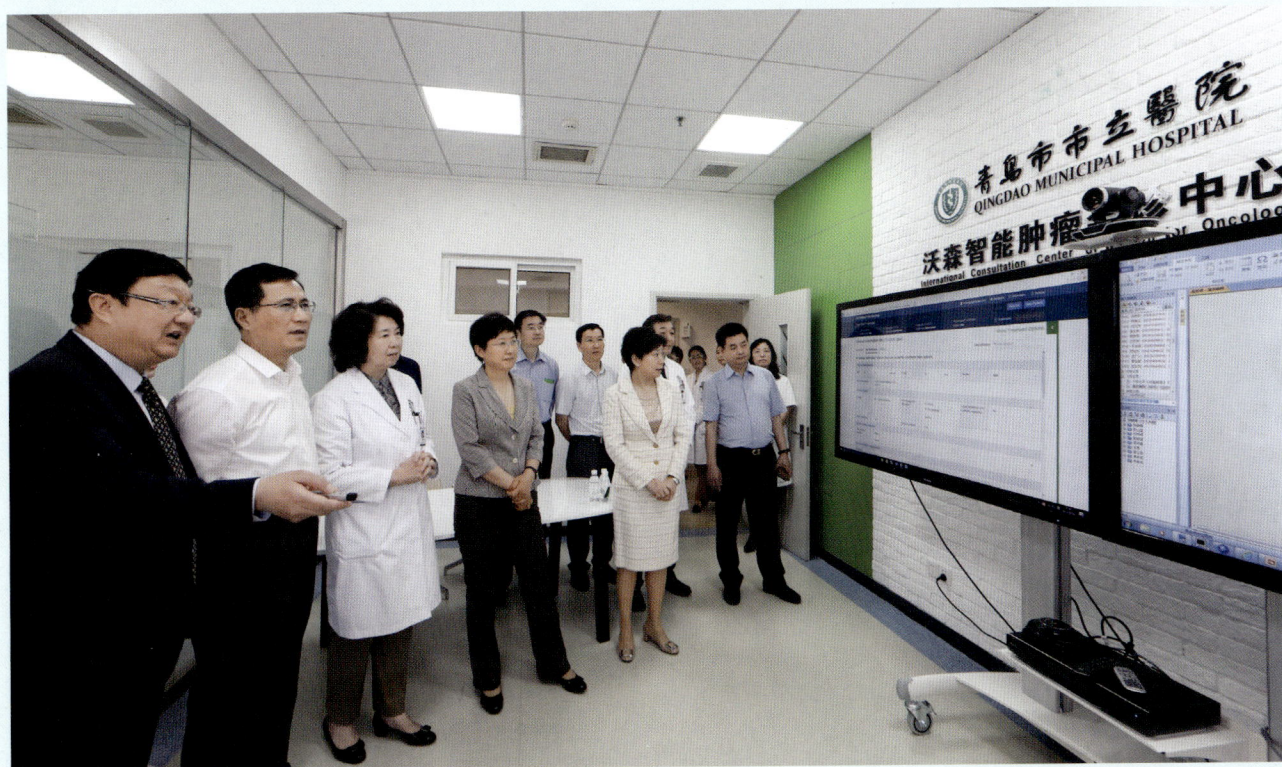

2017年5月19日，国家卫生计生委副主任、中国卫生信息学会会长金小桃（左2）在山东省副省长王随莲（前排左4）陪同下视察青岛市市立医院（集团）的信息化建设及应用情况。

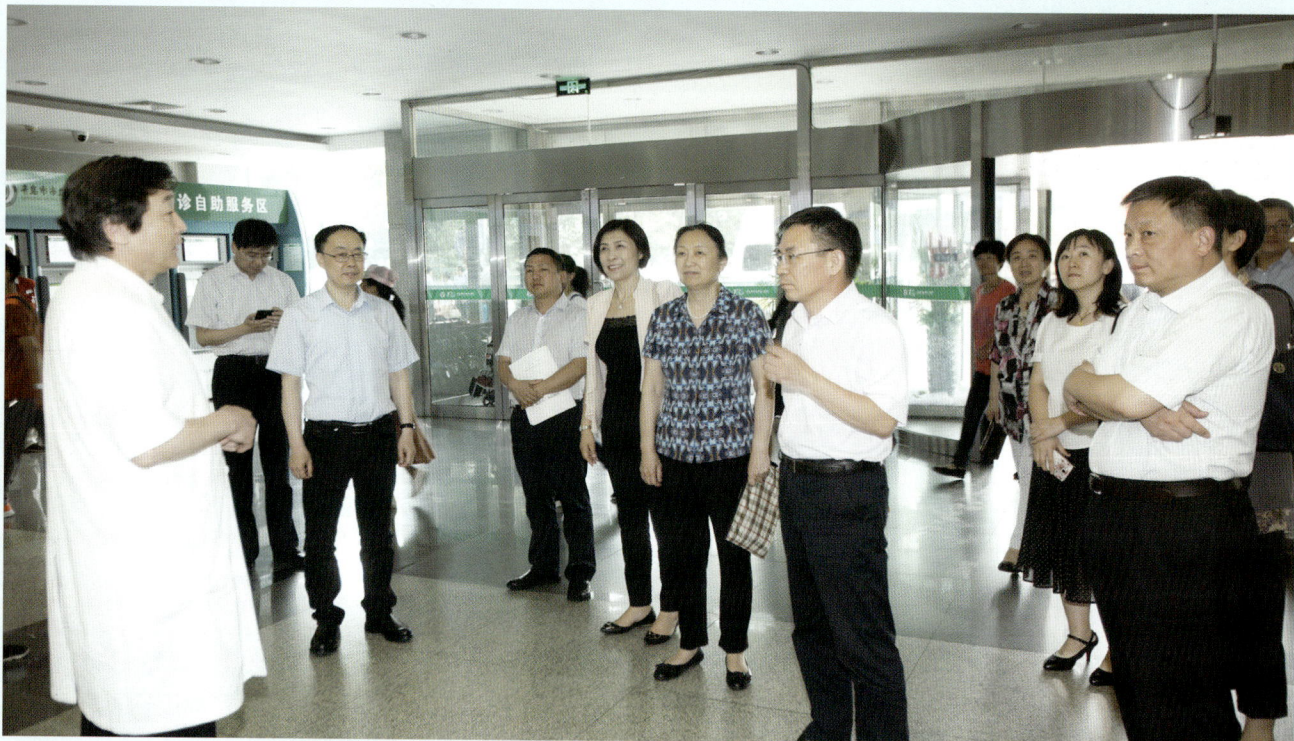

2017年6月22日，国家卫生计生委综合监督局局长赵延配（前排右2）一行到青岛市市立医院（集团）视察城市公立医院改革推进落实情况。

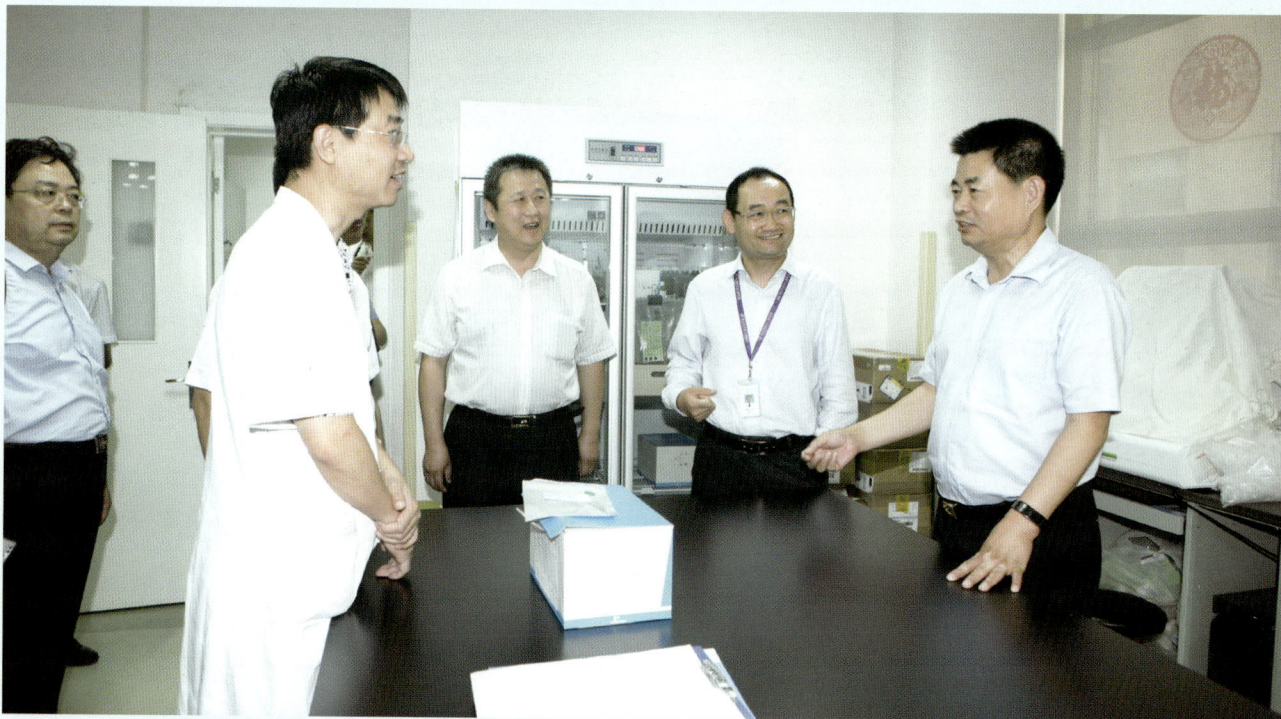

2017年6月29日，青岛市卫生计生委在青岛市妇女儿童医院召开全市委属公立医院检验试剂耗材集约化外包改革工作现场会。图为青岛市卫生计生委主任杨锡祥（右1）现场指导医院检验试剂耗材采购和管理工作。

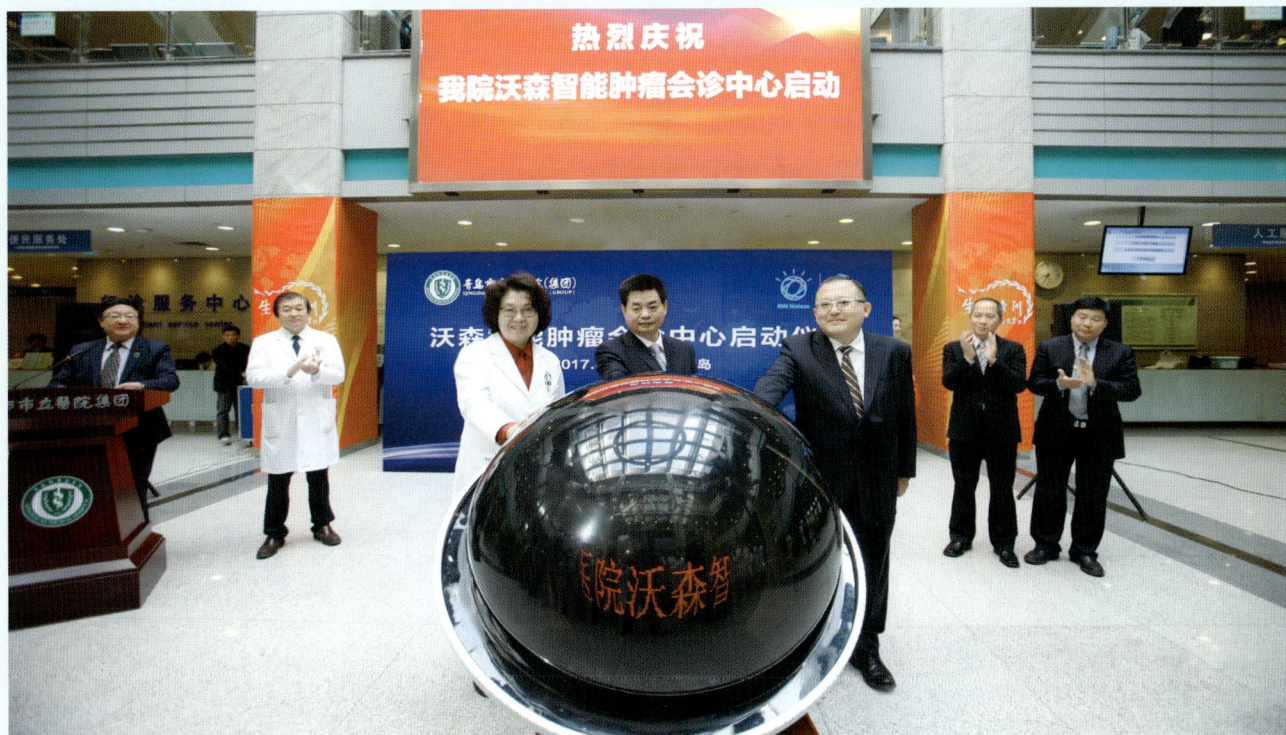

2017年4月27日，青岛市市立医院(集团)引入沃森肿瘤智能医疗系统，成立沃森智能肿瘤会诊中心，在全市率先开启人工智能医疗服务。

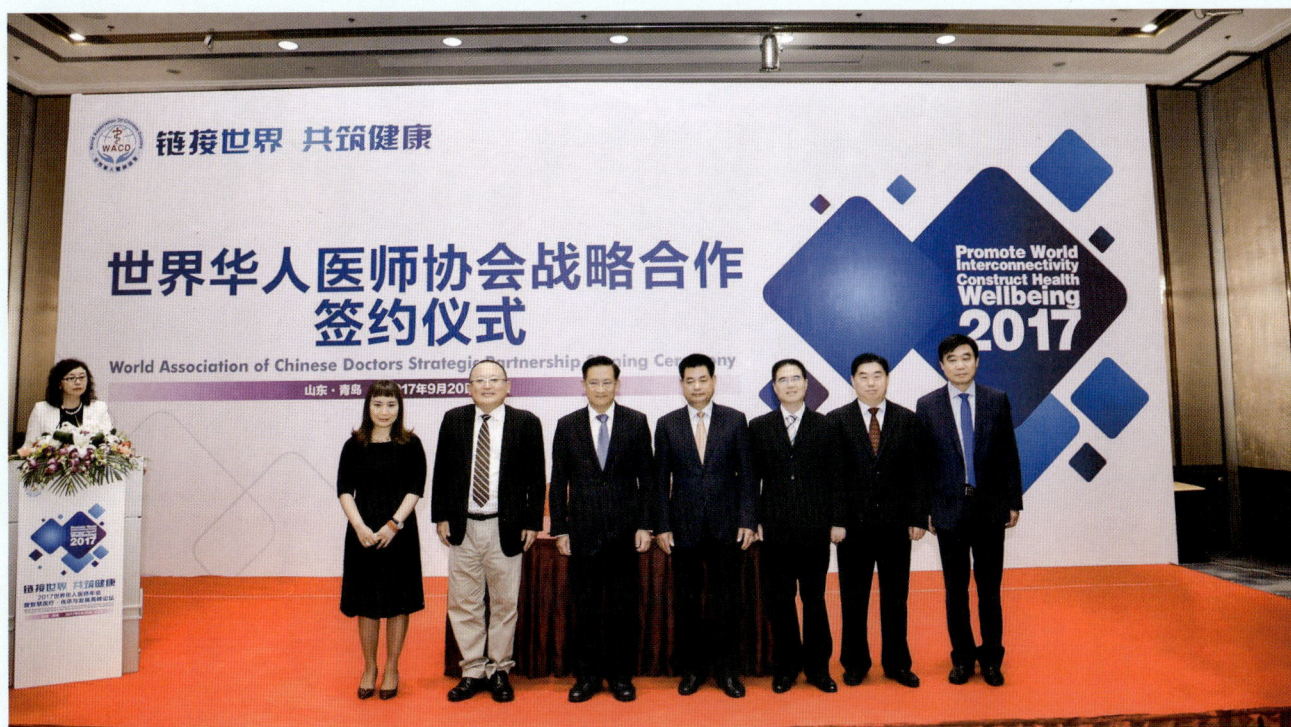

2017年9月21日，"2017世界华人医师协会年会暨智慧医疗·传承与发展高峰论坛"在中国青岛开幕。图为世界华人医师协会战略合作签约仪式现场。

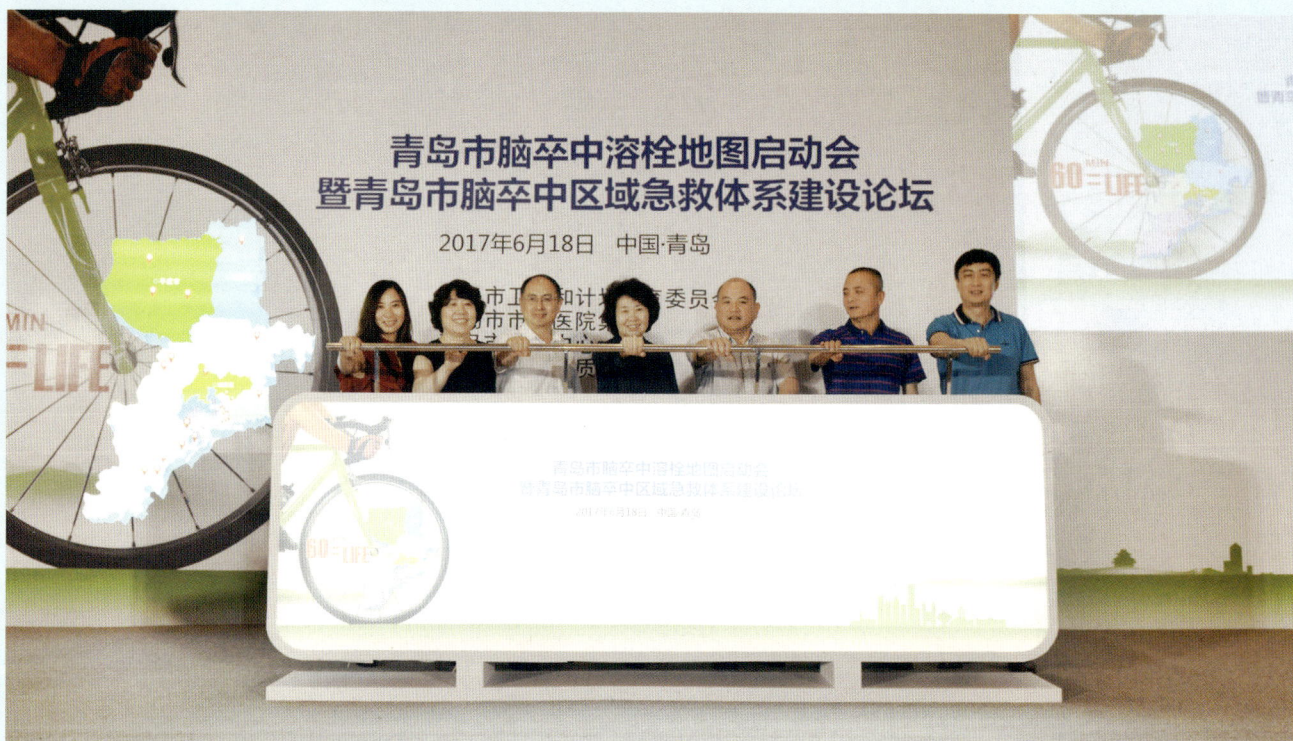

2017年6月18日，青岛市市立医院（集团）作为青岛市脑卒中质控中心挂靠单位，与青岛市卫生计生委、青岛市120急救中心联合首次发布青岛市"急性脑卒中溶栓地图"，在青岛六区四市形成脑血管疾病快速救治网络——脑卒中黄金一小时急救圈。

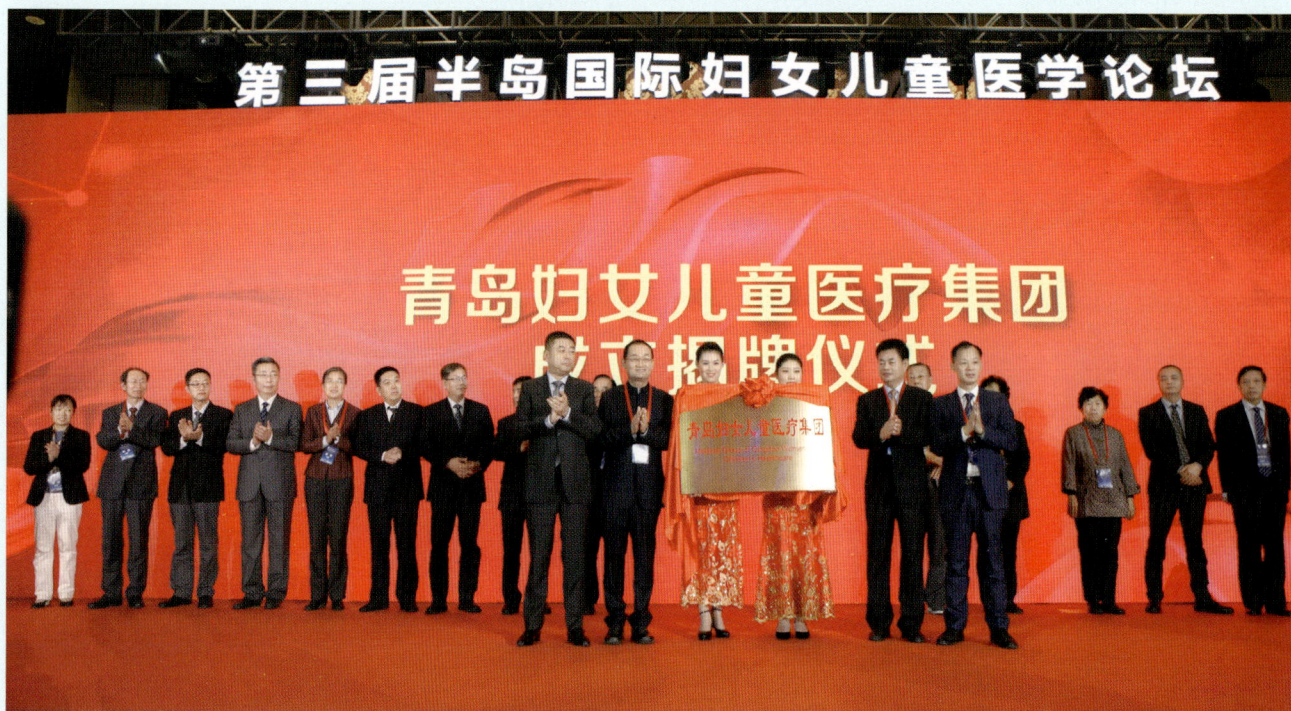

2017年11月11日，青岛妇女儿童医疗集团揭牌成立。

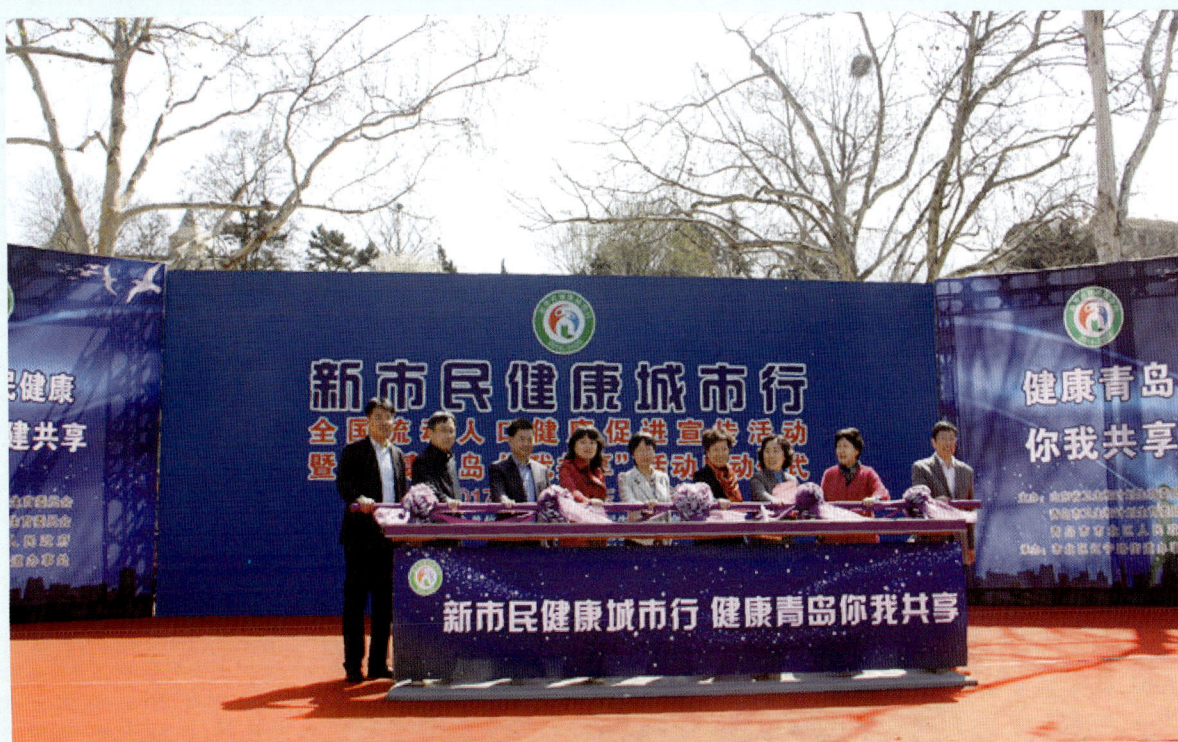

2017年4月12日，"新市民健康城市行"——全国流动人口健康促进宣传活动暨"健康青岛 你我共享"接力活动在青岛市市北区儿童公园正式启动。

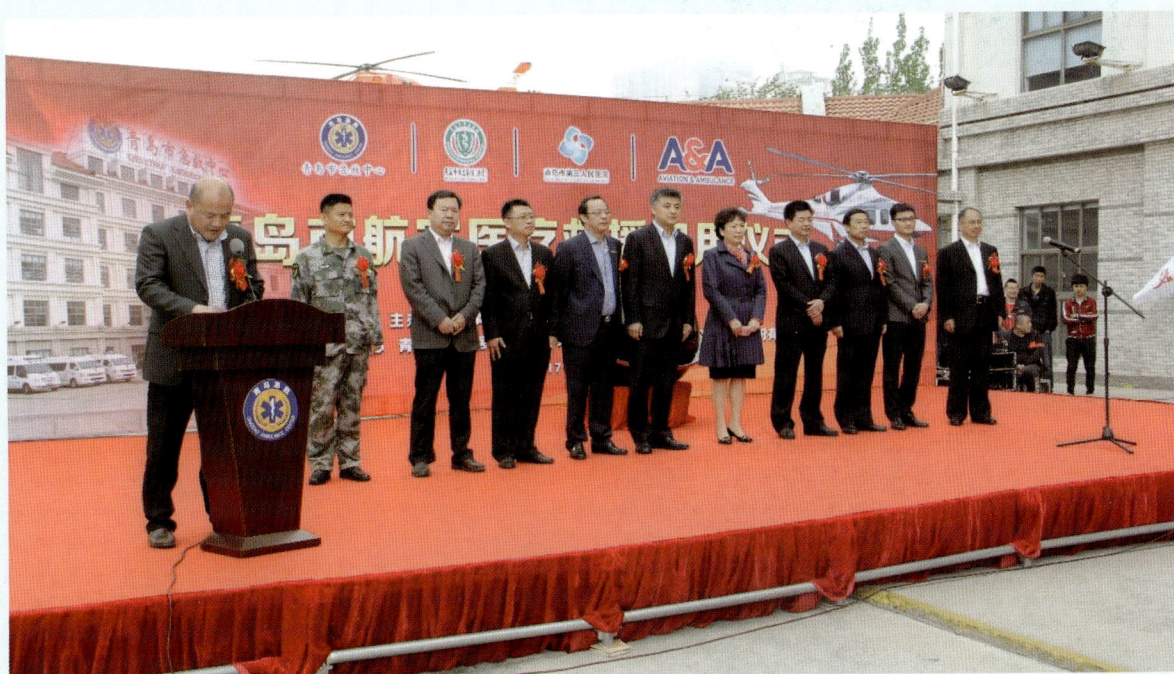

2017年5月3日，青岛市航空医疗救援启用仪式在青岛市急救中心举行。青岛市急救中心、青岛市市立医院（集团）、青岛市第三人民医院与上海金汇通航股份有限公司现场签订合作协议。

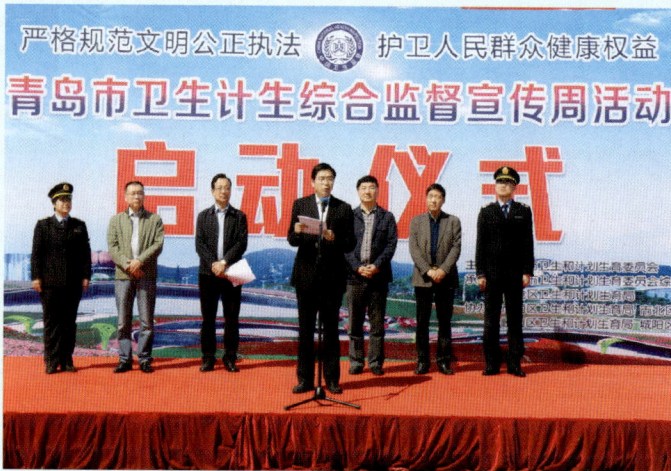

青岛市卫生和计划生育委员会综合监督执法局开展宣传周活动。

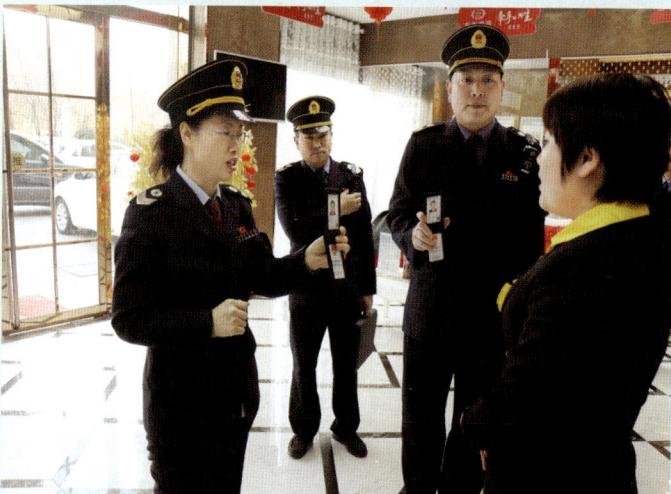

青岛市开展公共场所卫生风险隐患排查。

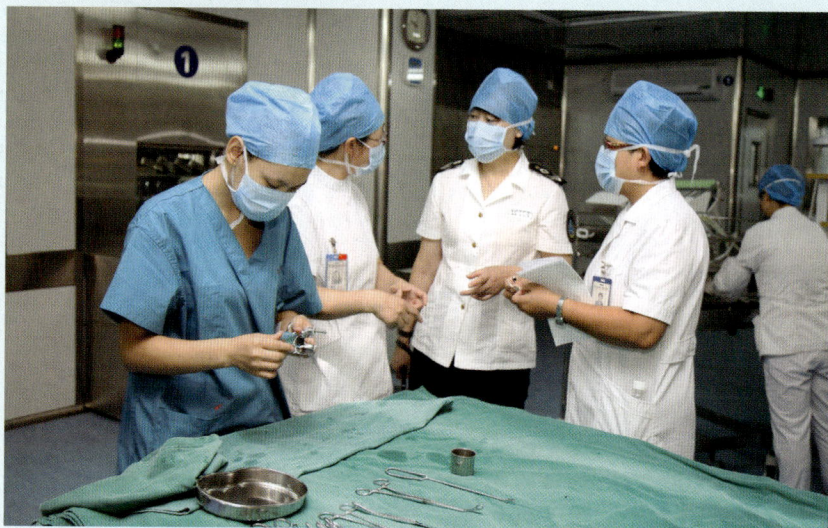

青岛市开展医院感染安全管理监督检查。

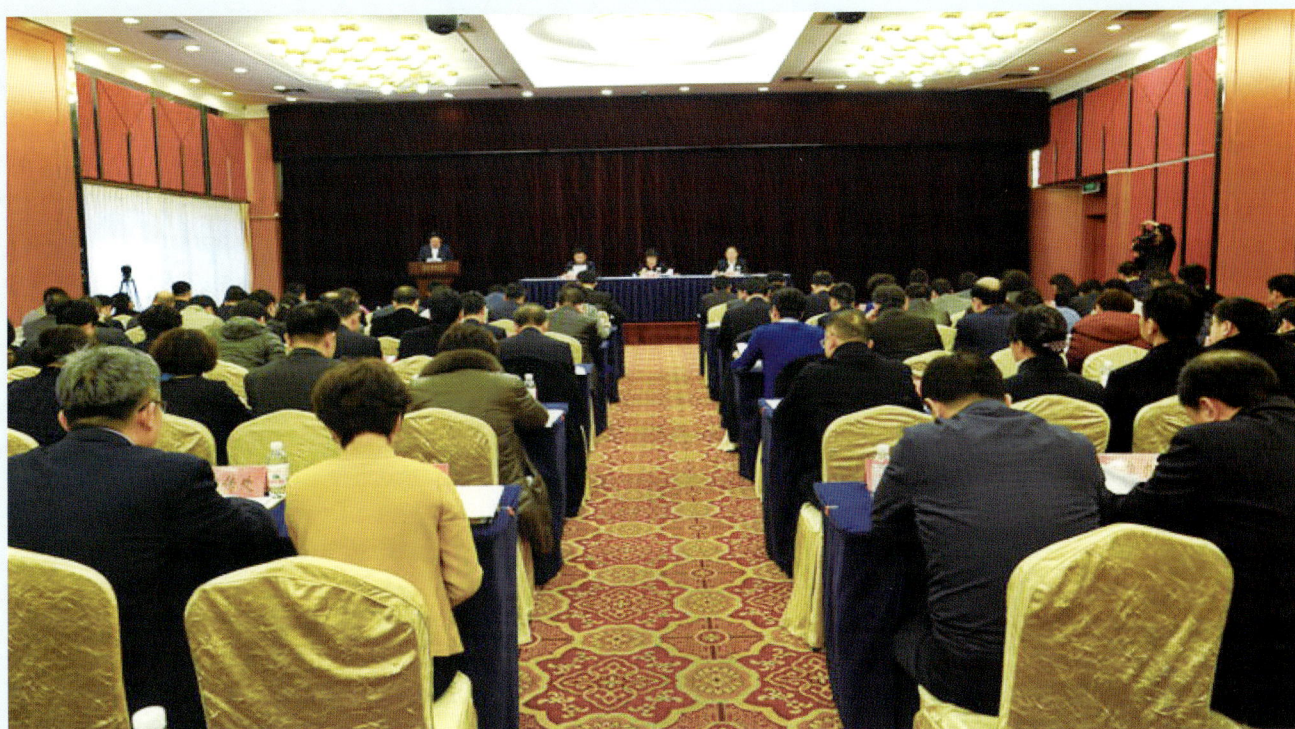

2017年3月1日，青岛市政府召开全市卫生计生暨中医药工作会议。副市长栾新出席会议并讲话，会议由市政府副秘书长王哲主持，市卫生计生委党委书记、主任杨锡祥作工作报告。

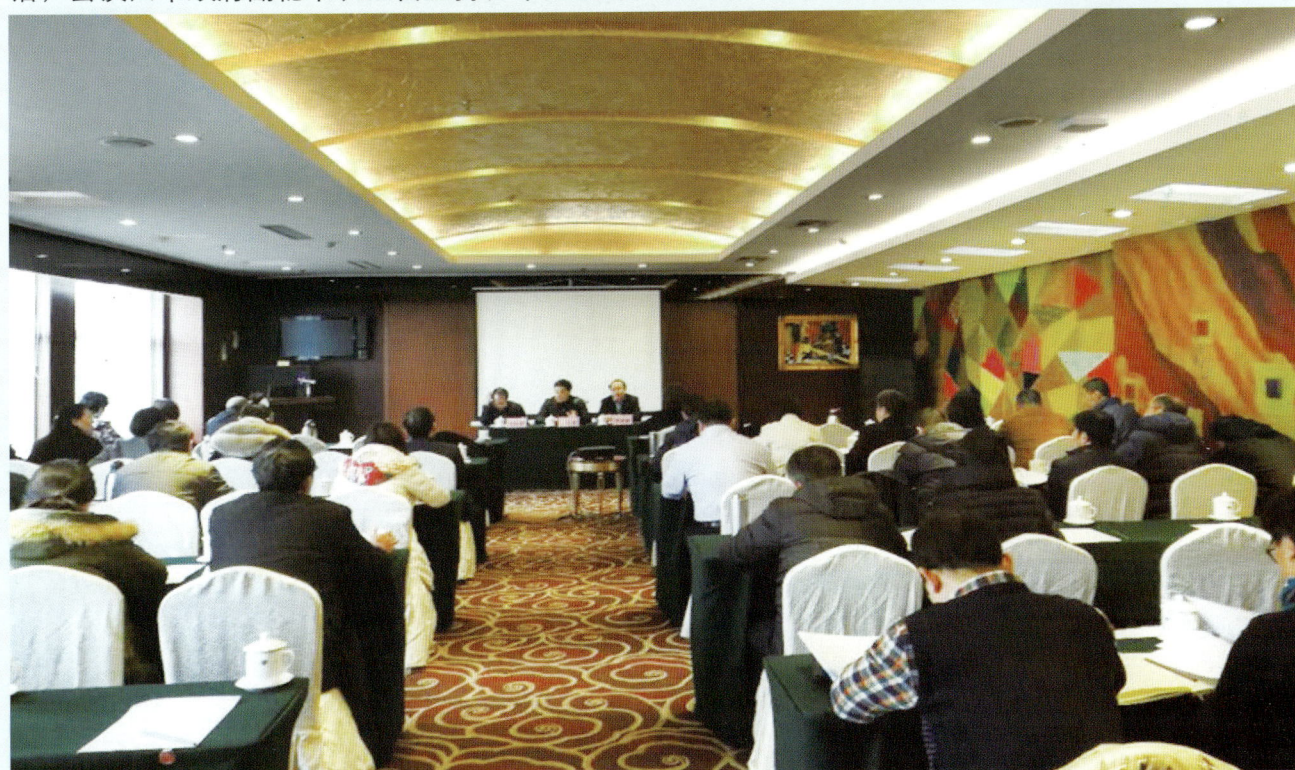

2017年2月23日，青岛市召开慢性病综合防控示范区建设工作培训会议。各区（市）卫生计生局分管局长、疾控科科长、疾控中心相关负责人及业务骨干等60余人参加会议。

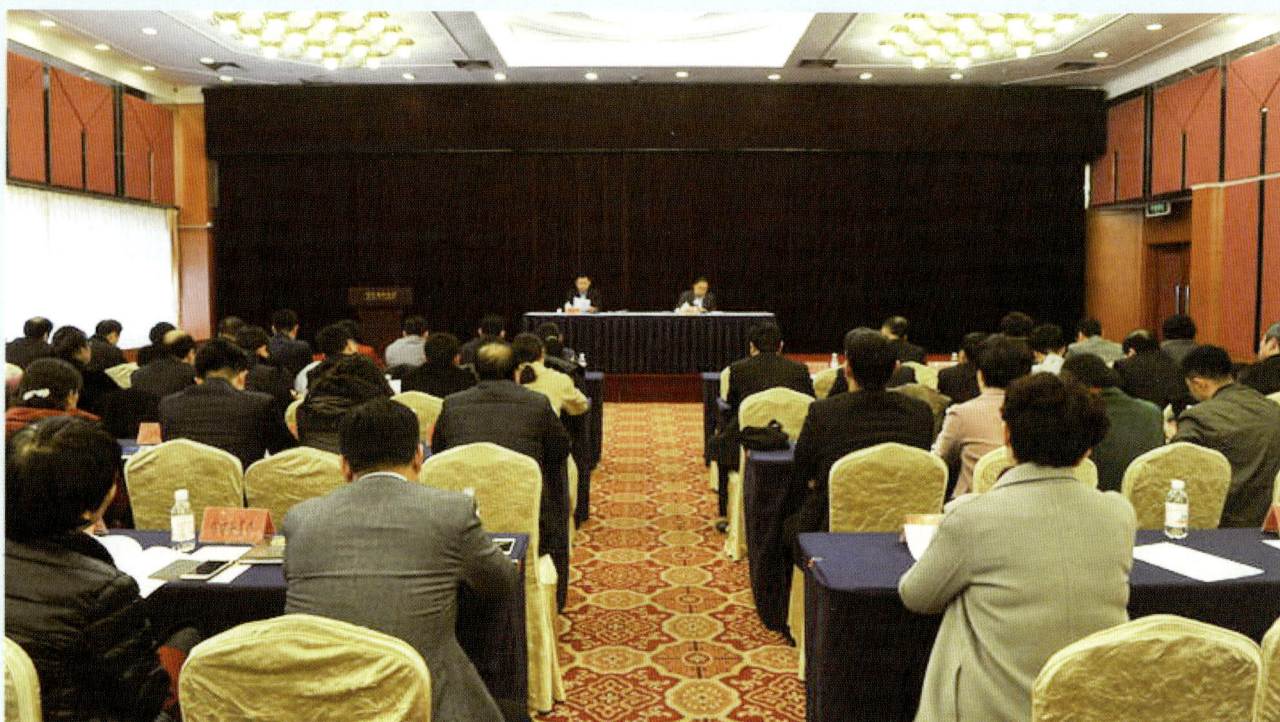

2017年1月18日，全市卫生计生系统2016年度科学发展综合考核总结会召开。市卫生计生委党委书记、主任杨锡祥出席会议并讲话。

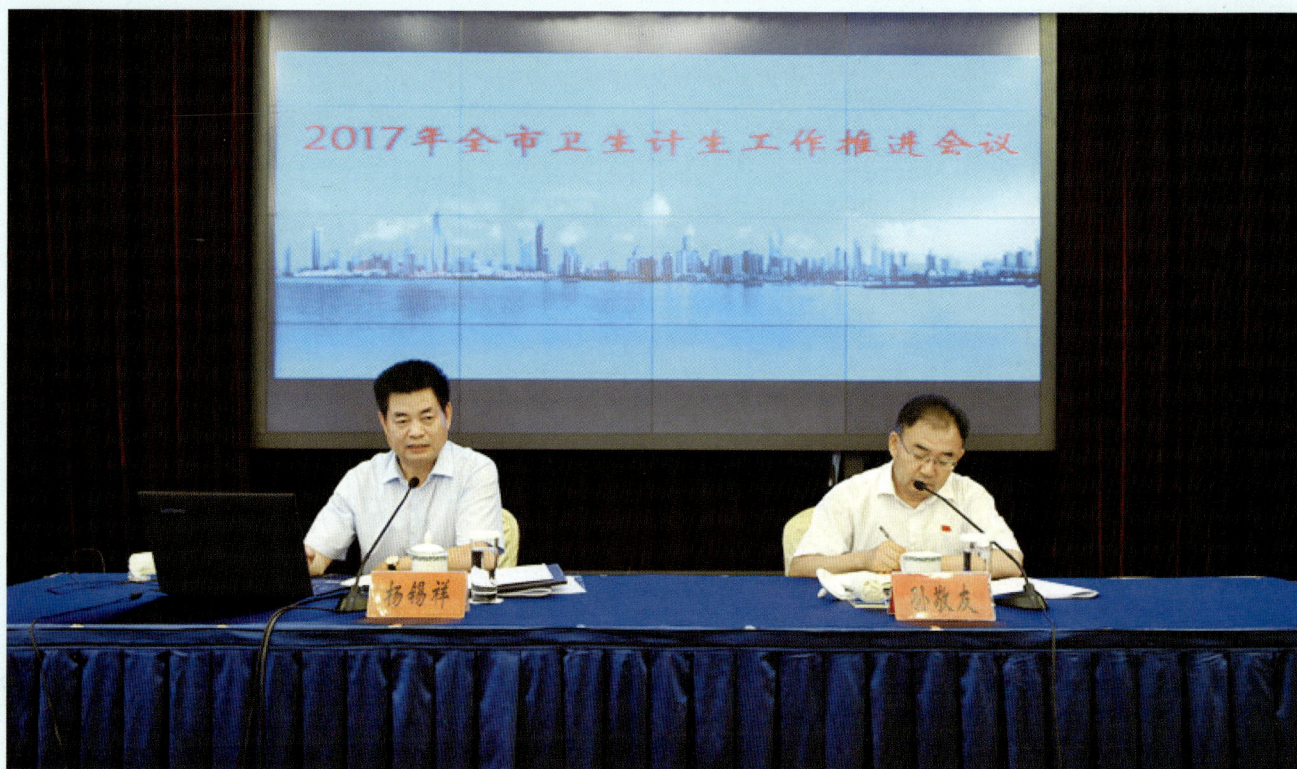

2017年8月16日，全市卫生计生工作推进会议在市级机关会议中心召开。会议由市卫生计生委党委副书记孙敬友主持，市卫生计生委党委书记、主任杨锡祥作重要讲话。

编 辑 说 明

一、《青岛卫生计生年鉴》是由青岛市卫生和计划生育委员会主办的行业性年鉴,系统地反映青岛市卫生计生行业各方面的工作情况,每年编辑出版一册。旨在逐年记述上一年度青岛市卫生计生行业的基本情况,为有关部门查询资料信息,交流情况,推动卫生计生事业的全面发展提供服务。

二、《青岛卫生计生年鉴》2018卷共设11个栏目:(1)特载;(2)专文;(3)综述;(4)2017年青岛市卫生计生工作大事记;(5)工作进展;(6)青岛市卫生计生机构工作概况;(7)青岛市区(市)卫生计生工作概况;(8)卫生计生界人物;(9)典型经验材料与调研报告;(10)统计资料;(11)附录。

三、本年鉴根据全年卫生计生工作大事,选择刊登市卫生计生委及部分单位232张照片,制作61幅宣传彩页,图文并茂地反映了青岛市卫生计生系统整体形象。

四、本年鉴采取分类编排法,为便于国内外读者查阅,编辑了索引,目录使用汉、英两种文字。

五、本年鉴由青岛市卫生计生委机关各处室、委直属单位、各区(市)卫生计生局及中央、省有关驻青医疗卫生单位撰写供稿,并经单位领导审查,由《青岛卫生计生年鉴》编辑部组织统编。凡涉及的卫生计生统计数字均以青岛市卫生计生委发展规划处统计资料为准,截止时间为2017年12月31日。

六、本年鉴是青岛市卫生计生委机关各处室、委直属各单位、各市区(市)卫生计生局及中央、省驻青有关医疗卫生单位领导和广大作者通力合作的结果,谨向他们表示衷心的感谢,并希望继续得到支持。疏漏、错误之处,热诚欢迎批评指正。

《青岛卫生计生年鉴》编辑部

2018年11月

《青岛卫生计生年鉴 2018》编纂委员会

《青岛卫生计生年鉴》编辑部

审稿人名单(按姓氏笔画排序)

丁文龙	王明民	王春霞	王新华	于衍萍
毛勇	许峰	邢晓博	李志荣	肖霞
初慧中	逄淑涛	郭鹏	崔云龙	税源

撰稿人名单(按姓氏笔画排序)

丁慧	王钦	王文静	王新元	于洪臣
牛静	冯涛	吕玉婵	吕伊然	孙帅
孙雷	孙显军	李君	李斐	李璇
杨志	宋玉鹏	宋晓慧	张蕾	陈冰
陈晓	吴寒	周晓	周骞	孟凡路
范存亮	郑晓磊	侯文平	侯亚娟	赵英佐
赵殿臣	姜亦凤	荆帅	高献青	郭振
郭德茂	秦敬柱	焉琴	黄静	梁天珍
梁志强	崔瑛	董霄	韩琛	谢宗慧
臧洁	薛丞君			

目　录

青岛市卫生计生机构 工作概况

青岛市区(市)卫生计生 工作概况

卫生计生界人物

典型经验材料与调研报告

统计资料

附 录

索 引

CONTENTS

Special Features

Special Articles

Overview

Qingdao Major Events of Health and Family Planning in 2017

Work in Progress

Health Emergency

Legal System Building

Prevention and Control of Diseases

Medical Administration Reform

Basic Level Health

Maternal and Child Health and Family Planning Technical Services

Overview of Main Work of Qingdao Health and Family Planning Institutions

Overview of Main Work of Qingdao's Districts and Cities Health and Family Planning Bureau

Figures in the Field of Health and Family Planning

Material of Typical Experience and Research Proposal

Statistical Data

Appendixes

Index

特　载

凝心聚力　真抓实干
努力开创健康青岛建设新局面

——2017年全市卫生计生暨中医药工作会议报告

市卫生计生委主任、党委书记　杨锡祥

（2017年3月1日）

这次会议是在全面贯彻全国卫生与健康大会部署，推进健康青岛建设的关键时期，为落实国家、省卫生计生工作会议和中医药工作会议精神召开的一次重要会议。市委、市政府一直高度重视卫生计生工作，多次听取工作汇报，研究解决重大问题。今天，栾新副市长出席本次会议，并作重要讲话，我们要认真学习领会，切实抓好贯彻落实。现在，我就2016年工作情况和2017年工作任务报告如下。

一、围绕主线，突破发展，实现"十三五"良好开局

2016年，在市委、市政府的坚强领导下，全市卫生计生系统围绕卫生计生改革"一条主线"，强化学科建设、人才战略、信息化建设"三个支撑"，推进分级诊疗、城市公立医院改革、计生服务转型、公共卫生体系建设和社会办医"五项突破"，统筹做好各项卫生计生工作，人民健康水平和人口素质明显提升。青岛市被确定为公立医院综合改革国家联系试点城市、国家中医药综合改革试验区、首批国家级医养结合试点市，中央电视台和《人民日报》《光明日报》多次报道青岛市卫生计生工作做法。

（一）深化医改工作有新突破。7月1日起57所公立医院改革全面启动，取消药品加成，规范药品集中采购，住院次均费用首次出现下降，减少药费支出14.69亿元。二级以上公立医院集中采购高值医用耗材，节约费用5040万元。建立家庭医生签约服务制度，胶州市探索实施"1＋1＋1＋N"家庭医生签约服务模式。落实分级诊疗和基层首诊，共有253家基层医疗卫生机构开展家庭医生签约服务，建成各种形式医联体487个。黄岛区在县级公立医院综合改革绩效评价中获全省第一名。即墨市被确定为全省5个县级公立医院综合改革示范试点之一。

（二）卫生服务质量有新提升。积极引进优质医疗资源，与四川华西医院、北大医院和韩国延世大学医院等28家医疗机构签订合作协议。优化就医环境，开工建设市公共卫生中心，市立医院东院二期和青大附院东院区综合病房楼主体工程竣工。全年诊疗总人次达5474万，住院服务148.4万人次。开展服务百姓健康义诊、优质护理和中医"治未病"、"送汤药上门"活动，服务群众38.3万多人次。

（三）计划生育工作有新进展。稳妥落实"全面两孩"政策,引导群众科学安排生育,全市户籍人口出生11.84万人,合法生育率达到99.19%,继续保持全省前列。简化生育登记和再生育审批手续,推行网上办理、村居代办的便捷化服务。积极应对生育政策调整带来的生育高峰,合理调配医疗服务资源,全年医疗机构接生达14.6万人,比上年增长82.5%,孕产妇和婴幼儿死亡率控制在合理范围。开展孕前检查、"两癌"筛查等12项妇幼健康免费服务项目,惠及群众40.82万人次。完善落实计生特殊家庭扶助保障政策,为外来人口提供卫生计生基本公共服务44万多人次。

(四)基层卫生和公共卫生服务有新亮点。推行社区卫生服务一体化管理,开展社区医疗卫生服务能力提升工程,李沧区理顺社区服务体制做法得到刘延东副总理肯定性批示。基本公共卫生服务绩效考核获得全省第二名。实施镇街卫生院标准化建设,规划建设32所镇街中心卫生院,有11所镇街卫生院被评为第二批国家级"群众满意乡镇卫生院"。在省内率先出台基层全科医生注册政策措施,基层共注册全科医生810名。率先免费为适龄儿童增加疫苗种类,接种脊灰疫苗10.5万剂次、水痘疫苗11.7万剂次。监测处置各类传染病门急诊病例80.32万例,全市无重大传染病暴发流行。

(五)中医药事业有新特色。我市作为全国副省级城市中唯一的国家中医药综合改革试验区,出台了10项中医药扶持政策,率先将中医门诊优势病种纳入统筹支付范围,推行中医医疗质量信誉等级评定制度。实施"三经(经典、经方、经验)传承"战略,建立了50个引进类知名中医药专家工作室,开通了"青岛中医学苑"微信专栏,搭建中医药传承工作崭新平台。建成80个国医馆、100个中医专病(专技)特色门诊,新增101家中医药医疗机构,全市所有公立社区卫生服务中心和镇街卫生院实现中医药服务全覆盖。开展了首届"三伏养生节"暨2016年"健康中国行"、第五届膏方节主题宣传活动,举办200场中医科普"养生大讲堂",服务群众30余万人次。崂山区被评为全国基层中医药工作先进单位,开发区第一人民医院入选全国综合医院中医药工作示范单位。

(六)健康服务业有新发展。出台加快社会办医和促进健康服务业发展的若干政策,鼓励支持社会办医。新审批设置社会资本举办的医疗机构181家,累计投资26.5亿元,增加床位4184张。打造医养结合"青岛模式",我市被国家确定为首批国家级医养结合试点城市,在全国率先实现医、养、康、护有效衔接,

167所基层医疗卫生机构开展居家巡诊服务,62家养老机构与医疗机构签订了合作协议。先后在国家卫计委、联合国人口基金会、世界卫生组织举办的会议上作主旨发言。

(七)健康扶贫有新成效。落实健康扶贫重点任务,对患病的2135名贫困人口实行分类救治,免费救治患有高血压、糖尿病等疾病的贫困人口。全市贫困人口在定点医院就诊费用实行"三免两减半"优惠政策,服务贫困人口5849名。组织专家队伍到23个镇256个村开展义诊,惠及农村居民31219人,新建25个贫困村村卫生室,市政协主要领导给予肯定性批示。

(八)信息化建设有新推进。落实"互联网+医疗健康"行动计划,建设覆盖全市居民的健康信息服务平台,服务诊疗400余万人次。今年所有市属医院实现就诊"一卡通",市民在不同医院可实现统一预约挂号、诊疗缴费通用、检验结果互认,方便了群众就医。启用"120"互联急救移动终端,实现了标准心电图实时采集传输和远程阅读诊断。

(九)科教和人才支撑上新台阶。加强医学重点学科人才队伍建设,开展了市级90个A、B、C三类重点学科评选,对重点学科给予6950万元财力支持,我市39个学科荣登全国学科百强榜。评审优秀学科带头人、优秀青年医学人才52名,财政投入500多万元予以扶持。引进(或柔性引进)卫生专业高层次人才22名,招聘博士116名、硕士548名。有2人荣获国务院特殊津贴专家称号,3人当选泰山学者青年专家。

(十)党建和行风建设全面加强。认真落实全面从严治党"两个责任",扎实开展"两学一做"学习教育活动。严格加强医德医风建设,强化行业自律,对3家大型公立医院开展全面巡查,查找出各种管理问题100多条,立查立改,促进了医院的健康发展。弘扬"催泪红包"精神,成立全市卫生计生系统万人志愿服务队,打造万名医护人员流动血库。

一年来,全系统坚决贯彻落实市委、市政府决策部署,牢固树立以人为本的发展理念,攻坚克难,创新实干,卫生计生改革发展取得明显成效,群众得到更多实惠。这些成绩的取得,是市委、市政府坚强领导的结果,得益于相关部门和社会各界的大力支持,凝聚着卫生计生系统全体工作人员的心血汗水。在此,我代表市卫生计生委向关心支持我们事业改革发展的各级领导、相关部门、社会各界人士,向全系统工作人员,表示衷心感谢!

在肯定成绩的同时,我们也应该清醒地认识到,

我们的工作还存在一些问题和不足,公立医院改革配套措施尚不完善,医疗质量管理仍存在薄弱环节,计划生育工作转型发展需要进一步深化,行业作风还存在差距,群众在看病就医方面还有不满意的地方。对这些问题,我们要高度重视,在今后的工作中下大力气推动解决。

二、突出重点,精准发力,全面完成好 2017 年各项任务

2017 年是实施"十三五"规划、推进健康青岛建设的重要一年,也是建设卫生强市打基础、利长远的关键一年。2017 年我市卫生计生工作的总体要求是:以新形势下党的卫生与健康工作方针为指引,以推进健康青岛建设、促进计生转型发展为主线,进一步深化医药卫生体制改革、推进"全面两孩"政策实施、增强群众的"获得感",统筹做好卫生计生各项工作,促进卫生计生事业健康持续发展,以优异成绩迎接党的十九大胜利召开。

(一)坚持体系建设,着力提升基层卫生服务能力

一是加强基层医疗卫生机构标准化建设。实现房屋建设、设备配备、人员配备、服务功能和运行管理"五个标准化"。开展基层医疗卫生服务能力提升年活动,深入开展"群众满意镇街卫生院"创建活动。加强以中心卫生院、一般卫生院和中心卫生室为主的农村医疗卫生服务体系建设,积极融入全市新型农村社区建设中,加快推进中心村卫生室建设,由镇街卫生院承办,推进镇村一体化建设。完善基本公共卫生服务绩效评价,推进基本公共卫生服务进机关、进单位、进楼宇。

二是全面推开分级诊疗制度。通过组建医疗联合体、对口支援、医师多点执业等方式,促进医疗资源向基层和农村流动,提升基层服务能力。进一步规范医疗联合体建设,以资源共享和人才下沉为导向,完善责、权、利清晰的区域协同服务模式,建立责任分担和利益共享机制。进一步健全和畅通双向转诊渠道,公立医院门诊服务人次中经基层预约或转诊的比例要达到30%以上,县域内就诊率要达到90%以上。

三是推进家庭医生签约服务。完善具体方案和配套政策,推进基本医疗和基本公共卫生有机融合,优化签约服务的方式和内容,健全收付费、考核、激励机制以及医保和价格政策,开展签约服务示范点建设,全市签约服务覆盖率达到30%以上,重点人群达到60%以上。出台加强乡村医生队伍建设的意见,推广乡村医生免费医学生定向培养做法,继续开展基

层全科医生转岗培训。落实老年乡村医生生活补助政策,提高在岗乡村医生待遇。

(二)坚持机制创新,着力深化医药卫生体制改革

一是深化公立医院综合改革。按照公立医院综合改革国家联系试点市要求,持续推进城市和县级公立医院综合改革,集中开展一次综合改革"回头看"活动,对政策落实、任务推进等情况进行系统梳理,查漏补缺,及时解决新问题、新矛盾。探索建立现代医院管理制度,加快推进法人治理结构建设,落实公立医院法人自主权;深化公立医院人事制度改革,探索建立符合行业特点的薪酬制度,进一步调动医院和医务人员参与改革的积极性。

二是完善药品供应保障机制。优化药品购销秩序,积极推行"两票制",降低虚高价格。加强医用耗材管理和监督,推进高值医用耗材集中采购、网上公开交易,鼓励采购、使用国产高值医用耗材。各区(市)要加强基本药物集中采购、配送、使用等环节的监管,提高基本药物使用率;各医疗机构要落实处方点评等制度,重点加强抗生素、辅助用药、营养性药品的使用监管,对不合理用药的处方医生进行公示,并建立约谈制度。

三是大力推进按病种收费、按床日收费模式。推行日间手术,并以此为突破口逐步解决门诊服务医保不报销、住院服务过度利用等问题。完善公立医院自主控费机制,实现门诊、住院患者人均费用和医疗费用总量增幅合理下降,严格控制药品占比、卫生材料占比、检查检验占比,医疗服务占业务收入比重提高,公立医院医疗费用平均增长幅度要控制在10%以内。各单位要严格按照市医改办下发的2017年各项医药费用控制任务,切实减轻群众就医负担。

(三)坚持预防为主,着力保障全人群全生命周期健康

一是大力推进健康促进。启动第三批健康促进示范区(市)创建活动,积极开展健康教育基地建设。启动"千名专家送健康"行动,开展健康教育进机关、进企业、进学校、进社区、进农村、进家庭"六进"活动,举办千场健康教育讲座。因地制宜推动基层计划生育专干承担健康教育职责培训。推进国家艾滋病综合防治示范区、国家慢病综合防治示范区服务体系建设,深化骨质疏松健康促进行动试点工作。

二是扎实开展公共卫生服务项目。理顺镇街卫生计生办和基层医疗卫生机构职责,基层医疗卫生机构承担的社会管理职能交由镇街卫生计生办承担,让基层医疗卫生机构重心回归医疗健康主业。重点加

强对儿童、孕产妇、老年人等薄弱环节的管理，提高健康管理覆盖率，确保达到国家和省指标要求。做好减盐防控高血压等慢病防治项目、儿童口腔疾病预防、60岁以上低保老人免费安装义齿等项目。

三是提升疾病防控能力。加快推进疾病预防控制体系建设，落实人员编制、职称待遇、经费保障、设备装备和能力建设等相关政策。推进基层传染病防控示范基地建设，积极探索新形势下吸食新型毒品人群等重点、高危人群的艾滋病综合干预措施，推广肺结核患者电子服药管理模式。完善联防联控工作机制，确保不发生重大传染病暴发流行。

四是加强卫生应急能力建设。推动紧急医学救援流动医院和卫生防疫移动处置中心建设。推进紧急医学救援基地、海上救援基地和卫生应急救援支队核心能力建设，提高应对重特大突发事件和极端情况下卫生应急处置和救援能力。开展"第一响应人"卫生应急能力培训，深化卫生应急知识与技能"五进"活动。推进"标准化＋卫生应急管理"建设，有效应对各类突发公共事件。

（四）坚持转型发展，着力优化计划生育服务管理

一是落实"全面两孩"政策。做好全面实施两孩政策后生育引导、政策衔接工作，落实部门配合，确保责任到位、措施到位、保障到位。加强人口形势分析和预警监测。强化风险防控，引导育龄群众科学合理安排生育。健全完善生育登记服务制度，做好再生育审批工作。简化办理手续，落实一站式服务和承诺制，全面推行网上办理、代理服务和微信办理生育登记，积极推进"一次登记、全程服务"。

二是提升妇幼健康服务能力。开展孕产妇和新生儿危急重症救治中心标准化建设和规范化管理，鼓励孕产妇和新生儿危急重症救治中心建立纵向医联体。继续开展农村妇女"两癌"检查、免费孕前优生健康检查等重大公共卫生项目，开展产前筛查高风险孕妇免费基因检测和诊断服务。推进基层计划生育服务机构和卫生院的技术服务融合。

三是促进计划生育家庭发展。全面落实计划生育家庭优先优惠各项政策，落实计划生育特殊家庭在经济救助、再生育和收养服务、医疗绿色服务通道等方面的保障政策。创建全国幸福家庭活动示范市，推进新家庭计划向纵深发展。加强出生人口性别比综合治理，加大宣传力度，公开曝光"两非"案件。

四是扎实做好流动人口服务管理。继续推进流动人口卫生计生基本公共服务均等化，组织实施"新市民健康青岛行"系列宣传活动。拓展流动人口健康促进试点范围，开展流动人口健康促进示范企业、示范学校、健康家庭创建活动，创新教育模式，提升流动人口健康素养。搭建流动人口社会融合平台，引导流动人口参与社区管理和社区活动。

（五）坚持优化升级，着力改善医疗卫生服务质量

一是不断改善医疗服务。组织"改善医疗服务行动"终期评价，开展服务经验交流和成果展示。持续改进优质护理服务，延伸服务范围，着力提升专科护理服务水平。实施便民惠民措施，开展"服务百姓大型义诊"活动，落实各项便民、惠民、利民服务举措。完善院前急救网络体系建设，六区新增16处院前急救站，提高院前急救服务效率。

二是强化学科和人才建设。加强市级重点学科建设，启动新一轮学科建设和人才培养项目，每年投入财政经费3000万元，评选出6个A类重点学科、60个B类重点学科、60个学科带头人和90个优秀青年人才。力争引进高层次人才20名，招聘博士、硕士500名。组派重点学科骨干和优秀人才国（境）外培训60人次以上，力争国（境）外培训率达到40％。完善住院医师规范化培训体系建设，住院医师规范化培训通过率达到70％。

三是强化医疗质量管理。加强分级诊疗过程中医疗质量连续化管理，以高血压、糖尿病等慢性疾病为重点，规范诊疗行为，落实转诊标准，探索综合管理分工协作机制。加强重点病种及医疗技术质量管理，突出全过程质量管理。加强日间手术质量精细化管理，建立质量安全管理制度，制订日间手术临床路径。加强临床路径管理，二级以上公立医院全部开展临床路径管理，实施临床路径管理的病例数达到出院病例数的50％。

（六）坚持中西医并重，着力发展中医药事业

一是深化国家中医药综合改革试验区建设。实施中医药综合改革试验区"十百千万"工程，充实中医药发展集团秘书处工作人员，以项目建设为切入点，建立共享平台。设立中医发展基金，实施中医优势病种收费方式改革试点工作，落实中医药发展扶持政策，将中医药工作全面融入深化医改中。创新中医药服务模式，推进中医药综合诊疗服务，引导中医医院建立中医经典病房、中医医疗技术中心、中药临方加工室，全面实施"送汤药上门"服务，试点开展"中医上门"服务，探索居民中医养生保健自助服务模式。指导创建2～3个中医药综合改革先行区（市）。

二是启动中医药服务能力提升工程"十三五"行动计划。加强中医药服务网络建设，建成100个国医

馆、100个中医专病（专技）特色门诊。提升中医药研究水平，加快山东中医药大学青岛中医药科学院建设步伐。建设一批"高龄夫妇孕育调养指导门诊"。开展中医药传承与创新工程，建设重点中医医院，引进国内知名中医药专家，建立4～6个国医大师工作站、100个引进类知名中医药专家工作室，开展基层中医师带徒工作。在驻青高校设置中医专业，培养传承型中医药人才。

三是大力发展中医药健康服务业。创新实施"中医药＋旅游"发展战略，遴选打造10条中医药养生旅游示范线（点）。实施"中医药＋养老"发展战略，建设10个中医特色医养结合基地。建立中医药文化主题公园，建立10个中医药文化宣传教育基地。实施养生馆建设项目，鼓励医疗机构开设养生馆。启动青岛中西医结合医院医养结合项目和海慈医疗集团中医康复中心建设项目。

（七）坚持综合施治，着力推进健康扶贫工作

一是继续做好精准识别帮扶。建立贫困人口救治信息平台，对患有高血压、糖尿病的贫困人口实施免费救治，全面落实，针对不同地域和人群，合理调整划分责任片区，确保实现"八个一"工程全面覆盖。

二是精准开展大病分类施治。继续加大工作力度，全部完成患病贫困人口救治任务。对已经救治病情稳定好转的，由就近医疗机构巩固疗效。对已治愈的，由签约家庭医生团队进行服务管理。

三是完善便民惠民措施。继续实行"先治疗后结算""三免两减半"等政策，协调推动基本医保、大病保险、医疗救助等在定点机构实现"一站式"结算。建立健康扶贫与家庭签约、计生奖扶、公共卫生、分级诊疗等工作的协同推进机制。

（八）坚持统筹兼顾，着力保障卫生计生事业发展

一是加强卫生计生法制建设。强化领导干部学法和医疗机构普法，以法治单位创建为重点，推动三级医院加强内部法律服务机构和队伍建设。加强卫生计生立法，组织开展《青岛市社会医疗管理规定》宣传贯彻工作，完成《青岛市人口与计划生育工作若干规定》修订。强化与国家级卫生研究机构的合作，围绕热点、难点问题，加强政策调研，组织开展重大政策研究，探索建立卫生计生政策评价制度，组织开展有关重大政策实施效果评价。

二是加强综合监督执法。深入推进全市综合监督执法体系建设，夯实"三级四层"执法网络。开展医疗机构依法执业及医疗美容等专项整治，加大经常性监督检查力度，严厉打击"非法行医""两非"等违法违规行为。深入推行"双随机、一公开"工作，打造医疗机构事前、事中、事后加法制稽查"3＋1"监管模式。实施"智慧卫监"工程，推广使用手持执法终端，推行医疗机构"二维码"监管和行政执法全过程记录，实现行政执法全程留痕。

三是加强党的建设和干部队伍建设。抓好党建工作，坚持理论和业务"每月一讲"学习制度，开展"五个一"学习竞赛活动。加强思想政治、纪律、组织、队伍和作风建设，强化党内外监督，进一步严肃党内政治生活。实施"人才强医"战略，全面实施卫生和健康人才发展计划。结合基层党组织换届工作，组织对委属单位领导班子和领导干部进行考察，做好领导班子调整和领导干部的选拔任用工作。推进事业单位管理岗位职员制改革。

四是加强宣传引导。围绕健康青岛建设开展政策解读、高层倡导和社会动员，做好主题宣传。加大医改政策、典型经验、改革成效的宣传力度。大力弘扬"敬佑生命、救死扶伤、甘于奉献、大爱无疆"职业精神，组建"最美天使"事迹报告团，开展巡回演讲报告。深化与公众媒体的战略合作，组织"媒体走基层"活动。创新互联网舆论引导方式，组建卫生计生自媒体联盟，提升突发事件舆情应对能力。

同志们，2017年卫生计生工作的思路、目标和任务都已明确，关键是抓好落实。为政之要，贵在执行，成在落实。让我们在市委、市政府的坚强领导下，锐意进取，迎难而上，全面推进健康青岛建设、卫生强市建设，为保障群众健康、加快建设幸福宜居的现代化国际城市作出更大的贡献！

专 文

青岛市公立医疗机构药品采购推行"两票制"实施方案(试行)

青卫规〔2017〕1 号

为贯彻落实《中共中央办公厅 国务院办公厅转发〈国务院深化医药卫生体制改革领导小组关于进一步推广深化医药卫生体制改革经验的若干意见〉的通知》(厅字〔2016〕36 号)和国务院办公厅《关于进一步改革完善药品生产流通使用政策的若干意见》(国办发〔2017〕13 号)精神,按照山东省卫生计生委等九部门《山东省公立医疗机构药品采购推行"两票制"实施方案(试行)》(鲁卫发〔2017〕31 号)提出的具体要求,结合青岛市实际,制订本实施方案。

一、总体要求

深入贯彻落实党中央、国务院,省委、省政府,市委、市政府关于深化医药卫生体制改革的重大决策部署和全国、全省、全市卫生与健康大会精神,不断深化药品流通体制改革,按照"规范市场、强化监管、分级推进、保障供应"的基本原则,以在药品购销中推行"两票制"为抓手,规范药品流通秩序,压缩中间环节,降低虚高价格,依法打击非法挂靠、过票洗钱、商业贿赂等行为,净化流通环境,促进医药产业健康发展,更好地满足人民群众看病就医需求。

二、"两票制"的界定

"两票制"是指药品生产企业到流通企业开一次发票,流通企业到医疗机构开一次发票。鼓励医疗机构与药品生产企业直接结算货款、药品生产企业与流通企业结算配送费用。

(一)可视为生产企业的情况

1. 药品生产企业或科工贸一体化的集团型企业设立的仅销售本企业(集团)药品的商业公司(在山东省销售的药品,每种仅限 1 家公司视为生产企业)。

2. 境外药品国内总代理或国内分包装企业(全国仅限 1 家国内总代理或分包装企业)。

3. 受药品上市许可持有人委托代为销售药品的药品生产企业或经营企业(全国仅限 1 家生产或经营企业)。

(二)可特殊处理的情况

1. 药品流通集团型企业内部向全资(控股)子公司或全资(控股)子公司之间调拨药品可不视为一票,但最多允许开一次发票。

2. 为应对自然灾害、重大疫情、重大突发事件和病人急(抢)救等特殊情况,紧急采购药品或国家和省医药储备药品,以及国家公布的短缺药品清单内的药品,可特殊处理。

3. 国家实行特殊管理的麻醉药品、精神药品、医疗用毒性药品和放射性药品、中药饮片、疫苗等特殊药品的流通经营,仍按国家现行规定执行。

三、实施范围及步骤

(一)实施范围

1. 全面推行"两票制"。全市各级公立医疗机构(含基层医疗卫生机构和村卫生室)药品采购中全面推行"两票制"。鼓励其他医疗机构在药品采购中积极推行"两票制"。

2. 试点实行"一票制"。在三级甲等综合医院选择部分用量较大、市场供应渠道简单的药品试行"一票制"(医疗机构与药品生产企业直接结算货款、药品生产企业自行或委托配送,药品生产企业到医疗机构开一次发票)。探索通过公立医院药品采购联合体进行联合采购等形式,推行药品采购"一票制"。

(二)实施步骤

1. 确定清单。执行省确定的"一票制"试点医院和试点企业、药品清单,以及"第一票""第二票"开票企业清单。

2. 全面实施。11月1日起,全市各级公立医疗机构全面启动实施"两票制"。

自2017年10月13日起,6个月内,是政策过渡期。过渡期内,药品流通企业和公立医疗机构要消化不符合"两票制"规定的库存药品,调整并重构药品供应链关系。

四、工作内容

(一)执行动态清单管理

执行省药品集中采购平台公布的"第一票"和"第二票"开票企业清单,以及"一票制"试点医院、企业和药品清单。

药品生产、流通企业均要就严格执行"两票制"作出书面承诺。生产企业综合考虑原有配送渠道,在清单内自主选择(含变更及解除)流通企业,确保供应区域全面覆盖。医疗机构不得指定流通企业,只能在清单内遴选生产企业选定的流通企业建立配送关系。

对不按规定执行"两票制"的企业,将建议省相关部门责令其限期整改,整改后仍不符合要求的,从清单中撤出,取消该产品的中标、挂网或配送资格。

(二)规范药品购销票据管理

药品生产、流通企业销售药品,应当按照发票管理有关规定开具增值税专用发票或者增值税普通发票(包括增值税电子普通发票,以下统称"发票"),项目要填写齐全。所销售药品还应当按照药品经营质量管理规范(药品GSP)要求附符合规定的随货同行单,发票(以及清单,下同)的购销方名称、付款流向和金额应当与随货同行单一致。

药品流通企业购进药品时,应主动向药品生产企业索要发票,发票必须由清单内的药品生产企业开具,在向医疗机构销售药品时,必须提供出货发票、进货发票复印件(加盖本流通企业的公章或销售专用章)和随货同行单,且做到票、货、账相符。

药品流通企业在开具出货发票时,必须关联本批药品对应的所有进货发票代码和号码,并将出货、进货发票代码和号码录入省药品集中采购平台票据信息系统备查。

药品生产企业和流通企业均在山东省外的,除出货、进货发票代码和号码外,药品流通企业还需将增值税专用发票的开票日期和开具金额(不含税)或将普通发票的开票日期、校验码(后六位)录入省药品集中采购平台票据信息系统备查。

试行"一票制"的药品,由药品生产企业将发票代码和号码录入省药品集中采购平台票据信息系统备查。

(三)严格执行票据查验工作

医疗机构在与药品生产、流通企业签订采购合同时,必须将执行"两票制"列为合同条款。在药品验收入库时,要向配送药品的流通企业索要随货同行单,付款前索要、验证发票(第二票),还应当要求流通企业提供从生产企业获得的、加盖该流通企业印章的进货发票(第一票)复印件(或电子发票打印件,下同),并通过省药品集中采购平台票据信息系统查验发票信息。验明随货同行单(票)、货、账三者一致方可入库、使用,两张发票的药品流通企业名称、药品批号等相关内容互相印证,方可支付货款。对两张发票相关内容不能互相印证的,医疗机构应通过省药品集中采购平台如实反馈相关信息。

药品流通企业对其所提供的全部票据(包括第一票和第二票)的真实性、合法性及其相互关联性负责,并在采购合同(协议)中予以明确。

(四)创造有利条件保障"两票制"的落实

各区(市)、各相关部门要积极为"两票制"落地创造有利条件,加快清理和废止在企业开办登记、药品采购、跨区域经营、配送商选择、连锁经营等方面存在的阻碍药品流通行业健康发展的不合理政策和规定。支持网络体系全、质量信誉好、具有现代物流能力的大型流通企业开展药品配送工作。支持建设全国性、区域性药品物流园区和配送中心,推进药品流通企业仓库资源和运输资源有效整合,多仓协同配送,允许药品流通企业异地建仓,在省内跨地区使用本企业符合条件的药品仓库。按照远近结合,城乡联动的原则,鼓励支持区域药品配送城乡一体化,保障基层药品有效供应。对区(市)级及区(市)级以上医疗机构,不允许各地通过行政手段组织遴选流通企业及指定或划分配送区域。

要充分发挥信息化技术支撑作用,开发电子化票据管理系统和"两票制"监管平台,切实减轻流通企业和医疗机构票据审核、管理负担。

(五)实施诚信单位"两票制"免检

为鼓励企业和医疗机构更好地落实"两票制",营造诚实守信的医药流通环境,对本方案实施后一年内,无违反"两票制"规定的行为、严格执行网上药品采购政策、药品按时配送率达到95%以上、无违反法律法规规定的其他行为的流通企业,以及按照采购合同约定及时支付货款的医疗机构,实行"两票制"免检政策。免检期内,相应的流通企业可免于提供生产企业发票复印件,只需在开具的发票上关联药品生产企业发票代码和号码,并录入省药品集中采购平台票据信息系统备查即可;相应医疗机构对长期只与清单内的企业按规定程序有固定发票往来的业务,可以免除审核,留存相关票据备查即可。

首次免检期暂定一年。免检单位应自觉接受社会各界监督。免检期内发现有违法违规行为的,取消免检资格。

五、监督管理

各相关部门要密切配合、主动作为,按照职责分工做好监管衔接,形成工作合力,逐步建立健全跨部门、跨区域监管联动响应和协作机制,切实做好"两票制"推行工作。

1.卫生计生行政部门要联合相关部门加强对"两票制"执行情况的监督检查,对不按规定执行"两票制"以及违反采购合同或配送协议约定,单方面中止药品供应或配送服务、配送不及时、不到位的药品生产、流通企业,视情节可以予以通报,责令整改,建议省相关部门暂停或取消其投标、中标和配送资格,并列入药品采购不良记录。

将公立医疗机构执行"两票制"的情况作为医疗机构考核重要内容,对索验票(证)不严、"两票制"落实不到位、拖欠货款、有令不行的医疗机构,视情节可以给予约谈、通报、降低考核等级等,直到追究相关人员责任。

2.食品药品监督管理部门要加强对药品生产、流通企业的监督管理,除检查企业落实《药品流通监督管理办法》和《药品经营质量管理规范》等有关规定外,还应配合做好企业实施"两票制"情况的检查,发现问题,及时通报相关部门。

3.国税部门要依法加强对药品生产、流通企业和医疗机构的发票管理,依法加大对偷逃税行为的稽查力度。

4.经信部门要加强医药工业行业管理,推进医药产业健康发展。

5.商务部门要加强药品流通行业规划指导,配合有关部门规范药品流通市场秩序。

6.工商部门要依法查处药品购销中的垄断行为和商业贿赂行为。

7.物价部门要加强对药品生产、流通企业和医疗机构价格行为的监管,加大对药品价格的监测力度,依法查处价格欺诈、价格串通等价格违法行为。

8.市卫生计生委及相关部门要加强政策解读、宣传和引导,积极回应社会关切,为推行"两票制"营造良好社会氛围。

本实施方案自2017年11月1日起施行,有效期至2019年10月12日。其间,国家、省有新规定的,适时进行修订完善。

发文机关:青岛市卫生和计划生育委员会
青岛市发展和改革委员会
青岛市经济和信息化委员会
青岛市商务局
青岛市工商行政管理局
青岛市食品药品监督管理局
青岛市国家税务局
青岛市物价局
青岛市深化医药卫生体制改革领导
小组办公室
发文时间:2017年10月23日

2017 年全市卫生和计划生育工作要点

青卫政发〔2017〕2 号

2017 年全市卫生计生工作的总体思路是：全面贯彻落实全国卫生与健康大会精神和全国、全省卫生计生工作会议精神，按照市委、市政府决策部署，以新形势下党的卫生与健康工作方针为指引，以推进健康青岛建设、促进计生转型发展为主线，进一步深化医药卫生体制改革、推进"全面两孩"政策实施、增强群众的"获得感"，着力提升医疗服务质量、着力完善公共卫生服务体系、着力促进中医药事业发展、着力推进人才学科队伍建设、着力提高依法行政和全行业监管水平，统筹做好卫生计生各项工作，促进卫生计生事业健康持续发展。

一、进一步深化医药卫生体制改革

（一）持续推进公立医院综合改革。按照公立医院综合改革国家联系试点市要求，贯彻落实《青岛市公立医院综合改革试点实施方案》，持续推进城市和县级公立医院综合改革。协调有关部门，完善改革配套政策措施，健全公立医院管理委员会运行机制。推动落实政府对各级公立医院的投入政策，以及取消药品加成后的政府分担部分的财政补偿。协调有关部门继续调整完善价格政策，理顺不同级别医疗机构和医疗服务项目的比价关系，更好地发挥价格在公立医院改革中的导向和杠杆作用。推进医保支付方式改革，规范医疗服务收费，探索按病种收费、按床日收费模式，推进按病种付费管理，实行医保按病种付费的病种数不少于 100 个，省级公立医院改革示范县覆盖 40％以上的出院病例数。完善公立医院自主控费机制，强化控费管理，实现门诊、住院患者人均费用和医疗费用总量增幅合理下降，医疗服务（不含药品、耗材和大型设备检查收入）占业务收入比重提高，到年底，全市公立医院医疗费用平均增长幅度控制在 10％以下，药占比（不含中药饮片、中药制剂）降到 30％以下，百元医疗收入（不含药品收入）中消耗的卫生材料降到 20 元以下。完善县级公立医院综合管理目标管理制度，巩固提升改革成效。指导即墨市开展县级公立医院综合改革省级示范试点工作。（政法处、财政处、药政处分别牵头负责）

（二）建立现代医院管理制度。探索有效的组织形式，统筹履行政府办医职责，加强对公立医院的宏观管理，组织开展编制备案管理下的公立医院法人治理、人事管理改革，落实公立医院独立法人地位和经营管理自主权，加强公立医院精细化管理。探索建立符合行业特点的薪酬制度，推进公立医院主要负责人薪酬制度改革，落实公立医院管理、分配、运营等自主权。建立实施以公益性为导向的公立医院绩效考评机制，组织开展城市、县级公立医院综合改革效果评价考核工作。加快推进医疗集团建设。（政法处、组人处分别牵头负责）

（三）提升基层卫生服务能力。落实"强基层、建机制"总体要求，出台加强乡村医生和基层卫生人才队伍建设的意见。推广乡村医生免费医学生定向培养做法。落实老年乡村医生生活补助政策，巩固提高在岗乡村医生待遇。健全全科医生制度，加快全科医生队伍建设。推进家庭医生签约服务，完善具体方案和配套政策，推进基本医疗和基本公共卫生有机融合，优化签约服务的方式和内容，健全收付费、考核、激励机制以及医保和价格政策，开展签约服务示范点建设，全市签约服务覆盖率达到 30％以上，重点人群达到 60％以上。加强以中心卫生院、卫生院、中心卫生室为主的三级农村医疗卫生服务体系建设，加快推进中心村卫生室建设。开展基层医疗卫生服务能力提升年活动，加强基层医疗卫生机构标准化建设，深入开展"群众满意镇街卫生院"创建活动。落实基本公共卫生服务筹资标准，理顺镇街卫生计生办和基层医疗卫生机构基本公共卫生职责分工，推进基本公共卫生服务进机关、单位和楼宇，完善基本公共卫生服务经费绩效评价。指导区（市）建立影像心电、集中检验、远程诊断、消毒供应等区域性医疗服务中心。推进健康扶贫，建立贫困人口救治信息平台，对患有高血压、糖尿病的贫困人口实施免费救治，全面落实"八个一"工程，完成扶贫目标任务。完善对口支援工作。（农社处、科教处分别牵头负责）

（四）完善药品供应保障体系。加强公立医院药品集中采购管理，坚持药品分类采购。完善药品采购联合体机制，发挥带量采购优势，在省级药品集中采购平台上自行议价采购。优化药品购销秩序，探索推行"两票制"，降低虚高价格。加强医用耗材管理和监督，推进高值医用耗材集中采购、网上公开交易，鼓励采购、使用国产高值医用耗材。巩固完善国家基本药物制度，坚持基本药物在各级医疗机构优先配备使用，加强基本药物集中采购、配送、使用等环节的监管，逐步建立低频次、大数量、定时段的基本药物定单发送制度。推进特殊人群基本药物保障，建立以循证医学和药物经济学为基础的基本药物评价体系，以基本药物为重点，开展儿童用药、老年用药临床综合评价，促进药物合理使用。加强抗生素等药品的使用监管，进一步完善短缺药品监测预警体系，强化短缺药品供应保障和预警，完善药品储备制度和应急供应机制，确保短缺药品供应保障。（药政处牵头负责）

（五）加快推进分级诊疗制度。全面落实《青岛市分级诊疗制度建设实施方案》，建立方便、有序、安全、优质的分级诊疗制度，形成科学合理就医秩序。继续加强基层医疗卫生机构和县级医院能力建设，通过组建医疗联合体、对口支援、医师多点执业等方式，促进医疗资源向基层和农村流动，提升基层服务能力。进一步规范医疗联合体建设，以资源共享和人才下沉为导向，完善责、权、利清晰的区域协同服务模式，建立责任分担和利益共享机制。在城市，鼓励建立以所有权为基础的资产整合型医联体或以资源共享、技术协作为重点的医联体；在县域，鼓励建立以支付方式改革为纽带、县乡一体化管理的医疗共同体。以医联体和医共体为载体，以日间手术为突破口，根据医联体内各医疗机构功能定位及其医疗服务能力，明确医联体内急慢分治服务流程，科学实施急慢分治。深化黄岛区慢病和心脑卒防治一体化分级诊疗体系试点工作，协调完善医保支付、综合防治服务等配套措施，完善相关技术文件，探索建立整合型医疗卫生服务机制。依托区域性医疗卫生信息平台，逐步实现电子健康档案和电子病历的连续记录以及不同级别、不同类别医疗机构之间的信息共享。建立与开展分级诊疗工作相适应、能够满足基层医疗卫生机构实际需要的药品供应保障体系。进一步健全和畅通双向转诊渠道，加强和规范转诊管理，经基层预约或转诊占公立医院门诊量的比例达到30%，县域内就诊率达到90%以上。支持社会力量举办医学检验、病理诊断、医学影像检查、消毒供应和血液净化机构，保障同等待遇。（医政处、中医处、农社处、药政处分别牵头负责）

（六）促进健康服务业发展。进一步优化社会办医发展环境，积极协调相关部门，把鼓励社会办医的各项鼓励政策落到实处，引导社会资本举办学科强、紧缺型医疗机构。加强对社会举办医疗机构的联合监管，提高社会办医服务医疗质量，倡导诚信执业，依法运行，促进社会办医健康、可持续发展。加大社会办中医支持力度，探索采取PPP模式促进民营中医医院发展。大力发展中医药健康服务业。创新实施"中医药＋旅游"发展战略，遴选打造10条中医药养生旅游示范线（点）。实施"中医药＋养老"发展战略，建设10个中医特色医养结合基地。建立中医药文化主题公园，建立10个中医药文化宣传教育基地，打造若干个中医药文化特色小镇。实施养生馆建设项目，鼓励医疗机构开设养生馆。完善"政府主导、部门联动、融合发展、全面覆盖"的医养融合发展模式，完善协作机制，推动发展护理、康复、临终关怀等延伸服务。推进农村医养结合工作，启动青岛中西医结合医院医养结合项目和海慈医疗集团中西医结合养老康复项目。贯彻落实医师多点执业相关规定，鼓励符合条件的医师依法、规范、按需、有序多点执业，指导医疗机构做好医师多点执业的管理。（医政处、中医药处、家庭发展处分别牵头负责）

（七）建立健全综合监管制度。深入推进全市综合监督执法体系建设，夯实"三级四层"执法网络，重点加强镇（街道）执法机构建设，强化对镇（街道）及以下基层网络建设、装备配备和职责落实的督导。加强《传染病防治法》等卫生计生法律法规落实情况监督检查，开展医疗机构依法执业及医疗美容等专项整治和经常性监督检查力度，严厉打击"非法行医""两非"等违法违规行为。深入推行"双随机、一公开"工作，全面落实医疗机构全过程监管，打造医疗机构事前事中事后加法制稽查"3＋1"监管模式。实施"智慧卫监"工程，推广使用手持执法终端，推进医疗机构"二维码"监管和行政执法全过程记录工作，实现行政执法全程留痕。组织行政执法、执法案卷等专项稽查，强化监督信息公开，主动接受社会和群众监督，促进严格、规范、公正、文明执法。推进全市卫生计生行政审批全流程的标准化，加快推进"互联网＋行政审批"政务服务新模式，深化行政审批改革，提高网上审批能力建设，扩大网上审批范围和办理深度，提高审批服务效率。（综合监督处、审批处分别牵头负责）

（八）统筹推进各项医改工作。强化医改组织领导体制和工作推进机制，组织实施"十三五"医改规划,加强跟踪和指导,推进重点改革任务落实;贯彻落实《关于进一步推广深化医药卫生体制改革经验的若干意见》要求,推广国家肯定的医改成功经验,进一步总结提升青岛市医改经验,以区域突破带动全局推进。(政法处牵头负责)

二、持续提升医疗卫生技术服务能力

(九)强化医疗质量管理。完善医疗质量管理与控制组织体系,以病理、检验、影像、医院感染、病案等专业为重点,扩大室间质评项目数量和覆盖范围,推动远程会诊体系建设,加强质量管理与控制,提高同质化水平。加强分级诊疗过程中医疗质量连续化管理,以高血压、糖尿病等慢性疾病为重点,规范诊疗行为,落实转诊标准,探索综合管理分工协作机制。加强重点病种及医疗技术质量管理,突出全过程质量管理。加强日间手术质量精细化管理,建立质量安全管理制度,制订日间手术临床路径。启动第二轮二级综合医院复审。加强临床路径管理,二级以上公立医院全部开展临床路径管理,实施临床路径管理的病例数达到出院病例数的50%。探索开展JCI体系认证工作,提高医院国际化、标准化、现代化管理水平。建立多维度无偿献血招募机制,加强血液应急保障体系建设。完善全市心脑卒中网络体系建设,加强区域协作机制建设。(医政处牵头负责)

(十)强化学科建设。加强市级重点学科建设,启动新一轮学科建设和人才培养项目,每年投入财政经费3000万元,评选出6个A类重点学科、60个B类重点学科、60个学科带头人和90个优秀青年人才。深化"三优工程",加大引进国内外高端医疗机构、学科、人才力度,达成若干学科、团队合作项目。(科教处、发规处分别牵头负责)

(十一)强化人才支撑。培养或引进与重点学科建设相匹配的学科团队和技术骨干,组建学科梯队,培养高层次专业人才。定期聘请国内外专家对学科、人才进行专业指导。力争引进高层次人才20名,招聘博士、硕士500名,重点做好国内外知名医疗团队引进和院士工作站、名医工作室建设工作;组派重点学科骨干和优秀人才国(境)外培训60人次以上,力争国(境)外培训率达到40%。完善住院医师规范化培训体系建设,提升培训质量,突出专家深度业务指导,住院医师规范化培训通过率达到70%。开展新一期基层社区全科医师转岗培训。组织第三届青岛优秀青年医学专家推荐评审工作,继续做好第一、二届青年医学专家的国内外培育工作。完善继续教育

管理体系。(组人处、科教处分别牵头负责)

(十二)不断改善医疗服务。组织"改善医疗服务行动"终期评价,开展服务经验交流和成果展示,推动医疗服务更加人性化、精细化。持续改进优质护理服务,延伸服务范围,着力提升专科护理服务水平。实施便民惠民措施,开展"服务百姓大型义诊"活动,落实各项便民、惠民、利民服务举措。完善院前急救网络体系建设,六区新增16处院前急救站,提高院前急救服务效率。做好重大活动医疗保障工作。完成医疗对口帮扶任务。(医政处牵头负责)

三、坚持预防为主,提升人民群众健康素质

(十三)大力推进健康促进。倡导健康生活方式,开展全民健康素养促进行动。启动第三批健康促进示范区(市)创建活动、积极开展健康教育基地建设。启动"千名专家送健康"行动,开展健康教育进机关、进企业、进学校、进社区、进农村、进家庭"六进"活动,举办千场健康教育讲座,全方位开展健康教育,努力提升居民健康素养水平。因地制宜推动基层计划生育专干承担健康教育职责培训。推进国家艾滋病综合防治示范区、国家慢病综合防治示范区服务体系建设,深化骨质疏松健康促进行动试点工作,做好减盐防控高血压等慢病防治项目、儿童口腔疾病预防、60岁以上低保老人免费安装义齿等项目,加强24小时心理援助热线建设。(宣传处、疾控处分别牵头负责)

(十四)提升疾病防控能力。加快推进疾病预防控制体系建设,按照国家、省、市相关要求和建设标准,积极争取党委、政府支持和协调有关部门,落实市、区(市)人员编制、职称待遇、经费保障、设备装备和能力建设等相关政策。推进以社区为单元、信息网络为载体、疾病监测为基础、健康促进为手段和高危人群干预为重点的慢性病综合防控策略。推进基层精神卫生队伍建设,加强严重精神障碍患者登记报告和管理。推进基层传染病防控示范基地建设,积极探索新形势下吸食新型毒品人群等重点、高危人群的艾滋病综合干预措施,推广肺结核患者电子服药管理模式。深化预防接种规范管理专项活动,推进免疫规划精细化管理,继续实施适龄儿童免费增加疫苗种类和剂次项目。进一步提升公共卫生管理与检测水平,强化食品安全风险监测和检测检验能力,扩大环境与饮用水卫生、职业健康危害因素、放射卫生、学校卫生等监测范围,强化重大疾病与健康危害因素监测。落实传染病防控措施,拓展集风险评估、现场流调、快速处置、卫生保障于一体的重大传染病防控体系,推广流

调信息化。完善联防联控工作机制,确保不发生重大传染病暴发流行。(疾控处、综合监督处分别牵头负责)

(十五)加强卫生应急能力建设。落实市政府应急体系建设"十三五"规划卫生应急重大建设项目,推动紧急医学救援流动医院和卫生防疫移动处置中心建设。推进紧急医学救援基地、海上救援基地和卫生应急救援支队核心能力建设,提高应对重特大突发事件和极端情况下卫生应急处置和救援能力。开展"第一响应人"卫生应急能力培训,深化卫生应急知识与技能"五进"活动,提高市民预防和自救互救的意识和能力。巩固和深化卫生应急综合示范区建设成果,完善"平战结合"运行机制,推进"标准化+卫生应急管理"标准化建设,规范、有序、有效、有度地应对各类突发公共事件。(应急办牵头负责)

四、深化计划生育管理服务,促进妇幼健康

(十六)落实"全面两孩"政策。做好全面实施两孩政策后生育引导、政策衔接工作,落实部门配合,确保责任到位、措施到位、保障到位。加强人口形势分析和预警监测。强化风险防控,引导育龄群众科学合理安排生育。健全完善生育登记服务制度,做好再生育审批工作。简化办理手续,落实一站式服务和承诺制,全面推行网上办理、代理服务和微信办理生育登记,积极推进"一次登记、全程服务"。(基层指导处、政法处分别牵头负责)

(十七)强化计生基层基础。指导基层落实好镇、村两级工作规范。稳定和加强镇街、村居计划生育工作网络队伍,优化服务职能,落实工作职责。探索解决村级计生专干报酬待遇、养老保障等问题。加快推动相关部门人口基础信息共享和计划生育业务信息系统的互联互通。做好计划生育统计和信息交流,严肃查处违法生育行为,严格控制政策外多孩生育。严格落实计划生育目标管理责任制,严格落实"一票否决"制度。指导推动区(市)开展新一轮全国优质服务先进单位创建和市级计划生育基层基础示范点创建活动。(基层指导处、发规处分别牵头负责)

(十八)提升妇幼健康服务能力。提升妇幼健康服务能力。加强妇幼健康服务机构标准化建设和规范化管理,推进危重孕产妇和新生儿救治网络建设,开展市级和区(市)孕产妇和新生儿危急重症救治中心标准化建设和规范化管理。完善机制,鼓励市和区(市)孕产妇与新生儿危急重症救治中心建立纵向医联体,加强青岛市优质产科新生儿科资源供给能力,

持续提升我市孕产妇保健管理和危重孕产妇救治水平。继续开展农村妇女"两癌"检查、免费孕前优生健康检查、乙肝艾滋病梅毒三病母婴阻断、产筛新筛听筛、农村妇女住院分娩补助、农村妇女免费补服叶酸等重大公共卫生项目,开展产前筛查高风险孕妇免费基因检测和诊断服务。深入推进出生缺陷综合防治,提高出生人口素质。推进基层计划生育服务机构和卫生院的技术服务融合,抓好基层计划生育技术服务工作落实。(妇幼健康处牵头负责)

(十九)促进计划生育家庭发展。全面落实计划生育家庭优先优惠各项政策,指导基层做好奖励扶助和特别扶助对象核查工作,准确、及时发放奖扶金和特扶金。指导基层全面做好计划生育特殊家庭帮扶工作,落实计划生育特殊家庭在经济救助、再生育和收养服务、医疗绿色服务通道、养老、住房、创业就业、社会关爱、专项基金等方面的保障政策。创造全国创建幸福家庭活动示范市特色经验,推进新家庭计划向纵深发展。指导基层开展提升家庭发展能力培训,不断提高家庭发展能力。加强出生人口性别比综合治理,加大宣传力度,公开曝光"两非"案件;强化培训指导,规范基层出生人口性别比治理工作;加大督导力度,完成省下达的责任目标;加强部门联动,形成综合治理出生人口性别比的良好氛围。(家庭发展处牵头负责)

(二十)扎实做好流动人口服务管理。继续推进流动人口卫生计生基本公共服务均等化,组织实施"新市民健康青岛行"系列宣传活动。拓展流动人口健康促进试点范围,开展流动人口健康促进示范企业、示范学校、健康家庭创建活动,创新教育模式,提升流动人口健康素养。搭建流动人口社会融合平台,引导流动人口参与社区管理和社区活动。指导基层落实流动人口和城市计生服务管理制度,促进服务管理转型发展。(流动人口管理处牵头负责)

五、推进中医药事业振兴发展

(二十一)深化国家中医药综合改革试验区建设。实施中医药综合改革试验区"十百千万"工程,完善中医药发展集团内部运行机制,设立中医发展基金,实施中医优势病种收费方式改革试点工作,落实中医药发展扶持政策,将中医药工作全面融入深化医改中。创新中医药服务模式,推进中医药综合诊疗服务。指导创建2~3个中医药综合改革先行区(市)。(中医药处牵头负责)

(二十二)启动中医药服务能力提升工程"十三

五"行动计划。加强中医药服务网络建设,建成100个国医馆、100个中医专病(专技)特色门诊。提升中医药研究水平,加快山东中医药大学青岛中医药科学院建设步伐。建设一批"高龄夫妇孕育调养指导门诊"。实施中医药传承与创新人才工程,引进国内知名中医药专家,建立4~6个国医大师工作站、50个知名中医药专家工作室,开展基层中医师带徒。在驻青高校设置中医专业,培养传承型中医药人才。(中医药处牵头负责)

六、加快人口健康信息化和重点工程项目建设

(二十三)启动新一轮人口健康信息化建设项目。建设互联互通的市、区(市)两级人口健康信息平台和二级以上医院信息集成平台,完善居民电子健康档案、电子病历、全员人口、基础资源四大数据库,实现卫生计生业务专网覆盖。完善计划生育服务、医疗服务、公共卫生、药品管理、综合监管等五大类业务信息系统。拓展居民健康信息服务平台功能和应用,加快推进居民健康信息服务平台在区(市)级医院和基层医疗机构的联网运行,开展预约转诊、分级诊疗服务,推进区域医疗服务协作和远程医疗服务。开展医疗健康大数据应用与发展试点。到年底,实现全部公立医院和80%以上的基层医疗卫生机构与市、区级区域信息平台对接,60%以上的基层医疗卫生机构与上级医院建立远程医疗系统。(发规处牵头负责)

(二十四)加快推进重大工程项目建设。开工建设市第八人民医院东院区,加快建设市公共卫生中心、市市立医院东院区,协调推进青大附院东院区、市民健康中心、眼科医院红岛院区和北部医疗中心建设等重点项目进度,完成市第五人民医院扩建工程立项,开展市妇女儿童医院危重症救治中心、市中心医院肿瘤中心、市海慈医疗集团康复中心等项目前期工作,进一步提升医疗资源承载能力。推进PPP项目招标采购,保障重点工程项目建设。(发规处、财务处分别牵头负责)

七、着力为卫生计生事业发展提供坚实保障

(二十五)加强卫生计生法制建设。贯彻落实"七五"普法、法治政府建设实施意见,强化领导干部学法和医疗机构普法,以法治单位创建为重点,推动三级医院加强内部法律服务机构和队伍建设,规范执业行为;加强卫生计生立法,组织开展《青岛市社会医疗管理规定》宣传贯彻工作,完成《青岛市人口与计划生育工作若干规定》修订,推进流动人口、母婴保健等法

规、规章立法进程;强化与国家级卫生研究机构的合作,围绕深化医改和健康青岛建设中的热点、难点问题,加强政策调研,组织开展重大政策研究探索建立卫生计生政策评价制度,组织开展有关重大政策实施效果评价。(政法处牵头负责)

(二十六)加强干部队伍建设。实施"人才强医"战略,全面实施卫生和健康人才发展计划。创新人才引进方式方法,加大高层次人才特别是全职调入和高层次团队引进力度,做好高层次人才发展平台建设和人才服务工作。做好校园招聘、委属医院和事业单位公开招聘工作,对紧缺急需人才采取直接考核的方式择优录用。拓宽人才培训、培育途径,利用国内外培训资源,建立定点培训基地。组织开展"卫生计生大讲堂"及网络学习培训活动。结合基层党组织换届工作,组织对委属单位领导班子和领导干部进行考察,做好领导班子调整和领导干部的选拔任用工作。推进事业单位管理岗位职员制改革工作。(组织人事处牵头负责)

(二十七)加强宣传引导。围绕健康青岛建设开展政策解读、高层倡导和社会动员,做好主题宣传。加大医改政策、典型经验、改革成效的宣传力度。大力弘扬"敬佑生命、救死扶伤、甘于奉献、大爱无疆"职业精神,组建"最美天使"事迹报告团,开展巡回演讲报告。深化与公众媒体的战略合作,组织"媒体走基层"活动。创新互联网舆论引导方式,组建卫生计生自媒体联盟,提升突发事件舆情应对能力。加强新闻发言人队伍建设,完善新闻发布和解读机制。(宣传处牵头负责)

(二十八)做好信访稳定和安全生产工作。开展化解信访积案集中攻坚活动,实行分级分类挂牌管理。开展依法逐级走访,将信访个案全部纳入合理诉求、教育疏导、帮扶救助和依法处理"四个清单"。落实信访工作领导责任制,切实维护好重大活动期间的信访秩序和社会稳定。加大各级领导干部公开接访工作力度,引导群众逐级走访,力争将问题化解在基层。强化基层党政领导安全生产责任制的落实,抓好安全生产检查督导,采取有效措施整治安全隐患,开展安全生产标准化创建活动。深入推进"平安医院"创建活动。(信访安监办牵头负责)

(二十九)提升效能建设、行风建设、文化建设。倡导求真务实、真抓实干的良好作风,加大督查督办力度,推动重大决策落到实处。完善委属单位科学发展综合考核体系。加强卫生计生热线服务工作,力争群众诉求办结率和及时率达100%。加强行风建设,

严格落实"九不准"规定,严厉打击涉医违法犯罪,对医药购销领域不正之风专项整治,强化行业自律,营造风清气正的行业氛围。开展大型医院巡查活动。深化卫生计生系统文明单位创建、参与全国文明城市创建、加强军民共建等精神文明创建活动。加强职代会制度建设,举办第二届职工运动会、第二届"健康杯"职工创新成果展示擂台赛、第五届"健康杯"技能大赛等,加大对 EAP 项目推进力度。落实委团代会各项工作部署,加强基层团组织建设,推进"社工＋志愿者"志愿服务工作模式建设。创新保健工作机制,提升保健服务能力和管理水平,做好重大任务医疗保健保障,启动重点保健对象医养结合服务模式。做好离退休干部工作,丰富精神文化生活。(办公室、医政处、机关党委、工会、团委、保健办、离退休干部处分别牵头负责)

(三十)落实全面从严治党要求。按照中央和省、市委的部署抓好党建工作,坚持理论和业务"每月一讲"学习制度,开展"五个一"学习竞赛活动。全面贯彻落实《关于新形势下党内政治生活的若干准则》和《中国共产党党内监督条例》等党内法规,加强思想政治、纪律、组织、队伍和作风建设,强化党内外监督,进一步严肃党内政治生活。建立党组织书记抓党建工作责任清单、党组织书记履行党建工作责任述职评议等制度。落实全面从严治党主体责任和监督责任,坚持把纪律和规矩挺在前面,严格落实"四种形态",强化监督执纪问责,以零容忍态度惩治腐败。加大对委属单位领导干部经济责任审计力度,进一步拓展审计范围。(组织人事处、机关党委、办公室、纪委监察室、审计处分别牵头负责)

发文机关:青岛市卫生和计划生育委员会
发文时间:2017 年 2 月 7 日

综　述

2017 年卫生计生工作综述

卫生计生事业概况

2017 年,在市委、市政府的坚强领导下,全市卫生计生系统以保障和改善人民健康为中心,深入推进改革发展,努力提升服务质量,稳妥落实生育政策,市民主要健康指标和人口均衡发展指标处于全国领先水平,各项工作实现新进展,健康青岛建设迈出新步伐。

截至 2017 年底,全市有医疗卫生机构 7927 所。其中,医院 306 所,包括:三级医院 19 所,二级医院 114 所,一级医院 134 所,未评等级医院 38 所;乡镇卫生院 104 所;社区卫生服务机构 289 所;村卫生室 4433 所;门诊部、诊所、卫生所、医务室 2670 所;妇幼保健机构 12 所;疾病预防控制机构 25 所;卫生监督机构 11 所。

截至 2017 年底,全市医疗卫生机构提供诊疗服务 5995.0 万人次,同比增长 7.4%。全市医疗卫生机构提供住院服务 159.63 万人次,同比增长 6.07%。卫生资源总量和卫生投入明显增加。全市人均期望寿命达到 80.9 岁,人民健康水平和人口素质明显提升,居民主要健康指标处于全国前列并达到中等发达国家水平。

2017 年,青岛市出生 11.57 万人(户籍人口,下同),出生率 14.49‰,人口自然增长率 6.62‰,出生人口性别比 106.43,合法生育率 98.59%,完成山东省下达的各项责任指标。

推进健康青岛建设

启动新一轮疾控体系建设,将疾控体系建设和能力提升纳入区域"十三五"规划。落实人员编制和岗位设置政策,市、区两级疾控中心一次性增编 685 名。投资 8.9 亿元,开工建设市公共卫生中心,6 个区(市)实施疾控机构新建、改扩建项目。实施联防联控,处置各类传染病 90.5 万例,安全接种各类疫苗 271.5 万剂次,无重大传染病暴发流行,筑牢守护人民健康第一道防线。实施全民健康促进计划,把工作重心由治病向防病转变,开展健康知识进社区、进校园、进家庭活动,儿童口腔疾病预防项目和低保老年人义齿修复项目分别惠及 7 万余名小学生和 500 余名低保老人。创建国家慢病综合防控示范区,推进基本公共卫生服务均等化,人均筹资标准提高到 54 元,服务慢性病患者等重点人群 162 万人次,人均预期寿命达到 80.9 岁,高于全国平均水平 4.6 岁。加快发展健康产业新旧动能转换,打造"一心四城一园一带"健康产业布局,崂山湾国际健康城成为国家首批示范基地。

推进公立医院改革

全市 57 所公立医院深化综合改革,全面取消药品加成,降低检验检查价格,巩固联合控费机制,群众门诊和住院次均费用增幅下降明显。委属医院完成法人治理结构改革,建立适合青岛医院实际的法人治理结构管理体制、运行机制。积极推行医疗质量与安全JCI国际认证。促进全市医院管理向国际化、标准化和现代化迈进,青岛市市立医院、青岛市妇女儿童医院、黄岛区中心医院3家医院正式启动认证工作。在全市公立医疗机构建立药品集中采购、联合议价机制,全面推行药品采购"两票制",改革流通体制,减少流通环节,为群众节省药费支出21亿元。19家三级医院全部建成"医联体",区(市)医院建成11个"医共体",覆盖382家医疗机构,派出2913名市级专家下沉基层服务群众5.86万人次,基层首诊、双向转诊和小病在基层、康复回社区就医新秩序正在形成。

提升基层服务能力

积极开展基层医疗卫生机构标准化建设,建成106家中心村卫生室,21家基层卫生机构成为国家级示范单位、群众满意单位。推行乡村医生合同制管理和定向培养,创新建立乡村医生"区市管镇聘村用"管理模式,多渠道培养引进乡村医生、全科医生,当好群众健康守门人。实施家庭医生签约服务,150万市民拥有自己的家庭医生,签约市民免费享受7种慢性病基本药物和8个种类的签约服务包,满足了群众多元化的健康需求。

引进优质医疗资源

加强重点学科和优青人才项目管理,评审出新一轮青岛市医疗卫生重点学科和优秀人才,包括A类重点学科6个、B类重点学科68个、学科带头人64人、优秀青年医学人才103人。积极引进优质医疗资源。深化"三优工程",与美国、德国、加拿大、澳大利亚等6个全球知名医学中心开展技术交流合作,引进世界华人医师协会,同哈佛医学院、中国中医科学院、华大基因等34家高端医疗机构开展项目合作,引进2名院士、133名高层次医学人才、832名医学博士和硕士,43个学科进入全国学科百强榜,推进医疗服务提质升级。

优化就医环境

全市重点卫生工程投资达到73.54亿元,新开工建设青岛市公共卫生中心、青岛市第八人民医院东院区,加快推进青岛市市立医院东院二期、青岛大学附属医院东区综合病房楼、青岛眼科医院红岛院区等市级在建医疗卫生重点项目,青岛市第五人民医院扩建前期工作有序开展。优先支持社会办医,社会办医疗机构达到2983家。全市医疗机构提供门急诊服务5800万人次、住院服务122万人次,努力保障群众健康。

规范医疗服务

组织开展医疗质量安全核心制度落实年活动,隐患排查整改和制度建设落实双管齐下,保障医疗质量安全;坚持补短板,加强儿童医疗服务能力建设,增加儿科医务人员数量,提升全市儿童医疗救治水平。强化院前服务体系建设,开工建设16个院前急救站,开展航空医疗救援服务,出动急救车辆7.05万车次,抢救重急症患者6.7万人次,全力保障群众生命安全。完成金砖国家协调人会议、亚洲媒体峰会、国际教育信息化大会、国际标准化论坛、青岛马拉松等重大活动医疗保障任务56次,参加现场保障1100余人次,救治各类伤病员428人。健全大型医院巡查长效机制,年内完成4家委属医院巡查工作和3家医院巡查"回头看"活动,促进行业作风持续改进,树立风清气正行业形象。开展13场"最美天使"巡回演讲,弘扬"医者仁心、大爱无疆"的职业精神。

推进智慧医疗

深化改善医疗服务行动,在全省率先实现优质护理服务全覆盖。37家医疗机构实行提前、延时和错峰门诊服务,方便群众就医。广泛开展健康义诊,3.5万人次群众享受减免费用服务。制定全民健康信息化发展规划和实施方案,确定14项建设任务和七大能力提升工程。推进智慧健康·信息惠民工程,全市大型医院均实现诊疗"一卡通",为400多万市民提供医院间无障碍预约挂号、诊间缴费、检验结果互认等服务,群众看病就医更便捷。

振兴中医药事业

突出特色建设国家中医药综合改革试验区。实施"十百千万"工程,柔性引进8个国医大师团队,建立54个知名中医药专家工作室和全国知名中医药专家门诊,举办"国医名师大讲堂暨首届青岛市国医大师论坛"。启动中医药服务能力提升工程,青岛市政府与中国中医科学院签订战略合作协议,山东中医药大学青岛中医药科学院即将启用。组建市中医药发展集团,建成 107 个国医馆、152 个中医专病(专技)特色门诊。加强中医药服务网络建设,全市所有社区卫生服务中心和镇卫生院、85％的社区卫生服务站、70％的村卫生室能够提供中医药服务,黄岛区、李沧区率先实现中医药服务"全覆盖"。

创新医养结合模式

积极完善医、养、康、护一体化医养结合"青岛模式",建立 700 多个医养结合服务机构,服务老年人 20 万人次,成为医养结合国家试点市、山东省示范市。

维护妇幼健康

做好生育引导和政策衔接,对人口形势、出生预报进行分析和监测预警,引导育龄群众科学合理安排生育。2017 年预计户籍人口出生超过 12 万人,住院分娩 14 万人。健全完善生育登记服务制度,优化办事流程,办理生育登记 116358 例,合法生育率达99％。积极应对生育高峰压力,完善市和区(市)两级危重孕产妇和新生儿救治网络建设与规范化管理,孕产妇、婴儿死亡率分别比上年下降 23.2％、37.8％。积极推进孕妇产前筛查、新生儿疾病筛查等出生缺陷综合防治项目和农村产妇"两癌"筛查等重大公共卫生项目,产筛高风险孕妇免费基因检测和诊断服务项目列入市政府市办实事,有 140 余万人次受益。全面落实计划生育家庭各项优先优惠政策,妥善解决独生子女父母退休一次性养老补助等遗留问题。加大出生人口性别比综合治理力度,查处 6 例"两非"案件,性别比控制在 107.88。推进流动人口基本公共服务均等化,为外来人口提供基本公共服务 19 万人次。组织"新市民健康青岛行"系列宣传活动,开展健康教育讲座 96 次,发放宣传品 13.4 万份。推行留守儿童健康关爱行动,惠及农村留守儿童 500 多人次。

2017 年全市卫生计生暨中医药工作会议概述

2017 年 3 月 1 日,市政府召开全市卫生计生暨中医药工作会议。市政府栾新副市长出席会议并讲话,会议由市政府副秘书长王哲主持,市卫生计生委党委书记、主任杨锡祥作工作报告,崂山区、城阳区、黄岛区、胶州市进行交流发言。

这次会议是在全面贯彻全国卫生与健康大会部署,推进健康青岛建设的关键时期召开的一次重要会议。会议的主要任务是:深入贯彻落实党的十八大、十八届五中、六中全会和习近平总书记系列讲话精神,按照全国卫生与健康大会和国家、省卫生计生、中医药工作会议要求,全面总结 2016 年全市卫生计生暨中医药工作,安排部署 2017 年各项重点任务。

会议指出,2016 年,全市卫生计生系统坚持以群众需求为导向,围绕卫生计生改革"一条主线",强化学科建设、人才战略、信息化建设"三个支撑",实现分级诊疗、城市公立医院改革、计生服务转型、公共卫生体系建设和社会办医"五项突破",统筹做好各项卫生计生工作,人民群众看病就医问题有所改善,人民健康水平和人口素质明显提升,居民主要健康指标处于全国前列并达到中等发达国家水平。

会议要求,2017 年全市卫生计生工作要以新形势下党的卫生与健康工作方针为指引,紧紧围绕市委、市政府决策部署,以推进健康青岛建设、促进计生转型发展为主线,进一步深化医药卫生体制改革,提升基层卫生服务能力,改善医疗卫生服务质量,稳妥实施"全面两孩"政策,推动中医药事业振兴发展,不断增强群众的"获得感",统筹做好卫生计生各项工作,促进卫生计生事业健康持续发展,以优异成绩迎接党的十九大胜利召开。

2017 年机构设置及主要领导名录

（截至 2017 年 12 月）

青岛市卫生和计划生育委员会

杨锡祥　　党委书记、主任
孙敬友　　党委副书记（正局级）
周长政　　党委委员、市计生协会常务副会长（正局级）
魏仁敏　　二级巡视员
张　华　　党委委员、副主任
杜维平　　党委委员、副主任
张　艳　　党委委员、市纪委驻市卫生计生委纪检组组长
宣世英　　副主任、农工党青岛市委主委、市市立医院院长
师晶洁　　市保健办公室主任（副局级）
赵国磊　　市中医药管理局专职副局长
李中帅　　副巡视员、组织人事处处长
吕富杰　　副巡视员、医政医管处处长

委属单位

名称	主要领导姓名、职务	
青岛市卫生和计划生育委员会 综合监督执法局	孟宪州	局长（正处级）
青岛市市立医院（集团）	宣世英	院长
	杨九龙	党委书记
青岛市海慈医疗集团	刘　宏	院长
	赵军绩	党委书记
青岛市中心（肿瘤）医院	兰克涛	院长
	宋　岩	党委书记
青岛市第三人民医院	邢晓博	院长
	牛锡智	党委书记
青岛市第五人民医院	丁文龙	院长
	辛善栋	党委书记
青岛市第八人民医院	郭　冰	院长
	张红梅	党委书记
青岛市第九人民医院	池一凡	党委书记兼行政负责人

（续表）

名称	主要领导姓名、职务	
青岛市胶州中心医院	邢立泉	副院长（主持行政工作）
青岛市妇女儿童医院	邢泉生	院长
	任明法	党委书记
青岛市胸科医院	邓　凯	院长
	王　军	党委书记
青岛市传染病医院	王明民	院长
	江建军	党委书记
青岛市精神卫生中心	王春霞	院长
	孙顺昌	党委书记
青岛市急救中心	盛学岐	主任
	董　夏	党支部书记（正处级）
青岛市中心血站	逄淑涛	站长
	闫家安	党委书记
青岛市口腔医院	王万春	院长
	王爱莹	党支部书记（正处级）
青岛市疾病预防控制中心	高汝钦	主任、党委书记
山东省青岛卫生学校	李智成	校长
	王秋环	党委书记
山东省青岛第二卫生学校	姜瑞涛	校长
	马桂莲	党委书记
青岛市卫生计生科技教育中心	王者令	主任、党支部书记（正处级）、主任
青岛市卫生资金管理办公室	李志荣	副主任
青岛市干部保健服务中心	李慧凤	主任（副处级）
青岛市人才市场卫生人才分市场	侯德志	党支部书记、主任
青岛市卫生局幼儿园	王秀云	党支部书记、园长（正科级）
青岛市人口和计划生育药具管理站	崔云龙	站长
青岛市人口和计划生育宣传教育中心	宫　晖	副主任（主持工作）
青岛市卫生计生发展研究中心	李志荣	副主任（主持工作）
青岛市公立医院经济管理中心	尚涛	副主任
青岛山大齐鲁医院	刘玉欣	院长
	马祥兴	党委书记

青岛市市南区卫生和计划生育局

局　　长:于衍萍

党委书记:尹　君

党委委员、纪委书记:孙永明

党委委员、副局长:郑宝东、刘　洁、杨　光

青岛市市北区卫生和计划生育局

党委书记、局长:徐美丽

党委委员、副局长:王顺增、赵　艳

党委委员、第五纪检组副组长:谭海鹏

副　局　长:马海莉

调　研　员:徐渭坤

副调研员:李友良、刘华胜

青岛市李沧区卫生和计划生育局

党委书记:韩传密

党委副书记、局长:李　蕾

党委委员、纪委书记:刘路明

党委委员、副局长:黄　磊、宫　伟、张红燕、刘继章

青岛市崂山区卫生和计划生育局

党委书记、局长:李兴水

纪委书记:于俭滨

副　局　长:孟庆萍

副　局　长:曹鹏利

青岛市城阳区卫生和计划生育局

党委书记:刘文寿

党委副书记、局长:郭春庆

党委副书记:宋淑青

党委委员、副局长:江喜范、张明福、韩香萍、刘元文、韩通极

党委委员:陈正杰

青岛西海岸新区卫生和计划生育局

局　　长:曲　波

党委书记:孟庆波

党委副书记:孙炳荣

副　局　长:杨学军、刘守田、安玉灵、周淳莉、薛建波、王本军、徐　刚

青岛市即墨区卫生和计划生育局

党委书记、局长:杨　岩
副　局　长:梅亦工、于朝晶、姜　杰、王　娟
纪委书记:王希良

胶州市卫生和计划生育局

党委书记、局长:周　刚
党委委员、副局长、市计生协会常务副会长:牟学先
党委委员、主任科员:李　亮
副　局　长:刘汝芳
党委委员、市纪委第三纪工委派出委员:贾维放
党委委员、副局长:孙卫刚
党委委员、工会主席:张吉祥
副主任科员:赵金凤
市计生协会副会长:杨维昂
副科级干部:吴淑芹

平度市卫生和计划生育局

党委副书记、局长:万作平
计生协会专职副会长:王锡海
副　局　长:贾学胜、丁勇力、郑美英、张春河、郭源圣、邢德相、郭雅丽、吴　洲

莱西市卫生和计划生育局

党委书记、局长:刘术林
党委委员、副局长:李英才
党委副书记、市爱卫办主任:迟万胜
党委委员、市红十字会常务副会长:郭　坤
党委委员、副局长:张代波
副　局　长:郎小平
党委委员、副局长:宋翠芝
党委委员、副局长:田晓芳
党委委员、市纪委第三纪工委派出委员:刘艳秋

2017 年青岛市卫生计生工作大事记

1 月

3 日　青岛市中心医院举行"吴阶平医学基金"医疗大数据开发及应用专项基金课题启动仪式。"吴阶平医学基金会"理事长晓萌、市卫生计生委副主任张华等出席启动仪式。

4 日　青岛市政府副市长栾新带队一行 5 人到青岛市城阳区走访慰问计划生育特殊家庭。栾新一行到计生特殊家庭代表——城阳街道前桃林社区计生特殊困难家庭邵先生家,详细了解该家庭目前生活情况,给予安慰和鼓励,并送上慰问款。市政府副秘书长王哲、市计生协会常务副会长周长政等陪同走访。

5 日　全国"临床药师培训基地在线视频交流班"正式开通,首次视频交流班由青岛市临床药学质控中心挂靠单位青岛市市立医院作为主场承办单位,医院临床药师作题为《抗菌药物相关性腹泻及伪膜性肠炎的治疗》《链球菌属》的视频讲座。首批加入"临床药师培训基地在线视频交流班"的全国 27 家临床药师基地的带教教师及培训学员 200 余人同时观看视频,并作实时讨论和交流。

5～6 日　青岛市卫生计生委对全市预防接种工作情况进行综合考核,5 个考核组采用听取工作情况汇报、查阅区(市)疾控机构和基层医疗卫生机构相关文件资料及现场调查核实相结合的方式进行,主要考核预防接种规范管理专项活动、疫苗使用管理、冷链建设维护情况及适龄儿童免疫规划疫苗接种率。

10 日　由青岛日报全媒介平台联合市文明办、市卫生计生委、市总工会、团市委、市妇联、市中级人民法院、市关工委等单位共同发起的"青岛心理联盟"

正式成立,青岛市精神卫生中心当选为理事长单位。

12 日　青岛市卫生计生委主任杨锡祥带领部分机关干部到平度市旧店镇祝东村走访慰问老党员、退役军人和低保户 36 户,为他们送上节日慰问品,并带去全市卫生计生系统干部职工的节日问候。平度市政府副市长刘玉明、市计生协会专职副会长董新春等陪同走访慰问。

12 日　青岛市卫生计生委健康彩虹志愿者一行 18 人到平度市旧店镇祝东村,开展送健康、送温暖志愿服务活动。来自市卫生计生委机关二中队和市市立医院的志愿者为村民提供义诊咨询、健康宣教、健康体检、药品发放、春联送"福"等服务。

12～13 日　中国社会组织参与艾滋病防治经验交流会在广东省珠海市召开,国家卫生计生委疾控局、中国性病艾滋病防治协会、中华预防医学会、联合国艾滋病规划署中国代表处有关领导、官员和专家出席会议。会上,青岛市疾控中心作社会组织参与艾滋病防治经验交流。青岛市目前有 19 个社会组织,先后有 9 个社会组织成功在民政部门登记,是我国社会防艾组织在民政部门登记最多的城市。

13 日　青岛市卫生计生委与青岛市妇联在黄岛区大村镇中心中学联合举行青岛市卫生计生系统女职工"爱心献春蕾"捐赠仪式。仪式上,市卫生计生委把女职工们的爱心善款 116381 元捐赠给"春蕾计划",用于捐助黄岛区的 276 名"春蕾女童",参加仪式的 30 名"春蕾女童"现场领取助学金和书包等文具。

16 日　青岛市市立医院召开国际医疗机构认证(JCI)评审启动暨培训会,成立 JCI 评审工作领导小组。市卫生计生委副主任、市市立医院总院长宣世英作动员讲话,市卫生计生委副主任张华和华润医疗集团副总经理单宝杰出席活动。华润医疗集团 JCI 医院管理研究院院长罗念慈、执行院长郦忠分别就"国际化医疗质量与患者安全管理"等专题作培训讲座。

16 日　青岛市妇儿医院重症医学中心 PICU 在青岛市首次应用血液净化技术血浆置换术,成功抢救一名患有罕见"吉兰—巴雷综合征"继发呼吸肌麻痹导致呼吸衰竭的危重女童,标志着市妇儿医院该项疾病救治能力在全省儿童重症医学领域达到领先水平。

16 日　青岛市医用耗材管理质量控制中心在齐鲁医院(青岛)召开第一次主任办公会议,来自主委、副主委单位的 13 名专家及质控中心办公室的有关工作人员参加会议。

16 日　青岛市卫生计生委在市直机关会议中心会议室召开 2016 年度委机关处室党支部书记抓党建工作述职评议会议,委机关全体党员干部和入党积极分子参加会议。市卫生计生委党委副书记孙敬友出席会议。

18 日　山东省计划生育药具管理站下发《山东省计划生育药具管理站关于对第二批创建县(市、区)计划生育药具管理示范站项目验收情况的通报》,青岛市的黄岛区、平度市、胶州市荣获"山东省计划生育药具管理县级示范站"称号。

18 日　全市卫生计生系统 2016 年度科学发展综合考核总结会召开。市卫生计生委有关领导,各区(市)卫生计生局、委属各单位的党政主要负责人,委机关各处室负责人等 120 余人参加会议。市卫生计生委党委书记、主任杨锡祥等出席会议并讲话。

19 日　为加快"三中心一基地"和健康青岛建设,青岛市卫生计生委与青岛高新区管委会本着"优势互补、平等互利、合作共赢、协同推进"的原则,签订战略合作备忘录,市卫生计生委主任杨锡祥、副主任张华出席签约仪式。双方将在促进高水平综合性医疗中心聚焦发展、促进干细胞产业提速发展、推进健康管理及医学检验实验室建设、推进医疗健康大数据产业发展、推进"重离子治疗项目"落地和支持高新区基础医疗健康事业发展等方面,开展深层次、全方位、多领域的战略合作,共同促进高新区创新发展。

19 日　青岛市政府副秘书长王哲对市口腔医院进行安全生产工作督导检查,市卫生计生委副主任魏仁敏,市安监局、市公安消防局等分管负责人陪同检查。

20 日　青岛市卫生计生委党委在委机关会议室召开党员领导干部民主生活会,市民主生活会第十二督导组组长逄慧云,组员刘军、孙刚到会指导。市卫生计生委党委书记、主任杨锡祥主持民主生活会。

21 日　"中国肺癌防治联盟——青岛市肺结节诊治分中心"落户青岛市市立医院。市计生协会常务副会长周长政、中国肺癌防治联盟主席白春学教授出席揭牌仪式。

23 日　青岛市卫生计生委党委组织召开选举中国共产党青岛市第十二次代表大会代表会议。委党委书记、主任杨锡祥出席会议并就做好党代会代表选举工作提出明确要求,委党委副书记孙敬友主持会议,委纪委书记李晓方等委领导班子其他成员列席会议。

24 日　全市卫生计生系统广泛开展节日送温暖活动。市卫生计生委党委副书记孙敬友等领导带队分别走访本系统的全国劳模、市劳模、老干部及困难职工代表。市医务工会多方筹措资金 12.35 万元救助 35 名患病致困职工互助保障会员和 53 名困难职工。

25 日　青岛市政府副市长栾新一行走访慰问青岛市中心血站、青岛市市急救中心一线干部职工、医务人员、无偿献血者及志愿者。市政府副秘书长王哲、市卫生计生委主任杨锡祥、市计生协会常务副会长周长政等陪同走访慰问。

2 月

15 日　青岛市政府副市长王广正到市海慈医疗集团就青岛市中医药建设等工作进行调研。市卫生计生委主任杨锡祥、市教育局局长邓云峰、市中医药管理局专职副局长赵国磊、青岛大学副院长于永明等陪同调研。

16 日　青岛市卫生计生委召开座谈会,与英国驻华大使馆公使衔参赞郭科林一行 4 人就青岛与英国开展医疗人员培训及医改经验交流等合作事宜进行探讨交流。市卫生计生委科教处、农社处,市医改办,青大附院等有关人员参加座谈交流。市卫生计生委介绍青岛市与英国在卫生领域的主要合作内容和项目,英方代表根据双方既往合作经验,推介肿瘤、移植、基因治疗等优势学科,并建议双方在现代化医院设计、信息化医院管理、临床药物研究、科室共建等领域开展深入合作交流。

20 日　青岛市海洋食品技术合作中心召开 2017 年第一次理事会。市卫生计生委副主任魏仁敏、市食品药品监督管理局副局长白友喜等出席会议。中国海洋大学、中国科学院海洋研究所、市疾控中心等 8 个单位 19 名代表参加会议。

23 日 青岛市召开慢性病综合防控示范区建设工作培训会议。各区（市）卫生计生局分管局长、疾控科科长，各区（市）疾控中心相关负责人及业务骨干等60 余人参加会议。山东省疾控中心慢病所所长郭晓磊就国家、省有关慢性病综合防控示范区建设管理办法、标准等指标体系对参会人员进行培训。

23～25 日 甘肃省陇南市卫生计生委党组书记、主任张庆利一行 6 人来青，就青岛市与陇南市卫生计生系统对口帮扶工作进行对接。在市卫生计生委党委副书记孙敬友、副主任杜维平等陪同下，张庆利一行实地考察市海慈医疗集团、市疾控中心、黄岛区薛家岛社区服务中心、黄岛区疾控中心、黄岛区妇幼保健院、市南区人民医院老年专护中心等卫生计生机构，并举行帮扶对接座谈。

24 日 青岛市卫生职业教育集团成立大会在青岛卫生学校召开。市卫生计生委副主任张华出席会议。青岛市卫生职业教育集团由山东省青岛卫生学校和山东省青岛第二卫生学校联合牵头，首批成员囊括全省 32 家相关学校及企事业单位。

24 日 为进一步加强医疗机构 H7N9 流感医院感染预防与控制工作，提高医护人员防控意识，防止医院感染发生，青岛市卫生计生委在市疾控中心举办全市人感染 H7N9 流感医院感染预防与控制工作培训班。各区（市）卫生计生局和全市各级各类医疗机构的相关负责人 180 余人参加培训。

26 日 由青岛市临床药学质量控制中心、青岛市医学会临床药学专科分会及青岛市药学会临床药学专业委员会联合举办的"青岛市临床药学工作研讨会"召开。来自质控中心、专科分会以及专业委员会的副主任委员及秘书 20 余人参加会议。青岛市药学会常务副理事长鲍国春出席会议并讲话。

27 日 青岛市市立医院临床研究中心正式成立。该中心将整合集成临床医学研究资源，致力于疾病临床研究、转化医学发展成果。

28 日 青岛市疾病预防控制中心召开全市性病艾滋病麻风病业务工作会议，各区（市）疾控中心、性病麻风病防治机构、艾滋病抗病毒治疗定点医院的分管领导及相关工作人员 100 余人参加会议。

3 月

1 日 青岛市政府召开全市卫生计生暨中医药工作会议。市政府副市长栾新出席会议并讲话，会议由市政府副秘书长王哲主持，市卫生计生委党委书记、主任杨锡祥作工作报告，崂山区、城阳区、黄岛区、胶州市进行交流发言。会议是在全面贯彻全国卫生与健康大会部署，推进健康青岛建设的关键时期召开的一次重要会议。会议深入贯彻落实党的十八大以及十八届五中、六中全会和习近平总书记系列讲话精神，按照全国卫生与健康大会和国家、省卫生计生、中医药工作会议要求，全面总结 2016 年全市卫生计生暨中医药工作，安排部署 2017 年各项重点任务。

1 日 青岛市首家公立社区卫生服务机构"知名中医药专家工作室"在崂山区社区卫生服务中心揭牌成立，国家级名老中医、山东中医药大学附属医院陶凯教授正式进驻工作室并现场开展义诊活动。

2 日 青岛市卫生计生委召开全市疾病预防控制暨规范化提升行动工作会议。市卫生计生委副主任张华出席会议，传达市卫生计生委主任、党委书记杨锡祥书面讲话精神，并作工作报告。各区（市）卫生计生局，市、区（市）两级疾病预防控制中心，委属各医疗机构等负责人及相关专业人员参加会议。崂山区、黄岛区、胶州市在会上进行交流发言。

5 日 青岛市选派的市中心（肿瘤）医院第一批 5 名援黔医学专家抵达安顺市贵航 302 医院，对脊柱外科、泌尿外科、乳腺外科等 5 个专业进行技术帮扶。

6 日 "全国知名中医专家门诊——杏林苑"在青岛市海慈医疗集团正式开诊。首批 16 位来自中国中医科学院广安门医院、北京世纪坛医院、中日友好医院、南京市中医医院、山东省中医医院等国内知名大医院的国家级、省级名中医专家齐聚"杏林苑"带徒应诊。"杏林苑"是青岛市公立医疗机构中吸引中医专家层次最高、规模最大、影响最广的知名中医专家门诊。

7 日 2017 年全省疾病预防控制暨爱国卫生工作会议在济南召开。市卫生计生委党委委员、市计生协会常务副会长周长政在会上作《以体系建设为引领，突出创新驱动，促进青岛市疾控工作再上新台阶》的经验交流。

8 日 国家卫生计生委法制司在青岛市召开评估工作研讨会，法制司副司长陈宁姗、国家卫生发展研究中心以及河北省、吉林省、上海市等 11 个省市代表参加会议。会议主要就《重大卫生计生政策评估管理暂行办法（讨论稿）》进行讨论，广东、上海、青岛交流政策法规评估工作情况，并对 2017 年评估重点工作进行研究。青岛市卫生计生委副主任魏仁敏参会并作会议交流发言。

9 日 青岛市卫生计生委召开 2017 年全市卫生

计生法治监督审批食安工作会议暨卫生计生综合监督规范年活动动员会议。市卫生计生委副主任魏仁敏出席会议，并对2016年工作进行总结，对2017年法制、审批、综合监督和食品安全风险监测工作进行动员部署。

12日　中国驻坦桑尼亚大使馆在达累斯萨拉姆举行"2016年度公共外交先进表彰大会"。青岛市选派的援坦医疗队员孙龙博士，获得"公共外交先进个人"荣誉称号。所有驻坦华人、华侨中有2人获此殊荣。中国驻坦桑尼亚大使吕友清为其颁奖。

13日　青岛市医学专家援助安顺市建立的首个乳腺外科门诊在贵航302医院正式开诊。该门诊开展乳腺良性肿瘤麦默通微创旋切术，填补安顺市此项技术的空白。该门诊的设立，结束安顺市乳腺病患者要远赴贵阳及周边地区就诊的历史，减轻患者经济和心理上的负担。青岛市通过开展院间合作、学科联建和人才交流等方式，为安顺市医疗卫生和计生工作的发展提供有力支援。

17日　青岛市海慈医疗集团举行"张学文国医大师工作室"揭牌及拜师仪式。市卫生计生委党委书记、主任杨锡祥现场致辞。"张学文国医大师工作室"落户海慈医疗集团，是青岛市实施创建国家中医药综合改革试验区"十百千万"工程的重要举措。

20日　为进一步贯彻国家《院前医疗急救管理办法》，青岛市对2005年出台的《青岛市社会急救医疗管理规定》进行修订，修订后的《青岛市社会急救医疗管理规定》即日起正式实施。

22日　由国家卫生计生委和中国疾病预防控制中心举办的全国中小学校"营养校园"试点启动会在北京召开。青岛市疾病预防控制中心相关负责人应邀参会，并以"营养梦，好未来"为题，就青岛市学生营养工作经验作交流发言。

22～25日　2017中国卫生有害生物防制大会在青岛召开。国家卫生计生委疾控局副局长张勇，中国卫生有害生物防制协会会长、中国工程院院士徐建国及省、市相关部门负责人出席会议。来自全国各省、直辖市、自治区的1000多名代表参加会议。会议围绕"健康中国与有害生物防制"主题，就《健康城市与有害生物防制》和《健康中国2030规划纲要》进行解读。组织"世界害虫日"倒计时、CEO高峰论坛等活动。

30日　青岛市急救中心通过国际紧急调派研究院的"绩优急救中心"认证，成为全球第234个、中国第12个、山东省第3个绩优急救中心，标志着急救中心调度能力达到国际先进水平。

4月

5～7日　为进一步推进"营养校园"试点创建工作，由国家卫生计生委、联合国儿童基金会、中国疾病预防控制中心及北京市顺义区疾病预防控制中心等单位相关业务负责人组成的联合调研组，来青调研中小学生营养情况。调研组一行先后到崂山第二实验小学、麦岛小学、宁夏路小学及市疾控中心就青岛市学生营养餐推广、标准化食堂建设、学生营养健康教育工作进行调研，并召开专题座谈会。

6日　青岛市妇女儿童医院重症医学中心PICU成功救治1名罕见系统性红斑狼疮合并甲亢危象的13岁女孩。该病例的及时诊断和成功救治，标志着青岛市儿童危重病救治能力水平得到全面提升。

12日　国家2017年医养结合工作培训班在青岛举办。此次培训班分三期，由国家卫生计生委家庭发展司主办，青岛市卫生计生委、青岛市卫生和计划生育培训服务中心承办，来自全国各省、直辖市、自治区的相关负责人260余人参加培训。作为国家第一批试点城市，青岛市卫生计生委作题为《政府主导部门联动，努力构建医养结合服务新格局》的经验介绍。参训人员参观青岛市医养结合工作开展较有特色的青岛福山老年公寓、圣德老年护理院，进一步了解青岛市医养结合工作的具体做法和亮点之处。

12日　"新市民健康城市行"——全国流动人口健康促进宣传周暨"健康青岛你我共享"接力活动在青岛市市北区儿童公园正式启动。青岛市政府副市长栾新、国家卫生计生委流动人口司和省卫生计生委相关领导分别致辞，市卫生计生委主任杨锡祥出席启动仪式并传递"健康青岛你我共享"活动旗帜。此次活动旨在贯彻落实全国卫生与健康大会精神，在新市民中倡导健康促进理念、普及健康知识，广泛动员各方力量，共同促进新市民健康水平的提高。

13～15日　山东省寄生虫病防治工作暨消除疟疾推进会在青岛市黄岛区顺利召开。省卫生计生委疾控处、省寄生虫病防治研究所和青岛市卫生计生委相关处室负责人，全省17市疾控中心主任、分管主任等70余人参加会议。青岛、济南等5市作消除疟疾工作经验交流，与会专家对消除疟疾市级考评和"全国疟疾日"宣传活动方案进行了讨论。

14日　青岛市市立医院全面启用"远程神经调控中心"。该中心根据帕金森患者术后症状和病情变化,通过运用双侧异频技术、互联网远程调控技术,实施精准调控,为异地帕金森病患者治疗提供便利。该中心完成手术 180 余例,植入深部电极 320 余例,居山东省首位。

14～16 日　青岛市 2017 年母婴安全及妇女保健急救模拟演练在青岛大学国际学术交流中心举行,全市各级医疗保健机构 400 余人参加本次演练。中国疾病预防控制中心、山东省妇幼保健院相关业务负责人和市围产协作组部分专家应邀出席。

14～21 日　青岛市第 23 届全国肿瘤防治宣传周启动仪式暨青岛肿瘤防治论坛在青岛市中心医院成功举办。启动仪式上成立"山东半岛肿瘤医院联盟""国际肿瘤消融治疗青岛中心"和"青岛市前列腺肿瘤诊疗中心",并播放青岛市首部防癌抗癌城市公益宣传片《面对癌症我们有信心》,发放青岛市首个《肿瘤防治口袋书》,向本届宣传周献礼。国家、省卫生计生委肿瘤防治办公室相关负责人,市卫生计生委分管负责人,全国知名肿瘤防治专家,半岛肿瘤医院联盟成员单位代表等近 300 人参会。

19 日　青岛市卫生计生委主任杨锡祥带领委有关处室负责人和市疾病预防控制中心负责人赴北京大学公共卫生学院,就公共卫生领域科研合作和教学基地等工作进行走访调研。北京大学公共卫生学院院长孟庆跃、党委书记郝卫东出席调研会,双方就学生实习带教、科研合作、人才培养等方面进行交流座谈。

20 日　国家卫生计生委公布全国 451 家经批准开展人类辅助生殖技术的医疗机构以及 23 家经批准设置人类胚胎库的医疗机构。青岛市妇女儿童医院生殖中心被列入公布的经批准开展人类辅助生殖技术的医疗机构名单,是青岛市 2 家被公布的经批准开展人类辅助生殖技术的医疗单位之一。

21 日　青岛市首届"传统医学达人"总结表彰会在市疾病预防控制中心会议室召开。16 名传统医学从业人员获得青岛市首届"传统医学达人"称号。市卫生计生委党委书记、主任杨锡祥,市总工会副主席梁海泉,市妇联副主席王莉出席表彰会并为获奖人员颁奖,总结表彰会由市卫生计生委党委副书记孙敬友主持。

20 日　山东省首家预防接种询问诊电子管理系统,在胶州市营海卫生院全面启用。该系统既方便医务人员对应种疫苗告知单进行无纸化签核、支持多个询问诊窗口同时工作,又可让家长提前在线预约接种疫苗,减少排队等候时间。该系统的启用,标志着青岛市预防接种询问诊管理水平的新飞跃。

23 日　青岛市 ERCP(经内镜逆行性胰胆管造影)联盟在青岛市第三人民医院宣告成立。来自青岛大学附属医院、市市立医院、市海慈医疗集团、市第三人民医院、市中心医院、解放军 401 医院以及即墨市人民医院、平度市人民医院等肝胆内科、外科的多名专家齐聚一堂,选举出联盟主席和副主席。ERCP 联盟旨在凝聚全市专业医师力量,共同解决临床疑难问题。

24 日　青岛市中医医院、山东青岛中西医结合医院、青岛市黄岛区中医医院 3 家三级甲等中医医院启动对贵州省安顺市中医医院、安顺市平坝区中医医院、安顺市普定县中医医院 3 家中医医院的中医药对口帮扶工作。

24～28 日　青岛市卫生计生系统现代医院创新管理专题研修班在清华大学继续教育学院举办,来自全市卫生计生系统的 50 名领导干部参加学习培训。市卫生计生委党委委员、市计生协会常务副会长周长政出席培训,并在开班式上作动员讲话。

26 日　青岛市卫生计生委在市疾控中心会议室举办学习贯彻市十二次党代会精神专题辅导报告会,邀请市委党校教学教研部于忠珍教授作题为《凝心聚力,砥砺奋进,为建设宜居幸福创新型国际城市而奋斗》的辅导报告。委机关全体党员干部、委属单位主要领导和"两学一做"学习教育负责人参加辅导报告会。

27 日　青岛市市立医院"沃森智能肿瘤会诊中心"挂牌成立,市卫生计生委党委书记、主任杨锡祥出席挂牌仪式。沃森健康人工智能系统的引进,标志着青岛市智能医疗迈出新的步伐。

是月　青岛市首台"经内镜逆行胰胆管造影取石＋腹腔镜下胆囊切除"手术在青岛大学附属医院黄岛院区新建的"杂交手术室"顺利完成。"杂交手术室"又称复合手术室,可以同时进行外科手术、介入治疗和影像检查。该手术的顺利完成标志着青岛大学附属医院临床综合诊治水平又上新台阶,青岛进入"杂交手术"新时代。

5 月

3 日　青岛市航空医疗救援启用仪式在市急救中心举行,市政府副市长栾新、市卫生计生委主任杨锡祥、市政府应急办主任张建刚、市计生协会常务副会长周长政等出席启用仪式。市急救中心、市市立医院、市第三人民医院与上海金汇通航股份有限公司现场签订合作协议。

6~7 日　山东省中西医结合治疗传染病、肝病新进展学习班暨 2017 年学术年会在青岛市召开。大会由山东中西医结合学会传染病、肝病专业委员会主办，青岛市第六人民医院、山东中医药大学附属医院承办。全国 200 余位嘉宾和代表参加此次年会。

11 日　青岛市市立医院申报的"应用纳米技术诊治幽门螺杆菌、老年肺病和男性性功能障碍的研究"项目经国家外国专家局批复获得"重点外国专家项目"立项，资助金额 40 万元。

13 日　青岛市首届国医大师论坛在府新大厦会议中心举行。此次论坛由中华中医药学会支持，青岛市海慈医疗集团、青岛市中医药发展集团主办，来自全国各地的中医专家以及市中医药发展集团代表 300 余人参加会议。市政府副市长栾新、市卫生计生委主任杨锡祥及市中医药管理局专职副局长赵国磊等出席开幕式。论坛邀请张大宁、石学敏、孙光荣、唐祖宣、吕景山等五位国医大师结合各自学术成果和临床经验，研讨中医传承与创新，展望中医药发展前景。

15 日　《携手共创"慢病曙光行动"战略合作协议》在青岛市签署。

17 日　青岛市委副书记、市长孟凡利会见山东中医药大学党委书记于富华、校长武继彪一行，就深入落实《山东中医药大学 青岛市人民政府战略合作协议》，合作共建山东中医药大学青岛中医药科学院等事宜座谈商洽。青岛市政府副市长栾新，市卫生计生委党委书记、主任杨锡祥和市中医药管理局专职副局长赵国磊以及市教育局、市科技局、高新区等相关部门领导参加座谈洽商。

18 日　为加强药品供应保障体系建设，完善药品使用管理相关政策，国家卫生计生委药政司副司长王雪涛一行来青岛市实地调研药品使用管理及药师队伍建设情况，并在青岛市市立医院会议室召开座谈会，就相关问题进行座谈交流。市卫生计生委副主任张华陪同调研，市卫生计生委副主任、青岛市市立医院总院长宣世英，山东大学齐鲁医院（青岛）、青岛大学附属医院、市中心医院相关负责人及部分医院药学部主任参加座谈会。市卫生计生委党委书记、主任杨锡祥在座谈会后会见王雪涛副司长一行，并就公立医院综合改革、政府投入、药品议价采购等问题交换意见。

18 日　国家食品药品监督管理总局发布药物临床试验机构资格认定公告，青岛市第六人民医院肝病专业获得药物临床试验机构（CFDA）资格认定，加入国家新药临床试验研究平台。

18 日　"2017（12th）中国卫生信息技术交流大会暨软件产品与设备展览会"在青岛市崂山区国际会展中心开幕。此次大会吸引来自全国各省区市，美国、日本、澳大利亚、柬埔寨等国家和地区，以及多个国际组织的 8000 余名覆盖多个领域的从业代表参会。大会立足国家"一带一路"建设，聚焦《"健康中国 2030"规划纲要》和"十三五"卫生与健康规划，以"十三五"深化医改规划的顶层设计为出发点，细致解读"十三五"全国人口健康信息发展规划，并围绕健康医疗大数据与互联网＋健康医疗、医疗卫生服务供给侧结构性改革与分级诊疗、健康医疗服务新业态培育、卫生与健康领域信息新技术应用等热点问题进行深入、前瞻性的探讨。山东省人民政府副省长王随莲、世界卫生组织电子健康部官员 Michael George、亚洲电子联盟主席 Boonchai Kijsanayotin 博士、香港科技园主席罗范椒芬致辞，国家卫生和计划生育委员会副主任、中国卫生信息学会会长金小桃出席开幕式并发表重要讲话，国家卫生计生委统计信息中心主任、中国卫生信息学会常务副会长、秘书长孟群主持开幕式，并以"大数据大融合　大健康　大发展"为主题发表专题演讲。青岛市卫生计生委组织近 150 人的"健康彩虹"志愿者服务队伍，积极参与大会服务工作。

19 日　国家卫生计生委副主任、中国卫生信息学会会长金小桃在山东省政府副省长王随莲、青岛市政府副市长栾新和市卫生计生委主任杨锡祥的陪同下，到青岛市市立医院实地调研信息化建设情况，现场体验预约就诊自助服务和"诊间"智能医疗，实地观看市立医院与基层医疗机构间心电诊断的即时传输，详细了解高级人工智能"沃森"肿瘤诊断流程和效果，对青岛市信息化建设成效给予充分肯定。

22 日　青岛市"全国学生营养日"暨中国"营养校园"启动宣传活动在黄岛区弘文学校举行。中国疾病预防控制中心相关负责人和部分教师、学生、家长参加现场活动。经过逐级申报审核，青岛市确定黄岛区弘文学校为全国"营养校园"八个试点学校之一。

22 日　青岛市预防医学研究院揭牌仪式在市疾病预防控制中心举行。国际知名公共卫生专家、国际欧亚科学院院士、北京大学公共卫生学院教授李立明，北京大学公共卫生学院副院长任涛，山东省疾病预防控制中心副主任徐爱强，青岛市编委办副主任姜兆义，青岛市卫生计生委主任杨锡祥、副主任张华等出席揭牌仪式。

23 日　青岛市妇女儿童医院与青岛市急救中心首次使用"空中120直升机"跨市（赴诸城）成功转运出生仅24小时患有先天性食管闭锁合并气管食管瘘新生儿。此次空中救援是山东省首例院际"空中120"救援。

31 日　青岛市在全国首设无偿献血科普月。为进一步推动青岛市无偿献血健康科普工作，提高无偿献血知晓率，市文明办、市教育局、团市委、市科协、市红十字会和市卫生计生委六部门联合下文，在全国率先将每年6月、10月设立为全市无偿献血健康科普月。

31 日　第30个世界无烟日，青岛市卫生计生委、青岛市教育局在青岛市交通职业学校联合举办全市"世界无烟日"进校园暨市疾控中心青年志愿者"健康彩虹校园行"宣传活动。

是月　青岛市海慈医疗集团骨伤诊疗中心获全国工人先锋号称号；青岛市第六人民医院获山东省富民兴鲁劳动奖状；青岛市海慈医疗集团赵军绩、青岛市第三人民医院徐晟伟、青岛市胸科医院赵延旭、青岛市第五人民医院赵茗、青岛市中心医院刘春雷获青岛市工人先锋称号；青岛市市立医院泌尿外科中心、山东大学齐鲁医院（青岛）耳鼻咽喉头颈外科、青岛市疾病预防控制中心结核病防制科、青岛卫生学校获得青岛市工人先锋号称号。

青岛市第三人民医院迁建项目获国家优质工程奖（2016—2017），院长邢晓博被评为国家优质工程奖突出贡献者。

6 月

5～8 日　由国家卫生计生委卫生计生监督中心主办、市卫生计生委综合监督执法局承办的"2017年医疗卫生监督主管所（局）长培训班"在青岛市举办，来自全国各省、自治区、直辖市等卫生计生监督执法机构的分管领导120余人参加培训。国家卫生计生委卫生和计划生育监督中心主任胡光、山东省卫生计生委副主任仇冰玉等有关领导出席培训班并讲话。

6 日　国家卫生计生委卫生计生监督中心主任胡光、国家卫生计生委综合监督局副局长段冬梅和省卫生计生委副主任仇冰玉一行10余人来青岛市调研海水淡化卫生监管工作。市卫生计生委副主任魏仁敏等陪同调研。

6 日　青岛市海慈医疗集团、青岛市中西医结合医院和青岛市黄岛区中医院在贵阳市签署协议，分别对口帮扶安顺市中医院、安顺市平坝区中医院和安顺市普定县中医院。此次签约标志着青岛市对口帮扶安顺市卫生计生工作取得新进展，帮扶层面涵盖市、县（区）两级综合性医院、中医院以及卫生监督、疾病控制、中心血站等公共卫生单位。

7 日　青岛市政府副市长栾新带领市中医药管理局专职副局长赵国磊、市北区副区长曹镇等一行6人赴中国中医科学院，就加强合作交流，推进青岛市与中国中医科学院战略合作事宜进行友好商洽。中国中医科学院党委书记、副院长王炼，中国中医科学院研究生院常务副院长宋春生，中国中医科学院中药研究所副所长邵爱娟等专家领导参加座谈。

8 日　青岛市卫生计生委在崂山区召开家庭医生签约服务工作现场会。市卫生计生委党委书记、主任杨锡祥出席现场会并讲话，会议由市卫生计生委副主任魏仁敏主持，各区（市）卫生计生局主要负责人和责任科室负责人、市卫生计生委相关处室负责人等60余人参加会议。会议现场观摩考察崂山区北宅街道东陈社区卫生室及北宅卫生院，崂山区、市北区、胶州市分别作交流发言。

13 日　青岛市人大常委会副主任、教科文卫委员会主任委员刘圣珍带领执法检查组一行，对全市贯彻落实《中华人民共和国精神卫生法》（以下简称《精神卫生法》）情况进行全面督导检查。执法检查组先后到市南区江苏路街道黄县路社区卫生服务中心、市精神卫生中心、黄岛区心理健康服务中心、黄岛区人民医院、胶州市里岔卫生院、胶州市心理康复医院进行实地检查，并分别在市精神卫生中心、黄岛区和胶州市召开座谈会，听取有关单位和区（市）贯彻落实《精神卫生法》情况汇报。

14 日　为纪念第14个世界献血者日，表彰无偿献血先进集体和先进个人，提升无偿献血工作水平，青岛市在市直机关会议中心举行全市无偿献血表彰大会。市政府副秘书长、研究室主任王哲出席会议并讲话，市卫生计生委党委书记、主任杨锡祥与市直机关部分单位分管领导一起为无偿献血获奖者颁奖。各区（市）文明办、卫生计生局、红十字会分管领导及全市无偿献血者代表、无偿献血团体单位代表和无偿献血志愿者代表200余人参会。

21～22 日　为推动第三轮全国艾滋病综合防治示范区工作深入开展，中国疾病预防控制中心选派专家组到青岛市进行艾滋病防控调研。专家组听取青岛市艾滋病防控方案汇报，对方案的可行性进行评估，并提出相关意见和建议。

22 日　共青团青岛市卫生和计划生育委员会第一次代表大会在青岛市市立医院科教大楼学术厅召开。市卫生计生委党委书记、主任杨锡祥,共青团青岛市委书记王永健,市卫生计生委党委副书记孙敬友等出席大会开幕式,来自全市卫生计生系统的 140 余名团员代表参加大会,30 余名列席代表、老团干代表、委属单位党组织负责人列席大会开幕式。大会审议并通过大会工作报告,选举产生共青团青岛市卫生计生委第一届委员会。

26~28 日　为全面贯彻落实全国、全省卫生与健康大会精神,推动卫生计生工作创新发展,青岛市卫生计生委在市委党校举办第 14 期卫生计生管理干部专题研讨班。各区(市)卫生计生局主要领导、镇街分管领导,委属单位分管领导以及委机关部分副处级以上干部 200 余人参加研讨。市卫生计生委党委书记、主任杨锡祥出席开班仪式,并作题为《深入贯彻落实全国卫生与健康大会精神、夯实推进基层卫生计生基础工作》的辅导报告。

27 日　山东省卫生计生委调研组来青岛市调研家庭医生签约服务工作。调研组实地走访崂山区北宅卫生院、北宅街道东陈卫生室和沟崖卫生室,听取崂山区北宅卫生院关于家庭医生签约工作的汇报,与全科医生、乡村医生等相关医务人员进行座谈交流。随后与北宅卫生院、卫生室的家庭医生团队一起入户,为签约居民开展医疗服务,与签约居民进行交流。

27 日　复旦大学常务副校长桂永浩,复旦大学副校长、复旦大学青岛研究院院长张志勇,复旦大学附属医院华山医院院长丁强等一行 13 人来青,与青岛市商洽对接医疗领域合作事宜。省委常委、市委书记张江汀,市委副书记、市长孟凡利会见桂永浩、张志勇一行,双方就共建合作进行友好商洽和深入交流。会见结束后,在市政府副市长栾新、市卫生计生委杨锡祥主任等陪同下,参观青岛市有关医疗机构。

29 日　青岛市卫生计生委在市妇女儿童医院召开全市委属公立医院检验试剂耗材集约化外包改革工作现场会,部署青岛市医院检验试剂耗材采购和管理工作。委属公立医院院长、分管院长等 30 余人参加会议。市卫生计生委党委书记、主任杨锡祥出席会议并讲话。

30 日　全国疾病预防控制中心主任工作会议在北京召开。青岛市作为计划单列市唯一代表,在会上交流疾病预防控制体系建设经验。中国疾病预防控制中心相关负责人充分肯定青岛市在疾控体系建设整体规划、政策落实、保障措施等方面的经验,认为相关做法全国领先。

7 月

3 日　山东省卫生厅、山东省人力资源和社会保障厅、山东省中医药管理局在全省范围内组织开展山东名老中医、名中医药专家和基层名中医评审工作,青岛市海慈医疗集团 4 名专家入选,被评为山东省名中医药专家。至此,市海慈医疗集团有省级以上名老中医专家 15 名。

4 日　国家卫生计生委临床药师培训基地督导检查专家组到青岛市市立医院临床药师培训基地进行督导检查。专家组对市市立医院开展的工作给予充分肯定,对建立青岛地区二、三级医院临床药学质控标准,创建国内最大的临床药师学习交流网站,组织每月"全国临床药师培训基地在线视频交流班"等亮点给予高度评价。

4 日　荷兰青白中医学院临床实践班开学仪式在青岛市海慈医疗集团举行,来自荷兰和波兰的 24 名中医专业学员参加仪式。

7 日　全市计划生育工作形势分析暨全国生育状况抽样调查青岛启动会议在青岛市黄岛区召开。会议现场观摩黄岛区妇幼保健计划生育二中心的落实"全面两孩"政策服务转型、黄岛区滨海街道凤凰社区计生规范化管理,并观看黄岛区长江路街道的微信生育服务登记演示。市卫生计生委副主任杜维平出席会议并讲话。

7 日　青岛市市立医院与德国曼海姆大学医学中心签署合作协议。根据协议,两大医疗机构将在医疗培训、教学、病例分析、临床研究等方面展开合作,通过人员互访、网络交流等形式保持沟通和交流。

13 日　中国第 24 批援坦队员、青岛市市立医院心脏中心医生孙龙,在坦桑尼亚基奎特心脏病研究所历时 3 个小时,为仅 4 个月大、患有重症法洛氏四联症、房间隔缺损(巨大)、右心室发育不良综合征的女婴成功实施该国第 1 例"双向格林手术",并与其他队员和驻坦华人一起为该患儿捐款。

18 日　青岛市崂山湾国际生态健康城入选首批 13 家"国家健康旅游示范基地"。青岛市卫生计生委会同相关部门根据国家卫生计生委、国家发展改革委、财政部、国家旅游局、国家中医药局《关于促进健康旅游发展的指导意见》和示范基地创建的总体要求,完善工作机制,配合崂山区政府统筹推进崂山湾国际生态健康城示范基地建设工作。

26 日　为加强半岛城市群海洋食品风险监测与评估、食源性疾病暴发调查与处置,解决海洋食品安全方面问题等方面的交流与合作,半岛海洋食品风险评估联盟第一次协作会在青岛市举办。大连市、烟台市、潍坊市、威海市、日照市、营口市、丹东市疾病预防控制中心分管负责人、海洋食品技术合作中心成员单位相关人员 20 余人应邀参会。市卫生计生委、市疾病预防控制中心相关负责人出席协作会。

27 日　为切实做好青岛市医疗卫生与养老服务结合工作,加快推动医疗卫生与养老服务融合发展,青岛市政府成立以市长为组长、分管副市长为副组长,21 个部门为成员单位的医养结合工作领导小组,领导小组提出成员单位职责,明确各部门在医养结合工作中所承担的职能和责任。

27 日　第 7 个“世界肝炎日”,由中国肝炎防治基金会、山东省疾病预防控制中心主办的“山东省肝炎防控论坛暨世界肝炎日宣传活动大会”在青岛市召开。全省各地市疾病预防控制中心分管主任、免疫规划科(所)长、各县(市、区)疾病预防控制中心主任参加会议。

28～29 日　国家卫生计生委副主任、国家中医药管理局局长王国强一行来青岛调研慢性病防治体系建设与工作情况。国家卫生计生委疾病预防控制局局长于竞进、监察专员常继乐,国家中医药管理局医政司副巡视员孟庆彬,中国疾控中心副主任梁晓峰等参加调研。山东省中医药管理局局长孙春玲,青岛市政府副市长栾新,市卫生计生委主任杨锡祥、副主任张华等陪同调研。王国强一行实地考察崂山区社区卫生服务中心和青岛市疾病预防控制中心。

是月　青岛市中心医院放射科、物理科参加山东省首届医院品管圈大赛暨第五届全国医院品管圈大赛山东预选赛分获三等奖和优秀奖。

8 月

1 日　青岛市海慈医疗集团派驻专家对口帮扶贵州省安顺市中医院,指导安顺市中医院挂牌成立“安顺市中医院妇产科”。创伤骨科派驻专家主刀完成安顺市中医院首例“椎管肿瘤探查切除术”及术中椎体加固和自体植骨术。此项手术的开展标志着该院一项具有代表性的外科技术进步。

2 日　由中国抗癌协会肿瘤医院管理专业委员会主办,青岛市抗癌协会、青岛市中心医院承办的“第一届中国癌痛规范化治疗院长沙龙”在青岛市中心医

院召开。青岛市计生协会常务副会长周长政、天津肿瘤医院院长王平、上海长征医院教授王杰军以及来自全国 19 家省级肿瘤医院、14 家市级肿瘤医院的代表参加沙龙。

3 日　“2017 台湾医学院校学生夏令营团”师生一行 18 人在国家卫生计生委国际司相关人员陪同下,到青岛市市立医院进行学习交流。市卫生计生委副主任张华出席交流活动并对他们的来访表示欢迎。

4 日　国家呼吸系统疾病临床医学研究中心在全国 34 家医疗机构设立分中心,并举行授牌仪式。青岛市市立医院成为山东省两家分中心之一。

7 日　为表彰青岛市第六人民医院在中老国际医院合作中的卓越贡献,老挝卫生部授予青岛市第六人民医院践行“一带一路”“战略合作奖”,授予该院院长王明民个人“杰出贡献奖”。

10 日　山东省健康促进医院项目督导组来青对青岛市健康促进医院创建工作进行督导检查。青岛市市立医院、市海慈医疗集团、市中心医院、市精神卫生中心、市妇女儿童医院和市口腔医院等单位代表青岛市接受检查评估。

10 日　青岛市口腔医疗集团成立仪式在青岛大剧院举行。中华口腔医学会会长俞光岩、北京大学口腔医学院院长郭传瑸、青岛市卫生计生委主任杨锡祥等出席集团成立仪式并讲话。

16 日　全市卫生计生工作推进会议在市级机关会议中心召开,会议由市卫生计生委党委副书记孙敬友主持,市卫生计生委党委书记、主任杨锡祥出席会议并讲话。平度市卫生计生局、莱西市卫生计生局、青岛市疾病预防控制中心、青岛市妇女儿童医院分别作交流发言。各区(市)卫生计生局、委属及驻青单位、委机关各处室主要负责人参加会议。

22～23 日　山东省中医药管理局考核专家组一行 6 人对青岛市中医药教育工作进行督导考核,实地查看青岛市中医医院和黄岛区中医医院中医住院医师规范化培训基地建设情况,了解中医药人才队伍建设状况,并对第二、三、四批 38 名省五级中医药师承教育项目省、市级继承人进行结业考核和年度考核。

24 日　青岛市保健医疗救援应急演练在解放军第四〇一医院会议中心学术厅举行,青岛市 13 支代表队参加应急演练,12 家保健医院选派医护人员现场观摩。市保健办主任师晶洁出席演练活动并讲话。

28 日　青岛市市立医院与安顺市人民医院签订合作协议,安顺市人民医院正式加盟青岛市市立医院(集团),挂牌“青岛市市立医院(集团)安顺市人民医

院"。

8 月 28 日～9 月 1 日 为深入贯彻落实习近平总书记在东西部扶贫协作座谈会上的重要讲话精神和中央、省、市扶贫协作会议精神，进一步提升对口帮扶合作水平，切实做好新形势下青岛市卫生计生领域对口帮扶工作，青岛市卫生计生委党委书记、主任杨锡祥带领有关区（市）卫生计生局、驻青和市属部分医疗机构主要负责人和资深专家 20 人，赴贵州省安顺市、甘肃省陇南市对接对口帮扶工作，并与安顺市卫生计生委签订《青岛市卫生计生委对口支援帮扶安顺市卫生计生委 2017 年—2020 年的合作协议》和《安顺市人民医院加入青岛市市立医院集团协议》，与陇南市卫生计生委签订《青岛市卫生计生委、陇南市卫生计生委对口支援友好合作协议》。

29 日 全国总工会女工部副部长封蕾在山东省、青岛市总工会领导陪同下，对青岛市妇女儿童医院"爱心妈妈小屋"建设和女职工工作情况进行考察调研，并给予充分肯定及高度赞扬。

29 日 青岛市中心血站与山东省广播电视台齐鲁频道战略合作签约仪式在青岛市中心血站举行。市中医药管理局专职副局长赵国磊、市红十字会副会长牛素梅出席签约仪式。现场首次聘请齐鲁频道《每日新闻》主播书匀、《正午新闻圈》的主播王蕃、《好运连连到》主播刘柯为青岛市无偿献血科普健康大使，并与齐鲁电视台达成战略合作协议，携手壮大发展"齐鲁公益献血联盟"，共同打造"山东热血爱心驿站"品牌。

9 月

6 日 加拿大魁北克省卫生与社会服务部部长盖伊丹·巴莱特（Gaétan Barrette）先生一行 10 人来青岛交流座谈。青岛市卫生计生委党委书记、主任杨锡祥，市卫生计生委副主任、青岛市市立医院总院长宣世英，市卫生计生委副巡视员、医政医管处长吕富杰，市卫生计生委科技教育与交流合作处相关负责人出席座谈会。

7 日 为推动全市妇幼保健计划生育技术服务资源整合，尽快实现技术服务优化升级，青岛市卫生计生委在城阳区召开全市妇幼保健计划生育技术服务资源优化整合工作推进会。市卫生计生委党委委员、市计生协会常务副会长周长政出席会议并讲话。城阳区、莱西市、胶州市作典型发言和展板观摩。

8 日 青岛市疾病预防控制中心在全国副省级城市免疫规划协作组第十四次会议上介绍青岛市建立推广预防接种询问诊电子签核系统的工作经验。

8 日 全市预防接种规范化管理现场观摩会在崂山区举行。市卫生计生委相关处室负责人、市疾病预防控制中心主要负责人、各区（市）卫生计生局分管负责人、区（市）疾病预防控制中心主要负责人及免疫规划科负责人参加会议。市卫生计生委副主任张华出席会议并讲话，同与会人员参观崂山区同安妇婴医院和崂山区社区卫生服务中心接种门诊。

8～9 日 中国合格评定国家认可委员会（CNAS）专家组一行 3 人到青岛市中心血站进行首次 ISO15189 定期监督评审。专家评审组评审认为，青岛市中心血站实验室质量管理体系运行情况良好，质量体系和技术能力满足 CNAS 认可要求。

12 日 中国妇幼保健协会会长陈资全一行到青岛市妇女儿童医院调研指导妇幼健康工作。陈资全现场调研该院口腔科门诊、耳鼻喉科门诊、眼科门诊、NICU、CCU、PICU、康复科训练部、产科中心等病区以及病理科、新筛实验室、基因检测中心等医技科室，并召开座谈会。

13 日 青岛市中心医院胸痛中心通过中国胸痛中心认证，成为青岛市首家、全省三家"示范胸痛中心"之一。

14 日 国家卫生计生委疾控局相关负责人带领国家慢性病综合防控示范区建设技术评估组一行 7 人，对青岛市城阳区创建国家慢性病综合防控示范区工作进行技术评估。评估组召开座谈会，并实地查看健康环境建设及创新亮点等工作情况，对城阳人民医院、城阳街道社区卫生服务中心慢病防控工作落实情况进行核查。国家评估组充分肯定青岛市慢病综合防控工作成绩，并对推进示范区建设提出相关意见和建议。

19～22 日 由深圳市血液中心和青岛市中心血站联合主办的血液成分制备新进展学术研讨会在青岛举行。来自全国各地 50 余家血站的近百名血站业务管理、质量控制、血液制备等业务主管和骨干参加会议。研讨会邀请北京市红十字血液中心王鸿捷教授、天津市血液中心张锡敏教授、深圳市血液中心王飞教授、大连市血液中心康炜教授等 5 位国内知名专家进行授课和交流。

20 日 由国家卫生计生委医院管理研究所组织的"爱肺计划"示范基地暨全国基层肺癌诊疗能力提升项目正式落户青岛市市立医院，市市立医院成为全国首批 60 家示范基地之一。

20～23日 青岛市疾病预防控制中心在山东省免疫预防学术交流会上作题为《提升文化品牌 推进预防接种信息化工作》的经验交流。

21日 "2017世界华人医师年会暨智慧医疗·传承与发展高峰论坛"在青岛开幕,会议围绕"智慧医疗——传承与发展"的主题,共同探讨智慧医疗在世界医学以及中国医学的应用和发展。国家卫计委副主任马晓伟,国务院侨办副主任谭天星,世界华人医师协会会长、中国医师协会会长张雁灵,中国科学院郝捷院士、中国工程院郎景和院士、詹启敏院士、张伯礼院士、樊代明院士、陈香美院士以及山东省卫生计生委主任袭燕,青岛市政府副市长朱培吉、青岛市卫生计生委主任杨锡祥等相关领导出席会议。来自中国医师协会、山东省医师协会、澳门执业西医公会、中华华夏医师协会、加拿大加华医学会、北美医学联合会、美国华人执业医师协会、美中医学交流协会、北美中华医学会、北美华人医生联盟、加州华人医师协会、华盛顿州华人医师协会等代表团组1000余名海内外华人医师参加年会各项活动。

21日 由青岛市卫生计生委主办、青岛市市立医院承办的"第三届青岛国际医学论坛"在青岛市召开。论坛以"慢病管理——传承与创新"为主题,邀请来自加拿大、法国、挪威、美国、新加坡等国际知名专家,交流分享国际经验。全市相关医疗机构200多位医务人员参加论坛。中国医师协会会长张雁灵、中国工程院院士郎景和应邀出席论坛并作专题辅导报告,市卫生计生委党委书记、主任杨锡祥出席论坛并致辞。

26日 西藏日喀则市桑珠孜区卫生系统一行25人到青岛市进行为期10天的培训学习,市卫生计生委党委副书记孙敬友出席开班仪式并陪同参观学习。此次培训采取理论学习、实地观摩和交流讨论相结合的方式进行,在青岛市市立医院、青岛市第八人民医院、李沧区疾病预防控制中心、李沧区妇幼保健院及社区卫生服务中心实地观摩培训期间,学员们重点学习医疗技术、学科建设、服务理念和科学管理等内容,并现场进行探讨交流。

26日 青岛市卫生计生委在青岛市黄岛区人民医院组织召开全市卫生计生系统2017年度创建安全生产标准化工作经验交流及现场会。各区(市)卫生计生局主要领导、分管领导,委属、省驻青和厂企医院行政主要负责人、分管负责人,民营医疗机构主要负责人、分管负责人246人参加会议。青岛市安监局、黄岛区分管领导出席会议。市卫生计生委党委委员、市计生协会常务副会长周长政主持会议并讲话。

27日 青岛市2017年援藏包虫病流行病学调查工作圆满结束。为做好医疗援藏任务,8月7日至9月27日,青岛市第三人民医院、青岛市海慈医疗集团、青岛市中心(肿瘤)医院和青岛市胶州中心医院分别选派1名超声医师组成青岛市援藏包虫病流调队,赴西藏日喀则市桑珠孜区开展包虫病筛查。此次筛查涵盖桑珠孜区10个乡镇,涉及约70个村庄、2个社区、5个幼儿园、4所学校。流调队援藏期间,开展包虫病筛查13189人次,筛查出包虫病70多例,先天性心脏病、肝癌、胃癌、肾肿瘤10余例,均提出相应治疗方案和建议,使患者得到及时诊治。

28日 中国疾病预防控制中心党委书记、副主任李新华一行到青岛市疾病预防控制中心视察调研青岛市疾病防控工作。市卫生计生委副主任张华、市疾控中心相关负责人陪同调研。

29日 青岛市卫生与健康大会在市级机关会议中心召开。会议深入学习贯彻习近平总书记系列重要讲话精神和党中央治国理政新理念新思想新战略,认真落实全国、全省卫生与健康大会精神,研究部署青岛市卫生与健康工作,全面推进健康青岛建设。省委常委、市委书记张江汀出席会议并讲话,市委副书记、市长孟凡利主持会议。市委副书记牛俊宪出席会议。边祥慧、刘子玉、祝华、孙立杰、王久军、王家新、刘圣珍、杨宏钧、李建新、李奉利出席会议。会议以视频形式召开,崂山区、即墨市、市卫生计生委、市环保局、市体育局等作交流发言。

29日 青岛市基层医疗卫生机构药品采购联合体第一批议价药品和青岛公立医院药品采购联合体第二批议价药品联合议价会在青岛市疾病预防控制中心会议室举行,来自各区(市)基层医疗卫生机构和二级以上公立医院的39名议价专家参加联合议价会,市卫生计生委药政管理处派员监督。

30日 青岛市卫生计生委党委书记、主任杨锡祥带队到平度市崔家集镇前洼村,走访慰问低保困难家庭,调研村庄扶贫项目。市卫生计生委党委副书记孙敬友,副巡视员、组织人事处处长李中帅,平度市政府副市长于敬军,平度市卫生计生局局长万作平,崔家集镇党委书记夏英平、镇长贾涛陪同走访。

10 月

10日 青岛市疾病预防控制中心与德国亥姆霍兹联合会感染研究中心TWINCORE研究所、德国汉诺威医学院、山东大学和青岛市妇女儿童医院签署呼吸道合胞病毒项目合作意向书,并聘请国际知名病毒学家艾德铭教授(Ralf Altmeyer)为青岛市预防医学研究院外方院长。

12～13 日　由美国国际紧急调派研究院(IAED)和天津急救中心共同主办的第四届中国院前急救领航者信息化研讨会在天津隆重开幕。全国 97 个城市急救中心的代表 320 余人参加此次会议。会上青岛市急救中心被授予"绩优急救中心"称号,成为世界第 234 个、全国第 12 个获得此认证的急救中心。青岛市急救中心调度员于忠平入围 2017"年度调度员"。

18 日　青岛市卫生计生委召开党委中心组理论学习读书会(扩大),集中收听收看党的十九大开幕会盛况直播,聆听习近平总书记代表第十八届中央委员会向大会作的题为《决胜全面建成小康社会　夺取新时代中国特色社会主义伟大胜利》的报告。委领导班子成员和委机关各处室主要负责人参加会议。

20 日　山东半岛精神心理联盟成立大会在青岛举行,并举办首届山东半岛精神卫生管理论坛。山东半岛地区 30 余家精神专科医院、国内知名专家及联盟内专家学者 100 余人参加此次会议。青岛市卫生计生委党委书记、主任杨锡祥出席成立大会并讲话。

20 日　在喜迎党的十九大胜利召开之际,青岛市卫生计生委邀请民革、民盟、民建、民进、农工民主党、致公党、九三学社等民主党派的副主委、秘书长及工商联秘书长、无党派人士来卫生计生委视察并召开座谈会。市委统战部常务副部长胡义瑛、市卫生计生委党委副书记孙敬友和副巡视员李中帅等陪同视察及参加座谈会。

31 日　青岛市推进基层医疗卫生机构标准化建设现场会在胶州召开。市政府副市长栾新,市卫生计生委主任杨锡祥,巡视员魏仁敏,胶州市委副书记、市长张友玉出席会议,各区(市)卫生计生工作分管负责人、区(市)卫生计生局主要及分管负责人参加会议。栾新一行到胶州市胶东中心卫生院、营海卫生院和小荒村卫生室进行现场观摩,实地查看基层医疗卫生机构的标准化建设、家庭医生签约服务、健康扶贫、数字化接种门诊和中医药服务建设等工作。

是月　在山西太原举办的 2017 年度第四批次胸痛中心授牌会上,青岛市中心医院胸痛中心被授予国家级胸痛中心称号,成为青岛市首家获得国家认证的胸痛中心。

青岛市妇女儿童医院组成的青岛代表队在山东省卫生计生委联合山东省总工会举办的山东省生育全程服务技能竞赛上荣获团体第二名和个人一等奖。

11 月

1 日　青岛市公共场所卫生监督工作暨公共场所卫生管理水平提升会议召开。各区(市)卫生监督机构执法人员、48 家住宿业经营单位相关负责人等 152 人参加会议。

2 日　中国科学院大学携手城阳打造国科健康科技小镇,计划总投资 150 亿元的国科健康科技小镇项目正式落户城阳区。

2 日　市级重点建设工程——青岛市公共卫生中心建设项目举行开工奠基仪式。青岛市卫生计生委党委书记、主任杨锡祥,巡视员魏仁敏出席奠基仪式。

2 日　青岛市政府 2017 年市办实事项目——青岛市第八人民医院东院区暨地下工程建设项目举行开工奠基仪式。市卫生计生委党委书记、主任杨锡祥,李沧区政府区长李兴伟出席开工奠基仪式并致辞。

2 日　第九次全国中西医结合变态反应学术大会暨第三届山东中西医结合学会变态反应专业委员会年会在青岛市举办,市卫生计生委副主任张华出席会议并致辞。

9～10 日　青岛市卫生计生委组织召开学习贯彻党的十九大精神读书会,邀请市委党校教授程国有作题为《党的十九大报告精神总体解读》的专题辅导。

10 日　半岛采供血联盟成立大会暨采供血管理高峰论坛在青岛市召开。青岛市计生协会常务副会长周长政、山东省血液中心主任张新童出席成立大会并讲话。各联盟成员单位采供血领域 100 余名专家参加会议。

10 日　山东省政府授予 20 名外国专家"齐鲁友谊奖",由青岛市外国专家局推荐的市预防医学研究院外方院长艾德铭(Ralf Altmeyer)教授获此殊荣,成为青岛市卫生计生系统首位获此殊荣的外籍专家。

11 日　由青岛市妇女儿童医院牵头发起,青岛市妇幼保健计划生育服务中心、青岛新世纪妇儿医院、青岛莲池妇婴医院共同组建的青岛妇女儿童医疗集团正式揭牌成立。中国妇幼保健协会会长陈资全、中国妇幼保健协会终身荣誉副会长李长明、青岛市卫生计生委主任杨锡祥等出席集团成立仪式并讲话。

14 日　青岛市中心医院、老挝友谊医院——中国东盟国际技术合作医院签约仪式在青岛市举行。

老挝友谊医院院长塔万·曼尼峰一行、青岛市卫生计生委副主任张华等有关领导和专家出席仪式并共同揭牌。

18～20日 根据山东省卫生计生委工作部署，省卫生计生委消除疟疾考评组一行7人，对青岛市消除疟疾工作进行现场考评。经过考评组检查青岛市顺利通过消除疟疾考核评估。

20日 由青岛市市立医院派出的3名援助坦桑尼亚医疗队队员，圆满完成为期两年的援外医疗任务顺利抵青。

21日 甘肃省陇南市第一人民医院一行5人到青岛市市立医院访问，双方签署《对口帮扶协议》。青岛市卫生计生委党委副书记孙敬友等出席签约仪式。

22日 山东省中医药管理局组织潍坊市卫生计生委副主任王鸿勇、山东中医药大学教授刘更生和潍坊市中医医院副院长张伦忠3人莅临青岛市，就青岛市海慈医疗集团、海军青岛第一疗养院申报的中医药文化建设示范单位（宣传教育基地）进行现场评审。青岛市中医药管理局专职副局长赵国磊参加活动。

23日 青岛市市立医院脊柱外科团队应用德国蔡司800脊柱外科专用手术显微镜，成功完成1例腰椎管狭窄症患者的显微镜辅助下微创椎管扩大减压手术。这是山东省首台投入使用的蔡司800脊柱外科专用手术显微镜，标志着山东省的脊柱外科手术进入一个新阶段。

27日 中国疾病预防控制中心副主任刘剑君一行到青岛市疾病预防控制中心视察调研。刘剑君一行现场考察市疾控中心理化检验实验室和微生物检验实验室。

28日 山东省健康管理协会2017年年会召开，会议对山东健康卫士和先进单位进行表彰，青岛市市立医院获得"全省健康管理"工作先进单位称号，市立医院唐华平获得"山东健康卫士杰出贡献奖"，是青岛市唯一获此奖项的医生。

28～29日 由国家卫生计生委疾控局主办、青岛市口腔医院承办的全国口腔卫生工作培训班在青岛举办。来自全国各省市170余名口腔预防工作者参加此次培训。

12 月

1日 青岛市市立医院成功入围国家卫生计生委和国家食品药品监管总局联合发文公布的新一批干细胞临床研究备案机构的名单，具备开展干细胞临床研究的资质。

4日 国家宪法日暨全国法制宣传日，青岛市人大常委会副主任、内务司法委员会主任委员邹川宁一行，在市司法局和普法办有关人员的陪同下，对青岛市卫生计生委"谁执法谁普法"普法责任制落实情况进行视察。市卫生计生委主任杨锡祥、巡视员魏仁敏、市卫生计生委监督执法局局长孟宪州等陪同视察。

8日 青岛市卫生计生监督执法局组织召开青岛市2017年度卫生计生行政执法全过程记录制度实施情况测评会，从文明执法、规范执法行为和规范执法记录等方面，对参评区（市）和执法科室全过程记录情况进行等级评定。

9日 第四届鲁东地区肿瘤高峰论坛（2017青岛市医学会肿瘤分会学术会、山东省生物治疗学术会）暨青岛市中心医院沃森智能肿瘤会诊中心启动仪式在青岛市中心医院举行。

13日 中国疾病预防控制中心与联合国儿童基金会（UNICF）和联合国世界粮食计划署（WFP）在北京共同主办"第五届中国学生营养改善研讨会"。青岛市疾病预防控制中心作为学生营养改善先进典型城市代表应邀参加此次大会，并以《青岛营养校园推进》为题作大会发言。

15日 青岛市保健委员会第十六次全体成员会议在市级机关办公楼中心会议室召开。市委副书记、市保健委员会主任牛俊宪出席会议并作重要讲话，市委常委、副市长王鲁明，市委常委、市委秘书长祝华出席会议，副市长、市保健委员会副主任栾新主持会议，市保健委员会各位委员参加会议，市公安局、市市立医院、市第九人民医院、山东省青岛疗养院、青岛大学附属医院等单位有关负责人列席会议。

19～22日 山东省卫生计生委组织专家组对青岛市市南区、市北区、即墨区和胶州市慢性病综合防控示范区建设工作进行评审，市卫生计生委副主任张华陪同评审，各区（市）相关领导和工作人员参加迎审。

22日 国家卫生计生委基层卫生司、中国疾病预防控制中心、国家卫生计生委卫生发展研究中心、中华预防医学会等单位在青岛市召开家庭医生签约服务"三高共管"暨免费治疗药物政策研讨会，对青岛市家庭医生签约服务"三高共管"暨免费治疗药物政策推行中取得的经验、存在的难点以及下一步工作进行交流研讨。

22日 中国血液病专科联盟成立大会在天津市

召开,青岛市中心医院作为医疗机构代表上台签约。此次会议由中国医学科学院血液病医院(血液学研究所)组织,来自全国 70 余家联盟成员单位代表和血液学界 400 余位专家学者共同参加专科联盟揭牌仪式。

24 日 山东省卫生计生委应急办副主任郭凤雪及山东省省立医院、山东大学齐鲁医院、济南市急救中心等单位派出的专家组一行 5 人莅临青岛市中心医院,现场检查评估医院创建省化学中毒与核辐射紧急医学救援基地工作。

27 日 山东省卫生计生委、山东省中医药管理局公布首批山东省中医药文化宣传教育基地(建设示范单位),海军青岛第一疗养院入选山东省中医药文化宣传教育基地,青岛市中医医院等 4 家单位入选山东省中医药文化建设示范单位,入选数量在全省 17 地市中名列前茅。

27 日 青岛市西海岸新区人民医院(原黄岛区人民医院)正式挂牌"青岛市市立医院(集团)西海岸新区人民医院",整体加入市立医院集团,成为"紧密层"成员单位。青岛西海岸新区管委主任李奉利、市卫生计生委主任杨锡祥、市社保局副局长刘林瑞、青岛西海岸新区副区长张磊娜、市立医院(集团)总院长

宣世英等出席签约仪式。

28 日 青岛市市立医院利用三维标测系统,成功为 1 例间歇性高度房室传导阻滞 1 年的患者完成无射线永久性双腔起搏器植入。这是山东省首例 carto 三维标测系统下完成的无射线起搏器置入手术。

28 日 青岛市召开深化医药卫生体制改革工作领导小组会议和公立医院管理委员会会议。市委常委、副市长、市医改领导小组副组长、市医管委主任王鲁明出席会议。市医改领导小组和医管委全体成员参加会议。市医改领导小组办公室主任杨锡祥汇报市医改办、医管办整合情况以及全市医改工作总结和 2018 年医改工作思路。市医改办副主任魏仁敏、刘卫国,市物价局局长盛斌杰分别就公立医院综合改革效果第三方考评、青岛市公立医院综合绩效考核方案、"十三五"医改规划起草情况、医疗保险支付方式改革及按病种收支付改革等情况进行汇报。

28 日 全市卫生计生系统"健康彩虹"优秀志愿服务项目汇报评审会在青岛市中心血站举行,来自区(市)卫生计生局、委直属单位、驻青相关医疗单位申报的 37 个项目参加汇报评审。

工作进展

卫生应急

2017年，青岛市卫生应急工作围绕"夯实基础、规范管理、提升能力"的目标要求，推进应急体系建设和核心能力建设，大力开展应急知识"五进"宣传活动，全力开展H7N9流感防控和各类突发事件应急处置。

应急体系建设

推进卫生应急重大项目建设。紧急医学救援和卫生防疫移动处置中心建设项目、紧急医学救援基地建设项目分别被列为《青岛市"十三五"突发事件应急体系建设规划》市级重点工程新建和续建项目。会同市政府应急办先后完成项目调研、项目建设方案和预算等工作。积极推进核辐射卫生应急处置能力建设，市政府常务会议确定新增核辐射卫生应急救援设备及物资专项资金787万元，年内完成政府招标采购。青岛市市立医院和青岛市中心医院被山东省卫生计生委分别确认为省级综合类紧急医学救援基地和省级中毒类、核辐射类紧急医学救援基地。

推进"标准化＋卫生应急管理"规范化建设。组织有关医疗卫生机构围绕应急处置与医学救援、预防与应急准备、监督与管理等关键环节基础通用类标准选取12个项目进行专题研究，制发《青岛市现场紧急医学救援检伤分类标准》，推动青岛市医疗卫生机构应急平时准备、应急防范和应急处置等关键环节制度化、程序化、标准化。

推进预警预测和风险评估体系建设。建立常态化的公共卫生安全风险评估制度，组织开展重特大突发公共卫生事件隐患，重特大自然灾害、事故灾难后可能衍生、次生的突发公共卫生事件以及大型活动卫生保障等公共卫生专题风险评估。完善突发公共卫生事件月分析、季评估制度，全年编写青岛市传染病与突发公共卫生事件监测周报41期、月报12期，H7N9信息专报17起，联防联控信息通报58期，疫情报告质量通报9期。

应急能力建设

开展多种形式的卫生应急培训。制订并启动实施《青岛市卫生计生系统"十三五"卫生应急培训方案》，开展医疗卫生机构卫生应急管理人员和专业人员规范化培训，邀请国家行政学院钟开斌教授作《应急管理形势和任务》讲座；开展卫生应急工作规范及卫生应急知识和技能逐级培训，4.5万余名管理和技术人员参加培训。选派基层优秀队员参加全国、全省卫生应急技能竞赛，获得国家一等奖1个、省优秀组织奖和二等奖2个、三等奖2个。组织专家修订涵盖公共卫生预防和突发事件自救互救等基本救护知识与技能等的知识题库，形成8类560项网络版在线培训内容，在全市市民中开展培训答题活动。

强化"第一响应人"能力培训。广泛开展卫生应急知识"进企业、进社区、进学校、进农村、进家庭""五进"宣传活动，全系统组织各类卫生应急宣传活动

565 次,直接受益者达 53 万余人。在全市医疗卫生机构开展卫生应急知识与技能宣传品征集和评选活动,选送作品 200 余件,对获奖的优秀作品通过卫生计生官微等进行宣传推广。

加强应急预案修编和演练。制发《地震灾害医疗卫生救援预案》《突发事件医疗卫生救援应急预案》《突发事件血液保障应急预案》。全年医疗卫生机构新制订预案 81 个,修订预案 191 个。完善基层预案备案制管理,采取桌面推演、实战演练和复盘评估等形式,开展重大踩踏伤亡事件、海上突发事件医学救援等 5 项市级应急演练,结合年度考核评估,委派 5 个专家组对 10 区(市)和 21 个医疗卫生机构进行 52 次无脚本无部署现场抽题式的现场桌面推演模拟演练,倒推责任的强化和落实,全年医疗卫生机构组织演练 335 次,1.6 万名专业技术人员参加演练。

规范突发事件信息报告和值守应急工作。修订印发《委值班人员突发事件应急信息报告处置工作要点》,进一步规范自然灾害、事故灾难、公共卫生和社会安全三大类 15 项突发公共事件相关信息报告制度。规范行政和专业 24 小时“专人值守、双值班、信息双报、信息快报”等制度,落实岗位责任制。

H7N9 流感防控工作

2017 年,青岛市突发 H7N9 疫情,先后发现 4 例本市病例和 3 例输入病例。牵头组织召开市防控传染病专项指挥部会议和部门联防联控会议,并按预案要求启动Ⅳ级应急响应,与畜牧、食药、工商、宣传等部门联合行动,规范有序落实各项联防联控措施,疫情得到有效控制。

全面落实部门责任,指导黄岛区、李沧区、市北区落实疫情监测、调查处置、院感控制、医疗救治等应急处置措施,开展流行病学调查、密接追踪和医学观察,检测患者标本 16 份,健康管理密接 189 人,治愈康复出院病人 2 例,开展活禽交易市场环境监测,采集溯源调查检测样本 185 份,为市政府防控策略决策及有关部门加强市场管理、落实休市措施提供技术支持。

应急保障和应急处置

做好反恐维稳和重大活动应急保障。全面做好党的十九大期间和节庆活动的反恐怖应急处置和紧急医学救援准备工作,落实反恐怖防范应急处置措施,严格执行突发事件应急处置期间及特殊时期“领导带班、专业队伍集中等级备勤”制度,落实多处室、多单位、多部门联动保障措施,全面做好特殊时期、重大节假日、大型活动卫生应急保障。及时处置突发事件 274 起,调查核实和流调处置传染病自动预警信息 1490 条。

做好重大活动保障核心能力建设。按照工作部署,加快推进卫生应急保障核心能力建设,制订完善省、市联动的《保障方案》和编制《突发公共卫生应急处置预案》《核生化突发事件卫生应急处置方案》,组织专家论证和评估《青岛市生物恐怖事件卫生应急预案》等 5 个专项应急保障预案;调整充实由 10 个专业 119 人组成的省、市联动专家组和 9 支 279 人组成的市级紧急医学救援支队,组建由 93 人组成的中毒与核辐射紧急医学救援和卫生防疫处置队伍;组织有关医疗卫生机构完成 5 项公共卫生风险评估报告。结合保障任务要求,对 10 个区(市)和 21 个医疗卫生机构进行无脚本无部署的现场桌面推演演练,实地检验应对突发事件紧急医学救援和卫生应急处置能力。

法 制 建 设

行政决策

落实重大行政决策程序制度。制定《重大行政决策合法性审查制度》和《重大行政决策程序规定(试行)》。2017 年,青岛市卫生计生委起草的《关于加强卫生与健康事业改革发展的意见》列入重大行政决策事项。

履行合法性审查和报备程序。对于提交市政府常务会议研究的议题材料在委机关法制机构初审的基础上,再按照送审程序提报市政府法制办进行合法性审查。

做好规章清理和立法工作。完成《青岛市建设项目预防性卫生监督管理办法》《青岛市妇女儿童保健管理暂行规定》《青岛市人口与计划生育工作若干规定》等3件政府规章的修订草案。完成《青岛市社会医疗急救管理规定》修订工作。完成《青岛市人口与计划生育工作若干规定》修订草案送审工作。将修改《青岛市实施〈中华人民共和国献血法〉若干规定》提报为2018年度市人大地方性法规立法调研项目。

加强规范性文件监督管理。完善规范性文件制定程序，印发《规范性文件制定管理办法》。加强规范性文件的合法性和必要性审查。联合市发展改革委等8部门出台规范性文件《青岛市公立医疗机构药品采购推行"两票制"实施意见（试行）》。建立规范性文件清理长效机制，对现行有效的14件规范性文件进行梳理。建立法律顾问管理制度，出台《法律顾问管理办法》，组建法律顾问小组。

法治政府建设

推进法治建设第一责任人职责。深入贯彻落实《法治政府建设实施纲要（2015—2020年）》，组织实施《关于贯彻落实法治政府建设的实施意见》。党政主要负责人履行推进法治建设第一责任人职责，建立健全由主要负责人牵头的工作协调机制。

印发青岛市卫生计生委2017年度法治政府建设工作方案，落实年度法治政府建设报告制度。作为全市十个法治政府建设典型之一，青岛市卫生计生委的工作成果在青岛电视台播出。

完成承担的法治政府建设工作计划。创新公共服务提供方式。推进家庭医生签约服务，完善具体方案和配套政策，推进基本医疗和基本公共卫生有机融合，优化签约服务的方式和内容，150万市民拥有自己的家庭医生。落实"互联网＋医疗健康"行动计划，建设覆盖全市居民的健康信息服务平台，在市属18所医院实现就诊"一卡通"，累计注册用户达到400万，方便群众就医。全面推进政务公开。通过青岛政务网、卫生计生网站公示行政处罚案件140起。妥善化解医疗纠纷。采取多种形式及时介入重大医疗纠纷的处置，全力稳妥化解纠纷，维护医院诊疗秩序。

受理医疗事故技术鉴定53例，现场协调处置重大医疗纠纷9起，妥善化解6起，引导通过司法程序解决3起。

开展法制宣传培训工作。组织开展《中医药法》《青岛市社会医疗急救管理规定》等新颁布或修订的法律法规集中宣传教育。加强卫生计生相关法律法规和执法能力培训，组织开展法制和执法培训。开展以"严格规范文明公正执法，护卫人民群众健康权益"为主题的监督执法宣传周活动。落实法制信息报送制度。

依法行政

强化执法案卷管理。在国家和省组织的卫生计生行政处罚优秀案卷评选中，青岛市卫生计生委选报的6件案卷全部获奖，其中1件获评全国优秀典型案例。严格规范全市各级卫生计生部门行政处罚自由裁量权的行使，确保行政处罚行为合理、合法，保障相对人的合法权益。

完善行政执法三项制度。制订《青岛市卫生和计划生育委员会推行行政执法公示制度、执法全过程记录制度、重大执法决定法制审核制度工作方案》。行政执法全过程记录工作经验在2017年全国卫生计生综合监督工作会议上作典型交流发言。严格执行重大行政执法决定法制审核制度，出台《重大行政执法决定法制审核制度》。

规范行政执法证件管理。加强对行政执法证的管理，按时核查行政执法人员信息，及时清理不符合要求的行政执法人员。组织工作人员参加市法制办举办的培训班，通过执法资格考试取得执法资质。

行政复议应诉工作

将行政复议应诉工作作为推进依法行政的重要工作，按照行政复议与应诉工作制度，做好行政复议应诉工作。及时做好答辩举证工作，依法履行出庭应诉职责、参加复议应诉活动。结合行政复议和诉讼中发现的问题，指导责任单位和处室，完善相关工作制度和执法程序，规范行政行为。全年办理行政复议应诉案件12件。

疾病预防控制

疾病预防控制体系建设

2017年，青岛市在全国率先启动新一轮疾控体系建设，先后8次在国家、省、市会议上就疾控体系建设等工作进行大会交流。4月，青岛市政府出台《关于进一步加强疾病预防控制体系建设的意见》，明确要求各级政府将疾控体系建设和能力提升纳入发展规划，加强疾控机构和医疗机构疾病防控人员队伍建设，推进疾控机构能力建设，落实经费保障。

在全省率先落实市、区（市）两级疾控中心编制标准，全市两级疾控机构编制全部获批，增编685人，编制数实现翻番。青岛市疾病预防控制中心编制由185人增至297人，一次性增编112人，获批设置25个内设机构，全面落实国家疾控机构岗位设置规范；10个区（市）疾控中心编制由495人增至1068人，增编573人。

基础设施和实验室建设稳步推进。青岛市公共卫生中心建设列入市政府重点建设工程项目，并进入临床中心主体施工阶段。加快各级疾控机构实验室装备进度，争取市财政1100余万元设备经费，落实2017年度7个区（市）疾控中心装备计划。

重大突发疫情及疾病防控

继续完善预警预测体系，全面修订应急预案，抓好应急培训演练，定期开展风险评估，合理调配应急物资，扎实传染病防控工作。2017年，全市通过国家传染病报告信息管理系统报告甲乙丙类法定传染病23种，计27480例，比上年24163例上升13.73%，全市传染病疫情总体平稳。有效处置H7N9流感疫情7起。顺利通过山东省卫生计生委消除疟疾考核评估。全年无重大传染病暴发流行。

深入推进基层传染病防控示范基地建设。市北区手足口病、城阳区标准化＋输入性传染病、黄岛区肾综合征出血热等防控示范基地取得明显效果。探索建立崂山区、李沧区"群体免疫接种卫生经济学评价示范基地"，开展疾病负担评价。

率先在全国探索性利用电子药盒和手机APP结合等新技术创新肺结核患者服药管理方式，进一步提高结核病患者治疗管理效率。在学校持续深入推进"百千万志愿者结核病防治知识传播行动"。两个团队获得国家"优秀志愿团队"称号，3名志愿者荣获国家"优秀志愿者"称号，30余名志愿者荣获省"优秀志愿者"称号。

创出艾滋病防控"青岛品牌"。深入推进第三轮全国艾滋病综合防治示范区建设，形成疾控机构、强制隔离戒毒所、社区康复中心及社会组织"四位一体"新型毒品滥用干预模式，被评为全国优秀创新工作模式，并被国家卫生计生委列为控制艾滋病性传播综合防控试点城市。努力建立艾滋病防治多元化发展格局，社会组织工作创出艾防领域品牌，多次在国家级会议进行经验交流。艾滋病社会组织工作得到国务院副总理刘延东的高度认可。

慢性病综合防治

构建健康管理全程服务体系，大力推进慢性病综合防控示范区创建工作。城阳区通过国家级示范区验收并在2017年中国慢性病大会上作经验交流，市南、市北、即墨、胶州4区（市）积极开展创建工作，被命名为山东省慢病综合防控示范区，全市省级以上慢病示范区覆盖率达到80%。深入开展"一评二控三减四健"专项行动，全市设置自助监测点442个，组织52支队伍参加全国职业人群健走激励大赛，青岛市代表队荣获全省职工"健骨操"大赛团体二等奖。积极推进各类"健康细胞"创建活动，建成国家级健康教育基地1个、山东省健康促进医院6家、戒烟门诊2家。

严重精神障碍管理

加强对严重精神障碍患者的服务管理工作，开展患者摸底排查和信息比对、患者评估和收治工作，建立综治、公安、卫生计生之间信息通报制度。成立专家技术督导组对各区（市）开展巡回专业技术指导和督导。举办青岛市基层医疗卫生机构从事精神障碍诊疗工作人员培训班，为全市各社区卫生服务中心和乡镇卫生院从事精神障碍诊疗与管理工作的150名临床类别执业医师进行增加注册执业范围培训。

4500万元建成数字门诊183家，覆盖率达99%，位于全省前列；在全省率先启用儿童预防接种知情同意书电子签核模式，崂山区实现全覆盖；"琴岛微苗"微信公众号关注者超过13万人，位居全国同类公众号前列。加强疫苗效果评价，与美国疾控中心、中国疾控中心合作水痘疫苗效力研究，完成接种率和病例调查等工作。

免疫规划接种

优化预防接种服务手段，规范预防接种服务，全市12种免疫规划疫苗报告接种率均在95%以上。在全国唯一开展适龄儿童两剂次水痘疫苗免费接种，接种22万剂次。加快预防接种信息化建设，全市投入

公共卫生监测

公共卫生监测不断发展。加强健康危害因素监测，拓展食品、环境、职业、放射卫生监测评价范围，学生营养改善的"青岛模式"4次在国家级会议进行大会交流。

医 政 管 理

深化医改工作

推进"医联体"建设。坚持区域协同，加强统筹规划，努力构建4种形式"医联体"建设，稳步提升基层医疗卫生机构服务能力。2017年，青岛市19家三级医院牵头医联体建设，组建医疗集团6个、专科联盟7个，辐射328家医疗机构，实现17家县级医疗机构全覆盖。"医联体"内派出专家到基层帮扶2346人次，提供诊疗服务59722人次，实施手术1003台次。

优化医疗资源配置。严格控制公立医院规模，鼓励医疗机构加强内涵建设。坚持"高端承接、合理布局"发展策略，充分发挥政府宏观调控和市场配置资源的作用，促进医疗资源合理配置，实现城乡医疗服务体系协调发展。严格落实各项鼓励社会办医政策，2017年，批准设置社会办医疗机构17家，设置床位1231张、牙椅34张，投资总额4.9亿元，注册资金3.06亿元。

医疗质量管理

完善医疗质量控制体系。新增烧伤等4个专业市级质控中心，全市市级质控中心达47个，区级质控

中心达129个，全市质量控制体系更加完善。2017年，全市43个质控中心组织各种形式的专科督导检查70余次，开展专科培训136场，培训人数达2.7万，促进全市医疗服务同质化水平不断提升。

推进医院标准化建设。将等级医院评审标准作为医疗机构标准化建设的抓手，促进医疗服务质量持续提升，2017年，青岛市中心医院等三家医院顺利通过三甲复审，青岛市市立医院、青岛市妇女儿童医院等医疗机构积极对标国际标准，开展医疗质量与安全JCI国际认证工作，推动医院向国际化、标准化、现代化管理迈进。

规范临床诊疗行为。将2017年作为医疗质量安全核心制度"落实年"，全面落实医疗质量安全主体责任，切实保障医疗质量和患者安全。督导检查各级各类医疗机构1983家，对检查中发现的问题及时组织"回头看"，确保各类专项整顿工作取得实效。强化临床路径管理，落实各种疾病诊疗和手术规范，全市二级及以上医疗机构全部开展临床路径管理，出院患者进入路径例数达41.56万，入组率达77.69%。

改善医疗服务

拓展便民服务措施。继续推进预约诊疗服务，优

化就医流程。全市门诊预约率达 31.19%，复诊预约率达 66.14%，分时段预约率达 37.85%。21 家医疗机构实现医技检查分时段预约，减少患者等候时间。37 家医疗机构提供提前、延时和错峰门诊服务。组织开展 2017 年"服务百姓健康行动"大型义诊周活动，累计义诊 19464 人次，健康宣教 15343 人次，发放健康手册 56058 份。

开展优质护理服务。2017 年，全市二级以上医疗机构优质护理覆盖率达 100%，组织开展优质护理服务示范案例评选、第七届青岛市李桂美突出奉献护士奖、青岛市十佳男护士奖以及第一届南丁格尔杯男护士技能大赛等活动，召开全市庆祝"5·12"国际护士节表彰大会，在全社会营造尊重护士、关爱护士的良好氛围。

行政许可和注册管理

严格医疗机构许可。2017 年，全市新设置审批社会资本举办的各级各类医疗机构 342 家，完成执业登记 262 家，同比增长 5.22%，实际新增床位 1274 张，同比增长 6.16%。市卫生计生委（含中医药管理局）共设置 31 家，设置床位 3916 张，累计投资总额达 22 亿元，注册资金达 4.7 亿元，涉及老年病、口腔、中医、妇产（婴）、精神卫生、医学检验实验室等多个类别和专业。完成执业登记 17 家，登记床位 942 张，完成投资总额累计约 4.65 亿元，注册资金累计约 1.62 亿元。

推进电子化注册管理。2017 年，全市医疗机构电子化注册总体进度为 95%，医师电子化注册总体进度为 85%，护士电子化注册总体进度为 91%。为

339 名认定类医师集中办理信息更正和补录工作。

院前急救管理

完善院前急救网络体系建设，以政府购买服务方式，在市内六区新设 16 个院前急救站，将其纳入 2017 年政府市办实事项目。创新开展航空医疗救援服务，努力打造区域性、立体化紧急医疗救援体系。发布青岛市溶栓地图，成立青岛市胸痛联盟，不断健全急性心脑血管疾病救治网络，畅通就急就近区域转运协作绿色通道，提高危重患者抢救成功率，满足人民群众急救医疗需求。

采供血管理

2017 年，对全市 90 家用血医院进行两轮评审，对各医疗机构血液管理情况进行通报，鼓励医疗机构开展微创手术和自身输血技术，督促其科学制定用血计划和指标，提升合理用血水平。全年 10.2 万人次献血 36.4 吨，同比增长 3.3%，自体输血 4965 例，同比增长 41.94%，回输血量 1.53 万单位，同比增长 13.05%，节约血液资源，降低输血风险。

医疗卫生保障

完成金砖国家协调人会议、亚洲媒体峰会、世界摄影大会、国际教育信息化大会、国际标准化论坛、2017 青岛马拉松等各种重大活动医疗保障任务 56 项，累计保障天数 312 天，参加现场保障共计 1100 余人次，急救车组现场保障 141 天，救治各类伤病员 428 人。

基层卫生工作

基层医疗卫生服务体系建设

出台推进乡村医生和基层卫生队伍建设文件，建立乡村医生"区市管镇聘村用"管理模式，区（市）设立乡村医生人才库，实行统一管理、统筹安排，镇街卫生院与新进乡村医生签订劳动合同，享受与现有职工同

等待遇，解决乡村医生养老问题。开展乡村医生订单式定向培养，凡招录、报考定向培养并录取的学生，签订定向就业协议后，可享受"两免一补"政策（即免学费、免住宿费、补助不低于 6000 元/年的生活费），有 40 名定向培养医学生在校学习。严格落实老年乡村医生退出和生活补助政策，2017 年全市有 1.8 万名老年乡村医生领取 7100 万元生活补助。建立新进乡村

医生准入制度,在村卫生室从业的医护人员必须具备相应资格并按规定进行注册。新进从业人员必须具备执业(助理)医师或乡村全科执业医师资格,取得全日制大专及以上学历的医学毕业生,须在 5 年注册期内取得执业(助理)医师资格或乡村全科执业助理医师资格。

建立以中心卫生院、卫生院和中心村卫生室为主的农村基层医疗卫生体系,实施三级医院对口帮扶中心卫生院、二级医院对口帮扶卫生院、卫生院承办中心村卫生室的工作模式,每年选派 400 余名医师扎根基层开展诊疗服务和技术带教。结合美丽乡村建设推进中心村卫生室建设,明确中心村卫生室建设标准,按照服务群众数量和服务距离合理确定中心村卫生室布局,建成 106 家中心村卫生室。组建青岛市基层卫生协会,举办第一届基层卫生大会。增设基层卫生高级专业技术岗位,面向基层机构单独增设 6% 的基层高级岗位,其中 3% 为正高,吸引优秀人才扎根基层。把全科医生配备作为新建社区机构备案"一票否决"条件,完善政策推动基层全科医生注册和转岗培训,全市注册全科医生和转岗培训达到 1076 人。

家庭医生签约服务

出台家庭医生签约服务工作方案,在全市范围全面推进,围绕重点人群按照诊疗规范确定包括 154 项服务项目的 8 个签约服务包供居民自愿选择,鼓励区(市)提供个性化签约服务,全市建立家庭医生团队 1484 个。推动家庭医生签约进机关、进企业、进楼宇、进学校、进社区,在全市范围为贫困人口建档立卡,为计划生育特殊家庭签约家庭医生,实现服务全覆盖。建立部分慢病患者免费服药政策,向患有高血压、糖尿病和高血脂部分慢病的签约居民免费提供 7 种基本药物,在医保报销后个人自负部分分别由医保和财政负担,政策施行后,可为患病居民每人每年节省医药费 200 元左右,患病人群全年最多节省医药费近 2 亿元。家庭医生签约服务费由基本公共卫生服务经费、医保基金和个人付费三方分担。医保支付在门诊统筹中增设"家庭医生签约服务费"项目,按照 58 元/(人·年)的标准,纳入门诊统筹结算管理,物价部门明确个人付费标准,设定为 20 元、100 元和 200 元三个档次标准,服务包个人付费部分比按项目收费节省 200 多元。

基层机构标准化建设

联合多部门出台《关于全面推进基层医疗卫生机构标准化建设的意见》,明确房屋建设、设备配置、人员配备、服务功能和运行管理等方面建设目标和任务,全市投入 1 亿元资金重点推动房屋建设和设备配置,新增房屋建设面积 2 万余平方米和 586 台医疗设备,全面完成"十、八、六"件配备标准。为基层配备便携式家庭诊疗服务箱,实现基础体检项目现场开展和实时采集。有 3133 家基层机构达到省标准,完成城市空白点消除任务。召开全市推进基层医疗卫生机构标准化建设现场会,现场观摩推广经验。全面开展社区卫生服务机构能力提升活动,规范统一社区卫生服务机构门头标牌,公示机构举办形式(政府举办、公立举办、社会举办)、监督电话和服务电话,便于居民识别。青岛市 2 家社区卫生服务机构被评为全国百强、21 家基层医疗卫生服务机构分别获评国家"群众满意的乡镇卫生院"和"优质服务示范社区卫生服务中心"。

妇幼保健和计划生育工作

母婴保健

2017 年,孕产妇死亡率 7.74/10 万,婴儿死亡率 2.37‰,分别同比下降 29% 和 2%,继续保持发达国家平均水平。加快妇幼保健机构标准化、规范化建设。立项扩建 3 家区(市)级妇幼健康服务机构,面积增加 1.92 万平方米。市和区(市)妇幼健康服务机构均实现妇保、儿保、孕产和计划生育四大部整合。组建青岛市高危危重孕产妇保健管理领导小组,调整充实专家组,完善产科出血供血等工作机制。出台文件,开展孕产妇妊娠风险筛查评估分类管理和区(市)

危重新生儿救治中心标准化建设。全市建立危重孕产妇救治中心 13 个、新生儿救治中心 8 个。在省内创新开展孕产妇危重症评审。依托市妇女儿童医院，搭建市级培训平台，设计产科技能和危重症抢救培训模块，培训 65 支产科急救团队。开展全市助产机构高危危重孕产妇保健管理、产科质量和危重新生儿救治中心建设督导检查。开展急危重症孕产妇和新生儿救治培训比武活动。青岛市在全省卫生计生系统生育全程技能大赛中获得个人第一名、团体第二名。

出生缺陷综合防治

完善出生缺陷综合防治体系，逐步形成"宣传发动、早期筛查、及时诊断、适时干预、结局追访、必要救助和康复教育"的系统性工作模式，实现低婴儿死亡率下的低出生缺陷率。持续开展婚前健康检查、农村妇女补叶酸、孕前优生健康检查、产前筛查、艾滋病梅毒和乙肝母婴阻断、新生儿疾病筛查和新生儿听力筛查等免费出生缺陷综合防治项目。2017 年，全市婚检率达 75％，产前筛查率达 97.7％，7.2 万人获得免费孕前优生健康检查服务，农村育龄妇女免费补叶酸服用率 97.6％；艾滋病乙肝梅毒母婴阻断检测率 100％，神经管畸形、先天性脑积水和总唇腭发生率等部分可控性出生缺陷发生率下降。将产前筛查高风险和临界风险孕产妇免费实施基因检测或产前诊断服务列入 2017 年市办实事，全年为 9.29 万孕产妇免费进行产前筛查和产前诊断服务，为 2.38 万名孕产妇进行产前筛查基因检测，对查出高风险的 579 人、羊水染色体产前诊断确诊异常的 212 人进行随访干预。全市围产儿出生缺陷发生率 7.53‰，出生缺陷防治水平持续提升，出生人口素质稳步提高。

公共卫生项目实施

广泛实施妇女儿童健康的普惠性项目，免费提供基本孕产妇保健、儿童保健和计划生育技术服务。全市孕产妇和 3 岁以下儿童系统管理率均保持在 95％以上。全市农村住院分娩率保持在 99％以上。2017 年，完成农村妇女"两癌"检查 30 万人次，部分区(市)扩大筛查人群年龄及查体范围，宫颈癌采用 TCT 检查，或 TCT 联合 HPV 筛查同时进行，乳腺癌采用手诊结合彩超，"两癌"筛查标准和质量不断提升。在开展"两癌"筛查项目的同时，免费开展常规妇女病普查普治工作，积极开展妇女宫颈癌防治常识教育和社会宣传，不断提高目标人群自我保健意识。

学科人才建设

开展妇幼健康住院医师规范化培训、学科建设和人才培养。以儿科、妇产科等急需紧缺专业为重点，全面实施住院医师规范化培训制度。在住院医师规范化培训招生工作中，儿科、妇产科等急需紧缺专业优先录取，不限数量；2014～2016 年财政投入 954 万元对儿科、妇产科等 6 个重点学科和 22 个优秀人才进行建设资助。

儿童保健工作

自 2009 年实施国家基本公共卫生服务 0～6 岁儿童健康管理项目以来，青岛市基层儿童保健服务能力、群众满意度逐年提升。2016 年初，青岛市妇幼保健院成功创建全省首批"儿童早期发展示范基地"，引领全市医疗保健机构开展 0～3 岁儿童早期发展工作，随后各区(市)妇幼保健机构包括部分综合医院也积极创建基地并开展丰富多彩的早期发展工作，受到辖区儿童家庭的好评。

妇幼保健培训

针对日常督查和机构自查中发现的问题及薄弱环节，多次邀请国家、省、市级知名专家，组织全市围产保健、孕产妇保健、急危重症孕产妇救治、高危及危重孕产妇保健管理、妇女保健和计划生育技术服务能力，托幼机构卫生保健人员岗前培训、社区儿童保健服务、儿童早期发展、爱婴医院建设暨母乳喂养促进、妇幼人群膳食指南、儿童眼病防治新进展、农村妇女"两癌"检查、预防艾滋病梅毒乙肝母婴传播、出生缺陷防控等多种培训班 22 期，培训妇幼保健专业技术人员 5500 余人次。

计划生育技术服务

各区(市)加大资金投入，确保计划生育技术服务免费服务到位，各专业计生服务机构严格执行常用计划生育技术常规，全年未增加新的节育手术并发症。推进计生药具招标采购改革，将采购资金纳入基本公共卫生服务项目，成本投入下降 20％。创新开展计生药具"互联网＋"发放工作，为国内首批开展此项工作的三个城市之一。完成第三批药具管理示范站创建工作,在省内率先完成以地市单位全部创建达标城市。

不断完善出生医学证明办理工作。按照《山东省出生医学证明管理办法》要求,明确规范出生医学证明首签、换发、补发的材料和程序,所有符合签发条件的助产医疗机构均按规定申请省卫生计生委给予签发资质。

普及群众健康教育。多次组织举办母乳喂养周、出生缺陷预防周、世界避孕日等义诊活动;利用微信平台、网络、社区活动、义诊、孕妇学校讲座等多种形式开展宣传教育活动。2017年,累计免费发放市办实事产前诊断和产前筛查宣传折页3万份、海报1万份,妇女儿童保健宣传折页数万份。

监 督 执 法

监督执法体系建设

扩大目标绩效考核范围,将镇(街道)执法资源整合等监督执法工作纳入年度区(市)计划生育目标绩效考核,年中组织对各区(市)体系建设、队伍建设、案件查办、示范区创建、信息化建设等工作进行专项稽查。逐渐完善"三级四层"执法网络。2017年,10个区(市)全部组建卫生计生综合监督执法机构,全市139个镇(街道)中,有98个完成整合,完成率70.5%,其中,18个镇街组建专门的执法机构。青岛市综合监督体系建设"三级四层"做法得到国家及省主管部门领导的高度评价。年内,新疆昌吉、陕西、河北石家庄、内蒙古兴安盟、辽宁沈阳,以及山东其他地市来青学习交流,发挥良好示范和辐射效应。

综合监管

规范事中事后监管。全面开展执法全过程记录工作,积极推进区(市)卫生计生行政执法全过程记录工作,并组织开展全省行政执法全过程记录制度建设项目研讨会。国家卫生计生委监督局局长赵延配在对青岛市卫生计生委调研时,充分肯定行政执法全过程记录工作,青岛市做法先后在全国以及全省卫生计生综合监督工作会议上作经验交流。

全面推进"双随机、一公开"工作,制发《青岛市卫生计生系统双随机抽查实施细则》,梳理制定随机抽查事项清单11项,建立"专业双随机"和"行业双随机"抽查机制,"两库一单"以及双随机抽查机制进一步完善。2017年,青岛市卫生计生委承担的1862项

国家监督抽检任务顺利完成,任务完结率100%。

推行医疗机构事前事中事后加法制稽查"3+1"监管模式。在医疗机构相关处室及单位间建立信息互通机制,适时通报医疗机构审批、事中管理、事后监督过程中发现的问题,全年互通信息67条次。组织召开综合监督协调会议,加强审批、医政医管、中医药、监督执法等处室、单位间的信息交流和沟通。强化医疗机构依法执业考核,将医疗机构依法执业、传染病防治等指标纳入城市公立医院改革绩效考核指标体系。加强医疗机构依法执业监督检查,检查医疗机构11535家次,立案查处188起。

宣传与信息公开

开展卫生计生综合监督宣传周活动。2017年4月22~28日在全市组织开展主题为"严格规范文明公正执法,护卫人民群众健康权益"的卫生计生综合监督宣传周活动。活动期间,全市巡展社区和村961个,开展法律咨询3624次,受理举报投诉24起,制作宣传展板135块,发放宣传折页41470张,发放和张贴宣传画2464张,悬挂横幅及标语187条。活动信息通过青岛电视台和各区(市)电视台予以报道,通过报纸、网站、官微等载体宣传报道107次。

加大执法信息公开力度,接受群众和社会监督。积极打造"智慧卫监"综合信息平台,通过门户网站、官方微博、微信公众号等加大综合监督执法信息宣传力度,全年宣传相关信息4087条次,发布健康消费警示12期。依托政务网、卫生计生网站等载体,及时对承担的464项卫生计生行政处罚裁量基准进行更新并公示。实行行政处罚网上透明运行,全程接受监察

部门的监督,全年网上运行各专业行政处罚案件 197 起。加大行政处罚案件曝光力度,对结案的 140 起行政处罚案件通过青岛政务网、卫生计生网站进行公示,并通过监督执法网对查处的 96 家无证行医单位和个人进行公示。

国家环保督察任务

对卫生计生涉环保监督执法工作进行全面部署,印发《关于进一步做好涉环保卫生监督执法工作的通知》和《关于全力做好中央环保督察卫生计生监督执法保障的通知》。梳理法律法规,撰写卫生监督涉环保领导谈话素材。调查落实中央环保督察交办件,修订调查处理情况报告,组织附件材料,顺利通过中央督查组审核,无责任追究情形发生。组织开展中央环保督察交办件落实情况"回头看"活动,及时对"回头看"检查情况进行总结并上报。

综合监督执法工作

加大监督执法力度,开展医疗机构依法执业、游泳场所、采供血机构、计划生育、打击非法医疗美容、放射卫生等 8 项专项整治活动。强化卫生计生日常监督和重点任务监督抽检。2017 年,全市监督检查单位 41593 户次,监督覆盖率 99.95%,比上年提高 5.48%。处罚立案 1640 起,罚款金额 373.76 万元,人均办案 5.39 起,比上年分别增长 31.4%、25.7%、38.21%。

卫生行政审批工作

2017 年,卫生行政审批工作落实开展"文明优质服务大提升"活动,完成各类行政许可受理 36087 件,其中,新发证 10984 件,换证(延续)4522 件,校验(复核)7840 件,变更 11947 件,注销 794 件。良好的服务得到管理部门的认可,获得年度"示范窗口单位"称号,群众满意度达 100%。

审批标准化建设

规范审批流程。实现医疗机构申请执业登记与医师、护士注册同步办理。行政审批与协同监管相结合,积极配合"3+1"全过程监管,完善医疗机构审批程序,规范各项材料的审查标准。研究解决医疗机构注销有关问题,明确医疗机构注销的办理程序和原则。

对照行政审批及相关服务事项目录清单要素,对卫生行政审批事项的名称、数量、拆分大小项、类别、设定依据、法定时限等要素归口把关,确保事项目录清单要素统一。对卫生行政审批事项的办理流程、申请材料、承诺时限、收费等要素归口把关,确保事项实施清单要素统一。

网上审批

建立健全"互联网+行政审批"政务服务模式,推进网上审批办理深度标准,所有事项均达到网办三级以上标准,结合审批证照快递送达,实现申请人办事"零跑腿"。

服务效率提升

提升审批效率和服务质量。推进容缺受理、审查,现场提前介入指导,进一步推行"当天办""立即办"。选取部分材料较少、流程较简单的事项,完善前、后台联动机制,加快审查、审批效率,实现申请人办事"只跑一次"。

药 政 管 理

重点工作

开展青岛公立医院药品采购联合议价工作。制发《青岛市卫生和计划生育委员会关于开展青岛公立医院药品采购联合议价工作的通知》，成立青岛公立医院药品采购联合体和联合体委员会，有33家常任成员单位。完成3批药品采购联合体联合议价工作，其中，公立医院药品采购联合体2批，基层医疗卫生机构药品采购联合体1批，有35个品种，40个品规，比山东省挂网价格平均下降20.5%，最大降价幅度比山东省挂网价格下降70%。其中，注射用曲普瑞林降价最大，每支比挂网价下降409元。

在全市公立医疗机构全面推行药品采购"两票制"。会同青岛市发改委等9部门制发《青岛市公立医疗机构药品采购推行"两票制"实施方案（试行）》。自2017年11月1日起，全市各级公立医疗机构全面启动实施"两票制"。委托青岛市临床药学质量控制中心和青岛市抗菌药物应用监测质控中心举办两期药品采购"两票制"培训班，对全市公立医疗机构药剂科主任、药采办主任及区（市）卫计局药政工作负责人进行培训，统一标准，明确工作要求。

推动基本药物优先使用，为慢性病人提供基本药物全额保障。在青岛西海岸新区试点成功的基础上，向"高血压、糖尿病"患者免费提供基本药物的政策在全市全面推开。分别在国家卫生计生委药政司在济南、广州、北京举办的3个药物政策培训班上交流青岛市为慢性病人提供基本药物全额保障的经验做法，这一做法走在全国前列。

药品集中采购

做好公立医院药品集中采购工作，落实药品零差率销售政策。加强药品配备使用管理，督导各级医疗机构按照标准配备使用基本药物。全市104家镇卫生院、82家社区卫生服务机构和3929家统一规划的村卫生室采购基本药物6.6亿元，减轻群众用药负担

1.98亿元。全市二级以上公立医院从省药品集中采购平台采购药品67.2亿元，减轻群众用药负担20.16亿元。全市公立医疗机构累计为群众减轻用药负担22.14亿元。

医用耗材管理

加强医用耗材管理，推进高值医用耗材阳光采购。制发《青岛市医疗卫生机构医用耗材管理质量控制标准（试行）》，从耗材库房设施、条件、储运要求、组织体系、科室管理、采购流程、合同周期、验收入库、不良事件报告等方面对医疗卫生机构提出质量管理要求。组织市医用耗材管理质量控制中心对二级以上医疗卫生机构医用耗材管理工作进行督导检查，指导和规范各单位医用耗材采购、配备使用。全市二级以上公立医院高值医用耗材网上采购总金额约5.51亿元，减轻群众负担1.1亿元。

基本药物制度实施

组织开展全市基层医疗卫生机构实施基本药物制度绩效考核。会同市财政局组织5个考核组对10个区（市）基层医疗卫生机构实施基本药物制度进行绩效考核，每个区（市）各抽查2家基层医疗卫生机构，主要考核制度建设、药品采购、药品储备、药品使用、药品价格、群众评价与监督等6个方面。印发《青岛市卫生和计划生育委员会关于对全市2016年度基层医疗卫生机构实施基本药物制度绩效考核工作情况的通报》，10个区（市）考核结果全部为优秀。抽查的20家基层医疗卫生机构考核结果全部达到良好以上，其中，优秀的19个，良好的1个。

药品监管

加强合理用药监督管理。充分发挥临床药学质量控制中心和抗菌药物应用监测质控中心作用，扎实开展合理用药管理工作。委托两个质控中心，组成5

个专家组,对全市二级以上公立医疗机构抗菌药物临床应用情况及药事管理工作进行 2 次督导检查,规范医生处方行为,减少不合理用药。全市二级以上医院住院患者抗菌药物使用率、抗菌药物使用强度(每百人天)均优于国家标准。指导编辑出版《青岛市临床合理用药通讯》,在全市卫生计生系统内免费发放,普及合理用药知识。

科技教育与交流合作

重点学科和优秀人才项目管理

学科建设实现新跨越。经过上一个周期的学科建设,青岛市重点学科布局实现"纵向到底、横向到边",学科纵向上分 A 类、B 类和 C 类三个层次,涵盖省、市、县级医院的相关学科;横向上分西医临床、公共卫生、中医药三个大类,涵盖综合性医院、中医医院、专科医院以及公共卫生单位的相关学科,形成优势学科突出、学科群作用明显、医学人才梯队逐步合理的"医教研"学科体系。青岛市有 43 个学科名列全国百强。

人才培养取得阶段性成效。项目实施以来,青岛市卫生计生委选派 63 个重点学科的骨干人才 350 人次赴国(境)内外进修,累计时间 28232 天,人均达 81 天,开拓医学人才的视野。累计引进国内领先技术 150 余项,省内领先技术 200 余项,提升青岛市医疗技术水平。

修订学科人才资金管理办法。2017 年与财政局沟通协商,对学科人才资金管理办法进行修订,印发修订版的《青岛市医疗卫生重点学科建设和资金管理办法》和《青岛市医疗卫生优秀人才培养项目建设和资金管理办法》。

评审新一轮重点学科和优秀人才。印发《关于组织申报青岛市医疗卫生重点学科和优秀人才的通知》,组织专家对申报的学科和人才进行评审,2017 年评审出 A 类重点学科 6 个、B 类重点学科 68 个、学科带头人 64 人、优秀青年人才 103 人。

邀请专家对学科人才进行培训指导。在申报新一轮学科人才前,邀请上海瑞金医院知名专家进行申报前培训;新一轮学科人才公布后,邀请山东大学教授针对学科管理进行专业指导。

组织申报 2017 年青岛市临床医学研究中心(试点)5 家。

医学科研工作

2017 年,青岛市 SCI 收录文章大幅增加,影响因子大幅提升,其中前解放军第 401 医院特勤高压氧科的临床病例论文《减压病》被《新英格兰医学杂志》收录,影响因子 72.41 分。

申报山东省科学技术奖 11 项、山东省临床特色精品专科 2 个,申报青岛市科技进步奖 46 项、青岛市自然科学奖 2 项、青岛市国际科学技术合作奖 1 项,其中,青岛市科技进步奖网络评审通过 31 项。

实验室生物安全管理

开展实验室从业人员全员培训,全市 2538 名实验室从业人员参加培训。迎接国家、省病原微生物实验室检查,出动执法人员 1240 人次,对全市 620 家实验室进行实验室生物安全拉网式检查。

住院医师规范化培训

完善制度,加强住院医师规范化培训基地建设。青岛市中心医院、青岛市妇儿医院通过审批,顺利成为新一批国家住培基地,2017 年,青岛市有 4 家国家级住培基地、2 家协同基地。对住院医师规范化培训工作领导小组及专家委员会成员以及专家组成员进行续聘和更新。为每位学员建立个人档案。建立带教师资库、国家级技能结业考核师资库,加强对师资资质的检测管理。成立督导检查小组,探索绩效制工作制度,参照医院绩点制综合绩效评定机制设计住培教学工作量核定。

加强师资管理和培训。强化科室"属地化"管理职责。严格落实"双导师"制度,为每位学员安排专门带教老师进行指导,发挥研究生导师作用,培养其科研能力素养。选派 70 余名师资前往北京、上海、杭州、济南等地参加住培(全科)师资培训会。调整规培助理,对规培助理以及基地、协同单位、全科社区实践基地的师资进行住培培训,规范过程管理。

加大学员管理力度,督促学员主动学习。实施月考核制度。组织技能培训 12 次,重点对 2017 年参加结业考核的学员进行临床实践操作培训。加强协同基地管理,住培基地与协同基地实现教学资源共享、信息互传,规章制度的制定、培训的具体流程管理、学员日常管理方面都高度一致,保证规培学员在不同培训基地享受相同的教学质量。

组织 2017 年住院医师规范化培训年度考核,有 21 个培训专科 1000 余名规培学员参加。组织 2014 级学员参加结业考核,约 200 名考生参加考核。在首次国家级住培结业统考中青岛市住培通过率高达 90% 以上,位居省内前列。

全科医师培训

组织开展新一轮全科医师转岗培训,在培人员 235 人。定期邀请资深专家举办专题讲座和技能培训,全科医师规范化培训在培学员 72 人,其中,青岛市市立医院 44 人,青岛大学附属医院 28 人。2016 年全科专业规培结业考核通过率达 100%。

强化师资队伍建设。举办省级继续医学教育项目——全科医师培训论坛。邀请国家卫生计生委、国家全科医学知名教授来青进行全科医师培训。先后派出 5 批优秀骨干师资和全科管理相关人员 10 余人赴北京、上海、济南、杭州学习先进的全科医学建设经验;先后派出 12 批 40 余名住培(全科)骨干师资赴美国休斯敦、北京、上海等地参加住院(全科)医师规范化师资培训。协同中国医师协会举办全科医师培训班,6 月份协同中国医师协会科教部举办专家进社区全科培训等,受训人员达 500 余人。

加强对基层全科医师培训。征集全科医师培训需求 80 余条,并按照需求计划开展岗位胜任力培训。全年开展岗位胜任力培训班 7 期,培训人员 700 余人。

加强协同社区实践基地建设。积极加强国培基地协同社区实践基地的建设,崂山社区卫生服务中心被评为全国百强优秀社区。

继续教育和学会建设

完成 2017 年度国家级、省级、市级继续医学教育项目申报、评审及公布,并进行备案,备案国家级项目 39 项、省级项目 98 项、市级项目 407 项。召开全市继续医学教育工作会议。举办 38 项市级继续医学教育项目。完成培训需求调研,回收问卷 800 余份。优化青岛市继续医学教育信息管理平台,增加项目申报前备案模块。组织青岛市医疗单位申报国家级继续教育项目 38 项、省级继教项目 83 项。组织开展适宜卫生技术培训 10 期。

印发《关于加强卫生计生行业学(协)会管理的指导意见》。按照《青岛市行业协会商会与行政机关脱钩实施方案》要求,对委主管的 4 家学(协)会进行脱钩。召开青岛市医学会工作年会。组织完成骨科学分会等 25 个分会换届改选;成立运动医疗分会等 9 个青年委员会、烟草病等 17 个学组,发展会员 500 余人。组织举办秘书培训班,75 名秘书参加。全年举办 150 余项学术会议。其中,国际学术会议 3 项,国家级学术会议 20 项,省级学术会议 30 项。向科协申报 2 个学术年会分会场、2 个重点学术活动、3 个国际学术会议,申请科协经费支持。完成省医学会 142 名委员、15 名青年委员推荐工作。组织申报山东省十佳医师评选工作。申报推荐 2017 年山东医学科技奖 54 项。印发 2017 年度科研成果评价通知,受理评价项目 40 余项。

对外交流合作

促成青岛市政府与世界华人医师协会签署合作协议,为引进"两院"院士、国内外医学领军人才,医院学科建设、医疗技术合作和人员交流培训搭建平台。推进与复旦大学合作举办医院的洽谈事宜,并商定合作协议内容以备择期签订。推进澳大利亚 Ramsay 医疗健康集团与市妇女儿童医院在市妇儿医院三期项目建设中的合作协商,并拟定三期项目为高端、独立的营利性综合医疗机构。拜访老挝卫生部属友谊医院,促成青岛市第六人民医院与老挝卫生部属友谊医院签署合作协议,成立"技术合作"医院项目,在临床、科研、人才培养等方面开展合作。对接新加坡国际管理学院,探讨设立医院管理培训基地项目。拜访德国曼海姆大学医学中心,促成青岛市立医院与曼海姆大学医学中心签署合作备忘录,为双方互派人员学习、共享数据库、联合教学等方面的合作搭建良好的平台，成为青岛与曼海姆医疗领域合作的示范性项目。拜访牛津大学，洽谈推动青岛市与牛津大学在公共卫生和临床研究方面的全面合作。对口接待2017年金砖国家协调人第二次会议的中央部门。

中医药工作

中医药事业发展规划

贯彻落实国家、省中医药战略发展纲要，出台《青岛市贯彻落实中医药发展战略规划纲要（2016—2030年）实施方案》。成立青岛市中医药综合改革专家咨询指导委员会。贯彻落实《青岛市推进国家中医药综合改革试验区建设实施方案》，市政府成立由分管副市长为总召集人、19个市直部门和10个区（市）政府分管领导组成的中医药工作（中医药健康服务业发展）联席会议制度（"1"），建立卫生计生（中医药）与其他部门的双边协作联动运行机制（"2"），以及社会参与、市场驱动的多边多平台协作运行机制（"X"），逐步构建起政府引导、市场驱动的组织协调运行机制（1＋2＋X）。将中医药综合改革试验区建设纳入市委深改委工作重点，进而形成市委深改委宏观统筹协同、市政府联席会议具体推进工作的协同机制。将中医事业发展专项资金提高到1000万元，用于公立中医医院改革中差异化财政补偿以及中医药学科建设与重大项目研究。将中医药健康文化素养纳入区（市）党委、政府人口与计划生育目标责任制考核，在国内率先开展中医药健康文化素养全域调查。在市疾病预防控制中心设立中医防病科，配备中医药专职人员。督导胶州市政府成立"胶州市中医医院筹备组"，推进胶州市中医医院恢复重建步伐。印发《青岛市促进社会办中医试点工作方案》，开展社会办中医试点。开展中医药综合改革先行区（市）遴选工作，遴选3个中医药综合改革先行区（市），李沧区建成中医药文化主题公园，市北区启动以中医药为特色的大健康产业园，崂山区以公助民办的方式建立一所非营利性的民营中医医院。

中医机构建设及中医药内涵建设

全市有二级以上中医（中西医结合）医院28所，其中三级甲等中医医院3所、二级甲等中医医院5所。2017年新设置6所二级社会办中医医院。青岛市第六人民医院顺利通过全国综合（专科）医院中医药工作示范单位复审，青岛市全国综合（专科）医院中医药工作示范单位累计达到3家。树立"大中医"理念，整合中医药资源，完善青岛市中医药发展集团内部运行机制，充实集团秘书处工作人员，开展集团内部质量管理同质化、中医住院医师规范化培训、老中医带徒等工作，带动基层中医医疗质量的提升。完善市中医医疗质量监测考评控制中心建设，建立健全各项规章制度，完善市中医质控中心医疗、药学、护理院感和治未病分中心建设，开展全市中医医院医疗质量检查、中药饮片飞行检查并进行通报。实施中医药预防保健及康复服务能力建设项目，完善青岛市中医医院、山东青岛中西医结合医院"治未病"中心服务内涵。在李沧区等5个区（市）推进"治未病"服务体系建设。鼓励中医医疗机构与养老机构的横向联合，建成5家中医医养结合医院，总建筑面积5.76万平米、投资4.4亿元的青岛中西医结合医养结合项目正式立项。

实施中医药服务能力提升工程"十三五"行动计划，出台《青岛市基层中医药服务能力提升工程"十三五"行动计划》，建立1个国家级、13个市级中医药适宜技术培训推广基地。开展全市基层中医药适宜技术技能大赛，促进基层中医药适宜技术的培训和推广，带动基层中医药服务能力的全面提升。向社会推出10项家庭中医药适宜技术，委托市中医药学会与青岛市电视台合作，制作教学视频并在青岛市电视台进行展播。全市累计建成全国基层中医药工作先进单位4个、国医馆114个、高龄夫妇孕育调养指导门诊 16 个,中医专病(专技)特色门诊 152 个。

中医药科研工作

青岛市中医医院肛肠科等 14 个专科入选省"十三五"中医药重点专科,16 个中医药学科入选青岛市医疗卫生重点学科,5 个青岛市 C 类中医药类重点学科顺利通过届终评估。开展中医药科研项目遴选推荐和招标工作,34 个项目入选山东省中医药科技发展计划,58 个项目入选青岛市中医药科研计划。2 个中医药科研项目获 2017 年度山东省中医药科技奖二等奖,11 个中医药科研项目获 2017 年度山东省中医药科技奖三等奖。

中医药人才培养

实施中医药"十百千万"工程,年内柔性引进建立包括 8 个国医大师工作室在内的 56 个知名中医药专家工作室,建立全国知名中医药专家门诊——"杏林苑",举办"青岛首届国医大师论坛",8 位国医大师先后亲临岛城带徒、授课、应诊。推进与高端机构的战略合作,与中国中医科学院签署战略合作协议,完成山东中医药大学青岛中医药科学院建置审批、内部装修、人员配置等筹备事宜,2 个泰山学者团队即将进入。加强中医药人才培养,6 人新晋省名中医、1 人新入选全国中医护理骨干人才培养项目、1 人入选全国中药特色传承人才培养项目,9 名中医入选青岛市优秀学科带头人培养计划、18 名中医入选青岛市优秀青年医学人才培养计划。完成各层级名中医药专家师承工作任务,启动第五批五级中医药师承项目,举行拜师大会,12 名继承人进岗培训。深化基层中医药人才培养,9 人新晋省级基层名中医,建立 1 个国家级基层名中医工作室。继续实施"三经(经典、经方、经验)传承"战略,举办以中医经典为主要内容的"名师论坛"11 期,搭建中医药知识技能学习的掌上载体,在市卫生计生委官微上开通"青岛中医学苑"微信专栏,累计登载文章 400 余篇。

中医药文化建设

加强养生保健知识宣传,开展第二届"三伏养生节",遴选开展 200 场中医科普"养生大讲堂"活动,全市养生保健"五进"(进乡村、进社区、进家庭、进机关、进学校)活动有声有色。举办"2017 青岛养生节"活动,联合《青岛早报》出版《健生活》专刊,向市民推介中医养生机构、中医养生专家寄语、中医养生方法绝活。举办青岛市中医药服务百姓健康行动暨第六届"青岛市养生膏方节"活动,培训基层中医药人员 100 余人,发放养生宣传材料 21000 余份。在国内率先开展中医药健康文化素养全域调查,收集有效答卷 4000 余份。

依托现有资源,引入中医药文化和健康理念,成立北京中医药大学中成书院青岛分院。建立国风炎黄易医园等 7 个融健康养生知识普及、养生保健体验、健康娱乐于一体的中医药文化宣传教育基地。海军青岛第一疗养院入选山东省中医药文化宣传教育基地,青岛市中医医院等 4 家单位入选山东省中医药文化建设示范单位。

计划生育基础管理与服务

基层服务管理

创新完善计划生育服务管理。在全国率先制定新的村(社区)、镇(街道)计划生育工作规范,扎实推行生育登记、生育审批个人承诺、AB 角、首接责任和一次性告知等制度,推广网上办理、一站式和村居代办服务。市卫生计生委、市总工会等 11 部门联合印发《关于进一步加快推进青岛市母婴设施建设的通知》,推广"爱心妈妈"建设模式,不断加快公共场所母婴设施建设。在全国首创试点生育登记微信申请、物流送达服务,实现群众"零跑腿"办事。探索完善"计生服务+妇幼健康""一站双服务"服务模式,推进产后随访、孕期随访、妇女查体服务融合,在优生、优育、膳食、养生、防病等方面发挥卫生计生综合服务站功能,群众满意度大大提高。城阳区、胶州市成功创建全国计划生育优质服务先进单位,崂山区获省计划生育工作先进单位称号,31个镇(街道)、村(社区)创建市级计划生育基层基础工作示范点。

计划生育目标管理

强化党政领导综合决策机制。青岛市委、市政府把实施"全面两孩"政策、改革完善计划生育服务管理作为重要工作纳入经济社会发展总体规划,不断强化计划生育工作党政领导综合决策机制。市委对《两孩政策实施一年青岛二孩出生6.44万》《高龄二胎孕妇孕育保健科学指导的建议》作出批示。青岛市在全省率先探索卫生计生综合监督执法和妇幼保健计划生育服务机构改革,完成区(市)、镇(街道)卫生计生机构改革。妥善解决基层计划生育专职干部报酬待遇、养老保障等问题,全市村(社区)计划生育专职干部待遇达到规定标准。市委、市政府把对计划生育事业投入作为惠民生、促发展、保稳定的基础性投入予以保证,全年市本级投入1.3亿元。

强化部门协作齐抓共管机制。新一届市委、市政府领导班子及时调整加强市人口与计划生育工作领导小组。由市委副书记、市长孟凡利任组长,市委、市人大常委会、市政府、市政协分管负责人和市卫生计生委主要负责人任副组长,市直相关部门主要负责人、驻青有关部队机关负责人为成员。进一步明确领导小组成员单位在计划生育宣传教育、信息共享、执法监督、利益导向、基础建设、流动人口管理服务、出生性别治理、非诉执行等方面工作职责。全年召开领导小组会议2次,以领导小组及其办公室名义制发文件11件。

强化目标考核和责任追究机制。市委、市政府将计划生育工作纳入全市综合考核。市委、市政府与10个区(市)和29个市直单位签订计划生育目标责任书。市政府分管负责人研究审定考核方案、结果和目标责任内容。坚持每年由市级负责人带队进行考核反馈,当面听取区(市)党委、政府计划生育工作情

况汇报,向区(市)党委、政府和计划生育"五职责任人"反馈考核发现的问题,提出整改意见。市人口与计划生育工作领导小组对全市计划生育目标责任考核执行情况进行通报,兑现奖惩。2017年,全市组织2次集中考核和6次专项考核,调查相关单位、机构、镇(街道)和村(社区)260个,育龄妇女和计生干部2153人次。落实计划生育责任追究、一票否决制度,全年办理镇(街道)党政主要负责人离任交接85人次、区(市)党政负责人离任交接12人次。全年审核把关文明单位、人大代表和政协委员资格、党代会推荐人选等65批次、5449个单位、3958名个人,其中,36个单位和个人因计划生育工作履职不力或违法生育被"一票否决"。

"全面两孩"政策实施

营造政策环境。市人大常委会、市政协定期调度听取"全面两孩"政策执行情况,有关部门做好生育保险执行、妇幼设施建设、妇幼保健能力和优生优育政策衔接。加大生育安全保障力度。针对青岛市高龄孕产妇数量大幅增加的情况,加大母婴安全保障力度,完善落实孕前检查、高危保障、危重救治和监督干预4个层级预防控制措施,全市孕产妇死亡率和出生婴儿死亡率保持较低水平。加强人口动态监测预警和风险防控。完成3800名常住人口和2000名流动人口婚育情况监测调查。利用公安落户、住院分娩、出生医学证明签发、接种防疫等相关信息对出生变动情况进行分析监控,每月对人口均衡发展5项指标进行通报。通过新闻发布会、新闻专题报道等形式定期发布"全面两孩"政策执行情况。

2017年,全市户籍人口出生11.6万人,其中,二孩7.2万,占62.2%,二孩占比同比提高10个百分点。在已婚育龄妇女持续减少的情况下,全市出生人数增长明显,比政策实施前的2015年增加80%以上。妇女总和生育率1.87,高于2016年全国1.7的水平,比青岛市"十二五"平均1.3左右的生育水平大幅提高。

计划生育家庭发展

医养结合工作

加强组织领导,成立全市医养结合工作领导小组。市政府成立以市长为组长、分管副市长为副组长,21个部门为成员单位的医养结合工作领导小组,确立政府主导、部门协作、齐抓共管的医养结合工作机制,为切实推动青岛市医养结合工作走在全国前列提供组织保障。

开展广泛调研,加强医养结合机构管理。会同市政府研究室到部分区(市)、镇(街道)进行实地调研;召开有关部门、医养结合服务机构座谈会。开展医养结合机构医疗管理专项检查,发现问题47条,制定整改措施53项,立即整改的51项。

开展试点工作,稳步推进医养结合。在胶州里岔卫生院开展农村医养结合试点,在青岛西海岸新区开展智慧健康养老试点。探索建立政府主导保基本,社会力量做补充的智慧健康养老一体化服务平台,通过远程医疗、大数据管理、"互联网＋"服务等手段,初步建立融全民健康教育、高危人群筛查、临床预防干预、院前急救、康复治疗于一体,服务全生命周期的医养结合服务体系,建立政府部门—公卫机构—社会组织—老年人群四方互利、优势互补的大循环工作流程,形成以健康管理为基础,以防医康护为重点,以智慧医疗为手段的智慧健康养老服务新格局。国家卫生计生委、工信部和民政部联合在青岛西海岸新区召开智慧健康养老示范基地项目座谈会,并参观现场。试点工作分别在世界卫生组织召开的座谈会和国家三部委召开的会议上作经验介绍。

出生人口性别比综合治理

规范性别比工作,全面完成省下达的指标任务。印发出生人口性别比综合治理专项考核方案和查处"两非"案件指标的通知,对各区(市)提出具体指标和工作要求。建立"年初培训—日常监控—观摩巡查—年终考核"的工作流程。召开"两非"案卷点评会,邀请专家对年内办理的"两非"案件逐一点评;召开成功案例分享会,对性别比工作中遇到的典型案例、处理过程和工作启发进行归纳总结;召开性别比工作经验交流和问题研讨会,不断提高工作质量;召开相关部门协调会,研究解决性别比工作部门配合问题。

计划生育利益导向工作

落实利导政策,敏感时期零越级到省进京访。落实政策,提高政府公信力。指导区(市)认真贯彻落实已经出台的利益导向政策,特别是计划生育特殊家庭扶助保障体系文件,解决计划生育特殊家庭经济、再生育、医疗、养老等方面面临的实际困难。

解决问题,维护群众合法权益。积极与相关部门沟通配合,制订相关方案预案,做好敏感时期的社会稳定工作。特别是三级"两会"和党的十九大期间,实行利益导向信访工作每天零上报制度,发现上访苗头,及时做好维稳工作。积极协调相关区(市)研究达成"城镇其他居民"年老奖励衔接政策意向。指导区(市)落实市级社会公益性岗位独生子女父母退休一次性养老补助等文件。

新家庭计划工作

深化新家庭计划,提升家庭发展能力。指导区(市)开展新家庭计划试点工作,初步建立科学育儿、家庭保健、家庭文化和老年照护服务网络,为国家级培训提供现场教学点。开展失业无业人员提升家庭发展能力培训宣传工作,发放宣传折页和招贴画,建立网页和手机报名软件,组织报名。

流动人口计划生育服务管理

流动人口基本公共服务

开展流动人口关怀关爱活动。元旦、春节期间，全市各级围绕"关爱新市民，健康伴你行"主题，联合有关部门组织435场专题集中宣传服务活动。在全市开展"新市民健康城市行——青岛在行动"暨"健康青岛你我共享"流动人口健康促进宣传周活动。印发《关于举办2017年"新市民健康城市行"系列宣传活动的通知》，4月12日，举办宣传周启动仪式。在启动仪式上，青岛市政府副市长栾新致辞，国家卫生计生委流管司处长王欢和山东省卫生计生委副巡视员邱枫林作重要讲话，并举行活动旗帜传递、为新市民基本公共卫生计生均等化服务示范基地授牌以及为流动人口健康指导员代表颁发聘书等活动。市国土资源房管保障、市财政局、市教育局等13个有关部门参与启动仪式。多部门现场进行宣传咨询活动，多家委属单位和部分三级以上医院、社区卫生服务机构专家现场开展咨询、义诊、健康资料发放等活动。

做好留守儿童关爱工作。春节期间，全市对留守儿童和留守老人情况进行摸底，对留守儿童进行体检和心理辅导，对留守儿童父母开展健康教育，联系未返乡留守儿童父母，开展留守儿童健康需求调研。2017年3月1日，印发《关于做好农村留守儿童健康关爱工作的通知》，做好农村留守儿童健康关爱工作。

开展流动人口健康服务年活动。4月1日，印发《关于开展2017年度婚育新风进万家活动的通知》，将2017年确定为服务落实年，在全市开展以"人口流动健康同行"为主题的婚育新风进万家活动。7月18日，青岛市卫生和计划生育委员会、青岛市计划生育协会联合印发《关于开展流动人口健康服务年活动的通知》，决定从2017年4月至2018年6月，以"人口流动，健康同行"为主题，组织实施流动人口健康教育和促进行动计划，推进"健康青岛你我共享"品牌建设。开展流动人口健康需求调研和健康促进系列宣传活动，加强流动人口计生协会和健康志愿者队伍建设。

做好流动人口均等化工作。开展流动人口基本公共卫生计生服务均等化评估工作。对各区（市）开展流动人口基本公共卫生计生服务均等化工作情况进行现场督导评估，并对各区（市）上报的健康促进示范企业、示范学校进行评估验收。开展流动人口基本公共卫生计生服务均等化示范（市、区）建设工作。印发《关于开展流动人口基本公共卫生计生服务均等化示范（市、区）建设工作的实施方案》。

做好流动人口健康促进试点工作。在全市开展流动人口健康促进示范单位创建活动，制发创建活动方案。确定38个流动人口较为集中的集贸市场为试点单位开展试点。创建示范学校21所、示范企业21家和健康家庭51个。青岛市泰光制鞋有限公司（莱西市）、即墨即发投资有限公司被国家卫生计生委评为第一批国家健康促进示范企业，青岛西海岸新区双语小学、崂山区中韩小学被评为国家第一批健康促进示范学校。

流动人口社会融合

开展流动人口社会融合示范社区评选活动。经过国家卫生和计划生育委员会审核评估，青岛市市北区洛阳路街道海琴社区、城阳区流亭街道西后楼社区、市南区湛山街道湛山社区、李沧区李村街道少山路社区、城阳区城阳街道后田社区、市北区台东街道新华里社区等6个社区被评为国家第一批流动人口社会融合示范社区。

完善《青岛市新市民基本公共服务指南》，进一步充实修订《青岛市新市民基本公共服务指南》相关内容，增加积分落户、社会保障转移接续、住房公积金缴纳及提取等政策内容。印制27万余册，通过村（居）、各级政务服务大厅和各类公共服务窗口免费向流动人口发放，促进流动人口社会融合。

流动人口调查

开展调查研究。对 2016 年国家流动人口动态监测数据中的青岛市数据进行汇总分析,起草《2016 青岛市流动人口动态监测数据分析报告》。参加委重点课题调研评选,获得调研报告一等奖。

组织开展国家流动人口动态监测调查。印发《关于做好 2017 年流动人口卫生计生动态监测和重点传染病专项调查相关工作的通知》,指导各区(市)做好 2017 年流动人口动态监测调查第二、三阶段调查对象花名册编制工作。此次动态监测调查首次使用移动终端调查位置定位、调查过程录音等功能,10 个区(市)完成 40 个镇(街道)、98 个村(社区)的 2000 名流动人口调查对象和 2000 名户籍人口调查对象以及家庭成员的问卷抽样调查、信息手机录入和审核工作。

流动人口基层基础工作

开展流动人口清理清查工作。在全市部署开展大规模的流动人口清理清查活动,加强流动人口信息采集、更新工作。根据流动人口信息核实情况及时录入和变更"省流动人口信息管理系统",确保信息准确、变更及时。印发《2017 年流动人口卫生计生服务管理工作要点》,指导基层开展好全年工作。做好积分落户工作。印发《关于做好 2017 年流动人口积分落户有关工作的通知》,指导各区(市)对参加积分落户的流动人口违法生育情况进行审核扣分,协调青岛市中心血站、解放军 401 医院血站对参加积分落户的流动人口无偿献血情况进行核实加分。加强基层业务培训,分批分期举办全市流动人口服务管理和单位法定代表人责任制培训班。

健康教育与宣传

健康教育和健康促进

各区(市)、委属各单位、驻青医疗单位,结合本区(市)、单位实际,精心组织策划主题活动,积极开展慢病防控、传染病防控、控烟、健康养生、优生优育等内容的健康教育活动。市疾控中心发挥网络、手机短信、微博、微信、移动客户端等新媒体在健康传播中的作用,每天通过微信推送健康知识 2 条以上。充分发挥 7 个健康教育基地的特色作用,全年接待市民 10.5 万多人次,市民获得健康知识的途径更加广泛。2017 年,青岛市无偿献血健康教育基地被中国健康促进与教育协会命名为国家级健康教育基地。青岛市中心血站成为继青岛市口腔医院后又一个国家级健康教育基地。

积极探索"将健康融入所有政策"的有效策略,创建各种健康细胞,提高辖区居民健康素养。重点做好崂山区国家级,市北区、胶州市 2 个省级的健康促进有关技术指导工作;启动全市第三批健康促进示范区(市)创建活动,市南区、即墨区申报市级第三批健康促进示范区(市)创建活动,李沧区、青岛西海岸新区、城阳区申报山东省第三批健康促进示范县(区、市)创建区。

宣传工作

2017 年,全市卫生计生系统发表新闻稿件 25852 篇,其中,国家级媒体 1564 篇,省级媒体 3791 篇,市级媒体 2 万多篇,持续保持稳健发展的良好势头。

承办市政府新闻办公室新闻发布会。围绕"5·12护士节"、世界无烟日、世界人口日、"三伏养生节"等主题日开展系列宣传活动。在全市卫生计生系统内开展"深化医改、努力实现'病有良医'"为主题的"局长、院长访谈",在媒体开设"砥砺奋进的五年"专题,对推进医药卫生体制改革、"全面两孩"政策落实、中医药发展、市办实事进展、信息化和重点工程项目建设、加强公共卫生服务体系建设和全市卫生计生改革创新成就进行广泛宣传。

做好专题报道。对在青岛市举办的首届世界华人医师大会、全国医养结合工作会议、"三民活动"、家庭医生签约服务、援坦医疗队、寻找医学达人、青岛卫生计生系统对口帮扶安顺市、2017 年青岛市卫生计生大事等活动组织国家、省、市媒体进行全面报道。中央电视台先后 4 次对青岛市援坦医疗队员的先进事迹进行报道。《人民日报》《光明日报》和中央人民广播电台等媒体都对青岛市的先进经验进行刊播。

组建青岛市"最美天使"先进事迹报告团,在市直机关、委属单位及 10 个区(市)开展 13 场巡回报告。报告团成员姜珍霞入选山东省卫生计生系统先进事迹报告团,在全省作巡回报告。2017 年,青岛市有 4 名个人、1 个单位分别获全国卫生计生先进个人和先进集体荣誉称号。

广泛开展社会宣传。根据重要卫生计生日、季节和防控重点,通过专题节目、集中采访、在线访谈、专家讲座、印制发放宣传材料等多种形式,开展健康教育传播活动,宣传普及疾病防控知识,倡导健康生活方式。充分利用电视、广播、报纸、期刊、网络及手机短信等渠道,对卫生计生便民惠民政策和"预防一氧化碳中毒""防雾霾知识""H7N9 防控关键""防范冬春季传染病""防治结核病"等各类卫生计生政策和科普知识进行广泛宣传,提高群众政策法规和科普知识知晓率。全年发布便民惠民政策和防雾霾、防治

H7N9 等主题科普知识 3000 多篇。发放健康教育宣传品 80 余万份,组织专家讲座 500 余场次,报刊专栏 1000 余期,《致全市居民的一封信》300 万份、《全面二孩》宣传画 60 万张,编写《2017 年青岛市居民健康服务手册》30 万册。

媒体合作不断深化。市卫生计生委与《青岛日报》、青岛电视台、青岛人民广播电台等 10 余家新闻媒体建立战略合作关系,在上述媒体开办卫生计生健康教育专栏,定期宣传青岛市卫生计生行业创新、改革和服务成果,及时发布疾病防治等健康教育信息,全年报道播发 1000 多期。

舆情监测处置

组建 500 余人的网络引导员队伍,发挥舆论引导队伍作用,形成有力的正面舆论声势。全年监测卫生计生舆情 58 条,均得到及时有效处置。年初出现城阳区人民医院院感事件、莱西市人民医院使用过期药物等重大舆情,造成不良影响。青岛卫生计生官网发布微博 8000 余条,发布微信 1000 余条。

发展规划建设

卫生计生规划体系建设

坚持健康优先发展战略,编制《"健康青岛 2030"行动方案》。以提高人民健康为中心,提出健康青岛建设的总体战略主题、发展目标、十大行动计划和七大支撑与保障措施。《"健康青岛 2030"行动方案》于 2017 年 12 月 13 日提交市政府第 20 次常务会议审议通过。

组织实施《青岛市"十三五"卫生计生事业发展规划》。将目标任务落实情况和年度实施计划纳入年度重点工作安排,推动规划重点任务、重点项目加快实施。

优化医疗卫生资源布局,组织实施《青岛市区域卫生规划(2016—2020 年)》。以"控规模、调结构、优布局、补短板、建中心、升能级"为主线,指导各级严格实施国家、省、市和区(市)四级医疗卫生服务体系规

划,控制公立医院床位规模过快扩张,积极吸引社会资本办医,不断优化医疗卫生资源配置,加快建设整合型医疗卫生服务体系。

卫生重点项目建设

加快推进市级在建卫生重点项目进展。青岛市市立医院东院二期、青岛大学附属医院东院区综合病房楼工程进入安装及装修施工阶段;青岛眼科医院红岛院区、平度市医疗中心项目进入主体施工阶段;青岛市市民健康中心推进施工图审查和基坑支护工程施工;青岛市公共卫生中心、青岛市第八人民医院东院区工程土石方及基坑支护施工和监理招标完成;青岛市第五人民医院扩建工程规划设计方案征集评审工作完成,加快优化设计方案;山东省青岛第二卫生学校产科实训基地建设纳入中央预算内资金支持计划,年底前开工建设。

积极开展市级卫生储备项目前期工作。完成青岛市妇女儿童医院危重症救治中心、青岛市职业病防治院(肿瘤医院)、青岛市海慈医疗集团康复中心和青岛市市立医院本部扩建工程等四个规划建设项目院区总体规划编制工作,指导医院推进项目预可研报告、项目建议书编制等工作。将平度市妇幼保健院扩建工程申报为2018年中央预算投资项目。

持续加强项目建设和管理。成立医疗卫生重大工程推进组,落实《青岛市新旧动能转换重大工程重点项目推进责任清单》《青岛市重大项目推进行动计划》和《"市直单位负责推进重大项目清单"责任分工》,逐一项目制定推进计划,建立督导、约谈、通报机制,明确项目审批和建设全流程路线图、时间表、责任人,倒排工期,现场督导,每周调度,确保各重点项目按期推进。积极研究探讨PPP模式下卫生基建项目管理办法。

全民健康信息化建设

加强信息化顶层设计。印发实施《青岛市"十三五"全民健康信息化发展规划》《青岛市全民健康信息化工程管理办法》《青岛市居民健康信息服务平台管理办法》《全面开展全民医疗健康信息互联互通标准化成熟度登记测评工作方案》,成立青岛市全民健康信息化和网络安全领导小组,建立信息化推进机制,从全市层面总体部署。

启动新一轮信息化工程建设工作。编制《青岛市全民健康信息平台项目建议书》,面向全社会征集项目设计方案。多次召开方案征集入围单位和委各相关处室、单位对接研讨会,不断优化完善设计方案和建设内容。

深入实施"互联网+"健康医疗信息惠民工作。完成居民健康信息服务平台预约支付、移动端排队叫号、第三方支付、运维监控、诊间预约、数据对账等功能模块的升级改造工作,截至2017年底,全市有18家医院接入平台,注册用户达到400万个。

提升基层医疗卫生机构信息化水平。有序推进省、市两级平台数据采集与上传工作,截至2017年底,联通上传全市34家二级及以上医疗机构和3家区(市)平台数据。完成市北、李沧、崂山、黄岛、即墨和胶州、平度等五区两市基层公共卫生服务管理系统升级工作。

创新发展互联网医院试点建设工作。以青岛市市立医院、青岛大学附属医院、青岛眼科医院三家区域医疗联合体为载体,统筹线上、线下资源,开展互联网医院试点工作。搭建互联网分级诊疗平台,将优质医疗资源辐射各区(市)、基层社区和乡镇。实现网上预约挂号、在线远程会诊、电子处方共享、双向转诊分诊等服务,进一步提升青岛市健康医疗信息惠民便民服务能力。

加强网络与信息安全建设。加强专网及视频会议系统建设,全市公立医院专网接入率达到83%,民营医院专网接入率达到17.8%。配合青岛市公安局网络警察支队进行年度网络安全检查,在应对"永恒之蓝""勒索病毒"等多起病毒爆发事件中保证零感染。圆满完成党的十九大期间网络信息安全保障工作,未发生一起网络信息安全突发事件。

创新健康医疗大数据应用发展,促进信息技术与健康产业深度融合,推进健康医疗大数据在临床科研和健康管理中的应用发展,起草《关于促进和规范健康医疗大数据应用发展的实施方案》。

新旧动能转换

将发展大健康产业作为青岛市新旧动能转换工作重点,加快推进"健康+"多业态融合发展,发展新技术、新产业,培育健康产业新业态,用动能转化增加有效供给。

印发实施《全市卫生计生系统加快新旧动能转换促进健康产业发展实施方案》,按照青岛市建设泛济青烟新旧动能转换综合实验区核心区总体格局,统筹城乡、区域资源配置,以促进健康服务供给侧结构性改革、健康产业转型升级为主线,积极构筑"一心、四城、一园、一带"的全市健康产业发展空间布局,建设五大创新示范平台,聚焦八大领域,实施六大工程,成立8个专项工作推进组,构建健康服务业新模式,不断满足人民群众多层次、多样化的健康服务需求。

深化"三优工程"。分解落实"三优工程"招才引智工作任务,市卫生计生委共走访对接国内外优质机构33次,加强与国内外知名医学院校、医疗机构联络沟通,与美国、德国、加拿大、澳大利亚等6个全球知名医学中心开展技术交流合作,引进世界华人医师协会,同哈佛医学院、中国中医科学院、华大基因等34家高端医疗机构开展项目合作,推进医疗服务提质升级。

会同崂山区将崂山湾国际生态健康城建设纳入国家首批健康旅游示范基地,加快建设以健康养生、旅游度假、生态休闲为主体功能的健康生态园区。

组织人事管理

扶贫协作

青岛市与安顺市签订《青岛市卫生计生委对口支援帮扶安顺市卫生计生委2017年—2020年的合作协议》，28家对口单位相互签订帮扶协议，实现全覆盖，采取卫生计生委、委直属单位和下辖区(市)三个层面采取一对一、点对点的合作模式，三个层面的对口帮扶单位全面实现互访互助，在人才交流、教育培训、医疗技术、项目和医疗设备等方面进行支持合作。先后支出各项帮扶经费达到320余万元，重点用于支持贫苦偏远基层医疗卫生计生机构建设，挂职干部工作补贴和双方人员交流培训，各类设备、设施捐助支持工作。派出26个专家团，医学帮扶专家330余人次、卫生管理帮扶干部160人次，接受进修学习人员620余人次，开展学术讲座、专题讲座260余次，累计参加或指导手术720余台次、诊治门诊患者5800余人次，收治入院697人次，参与抢救急危重症患者91人次，开展填补医院空白的新技术20余项，指导省级科研立项5项。在医疗卫生18个专业，25个学科(专业)开展联建工作，协助当地新建科室6个，开展市级、院级新技术新项目10余项。帮扶建设村级卫生室，共建"安顺市食品安全风险监测实验室"，建立紧密型医联体。统筹协调北京医学奖励基金会、北京大学人民医院等国内高水平医学科研教学机构到安顺指导帮助工作，推进学科建设、人才培养和科研创新等合作工作。北京大学医学部心外科学系主任、法国外籍院士万峰教授受聘2017年贵州省"医疗卫生援黔专家团"成员，为安顺市人民医院提供心外科技术支持服务。争取公益资金300万元专项用于安顺市脊柱畸形贫困患者的救助工作。加大帮扶宣传工作力度，在各大报刊、网站发表有关支援帮扶工作的信息报道共计160余篇。

在陇南市召开两地东西扶贫协作座谈会，会议上分别对青岛市和陇南市基本市情、经济社会发展、卫生计生事业发展现状和取得的成绩进行了汇报。同时，在两市卫计委的统筹协调下，建立帮扶会商机制，

在市、区(市、县)、委属单位签订"一对一"帮扶协议，两地卫生系统20多家医疗卫生单位结成对口合作单位，制定五年帮扶规划，明确帮扶目标任务和具体举措，确定以双向干部挂职锻炼、互派专家临床指导、远程会诊信息化建设、发展特色中医药合作等方面为主的多元化相结合开展帮扶工作。

2017年，青岛市市立医院与日喀则市桑珠孜区人民医院签订一对一帮扶协议，通过远程医疗平台的建立，切实解决当地技术"短板"问题。"走出去"与"请进来"双向交流，2017年累计选派多批次16名援藏干部赴西藏自治区日喀则市开展医疗带教工作。选派22名优秀多学科医疗专家到日喀则市开展建章立制和临床带教工作，协助桑珠孜区人民医院顺利通过二甲医院预评审，累计接收100余名医护人员来青培训学习和参观交流。抽调10名技术骨干，顺利完成赴西藏自治区援藏包虫病流调工作，工作效率和质量居各省市援藏队伍前列。协调政府有关部门，累计援助1505万元资金，购置美国GE64排螺旋CT设备，为桑珠孜区甲措雄乡卫生院新建四层业务楼，配置办公及乡村医生技能培训设备设施。

完成对菏泽市卫生计生系统帮扶内容和形式的对接调研工作，与菏泽市20余家对口单位签订帮扶框架协议。崂山区卫生和计划生育局援助资金121万元，援建山东郓城，援助唐庙县卫生院改造100万元，为21个卫生室各配备1万元的医疗设备。2017年，青岛市妇女儿童医院、青岛市卫生计生委综合监督执法局等单位通过义诊、带教查房、手术展示、远程会诊、培训讲课等方式累计培训154余人次、接收19名进修人员，选派9名技术骨干赴菏泽市开展帮扶带教工作。

人才引进

积极引进高层次人才。按照全市人才工作总体目标要求，依据《关于进一步深化医药卫生体制改革的实施意见》精神以及《2017年全市卫生计生工作要点》人才工作要求，赴国内重点城市引进高层次人才

招聘会进行现场宣传推介,成功引进美国、德国、北京、上海、天津等国内外具有国家或省级专业水平的卫生专业高端人才、市级及局级高层次急需人才 22 名。

做好公开招聘事业单位工作人员工作。2017 年,青岛市卫生计生委完成公立医院及部分事业单位工作人员公开招聘 1 次。计划招聘 1415 人,其中高级职称岗位和博士岗位计划招聘 158 人,普通岗位计划招聘 1257 人。经笔试、面试、考察体检、诚信调查和公示等考务环节,录用 1073 人。

开展校园招聘工作。2017 年 10～12 月,组织委直属 13 家公立医院及区(市)卫生计生局属 10 家公立医院、有关驻青医疗卫生机构赴成都、重庆、长沙、哈尔滨、沈阳、上海、济南和北京等 8 座城市举办 2018 年毕业生校园专场招聘会。经现场面试、集中考核、考察体检、诚信调查和公示等考务环节,录用 18 名博士、203 名紧缺急需硕士和 2 名紧缺急需本科毕业生。并与四川大学、哈尔滨医科大学、中国医科大学、北京中医药大学等国家重点院校建立良好的就业双选合作机制。

财 务 管 理

医疗服务价格管理

进一步完善医疗收费政策。联合市物价局、市人社局、市财政局印发《关于公布医疗机构门诊可单独收费一次性医用耗材的通知》《关于本市公立医疗机构国际门诊等特需医疗服务项目价格实行市场调节价的通知》《新增医疗服务价格项目管理办法》《关于公立医院按病种收费和支付有关问题的通知(试行)》等文件,进一步完善青岛市医疗收费政策,满足慢性病患者门诊医用耗材外购需求、医疗机构特需服务和新增医疗服务项目开展的需要。

积极推进按病种收费工作。联合青岛市物价局筛选 110 个病种进行收费方式改革。在临床路径审核、病历数据分析、药品耗材筛选等工作的基础上,形成青岛市按病种收费方案。2017 年 12 月 29 日,正式印发实施《关于公立医院按病种收费和支付有关问题的通知(试行)》。

督导监控价格改革效果。重点监控全市医疗机构价格改革实施效果情况,针对发现的问题及时会同市物价等部门出台修订意见。监测结果显示,青岛市医疗服务价格整体运行平稳,医院收入结构明显优化,患者负担未明显增加,医保基金支付能力可承受,价格改革取得预期效果。

清理规范行政事业性收费。按照市财政、物价部门的统一部署,开展委属事业单位卫生检测、委托性卫生防疫、预防性体检等涉及企业、个人的行政事业性收费专项检查工作,进一步清理规范相关收费项目。

医药费用控制

建立多部门联合控费机制,严格考核。按照《2016—2017 年全市二级及以上公立医院医疗费用控制与考核办法》要求,会同市人社、物价、财政等部门对全市二级及以上医疗机构 2016 年医疗费用控制情况进行考核。全市 27 家控费单位中有 22 家完成控费指标,其中 6 家被评为优秀单位,5 家为不合格单位。根据《考核办法》的规定,强化考核结果运用,对考核不合格的单位扣减一定比例的药品加成财政补助资金,对考核优秀的医疗机构,按照规定在医保费用年终决算时给予一定奖励。

定期通报医药费用情况。每季度汇总分析全市医药费用情况并通过金宏网在全市范围内通报公立医院门诊病人均次费用、出院病人均次费用、平均住院日、药品比重排名及费用控制指标完成情况,主动接受社会监督,提高医疗收费透明度,加大社会对医疗机构医疗收费行为的监督力度,强化医疗机构费用控制意识。

加强工作督导。开展医疗费用控制专项督导工作,对各医疗机构控费采取的措施、效果及存在的问题进行重点督导检查,并根据发现的问题,跟踪督导医院进行整改,确保青岛市医疗费用控制工作取得实效。

2017 年,全市二级及以上医院医药总费用225.27亿元,比 2016 年同期增长 7.65％,增幅降低 7.26 个百分点。医药总费用中药品费用 76.06 亿元,比 2016 年同期降低 6.35%;药品费用占医药总费用的比重 33.76%,比 2016 年同期降低 5.06 个百分点。均次门诊费用 286.35 元,比 2016 年同期降低 0.63%;次均住院费用 12471.14 元,比 2016 年同期增长 2.2%。

医院经济运行情况

资产负债情况:市及区(市)卫生计生部门直属公立医院、基层医疗机构的资产、负债、净资产继续呈现增长趋势。2017 年,公立医院资产总额 138.70 亿元,负债总额 76.89 亿元,资产负债率 55.44%;基层医疗机构资产总额 22.04 亿元,负债总额 7.34 亿元,资产负债率 33.30%。

公立医院收支情况:市及区(市)卫生计生部门直属公立医院总收入 171.79 亿元,同比增加 10.70 亿元,增长 6.6%,其中:财政补助收入 15.36 亿元,同比减少 0.7 亿元,下降 4.36%。总支出 166.52 亿元,同比增加 6.80 亿元,增长 4.26%。收支结余 3.22 亿元,同比有所减少。

基层医疗机构收支情况:区(市)卫生计生部门直属基层医疗机构总收入 27.33 亿元,同比增加 1.55 亿元,增长 6.01%,其中:财政补助收入 14.88 亿元,同比增加 0.4 亿元,增长 2.76%。总支出 26.99 亿元,同比增加 1.24 亿元,增长 4.82%。收支结余 -626.79 万元,同比有所增加。

机关党委工作

机关党建

组织党委理论中心组(扩大)读书会集中收听收看党的十九大开幕盛况。先后邀请青岛市委党校教授李光全、程国有,青岛市社科院研究员毕监武作党的十九大精神辅导讲座和宣讲,参加者约 800 人次。印发学习党的十九大精神通知,组织各支部集中开展党的十九大报告的学习讨论。委主要领导及班子成员自觉带头参加所在支部的学习讨论、带头讲党课、带头宣讲十九大精神,各支部书记组织集中学习讨论。

坚持理论和业务学习制度。制发《2017 年委党委中心组和党员干部理论学习的安排意见》和委机关每月理论和业务学习计划,对各支部理论学习专题和重点内容进行部署。组织举办国家和省、市新出台的有关卫生和计划生育政策及法律法规解读讲座。

坚持全面从严治党。制定机关党建工作责任制和 2017 年机关党建工作问题清单、责任清单、任务清单,建立各支部书记抓党建述职评议机制和《2017 年机关党建责任指标量化考核办法》,落实党支部书记"一岗双责"、"三会一课"、组织生活会、民主评议党员、日常考核通报等制度。组织机关支部书记参加市直机关工委举办的报告会、网上培训及考试,21 个支部书记全部及时完成网上培训课程,考试及格率 100%。组织机关干部集体观看警示教育专题片《永不停歇的征程》,组织到中共青岛党史纪念馆参观青岛市"两学一做"学习教育常态化制度化专题展。对机关在职人员和离退休干部的党费严格按照规定进行调整,及时足额统一收缴党费。

开展争先创优活动。组织委属各单位和委机关各支部开展精品党课评选活动,推选上报精品党课课件和 20 余篇支部工作法及党建研究论文。"七一"期间,统一组织机关党员干部到所属医院、社区卫生服务中心开展以"不忘初心跟党走、志愿献礼十九大"志愿服务活动。经遴选,青岛市疾控中心女声独唱《故乡是北京》参加全省卫生计生系统喜迎党的十九大文艺会演展演,获得优秀组织奖和优秀表演奖。"创建医养结合青岛模式"研究课题获得市委、市政府 2015～2016 年度市级机关优秀工作成果二等奖。"加强新时期机关党建工作的实践与探索"的课题被评为 2017 年度青岛市机关党建优秀研究成果三等奖。

精神文明建设

制发《2017 年精神文明建设工作要点》和《市卫生计生委关于争创全国文明单位的实施方案》,并组织协调会部署工作任务。为迎接全国文明城市第四次测评,与市文明办等部门有关人员组成检查组,先后三次到所属医院进行督导检查。开展精神文明单位复查和新申报工作,其中新申报被评为省级文明单位 1 个、市文明单位标兵 2 个、市文明单位 2 个。

积极争创市级服务名牌。制发《关于加强"守护健康"机关品牌宣传的通知》,设计印制"守护健康"服务品牌徽标、宣传栏样品、宣传手册,对"守护健康"服务品牌进行知识产权登记注册。青岛市卫生计生委申报的"守护健康"机关品牌被命名为市级机关名牌。

医务工会、妇委会工作

组织建设

制发工作要点,对全年工作进行部署;指导 3 家任期届满的基层工会圆满完成换届工作。指导市卫生计生发展研究中心、市公立医院经济管理中心成立工会组织。

非公医疗机构建会工作取得实效。指导黄岛卫生计生局集中开展非公立医疗机构建会工作,11 家符合单独建会条件的非公立医疗机构全部成立工会组织,实现全区非公医院工会组建有效覆盖,市总工会在黄岛区举办非公医疗机构工会建会情况现场会。李沧区率先成立社区医务产业工会联合会,并选举出首届工会主席,首批纳入 38 家民营社区卫生服务机构,让 1043 名从事社区医务工作的员工受益,成为工会会员。

加大工会干部培训力度。7 月 19~21 日,举办工会主席培训班,各区(市)卫生计生局,委直属各单位,驻青、厂企医疗单位,委机关工会主席及部分基层单位财务、经审干部 90 余人参加培训。11 月 3 日,举办"品管圈(QC)工具应用培训班",来自全市卫生计生系统 81 名工会工作者参加会议。

开展工会调研活动。积极组织基层工会广泛开展调研活动,收到调研报告 16 篇,经过专家评审,评出特等奖和一、二、三等奖。承办省医务工会"山东省卫生计生系统关于进一步提升工会服务工作水平调研报告"调研课题获全省工会优秀调研成果一等奖。撰写的《青岛市卫生计生系统关于进一步提升工会服务工作水平调研报告》获市总工会 2017 年度全市优秀工运理论研究文章一等奖。

院务公开民主管理

加强职代会制度建设。严格落实职工代表中一线职工所占的比例,在基层单位职代会换届的单位中,严格审核换届方案,确保职工比例符合要求。指导 25 个基层单位召开职代会,审议通过议题 61 个,其中协调人事处、规划处、医政医管处等有关处室审议议题 11 个。

送温暖活动

开展元旦春节送温暖、庆"五一"救助患大病困难职工家庭活动。全委筹集资金 12.81 万元,救助系统内 92 名家庭困难、患大病或因病住院花费较大的职工。开展"慈善一日捐"活动。委机关及直属 29 家单位捐款 98.65 万元,其中"慈善一日捐"98 万余元,为残疾人捐款 5970 元。开展 2017 年慈善救助困难职工活动。青岛市慈善总会拨付 27.4 万元慈善救助金用于青岛市卫生计生委困难职工的救助。全年救助 85 名因患大病导致生活困难的职工。组织 98 名一线医务人员分两批到湛山疗养院进行为期一周的疗休养。

实施惠工计划。2017 年,联合社会各界建合作共赢的惠员关系,为全市 9 万名医务工会会员提供互惠、优惠服务。先后确定 17 家针对医务职工的惠工项目,其中包括小家电、洗车、鲜花、蛋糕、游泳、购房等与职工日常生活息息相关的内容。

实施"职工成长计划(EAP)"。启动 EAP"职工心理健康服务"普惠项目,现场对 180 余名医务工作者进行心理健康服务。建立首家医务职工 EAP 工作坊。委属单位建立 16 个心理咨询室,对 1519 名职工进行心理服务。借助专业机构分批次对委直 16 家单位 2000 名医务人员进行心理健康体检。分别在青岛市精神卫生中心和青岛卫生学校建立医务员工素能培训基地。

建功立业活动

举办青岛市第四届"健康杯"技能大赛颁奖典礼暨第一届医务工会文化艺术节闭幕式,对在第四届"健康杯"技能大赛中获得各竞赛项目团体、个人一、二、三等奖的 51 个团队、58 名个人进行表彰。

举办青岛市第五届"健康杯"技能竞赛。协调市总工会、团市委、市妇联,于 2017 年 5~10 月,历时 6 个月,先后举办急诊急救复苏、影像诊断、院内感染管理、非公医疗机构护理、生育全程服务等五项技能大赛。

联合市总工会举办青岛市卫生计生系统第二届"健康杯"职工创新成果展示擂台赛。创新成果擂台赛的举办,掀起医务职工科技创新热潮,委属单位年内完成技术革新 164 项,发明创造 90 项,荣获国家专利项目 124 项,推广先进操作法 9 项。有 6 项创新成果获得省卫生计生委创新奖,每项获得资助 5000 元。

在全系统开展"今天我是患者——医务职工换位体验优化服务"活动,征集案例 80 余个并举办全市卫生计生系统"今天我是患者——医务职工换位体验成果汇"展示活动。

表彰推介"传统医学达人"。联合市总工会、市妇联在岛城开展"寻找传统医学达人"活动,最终由国家中医药协会等国家级专家审核评选在全市推出 16 位传统医学达人。

开展"劳模、领军人才创新工作室"创建工作。命名"兰克涛创新工作室"等 7 个工作室为青岛市卫生计生系统"劳动模范(领军人才)创新工作室"。

开展"安康杯"竞赛活动,来自全市卫生计生系统 1397 个班组的 28411 名职工报名参加竞赛活动。组织职工参加全国职工公共安全卫生紧急避险知识普及竞赛活动,有 11287 名职工参加答题。

职工文体活动

成功举办第二届全市卫生计生系统职工运动会。9 月 8~9 日在国信体育场举办青岛市卫生计生系统第二届职工运动会,45 支代表队、1500 多名运动员参加比赛。全年,先后举办羽毛球、乒乓球、毽球、健骨操等文体活动。成立青岛市卫生计生系统摄影协会和书画协会。

女职工工作

加强基层女工组织建设。2017 年,委属 3 家单位工会任期届满,女职工委员会与工会委员会按照要求同时进行换届。2 月 17 日,举办青岛市卫生计生委女职工工作交流暨培训会议。

开展"爱心义卖"活动。筹集善款 6685 元全部用于救助"春蕾女童",并先后两次开展捐助"春蕾女童"活动,筹集善款 23 万余元,资助黄岛和市北区贫困女童 465 人。《青岛日报》等相关媒体给予报道。

做好服务女职工和女职工权益维护工作。全面推行女职工特殊权益保护集体合同,委属单位全部签订集体合同。关心女职工身心健康,18 个单位为女职工进行妇科乳腺病健康查体。

关心关爱女职工。贯彻落实《女职工劳动保护特别规定》,在青岛市海慈医疗集团、青岛市第三人民医院、青岛市第八人民医院建立 5 个"爱心妈妈小屋"。8 月 15 日,全国总工会女职工部副部长封蕾、山东省总工会女职工部部长李颖、铁总女职工部副部长孟蕾等,到青岛市卫生计生委进行调研,实地察看青岛市妇女儿童医院"爱心妈妈小屋"建设和女职工工作情况,对卫生计生委女职工工作给予高度评价。

荣誉称号

2017 年,全委有 99 个集体和个人获得市级以上工会工作和女职工工作表彰。其中,1 个岗位被授予"全国工人先锋号"称号,1 个岗位被授予"全国五一巾帼标兵岗"称号,1 个单位获"山东省富民兴鲁劳动奖状"称号,1 个单位被评为"山东省职工职业道德建设先进单位",4 个岗位被授予"青岛市工人先锋号"称号,2 个岗位被评为"青岛市三八红旗集体",4 个岗位被评为"青岛市巾帼文明岗",1 名职工被评为全省卫生计生系统医德标兵,1 名职工被评为青岛市三八红旗手标兵,5 名职工被评为"青岛市三八红旗手",5 名职工被授予"青岛市工人先锋"称号。

团 委 工 作

青年思想引领工作

学习团中央、团省委共青团改革精神，落实各项改革任务目标；充分发挥先模人物的示范作用，用身边人、身边事教育青年人，举办"学最美天使 做最美青年"报告会，在全市"最美青年"评选活动中1人获评青岛市"最美青年"，5人获评提名奖；加强卫生计生青年的思想引领和价值引领，以党的十九大召开为契机，开展"不忘初心跟党走，青春喜迎十九大"系列活动，开展《习近平关于青少年和共青团工作论述摘编》《习近平的七年知青岁月》集中学习、"青春喜迎十九大，我对祖国说句话"、集中组织观看十九大开幕会、集中学习十九大报告等活动。

青春建功活动

在全系统各级青年文明号中开展"青年文明号助千家""青年文明号开放周"等主题活动；新推荐产生2个省级青年文明号，推进2016～2017年市级青年文明号的评审、检查、命名工作；参加团市委举办的全市青年文明号服务展示活动，市急救中心青年文明号的急救服务展演受到广泛好评；会同团市委联合开展全市青年文明号无偿献血公益活动，缓解全市医疗单位用血困难。开展团员先锋岗创建活动，青岛市中心医院摆药站被命名为青岛市首批团员先锋岗。

志愿服务工作

围绕2017年志愿服务"五个一"工作目标开展志愿服务工作，推进志愿服务项目建设，不断完善志愿服务工作机制。举办第2期志愿服务工作培训班，召开志愿服务工作观摩交流会，编制《卫生计生志愿服务工作手册》，组织实施志愿服务项目大赛，组织志愿服务交流学习，"健康彩虹"志愿服务微信企业号如期上线试运行；组织开展大型赛会志愿服务活动，扩大卫生计生志愿者影响力。为全市迎新年健康跑活动、全国卫生信息技术交流大会、世界华人医师大会、2017青岛马拉松提供志愿服务保障。评选2016年度优秀志愿者，举办"热血红嫂"志愿服务工作交流会。

基层团组织建设

2017年6月22日，召开市卫生计生委第一次团代会，选举产生委团委第一届委员会。会前围绕团代会的召开举办基层团组织换届专题团干部培训班，推动基层团组织按期换届，配齐配强基层团干部；开展"一学一做"教育实践和从严治团两项全团性工作；选派10余名团干部参加市委党校、中央团校团干部培训班；指导5个委属单位完成团组织换届。

医药卫生界别增补3名委员，界别组被评为2016年度青联优秀界别组；委属各单位青年社团蓬勃发展，将青年社团纳入青年工作大框架。开展"青年之声"线上青年工作；开展新职工训练营项目，组织新入职职工开展行业层面培训，增进政治认同和行业认同，明确职业规划，促进行业层面交流。

干部保健工作

组织机构建设

制定青岛市 2017 年干部保健工作要点，确立 12 项重点工作和 3 项创新工作。调整青岛市保健委员会组成人员，新任市委副书记担任市保健委员会主任，增选市委常委、常务副市长为副主任，增选市直机关工委书记、市食品药品监管局局长、市物价局局长为市保健委员会成员。召开青岛市保健委员会专题工作会议。在济南召开的山东省干部保健工作会议上，青岛市保健委员会办公室主任师晶洁作大会发言，青岛市保健委员会办公室荣获"省保健工作先进集体"称号、5 人荣获"省保健工作先进个人"称号。

2017 年 3 月 16 日，特邀原卫生部保健局副局长，中日友好医院原党委书记，北京中医药大学管理系硕士生导师、研究员李宁来青作"以高度的政治责任感做好干部保健工作——历史赋予我们的使命"主题讲座。5 月 5～7 日，由青岛市保健委员会办公室协办，中国老年保健医学研究会保健管理分会、中国健康促进基金会全国心脑血管疾病防治专家委员会主办的 2017 年学术会议在青岛市举行，青岛市各市级保健基地的医护人员 100 余人参加培训。11 月 4 日，青岛市保健委员会办公室、市医学会保健学分会、市健康管理质控中心在山东省青岛疗养院举办青岛市老年病诊治新进展及健康管理培训班。

召开青岛市保健委员会第十六次会议，传达中央、省保健工作会议精神，听取市保健办公室《全市保健工作情况汇报》及市人社局《市本级统筹范围内保健医疗补贴经费收支情况汇报》，就提交会议审议的有关事项进行研究并形成会议纪要。

加大保健基地建设力度，陪同市保健委领导视察两个项目建设进度，多次参与二期工程装修方案的研究、修改。按照"分级管理、分类指导"的工作要求，督导推进保健基地医护人员梯队建设，加强保健医护人员业务能力建设，重点加强以老年医学为特色的保健科研、培训和交流，培养保健亚专科骨干人才推荐，选拔 2 名优秀保健人才完成第一批全省保健后备人才培养计划，并开展第二批人选培训工作。完善保健工作科学发展综合目标管理制度。自 2017 年 3 月起，青岛市保健委员会办公室作为青岛市市级机关公务员职务与职级并行制度试点改革办公室成员单位，安排相关同志参与青岛市市级机关职级公务员医疗待遇政策研究，起草《青岛市级机关职级公务员医疗补贴（助）建议方案》，参与政策的研究和可行性方案设计，为市领导科学决策提供依据，有力保障青岛市职务与职级并行制度试点改革工作的顺利实施。

干部预防保健工作

稳妥推进健康体检工作。优化调整健康体检套餐；成立"青岛市干部健康体检质控领导小组"，开展健康体检质控督导检查，组织召开质检总结整改工作会议；启用干部保健信息平台的健康体检模块，在青岛市市立医院试运行健康体检系统。全年登记审核 270 余家单位、2.6 万余人的健康体检资格，查体发现新发肿瘤及重大疾患病例 40 余例，均给予及时手术治疗和对症处理。启动重点保健对象个性化集中查体方案，并将青岛市海慈医疗集团中医体质辨识纳入选项，有副市级以上保健对象 110 余位参加集中健康体检工作，健康体检满意率 100%。

做好健康教育与健康促进。全年举办健康主题讲座 35 场次，覆盖 76 个市直单位，干部职工近 4000 人次从中受益。开展科普宣教、发放宣传资料，普及预防保健知识。刊出 4 期《青岛市干部保健信息》，上报中央、省保健局及委机关综合信息 78 件次，并被委综合信息采纳 2 篇次。组织副市级以上离退休领导 85 人分批次参加健康疗养，满意度为 100%。

干部医疗保健工作

规范重点保健对象医疗保健服务。督导青岛市市立医院、青大附院进一步完善由保健医疗团队和保健联系医生组成的保健联系医生制度，精心组织重点保健对象的重大抢救治疗及会诊，有效保证重点保健对象健康管理无缝隙衔接。加大对青岛市市立医院、青岛大学附属医院、青岛市海慈医疗集团保健预约门诊督导力度,为保健对象提供门诊服务 2200 余人次。

启动离休干部医养结合试点工作。在青岛市第九人民医院建设离休干部医养康护病房试点,改造综合楼病房,对医护及管理人员进行业务培训,于 2017 年 5 月正式启用。

做好重要会议、重大活动医疗保健工作。选派青岛市市立医院、青岛市海慈医疗集团和青岛大学附属医院的医护人员、保健司机驻会保障,圆满完成青岛市党代会,市人大、政协会议,亚洲媒体峰会等重要会议医疗保健任务。派员参加 2018 年重大活动医疗卫生保障协调工作。先后组织有关人员数次赴杭州、厦门学习考察医疗卫生保障工作。

完善保健医疗证件办理。制定青岛市干部保健证件办理流程。2017 年审核办理保健医疗证 1299 份。为 500 余名市公安局三级警监警衔高级警官审核办理二类保健医疗证。协调为青岛西海岸新区 300 余名离休干部办理青岛市保健医疗证,实行市保健医疗统筹。

稳步推进保健信息化建设工作。完善保健信息化管理平台(一期)建设,开展证件办理、健康查体数据、门诊住院医疗信息、保健医疗、健康疗养相关功能的开发工作。完成青岛市干部保健信息管理平台、门户网站、后台维护平台,一期建设通过测试,在青岛市市立医院试运行。青岛市保健信息管理平台门户网站 2017 年 12 月 1 日开通。

离退休干部工作

重点工作

举办全委离退休干部纪念中国人民解放军建军 90 周年暨喜迎十九大书画摄影展。举办全委第二届老干部运动会,约 800 人参加活动。会同委家庭发展处携手青岛市精神卫生中心老干部志愿者参与国家卫生计生委、中国人口基金会联合举办的"把爱带在身边——黄手环发放仪式",岛城知名专家崔维珍现场开讲预防阿尔茨海默病相关知识和义诊咨询。老干部杏林书画院院长刘景曾参加全国中医药传承教育高峰论坛,其《全图神农本草经》受到国家中医药管理局局长王国强的高度评价。

召开全委老干部工作情况通报会。部署完成 2017 年度敬老文明号申报工作,5 个申报单位均获得市级敬老文明号称号。杏林书画院在敬老月期间组织老干部书画爱好者赴福彩四方老年公寓开展"金秋敬老书画笔会"。举办"书画与养生""祝您及健康长寿"系列专题讲座。携手青岛市市立医院知名老专家志愿者赴莱西市店埠镇开展"情暖金秋,爱在重阳"义诊活动。召开全委老干部志愿服务表彰大会,21 名老干部志愿者获得表彰,11 名老干部志愿服务工作先进个人受到表彰。积极发展志愿者后备力量,重新组织志愿者信息登记,优化专家结构,制定完善老干部志愿者相关规范和管理办法。与共青团胶州市委共同邀请市关工委宣讲团团长王继军教授对青岛第二卫生学校等多个学校作"筑牢社会主义核心价值观"主题报告。

机关老干部服务工作

在完成各项重点工作的同时,不断改善和提升委机关老干部服务工作质量。除了每年"春节送温暖""中秋敬老情"老干部走访慰问及一、二类保健干部及处级干部健康体检工作之外,对离休老同志的服务提升到一对一的个性化服务层面;处级干部自发组织赴农村捐赠爱心书籍、参观国学公园等活动。同时,积极配合离退休党支部开展学习参观活动,年内,组织机关党支部参观即墨市金口果蔬生态园、城阳区人民医院建设及发展情况,受到老同志的一致好评。党的十九大胜利开幕当天,组织委机关党支部全体党员利用各种方式收听、收看习近平总书记的报告,履行一名普通党员的职责和使命。根据组织部门要求,对支部全体党员党费缴纳标准进行反复测算。同时,克服处室人员少等困难,每名党员逐一登门签字,圆满完成离退休党员信息调查登记工作。

荣誉称号

市卫生计生委老干部志愿服务队"公益诊疗服务项目"被山东省委离退休干部工委、省委老干部局授予"山东省老干部最佳志愿服务项目"荣誉称号;市卫生计生委被市委老干部局颁发2017年度"全市老干部文化活动优秀组织奖";市卫生计生委关心下一代工作委员会组织开展的莱西小学"书香点燃梦想"爱心图书捐赠活动被市委老干部局授予2017年度"全市老干部十佳特色活动"荣誉称号;市卫生计生委关心下一代工作委员会主任刘志远被山东省关心下一代工作委员会、山东省精神文明建设委员会办公室授予"山东省关心下一代工作先进工作者"荣誉称号。

信访安监工作

信访工作

重点信访事项分类化解取得阶段成效。截至2017年11月底,重点信访事项9件,化解2件、移交当地处理2件、信访三级终结1件、通过法院和医调委处理3件;国家、省卫生计生委交办信访积案0件。全年受理来访543件、来信309件(含网上来信),向基层交办重点信访案件16件,及时化解7件,有效杜绝新案变成积案,同时积案存量得到有效减少。

进京上访数量呈下降趋势。在全市卫生计生系统开展越级进京上访专项整治活动,积极开展积案化解、重点稳控、依法处理、帮扶救助、思想疏导等工作,卫生计生系统进京上访形势进一步好转。

做好重要时期信访稳定和保障任务。全年保障各类重大活动维稳任务10次。为确保党的十九大顺利召开,专门制订《党的十九大期间卫生计生信访安全维稳工作预案》,成立信访安全维稳工作领导小组,实现"零登记"和"五个不发生"的目标。

领导干部接访包案制度化。2017年青岛市卫生计生委7名委领导分工包案16起重点案件。委领导公开接待群众上访11起,其中3名多次扬言借十九大期间进京上访的老户,经委领导约谈和处置,主动表示不再进京上访。区(市)卫计局、委属单位党政领导全年接访1145起,化解案件339起,解决一大批重大疑难案件和影响社会和谐稳定的问题。

安全生产工作

安全生产标准化创建工作成效明显。开展安全生产标准化创建达标活动的49家医疗机构,有43家达到三级标准,达标率88%,此项工作得到青岛市安监局领导的充分肯定,《中国安全生产报》对青岛市卫生计生委安全生产标准化创建工作进行专题报道。2017年,联合专家进行4次安全生产大检查,查出问题1000余个,95%得到彻底整改。上级有关部门多次到医院突击检查,均给予充分肯定。

全年组织各类安全生产检查7次,采取分片对检互查、委领导带队检查、联合消防部门检查、聘请专家检查等形式,出动检查人员631人次,聘请专家128人次,检查单位563家次,发现问题3217个,整改3109个,整改率96%。

稳步推进消防安全评估与检测工作。成立委消防安全评估与检测工作专家组,召开消防安全评估与检测工作推进会、座谈会、讨论会、调研会等6次。印发《消防安全评估与检测工作实施方案》。

开展安全生产业务培训和观摩演练。举办党政主要领导和分管领导安全生产业务培训,参训率达到98%。举办全市卫生计生系统火灾事故应急演练观摩会。在黄岛区人民医院组织召开全市卫生计生系统2017年度创建安全生产标准化工作经验交流及现场会。

做好医院安保工作。联合市公安局国保支队对委属及驻青11个单位进行"三防"建设专项检查。建章立制,健全各类安全防护措施。医疗机构均按照要求,将"毒、麻、精、放"药(物)品、易燃易爆物品存放在符合安全防范标准的专用库房,并实行双人双锁管理,实施率达100%。在医院门卫室、各科室、重点要害部位安装一键式报警装置。

纪检监察工作

执纪审查工作

聚焦主业严格执纪。委纪委直接立案处分处级干部 8 人,科级干部 1 人;诫勉谈话处级干部及机关工作人员 10 人;责成委属单位处分科级及以下党员干部 16 人,诫勉谈话 14 人;指导委属单位处分处级以下党员干部 5 人;建议组织处理 3 人;追缴违纪款项 42.24 万元。开展以案示教活动,对 2016 年以后调查处理的案例,全部按职权在不同层次进行警示教育与案例剖析,以身边的人身边的事警示教育。

严格处置与处理问题线索。2017 年处置各类问题线索 52 个,其中市纪委交办限期要结果件 22 件,做到件件有结果、事事有回音。建立健全并落实约谈、函询、提醒谈话、诫勉等制度,委纪委对 17 名处级干部进行函询,批评教育处级干部 10 人,谈话提醒 1 人;责成委属单位批评教育科级及以下人员 11 人。对 9 批次 101 人次的评先选优、提拔重用提出廉洁意见回复,否决青岛市拔尖人才 1 人,否决处级干部因私出国 1 人。

规范执纪行为。制定纪律审查相关规定,规范线索处置、立案审查、审理等各个环节的工作流程,制定各项审批表格文书,形成一整套适合基层、操作性强、相互制约、相互监督的工作机制。制定下发强化执纪安全工作的通知,建立保障执纪审查安全的长效机制。

党风廉政建设

发挥党风廉政综合协调作用。起草委党委主要负责人 2017 年度党风廉政建设会议讲话,组织召开 2017 年度党风廉政建设会议。拟定委纪委年度监督责任清单,督导委属单位制定"两个责任"年度清单,理清"两个责任"的边界,解决"两个责任"虚化泛化的问题。分批、分层次组织全系统党员干部 22 批次 705 人次参观青岛市反腐倡廉教育基地。

定期进行工作调度。定期调度纪检监察工作,分别召开季度调度会议、委属单位纪委书记专题会议,委属单位纪委报告工作进展情况,研究部署推进工作的具体措施。制订工作方案,组织委机关与委属单位对上年市纪委巡查发现问题整改落实情况进行"回头看",整理汇总上报整改台账,对整改落实情况专门督导。

组织大型医院巡查"回头看"与中央八项规定精神落实情况监督检查。明确中央八项规定精神的 12 个方面,组织各单位学习。集中开展违规购买高档白酒专项治理。成立党风廉政建设巡查组,对 4 所委属大型医院进行巡查,对 3 个单位进行"回头看",发现问题,统一反馈,限期整改。会同相关处室,抽取部分委属事业单位专项检查中央八项规定精神落实情况。

纪检监察队伍建设

全面开展整改活动。严格对照全市纪检监察队伍建设会议提出的两个方面 15 个问题,组织全系统纪检监察干部对照检查,查找问题与不足,提出整改措施,以整改活动推动队伍建设。

组织业务知识"每月一讲"。每月初公布本月纪检监察业务知识重点学习内容,先后明确 11 个学习主题,3 次集中学习,提升业务素质,解决纪检监察干部业务素质不高的问题。

强化宣传教育。组织纪检监察工作人员观看《打铁还需自身硬》等 3 部廉政教育电教片,组织纪检干部家人谈、本人谈观看体会等活动,组织撰写体会文章 40 余篇。开展"全面从严治党三问"征文活动,组织撰写征文 40 余篇,向市纪委推荐 15 篇。

审 计 工 作

重点项目审计

加大审计力度，不断拓展审计范围，在委属单位集中开展财务收支审计（含"三公"经费专项审计）和招标采购专项审计两个重点审计项目，各单位根据实际开展特色审计项目。

2017 年，委属单位开展审计项目 59 项，审计总金额 104.39 亿元，提出审计意见建议被采纳 293 条；审核经济合同 2530 份，合同资金总额 6.21 亿元，提出审计意见 1364 条；审计工程 483 项，报审值 3124.52 万元，审减 365.4 万元，综合审减率 11.69％。

审计队伍建设

召开审计工作会，总结上年工作部署全年重点工作，审计工作目标明确、重点突出。修订内审操作规程，进行集中学习培训，内审工作的开展更加规范。编辑整理审计法规电子手册，为顺利开展审计工作提供政策依据。举办"内审特色讲堂"活动，组织业务骨干参加上级主管部门组织的业务培训。组织参加审计论文研讨活动，1 篇论文获奖。

经济责任审计

制定年度工作计划，完成六项领导干部任期或离任经济责任审计，平均审计任职年限 4.8 年，审计资金总额 38 亿元，发现问题并提出审计建议 20 余条。

学术团体活动

青岛市计划生育协会

概况

1985 年，青岛市计划生育协会成立，设立计划生育协会办公室。2008 年 12 月，市委办公厅、市政府办公厅、市编委分别印发文件，撤销计划生育协会办公室，设立计划生育协会机关，列入群众团体序列，机关工作人员参照公务员法管理。市计划生育协会由市政府领导联系，业务上接受市人口与计划生育委员会的指导，会长由市政府分管领导兼任，配常务副会长 1 名（正局级），专职副会长兼秘书长 1 名（副局级）。市计划生育协会机关使用事业编制 12 名（其中工勤人员编制 2 名），内设综合部和业务部两个职能部。2017 年，市计生协会机关在职常务副会长 1 人、专职副会长 2 人，在职工作人员 9 人。

主要工作情况

2017 年，青岛市计生协会以习近平新时代中国特色社会主义思想和党的十九大精神为指导，深入贯彻落实习总书记对群团改革工作重要指示精神和中国计生协八代会精神，围绕全市卫生计生工作总体部署，不断深化"生育关怀·计生助福"行动，探索落实中国计生协"六项重点任务"服务对接，提升服务能力和工作水平，维护、发展广大计生群众的根本利益，在建设健康青岛和促进人口均衡发展中发挥生力军作用，为加快建设宜居幸福创新型国际城市创造良好人口环境。

按照中国计生协八届二次理事会精神指导年度工作开展,扎实推进"六项重点任务",结合青岛市实际,研究制定《青岛市计生协会发展规划纲要(2016—2020年)》,推动计生协会转型发展。

宣传教育工作不断提升。各区(市)结合实际,创新宣传教育内容和方式方法,广泛开展各类宣传教育活动。2017年5月26日,市计生协会参加黄岛区举办的纪念中国计生协成立37周年系列活动,参观"黄岛区卫生计生工作摄影展"和青岛港湾职业技术学院青春健康俱乐部建设。"5·29"期间,1800余名工作人员走上街头开展咨询服务,发放宣传材料和避孕药具,取得良好社会效果。做好新闻媒体宣传。胶州市"5·29"期间"倾情服务失独家庭"的做法在7月3日《中国人口报》上发表。中国计生协"好新闻"评选中,青岛市获二等奖1个、三等奖2个。

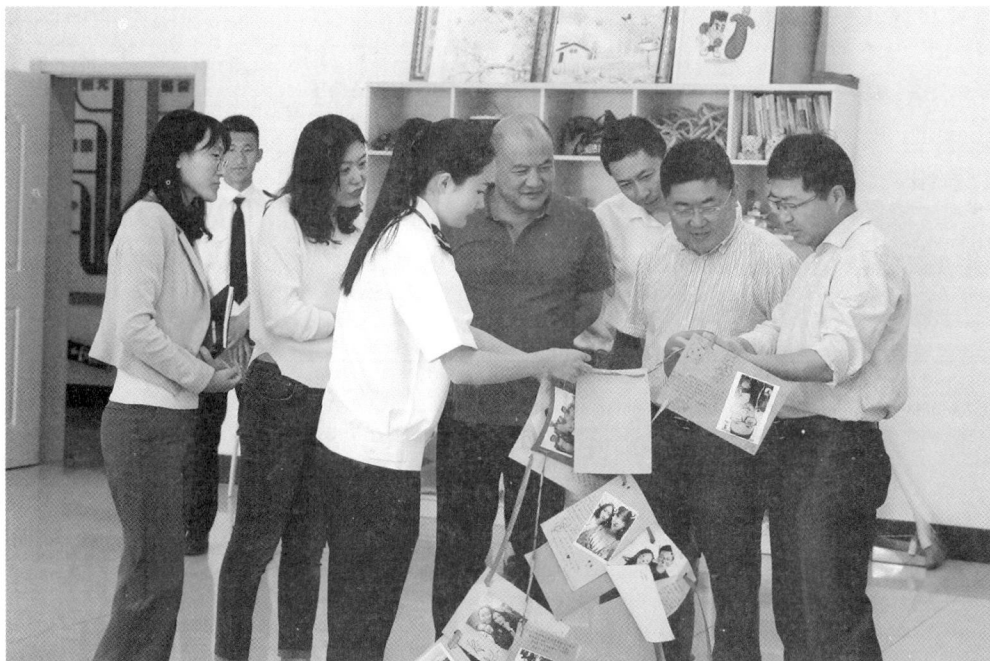

2017年5月26日,市计生协会常务副会长周长政、专职副会长董新春参观青岛港湾职业技术学院青春健康俱乐部。(拍摄人:王刚)

生殖健康咨询和优生优育指导不断推进。5月,中国计生协在青岛市举办"生育关怀携手行——家庭健康素养优生优育促进行动"项目培训班暨工作部署会,考察青岛市和睦家医院和市南区仙游路社区项目点,对项目点给予高度评价。各区(市)通过开展持续性、针对性和个性化的优生优育指导与生殖健康咨询服务,着力提升群众的生殖健康素养和整体健康水平,推进"健康青岛"建设。全年举办活动70场次,受益人群6000人次,《青岛日报》《齐鲁晚报》《半岛都市报》等10多家媒体进行宣传报道。同时,青岛市青春

健康教育不断扩展,参加中国计生协、山东省省计生协举办的项目管理培训班和师资培训班,培养2名省级优秀培训师。李沧区承接中国计生协青春健康"沟通之道"家长培训项目,受到学生家长欢迎。青岛港湾职业技术学院和青岛西海岸新区隐珠街道银珠山社区通过省验收评审。

促进计生家庭健康发展。开展慰问救助,全年募集资金756万余元。做好计生公益金救助,全年市级公益金共救助40户,发放资金13.4万元。开展计生特殊家庭帮扶。对计生特殊家庭信息系统的使用进行培训,举办特殊家庭骨干培训班,发放慰问金12万元。推进计生保险。指导青岛西海岸新区使用人口关爱基金开展特殊家庭保险项目,有崂山、城阳等5个区(市)相继开展。青岛市全年计生保险保费金额为1648.54万元,列全省第一,参保人员达27万人。

参与做好流动人口服务管理。印发关于在流动人口中开展健康服务年活动的通知,各区(市)积极与流管站联系,制订具体实施方案,确保活动扎实开展。组织开展流动人口示范点"国家、省、市、县"四级联创,全市打造国家级示范点3个、市级示范点3个、区(市)级示范点14个。

推进计生基层群众自治。健全"两委领导负总责、协会承做当骨干、依法建章定规矩、群众参与做主人"工作机制。青岛西海岸新区通过计生基层群众自治合格村创建现场会,推进计生基层群众自治合格村建设。崂山区通过组织参加利益导向政策培训班,全面做好"全面两孩"政策实施前后各项奖励扶助政策的衔接落实。继续发挥示范点带动作用,确定即墨区为中国计生协第四批示范县。

加强干部队伍建设。举办3期专职工作人员培训班,各区(市)也纷纷开展干部培训,市南区6月开展2期基层业务人员培训,指导基层协会做好宣传服务工作;城阳区邀请中国海洋大学教授举行计生特殊家庭心理辅导讲座。

青岛市医学会

概况

青岛市医学会始建于1947年，是青岛市规模最大的学术团体。83个专科分会涵盖临床医学的各个学科，现有会员8000余人，拥有60余个团体会员单位，荟萃大批优秀专业人才，具有广泛的群众基础和较强的学术性。纵观几十年来学会发展历程，青岛市医学会在历任11届理事会执政期间，经过各专科分会和全体会员的共同努力，各项工作成绩斐然。尤其在开展国际、国内外学术交流，科研成果评价，普及推广医学科普知识等方面发挥学会优势，积累宝贵经验，为青岛市医学事业发展，推动医学科技进步，促进卫生系统两个文明建设等方面做出大量卓有成效的工作，成为青岛市各自然科学技术协会中规模较大，在国内外有重要影响力的学术团体。学会2015年被社会组织管理局评为"4A级"社会组织，被青岛市科协评为"优秀科技社团一等奖""学会工作先进集体"；2012年被山东省委社会组织工委评为"山东省社会组织创先争优先进党组织"。

学会按照"爱心传承仁术、精心引领健康"的宗旨，努力打造"播洒医学科技之光"的服务品牌，本着立足本职、发挥优势、拓展空间、创新发展的改革思想，进一步强化学会的网络管理和服务功能，更有效地发挥学会知识密集、人才荟萃、横向联系、信息畅通的中介作用，更全面地服务于青岛市医疗、卫生事业的改革和发展。

学会组织管理

2017年3月31日，召开学会年度工作会议。青岛市科协副主席王崇江、学会部副部长刘红英等出席会议。全市70名专科分会主任委员参加会议。5月4～25日，组织召开2期秘书培训学习班。

组织完成骨科学分会等50个分会换届改选工作；审批新成立血管外科学分会等7个医学专科分会；组织成立运动医疗分会等17个青年委员会、烟草病等22个学组；发展会员800余名，吸收红房子妇科医院为团体会员单位。

学术活动

审核监督各专科分会举办学术会议。全年举办150余项学术会议。其中，国际学术会议3项，国家级学术会议20项，省级学术会议30项。

制定《青岛市医学会专科分会学术会议管理办法》《青岛市医学会关于勤俭办会的规定》，对专科分会的会议作出具体的规范和要求。2017年举办"2017年青岛国际胃肠微创——机器人外科高峰论坛暨环海地区消化外科论坛""第六届青岛中日消化内镜学术会议""青岛·2017国际检验医学高峰论坛""第四届青岛国际乳腺疾病高峰论坛"等大型国际会议10次，全国会议20余次，省级会议40余次，参会人员达3万余人，会议交流论文5000余篇，有2个国际会议获得市科协国际重点学术项目资助，有3个学术会议分别作为市科协学术年会分会场、重点学术项目获得青岛市科协资助。

科技成果评价

2017年2月，通过金宏网向全市各医疗单位发送《2017年度科研成果评价通知》。全年受理评价项目100余项。

承担政府委托职能

2017年青岛市医学会在青岛市科协组织的"学会创新和服务能力提升项目"评审中，荣获青岛市"综合示范学会"称号。同时，学会积极参与青岛市民政局组建的"具备承接政府职能转移和购买服务条件的社会组织名录"项目申报，获得承接政府职能转移和

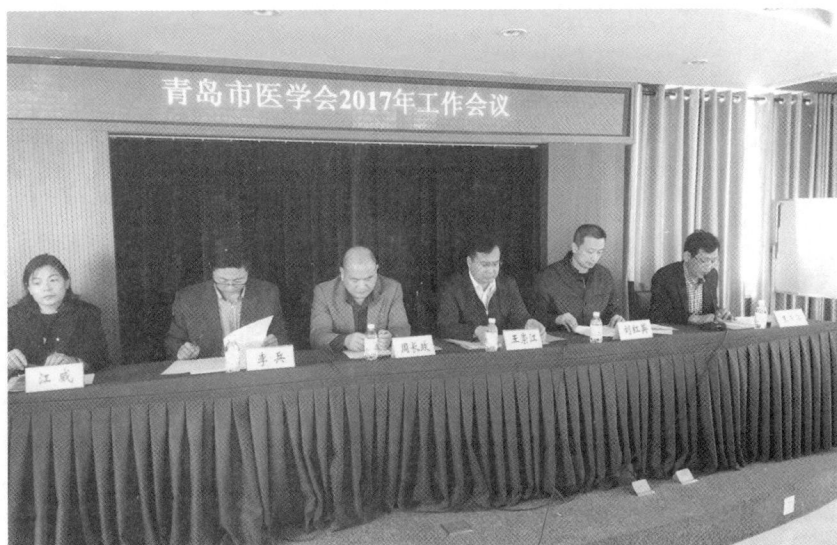

2017年3月31日，青岛市医学会召开学会年度工作会议。

购买服务的资质。

青岛市预防医学会

2017年,青岛市预防医学会在市科协、市民政局、市卫生计生委的领导下,认真组织开展学术活动、继续医学教育、科普宣传等工作,为青岛市公众健康作出积极贡献。

学会管理

严格按照学会管理办法,积极做好学会日常工作。2017年3月,市民政局、市科协对学会法律法规及有关政策的执行情况、活动的开展情况、财务管理和经费收支及民间组织专用收据的使用情况等进行年审。经审核,学会在法律法规及有关政策的执行上、在财务管理和经费收支及民间组织专用收据的使用上均符合有关规定的要求,顺利通过民政局、科协年审。

申报工作

积极组织申报2017年度青岛市科协学术项目,"青岛市基本公共卫生服务项目第三方评估"项目获得青岛市科协2017年学术项目资助3万元;组织申报山东省预防医学会优秀科技工作者,有9人获得"山东省优秀预防医学科技工作者"称号;组织申报山东省预防医学会智飞疾控基金项目2项。

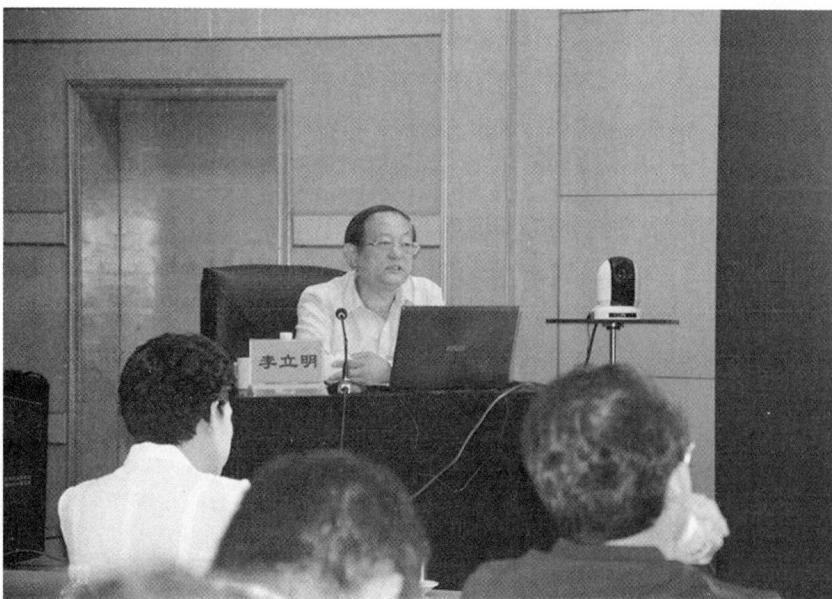

2017年5月22日,全市公共卫生大讲堂在青岛市疾病预防控制中心举办,李立明教授作《公共卫生在健康中国建设中的地位和作用》专题报告。

学术交流

积极开展学术交流活动。5月22日,全市公共卫生大讲堂在市疾控中心成功举办。全市疾控系统的中层干部代表以及现场流行病学业务骨干共计100余名会员参加讲座。本次讲座邀请国际知名公共卫生专家、国际欧亚科学院院士、北京大学公共卫生学院李立明教授作《公共卫生在健康中国建设中的地位和作用》专题报告。

组织会员参加学术交流活动。组织相关人员参加华东地区第十三届流行病学学术研讨会暨中华预防医学会流行病学分会专题学术研讨会,有26名会员参会,其中4人作大会交流。

继续教育

组织申报继续医学教育,按时完成继续医学教育培训项目。2017年,在挂靠单位的支持配合下,组织申报市级继续医学教育培训班11个,均按照计划顺利完成,包括青岛市医疗卫生人员营养知识培训、青岛市结核病防治培训、青岛市学生健康体检培训、青岛市艾滋病自愿咨询检测培训、青岛市寨卡病毒病等输入性传染病防控技术培训、全市消毒隔离与监测技术新进展、青岛市健康素养监测培训、青岛市健康教育与健康促进培训、2017年基本公共卫生服务项目基层社区技术骨干培训班、常见食物中毒快速处置技术、化学性污染物检验方法研究新进展等,共培训会员2200余人次。

科研成果

2017年获得青岛市科技进步奖一等奖1项。

科普宣传

学会不断加强与新闻媒体的合作,围绕结核病防治日、计划免疫日、世界无烟日等重要卫生日开展包括播放电视公益片、数字电视健康专栏、公交移动媒体健康警示、广播电台专家讲座、报刊健康专栏等多种系列活动。在3月24日第22个"世界防治结核病日",学会组织开展以贯彻《结核病防治条例》为主题的结核病防治宣传活动,组织开展"社会共同努力,消除结核危害"的结核病防治知识现场竞赛在青岛科技大学西礼堂举行。4月12日,学会派员参加2017年"新市民健康城市行"宣传活动,发放基本公共卫生服务项目宣传材料、耐心回答社区居民的提问。4月14日,学会专业人员在青岛大润发购物广场开展以"全民共建共享、建设健康城市"为主题的集中宣传日活动,向市民讲解健康素养、控烟管理、病媒生物防制、慢病防控、儿少卫生等知识,现场解答居民关心的健康问题,并发放虫媒防治宣传折页1500张,控烟知识折页六类1000份,近视眼防控2000份,骨质疏松、高血压、癌症等慢病防治手册500本,盐勺2000个,油壶200个,布设健康标语66条展板15块。5月31日,在第30个世界无烟日期间,为宣传《青岛市控制吸烟条例》,促进无烟青岛建设,学会在青岛市交通职业学校联合举办青岛市"世界无烟日"进校园暨青岛市预防医学会青年志愿者"健康彩虹校园行"宣传活动,为在校师生宣讲吸烟有害健康的知识并发放控烟宣传品。

青岛市中医药学会

学会组织建设

完成社会团体年检工作,通过市民管局组织的社会组织承接政府职能转移和购买服务资格现场认定评审。开展党建活动和党建调查工作,2017年被市科协评为先进基层党组织。成功上线中华中医药学会会员综合服务平台,初步形成上下联动的会员发展与服务网络体系,服务会员能力明显提升。向中华中医药学会和省级学会推荐专业委员98人,推荐中华"中青年创新人才及优秀管理人才"2人,申报中华中医药学会科技奖(2项)及"青年人才托举工程"项目,申报山东省中医药科技奖30项。

学术交流与继续教育

借力青岛市中医药综合改革试验区"十百千万"工程,组织举办、协办各类学术活动42次,其中国家级中医药继续教育项目7项、省级中医药继续教育项目15项、市级以上学术会议20次,包括石学敏、孙光荣、吕景山、张大宁、唐

祖宣五位国医大师和海派儿科推拿创始人、丁氏一指禅推拿传承人金义成教授、孙重三小儿推拿传承人张素芳教授、山东中医药大学博士生导师王国才教授、冯氏捏积疗法学术传承人佘继林主任医师、中国中医科学院广安门医院护理部主任张素秋、北京中医药大学东方医院拓展部主任刘香弟等国内著名专家学者专程来青参加学术交流或专题讲座。举办11期"名师论坛"学术活动,邀请省内外知名中医药专家担纲主讲,900余人次参会。

中医药科普宣传

学会发挥专家和团体会员的专业优势,充分利用各种媒介,通过义诊咨询、社区宣教、发放宣传材料、制作网络课件等形式积极开展科普宣教工作,协助市中医药管理局建成7个中医药文化宣传教育基地,举办200场中医药科普大讲堂活动。继续做好学会网站中医科普及政策法规知识栏目,做好《青岛日报》的中医专访,向群众讲好中医故事、传播中医声音。通过"三微"(微博、微信、微视频)等新媒体手段,开展"悦读养生"活动,向百姓送去养生保健的知识、技能和健康。

7~8月,参与承办青岛市第二届"三伏养生节"暨《中医药法》大宣讲活动,组织会员单位和有关专家开展养生保健(治未病)义诊咨询周、中医药科普(养生)大讲堂、"走进国医馆 感知中医药"活动、夏季养生保健知识宣传等活动,发放宣传材料6万余份。10

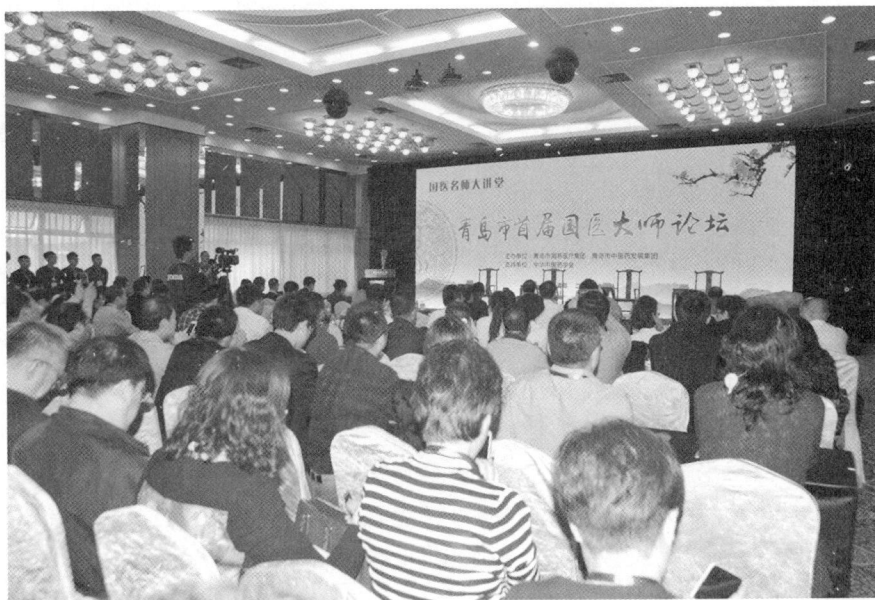

2017年5月13日,由中华中医药学会支持,青岛市中医医院、青岛市中医药发展集团主办的"国医名师大讲堂暨青岛市首届国医大师论坛"在青岛市级机关会议中心举行。

～12月，开展青岛市中医药服务百姓健康行动暨第六届"青岛市养生膏方节"活动，内容包括中医膏方义诊周、中医膏方传统工艺制作展示、膏方常用中药材科普宣传、"膏方论坛"、"免费送膏方上门"服务、中医膏方知识巡讲培训、"走进国医馆，感知中医药"等活动，向广大群众宣传膏方养生知识，普及中医药健康养生文化。

承担政府转移职能

积极完成市卫生计生委、市中医药管理局交办的各项任务：一是组织青岛市中医（中西医结合）医疗质量监测考评控制中心开展2017年度全市中医（中西医结合）医院医疗质量考评、中药饮片飞行检查、中医护理、院感质量专项考核等工作，对大型中医医院巡查"回头看"持续改进情况进行督导评估。二是编写《青岛中医药动态》《青岛中医护理、院感通讯》等期刊，积极宣传中医药政策，弘扬中国传统医药文化，传播医疗养生保健知识，及时报道中医药行业动态信息。

重要学术交流活动

2017年5月13日，由中华中医药学会支持，青岛市海慈医疗集团主办、市中医药学会协办的"国医名师大讲堂暨青岛市首届国医大师论坛"在青岛举行，中华中医药学会副会长兼秘书长王国辰、山东省中医药管理局局长孙春玲、青岛市政府副市长栾新等出席开幕式并致辞，来自全国各地的中医专家、市中医药发展集团的代表共300余人参加会议。论坛邀请张大宁、石学敏、孙光荣、唐祖宣、吕景山五位国医大师现场授课，分享临证经验，共同研讨中医传承与创新，展望中医药发展趋势，同时举行国医大师收徒仪式及国医大师工作室揭牌仪式。张大宁、唐祖宣、吕景山、石学敏、孙光荣分别以《学好经典 指导临床》《温阳法的临床应用》《临床经验之零金碎玉》《针灸对高血压的治疗》《中医辨证论治的六步程式》为题，结合自己学术研究成果和临床经验，进行授课。本次论坛成功聚集5位国医大师传承中医经典，弘扬华夏国粹，其规模之大、学术价值之高在岛城中医药界尚属首次。

2017年6月22～25日，青岛市海慈医疗集团在青岛举办国家级继续教育项目"小儿推拿流派学术特点与手法展示学习班"，中国中医药出版社副社长李秀明、市中医药管理局专职副局长赵国磊、集团总院长刘宏等出席开幕式，来自全国各地的150余名代表参加学习培训活动。学习班邀请海派儿科推拿创始

人、丁氏一指禅推拿第四代传承人金义成教授，孙重三小儿推拿第二代传承人张素芳教授，山东中医药大学博士生导师王国才教授，冯氏捏积疗法第四代传承人佘继林主任医师，湘西刘氏小儿推拿第六代传承人、湖南中医药大学第一附属医院针灸推拿科小儿推拿中心主任汤伟副主任医师、关娴清小儿针推流派第三代传承人、辽宁中医药大学王雪峰教授、张汉臣小儿推拿第三代传承人、青岛大学医学院张锐副教授，三字经流派推拿第五代传承人葛湄菲主任医师等国内知名中医药专家作专题讲座，他们分别从历史渊源、学术思想、挖掘创新、传承发展四个方面详细介绍各小儿推拿流派传承与发展，并在会上作各流派特色手法的展示。学习班内容丰富翔实，学术氛围浓厚，提升了我市小儿推拿专业的学术水平，扩大了我市三字经流派小儿推拿的学术影响力。

青岛市护理学会

学会建设

完成第十届理事会换届选举工作。经过前期积极筹备，2017年5月27日举行青岛市护理学会第十届会员代表大会暨理事会换届大会。开展新会员入会登记工作。为给更多的护理科技工作者提供相互交流的平台，护理学会于4月开展新旧会员登记工作，有2000余人加入学会组织，会员达10790余名。

坚持实行民主办会、依法办会。完成各专业委员会换届工作。对外科护理、护理管理、妇产科护理、伤口造口、血液净化等7个专业委员会进行换届选举，护理学会专业委员会达50个。出台《青岛市护理学会专业委员会管理办法》，规范对各专业委员会的日常管理。

学会积极开展党员培训工作。2017年7月8日在青岛大学附属医院市南院区学术报告厅举办党课学习班，来自全市各医院近150名护理学会党员参加此次学习。

学术活动

积极搭建学术平台，营造学术氛围，加强学术交流。举办2017护理学术交流暨护理部主任科研培训；举办2017年青岛市护理学会学术年会暨护理部主任能力提升班；举办第六期"雏鹰"青年护士长培训。充分发挥各专业委员会优势，举办各类学术讲座。全年各专业委员会组织60余次各具特色的学术

交流活动。

积极开展专科护士培训，推进专科建设工作。举办第四批青岛市 PICC 专项技术培训；举办第四期"伤口、造口专科护士培训"；举办第四届"助产专科护士培训"和第二届"产科专科护士培训"；举办第三届急诊急救专科护士培训班；举办第三届重症护理专科护士培训。

特色及创新性活动

协助政府举办"5·12 国际护士节庆祝大会"。创新科普活动，提升学会形象。在公共场所健康义诊活动；开展"助产士，母婴健康的核心"为主题的义诊咨询活动；举办护理大讲堂活动。挖掘男护士的潜力，为男护士提供发展平台。举办首届"南丁格尔杯"男护士护理技能大赛；首次开展优秀男护士评选活动。

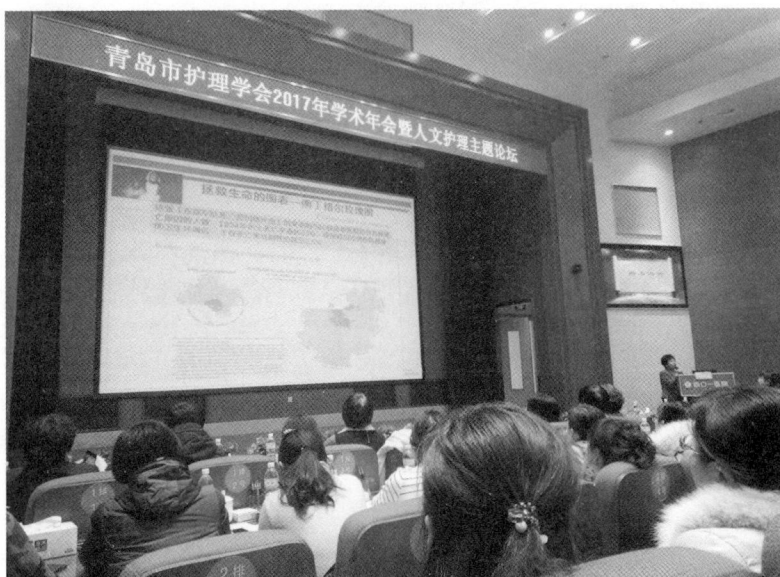

青岛市护理学会 2017 年学术年会暨人文护理主题论坛举行。

青岛市卫生计生机构工作概况

综合医院

青岛市市立医院（集团）

概况 青岛市市立医院（集团）始建于1916年，拥有本部、东院、皮肤病院、北九水疗养院、乳腺病院，是集医疗、教学、科研、保健、康复、公共卫生六大功能于一体的大型综合性医疗集团。2017年，继续保持全国文明单位、山东省文明单位、全省卫生计生系统先进集体、山东省健康促进医院等荣誉称号。"生命绿洲"服务品牌通过青岛市服务名牌的复审工作。2017年中国医院科技影响力全国百强榜，医院口腔科等12个学科荣登全国百强榜单，入选数量居全国地市级医院的首位。

2017年，医院占地面积15.8万平方米，建筑面积20.1万平方米，编制床位2200张。年内职工3973人，其中，卫生技术人员3542人，占职工总数的89.15%；行政工勤人员431人，占职工总数的10.85%。卫生技术人员中，高级职称532人，占卫生技术人员的15.02%；中级职称1049人，占卫生技术人员的29.62%；初级职称1961人，占卫生技术人员的55.36%，医生与护士之比1：1.71。设有职能科室52个，临床科室89个，医技科室22个。

业务工作 2017年，医院年门急诊量227.4万人次，比2016年同期增长6.2%，其中急诊28.2万人次，同比增长31%。住院病人112403人次，同比增长8.5%。出院病人112378人次，同比增长8.8%。床位使用率108.1%，同比增长6.6%。病床周转次数42.8次，同比增长4.9%。完成手术47376例，同比增长15.9%。平均住院日8.92天，同比持平。

业务收入 2017年，医院完成总收入29.67亿元，比2016年同期增长13.79%，其中，业务收入26.47亿元，比2016年同期增长12.76%。

固定资产 2017年全年固定资产总值12.91亿元，新增固定资产0.76亿元，同比增长6.26%。

医疗设备更新 医院新购1万元以上设备278台件，100万元以上设备增加29台件，主要包括泌尿腔镜能量综合平台系统、神经内窥镜系统、口腔X射线计算机体层摄影系统、3D电子腹腔镜系统、数字化乳腺机、超高清胸腔镜系统、眼科手术导航系统、高端螺旋CT、直线加速器、电子胃肠镜系统、彩色多普勒超声诊断仪等。

基础建设 医院东院区门诊住院楼二期工程进行机电安装、室内外装修及室外工程建设。东院区完成核医学科装修改造及多联机空调安装、生殖医学中心改造、口腔科改造、麦岛国医馆改造、急诊室ICU改造。本部院区完成手术室整体改造投入使用，完成本部门诊电梯、住院B楼电梯的更换及住院A楼物流梯增设工程、心外监护室改造工程、学术厅改造工程、眼科手术室改造工程等。改造面积共计4470.2平方米。

卫生改革 全面启动城市公立医院改革，引入"绩点制"绩效管理，实施全面"绩点制"绩效改革。建立以病种和技术为核心的"绩点制"考核体系。完善以工作效率、执行力、管理效能和成本控制为核心的职能部门综合目标考核，推进以服务效能、成本控制、节能降耗为核心的后勤绩效改革，建立全面、科学的绩效评价体系。

诊疗服务标准化。年内，顺利通过国际风险管理DNV认证，在国内率先实现医疗风险管理的国际化。引进高端人才。实施"海内外高端人才引智行动""泰山学者攀登计划""英才培训计划"和"重点专科人才培育计划"。创新突破高端技术。在全市率先成立青岛市心脑血管急救救治中心，成立胸痛、卒中、创伤、危重孕产妇、癌症五大中心。2017年，在山东省住院服务绩效评价中，高难度系数的病种占比全省第四，质量安全指数位列全省第三。

优质服务改善就医感受。依托青岛市国际医疗合作中心，与51所国际医疗机构实现深度合作和技术融合，开展双向执业、远程会诊、联合研究，签约32所国际保险机构，与国际SOS实现国际转运常态化，国际转诊、会诊实现直通。青岛国际医学论坛成为特色学术品牌，国际门诊成为青岛卫生涉外医疗服务的窗口。在全国较早地开启智慧医疗建设，成为全国首家物联网云医院、中国医师协会智能医生工程示范基地。实行区域诊疗一卡通，门诊服务自助化。移动医疗、移动护理、智能医生工作站全面应用于临床，启动电子病历六级认证，医疗过程全面信息化，实现住院服务移动化。全市率先引入沃森人工智能肿瘤系统，拓展人工智能在影像诊断领域的广泛应用，实现诊断服务智能化。推出"晨间半小时"，将疾病预防与百姓健康有机融为一体。专科护理实力全国百强，优质护理服务不断推陈出新，在全院普遍开展的阳光医院—身心护理模式病房，荣获全国亮点创新奖，"母婴床旁护理"引领全国助产护理服务，获得改善医疗服务行动全国示范单位称号。

"医联体"工作　组建集团化"医联体"，集团内质量控制、诊断、信息数据平台等资源共享，不断探索完善长期慢病患者下转和急危重症患者上转的双向转诊流程，推动分级诊疗有效落地。到2017年底，市立医院集团拥有44家理事单位，形成覆盖岛城8个区（市）的分级诊疗区域网。

青岛市第九人民医院、贵州安顺市人民医院、青岛西海岸新区人民医院（原黄岛区人民医院）相继加入集团，共享质量控制、诊断、信息数据平台，构筑区域医疗服务网络，发展格局得到新拓展。全年累计派出专家3342人次、门诊人次15048人次、讲座13次、会诊51人次、手术示例298例、教学查房350次、培训基层医务人员2768人次。接收各"医联体"单位上转疑难危重转诊病人1768人次，同时向各成员单位下转慢性病和手术恢复期病人1851人次，集团内部层级优化、急慢分治、上下联动的分级诊疗模式初步形成。

医疗特色　2017年，12个学科进入全国科技影响力百强榜，上榜学科数量连续三年位列山东省第四名，入围学科数量居全国地市级医院首位。拥有山东省医药卫生重点学科7个，省临床重点专科18个，省临床重点专科建设单位1个。青岛市A类重点学科2个、B类重点学科20个。青岛市重点实验室4个。青岛市专科质量控制中心15个。

2017年，完成省内首例"零射线"永久性双腔起搏器植入术，成功完成（蔡司800）显微镜辅助下微创椎管扩大减压手术、MAST MIDLF技术治疗腰椎管狭窄症、全脊柱截骨矫形术、腹腔镜下经自然腔道切除拖出的根治性直肠癌术（NOSES Ⅲ型）、经脐单孔腹腔镜胆囊切除术、全腹腔镜巨脾二级脾蒂离断法脾切除术、3D虚拟成像辅助下腹腔镜下精准肝切除术、全腹腔镜下脾切除、全腹腔镜下胰十二指肠切除术等，达省内领先水平。成功完成左转子间粉碎性骨折微创闭合复位PFNA内固定术、全腹腔镜下胰十二指肠切除术、微创"关节镜下半月板缝合"术、腹腔镜下规则性左半肝切除＋胆囊切除＋胆总管胆道镜取石＋T管引流术、舌颌颈联合根治＋前臂游离皮瓣转移修复术、耳内镜与显微镜双镜联合技术清除顽固"岩骨胆脂瘤"术、内瘘狭窄导尿管球囊扩张术＋动静脉内瘘修补术等。

科研工作　2017年，医院各级各类科研项目立项62项，其中国家自然科学基金课题7项。发表SCI论文60篇，其中影响因子5分以上9篇，中文论文172篇，出版专著11部，专利授权28项。首次获中华医学科技三等奖1项，另获山东省科技进步二等奖1项、山东省医学科技进步三等奖3项、青岛市自然科学一等奖1项、青岛市国际科学技术合作奖1项、青岛市科技进步奖5项。

继续教育　医院是人力资源和社会保障部批准的博士后科研工作站、国内首家人民卫生出版社医学图书翻译中心、国家卫计委临床药师培训基地、国家科技部临床药物研究GCP平台、国家级住院医师规范化培训基地、国家级泌尿外科腔镜技能培训中心，成为医学人才的国家级培训基地。医院建设数字化图书馆并投入使用。

全年外派国内大型综合性医院进修 103 人次,参加国内外学术会议交流 300 余人次,接收外来进修人员 119 人次。2017 年,医院住院医师规范化培训基地结业考核通过 186 人,通过率 95.76%,新招收住院医师规范化培训学员 228 人。

拥有山东大学医学院、青岛大学医学院、南京医科大学等院校博士后导师 13 人,博士生导师 15 人,硕士生导师 416 人,在院博士、硕士研究生 518 人,毕业 83 人。2017 年接收本专科实习生 982 人,见习生 61 人。获得各级各类继续教育项目 69 项。

国际交流 2017 年,举办"第三届青岛国际医学论坛",作为 2017 年世界华人医师协会年会分论坛。加拿大渥太华心脏病院访问团应邀来院,签署深入合作协议。接待来自美国、加拿大、英国、新加坡、韩国、奥地利、白俄罗斯等 9 批次 27 人次的国外专家来院进行专业技术培训、学术交流及合作洽谈。完成 19 个学科 46 人次的国外专项技术培训;完成 2 名心脏中心医生赴加拿大短期培训项目;2 批次 4 人次赴新加坡参加亚洲护理领导论坛和亚洲医疗卫生高管领导项目培训。完成 52 人次因公出国培训进修工作。

赴新加坡中央医院、DNV·GL(挪威船级社和德国劳尔船级社的合称)澳大利亚分部、麦考瑞大学、新南威尔士大学访问并建立友好关系;与德国曼海姆大学附属医院签署合作谅解备忘录,就医疗培训、医学教育、病例分析及研究等领域的合作达成共识。与加拿大渥太华大学心脏病院完成远程会诊 4 次。

精神文明建设 2017 年,医院发展党员 29 人,全年收缴党费 58.49 万元,组织捐款 13.31 万元。强化主体宣传和舆论引导,构建多媒体宣传平台,完成省、市重点学科的 21 个专业报道,全年刊发新闻稿件 3117 篇,官方微信、微博推送消息 1187 余条,关注人数达 10 万人。医院获全国人文医院优秀案例奖,制作的电视片《印记》荣获第四届全国卫生计生系统优秀广播影视作品征集活动电视类二等奖。

全力推进医院党风廉政建设,开展党风廉政建设征文活动、党员志愿者手语培训、党员奉献日义诊等系列活动。召开庆祝中国共产党成立 96 周年纪念大会。学习宣传贯彻十九大精神,成立十九大宣讲团开展宣讲活动。多部门联合开展大型医院巡查问题整改"回头看",组织专项集中整治督查活动。

组织召开八届九次职代会暨十一届五次工代会、九届一次职工代表大会。组织院内外 1300 名志愿者参与志愿者服务 1750 人次,累计服务 11872 小时。组织志愿者下乡进社区义诊服务等公益活动 10 余

次。

承担 2017 年联合国教科文组织第十届国际科学大会和第十一次政府间会议、第八届(2017)城市俱乐部国际帆船赛(CCOR)和 2017 国际极限帆船系列赛青岛站比赛、第十三届全国中等职业学校"文明风采"竞赛总结座谈会暨展演、国家行政学院涉外培训班青岛参观学习、2017 亚洲媒体峰会、亚欧数字互联互通高级别论坛、2017 青岛国际标准化论坛、2017 国际教育信息化大会等重大会议和赛事医疗保障任务。

2017 年,贵州省安顺市人民医院加入青岛市市立医院(集团),正式成为青岛市市立医院集团紧密层成员单位,标志着双方对口支援工作迈入新阶段。医院与甘肃省陇南市第一人民医院对接,签署对口帮扶协议;与西藏自治区日喀则市桑珠孜区卫生服务中心签订对口帮扶协议;与菏泽市市立医院对接,根据菏泽市市立医院提出的学科、人才、管理、技术等方面的需求提供具体帮扶项目。医院第 24 批援助坦桑尼亚医疗队队员圆满完成为期两年的援外任务。

大事记

1 月 16 日,医院召开 2016 年度工作总结表彰大会。

1 月 16 日,医院召开国际医疗机构认证(JCI)评审启动大会,成立 JCI 评审工作领导小组,总院长宣世英作动员讲话。

1 月 21 日,"中国肺癌防治联盟——青岛市肺结节诊治分中心"正式成立并落户医院。

1 月 22 日,医院举行"总院长新技术、新项目创新研究基金"项目答辩会。

2 月 16 日,国家卫生计生委医政司医疗安全与血液处主任陈斌一行莅临医院检查医疗质量与安全管理。

2 月 25 日,医院获得全国肺功能临床应用与规范化培训项目工作优秀培训单位第一名。

2 月 27 日,医院召开 2017 年中层干部、护士长聘任工作暨廉政教育集体谈话会议。

2 月 27 日,医院成立临床研究中心。

2 月 28 日,医院成为青岛市首家官方认证的"互联网"医院。

3 月 6 日,医院本部院区数字化手术室改造完成并正式启用。

3 月 12 日,医院孙龙、朱健、谢伟峰参加的第 24 批援坦医疗队获 2016 年度公共外交先进集体称号,孙龙获"公共外交先进个人"称号。

3 月 14 日,总院长宣世英在中挪医疗卫生合作研

讨会上作主旨发言。医院与DNV·GL管理服务集团签署合作协议,启动国际门诊的DNV国际认证。

3月14日,医院临床技能培训中心试运行。

3月21日,医院开展的山东省首家"阳光医院"项目正式实施。

3月26日,医院召开八届九次职工代表大会暨2017年工作会。

4月5日,山东省公立医院综合改革评价组督查青岛市医改效果,医院代表全市城市公立医院迎接检查评估,潍坊市卫计委副主任张洪才一行进行现场评估。

4月10日,医院成立妇科中心生殖医学科,属一级科室。

4月17日,医院开设"晨间半小时"专家讲堂,由各专科出诊专家,免费为等待开诊的市民进行健康知识宣讲。

4月19日,医院通过青岛市安全生产标准化评审。

4月23~27日,医院JCI评审管理团队参加由华润JCI医院管理研究院组织的为期5天的医疗质量领导力培训,全面启动集团JCI评审工作。

4月27日,医院"沃森智能肿瘤会诊中心"挂牌成立,在全市率先开启人工智能医疗服务。

5月4日,医院申报的"应用纳米技术诊治幽门螺杆菌、老年肺病和男性性功能障碍的研究"项目经国家外国专家局批复获得"重点外国专家项目"立项。青岛市仅3个项目获得该立项。

5月11日,医院召开首届国际专科护理高峰论坛及系列学术活动。

5月19日,国家卫生计生委副主任、中国卫生信息学会会长金小桃在山东省政府副省长王随莲、青岛市政府副市长栾新、青岛市卫生计生委主任杨锡祥等陪同下,视察医院的信息化建设及应用情况。

5月24日,经市卫生计生委党委研究决定,杨九龙任中共青岛市市立医院委员会委员、书记,不再担任青岛市卫生和计划生育委员会财务处处长职务;丁华民不再担任中共青岛市市立医院委员会书记、委员职务,保留原职级待遇。

6月13日,世界华人医师协会美国首席代表邓乔健教授一行到医院参观访问。

6月13日,医院完成2017年国家级住院医师规范化考试山东省规范化培训结业临床实践能力考核考务工作。

6月18日,作为青岛市脑卒中质控中心挂靠单位,医院与20多家医院共同参与市卫生计生委等单位联合首次发布的青岛市"急性脑卒中溶栓地图",在青岛六区四市形成脑血管疾病快速救治网络,脑卒中"黄金1小时"急救圈。

6月17~20日,医院完成443名国家执业医师考生的考务工作。

6月22日,国家卫生计生委综合监督局局长赵延配一行7人,在省卫生计生委副巡视员张丽艳、市卫生计生委副主任魏仁敏的陪同下,到院视察城市公立医院推进落实情况。

6月23日,市卫生和计划生育委员会党委研究决定:刘双梅挂职任青岛市保健办公室副处长;魏涛任青岛市妇女儿童医院院长助理,不再担任青岛市市立医院院长助理职务。

7月3日,医院与德国曼海姆大学医学中心签署合作协议,中国青岛市政府副市长栾新、青岛市卫生计生委副主任张华出席签约仪式。

7月5日,医院通过山东省产前诊断技术分子遗传项目现场评审。

7月24日,由国家卫生计生委家庭司副司长莫丽霞、国家卫生计生委发展研究中心研究员郝晓宁等组成的"医疗养老专项督查组",来医院督查"医联体"建设和异地医保结算工作推进情况。

7月26日,青岛市第九人民医院加入青岛市市立医院(集团)为"青岛市市立医院(集团)西院区",集团副总院长池一凡兼任青岛市第九人民医院委员会委员、党委书记,主持医院日常工作,刘振胜兼任副院长。九医作为独立法人单位,单独核算。

7月28日,国务院医改办公立医院改革处处长甘戈到医院督查城市公立医院改革推进落实情况。

8月3日,"2017台湾医学院校学生夏令营团"师生一行18人在国家卫生计生委国际司港澳台处有关人员的带领下到医院参观并座谈。

8月4日,国家呼吸系统疾病临床医学研究中心分中心落户医院。

8月8日,医院召开理事会成立大会,会后首届理事会召开第一次会议,会议讨论通过理事会议事规则(草案)、理事会章程(草案)。青岛市机构编制委员会办公室副主任王青海,青岛市事业单位监督管理局副局长史俨,青岛市卫生计生委党委副书记孙敬友、副巡视员李中帅参加会议。

8月9日,市卫生计生委下发《青岛市卫生和计划生育委员会关于成立青岛市市立医院首届理事会、监事会的通知》(青卫人字〔2017〕17号),同意成立医院首届理事会、监事会,由13位理事构成理事会,3

位监事构成监事会。

8月9日,市卫生和计划生育委员会党委研究决定:池一凡兼任中共青岛市第九人民医院委员会委员、书记,主持青岛市第九人民医院日常工作;谭兰兼任青岛市北九水疗养院院长;王国安任中共青岛市市立医院委员会委员、青岛市市立医院副院长;刘振胜任中共青岛市市立医院委员会委员、青岛市市立医院副院长,兼中共青岛市第九人民医院委员会委员、青岛市第九人民医院副院长;宣世英不再兼任青岛市北九水疗养院院长职务。

8月23日,医院谭兰、辛永宁、任大鹏、毕晓磊、唐东、王会福、傅琳获2017年度国家自然科学基金项目资助,资助总经费219万元。

8月24日,青岛市市立医院召开第二次党员代表大会,选举产生第二届委员会委员、第二届纪律检查委员会委员。

8月28日,安顺市人民医院正式加入集团,挂牌"青岛市市立医院(集团)安顺市人民医院"。

9月4日,世界造口治疗师协会授予医院为山东国际造口治疗师学校临床培训基地。

9月12日,由国家卫生计生委医院管理研究所组织的"爱肺计划"示范基地暨全国基层肺癌诊疗能力提升项目正式落户医院,医院成为全国首批60家示范基地之一。

9月21日,市卫生计生委和医院共同主办"第三届青岛国际医学论坛",作为2017年世界华人医师协会年会分论坛。中国医师协会会长张雁灵、中国工程院院士郎景和出席论坛。

9月27日,省委常委、市委书记张江汀到院调研东院二期工程建设情况,走访慰问一线医护人员。

10月28日,医院国际门诊通过国际DNV认证预评审。

11月6日,医院举行党委理论学习中心组(扩大)会议,进行党的十九大报告专题学习。

11月19日,医院获得"全省健康管理"工作先进单位称号。

11月20日,医院召开2017年科教表彰大会暨2018年国家自然科学基金申报启动会。

11月20日,医院成立集团介入治疗中心,引进郭志教授为介入治疗中心主任。

11月20日,医院第24批援坦桑尼亚医疗队圆满完成为期两年的援外医疗任务。

11月21日,甘肃省陇南市第一人民医院院长闫晓光一行5人到访,与医院签署《对口帮扶协议》。

11月27日,医院东院区一、二期连廊吊装施工顺利完成,一、二期大楼之间实现互通。

11月29日,医院正式启动中国医师协会全国首家"数字化呼吸康复雾化中心工程"。

12月7日,贵州省安顺市人民医院副院长佟玉峰一行11人来访,双方就"重点学科创建长效机制"展开深度对接和交流。

12月12日,医院通过山东省卫生计生委住院医师规范化培训工作专项督导检查。

12月17日,医院通过三级甲等医院复审现场评审。

12月19日,医院12个学科荣登2017年中国医院科技影响力全国百强榜。

12月21日,医院获批国家干细胞临床研究备案机构。

12月27日,青岛西海岸新区人民医院(原黄岛区人民医院)正式签约挂牌"青岛市市立医院(集团)西海岸新区人民医院",整体加入市立医院集团,成为成员单位。

12月28日,医院被确认为山东省综合类紧急医学救援基地。

12月28日,医院脑科中心神经变性病专科被评为2017年度山东省临床精品特色专科。

　总　院　长:宣世英
　党委书记:杨九龙
　副总院长兼东部医院院长:管　军
　副总院长兼第九人民医院党委书记:池一凡
　副总院长兼北九水疗养院院长:谭　兰
　副　院　长:王冠军、刘双梅、李永春、闫泰山、温成泉、韩同钦、王国安、刘振胜
　纪委书记:吴振军
　工会主席:丁海燕
　院办电话:82789017(本部)　85937700(东院)
　传真号码:82836421(本部)　85968434(东院)
　地　　　址:本部:青岛市胶州路1号
　　　　　　东院:青岛市东海中路5号
　　　　　　皮肤病防治院:青岛市安徽路21号
　　　　　　北九水疗养院:青岛市崂山北宅北九水
　网　　　址:www.qdslyy.cn

青岛市海慈医疗集团

　概况　青岛市海慈医疗集团成立于1999年12月,是由青岛市第二人民医院、市中医医院、市黄海疗

养院组建的综合性医疗集团,集团下辖青岛市海慈医院、青岛市中医医院、青岛市黄海医院,是全国文明单位、国家重点中医医院建设单位、国家医师资格考试基地、国家中医药管理局国际合作基地、山东中医药大学和青岛大学医学院的附属医院。中华中医药学会血栓病分会、市中西医结合学会、市针灸学会、全国针灸临床研究中心青岛分中心、市药膳研究会等机构挂靠在集团。2017年,集团建筑面积10.4万平方米,开放病床1583张。实有职工2111人,其中,卫生技术人员1902人,占职工总数的90.1%;行政工勤人员209人,占职工总数的9.9%。高级职称274人,占卫生技术人员的14.41%;中级职称616人,占32.39%;初级职称1012人,占53.2%。规范科室体系,设置职能科室34个,临床科室41个,医技科室7个。

业务工作 完成门急诊总量104.81万人次,同比增长0.9%,其中急诊量104138人次,同比增长7.9%;入院患者39831人,同比下降1.7%,出院39832人,同比下降1.6%,床位使用率92.1%,同比下降3.5%,床位周转次数27.5次,同比下降1.8%,出院与入院诊断符合率100%,同比持平,手术前后诊断符合率100%,同比持平,好转率81.9%,同比下降3.1%,病死率2.2%,同比持平。

业务收入 实现总收入99280.54万元,同比降低1.48%,其中,医疗收入90605.38万元,同比增长0.12%。

固定资产 固定资产总值77,176.15万元,同比增长2.4%。

医疗设备更新 年内增添进口双荧光手术显微镜、电外科手术工作站、分泌物工作站、纤维输尿管肾盂镜、电动手术台等20余台大型医疗设备,总计1315万元。

基础建设 集团规培楼竣工验收,投入使用。完成B楼外墙、门厅修整改造工程。完成C楼病房和高压氧暖气改造工程。完成3个病区改造工程。成立黄海医院修缮工程项目指挥部,对黄海医院进行修缮施工。

卫生改革 引进e-HR人事管理信息化平台,建立涵盖整个医院的薪酬、考勤、绩效、培训、竞聘上岗等业务的管理体系,可以同时在信息平台上进行人事管理的战略规划、政策和制度的共享与执行、特殊人才的管理与发展,实现医院"信息共享、业务协同、流程优化、决策支持"等信息化建设目标。

集团临床路径实行信息化管理,临床路径病种增加到493种,增加195%,临床路径管理率大于50%,达到卫计委要求。同时,集团积极开展中医优势病种工作,住院病种增加到47个,门诊病种增加到10个,并加强考核,2017年中医优势病种出院占入院收治人数比例达到62.37%。

集团重视提升专科护理质量,着力打造专病护士、专科护士、专科护理特色为主体的3S专科护理管理模式。培养专病护士20名,在临床护理工作中承担专科专病护理服务、疑难咨询等职责,深受患者好评。成立18个专科护理小组,通过3216的管理模式,推动护理专业化发展。开展"一科一特色"护理精品服务项目40余个,体现科室中医护理特色优势,彰显护理价值。

继续开展集团"管理与服务举措创新活动"。共上报合格举措102条,科室参与率100%,评选一、二、三等奖总计6项。其中,LMWH护理操作标尺盘荣获中国护理管理杂志护理创新卓越奖。

医疗特色 本年度开展新技术、新项目59项。其中省内首次开展射频消融治疗下肢静脉曲张技术;血管减容术治疗下肢动脉阻塞技术,年开展例数居省内首位;镜下冷冻氩气电切球囊扩张技术市内领先,针对肿瘤的镜下药物注射技术为岛城仅有。关节镜下半月板缝合技术在半月板损伤中的应用、经皮椎间孔镜靶向技术治疗腰椎间盘突出症、腔镜辅助小切口甲状腺手术、超声内镜检查术(EUS)、毫火针疗法治疗面瘫后遗症等新技术、新项目均取得良好的临床疗效。

科研工作 科研立项58项,其中省级19项、市级39项,共获得科研经费40万元;科研获奖10项,其中中华中医药学会科技成果奖三等奖1项,山东中医药科学技术奖二等奖2项、三等奖6项,山东省药学会科学技术奖三等奖1项。新增青岛市医疗卫生重点学科9个,获批财政资助经费共810万元;通过国家临床重点专科及"十二五"国家中医药管理局重点专科建设项目验收;集团院士工作站获"青岛市优秀院士工作站"荣誉称号,获批20万元建设奖励资金。发表SCI论文20篇,国家级论文165篇,出版著作33部。新增中华中医药学会科普专家、科普骨干5名,并有9位专家入选山东省名医联盟第一届委员会。

5名学科带头人及9名优青入选青岛市带头人及优青计划;拥有国家级名中医工作室3个,省、市级8个;全国优秀中医临床人才和培养对象6名,山东省高层次优秀中医临床人才5名,青岛市高层次优秀中医药临床人才7名;全国老中医药专家学术经验继承工作指导老师2名,继承人4名;山东省五级中医药师承教育项目指导老师 13 名,继承人 25 名。

拥有硕士、博士研究生导师 62 名,培养研究生 117 名,毕业研究生 20 名,接收实习生 270 余名,外来进修人员 49 名,培训乡镇和社区医师 39 人次,1 名医师获临床医学博士学位。

继续教育 承办国家级、省级、市级继续教育项目分别为 6 项、14 项、12 项;参加国内外学术交流 260 余人次;医院共派出 33 人赴省内外知名综合医院、专科医院进修学习。

国际交流 新加坡中央医院专家本年度两次来青,完成高难度骨科手术 32 例,召开山东中西医结合学会第二届骨科专业委员会第七次学术会暨青岛市中西医结合学术骨伤科专业委员会 2017 年学术会暨骨科国际交流论坛。德国莱比锡大学附属医院血管介入科施密特教授莅临集团开展手术及学术交流,指导完成多台斑块旋切、药物球囊、血栓抽吸等手术。

精神文明建设 深化党风廉政教育。编发 2017 版《每月一案》警示教育案例集并下发各科室。组织党员干部、中层干部聆听廉政党课、观看警示教育片及参观青岛市警示教育基地等进行多种形式的教育。组织开展"今天我是患者—医务职工换位体验"活动。组织申报卫计委"健康杯"职工创新成果展示擂台赛活动,4 人分别荣获护理类比赛第一和第二名、管理类比赛第二和第三名。积极开展共青团"一学一做"及"青春喜迎十九大,不忘初心跟党走"教育实践活动。重新划分 14 个团支部,选举产生各团支部委员会。

常态化开展"志愿服务在医院"活动。2017 年,上岗 995 人次,4000 余小时,服务 2 万余人次;开展各类义诊志愿服务活动 30 次;参与无偿献血活动,献血量 73500 毫升;为希望工程捐款 6 万余元。获市卫生计生委优秀志愿服务大队、市红十字会优秀志愿服务团队、无偿献血优秀单位。建立中医药健康教育校园科普站,"我学中医药进校园"项目获市红十字会和市卫生计生委优秀志愿服务项目。

大事记

2 月 8 日,国家临床重点专科建设项目肺病科、护理学通过验收。

2 月 15 日,青岛市副市长王广正一行 5 人来集团调研中医药建设工作。

2 月 22 日,集团分两批与 216 家基层医疗机构签订双向转诊协议,落实分级诊疗政策。

3 月 3 日,29 个引进类全国知名中医药专家工作室在集团杏林苑开诊,为患者提供"国字号"诊疗服务。

3 月 17 日,集团成立张学文国医大师工作室。

4 月 11 日,集团组织承办 2017 年现代医院管理国际研讨会。

5 月 3 日,集团骨伤诊疗中心获"全国工人先锋号"荣誉称号。

5 月 13 日,组织承办青岛市首届国医大师论坛暨国医大师工作室揭牌仪式,邀请张大宁、石学敏、孙光荣、唐祖宣、吕景山等五位国医大师现场授课,并成立五位国医大师工作室。中华中医药学会副会长兼秘书长王国辰、山东省中医药管理局局长孙春玲以及青岛市政府副市长栾新参加开幕式。

6 月 26 日,总院长刘宏一行 13 人赴贵州省安顺市中医院,签订对口帮扶协议。

7 月 27 日,国家卫生计生委合理用药专家组到院指导检查工作。

11 月 14 日,集团成立卒中中心,建立集团多学科联合的卒中诊疗管理模式。

12 月 18 日,集团院前急救站正式运行,填补集团院前急救的空白。

12 月 26 日,集团成立胸痛中心,建立集团多学科协作的胸痛诊疗管理模式。

荣誉称号 继续保持"全国文明单位"和"山东省文明单位"称号;获得"AAA 级资格定点医疗机构""2015～2016 年度青岛市军警民共建社会主义精神文明活动标兵单位""青岛市卫生计生优秀志愿服务团队""青岛市职工技术创新竞赛示范企业""安全生产标准化达标三级企业""山东省中医药文化建设示范单位""山东省健康教育促进示范医院"等荣誉称号。

总 院 长:刘　宏

党委书记:赵军绩

执行总院长:孙顺昌(任期至 2017 年 6 月 23 日)

海慈医院副院长:唐　明、张启顺

纪委书记、工会主席:张文理

中医医院副院长:朱维平

黄海医院副院长:刘庆涛、阎晓然

海慈医院党总支书记、市卫计委团委副书记(挂职):周　晓(任期至 2017 年 6 月 7 日)

办公室电话:83777009

传　　真:83777888

网　　址:www.qdhaici.cn

电子邮箱:hcbgs@126.com

邮　　编:266033

地　　址:青岛市市北区人民路 4 号

青岛市中心医疗集团

概况　青岛市中心医疗集团由青岛市中心医院、青岛市肿瘤医院、青岛市职业病防治院共同组建而成。青岛中心医院（原青岛纺织医院）始建于1953年，1983年并称青岛医学院第二附属医院，1993年首批晋升为三级甲等综合医院，2003年经山东省卫生厅和青岛市卫生局批准更名为青岛市中心医院，并承担青岛市职业病防治任务，2017年通过山东省卫生厅三级甲等综合医院复审。青岛市肿瘤医院始建于1972年，是集肿瘤预防、诊断、治疗、科研、康复于一体的肿瘤防治三级专科医院，是"青岛市肿瘤防治健康教育基地"。

2017年职工总数2168人，其中，卫生技术人员1935人，占职工总数的89.3%；行政工勤人员233人，占职工总数10.7%。卫生技术人员中，高级职称322人，中级职称756人。开放床位1638张，设职能科室31个、临床科室47个，医技科室20个。

业务工作　2017年门急诊总量836639人次，同比增长6.3%；出院55720人，同比增长10.7%；实现业务收入107676万元，同比增长7.6%；手术21872人次，同比增长26.4%；药占比为33.3%，同比下降8.5个百分点；百元医疗收入（不含药品收入）卫生材料消耗25.52元，同比下降9.11%。

固定资产　2017年，固定资产总值94261万元。

医疗设备更新　2017年，1万元以上设备1519台，其中10万元以上设备308台、100万元以上设备53台。2017年医院投资8400余万元，引进瓦里安速锋刀放射外科系统、蔡司术中放疗系统、3.0T GE磁共振、GE VE95高端心脏彩超等一系列高端设备。

基础建设　2017年，医院占地面积62259.5平方米，总建筑面积116150.34平方米，其中临床医疗用房建筑面积97566.29平方米、办公用房建筑面积4646.01平方米。

卫生改革　完善现代医院管理制度，优化医院运行机制。健全完善财务管理制度和内部审计制度；调整理事会和监事会。多管齐下，加强药物的合理使用。医院从进药、用药、管药三个环节入手，严格控制药品审批程序和标准，强化联合处方点评和负面清单管理。建立医用耗材管理精准服务模式。建立医疗费用监测体系。2017年，医院总量控制、门诊次均费用、住院次均费用、药占比等均符合上级指标要求，在青岛市公立医院改革效果评价中名列第一。

强化公益使命，服务辐射能力不断增强。医院与131家基层卫生机构签订"医联体"协议，实现优质医疗资源下沉。2017年6月，"青岛市中心医疗集团蓝谷医院"正式签约，打造独具特色的医养及康护结合的分级诊疗医联体新模式。确定"5+2"全面学科帮扶规划，先后派出14名专家到贵州安顺中航302医院开展帮扶工作。加强传染病、慢性病防治和健康教育工作，完成国家癌症早诊早治项目；在各健康宣传主题日积极发动专业科室组织医护人员开展义诊、咨询、健康教育讲座等活动。医院被评为山东省早诊早治先进单位、山东省健康教育和健康促进先进单位。医院与省内10家医院倡议发起山东半岛肿瘤医院联盟，定期开展学术交流，强化肿瘤规范化诊疗和管理，有力促进半岛地区肿瘤防治与康复事业的发展。

强化医疗管理，医疗质量安全不断提高。开展全院品管圈工程，集团检验科"慧眼QC小组"荣获"2017年全国优秀质量管理小组"称号，消毒供应中心获"全国质量信得过班组"荣誉称号，医院被评为全市卫生计生系统首个"质量信得过班组建设优秀企业"。强化不良事件管理，全年解决系统问题并修订制度或优化流程40余项，被评为山东省不良事件监测先进集体。畅通急诊救治绿色通道，积极分流留观患者。建立中心静脉置管中心。开展"做有温度的护士""行有温度的护理"，重点推进专病护理，优质护理服务病房覆盖率100%。

强化专科建设，服务能力和水平不断提高。以疾病为导向，先后成立包括前列腺疾病、脊柱疾病、肺部肿瘤、胃部肿瘤、神经介入、危急重症医学、血液病、老年肿瘤中西医结合、职业病、妇科肿瘤等10个名家专病工作室，致力于提升青岛市肿瘤诊治的整体水平，提供就近、高端、便捷、优质的医疗服务。2017年，专家来院门诊接诊500余人次，会诊病人238人次，查房398人次，进行全院大讲座15次，科内讲座37次，专家手术37例。

医疗特色　引入合理用药信息化系统，成为青岛第一家实现门诊科室处方点评和住院医嘱点评全覆盖的医院，保证用药安全合理。在RBRVS的基础上，引进DRGS疾病分组，进一步完善绩效方案。建立医务人员管理信息系统，将医务人员基本信息和工作绩效纳入管理，并与医务人员的职称晋升、个人薪酬紧密挂钩。引入沃森智能会诊系统，强化院内肿瘤MDT，共组织肿瘤多学科会诊33场次，讨论肿瘤疑难病例132例，提高疑难肿瘤的诊疗能力。胸痛中心顺利通过国家胸痛中心的认证，成为青岛市首家获得国家认证的胸痛中心。与 5 家医院签订急性胸痛患者转诊协议,建立环胶州湾急性胸痛治疗群,心肌梗死 D-B 时间缩短至 60 分钟之内,救治水平达到全国领先水平。卒中中心利用新媒体组建"青岛市中心医院脑卒中救治环湾群",打造青岛地区卒中"两小时救治圈"。2017 年时间窗就诊脑卒中患者溶栓率 65.66%,患者救治及时,整体技术力量在山东省具有较大影响,居国内领先水平。

科研及教育工作　开展"教学质量深化季"活动,以赛促练,以评促教,9 名青年教师在青岛大学医学部教学大赛中获得佳绩。医院顺利通过国家级住院医师规范化培训基地评审,10 个专业基地招录规培学员 83 名,实现医教协同。做好全科医生培训工作,实行"一对一"导师制,设立急危重症疾病识别的"每周一讲",为基层医疗建设作出积极贡献。获批建立青岛市肿瘤防治研究院,组建青岛市人类微生物组学研究中心,打造生物样本库,成立国家基因检测应用示范中心青岛分中心。2017 年获批山东省中医药科技发展计划项目 3 项、青岛市科技惠民重点项目 1 项、青岛市中医药科研计划项目 3 项。通过国家药物临床试验机构认证,三期临床项目完成 2 项、在研 2 项,通过伦理审查 3 项。医院亚专业建设不断强化,先后成立骨肿瘤科、手足(创伤)外科。

荣誉称号　肿瘤学科获评市 A 类重点学科,乳腺、呼吸、血液、职业病、中西医结合肿瘤、检验等 6 个学科获评市 B 类重点学科;有 9 人被评为"市优秀学科带头人",13 人被评为"市优秀青年人才";引进高层次人才 7 名、其他各类人才 174 名,1 人被评为"市优秀青年医学专家"。泌尿外科获"全国五一巾帼标兵岗"称号,创建劳模领军人物创新工作室 1 个,1 人获青岛市优秀工会工作者称号,1 人获"青岛市工人先锋"称号;在"健康杯"系列技能大赛中取得个人比赛一等奖、团体比赛第一名等优异成绩。

党委书记:宋　岩
院　　长:兰克涛
纪委书记:曲松本
工会主席:张泮民
副 院 长:潘　琪、马学真、张春玲、刘春旺、陈崇涛
院办电话:84961778
总机电话:84961699
传真号码:84863506
电子信箱:qdszxyy@163.com
邮政编码:266021
地　　址:山东省青岛市市北区四流南路 127 号

青岛市第三人民医院

概况　青岛市第三人民医院始建于 1931 年,2015 年 11 月核定为三级综合医院。医院总占地面积 5.9 万平方米,其中,业务用房面积约 6.2 万平方米。2017 年,职工总数 971 人,其中,卫生技术人员 863 人,占职工总数的 88.9%;行政工勤人员 108 人,占职工总数的 11.1%。卫生技术人员中,高级职称 90 人,占卫生技术人员 10.43%;中级职称 191 人,占卫生技术人员 22.13%;医生与护士之比为 1∶1.5。开放病床 642 张,设职能科室 30 个、临床科室 24 个、医技及其他科室 11 个。

业务工作　2017 年,门急诊总量 46.34 万人次,同比增长 14.85%。其中急诊病人 8.3 万人次,同比增长 32.12%;出院 2.15 万人次,增长 7.40%;病床使用率 86.1%,同比下降 0.80%;手术 6112 例,增长 11.63%;手术前后诊断符合率 98.1%;抢救危重病人 2168 人次,抢救成功率 87.45%;出院病人治愈率为 26.96%,好转率为 60.87%,病死率为 1.52%;院内感染率为 1.12%;甲级病案率为 98%。

业务收入　全年总收入 3.76 亿元,其中,医疗收入 3.41 亿元,同比增长 5.81%。

固定资产　固定资产总值 66510.76 万元。

医疗设备更新　购置 16 层 CT、超声诊断系统、电子胆道镜等 50 万元以上医疗设备 5 套(台),无创血流动力学监护仪、眼底激光治疗仪、超声刀等 10 万元以上设备 18 套(台)。

卫生改革　深入推进现代医院运营管理体系建设,创新经济管理,探索医院精细化管理模式。2015 年始,先后引入 RBRVS 综合评估系统,实行以工作量核算为基础的内部绩效分配制度,推行全面预算管理,开展内部控制、成本核算工作,逐步形成以全面预算管理为主轴,以成本控制为目的,以内部控制为抓手,以绩效考评为推力的医院财务管理体系,充分发挥精细化管理在医院战略管理中作用。

2017 年,完成医院内控管理信息系统的开发和部署,实现内部控制建设成果信息化和网上电子签章,有效提升办公效率。医院正式启动疾病诊断相关组(DRGs)项目,举办多场 DRGs 与医疗质量安全、按病种付费、借力 DRGs 推进以病种为核心的精细化管理等培训会,进行深入学习。

医疗特色　2017 年,成功救治 1 例人感染 H7N9 禽流感患者。入选青岛市医疗卫生 B 类重点学科 1

个,优秀学科带头人 2 人,优秀青年医学人才 3 人。积极推进新学科、新技术、新项目的开展,微创治疗胆石症和内镜下防治胃癌早癌、心脑血管疾病遗传基因检测诊疗、高血压预防与治疗、睡眠疾病及耳源性眩晕疾病的诊疗、妇产科微创技术、脊柱病变治疗和膝关节置换、脑血管微创介入诊疗、肿瘤介入治疗等技术日益成熟。其中,中医科使用顺势经络平衡技术(NAET)治疗儿童食物不耐受、各类过敏性疾病和儿童自闭症、多动症、精神发育迟滞等疾病,肛肠科应用中医传统疗法与现代外科相结合的方法治疗肛肠类疾病,取得良好的社会效益。

信息化建设　医院信息化管理不断提升,不良事件上报、物资二级库等系统上线并完善,排队叫号系统全面升级。"一号通"顺利升级,实现微信支付缴费,实行电子病历、电子假条,增加在线查看检验检查报告等多项功能;异地医保结算接口初开发到位。

科研工作　获得青岛市卫生科研项目 2 项,发表论文 74 篇(第一作者),其中 SCI 论文 5 篇,参编论著 26 部(副主编以上),获得发明专利 6 项,实用新型专利 11 项。

继续教育　选派 12 名管理干部赴新加坡现代管理学院培训,180 余名青年医师赴北京、天津等地进修学习和短期培训,外派规范化培训 58 人。定期邀请专家到院讲学、指导临床工作,定期开展"青年医师"沙龙活动,举办多学科诊疗(MDT)研讨会、阅片沙龙会、经典病例讨论会、疑难病例研讨会、业务骨干交流会等,不断提升青年医师业务水平。完成市级继续医学教育项目 16 项和 150 余名实习生的临床实习任务。

国际交流　2017 年 3 月 20 日,瑞典皇家科学院院士吴耀文团队一行到院参观医院检验实验室。9 月 6 日,新加坡国际管理学院院长陈丽颖到院参观交流。10 月 19 日,哈佛医学院教授、大妇产科主任 Hope Anne Ricciotti 在李沧区政府副区长刘春花,区政协副主席、区卫计局局长李蕾等陪同下,到医院妇产科进行调研。10 月 27 日,承办 2017 克利夫兰医学中心中国行青岛站,美国克利夫兰医学中心内分泌专家 Mario Skugor 教授到院进行学术讲座、联合查房及病例讨论。

大事记

3 月 9 日,医院召开第八届职工代表大会第一次会议。

3 月 27 日,医院召开工会第七次会员代表大会。

4 月 10 日,医院设立肾病老年医学病区。

4 月 23 日,医院组织成立青岛市 ERCP(经内镜逆行性胰胆管造影)联盟。

6 月 18 日,医院举办医院第 28 届职工运动会。

6 月 19 日,医院神经内科与神经康复科分科。

7 月 15～16 日,由中国妇幼保健协会妇科内分泌专业委员会、中国医师协会妇科内分泌培训专业委员会主办,青岛市第三人民医院承办的"全国妇科内分泌疾病诊疗策略研讨会暨青岛基地第六届妇科内分泌学习班"顺利召开。

8 月 7 日～9 月 27 日,医院选派朱玉召赴西藏援助日喀则市开展包虫病筛查工作。

8 月 10 日,医院召开首届理事会成立大会。

8 月 23 日,医院召开第二届党员大会。

9 月 9～17 日,医院医生袁帅作为青岛市李沧区第一批医疗帮扶小组成员,赴甘肃省陇南市康县参加帮扶工作。

10 月 17 日,医院成立青岛市基层卫生协会。

10 月 20 日～11 月 3 日,青岛市卫生计生委巡察组到医院进行 2017 年大型医院巡察工作。

12 月 23 日,医院加入半岛航空医疗救援联盟。

12 月 29 日,医院设立肛肠科。

精神文明建设　多方位加强医院宣传工作,全年对外发表信息 1633 篇,同比增长 160%;16 个科室建立微信公众平台。2017 年,组织社区讲座 59 次,义诊 231 次,参与义诊医生 287 人次;"慈善一日捐"活动有 880 名职工捐款 50060 元,其中 5060 元捐助给"春蕾女童";组织离退休干部共同为莱西贫困小学图书馆捐助 6600 元,为永安路小学 3 名"春蕾女童"捐助 1200 元。

荣誉称号　获青岛市文明单位标兵、青岛市军民共建先进集体、第二届"光影青春"青岛市青年新媒体作品创意大赛一等奖、青岛市公立医院药学专业技术人员基本药物合理使用知识技能竞赛优秀组织奖、青岛市无偿献血先进集体等荣誉称号。

院　　长:邢晓博

党委书记:牛锡智

业务副院长:马振亮

后勤副院长:刘桂馨

纪委书记:华裕忠

工会主席:孙彩茹

院长助理:徐晟伟、刘　英

院办电话:89076678

总机电话:89076600

传真号码:89076611

电子信箱：sybgs2011@126.com
邮政编码：266041
地　　址：青岛市李沧区永平路29号

山东青岛中西医结合医院
（青岛市第五人民医院）

概况　山东青岛中西医结合医院暨青岛市第五人民医院是山东省首家中西医结合医院，亦是市属综合性医疗机构。医院1995年被确立为三级甲等中西医结合医院，并于2012年通过复评。医院占地面积1.6万平方米，业务用房面积1.83万平方米。2017年度职工总数580人，卫生技术人员500人，占职工总数的86.2%；行政工勤人员80人，占职工总数的13.8%。卫生技术人员中，高级职称52人，占卫生技术人员10.4%；中级职称127人，占卫生技术人员25.4%；初级职称321人，占卫生技术人员64.2%。医院医生、护士比1：1.25。医院现有编制床位420张，职能科室24个，临床科室24个，医技科室10个。

业务工作　2017年诊疗171237人次，收治住院病人6682人次，同比增长3.41%。

业务收入　2017年医院业务收入13345.64万元。

固定资产　2017年医院固定资产6324万元，比上年增长12.71%。

医疗设备更新　新增核磁共振设备。

基础建设　医院改扩建项目完成前期方案论证、PPP方案设计、岩土工程勘查报告、项目建议书以及方案征集等工作。经过与山东省文保部门沟通协调，医院《扩建项目规划及建筑方案》通过省文保部门组织的专家评审，原则同意扩建选址及平面布局设计。

卫生改革　按照市里统一部署，推进城市公立医院改革，根据上级的要求，严格按规定取消药品加成，控制"双比"和不合理的费用增长；继续实行全面预算管理，并将预算执行率纳入医院绩效考核范围；开展内部控制建设，利用信息化手段建立起"预算为主线、资金管控为中心"的内控体系，涵盖91个业务流程。

根据医院人才引进方案，通过校园招聘和公开招聘方式共招聘工作人员49人（含1名中级），其中，硕士19人，本科毕业生10人，专科毕业生16人；新增优秀学科带头人1人，优秀青年人才2人。

医疗特色　新增ERCP+LC术治疗胆总管结石并胆囊结石、益气活血通络法治疗冠心病支架术后再狭窄和血栓的临床对比研究、急性ST段抬高型心肌梗死急诊手术策略的探讨、自动痔疮套扎术、火针治疗白癜风、芳香疗法之中药香囊、纳米晶片导入氨甲环酸联合疏肝化瘀汤治疗黄褐斑、新糖胃康颗粒联合穴位贴敷治疗糖尿病胃轻瘫的临床应用、"拔邪行经导阳法"治疗强直性脊柱炎的临床观察。

科研工作　获市科技局课题立项1项、市科学技术三等奖1项；完成2017~2018年中医药科技发展项目2项；完成中医重点专科B类（风湿科、神经内科）届终评估，风湿科顺利通过省中医药管理局的评审验收，成为山东省第四批中医重点专科；肺病科被遴选为山东省中医药管理局"十三五"中医重点专科建设项目；完成风湿科市中医综合诊疗中心建设任务书；组织市优秀学科带头人、市医疗卫生重点学科中西医结合脑病、风湿科及市优秀中医学人才的评估报告；完成2017~2019年市医疗卫生优秀人才（中医）培养项目任务书。

继续教育　完成省、市级医学继续教育项目9项；做好高校实习生带教和中医住院医师规培工作。

大事记

3月28日，医院召开2017年青岛市医学会皮肤病专科分会年会暨皮肤急症诊治及进展学习班。

3月28日，医院"贾红玲知名中医药专家工作室"开诊，该工作室为青岛市首批引进类知名中医药专家工作室。

3月29日，医院通过青岛市卫生计生委组织的安全生产标准化创建达标评审。

4月6~9日，医院邀请清华大学继续教育学院教师对医院领导、中层干部、护士长以及职工代表进行培训。

4月11日，医院与即墨市丰城卫生院建立区域性医联体，双方签署医疗帮扶协议。

4月14~15日，医院召开第七届职工代表大会第二次会议，通过修改《外出参加学术活动的管理规定》和《医院奖惩条例》。

5月19日，医院院长丁文龙在全国中医院院长大讲堂作"开展医养结合的探索与思考"讲课。

6月8日，医院与贵州省安顺市平坝区中医院结成对口帮扶单位，并先后组织两批帮扶医生赴黔开展支援活动。

6月14日，中国心脏联盟"心脏康复美好支架人生健康中国行"第十二站走进山东青岛，并授予山东青岛中西医结合医院为岛城首家"支架人生俱乐部"。中国心脏联盟主席、"支架人生俱乐部"发起人胡大一教授，中国心脏联盟心血管疾病预防与康复学会主任委员孟晓萍教授共同为医院授牌。市计生协会常务副会长周长政出席活动。

7月11日，由青岛市卫生和计划生育委员会、青岛市中医药管理局主办，山东青岛中西医结合医院、青岛市中医药学会承办的青岛市第二届"三伏养生节"暨《中医药法》大宣讲活动举行启动仪式。市中医药管理局专职副局长赵国磊、市科协副主席王军、市卫生计生委中医药处处长汪运富、市卫生计生委政策法规处处长李传荣、市科协学会部部长苏文民等出席启动仪式。

7月28日，医院举办青岛市中西医结合学会神经内科专业委员会学术年会——胡希恕学术思想研讨会暨冯世纶知名专家工作室揭牌仪式，中国著名经方专家冯世纶教授、青岛市中医药管理局专职副局长赵国磊、青岛市中西医结合学会会长吉中强、山东青岛中西医结合医院院长丁文龙出席揭牌仪式。

8月15日，医院在贵州省安顺市平坝区中医院举行"山东青岛中西医结合医院对口帮扶贵州省安顺市平坝区中医院挂牌仪式"。

8月22日，医院召开党组织换届选举大会。市中医药管理局专职副局长赵国磊出席会议并讲话，院党委班子、全体党员参加会议。选举产生中共青岛市第五人民医院第二届委员会和纪律检查委员会。

8月24日，市卫生计生委、市总工会、市体育局联合主办的"真情六医杯"健骨操比赛中，山东青岛中西医结合医院代表队荣获全市一等奖。

8月29日，市南区政府副区长孙晋华，市南区卫计局局长朱俊萍、副局长刘洁一行莅临医院，对医院扩建工作推进情况进行实地调研。

10月11日，医院举行"情满乡村"志愿服务项目启动仪式。

10月16日，市中医药管理局专职副局长赵国磊等委领导及专家一行莅临医院，进行十九大期间安全稳定工作督查。

10月25日，在党的十九大胜利闭幕之际，市卫生计生委党建协作区办公室副处长程毅、第一党建协作区全体单位党委（党支部）书记和党建联络员共计22人，赴北海舰队青岛航标处团岛灯塔，开展"学习贯彻十九大报告精神系列主题党建活动"，并在此建立第一党建协作区党建活动基地。

10月26日，国家级肛肠科医联体、中日医院肛肠专科医联体在北京中日医院成立。医院肛肠外科成为首批加入的国内300家医疗机构共同组成的肛肠专科医联体单位之一。

11月5日，青岛举行马拉松比赛，医院出动救护车1辆、医护人员6人，圆满完成赛道医疗站点工作任务。

荣誉称号 全国敬老文明号。

院　　长：丁文龙
党委书记：辛善栋
副 院 长：孙金芳、延壮波
纪委书记：张忠国
工会主席：周　健
办公室电话：82612230
传真号码：82612230
电子邮箱：qdwybgs@126.com
邮政编码：266002
地　　址：青岛市市南区嘉祥路3号

青岛市第八人民医院

概况 青岛市第八人民医院始建于1951年，是一所集医疗、科研、教学、预防、保健、康复和急救于一体的大型综合三级医院，是全国"模范爱婴医院"、全国首批"湿疹皮炎研究基地"、"中国心血管疾病合理用药项目培训基地"、国家级"关爱女性健康"优质服务医院、中国医院协会慢阻肺与哮喘规范化管理示范单位、市涉外定点医院、青岛市白内障诊疗中心、青岛市糖尿病眼病诊疗中心、潍坊医学院附属青岛医院、济宁医学院教学医院。医院先后获全国文化建设先进单位、山东省百佳医院等荣誉称号。

医院占地面积5.0万平方米，建筑面积6.9万平方米，固定资产3.15亿元，开放床位1035张。现有职工1517人，其中高级职称137人，博士、硕士276人，享受国务院特殊津贴2人。

业务工作 2017年医院完成门急诊量69.89万人次，比上年增加17.9%；出院31276人次，比上年增加0.4%；床位使用率88.2%，比上年下降3.9%；床位周转次数30.2次，比上年下降9.3%；平均住院日9.9天，比上年增加0.3天；入出院诊断符合率100%，与上年持平；手术10247例，手术前后诊断符合率100%，与上年持平；住院抢救危重病人166次，比上年增加5.7%；抢救成功率88%，比上年增加5.8%；治愈率87.2%，比上年下降0.9%；好转率11.6%，比上年增加0.8%；病死率0.5%，比上年减少0.1%。院内感染率1.7%，与上年持平；甲级病案率99.96%。

业务收入 2017年实现总收入58613.42万元，比上年增加2547.37万元，同比增长4.54%。总支出

58493 万元,比上年增加 2551.3 万元,同比增长 4.6%。

固定资产   2017 年固定资产原值 31522.8 万元,比上年的 29646.5 万元增加 1849.6 万元,增长6.2%。

医疗设备更新   2017 年通过青岛市卫生计生委公开招标,手术室更新高清胸腔镜,价值 145 万元;放射科更新数字胃肠机,价值 240 万元;超声科和体检中心更新彩超仪,价值分别为 197 万元和 120 万元。

基础建设   2015 年 11 月,青岛市政府第 90 次常务会议原则通过医院东院区建设方案,该项目列入 2016 年市级重点工程。2016 年 3 月 11 日,青岛市发展改革委员会正式批复东院区建设项目立项,项目占地面积约 6.7 万平方米,总建筑面积 9.2 万平方米,项目估算总投资 8.53 亿元。2017 年 11 月 2 日,该工程建设项目举行开工奠基仪式,12 月 29 日破土动工,按计划完成市办实事年底开工建设目标。

卫生改革   严格落实核心制度,成立院、科两级质控组织,围绕患者安全管理目标进行持续质控。建立符合医疗卫生行业特点的人事薪酬制度,2017 年 3 月实行新的工作量绩效分配方案。制订《2017 年度各科室医用耗材占比指标及管控方案》和加大合理用药监管力度,加强以辅助药物等为重点的药品使用限量管控。加强输血工作管理,强化输血安全,推进自体输血工作开展,全年自体输血率 28%。

全年新签约 21 家"医联体"单位,并与李沧九水街道社区卫生服务中心签订"医学专家+家庭医生"团队项目协议,开创双向转诊新模式,为青岛市首家。利用"医联体"微信群实现"基层—院前—上级医院"的无缝衔接,实现与国内多家优质医疗机构的远程会诊。与 72 家"医联体"及"药联体"合作,开展义诊活动 22 次,参加义诊人员 112 人,服务居民 1200 余人。下社区开展健康教育及咨询服务 27 次,服务居民 2000 余人次。

加强对口帮扶工作。对 14 个乡镇卫生院实行对口帮扶,继续做好援助贵州以及精准扶贫的相关工作,外派专家赴甘肃陇南地区进行短期的义诊及学术交流,开展对口帮扶工作。

医疗特色   加强学科建设,新建甲状腺—血管外科、手外科学科;扩建神经内二科、康复科、中医科、老年医学科、肛肠科。借助多学科会诊,加强围手术期患者安全管理,全面提升手术量。全年完成院内外多学科会诊 238 人次;其中疑难危重手术术前讨论 192 人次,确保手术安全。继续深化"三优工程",着力推进与国内外多家医院的合作及交流,加快优秀医疗资源的引进。

借助"首都医科大学肺癌诊疗中心青岛分中心"平台,购置超高清腔镜系统 2 套,保障高精尖手术的开展。乳腺外科引进乳腺旋切系统;泌尿外科引进钬激光及输尿管软镜。内镜中心大力开展内镜下治疗等新项目:全年开展肠镜 2399 例,比上年增长 28%,胃镜 5289 例,比上年增长 21.3%。新开展内镜超声 154 例,填补医院空白。胃镜下治疗 3916 例,比上年同期增长 315.7%。支气管镜检查 60 例,比上年增长 93.5%;支气管镜治疗 26 例,比上年增长 766.7%。

科研工作   获青岛市科技进步三等奖 1 项,鉴定课题 2 项。获批青岛市卫生计生委课题立项 12 项,完成课题评价 2 项。全院发表学术论文 126 篇。

继续教育   全年成功申办并完成 4 项省级继续教育项目、10 项市级继续教育项目。

国际交流   年内有 1 人参加第 24 批援助坦桑尼亚医疗队,并于 2017 年 11 月完成援助任务回国。

精神文明建设   以全国文明城市和省级文明单位创建活动为契机,利用微信、微博、网站、院报、电子屏、宣传栏等多个平台深入开展健康教育和社会主义核心价值观教育;提高窗口人员服务水平,改善服务环境,提高患者就医感受和满意度;连续 19 年开展军民共建活动,鱼水深情再谱新篇;围绕先进典型、知名专家和凡人善举进行宣传报道。

大事记

1 月 19 日,医院连续 12 年被市生卫生计委评为科学发展综合考核优秀单位。

3 月 3 日,顺利通过安全生产标准化建设现场评审,被评为安全生产标准化建设达标单位。

7 月~9 月,组建多个新学科:成立手外科、甲状腺血管外科和岛城首家老年医学整合门诊。

心内科被评为 2017 年青岛市医疗卫生 B 类重点学科;崂山点穴诊疗中心(中医科、康复医学科)被评为 2017 年青岛市中医药类 B 类重点学科;医院顺利通过"全国综合医院中医药工作示范单位"创建工作现场评审。

8 月 10 日,召开首届理事会成立大会和理事会第一次会议,审议通过医院理事会议事规则(草案)和理事会章程(草案)。

8 月 24 日,召开医院党组织换届选举大会,选举产生中共青岛市第八人民医院第二届委员会和纪律检查委员会。

9 月 14 日,与李沧九水街道社区卫生服务中心签订"医学专家+家庭医生"团队项目协议,全年新签约21家"医联体"单位。

9月，实行新的奖励性绩效工资分配方案，新方案以工作量为核心，将综合服务能力、核心竞争力、医院贡献度作为科室加权绩效的奖励依据。

11月2日，青岛市政府2017年市办实事项目青岛市第八人民医院东院区暨地下工程建设项目举行开工奠基仪式。

11月20日，援非医疗队员司卫锋圆满完成医疗援助任务，载誉归来。

11月，开展学习宣传贯彻党的十九大精神系列活动，掀起学习宣传贯彻党的十九大精神热潮，全院干部职工以实际行动拥抱新时代，开启新征程。

12月，援藏干部兰立强圆满完成医疗援助任务，载誉归来。

荣誉称号　被评为2016年度省级文明单位。万年泉路急救站被评为2016年度青岛市院前急救先进集体。青岛市卫生计生委2016年度科学发展综合考核中被评定为"考核优秀单位"。青岛市文明建设委员会授予"2015～2016年度青岛市军警民共建社会主义精神文明活动先进单位"称号。青岛市精神文明建设委员会办公室、市红十字会、市卫生计生委授予"青岛市无偿献血先进集体"称号。

院　　长：郭　冰
党委书记：张红梅
纪委书记：江崇祥
副 院 长：马立学、曹明建
工会主席：王伟力
总会计师：鲁　菁
院办电话：87895264
传真号码：87896535
电子信箱：qdbyyb@126.com
邮政编码：266100
地　　址：青岛市李沧区峰山路84号

青岛市第九人民医院

概况　青岛市第九人民医院（青岛市卫生和计划生育委员会直管单位）位于青岛市市南区朝城路2号甲，是一所二级甲等综合性医院。年内单位占地面积为1.2万平方米，其中，业务用房面积1万平方米。年内职工398人，其中，卫生技术人员341人，占职工总数的85.68%；行政工勤人员57人，占职工总数的14.32%。卫生技术人员中，高级职称51人、中级职称98人、初级职称192人，占比分别为14.96%、

28.74%、56.30%，医生与护士之比1：1.46。医院编制床位299张，开放床位341张。职能科室17个、临床科室25个、医技科室4个。

业务工作　2017年完成门急诊量106103人次，其中，急诊11233人次，门急诊量比2016年下降5.86%。收住院6698人次，同比增长4.28%，病床使用率72.2%，同比增长2.53%，病床周转次数21.0次，出院6395人次，同比下降0.44%。入院与出院诊断符合率100%。门诊抢救成功率96.6%，住院抢救成功率100%，治愈率23.7%，好转率74.2%，病死率1.8%，院内感染率1.98%。

业务收入　2017年总收入为11679.29万元，同比增长4.42%。其中，业务收入8362.87万元，同比增长9.11%。

固定资产　固定资产总值6080.20万元，同比下降3.55%。

医疗设备更新　2017年院内招标10次，购置1万元以上设备12件，共189.215万元；通过财政招标采购设备3件，分别为彩超178万元、血气分析仪4.6万元、药敏分析仪37万元。

基础建设　2017年9月21日，综合楼改造，公开招标工程造价59.77万元，青岛联友新建筑装饰有限公司中标。9月30日，门诊楼外挂电梯，公开招标工程造价68.78万元，苏州帝奥电梯有限公司中标。10月11日，院区外墙粉刷，公开招标工程造价18.77万元，青岛联友新建筑装饰有限公司中标。10月16日，房屋设施改造，公开招标工程造价226.65万元，青岛瑞安建设工程有限公司中标。10月17日，中心供氧设备采购安装，公开招标工程造价90万元，青岛市晖腾洁净服务有限公司中标。11月9日，病房楼房屋修缮工程，公开招标工程造价336.68万元，青岛瑞安建设工程有限公司中标。11月28日，门诊楼改造，公开招标工程造价391.76万元，青岛瑞安建设工程有限公司中标。11月30日，门诊楼门头装修改造，公开招标工程造价7.73万元，青岛联友新建筑装饰有限公司中标。12月7日，院区地面铺沥青，公开招标工程造价52.63万元，青岛文德建设集团有限公司中标。

卫生改革　2017年7月26日，青岛市卫生计生委作出重大决策，将医院整体并入青岛市市立医院集团管理为"市立医院西院区"。成立新一届领导班子，确立"大专科、小综合"的办院方向，充分借助集团在资源、技术、管理及人才等方面优势，通过密切院区间联系、加强集团本部与西院区间的一体化管理，逐步

推进与集团同质化管理和服务。

医疗特色 组织召开"以患者安全为中心"的医疗质量与安全部署会议,开展全院医疗质量安全专项整顿活动,医疗质量与安全控制工作常抓不懈。选派医护人员进铁路站段、进社区、进学校等开展巡诊、义诊,举办大型义诊周惠民活动。督促医护人员加强训练,不断提升技能操作水平,以赛促技,全院形成"赶超学"良好氛围。

按照公立医院改革精神,下发三线用药考核文件,督导执行《青岛公立医院辅助性、营养性等高价药品重点监控目录清单》,药品指标与费用控制得力,全年药占比34.2%,同比下降7.4个百分点。

全年完成全院3批次的医护人员150余人在集团本部的轮训;调整确定以心血管内科、神经内科、呼吸内科、消化内科和肿瘤科为5个重点专业,统筹兼顾肾内、血液、风湿免疫等25个临床专业共同发展;11月从集团层面确定28位学科负责人;本部专家在西院区坐诊取得初步成效。11月集团本部风湿免疫科和血液科整体搬迁入西院区并正式运营;12月新建立的中医科病房投入使用;完成普外科和骨外科的合并。完善学科设置后,加强临床各专业医疗能力内涵建设,落实按疾病收治病人,做到专病专治,为病人提供精准医疗服务。

多项措施并举推进临床路径管理工作。追踪病源变化,及时增减实施病种,完善信息化系统配套,2017年入组率达到98.15%,入径病例数量稳步提高,进入临床路径的病例3508例,同比增长37.03%,临床路径例数占全院出院病例数的54.86%,同比增长13.61%。

高效完成二十国集团民间社会会议(C20)等大型活动医疗卫生保健任务。4月11日,医院派驻医师高效完成全国中小学生艺术展演活动酒店入住人员医疗卫生保健任务;7月6日,参与二十国集团民间社会会议(C20)的医疗保障任务;11月5日,完成青岛马拉松医疗保障任务;11月15日,高效完成世界机场城市大会的医疗保障任务。

科研工作 医院中医科、特检科2项科研立项课题"中药足浴治疗糖尿病周围神经病变""超声造影在胃食管反流病筛查中的诊断价值"在临床研究中,2017年发表学术论文75篇,其中国家级12篇,省级63篇。

继续教育 2017年全院各级各专业人员参加学历教育,3人取得硕士学位。医疗、护理派出5人次到上级医院进修学习,承担市级继续医学教育学术讲座12项。

精神文明建设 开展各类技术比武、业务知识抢答赛;推进医院文化建设,科室品牌率达到100%;职工积极参与卫计委及医院工会举办的文体活动;"慈善一日捐"362名职工参与,捐款13570元;工会联合团委走进平度市高戈庄立青小学,举办"春蕾女童"爱心捐助活动,捐款5000元现金,3000元学习用品;深入广场、社区、学校开展健康讲座、义诊咨询20余次,受益人群达到5000余人;组织无偿献血活动2次,30人献血9300毫升;2017年收到感谢信、锦旗23封面,患者总满意度为99.96%,比上年同期提升0.08个百分点。

党组织建设 深入学习贯彻党的十九大精神。推进"两学一做"学习教育常态化制度化。落实党委书记抓党建"三张清单"制度。在全院开展"转变工作作风,强化宗旨意识"教育,加大考核,加强基层支部建设。

大事记

2月17日,医院2017年"院长访谈"活动在医院五楼会议室举行,《青岛早报》《半岛都市报》《齐鲁晚报》和大众网、青岛新闻广播等媒体记者应邀参加活动。

4月7日,医院召开五届三次职代会。

5月9日,医院干部保健病房正式开业。

7月24日,医院召开第五届职工代表大会第四次会议,经过职工代表投票通过:郭继梅任医院职工监事,宋海峰任医院职工理事。

7月26日,青岛市卫生计生委宣布:为优化区域医疗资源布局,青岛市第九人民医院整体纳入青岛市市立医院(集团)管理,保留原有建制,称青岛市市立医院(集团)西院区,实行集团总体规划布局下的院区负责制。池一凡兼任青岛市第九人民医院党委委员、书记,主持医院日常工作;刘振胜兼任青岛市第九人民医院党委委员、副院长。

8月11日,医院首届理事会成立大会在门诊楼七楼会议室召开。青岛市事业单位监督管理局局长张毅,青岛市卫生计生委党委副书记孙敬友、副巡视员李中帅,医院党政领导班子成员、科主任、护士长和职工代表70余人参加会议。会议选举产生首届理事会理事11人、监事会监事3人。

8月21日,青岛市市立医院西院区选派第一批42人到本部心内科、呼吸内科、神经内科、妇科等20余个科室进修学习。

11月4日,青岛市市立医院西院区在城阳省总工会 EAP 服务基地举办职工代表 EAP 培训,全院近50 名职工代表参加培训。

11 月 18 日,青岛市市立医院本部 28 位学科负责人进驻西院区对应科室,全面提升西院区医疗服务整体能力。

荣誉称号 2017 年获得青岛市文明单位、青岛市事业单位人事管理示范点、安全生产标准化三级医院称号。

党委书记兼行政负责人:池一凡
副 院 长:官明德、袁国宏
工会主席:郭继梅
副 院 长:刘振胜
院办电话:87072610
总机电话:87072600
传真号码:87072610
电子信箱:qdsdjrmyy@126.com
邮政编码:266002
地 址:青岛市市南区朝城路 2 号甲

青岛市胶州中心医院

概况 青岛市胶州中心医院始建于 1943 年,前身为八路军滨北干部休养所,现为一所集医疗、预防、教学、科研、康复、社区服务于一体的三级综合性医院,是潍坊医学院附属医院、青岛大学医学院教学医院、潍坊医学院研究生教育基地。青岛市腔镜外科中心、青岛市抗癌协会大肠肿瘤专业委员会、胶州市抗癌协会及司法鉴定所等科研学术团体均设在医院。

医院占地面积 4.5 万平方米,建筑总面积 4.39 万平方米,其中,业务用房面积 3.12 万平方米。2017 年有职工 1377 人,其中,卫生技术人员 1230 人,占职工总数的 89.32%;行政工勤人员 147 人,占职工总数的10.68%。卫生技术人员中,高级职称 160 人、中级职称 446 人、初级职称 624 人,分别占卫生技术人员的13.01%、36.26%、50.73%。医生与护士之比为 1:1.7。医院开放床位 1040 张,设 70 个科室,其中职能科室 21 个、临床科室 34 个、医技科室 15 个。

业务工作 全年门急诊总量 63.57 万人次,其中,急诊 10.34 万人次,同比增长 18%。收住院患者3.55 万人,同比增长 6.2%。床位使用率 84.5%,床位周转 36.7 次,入院与出院诊断符合率 100%,手术前后诊断符合率 100%,好转率 69.8%,病死率 0.6%,院内感染率 1.35%,甲级病案符合率 97.67%。

业务收入 全年业务收入 5.42 亿元,同比增长2.26%。

固定资产 全年固定资产价值 2.70 亿元,同比增长 12.50%。

医疗设备更新 年内新进飞利浦 64 排 128 层螺旋 CT、飞利浦 1.5T 磁共振成像系统、彩色超声诊断系统、数字放射系统、进口眼科光学相干断层扫描仪、电子支气管镜系统、电子结肠镜、电子输尿管软镜系统、移动平板探测器、移动式 C 形臂 X 光机、椎间孔镜手术系统、神经诱发电位、生物刺激反馈仪、双板DR、口腔 CT、眩晕诊疗系统、电外科工作站等大型设备。

基础建设 在门诊药房、收款处、服务部、CT 室等服务窗口安装便民凳,并拓宽部分窗口高度;分别在导诊台、服务台增设手机充电线;完成门诊大厅空调安装;在人流量大、需求量大的区域,安置 8 台直流饮水机;完成对分水岭街"去弯取直"工程,拓宽道路并重新绿化;在综合楼、外科楼小花园分别设立便民服务亭;在特检科、呼吸内科、药库等地势低洼处铺设沥青。

卫生改革 为体现多劳多得、优质优劳的绩效核算发放原则,建立重技术、重风险、重业绩、重贡献、倾斜一线的绩效分配机制,医院实行手术工作量专项绩效,进一步完善绩效分配制度。

医疗特色 2017 年顺利开展 34 项新技术项目,包括膝关节镜下保留韧带残端解剖重建前交叉韧带治疗前交叉韧带损伤、心律失常射频消融术、主动脉球囊反搏、医疗美容注射技术、无痛胃肠镜检查技术、冠状动脉造影(CTA)、脱落细胞学石蜡切片免疫组化表达检测法、子宫底韧带悬吊治疗盆地功能障碍性疾病、"桥式"修补治疗后盆腔脱垂、血液成分分离、皮瓣+应用张力-应力法则-牵张再生治疗皮肤缺损、真皮脂肪组织移植整复局部软组织凹陷性畸形、超脉冲二氧化碳机关治疗技术、鼻内窥镜下泪囊鼻腔吻合术治疗慢性泪囊炎、23G 微创玻璃体切割术联合内界膜剥除治疗黄斑裂空、在线血液透析滤过、应用生物制剂靶向治疗类风湿性关节炎及强直性脊柱炎、内镜下逆行胰胆管造影、大隐静脉激光腔内治疗、吞咽障碍球囊扩张术、耳石症的 BPPV 治疗、局部熏蒸治疗、中药塌渍疗法、睡眠呼吸监测项目、经皮肾镜手术、腹腔镜下肾脏部分切除术、颈椎椎间孔镜、脊椎通道减压术、胫骨近端截骨治疗膝关节骨性关节炎、PRP 治疗骨性关节炎、单一手术入路治疗复杂髋臼骨折、开展颅内压监护、骨关节三维成像、小而密低密度脂蛋白(SD-LDL)检测等。医院根据相关诊疗规范对新技术新项目的实施进行追踪管理,开展的新技术项目均符合适应征,无不良反应、并发症的发生。

科研工作 高压氧科主持完成的"内关穴生姜片外敷配合微波深部热疗防治化疗后胃肠道反应临床研究",放疗科主持完成的"链式cik细胞免疫治疗联合放疗、微波热疗治疗局部晚期直肠癌研究""小分子靶向药物联合适形放疗及微波热疗治疗老年局部晚期非小细胞肺癌的疗效观察"课题均通过鉴定,达国内领先水平。烧伤整形科主持完成的"甲壳胺膜在新型负压装置中治疗皮肤创面对成纤维细胞影响的研究",院感科主持完成的"不同皮肤准备方法对骨科清洁手术部位感染影响的研究",麻醉科主持完成的"下腹部腹腔镜手术麻醉选用右美托咪定辅助的有效性与安全性评价",急诊内科主持完成的"GLU、HbALc联合HEART评分法在指导急诊胸痛患者分层治疗中的应用价值研究",检验科主持完成的"IgM、降钙素原及CRP水平在儿童肺炎感染中应用研究",神经内科主持完成的"吞咽康复对卒中相关性肺炎患者降钙素原水平的影响",放疗科主持完成的"硫氧还蛋白还原酶在肺癌诊断、治疗和预警中的研究"和"肿瘤血管正常化及血脑屏障通透性在NSCLC脑转移治疗中的研究",产科主持完成的"早期干预在合并亚临床甲状腺功能减退妊娠妇女中的临床价值的探讨",胃肠外科主持完成的"解剖定位标志在腹腔镜完全腹膜外疝修补术中的临床应用研究""胃癌患者与HMGB1、VEGF-D的相关性研究""大肠癌患者血浆胆固醇水平相关研究"课题均通过鉴定,达国内先进水平。

青岛市卫生计生委立项课题12项。取得专利8项,其中发明专利4项、实用新型专利4项。全院职工在各级各类刊物发表论文218篇,其中SCI 4篇,核心期刊47篇。出版9部第一主编专著。

继续教育 年内承担省级继续教育项目8项,市级继续教育项目13项。选派技术骨干19人分别到北京安贞医院、解放军总医院、上海仁济医院、上海瑞金医院等进修。

精神文明建设 通过创建文明城市、卫生城市,加强医院管理,强化内涵建设,倡导人文关怀理念,提高员工精神素质;开展医疗、护理等服务培训,提高医护人员服务意识、服务理念和服务水平;年内顺利通过省文明单位复评。

加强道德建设,积极开展社会主义核心价值观宣传教育活动,设计制作道德宣传栏、通过医院自媒体平台大力宣扬社会主义核心价值观;进学校、进社区、进卫生院、进村开展健康教育大讲堂活动;热心社会公益,全年组织职工捐款19万元;组织医院重点部门科室负责人参观青岛党史教育基地及黄岛区廉政教育基地;积极开展网络文明传播活动,采用多种措施增加官方微信关注度。利用爱牙日、爱眼日、艾滋病日、慢性病宣传日等特殊日子,开展相关主题宣传,发布健康教育知识。

大事记

1月17日,医院召开六届十二次职工代表大会暨2017年医院工作会议。会上,审议通过《院长工作报告》《财务工作报告》《审计工作报告》,并对2016年在医院工作中取得优异成绩的团体和个人进行表彰。

2月15日～3月31日,全院开展医疗质量安全专项整顿活动。

3月2日,青岛市腹腔镜手术麻醉技术学术研讨会暨山东省继续医学教育项目腹腔镜手术麻醉技术学习班在医院召开。

4月26日,青岛市卫生计生委专家组一行对医院安全生产标准化创建工作进行终评评审,专家组一致认定医院通过安全生产标准化创建评审。

4月27日,青岛市卫生计生委专家组一行16人到院进行医疗质量安全督导检查暨大型医院巡查"回头看"工作检查。

5月19日,青岛市胶州中心医院与山东省肿瘤医院协作签约揭牌仪式暨肿瘤综合治疗新进展高峰论坛在胶州宾馆举行。青岛市卫生计生委副主任张华,胶州市卫生和计划生育局局长周刚,山东省肿瘤医院院长于金明,青岛市胶州中心医院院长徐建等出席签约仪式。双方医院代表签署协作医院及肿瘤规范化诊疗基地协议书,与会领导共同为协作医院及肿瘤规范化诊疗基地揭牌。

5月25～26日,在2017年潍坊医学院附属教学医院临床教师教学基本功比赛和实习学生临床技能竞赛中,脊柱创伤外科董智勇获得教师教学基本功比赛二等奖,医院实习生胡振振、马铭涓、崔婷婷、林潇获得实习学生临床技能竞赛一等奖。

6月26日,医院领导班子成员进行调整,根据市卫计委《关于徐建等同志任免职务的通知》(青卫任〔2017〕8号),徐建任中共青岛市卫生和计划生育人才综合服务中心支部委员会书记(正处级),不再担任中共青岛市胶州中心医院委员会委员、青岛市胶州中心医院院长职务;邢立泉任青岛市胶州中心医院副院长(主持行政工作);宋守正挂职任中共青岛市胶州中心医院委员会委员、副书记(主持党委工作);孟贤涛兼任青岛市胶州中心医院副院长。

根据市卫计委《关于孙顺昌等同志任免职务的通知》(青卫任〔2017〕7号),宫荣泉任青岛市胶州中心医院副院长,不再担任青岛市胶州中心医院工会主席职务(按照工会章程办理);高向阳任中共青岛市中心血站委员会委员、中共青岛市中心血站纪律检查委员会书记(正处级),不再担任中共青岛市妇幼保健计划生育服务中心支部委员会书记(正处级)、不再挂职中共青岛市胶州中心医院委员会副书记、委员职务。

7月6日,医院放射科医生王世礼参加为期两个月的对陕西省宁陕县医院帮扶工作。

7月26日,医院召开六届十三次职工代表大会。

8月8日,医院特检科医生胡晓阳赴西藏日喀则市开展包虫病筛查工作。

8月9日,医院召开法人治理结构理事会第一次会议。

8月9日,根据市卫生计生委《关于池一凡等同志任免职务的通知》(青卫任〔2017〕7号),魏秀娥任青岛市胶州中心医院副院长兼工会主席(按照工会章程办理)。

8月21日,医院内分泌科主任陈桂芝、产科主任崔风云荣获2017年胶州市拔尖人才称号。

8月24日,中共青岛市胶州中心医院委员会召开第二次党员大会,选举产生新一届党委委员和纪委委员。

9月18日,医院微创骨科(关节创伤外科、脊柱创伤外科联合)、脑血管病康复治疗(神经内科、康复医学科联合)两个学科被评为青岛市医疗卫生重点学科;烧伤整形科徐炜志被评为青岛市医疗卫生优秀学科带头人;儿科李克泉、麻醉科王庆亮被评为青岛市医疗卫生优秀青年医学人才。

9月,胶州市胸痛中心、胶州市脑卒中中心、胶州市创伤中心在医院挂牌成立。

10月25日,医院张瑞莲、胡晓阳、陈文香、高玉盛、赵妮荣获青岛市卫计委职工技能提升奖励。

11月23日,医院工会委员会举行换届选举大会,魏秀娥当选为第七届工会委员会主席。

荣誉称号 医院获中国胸痛中心建设单位,全国医院感染横断面调查先进单位等荣誉称号。

副院长(主持行政工作):邢立泉
副书记(主持党委工作):宋守正
副 院 长:邢春礼
纪委书记:尤明涛
副院长、总会计师:孟贤涛
副院长:宫荣泉
副院长、工会主席:魏秀娥
院办电话:58775611
总机电话:87212301
传真号码:87208844
电子信箱:qdsjzzxyy@126.com
邮政编码:266300
地 址:胶州市徐州路29号

专 科 医 院

青岛市妇女儿童医院

概况 青岛市妇女儿童医院占地6.7万平方米,业务用房8.4万平方米,编制床位1170张,实际开放1014张。2017年职工总数1808人,其中,卫生技术人员1622人,占职工总数的89.71%;行政工勤人员186人,占职工总数的10.29%。卫生技术人员中,高、中、初级职称分别是125人、376人、1121人,占比分别是7.71%、23.18%、69.11%。医生583人,护士775人,医护比1:1.33。职能科室32个,临床科室50个,医疗辅助科室7个,医技科室14个。2017年,医院招收新职工113人,其中博士7人,硕士70人,本科毕业生28人,专科毕业生8人,涵盖21个专业。

业务工作 2017年门急诊总量21.66万人次,比上年增长28.8%,其中,急诊28.73万人次。出院5.17万人次,比上年增长2.7%。床位使用率101.5%,床位周转次数51.2次。入院与出院诊断符合率99.9%,手术前后诊断符合率100%,门诊抢救危重病人1416人次,抢救成功率100%,病房抢救危重病人6094人次,抢救成功率99.7%,治愈率91.8%,好转率6.4%,病死率0.05%,院内感染率1.12%,甲级病案符合率99.92％。

业务收入 2017年全年业务收入11.12亿元，比上年增长15.38％。

固定资产 2017年新增固定资产0.6亿元，固定资产总值为9.32亿元，比上年增长6.74％。

医疗设备更新 2017年投资5549万元用于医疗设备更新。其中价值50万元以上医疗设备有全身X射线计算机断层扫描系统、医疗模拟用具（包括妇产科模拟解决方案、婴儿重症模拟系统）、全高清鼻窦镜系统、高清腹腔镜、移动C形臂X线机、PCR操作台、高清腹腔镜、口腔颌面锥形束计算机体层摄影设备（CBCT）、便携式全身用彩色多普勒超声诊断仪。

基础建设 2017年医院完成多项重点工程的建设：PICU改建项目，为提升疑难危重症抢救水平、建设区域儿童疑难危重症诊疗中心提供基础保障；临床技能模拟培训中心建成并投入使用，达到国内一流水平，进一步提高医院教学及承担国培基地培训任务的水平；装备先进的远程会诊中心，不仅实现远程疑难病诊断会诊，并且为远程教育、远程会议和国际交流等提供良好的平台。建成查体中心，打造妇女查体品牌，填补医院空白。医院还完成人车分流改造工程、室外钢构停车场改造工程、18层办公室改造工程、咖啡吧工程、院史馆建设工程、樱花郡专家公寓装修工程、一期开启扇加固工程、院内绿化改造工程等项目。

卫生改革 医院正式启动JCI认证工作，构建医院质量管理三级架构、四级质控体系，完成JCI制度修订以及各章节解读。医院以国际化标准推进各项工作，全面提升医疗质量与安全。年内，实施法人治理结构改革，成立首届理事会、监事会，并召开理事会第一次会议，审议通过《青岛市妇女儿童医院理事会议事规则》《青岛市妇女儿童医院章程》。

在全市首推检验类试剂集中采购配送，由近80个供货公司的700余种试剂统一为一个规范的专业试剂运营公司管理，所有试剂单价整体下调20％，最高降幅达30％，解决相关的设备投放、LIS系统建设维护、实验室改造等问题。实施此项目5年，预计将为医院节省资金1亿元。在ISO15189国际管理体系的指导下，建成区域性临床检验中心，具备为医疗集团内所有医院提供医疗检验服务的能力。2017年6月，青岛市卫生计生委在医院召开全市委属公立医院检验试剂耗材集约化外包改革工作现场会，医院在全市推广经验。9月，医院与华大基因签约合作，开展妇女与新生儿免费基因检测项目，在青岛市黄岛区试点。

成立青岛妇女儿童医疗集团，又建医联体建设新模式。医院牵头青岛市妇幼保健计划生育服务中心、青岛新世纪妇儿医院、青岛莲池妇婴医院，组建青岛妇女儿童医疗集团。在借鉴原有医联体建设经验的基础上，吸收优质社会办医机构作为成员单位，优势互补、错位发展，以管理一体化、技术同质化、服务差异化、经济独立化为运行机制，提供多层次、差异化、连续性医疗服务。

医院与世界顶级儿童医院INOVA国际医疗集团附属儿童医院、哈佛大学波士顿儿童医院签署全面战略合作协议，在学科建设、科室共建、人才培训、专项技术交流方面开展长期合作，并建立常规交流沟通机制和常规互访机制。年内，医院先后与德国亥姆霍兹联合会感染研究中心、德国汉诺威医学院，加拿大多伦多大学、加拿大麦吉尔大学专家学者进行交流，在学科建设、学术交流、科研合作等方面达成初步合作意向。

医院与中国电信、微医集团全面合作，共同建设中国北方地区第一个"半岛妇女儿童医疗云平台"，进一步推动建设"两地三中心的云计算和医疗大数据平台"，打造"互联网＋医疗"合作的新典范。

医疗特色 医院拥有4个省级重点学科，6个市级A、B类重点学科，基本涵盖妇产科、儿内科、儿外科所有专业。医院利用保健网络、产儿科技术优势，提供全生命周期的服务。腹主动脉球囊阻断术、子宫动脉栓塞术等代表性技术的实施，体现多学科联合在危急重症救治方面的强大实力，医院大专科、小综合的特色优势日益凸显。为确保分级诊疗的顺利实施，医院2016年底建立应急医疗服务体系（EMSS）后，成功转运并救治30余例来自省内外的危重症患者。2017年5月，完成山东省首例城际"空中120"救援，医院区域辐射能力不断增强。

医院全年共开展新技术、新业务10项，妇科开展经阴道子宫肌瘤切除术（美奥舒——宫腔镜组织切除系统）、超声输卵管造影术；耳鼻喉科开展新生儿耳廓形态畸形无创矫正；眼科开展早产儿视网膜病变筛查；口腔科开展年轻恒牙牙髓血管化再生治疗；神经外科开展颅骨修补术、颅内压监测术、颅骨大范围整形术、脑血管畸形切除术、椎管内占位切除术。

科研工作 2017年，医院获得国家自然科学基金项目2项，省医药卫生科技发展计划项目8项，市科技惠民专项2项，共获得资助经费165万元；获得妇幼健康科学技术奖三等奖1项，山东中医药科学技术奖三等奖1项，山东医学科技奖二等奖1项、三等奖 3 项,市科技进步奖二等奖 1 项、三等奖 4 项;进行成果评价 12 项,其中国际先进水平 6 项;共发表论文 139 篇,其中 SCI 论文 20 篇,中华系列杂志 14 篇;主编及参编专著 9 部;拥有专利 21 项,其中发明专利 20 项。

继续教育 2017 年,医院举办继续医学教育项目 36 项,其中国家级项目 4 项、省级项目 16 项、市级项目 16 项。通过举办继续医学教育项目,培训来自全国各地的学员 5300 人。

国际交流 2017 年 6 月,医院院长、心脏中心首席专家邢泉生教授受德国国家儿童心脏中心邀请到该院交流,受国际心胸外科协会邀请赴意大利参加 2017 国际微创心胸外科协会年会(ISMICS)。7 月 17 日,心脏中心副主任武钦应邀参加在西班牙巴塞罗那举办的第七届世界儿童心血管病和先心病外科大会并发言,就邢泉生在国内首创的室间隔缺损微创封堵技术及 10 年临床应用经验进行汇报和学术交流。10 月 19 日,澳大利亚墨尔本皇家儿童医院病理解剖科主任、澳大利亚皇家病理学院院士周中和受邀到医院参观访问。周中和对病理科工作进行指导,并在院内学术报告厅作学术讲座。11 月 17 日,美国国立儿童医院副院长 John Walsh 教授,受邀来院访问交流。11 月 20 日,加拿大麦吉尔大学皇家维多利亚医院的世界知名心外科专家、加拿大皇家内科外科学院院士、美国外科学院院士 Dominique Shum-Tim 教授偕助手 May Angela Nguyen-Vu 医生,受邀到医院访问,观摩医院首创的"室间隔缺损经胸微创封堵术",并就医师培训进行深入交流,就建立长期交流合作达成初步意向。

大事记

1 月 24 日,医院急诊科"催泪红包"护士群体荣获"2016 年度感动青岛道德模范群体奖"。

2 月 28 日,医院召开 2016 年度总结表彰暨第二届科教奖励大会。

2 月,医院妇女康复门诊正式开诊。

3 月 8 日,医院产科中心团队、赵淑萍分获"青岛市三八红旗集体""青岛市三八红旗手"荣誉称号。

3 月 23 日,青岛妇女儿童医院与荣成市妇幼保健院医联体签约暨揭牌仪式在荣成市妇保院举行。

4 月 10 日,医院召开 2017 年党风廉政建设暨安全工作大会。

4 月,医院复发性流产专科门诊正式开诊。

5 月 5~6 日,医院召开建设与发展研讨会。

5 月 12 日,医院召开庆祝"5·12"国际护士节表彰大会。

5 月 12 日,医院举行 EAP 员工关爱项目启动仪式,正式启动医院 EAP 员工关爱项目。

5 月 23 日,医院成功完成省内首例院际"空中120"救援任务。

5 月 25 日,医院隆重举行终身专家聘任仪式,聘任原儿童医院院长沈宜元、原妇产医院院长张淑芬、康复科名誉主任李永库为医院终身专家。

6 月 23 日,张战红不再担任中共青岛市妇女儿童医院委员会委员、青岛市妇女儿童医院副院长职务。

6 月 24 日,医院党委组织开展"岛城变化看今朝砥砺前行话发展——走进青岛海湾集团"主题党日活动。

6 月 29 日,青岛市卫生计生委在医院召开全市医院检验试剂耗材集约化外包改革工作现场会,要求各委属单位学习借鉴妇儿医院经验。

6 月 30 日,医院举办"爱岗敬业展风采 不忘初心跟党走"庆祝中国共产党成立 96 周年文艺会演。

7 月 4 日,青岛市人大市北团二组人大代表到医院进行视察调研。

8 月 1 日,医院首家开展儿内科夜门诊。

8 月 8 日,医院召开首届理事会成立大会暨第一次会议。

8 月 16 日,青岛市卫生计生委召开 2017 年全市卫生计生工作推进会,院长邢泉生在会上作交流发言。

8 月 17 日,医院荣获"全国卫生计生系统先进集体"称号,是青岛市唯一一家获此殊荣的单位。

8 月 18 日,医院与青岛莲池妇婴医院举行医联体签约揭牌仪式。

8 月 22 日,医院举行中国共产党青岛市妇女儿童医院第二次代表大会,党员代表投票选举产生中共青岛市妇女儿童医院第二届委员会和纪律检查委员会。

8 月 23 日,医院正式启用临床技能模拟培训中心。

9 月 1 日,医院专家团队到访贵州安顺妇幼保健院,开展对口帮扶工作,并联合举行"山海相连献爱心,双联共建促健康"活动。

9 月 6 日,医院与华大基因签约合作,共建出生缺陷防控北方基地,开展妇女与新生儿免费基因检测项目。

9 月 7 日,中国妇幼保健协会会长陈资全一行 3

人到院调研指导妇幼健康工作。

9月22～24日，第27届全国儿童医院院长会召开，院长邢泉生作为山东省唯一发言的医院院长，在大会主论坛和高峰论坛分别作《区域性妇女儿童医学中心的探索与实践》主题报告和《公立医院改革中的创新与成效》专题报告。

10月12日，医院获批国家住院医师规范化培训基地。

11月3日，医院院长邢泉生当选 2017 年度"最具领导力中国医院院长——杰出业绩奖"，并在中国医院院长年会作主题演讲。

11月11日，第三届半岛国际妇女儿童医学论坛召开，论坛主题为"妇幼健康，中国梦的希望"，此次论坛共设 1 个主论坛、16 个分论坛，3600 余人参加本次论坛。

11月11日，青岛妇女儿童医疗集团成立揭牌。

11月11日，医院与世界顶级儿童医院 INOVA 国际医疗集团附属儿童医院、哈佛大学波士顿儿童医院签署全面战略合作协议。

11月11日，医院与中国电信、微医集团全面合作，共建北方地区第一个"半岛妇女儿童医疗云平台"。

12月16日，中国妇幼保健协会常务副会长兼秘书长于小千一行莅临医院参观调研。

12月18日，医院完成第二例"空中 120"救援任务。

12月27日，青岛妇女儿童医疗集团常务理事会成立大会暨首届常务理事会第一次会议顺利召开。

12月，医院正式成为美国唇腭裂修复慈善项目——"微笑列车"定点医院。

精神文明建设　年内举办"终身专家聘任仪式""名医访谈"活动，建成医院院史馆，传承和弘扬老专家艰苦奋斗、精益求精的精神。举办"医院建设与发展研讨会"，全院干部职工代表 100 余人，集思广益、群策群力，共谋医院发展大计。医院先后启动 EAP 职工关爱项目，举办"为母亲节献礼""夏季送清凉""暑期职工夏令营"等活动。医院先后组织"庆'七一'文艺汇演"、各项技能比武大赛等大型活动。医院加强对外宣传，国家、省级、市级媒体报道 2000 余篇。发挥医院特色，专业化开展"爱暖学堂"——病房学校项目、爱蕊书屋社会公益项目、医院儿童游戏治疗项目等志愿服务项目。积极链接社会爱心资源，救助 47 名困难家庭患儿康复出院，筹集善款 68 万元。

荣誉称号　获全国卫生计生系统先进集体、山东省文明单位、全省妇女儿童工作先进集体、青岛市军警民共建社会主义精神文明活动先进单位称号。

院　　　长：邢泉生
党委书记：任明法
副 院 长：张战红、单若冰、盛　雷、张　成
党委副书记、纪委书记：王　琳
总会计师：潘　蕾
工会主席：高　岩
院办电话：68661155
总机电话：68661157
传真号码：68661111
电子信箱：bgs7555@126.com
邮政编码：266034
地　　　址：青岛市市北区辽阳西路 217 号

青岛市胸科医院

概况　青岛市胸科医院占地面积 2 万平方米，建筑面积 1.4 万平方米，其中业务用房面积 0.9 万平方米。2017 年职工总数 328 人，其中，卫生技术人员 264 人，占职工总数的 80.49%；行政工勤人员 64 人，占职工总数的 19.51%。卫生技术人员中，高级职称 36 人，占 13.64%；中级职称 60 人，占 22.73%；初级职称 168 人，占 63.63%。医护比为 1:1.5。开放床位 275 张，设职能科室 18 个、临床科室 12 个、医技科室 6 个。

业务工作　2017 年门急诊总量 42030 人次，比上年同期增长 0.77%；其中，急诊 2153 人次，住院 3231 人次，比上年同期增长 6.2%；出院 3201 人，比上年同期增长 6.13%；出院者平均住院天数同比减少 1.27 天；药占比为 37.99%，同比下降 8.76 个百分点。

业务收入　2017 全年业务收入 8139.52 万元，比上年增长 6.98%。

固定资产　全年固定资产总值 6128.58 万元，比上年增长 2.5%。

医疗设备更新　年内新购治疗型支气管镜、细菌鉴定仪等设备。

卫生改革　继续发挥全市结核病诊疗的龙头作用，在与即墨、胶南、莱西结核病防治机构签约共建医联体的基础上，同潍坊高密市结核病防治所签订共建医联体合作协议，实现结核病诊疗人才、技术、医疗设备等跨地区的交流与合作。并且与日照、潍坊、烟台等其他地市结核病医疗单位达成合作意向，为成立胶东半岛结核病诊疗技术创新联盟奠定基础。

年内增设内科病房,解决转诊至医院需要住院鉴别诊断的未确诊结核病患者的诊疗问题。为优化医院管理干部队伍结构,推动医院人才战略实施,2017年12月,医院开展中层干部、护士长、副护士长竞争上岗工作,有 20 名中层干部、10 名护士长(副护士长)脱颖而出。建立备选人才库,加大急需高层次人才引进力度。积极参加国内知名院校毕业生供需双选会,积极招聘紧缺专业人员。

医疗特色 医院是青岛市结核病、耐多药结核病治疗归口定点单位,同时承担着全市呼吸系统传染病突发公共卫生事件定点收治任务。年内加大对呼吸内镜和胸腔镜诊疗技术的支持力度,大大缩短患者诊疗时间,减轻患者痛苦和负担。积极开展中医护理适宜技术项目,开展包括耳穴压丸、隔物灸技术等 8 项技术,在全院 7 个病区全面推广,病房覆盖率达100%。建立完善的中医护理技术管理组织体系,印发《青岛市胸科医院中医护理技术使用手册》以及相关管理制度,规范中医药技术的开展。

科研工作 2017 年结核病科再次获得医疗卫生B 类重点学科立项,获得 3 名优秀学科带头人和 2 名优秀青年医学人才的立项,涵盖结核病内科、外科、中医科等领域。在研课题省级 2 项、市级 7 项,国家级合作课题 2 项,1 项科研成果被评价为国际先进水平,获山东中医药科学技术奖三等奖。

继续教育 作为青岛市医学会结核病学会主任委员单位,医院承担省、市级继续教育项目 10 项,全年开展省级继续教育培训和学习班 5 次,市级继续教育项目 6 次。主办全省结核病多学科协作研讨会、青岛市医学会结核病学专科分会 2017 年年会和省中医药继续教育项目学习班。

精神文明建设 积极组织开展文明单位、文明城市创建工作;加强"道德讲堂"建设,深化思想道德教育;积极推进普法依法治理工作。开展院长谈服务、世界防治结核病日、护士节、医师节、建军节、中秋节、国庆节等主题宣传活动。充分利用医院官方微信、微博、网站、宣传栏等宣传载体,展示医护人员精神风貌和工作成效。

大事记

1 月 12 日,医院接待威海市文登区三病医院参观学习团,加强地区间的合作交流,增进双方友谊,促进结核病防治事业的共同发展。

2 月 22 日,医院接待胶州市第三人民医院参观学习团一行,为双方深入合作交流结核病防治工作奠定基础。

3 月 16 日,医院组织召开 2017 年度党风廉政建设工作会议。

3 月 23 日,由青岛市卫生计生委、第三方安全专家组成的评审组对医院进行安全生产标准化建设现场评审,医院顺利达标,成为青岛市卫生计生系统专科医院中首家安全生产标准化达标单位。

3 月 24 日,医院围绕第 22 个世界防治结核病日开展结核病防治义诊、公益讲座、健康宣教等系列活动。

3 月,医院科研成果——青岛市家庭中医药适宜技术筛选及软件服务包的开发,由青岛市医学会委托青岛市科技成果标准化评价机构评价为国际先进水平,这是医院首次获得的国际先进水平的科研成果。

4 月 14 日,医院举行党风廉政建设责任书层层签订仪式。

5 月 11 日,医院召开"5·12"国际护士节庆祝暨表彰大会,青岛市卫生计生委副巡视员、医政医管处处长吕富杰出席会议。

6 月 8 日,医院与即墨市市南医院签约共建医联体。

7 月 26 日,医院召开七届九次职代会,选举产生首届职工理事、职工监事。

8 月 9 日,医院成立首届理事会、监事会。

8 月 23 日,医院党委换届选举党员大会召开。大会按照选举办法规定的程序,以无记名投票差额选举方式选举产生中共青岛市胸科医院第二届委员会和纪律检查委员会。

9 月 19～30 日,由青岛市卫生计生委副主任周长政带队的大型医院巡查组到医院对党风廉政、医疗管理、经济管理进行巡查。

9 月 29 日,医院同高密市结核病防治所签订共建医联体合作协议,首次实现结核病诊疗人才、技术、医疗设备等跨地区的交流与合作。

9 月,医院增设内科病房,解决转诊至医院需要住院鉴别诊断的未确诊结核病患者的诊疗问题。

10 月 18 日,中国共产党第十九次代表大会在北京人民大会堂隆重开幕,医院组织广大党员干部集中收看十九大开幕会盛况。

10 月 25 日,由医院主办的结核病多学科协作研讨会暨骨关节结核与感染诊治进展培训班在青岛举行。

10 月 31 日,李沧区政法委书记于永志一行 10 余人到医院对应急反恐工作进行指导调研。

11 月 15 日,潍坊市第二人民医院到医院参观学习交流中医护理适宜技术开展情况。

11月24日，医院主办青岛市医学会结核病学专科分会2017年年会暨省中医药继续教育项目"中西医结合治疗耐药肺结核"学习班。

12月20日，青岛市卫生计生委副主任魏仁敏带领科学发展集中考核组到医院进行2017年度科学发展综合考核，医院召开七届十次职代会对医院领导班子进行民主测评。

荣誉称号 2017年医院获得青岛市文明单位标兵等荣誉称号。

院　　长：邓　凯
党委书记：王　军
副 院 长：赵延旭、李同霞
副院长兼工会主席：王　淼
纪委书记：刘学崇
院办电话：84826503　84816945
传真号码：84816945
电子信箱：qdsxkyy@163.com
邮政编码：266043
地　　址：青岛市重庆中路896号

青岛市第六人民医院

概况 青岛市第六人民医院（青岛市传染病医院）年内占地面积2.83万平方米，其中，业务用房面积1.26万平方米，公共卫生中心建设导致业务用房减少。全院职工总数501人，其中，卫生技术人员415人，占职工总数的82.8%；行政工勤人员86人，占职工总数的17.2%。卫生技术人员高、中、初级职称分别是73人、134人、208人，医生130人，护士233人，医护比为1∶1.79。医院编制床位400张，实际开放床位550张，设职能科室27个、临床科室17个、医技科室6个。

业务工作 全年门急诊总量12.6万人次，比上年同期增加1.3万人次，增长11.44%；收住院病人6530人次，与上年同期增加779人次，增长13.55%；出院6492人次，比上年同期增加767人次，增长13.4%；病床使用率100.2%，比上年同期提高8.91%；平均住院天数30.9天，比上年同期减少1.2天，下降3.74%；病床周转次数11.8，比上年提高13.46%；入出院诊断符合率100%；抢救危重病人337人次，抢救成功率94.1%；治愈好转率94.3%；死亡病人87人次，病死率为1.3%；院内感染率2.46%，甲级病案符合率100%。

业务收入 全年业务收入2.01亿元，比上年增加0.16亿元，增长8.57%。

固定资产 全年固定资产总值5923.39万元，比上年增加298.78万元，同比增长5.31%。

医疗设备更新 购置10台血液透析机，价值120万元；购置1台治疗型电子胃镜，价值29.2万元；购置1台BTLT肝病治疗仪，价值11.86万元；购置1台血液透析制水设备，价值10万元；购置1台光波治疗仪，价值9.28万元；购置1台全自动血液细菌培养仪，价值8.6万元；购置5台多参数监护仪，价值6.5万；购置8台超声脉冲电导治疗仪，价值5.6万元。

基础建设 2017年第一季度完成临建门诊楼和医技用房（约2000平方米）建设、装修等过渡阶段工程，并于5月份投入使用。2017年完成公共卫生中心项目可研申报并获批。完成拆除改造、土石方及基坑支护工程的启动工作，并于11月举行公共卫生中心开工奠基仪式，年底对医院部分原有建筑物进行爆破拆除。

卫生改革 深化公立医院改革和管理体制改革，启动法人治理结构建设，组织召开医院首届理事会成立大会，是公立医院管理模式和运行方式的重大改革，是继2016年实行药品零差率销售之后又一重大改革举措，标志着医院拥有更多的自主权，法人地位得到进一步体现，作为管理机制改革的转折点载入医院发展史册。

积极创建青岛市事业单位人事管理示范点，规范绩效考核，推进护理绩效改革，绩效分配原则向护理难度大、护理风险相对较高的岗位倾斜，构建完善的人事管理工作体系。医院连续第五年被评为青岛市人事管理示范点。

深化区域肝胆病医联体合作，充分发挥三级公立医院牵头引领作用，与38家基层二级及以上医院、乡镇卫生院、社区卫生服务中心组建以肝病专科为特色的青岛市肝病专科医联体，通过专科共建、临床带教、业务指导、教学查房、科研写作等方式，促进优质医疗资源下沉基层，让患者从"分级诊疗制度"中受益，解决患者"看病难、看病贵"问题。

医疗特色 加快新技术新项目的运用，开展超声引导下肝组织穿刺活检，提高疑难肝病诊治水平。开展肝癌消融治疗，包括超声和CT引导下射频消融治疗、超声引导下微波消融治疗，手术成功率100%。通过穴位辩证，应用毫米波治疗仪进行局部照射辅助治疗肝病，显著提高患者生活质量。开展中药灌肠在肝病的临床应用。积极开展免疫三氧治疗，在提升患者免疫力、消除疲劳、改善睡眠等方面取得显著疗效。成功开展体腔热灌注热疗并取得良好效果。

鼓励学科差异化发展，突出中医药治疗特色，通过全国综合医院、专科医院中医药工作示范单位复审评估，感染科、中西医结合肝病科获批青岛市卫生计生委医疗卫生 B 类重点学科。

2017 年介入治疗手术患者总量实现数量级的跨越，开展 111 例血管介入及射频消融治疗。引进以第二军医大学附属东方肝胆外科医院郑亚新教授为临床教学顾问的优质医疗资源，同步配备软硬件设备设施，开展"名医铸刀"计划，建设肝胆外科。改造升级血液净化中心，扩容至 500 平方米，新增 10 台设备，满足慢性肾病患者合并乙肝、丙肝、梅毒等感染病的透析治疗需要。新增妇科、骨科、预防保健科 3 项诊疗科目。

科研工作　获得山东省中医管理局立项课题 1 项，获得青岛市科技局有资（市财政支持资金 40 万元）立项课题 1 项、青岛市卫生计生委立项课题 3 项；全院职工发表论文 180 余篇，其中 SCI 论文 9 篇；出版著作 2 部；取得国家发明专利 6 项；通过青岛市科技成果标准化评价 7 项，达到国内领先或先进水平。

继续教育　2017 年举办省级继教项目 5 项、市级继教项目 5 项，受教育者达 2000 余人次。选派参加国内学术交流培训 80 余人次，赴北京 302 医院、北京佑安医院、上海东方肝胆外科医院等国内知名医院进修学习 15 人次。和青岛市中医院联合，成为青岛市中医院中医住院医师规范化培训基地协同单位。与山东省中医药大学附属医院联合承办山东省中西医结合治疗传染病、肝病新进展学习班暨 2017 年学术年会，对促进青岛市乃至全国传染病学科发展、推动中西医结合诊疗传染病具有重要促进作用。

国际交流　深化合作交流，基于在推动两国肝病治疗领域深度合作的突出贡献，医院被老挝卫生部授予践行"一带一路""战略合作奖"，院长王明民被授予"杰出贡献奖"。

大事记

1 月 19 日，医院组织召开社会监督员座谈会，听取社会各界对医院建设的意见和建议。

3 月 9 日，医院肝病专业正式通过国家药物临床试验机构（CFDA）资格认定，加入国家新药临床试验研究平台。

5 月 3 日，医院荣获"山东省富民兴鲁劳动奖状"，是市卫生系统唯一获此殊荣的单位。

5 月 6 日，山东省中西医结合治疗传染病、肝病学术年会在青岛市举行，来自全国各地医疗机构 200 余名代表参加会议。

5 月 15 日，完成医院旧门诊楼向临时门诊楼的搬迁工作，并正式启用临时门诊。

6 月 16 日，青岛市第六人民医院护理志愿服务队正式加入中国南丁格尔护理服务志愿总队，成为其第 216 支分队。

6 月 23 日，朱维平不再担任中共青岛市第六人民医院委员会委员、青岛市第六人民医院副院长职务；邹晓任中共青岛市第六人民医院委员会委员、副书记兼纪委书记；李顺平不再担任中共青岛市第六人民医院委员会委员、青岛市第六人民医院副院长职务，保留原职级待遇。

7 月 11 日，医院随市卫生计生委考察团赴老挝进行考察访问，推进与老挝的医疗卫生交流与合作。

7 月 19 日，医院成立市级劳模创新工作室，通过评审后被命名为"市卫生计生系统第二批劳模（领军人才）创新工作室"。

8 月 9 日，吴静任中共青岛市第六人民医院委员会委员、青岛市第六人民医院副院长；江建军任中共青岛市第六人民医院委员会委员、书记；王明民不再兼任中共青岛市第六人民医院委员会书记职务；杨诚不再担任中共青岛市第六人民医院委员会委员、青岛市第六人民医院副院长职务。

8 月 9 日，医院召开首届理事会成立大会，标志着医院启动法人治理结构建设，是公立医院管理模式和运行方式的重大改革。

9 月 1 日，医院担任市卫生计生委第三党建协作区第二轮值组长单位。

9 月 5 日，医院与国内最大的移动医疗手术平台"名医主刀"合作，共建肝胆外科。

9 月 12 日，医院与 38 家基层二级及以上医院、乡镇卫生院、社区卫生服务中心共同组建以肝病专科为特色的青岛市肝病专科医联体。

11 月 2 日，青岛市公共卫生中心建设项目举行开工奠基仪式，市卫生计生委党委书记、主任杨锡祥，巡视员魏仁敏出席奠基仪式。

12 月 5 日，医院引进著名骨科专家侯希敏教授，成立骨科门诊（膝关节病名医工作室）。

12 月 23 日，医院承办青岛市医学会第八届感染病学专科分会学术年会。

精神文明建设　坚持以群众需求为出发点，通过开展"服务百姓健康行动"，送医下乡，对口帮扶，健康教育进社区、企业、学校，"爱心陪伴空巢老人"，"阳光助残"等公益性活动,传递爱心,传播正能量。深化志愿服务,配合全国文明城市、国家卫生城市创建和全市重大活动,积极开展登山护绿、"净化沙滩"、文明宣传等志愿服务活动,履行社会责任,塑造医院良好社会形象。

荣誉称号　医院获得"山东省富民兴鲁劳动奖状","一带一路"最佳战略合作奖,"2017年度青岛医疗新媒体先锋奖",获得青岛市模范职工之家称号。在青岛市第五届"健康杯"医院感染管理技能大赛中获得团体一等奖;获青岛市寄生虫防治工作岗位技能竞赛团体一等奖,获山东省寄生虫防治工作岗位技能竞赛团体三等奖;在青岛市卫生计生系统第二届"健康杯"职工创新成果展示擂台赛中获得优秀组织奖。

党委书记:江建军
院　　长:王明民
党委副书记、纪委书记:邹　晓
副院长、工会主席:孙　伟
副 院 长:吴　静
院办电话:81636699
传真号码:81636688
电子信箱:qdchrbyy@163.com
邮政编码:266033
地　　址:青岛市抚顺路9号

青岛市精神卫生中心

概况　青岛市精神卫生中心(青岛市第七人民医院、青岛市心理咨询中心)始建于1958年11月,位于市北区南京路299号,是一所技术力量雄厚、设备先进、具有现代化科学管理体系的三级甲等专科医院,占地1.8万平方米,建筑面积1.7万平方米,其中,业务用房面积1.5万平方米;现有职工471人,其中,卫生技术人员404人,占职工总数的85.8%;行政工勤人员67人,占职工总数的14.2%。卫生技术人员中,高级职称43人,中级职称105人,初级职称256人,分别占卫生技术人员的10.6%、26%、63.4%;医生与护士之比为1:2.5;编制床位700张,设置职能科室15个、临床科室13个、医技科室3个。

业务工作　2017年门诊量为16.65万人次,比上年增长8.7%;年内住院病人4740人次,比上年增长5.7%;床位使用率154.6%,比上年增长2.8%;床位周转次数为6.8次,比上年增长7.9%;出院与入院诊断符合率为100%;抢救危重病人37人次;抢救成功率为78.4%,比上年下降4.2%;治愈率为28.7%,比

上年下降10.6%;好转率为66.1%,比上年增长0.9%;病死率为0.2%;院内感染率为1.33%;甲级病案符合率为100%。

业务收入　全年业务收入为1.97亿元,比上年增长8.48%。

固定资产　全年固定资产总值4032.63万元,比上年增长4.38%。

卫生改革　成立首届理事会,完善法人治理结构;推行新绩效工资分配方案,实施以工作量点数及服务质量为基础的绩效工资核算方法,最大限度控制工资总额执行数;深化市级人事示范点建设,引进国内知名精神科教授吕路线为特聘专家;实行全成本管理,对职能科室领用物资实行分类管理和定额控制,降低医院运行成本;修订并确立15项核心制度,包括急危重患者抢救制度、死亡病例讨论制度、查对制度、危急值报告制度等。

医疗特色　成立青岛市互联网+精神卫生集团;新增5个病种的临床路径管理工作;开展丙肝、梅毒检测等项目;开展专题培训月活动,强化重点;开展"服务,就在您身边"医疗服务提升专项活动。

以省、市级重点学科为学科发展平台,同时以儿童青少年心理卫生、物质滥用、睡眠障碍、重性精神病、临床心理6个学科为院级优先发展学科,形成专业技术专科优势,打造专业技术服务品牌,提升医疗技术水平和医疗服务水平。

科研工作　中心首次进入中国医院科技影响力全国百强榜(学科:精神病学)居第83位;省级课题立项3项(中医课题1项,西医课题2项),1项局级中医课题立项,8项局级西医课题获得立项;核心期刊发表论文23篇,其中,SCI论文3篇,中华级2篇。

继续教育　2017年,举办2项国家级继续教育项目、6项省级继续医学教育项目、5项市级继续医学教育项目;成功举办第三期萨提亚模式家庭治疗培训班;安排100余人次参加市内各类学术培训,安排60余人次参加国家级、省级精神科学术会议及相关学术培训班等。

国际交流　选派老年精神病科学科骨干、青岛市医疗卫生优秀青年医学人才孙平赴意大利佩鲁贾进修学习3个月。邀请加拿大女王大学教授Dr.Roumen Milev和刘旭东到院作专题学术讲座。

大事记

1月10日,"青岛心理联盟"正式成立,青岛市精神卫生中心作为理事长单位参加启动仪式。

3月24日,中心召开第八届职工代表大会第二

次会议。审议通过《2016 年度院长工作报告》《绩效分配方案》《2016 年度财务决算及 2017 年度财务预算报告》《2016 年度审计工作报告》《博士管理办法》等 5 个报告。

3 月 30 日，中心通过安全生产标准化达标评审，成为青岛市卫生医疗机构首批达标单位。

4 月 12 日，中心参加青岛市卫生计生委主办的"新市民健康城市行——青岛在行动"宣传活动。

5 月 5 日，中心举行志愿服务表彰大会暨省级"青少年维权岗"授牌仪式。团市委领导刘文华为省级"青少年维权岗"进行授牌。

5 月 15 日，中心与加拿大女王大学确定合作关系。

6 月 23 日，孙顺昌任中共青岛市精神卫生中心委员会委员、书记；王春霞不再兼任中共青岛市精神卫生中心委员会书记；郭建任青岛市精神卫生中心副主任；周晶任青岛市精神卫生中心副主任。

7 月 1 日，宋玲任中共青岛市精神卫生中心委员会委员、青岛市精神卫生中心总会计师兼中共青岛市精神卫生中心纪律检查委员会书记。

7 月 27 日，中心召开八届三次职代会，等额选举首届职工理事、职工监事。

8 月 11 日，中心举行"青岛市卫生计生系统书画协会"成立仪式，青岛市书法家协会主席郭强、青岛市医务工会主席邢迎春出席仪式。

8 月 22 日，中心召开第二届党员大会，选举产生新一届党委委员和纪委委员。

9 月 29 日，中心"智慧医管家"管控平台上线试运行，开启"智慧医＋安全生产"模式，实现对中心各科室尤其是安全生产重点部门、重点部位的定期巡查和定期检测。

10 月 20 日，由青岛市精神卫生中心倡议，烟台、潍坊、威海、日照等地区三级甲等精神专科医院共同发起的"山东半岛精神心理联盟"成立大会在青岛举行。

11 月 27 日，中心举办学习宣传贯彻党的十九大精神辅导报告会。

12 月 19 日，中心召开第八届职工代表大会第四次会议。市卫生计生委副主任李中帅、处长张充力莅临中心，开展科学发展综合考核述职评议工作。

精神文明建设 开展精神文明建设，宣传先进典型，通过省级文明单位复审和创城评审工作；高安民医生在青岛市市直机关作"最美天使"事迹报告，向社会诠释精神卫生工作者风采，以及精神卫生工作意

义；加强军民共建工作，慰问共建单位青岛航空测控站官兵，送去心理健康服务和书籍、夏季解暑等慰问品；热心公益事业，开展健康教育讲座 150 余次，世界精神卫生日等大型心理咨询 2 次，发放心理健康宣传材料和健康处方 6 万余份，组织全体职工为"慈善一日捐"活动捐款 31180 元，组织无偿献血 2 次，102 人次参与无偿献血 4 万余毫升。

荣誉称号 2017 年，连续第六年荣获青岛市卫生计生委科学发展综合目标考核优秀单位称号，先后荣获山东省卫生计生系统先进集体、山东省模范职工之家、青岛市职工职业道德建设十佳单位、2017 年度事业单位人事管理示范点、基层工会规范化建设十佳标兵等称号。

院　　　长：王春霞
党委书记：孙顺昌
副 院 长：郭　建、孙忠国
副院长兼工会主席：周　晶
总会计师兼纪委书记：宋玲
院办电话：86669088
总机电话：85621584
传真号码：85621584
电子信箱：qddqyy@public.qd.sd.cn
邮政编码：266034
地　　　址：青岛市南京路 299 号

青岛市口腔医院

概况 青岛市口腔医院位于青岛市德县路 17 号，是青岛市卫生与计划生育委员会直属的三级甲等口腔专科医院，潍坊医学院非隶属附属医院，北京大学口腔医学院学科发展联合体，承担多所院校的本科和研究生教学工作。年内单位占地面积 14667 平方米，业务用房面积 16000 平方米。年内职工总数 262 人，其中，卫生技术人员 225 人，占职工总数的 85.88％；辅助系列 20 人，占职工总数的 7.63％；行政工勤人员 17 人，占职工总数的 6.49％。卫生技术人员中，高级职称 23 人，占卫生技术人员的 10.22％；中级职称 51 人，占卫生技术人员的 22.67％；初级职称 151 人，占卫生技术人员的 67.11％。医生与护士之比为 1.57：1。硕士、博士 93 名，硕士生导师 6 名，国家级专委会常委和委员 11 名。编制床位 50 张，综合治疗椅 130 台，拥有瓷睿刻全瓷修复系统、水激光口腔综合治疗仪、口腔锥形束 CT 和数字化全景 X 光机等先进的医用口腔类设备。职能科室 15 个，临床科室

10个,医技科室4个,门诊部2个。

业务工作 2017年,门诊量237386人次,同比增加34572人次,增长17.05%。

业务收入 2017年,医院医疗收入8282.54万元,同比增加1662.31万元,增长25.11%。医疗业务成本6535.53万元,同比增加539.8万元,增长9%;管理费用1725.38万元,同比增加445.6万元,增长34.82%。

固定资产 固定资产原值9872.55万元,同比增加445.92万元,增长4.73%。

基础建设 2017年完成医院胸片机、CT机房建设,新引进胸片机和CBCT各1台。完成美学修复工作室改造。建立职工EAP工作室,引进放松减压舱、心理评估设备。

医疗特色 医院加快口腔诊疗技术同国际接轨的步伐,引进开展水激光治疗技术,广泛应用错颌畸形的隐形矫治,根管显微镜、CAD/CAM的运用技术日臻完善。医院在种植牙即刻种植修复,心电监护微创拔牙,CAD/CAM技术,无痛舒适治疗,牙髓尖周病治疗,牙颌畸形矫治,特色中西医结合治疗牙周、黏膜病,儿童牙外伤治疗及全麻下治疗、牙齿敏感专科门诊等方面形成特色和优势。

科研工作 医院先后被评为山东省级重点专科、青岛市医疗卫生B类重点专科;儿童口腔科、中西医结合牙周黏膜病诊疗中心为青岛市卫生行业重点学科,口腔种植科为青岛市卫生行业特色专科,老年口腔科是专为老年人设置的科室,牙周黏膜科是青岛市最早成立的牙周黏膜专业科室。2017年获省卫计委科研指导项目4项,市卫计委科研指导项目立项9项。发表SCI论文6篇,出版专著1部,其他核心期刊发表论文12篇,获发明专利3项、实用新型专利1项。

教学工作 接收潍坊医学院、滨州医学院、青岛大学医学院本科实习生,大连医科大学、安徽医科大学、青岛市卫校、黑龙江高等护理专科学校口腔护理专业等总计8所学校、82名实习生。培养外院到医院进修人员54人。培养硕士研究生13人。与北京大学口腔医院联合培养硕士研究生1名。

继续教育 2017年举办市级继续教育项目6项,承办国家级继续教育项目1项,协助市口腔医学会举办国家级继续教育项目1项,开展口腔专业讲座12次。组织新职工15人进行住院医师规范化培训考试,通过14人。

国际交流 加强国际交流,与美国弗吉尼亚州联邦大学牙科学院的合作持续进行,2017年12月2名弗吉尼亚州联邦大学牙科学院大四学生来医院见习1个月。选派4名骨干医师赴美国弗吉尼亚联邦大学牙科学院进行为期1个月的交流学习。与北卡罗来纳州大学牙科学院的合作持续进行,2017年7月2名北卡罗来纳州大学牙科学院学生来医院学习1周。

大事记

1月7日,山东省口腔医学会预防口腔医学分会成立大会在青岛市口腔医院举行。

1月19日,医院隆重召开工会第九次会员代表大会暨九届一次职工代表大会。

4月5日,中华口腔医学会名誉会长王兴教授莅临医院指导,并与医院领导班子、重点临床科主任进行深入交流。

4月8日,中华口腔医学会秘书长、中国知名牙体牙髓病专家岳林教授,中华口腔医学会副秘书长、中国知名口腔修复专家谭建国教授应邀莅临医院,出席"青岛市60岁以上低保无牙颌患者免费安装义齿项目总结会"并对青岛市口腔医生进行技术培训。

8月10日,市口腔医疗集团成立仪式在青岛大剧院举行。中华口腔医学会会长俞光岩、北京大学口腔医学院院长郭传瑸等出席集团成立仪式并讲话。

8月10日,医院聘任王兴教授为名誉院长。

8月10日,医院举办"而立·口腔人"庆祝建院30周年纪念活动。

8月8～11日,在青岛国际会展中心举办为期4天的青岛国际口腔论坛。此次论坛邀请北京大学大学口腔医学院、美国北卡罗来纳大学等机构的50余位国内外知名专家授课。

8月,完成公立医院法人治理结构建设,建立理事会、管理层、监事会"三位一体"的组织架构。

9月13日,"健康口腔,微笑少年"规范化口腔健康教育推广项目在青岛启动。

10月10日,医院举行邝卫红教授知名中医药专家工作室揭牌暨收徒仪式。

11月28～29日,由国家卫生计生委疾控局主办、医院承办的全国口腔卫生工作培训班在青岛成功举办。国家卫生计生委疾控局慢病处副处长王莉莉、山东省卫生计生委疾控处副处长王燕、中华口腔医学会会长俞光岩、中华口腔医学会秘书长岳林出席大会,来自全国各省(区、市)170余名口腔预防工作者参加本次会议。

12月13日,医院与文登市口腔医院举行医联体签约仪式。

精神文明建设 2017年是医院建院30周年,紧紧围绕医院中心工作,以"两学一做"学习教育常态化制度化为抓手,医院全体职工齐心协力,解放思想,更新观念,持续推进医改工作,不断改善医疗服务,创建群众满意医院。提升职能科室管理能力,成立改善服务督导小组,由院领导亲自带队,定期进行服务专项督导。强化职能部门服务意识,行政后勤科室服务前置,节假日行政值班地点转移至门诊大厅。明确节点服务规范,定期督导检查排班情况。信息化实时监测门诊流量,有效掌握医生在岗人数、患者等候人次等信息,通过汇总及统计分析,随时查找门诊流程不足。通过现场模拟、理论考试等多种形式,掌握服务技能,打造规范化导医队伍。加大投诉纠纷处理力度,出台改善服务奖惩规定,设立20万元改善服务专项奖励基金,做到奖惩分明,鼓励先进。全年,医患投诉率降低至0.5‰,同比降低44.4%,患者满意度达99.8%。

荣誉称号　医院获全国推进预约服务示范医院、省级文明单位、市卫生计生委科学发展观综合考核优秀单位;工会获得青岛市基层工会规范化建设示范点、青岛市先进职工之家;人事科获青岛市事业单位人事管理示范点;老年口腔科获青岛市敬老文明号称号。

党总支书记:王爱莹

院　　　长:王万春

副 院 长:于艳玲

副院长兼工会主席:王　峰

副 院 长:张红艳

院办电话:82792425

传真号码:82796465

电子信箱:qdskqyy@qingdao.gov.cn

邮政编码:266001

地　　　址:青岛市德县路17号

青岛阜外心血管病医院

概况　青岛阜外心血管病医院,由青岛港(集团)有限公司与中国医科院阜外医院合作组建而成,是一家集医疗、科研、教学、保健、预防、康复功能于一体的心血管病特色三级专科医院。医院位于青岛市南京路201号,占地面积2.98万平方米,建筑面积9.84万平方米。

2017年,职工总数740人,其中,卫生技术人员604人,行政后勤人员124人。全院卫生技术人员中,高、中、初级职称人数分别为56人、179人和316人,医生与护士之比为1∶1.48。

业务工作　2017年,全年完成门急诊量35.02万人次,同比增长7%。收住院1.54万人次,比上年增长14.07%。床位使用率82.7%,病床周转次数26,入院与出院诊断符合率100%,手术前后诊断符合率100%,抢救危重病人265人次,抢救成功率95%,治愈率11.8%,好转率79.56%,病死率0.9%,甲级病案符合率100%。

基础建设　6月,老楼维大修项目开工;12月,维大修项目完成。

卫生改革　医院作为国家卫计委全国临床路径试点医院,按照"突出专科,协调发展"的思路,强化医疗质量和安全管理,着力打造山东省一流特色医院。坚持以质量为核心,开展医疗卫生改革,9月,医院开放心脏中心16病区,新增床位44张;康复中心增加为4层病区和1层治疗区,积极创建"国家级工伤康复示范基地"。10月,医院加入人社部"中国医疗保险研究会工伤保险专业委员会"并成为理事单位。12月,急诊中心搬迁到一楼,扩大抢救室和治疗室,增设急诊ICU,急诊病床增加到30张,青岛市120急救中心阜外急救站和胸痛中心正式运行。在心脏中心同北京阜外合作的基础上,外科与北京协和专家团队合作,广泛开展泌尿外科、普外科、骨外科诊疗和手术业务。

医疗特色　医院心外科为心脏前降支主支和对角支分支均狭窄90%、有肾脏移植且血管钙化严重病史患者开展分叉病变双支架高难度心脏介入手术。外科成功为一位80岁患者实施微创腹主动脉瘤腔内修复术,多科室协作为腹主动脉瘤破裂患者紧急行腹主动脉瘤覆膜支架植入术,打通患者生命通道。购置的青岛市区首辆方舱式、多功能、一体化移动健康查体车正式投入使用,查体中心开展"预约、定制式上门体检服务",满足不同客户个体化查体需求。同45家医疗机构签署"医联体"协议,转诊就诊通道更加畅通;组织25场次、上百人次到"医联体"单位坐诊、查房、手术,为更多岛城百姓提供优质医疗服务。组织策划"天使之旅走进山东菏泽先心病筛查活动",救助贫困先心患儿,赢得广泛赞誉;医护人员出色完成2017青岛国际马拉松比赛保健任务,救援快速有效为比赛提供重要保障。

科研工作　麻醉科付鹏、内科张涛初步通过2017~2018年度青岛市医疗卫生B类重点学科和优秀人才评审。全院不同专业人才共发表论文24篇,组织外出参加学术活动101人次,到国内知名医院进修学习13人次。成功举办中国青岛第十二届心血管病论坛。

继续教育　开展卫生专业技术人员安全大培训

和考试,开展技术比武,组织全院业务讲座 36 场次;完成国家级、省级、市级继续医学教育项目共 22 项。做好住院医师规范化培训管理工作。56 名卫生专业技术人员被评为高级职称;抓好参加全国执业医师资格考试人员的培训工作,申报 2018 年度青岛市继续医学教育项目 20 项,通过 17 项。

精神文明建设 开展"两学一做"、"庆七一"暨中国共产党成立 96 周年、参观反腐倡廉教育基地系列活动,加强党员干部党性教育;推广使用"岸汀书院"电子图书馆,为职工搭建学习读书平台;围绕医疗业务,组织开展技术大比武、教学查房比赛等;建设市级规范化"爱心妈妈小屋",打造贴心服务品牌;坚持节日走访,关心病困职工,全年走访慰问先模、病困职工及家属,退休退养职工 160 余人次;创新开展丰富多彩的文体娱乐活动,积聚正能量,提升凝聚力。

大事记

4 月,崔美平当选十三届青岛市政协委员。

6 月 1 日,逢金华任医院党委书记、副院长,路长鸿任医院副院长,胡雁任医院纪委书记、工会主席。

8～9 月,作为全市唯一一家征兵体检站医院,优质完成 2017 年度征兵查体工作。

10 月 26 日,山东省劳动能力巡回鉴定青岛站组织省内专家在医院开展劳动能力鉴定工作。

11 月 19 日,与中国医学科学院北京协和医院大外科李汉忠专家团队签署合作协议。

荣誉称号 山东省人民政府、山东省军区授予医院 2017 年度山东省征兵工作先进单位称号;山东省红十字会授予医院天使救助项目先进集体称号。医院被评为青岛市"消防安全责任强化年"先进单位;荣获青岛市卫生计生系统第二届"健康杯"职工创新成果展示擂台赛优秀组织奖。医院心脏中心被评为"2015～2017 年度山东省医疗服务示范科室"。

党委书记、副院长:逢金华
副   院   长:李炯俏、路长鸿
纪委书记、工会主席:胡   雁
院长助理:刘晓君、姜德波、彭国辉
院办电话:82989899
传   真:85722867
电子信箱:bgs.yy@qdport.com
邮政编码:266034
地   址:青岛市市北区南京路 201 号

青岛眼科医院

概况 青岛眼科医院是经山东省卫生厅批准成立的集医疗、科研、教学和防盲于一体的眼科专业机构,隶属于山东省医学科学院。院长由国内两院唯一的眼科学院士、中央保健会诊专家谢立信教授担任。现有业务用房面积 1.92 万平方米,开放床位 200 张。年内职工总数 294 名,其中,卫生技术人员 259 名,占职工总数的 88.09%;行政工勤人员 36 名,占职工总数的 12.24%。设有角膜病科、白内障科、眼底病外科、眼底病内科、斜视与小儿眼科、青光眼科、角膜屈光科、眼眶病与眼整形科、眼视光学和角膜接触镜等 9 个亚专科,其中 5 个亚专科学科带头人为中华医学会眼科学分会学组专家委员,临床诊疗能力和学术水平处于全国领先水平,连续 8 年位列中国医院最佳专科声誉排行榜眼科全国十强。

业务工作 2017 年,眼科医院坚持"把握方向、突出特色、预防风险、整体发展"发展思路,在维护医疗质量与安全、改善医疗服务、拓展公共卫生服务以及加强科室建设方面取得显著成效。全年实现门诊量 27.3 万人次,同比增长 38.6%;手术 2.53 万例,同比增长 31.5%。顺利通过青岛市公立医院改革复核评价。

基础建设 2017 年,眼科医院北部院区二期改造扩建项目顺利启用,改造、增加业务用房面积 1600 余平方米,床位增加至 60 张。建筑面积 4.96 万平方米、设计床位 300 张的青岛眼科医院红岛院区封顶。随着青岛眼科医院北部院区、市北门诊部、红岛院区及"医联体"的发展,医院集团化办院的构架已初步形成,2017 年 10 月青岛眼科医院收到同意成立"青岛眼科医院医疗集团"的批复。

医疗特色 眼科医院在感染性角膜病、复杂性角膜移植、儿童先天性白内障的诊治方面处于国际领先水平。拥有先进的全飞秒激光治疗仪、准分子激光治疗仪、超声乳化仪、玻璃体切割系统等尖端眼科诊疗设备,眼科临床诊疗能力处于全国领先水平。为进一步便利患者,医院在全市范围内常态化开展健康宣教与义诊活动,全年组织义诊活动超过 600 次,受益群众超过 2.5 万人次。

科研工作 2017 年,医院获得各类科研项目 13 项,其中,国家自然科学基金 2 项,省自然科学基金 6 项,省攻关项目 3 项;发表学术论文 50 篇,其中 SCI 收录 26 篇,影响因子合计 57.87,其中 5 分以上论文 1 篇,3～5 分论文 7 篇;申请国家发明专利 8 项,授权 2 项。

教育工作 2017 年,拥有博士生导师 3 名、硕士生导师 17 名,共录取 12 名硕士研究生、8 名博士研究生;16 名博、硕士研究生顺利通过答辩毕业;新组织申报 2018 年继续教育项目 7 项,完成项目备案 3 项。

国际交流　在 2017 年美国眼科学会年会上,史伟云教授被授予美国眼科学会成就奖,成为中国大陆第四位获此殊荣的眼科专家;8 月,史伟云教授团队在牛津大学就生物工程角膜研发和临床应用情况作了专题讲座;9 月,日本大阪大学西田幸二教授一行来所就眼科学角膜病方向出现的新技术、新进展进行了学术探讨;全年,山东省眼科研究所共参与各类国际学术交流 10 余次。

学术会议　2017 年,组织各类学术会议 14 次,包括第十届山东省眼科临床专业质量控制培训班、山东省第七次斜视与小儿眼科学术会议、第七届青岛眼科医院临床学术研讨会、第三届眼视光学术研讨会、第二届山东省眼科医院眼底病论坛及首届眼科泰山论坛等,参会人数达 3000 人。

大事记

1 月 6 日,青岛眼科医院与微医合作成立青岛眼科医院互联网医院,这是山东首家互联网医院,也是微医全国首家眼科互联网医院。

2 月 16 日,山东省眼科研究所即青岛眼科医院"发现糖尿病性角膜神经再生新机制"成果入选中国眼科 2016 年度十大创新成就榜,且居榜首。

8 月 5 日,由史伟云教授领衔的专家团队,受英国牛津大学首位华人终身教授、英国皇家工程院院士崔占峰教授的邀请,在世界顶尖学府——牛津大学就生物工程角膜研发和临床应用情况进行演讲,并开展系列交流活动。

10 月 27 日,青岛市青少年视力低下防治中心在青岛眼科医院北部院区正式揭牌成立,是青岛首次成立市级近视防治中心。

10 月 27 日,启用青岛眼科医院北部院区二期项目,新增诊室、检查科室、病房等业务用房面积 1600 余平方米。

11 月 4 日,由青岛眼科医院牵头组建的"山东东部地区眼科医联体"正式成立,"医联体"首批成员包括青岛眼科医院以及山东东部地区 21 家医疗机构,涉及青岛、烟台、威海、日照、潍坊等多个城市,是首个覆盖山东半岛的眼科专科"医联体"。

11 月 11 日,2017 年美国眼科学会年会(AAO)上,山东省眼科研究所所长史伟云教授被授予美国眼科学会成就奖,成为中国大陆第四位获此殊荣的眼科专家,标志着山东省眼科研究所成为国内唯一拥有两位获得美国眼科学会成就奖专家的单位(谢立信院士于 2008 年获得该奖,为首位获得该奖的中国大陆眼科专家)。

11 月 11 日,由复旦大学医院管理研究所推出的复旦版《2016 年度中国医院专科声誉排行榜》中,山东省眼科研究所即青岛眼科医院居专科声誉排行榜眼科全国第九位,医院连续 8 年跻身排行榜十强。

荣誉称号　史伟云获美国眼科学会成就奖;陈楠获青岛优秀青年医学专家称号。医院获山东省人才工作先进单位、全省关心下一代先进集体、山东省保健工作先进集体。青岛市护理学会组织的"威高杯"比赛中,获得青岛市三级专科医院第一名成绩。

党委书记、所长:史伟云
名誉所长、院长:谢立信
党委副书记、副所长:乔镇涛
副　院　长:乔镇涛、孙　伟
院办电话:85876483
总机电话:85876380
传真号码:85891110
电子信箱:sdeyeioffice@126.com
邮政编码:266071
地　　　址:青岛市市南区燕儿岛路 5 号

高等医学院校附属医院

青岛大学附属医院

概况　青岛大学附属医院始建于 1898 年,是山东省东部地区唯一的一所省属综合性教学医院,是科室齐全、设备先进、技术雄厚、环境优雅、建筑布局合理,集医疗、教学、科研、预防保健和康复于一体的区域龙头医院,是山东省东部地区医疗教学、科研和人才培训中心。

2017 年,医院本部占地 6 万平方米,崂山院区占地 7 万平方米,青岛西海岸院区占地 14 万平方米,总建筑面积 44 万平方米,资产总额达 43.4 亿元。职工 6419 人,其中,卫生技术人员 5348 人,占职工总数的 83.31%;其他专业技术人员 229 人,占职工总数的 3.57%;行政工勤人员 842 人,占职工总数的 13.12%。专业技术人员中,高级职称 885 人,占专业技术人员总数的 15.87%;中级职称 1982 人,占专业技术人员总数 35.54%;初级职称 2710 人,占专业技术人员总数的 48.59%。博士 690 人,硕士 1420 人,留学归国人员 100 余名。全院现有 11 名专家享受国务院政府特殊津贴,国家卫计委、山东省有突出贡献中青年专家 6 人,"泰山学者"岗位特聘专家 4 人,"泰山学者海外特聘专家"3 人,省级以上专业委员会主委、副主委 142 人。医院总床位 3948 张,设有职能部门(科室) 36 个、临床业务科室 73 个、研究室(所)29 个,为临床医学、护理学一级学科科学学位博士点及博士后科研流动站,临床医学一级学科专业学位博士点。拥有国家级临床重点学科(专科)2 个,省级临床重点专科 31 个。

业务工作　2017 年,医院门急诊量 493 万人次,比上年增长 4.9%。出院 19 万人次,比上年增长 11.7%。完成手术 9.3 万例,比上年增长 10.71%。出院者平均住院日降至 7.83 天。青大医疗集团完成门急诊量 1400 万人次,出院 88 万人次,完成手术 27 万例。

业务收入　医院全年总收入达 57.75 亿元,比上年增长 5.47%。青大医疗集团业务收入 131 亿元。

基础建设　医院进一步加大硬件建设的步伐,引进总价值 3.56 亿元的医疗硬件并装备到临床一线,1 万元以上设备达 9073 台件。医院完成大型医用设备效益分析工作,建立医学设备和卫生材料管理信息平台,通过国家卫计委医院信息互联互通标准化成熟度"四甲"评审。

卫生改革　2017 年,医院进一步整合学科资源,全面理顺肿瘤医院架构,召开学科建设评估会。成立医院理事会、管理层、监事会,逐步建立起功能明确、治理完善、运行高效、监管有力的现代医院管理体制和运行机制,全面落实党委管党治党、依法办院主体责任。加快推进后勤体制机制改革,不断加强职能部门管理,建立月度计划绩效考核体系;成功举办 2017 公立医院改革研讨会、中国标杆医院学习论坛等一系列医院管理及改革论坛,医院荣获中国医院协会科技创新成果一等奖。

医院建立、完善医学设备和卫生材料管理信息平台,每月完成大型医学设备成本效益分析;医院内部控制体系建设不断完善,合同管理与预算管理联动机制健全,科室成本、项目成本、病种成本核算体系日臻成熟;开展后勤节能降耗工作,推进实施后勤服务企业化管理;进一步规范招投标管理,开展医院经济活动专项审计,实施重点基本建设项目跟踪审计,完成 79 个建设项目的审计工作,审减经费 193.31 万元。

加强抗菌药物科学化管理(AMS),推进临床药径,全院药占比降至 31.5%;开展医用耗材专项整治,全院耗占比降至 19.3%。

医疗特色　2017 年,医院完成高难度心脏移植 12 例,肝移植手术 112 例,肾移植手术 205 例,成功实施全省首例双肺移植等高难度移植手术,器官移植水平居全国前列;完成机器人手术 600 例,成功实施全国首例复杂机器人隆凸切除成形术,2016 年、2017 年心外科机器人手术数量蝉联全国第 1 位,机器人手术达到国内先进水平;引进胶东半岛首台电磁导航内镜定位系统,启用医疗智能数字化手术室,成功实施国内首例超声骨刀髋关节翻修手术、实施全省首例经股动脉 TAVI 手术、全省首例肩关节镜下关节囊重建术等,临床技术创新能力、专病专科优势进一步提升。

1 月,医院矫文捷团队成功完成全国第一例复杂机器人隆凸切除成形术,标志着医院胸外科机器人手术迈上新台阶。2 月,医院心脏超声科与心外科合作完成半岛地区首例超声独立引导下经皮房间隔缺损封堵术。3 月,呼吸内科首次在手术室独立完成硬镜下气管肿物切除手术,填补医院呼吸内镜介入技术空白;小儿外科成功进行青岛首例儿童气膀胱输尿管再植术。4 月,医院首台"经内镜逆行胰胆管造影取石＋腹腔镜下胆囊切除"手术在青岛西海岸院区新建"杂交"手术室顺利完成;医院胸外科成功实施全省首例双肺移植手术。9 月,医院心外科杨苏民、江磊团队成功完成山东省首例经导管主动脉瓣置换术。10 月,关节外科黄岛病区成功开展 3D 打印辅助微创全髋关节置换术;运动医学科成功完成山东省首例全关节镜下肩关节上关节囊重建手术(SCR)。12 月,小儿外科鹿洪亭副主任医师、李富江主治医师首次成功完成 2 例免气腹单孔腹腔镜治疗小儿疝气手术,这项技术在治疗儿童腹股沟斜疝方面填补省内空白,达到国内领先水平。

科研工作　2017 年,医院实施 PI 组及科研平台人员绩效分配新机制,加快推进科研体制机制改革。全院发表 SCI 论文 241 篇,其中,在 *NATURE* 杂志发表高水平学术论文,单篇影响因子达 40.137;新立项课题 199 项,其中,国家自然科学基金课题 33 项,列全省第二位;荣获省科技进步奖一等奖 1 项,取得历史性突破,荣获省科技进步奖二等奖 1 项、三等奖 1 项,获批科技部"十三五"重点研发计划课题 1 项,荣获第十一届中国产学研合作创新成果二等奖 1 项;创办《精准医学杂志》,是国内第一家以精准医学为学术主题的医学杂志。2017 年,医院荣登《中国医院科技影响力排行榜》第 68 位,比上年上升 9 位。

医院李长贵教授团队的"原发性痛风的基础与临床研究"项目获得中华医学科技奖三等奖。理事长王新生领衔申报的项目"公立医院绩效管理体系设计与实践研究"荣获中国医院协会医院科技创新一等奖。医院囊括青岛市科学技术奖励大会医疗领域的全部 3 项一等奖,荣获各类奖励 16 项,其中一等奖 3 项。

继续教育 2017 年,医院积极探索实施"一对一"导师制实习医师培养模式;建设住院医师客观结构化考试管理平台,逐步实现 OSCE 考核全过程管理;圆满完成全省住院医师实践能力考核,通过率 96.9%,居省内前列;组织全院业务讲座 230 余次,培训人员 2 万余人次;临床技能手术室、重症监护室培训中心投入使用;接收西藏、云南、贵州等地进修医师 400 余人;并首次承办乌干达医疗培训班。年内,出版国家级规划教材 6 部(主编 1 部、参编 5 部),获批省高等医学教育研究课题 5 项,省研究生教育质量提升计划 3 项;获批继教项目 168 项,青岛大学"临床医学+X"教学研究项目 20 项;获省级教学成果二等奖 1 项,教育培训工作迈上新台阶。

国际交流 医院与美国马里兰大学等美、澳、日、韩医学机构加强紧密合作,并举办首届博士论坛暨中日韩青年医师交流会,国际学术交流更加活跃。

大事记

1 月 13 日,台湾彰化基督教医院副院长陈尧俐教授一行 4 人到医院进行为期 2 天的友好访问。

1 月 13 日,医院首次开展与新疆兵团四师医院的远程会诊。

2 月 28 日,医院互联网医院正式上线运行,成为山东省首家互联网医院。

2 月 28 日,胶东半岛首台、全国第 15 台电磁导航内镜定位系统在医院启用。

3 月 9 日,医院市北院区与市北区社区卫生服务机构举行双向转诊协议签订仪式,开辟双向转诊"绿色通道"。

3 月 28 日,医院与深圳迈瑞生物医疗电子股份有限公司战略合作签约暨临床医学培训中心揭牌仪式在市南院区第一会议室举行。

4 月 5 日,青岛大学附属医院—海信医疗智能数字化手术室项目在医院市南院区落成。医院院长王新生同海信集团董事长周厚健共同为该项目揭牌。

4 月 14～16 日,由第一临床医学院董蒨院长带队,普外科周岩冰教授、甲状腺外科孙文海教授、肝胆胰外科孙传东教授一行 4 人,应邀赴韩国延世大学 Gangnam Severance 医院进行为期三天的学术交流。

4 月 21 日,山东省内首家"骨髓移植俱乐部"在医院成立。

4 月 27 日,青岛大学附属医院沃森国际肿瘤诊疗中心挂牌成立并正式开诊。

5 月 2 日,青岛大学医疗集团总院长、青岛大学附属医院院长王新生,医院副院长蒋光峰率专家和派驻医师代表团,赴贵州省安顺市西秀区人民医院开展帮扶工作。

5 月 19 日,医院耳鼻咽喉、普通外科(乳腺)、普通外科(血管外科)、小儿呼吸、小儿血液、口腔、老年病(老年性痴呆)、皮肤、重症医学、感染(肝病)10 个新专业组顺利通过 CFDA 的资格认定检查。医院获得 CFDA 资格认定的专业组达 22 个。

5 月 24 日,医院与济南铁路局青岛客运段签署"海之情医路行"共建协议。

6 月 1 日,云南省云溪市人民医院副院长童宗武带领该院职能部门、临床医技科室负责人一行 46 人到医院进行为期一个月的参观学习。

6 月 6 日,由医院副院长闫博民带队的第 9 批支援新疆生产建设兵团第四师医院(兵团四师医院)专家团与青岛大学医疗集团专家团一起远赴新疆,开展医疗对口支援工作。

6 月 10 日,医院承办的 2017 年乌干达医疗卫生培训班圆满结束。

6 月 22 日,青岛市黄岛区人民法院驻医院的"医疗纠纷巡回法庭"正式揭牌成立。

7 月 16 日,医院正式聘任首都医科大学附属儿童医院申昆玲教授为医院儿童医学中心名誉主任。

7 月 31 日,医院召开首届理事会成立大会暨第一次会议。山东省机构编制委员会办公室副主任王振乾,青岛大学党委书记、校长范跃进,山东省事业单位监督管理局局长姜传政,青岛大学党委组织部部长刘彩云,医院首届理事会、监事会全体成员,全体院领导、院长助理、临床科室、职能部门代表,人大代表、政协委员、民主党派代表参加会议。

8 月 7 日,青岛大学党委书记、校长范跃进,青岛大学附属医院党委书记、理事长王新生等一行7人抵达贵州省安顺市西秀区人民医院进行参观考察,出席"青大医疗集团西秀医院关节外科特色专科授牌仪式"。

8月9日,青岛市黄岛区中心医院加盟青岛大学医疗集团。

9月16日,2017首届青岛中美国际肿瘤前沿论坛青岛肿瘤研究院启动仪式在青岛大学国际学术交流中心报告厅举行。会议由青岛大学医学部主任、青岛大学附属医院理事长王新生主持。

9月19日,乳山市人民医院加盟青大医疗集团。

9月20日,由青岛大学附属医院主办的《齐鲁医学杂志》更名为《精准医学杂志》,并成立编辑部。

10月20日,国家卫生计生委脑死亡判定质控合格医院验收工作及脑死亡判定标准巡讲会议在医院举行,通过实地检查验收,医院顺利成为青岛市首家脑死亡判定质控合格医院。

11月10～11日,第二届中国数字临床医学应用技术大会在青岛举行。医院与腾讯公司签署战略合作框架协议,联合成立"人工智能与互联网＋医疗大数据研究中心",开展医疗人工智能开发应用领域内的各类合作,共建智能医疗服务生态。

11月18日,青岛大学医疗集团与云南省红河州签署健康扶贫对口支援合作暨医联体建设。

12月19日,"2017年度中国医院科技影响力排行榜"(2016年数据)正式发布,医院荣登中国医院科技影响力综合排名第68位,比上年上升9个位次。

12月19日,医院院长董蒨当选山东省医学会副会长,副院长牛海涛当选山东省医学会理事会常务理事,臧运金、张晓春、田字彬、李长贵、崔竹梅、马学晓等6位教授当选理事会理事。

精神文明建设 2017年,全院深入推进"两学一做"学习教育常态化制度化,全面落实党风廉政及行风建设工作责任制,进一步加强廉洁行医教育,树立良好医德医风。进一步加强工会、团委、老干部工作,加强平安医院建设,营造积极、和谐、健康的发展环境。2017年,医院分步实施外显文化提升工程、精神文化淬炼工程、核心价值文化推进工程、宣传文化创新工程、思想文化建设工程,"文化建设年"成效显著。

荣誉称号 医院荣膺"山东省文明单位""山东省保健工作先进集体"。医院获得中国最佳医院管理团队奖——"群星璀璨"奖。医院获得"电子病历系统功能应用分级评价六级医院"称号,是全省首家获评该称号的三甲医院。医院急诊科黄岛病区获得山东省青年文明号称号。

理事长、党委书记:王新生
院　　长:董蒨
院办电话:82911877
传真号码:82911999
邮政编码:266003
地　　址:青岛市市南区江苏路16号(市南院区);青岛市崂山区海尔路59号(崂山院区);青岛市开发区五台山路1677号(青岛西海岸院区);青岛市市北区嘉兴路7号(市北院区)

山东大学齐鲁医院(青岛)

概况 山东大学齐鲁医院(青岛)位于青岛市市北区合肥路758号。医院开放45个业务科室,开放床位1237张,现有职工1832人,高级专业技术人员204人。其中,中国工程院院士1人,泰山学者4人,省级卫生系统先进个人1名,青岛市领军人才1人,青岛市优秀青年医学专家9名,优秀学科带头人1名,优秀青年医学人才5名。山东大学博士生导师9人,硕士生导师25人。

业务工作 2017年医院服务门急诊患者91.78万人次,同比增长15.02％,其中,急诊患者8.84万人次,同比增长22.41％;住院患者4.49万人次,同比23.59％;开展手术2.08万台次,同比增长29.67％;床位使用率92.28％;床位周转率36.53次/床;平均住院日8.9天,同比减少5.52％。

业务收入 2015年医院完成业务收入11.23亿元,比上年增长20.24％。

固定资产 2017年医院固定资产总值2.6亿元,10万元以上设备372件,新增设备价值3287万元。

基础建设 2017年1月,医院病房楼两部快速电梯投入使用,有效缓解病房楼电梯等候时间长的问题;3月,医院3号楼正式建成并投入使用,肝病科及血透室按期启用,妇科、产科、乳腺外科设置单独病房;协调市政及交警部门,新增入院辅路,方便患者快速出入院。

医疗特色 医院汇聚以中国工程院张运院士、马祥兴教授、潘新良教授、泰山学者焉传祝教授、葛志明教授、王志刚教授等为代表的专家团队,形成心血管病中心、脑科中心、耳鼻咽喉头颈外科中心、骨科中心、医学影像中心等为核心的优势学科。拥有飞利浦3.0T全光纤磁共振、西门子光子CT机、卡尔蔡司手术显微镜、Brainlab神经外科手术导航系统等先进设备。

2017年，开展三级、四级手术1.36万台，同比提高55.86%，内科系统C级、D级病例占比达27.52%。医院开展青岛市级以上各类新技术170余项，部分项目填补山东省空白，脑科中心的"多模态导航下介入栓塞与手术切除联合根治复杂脑动静脉畸形"、耳鼻咽喉头颈外科的"光纤激光喉外科治疗"等多项技术为国内首次开展。

卫生改革　医院改革绩效分配方案。内科系统增加疑难危重疾病分型奖励；外科系统增加三、四级手术RBRVS奖励，引导临床向收治疑难危重和复杂手术患者的方向转型；实行动态夜班费管理；实施目标管理，制定医疗安全和全面质量管理的客观指标，通过量化考核将科室的工作业绩与管理人员的薪酬挂钩，保障医院发展目标的实现。

医院以提高患者就医满意度为着力点，开展医院品牌建设。2017年，医院调查门诊患者8824人，满意度95.97%；电话回访及问卷调查出院患者36230人，占出院总人数的80.51%，满意度96.09%。医院建立较完善的问题投诉处理流程，全年收集患者和职工建议6013条，受理电话投诉327件，经落实有效投诉114件，通报处理114人次，提高服务质量。

医院积极响应国家医疗体制改革。2017年3月，与崂山区卫计局签订协议，与崂山区各公立医疗卫生服务中心组建区域医疗联合体。7月与市北区卫计局签订协议，对其公立医疗卫生服务中心从医疗服务、人才培养、双向转诊、资源共享、教学科研等方面进行全方位技术帮扶。11月与贵州省安顺市普定县人民医院签署对口帮扶协议，贯彻国家脱贫攻坚战略部署，针对性帮扶提高合作单位的医疗服务能力。

医院管理　2017年，医院采取"定额缺陷考核管理办法"，实施全面质量管理。成立考核组对全院的专业质量、服务质量进行全方位考核、督导、整改。加强人才队伍建设，新增"泰山学者"特聘专家1人，山东省卫生系统先进个人1人，青岛市优秀青年医学专家5人、优秀学科带头人1人、优秀青年医学人才5人。首次通过校园招聘及试工的方式，招录优秀应届毕业生6人。加大青年人才培养力度，实施英才计划和优秀青年管理人员培育计划，全年外出进修56人，首批入选英才培育计划的23人中派出学习15人。

医院严格规范药品和耗材使用。2017年，医保患者次均住院费用1.77万元，统筹外自付比例27.63%，均低于青岛市卫生计生委的质控目标；药占比为26.65%，为全省同级医院最低，切实降低患者就医费用；耗材管理工作得到青岛市食药监局和青岛市卫计委的高度认可与好评，被评为青岛市医用耗材质控中心和青岛市医疗器械规范化培训基地，成为行业标杆，在省内外获得推广。

科研与教学　医院加大科研投入，完善科研平台建设，多渠道提升科研能力。经职代会审议通过，将科研教育创新基金的提取比例由医院业务收入的0.5%提高到1%，加大对科研、教育、技术创新的扶持力度。按照《科研经费匹配办法》，医院对市级以上纵向有资课题，进行409万元的经费匹配。总投资131万元的生物样库正式投入运行。医院扩大医学实验中心规模，由原来的100平方米扩展到1200平方米，年度购置医学实验设备400余万元。

2017年，医院承担国家、省、市科技计划项目17项，科研经费269.8万元。其中，国家自然科学基金项目1项，省自然科学基金项目4项，省重点研发计划项目7项，市科技计划项目5项。获批建设青岛市医疗卫生重点学科项目3项，获资助学科经费540万元。共发表科研论文162篇，其中SCI论文43篇，获国家发明专利7项。

医院教学工作取得新进展，继续医学教育项目水平逐步提高。全院遴选带教老师204名，年内完成124名住院医师和160名实习生的教学任务，面向社会招收标准化患者志愿者22名。2017年8月，经中心院区专家评估组的现场评估，有15个专业通过住院医师规范化培训基地评估，9月首次完成社会化和委培学员招收工作。

临床技能培训中心建设粗具规模，配备70余万元的急救培训设备，12名专业认证的BLS导师。2017年完成住培医师、实习生和BLS助理宣讲员培训372人次。

继续医学教育项目举办数量和办会质量明显提高。年内举办国家级继续医学教育项目4项，省级27项，市级33项，累计培训人数达1万余人次。组织新申报2018年国家级、省级继续医学教育项目25项，市级46项。

精神文明建设　医院退还红包累计1587人次，金额211.4万元，营造风清气正的行医氛围。2017年11月起，医院医护人员志愿组建"齐鲁健康讲堂"，定期在医院门诊大厅为来院患者和百姓进行相关健康知识宣讲。邀请知名教授、临床专家、爱岗敬业的先进代表在院周会作文化建设讲座，用百年齐鲁的优秀文化统一员工思想认识、凝聚共识；举行"欢歌十九大、院庆四周年"合唱比赛，汇聚精神、凝聚力量，展现齐鲁人的良好风貌。

2017年5月,青岛市卫生计生委对辖区内15家公立医疗机构开展第三方满意度评价,重点调查医疗技术、服务态度、就医环境、廉洁行医、整体评价等五方面,医院在所调查的15家医疗机构中位列第一。

大事记

6月,国家食药总局医疗器械司副司长王树才率15个省市药监局器械处领导及青岛市、区两级药监局领导一行26人来医院进行医疗器械使用现场观摩及工作调研。

8月,山东省住院医师规范化培训中心主任郭媛带领专家评估组对医院住院医师规范化培训工作进行评估,医院顺利通过住培基地评估。

8月,医院完成首例跨省医保患者即时结算。

9月,山东省委常委、青岛市委书记张江汀到医院调研医疗卫生工作。

11月,山东大学齐鲁医院居2016年度中国最佳医院排行榜(复旦版)第21位,华东区第3位,七大专科进入全国排名前十,继续稳居山东省第1位、华东区第3位,是山东省唯一跻身全国前30强的综合性医疗机构。

11月,与贵州省安顺市普定县人民医院签署对口帮扶协议,贯彻国家脱贫攻坚战略部署,针对性帮扶提高合作单位的医疗服务能力。

院　　　长:刘玉欣

党委书记:马祥兴

副　院　长:潘新良、焉传祝、张　彤

党委副书记、纪委书记:张增方

院办电话:66850001

总机电话:96599

传真号码:66850532

电子信箱:qiluyiyuanqingdao@163.com

邮政编码:266035

地　　　址:青岛市市北区合肥路758号

青岛大学附属心血管病医院

概况　青岛大学附属心血管病医院(青岛大学心血管病研究所)是经省编委、省教委批准成立的公益性事业单位,系山东省卫生和计划生育委员会直管医疗机构,是全省唯一一所省属心血管病专科医院。医院位于青岛市市南区芝泉路5号,占地面积6952.6平方米。

2017年医院职工总数194人,其中,卫生技术人员146人,占职工总数的75%;辅系列专业技术人员22人,行政工勤人员26人。卫生技术人员中,高、中、初级职称分别是14人、25人、107人,分别占卫生技术人员总数的9.6%、17.1%、73.3%;执业医师51人,注册护士65人,医护比为1∶1.28。医院编制床位144张,实际开放床位177张。

业务工作　2017年,门诊量27472人次,比上年增长9.40%。收治住院病人5876人次,比上年增长6.26%。床位使用率75.87%,比上年下降3.04%。床位周转次数32.88次,比上年下降8.79%。完成介入手术192例。

业务收入　2017全年业务收入6515.34万元,比上年增长14.97%。

固定资产　2017全年固定资产总值3939.41万元,比上年增长15.90%。

医疗设备更新　2017年新增大型医疗设备DSA1台。

卫生改革　2017年是医院"核心制度落实年",梳理、修订、完善医疗管理制度多项。8月,医院开展临床路径管理工作。成立医院临床路径管理委员会、临床路径指导评价小组和临床路径实施小组,确定9个临床路径病种。2017年入径人数924例,出径人数770例,退径人数154例。按照国家医疗改革文件精神,积极推进医联体建设,与3家基层医疗机构签订医联体合作协议,并与30余家基层医疗机构签订双向转诊协议。全年派出专家201人次,诊疗服务1807人次,接收上转454人次,下转451人次,培训基层医务人员920人次。

医疗特色　远程会诊覆盖区域包括青岛市内三区、城阳、红岛、崂山、西海岸新区、即墨、胶州、莱西、威海各协作医院及社区中心183个单位,比上年增加7个单位。全年完成远程会诊报告6018例。一定程度上解决各基层医院及社区医疗卫生技术条件不足,基层患者看病难、看病贵的困难。

科研工作　推荐申报2017年山东省重点研发(公益类专项)项目1项、2018年山东省重点研发(公益类专项)项目1项、2018年山东省自然科学基金1项、2018年青岛市源头创新计划应用基础研究项目1项、2018年青岛市产业培育计划科技惠民专项1项,获批立项承担2017年青岛市科技惠民专项计划项目1项(第三位)、2017年山东省自然科学基金1项(第二位)、2017年国家自然基金1项(第五位)。

2017年11月医院首次开通在山东省医药卫生科技管理信息系统中的科研申报账户,并完成推荐申报 2017 年度山东省医药卫生科技发展计划项目 5 项,获批立项 2 项。

2017 年发表论文 10 篇,其中被 SCI 收录 2 篇。

继续教育 2017 年 5 月起以全院在岗医护人员、行政后勤人员为培训对象,以法律法规、核心制度、诊疗规范、"三基三严"为重点内容,在全院组织开展分层次学习、教育、培训等专题讲座 30 场,其中聘请院外专家学者讲座 4 场。

组织全院 143 名卫生技术专业人员完成 2017 年度山东省继续医学教育公共课程的考试工作;圆满完成 2017 年度山东省继续医学教育学分年度审核 83 人次,2017 年拟进行职称晋升和聘任人员的任期学分审核 20 人次,2017 年度青岛市继续教育学分的学习、考试和学分审验 86 人次。继教覆盖率 100%,继教合格率 100%。

国际交流 2017 年 3 月 12 日,美国得克萨斯医疗中心马欣博士来院作题为《美国医院文化建设——以病人为中心,打造一流就医体验》的讲座。4 月 25 日,新加坡科技局副总裁 Sidney Yee 与 Li Yongfeng 博士到医院考察交流。

精神文明建设 医院先后与青岛理工大学、青岛大学离退休工作处、青岛大学医学部、湛山社区、仰口路社区等多个单位联合开展义诊活动。2017 年 4 月 19 日,医院召开作风建设动员大会,旨在激发医院发展的内生动力,调动全院职工的积极性,营造风清气正、干事创业的良好氛围。7 月 7 日,医院召开基层党组织意识形态工作会议。把意识形态工作作为党建的重要内容,纳入重要议事日程,纳入党建工作责任制,纳入党组织和党员目标责任管理。11 月 29 日,医院党委邀请市南区人民检察院党组副书记、副检察长张炜可作"牢记'两条线'不越轨 远离违规违法保平安"的廉政专题讲座。

大事记

2 月 14 日,医院成功开展心脏介入手术,标志着医院打破单纯依靠药物治疗的局面。

2 月 15 日,青岛市规划局局长姜德志和市南区规划局局长张云飞到医院调研。

3 月,医院开始实施绩效考核工作。

4 月 23 日,华为公司对医院远程中心进行考察调研。

5 月 19 日,青岛市市南区人大代表到医院视察。

5 月 27 日,医院在青岛理工大学北校区老干部活动中心开展推进"两学一做"常态化制度化党员义诊活动。

6 月 13 日,医院党委组织党员收看山东省第十一次党代会开幕式直播,并听取山东省委书记刘家义的报告。

6 月 30 日,医院党委组织召开庆祝中国共产党成立 96 周年暨 2016 年度优秀共产党员表彰大会。

7 月 21 日,召开医院职工大会。选举产生姜少燕为职工理事,推荐产生孙冰为职工监事。

7 月 31 日,医院召开首届理事会成立大会暨第一次会议。会议由青岛大学党委常委、副校长于永明主持。青岛大学党委组织部部长刘彩云宣读青岛大学附属心血管病医院第一届理事会成员和职工监事任职文件:任命医院党委书记祁勇为理事长,姜少燕为职工理事,选聘山东省医改办(省医管办)副主任兼财务资产管理处处长张占岗、青岛市卫生和计划生育委员会副巡视员兼医政医管处处长吕富杰、青岛市人力资源和社会保障局医疗保险处处长李松山、青岛大学医学部党工委常务副书记任洪彦为外部理事;山东省事业单位监督管理局局长姜传政宣读外部监事任职文件并介绍外部监事情况;选派青岛市地方税务局调研员李公、青岛海利丰律师事务所副主任孙冠英为外部监事,确定孙冰为职工监事。山东省机构编制委员会办公室副主任王振乾、青岛大学党委副书记杜方波出席并讲话。

9 月,杨海波任青岛大学附属心血管病医院院长助理。

10 月 18 日,医院党委组织党员集体收看十九大开幕会实况。听取习近平总书记代表十八届中央委员会向大会所作的报告,并围绕总书记的报告展开热烈讨论。

11 月 3 日,医院理事会决定,聘任于海初为医院院长;聘任褚现明为医院副院长。

12 月 7 日,邀请青岛大学综合档案馆馆长葛兆富来院宣讲党的十九大精神。

12 月,由解放军总医院国家老年疾病临床医学研究中心联合中国老年医学学会共同主办的"国家老年疾病临床医学研究中心学术年会暨 2017 老年医学国际高峰论坛"上,医院成为首批"国家老年疾病临床医学研究中心核心网络成员单位"。

荣誉称号 管翠娜获"山东省优质护理服务表现突出个人"荣誉称号。青岛大学医疗集团获"质量管理奖"。

党委书记、理事长:祁　勇
院　　　长:于海初
副 院 长:褚现明

院长助理：杨海波　　　　　　　　　　电子信箱：qdxxgdzb@126.com
院办电话：68628703　　　　　　　　　邮政编码：266071
传真号码：83867010　　　　　　　　　地　　　址：青岛市市南区芝泉路 5 号

疗 养 院

青岛湛山疗养院

概况　青岛湛山疗养院建于 1950 年，是新中国成立后成立最早的工会疗休养院之一。建院初期为"中华全国总工会青岛疗养院"，1972 年更名为"青岛湛山疗养院"，隶属于青岛市总工会。为适应新时期公益服务与市场发展的双重需求，青岛市总工会按照高标准对疗养院进行整体改造，2011 年竣工投入使用。改造后的疗养院占地面积 2.5 万平方米，建筑面积 3 万平方米，主要分为医疗康复中心和健康体检中心以及劳模疗休养基地。

年内在岗职工 79 人，卫生专业技术人员 54 人，占职工总数的 68％；卫生技术人员中，初级职称 37 人，中级职称 14 人，高级职称 3 人，分别占卫生专业技术人数的 68.5％、26％、5.5％。医生与护士的比例为 1∶1.53。行政工勤人员 8 人，占职工总数的 10％。床位总数 400 张。

业务工作　年内接待来自全国各地 30 多个省（市、区）的各级劳模及一线职工疗休养 7407 人，比上年增长 66％，其中，市总一线职工疗休养 2850 人，省市劳模疗休养 287 人，外地劳模及其他职工疗休养 4270 人。完成健康体检 2.6 万人，其中市总一线职工健康体检 2 万人。

医疗设备更新　购置全自动血液细胞分析仪和全自动尿沉渣分析流水线。采购智能排队导检系统、健康管理系统软件系统，并对医疗信息系统服务器进行升级。

基础建设　进一步优化资源配置，拓展劳模疗休养服务内涵，修缮湛山四路 3 号、5 号疗养楼，提供定制式疗休养服务。完成职工疗休养健身中心的装修并投入使用。对院内污水处理系统设备进行升级改造。积极参与"美丽青岛行动"，劳模基地设备设施进行全面升级，进一步提升接待能力和整体竞争力。

医疗特色　职工疗休养、健康管理、医疗康复三大主业融合发展。疗休养活动突出行业特色，制定合理疗休养套餐，安排健康体检、心理健康服务、养生保健知识讲座、工作经验交流、养生功"八段锦"、户外登山健步行、观看电影和文艺演出、文艺联欢等丰富多彩的活动，使疗休养活动更加体系化、多样化。建立健康管理大数据，为一线职工提供包括健康档案管理、风险评估管理、健康监测管理、健康目标管理、营养膳食管理、运动能耗管理、心理压力管理、健康绩效评价、医生随访管理、个人资讯服务、食物数据库管理等健康管理服务。结合疗养院传统的康复理疗、针灸推拿、疗养养生特色优势，开展中西医结合特色医疗项目，以"青岛市医保定点单位"为依托，拓展以神经康复、骨科康复、医疗专护为特色的病房业务。

科研工作　建立职工健康体检档案，形成青岛市职工健康管理大数据，通过健康体检，为劳模及一线职工提供科学准确的分析报告，对检出的疾病予以及时治疗或提出就医建议。对青岛市广大职工的健康状况进行分析，加强青岛市一线职工的慢性病干预，提出健康行为指导，进行健康教育，引起相关企业对职工健康的重视。不断完善慢性病康复体系，积极探索建设以中西医结合治疗为特色的高血压、糖尿病、颈肩腰腿痛康复专科。

继续教育　为新入职员工举办内容丰富、形式多样的岗前培训，让新员工对疗养院文化有更深的理解，培养爱岗敬业精神和团队合作意识。加大对服务类岗位的工作流程培训及实际操作演练，组织消防演练、员工技能比武、安全知识竞赛等活动，为全面提升服务质量提供保障。

组织院感控制、心肺复苏、压力性损伤、服务礼仪、心电图操作等培训及比武活动，提升医务人员的服务理念和专业技能水平。开设健康管理师培训系列课程，43 名医护人员参加健康管理师职业资格考试，为建设优秀的健康管理师团队奠定基础。财务科在全市财务人员业务知识竞赛中,获得团体二等奖、个人优秀奖。

制度建设 进一步完善目标管理考核体系,严格执行绩效考核制度。结合疗养院机构和岗位设置,修订完善党建、行政、医疗各项规章制度和岗位职责,2017年重新编印《青岛湛山疗养院规章制度汇编》。执行年度资金支出预算和"三重一大"有关规定,不断完善财务管理制度和集中采购程序。落实《劳动模范疗休养活动经费使用办法》有关规定,确保疗休养经费专款专用。

品牌建设 打造"关爱健康,崇尚劳动"工会公益服务品牌。加大广播、电视、报纸、网络等媒体宣传力度,多家媒体定期推出"关爱健康,崇尚劳动"一线职工疗休养及健康体检公益活动系列报道,增强品牌的社会影响力。完成微信公众号升级并绑定微官网,定期向关注用户推送宣传内容,实现在线评价、体检报告下载等服务功能。以"我疗养,我健康,我快乐"为主题,在一线职工中开展摄影征文比赛活动,定期在网站和微信公众号选登优秀作品。设计印刷劳模基地宣传册、口袋书;完成《为了劳动者健康》宣传片改版。

精神文明建设 2017年,深入贯彻学习党的十九大精神,认真学习党章党规,学习领会习近平总书记系列重要讲话精神,坚持学思践悟、知行合一。认真落实"两个责任",推进全面从严治党。建立主题党日制度,定期开展主题党日活动,着力推进"两学一做"学习教育常态化制度化。组织重温入党誓词、学习廖俊波事迹、庆"七一"主题党日活动,以及党课人人讲、参观青岛党史纪念馆和反腐败教育基地、好书伴我行征文比赛等实践活动。积极参加市总举办的"庆七一,诵经典"活动并获得佳绩。定期举办养生保健公益讲座、送健康进社区义诊,开展学雷锋义诊、义务植树、助学捐款、"慈善一日捐",以及义务献血、党团员义务劳动、重阳节敬老等公益活动。

大事记

3月6日,青岛市总工会组织2017年度一线职工疗休养和健康体检活动。

10月24日,湛山疗养院康复中心被青岛市老龄工作委员会办公室命名为"敬老文明号"单位。

11月8日,青岛湛山疗养院劳模基地被评选为"2017年度青岛市诚信企业"。

12月22日,在中国职工疗养协会、全总资产监督管理部组织开展的"全国十佳最美工人疗休养院"评选活动中,荣获"全国十佳最美工人疗休养院"称号。

荣誉称号 先后被全总、省总、市总命名为劳动模范疗休养基地、青岛市总工会职工体检中心,被全总授予先进疗休养员之家、模范疗休养员之家、先进工人疗休养院称号;荣获山东省总工会工作创新奖、省级清洁厨房、食安山东餐饮服务品牌示范店称号;被评为青岛市文明单位标兵、消防安全先进单位、A级餐饮单位、食品安全标杆企业、诚信企业,荣获青岛市工人先锋号、青年文明号、敬老文明号称号;年内,以总分第一名的优异成绩,荣获"全国十佳最美工人疗休养院"称号。

党委书记、院长:毛　勇
副　院　长:高梅青、陈　健、李林海、韩　婷
院办电话:81701808
传真号码:81701800
电子信箱:zslyy25@126.com
邮政编码:266071
地　　　址:青岛市东海一路25号

职 工 医 院

青岛市商业职工医院

概况 青岛市商业职工医院,始建于1952年,是青岛市二级医院。医院建筑面积7500平方米,2017年有在职职工181人(包括合同制人员),卫生技术人员130人,其中高级专业技术人员20人、中级专业技术人员41人、初级专业技术人员74人,医护之比为1∶1.03,行政工勤人员15人。院设5个职能科室、13个临床科室和专科,并设有即墨路街道济宁路社

区卫生服务站。

业务工作 2017年门诊总量3.6万人次，比上年减少0.3万人次，降幅7.7%；出院者平均住院10.4天，比上年减少0.1天；完成手术359例，比上年增加178例，增幅98.34%；出院3244人次，比上年增加146人次，增幅4.71%；病床周转次数28.2次，比上年增加1.3次；病床使用率80.3%，比上年增加3.2%。出院者平均费用13723元，比上年增加309元，增幅2.31%。

业务收入 医院总收入5751万元，比上年增加399万元，增幅7.46%。2017年收支比为1.01∶1。

固定资产 固定资产总值3625万元，比上年增加9.9%。

医疗设备 飞利浦双螺旋CT、C形臂介入X线机、导管床、大型数字遥控X光诊断机、彩色B超诊断仪、黑白B超诊断仪、远红外乳腺诊断仪、全自动生化分析仪、奥林巴斯显微镜、酶标仪、五分类血液分析仪、尿液分析仪、高频电刀、全自动麻醉机、胃镜、心电监护仪、呼吸机等。

基础建设 完成济宁路社区卫生服务站HIS系统的安装、调试和使用工作，同时积极推进医院新HIS系统调试工作；2017年实现与全国及省内医保的联网结算，并成功结算省外及省内住院患者数十人，使医院成为全市为数不多的可以进行异地结算的医疗机构之一；完成全院行政办公小灵通的联网工作，推动医院行政管理工作实现信息化、网络化；继续完善医院内部、外部微信信息平台的建设，基本实现无纸化；运营医院微信公众号，作为医院对外宣传的媒介窗口。

医疗特色 医院不断拓展学科建设与发展空间，加强与青岛大学附属医院的合作交流，继续突出医院化疗、放疗、粒子植入、中医中药、基因治疗、手术治疗等为特点的肿瘤治疗综合专科特色，积极开展新技术。

2017年，内科继续发挥"省级无痛示范病房"的特色，根据病人构成特点，在原来工作基础上，坚持加强癌痛全程规范化治疗模式的理论学习，进一步完善治疗流程和服务流程，提升癌痛规范化治疗水平。使医院的肿瘤姑息治疗水平达到岛城先进行列，进一步提升医院在肿瘤综合治疗方面的整体水平，展示医院的良好形象。

血液科继续开展外周血干细胞单采，白细胞、血小板单采，外周血、脑脊液细胞形态学检测项目；外科开展甲状腺手术治疗，为打造良好的就诊及手术条件，在经费紧张情况下，努力自筹资金，改善外科病房环境，更新部分手术室设备。甲状腺专科运行良好，甲状腺手术221例，取得良好口碑，逐步形成外科的新特色。2017年11月，医院与青大附院肝胆外科、介入科等多科室合作，参与无法切除局部晚期肝癌的微创治疗研究课题，入组病人10余例，通过参与研究，不仅提升医院的科研水平，还增加医院的优质医疗资源。

根据国家相关鼓励政策，积极发展中医药业务，2017年在病房开展中医药服务，为方便病人，安排专人为病人送煎制好的中药，中医药服务量明显增加。全年中药销售额为1639512.84元，比上年增加653%。

中医科开展清铃撳针治疗疾病的业务，使复杂的针灸技术变得简单易行。全年中医理疗接诊病人4000余人次，针灸理疗推拿2000余人次。

进一步优化PICC专项护理，延伸技术深度，开展单针双腔管的维护、输液港的维护，提高专科护理水平。全年PICC置管106例，置管护理1849例，完成造瘘口护理60余例。

社区卫生服务 2017年6月平稳完成济宁路社区卫生服务站搬迁，新址位于吴淞路52号，突出全科医师和中医理疗特色，增加中医理疗的床位和治疗设备，打造高水平家庭医师团队，新签约居民数量持续增长。签约门诊统筹5200人；运转社区门诊大病900人，家庭病床19人。2017年医院在吴淞路52号市北区老年人护养中心设置长期护理病区，9月医养结合病房正式运行，一期设置床位20张，收治病人10人，进入常态化运行阶段。

2017年12月青岛推出工伤失能职工长期住院医疗管理措施，医院成为青岛市第一批14家工伤失能职工长期住院定点医疗机构之一，可为工伤职工提供长期住院医疗服务。

继续教育 落实各级医护人员业务培训和"三基"考核计划，完成全院医师考核工作，考核合格率达98%以上；完成17名护士岗位晋级考核工作，对全院N0、N1、N2、N3级护理人员开展分层培训、考核，全年组织护理理论考核18次，操作考核20次，合格率100%；组织护理业务与教学查房4次，护理业务培训13次；完成2016～2017年度9名实习护士带教工作及3名新护士的岗前培训工作；组织参加市卫计委、护理学会及青医集团培训67人次；以竞赛的形式促进护理人员业务学习，举办第三届青年护士技能大赛，提高专业理论和技术操作水平；1人取得市级

PICC专科证书,提升护理人员专科专病护理能力。检验科被评为2015～2016年度山东省临床实验室质量管理先进集体"。选派1名医生参加青岛市"健康杯"影像阅片大赛获得全市第一名。

2017年,选派护士长及优秀护理骨干参加护理管理培训及业务培训63人次,其中21人成为护理学会各专业委员会委员,护理管理及业务水平逐步提高。新增3人在省级专业学术组织担任常委及委员职务,山东省血液学委员1名,青岛市抗癌学会淋巴瘤委员会副主任委员1名,委员3名,中华医学会微创专业委员会粒子组委员1名,10余人人担任肝癌、胃肠肿瘤、介入治疗、靶向治疗、肿瘤康复与姑息治疗、淋巴瘤治疗等省、市肿瘤相关专业委员会委员。全院共发表学术论文13篇,且大部分论文为国内核心期刊,个别论文为英文论文且发表于国外知名学术杂志,论文质量大幅提升。

荣誉称号 2017年青岛市文明单位;2017年青岛市事业单位人事管理示范点;青岛市模范职工之家。

院　　长:韩春山
党委书记、工会主席:陈　军
副 院 长:杜利力
院办电话:82848458
传真电话:82848458
电子信箱:qd_syzgyy@163.com
邮政编码:266011
地　　址:青岛市市北区海泊路6号

青岛盐业职工医院

概况 2017年,青岛盐业职工医院占地面积16944平方米,建筑面积11274平方米,其中业务用房面积11138平方米。年内在岗职工248人,其中,卫生专业技术人员212人,占职工总数的85.5%;行政工勤人员36人,占职工总数的14.5%。卫生专业技术人员中,高级职称15人、中级职称61人、初级职称136人,分别占7%、28.8%、64.2%,医生与护士之比为1:1.6。编制床位102张,开放床位250张。设有职能科室7个、临床科室11个、医技科室5个。

业务工作 2017年,完成门急诊79786人次,比上年增长8.9%,其中急诊10486人次;收治住院病人6645人次,比上年增长5.1%;床位使用率68.7%,增长2.6%,床位周转次数32.9次,入院与出院诊断符合率97.9%,住院手术前后诊断符合率100%,抢救危重病人85人次,抢救成功率57.65%,治愈率10.9%,好转率87.4%,病死率0.2%,甲级病案符合率97.1%。

业务收入 全年业务收入比上年增长1.5%。

固定资产 全年固定资产总值2270万元,比上年增长0.7%。

医疗设备更新 年内改造中心供氧系统、污水处理设施,购置快速式全自动清洗消毒器、蒸汽灭菌器等多件中小型医疗设备。

卫生改革 加强科室目标管理和工作质量考核,持续改进医疗质量与安全,提高医疗服务质量。加强绩效考核分配管理,全面提高工作效能,修订完善《医院绩效考核分配方案》。继续推进"医联体"建设,青岛市中心医院定期派肿瘤科、乳腺科、心内科、神经内科专家到医院坐诊、查房,患者在家门口就能得到三甲医院专家服务,受到群众欢迎。积极参与全市公立医院改革,实行药品零差率销售,药品采购推行"两票制",开展中医药适宜技术,不断完善处方点评制度,加强临床合理检查、合理用药指导,有效控制医疗费用。

医疗特色 擅长心脑血管、消化、呼吸内科疾病、急性农药中毒的诊治,各种创伤骨科、骨病、颅脑外科和妇科手术,食管、肺、乳腺、直肠、膀胱等癌症手术,开展常见肿瘤的规范化治疗。

继续教育 邀请青岛大学附属医院、青岛市中心医院专家到院授课10余次,选派青年骨干医师到市级三甲医院进行短期进修学习,选派护理骨干参加护士长管理岗位培训和产科、急诊、伤口造口专科培训,院内举办业务讲座50期,专业技术人员参训率100%。

精神文明建设 深入开展医德医风、承诺服务、诚信服务、文明服务教育,引导教育广大干部职工强化责任意识,转变服务理念,提高优质服务水平,组织开展工作人员服务礼仪培训、礼仪情景剧比赛、安全生产知识竞赛等活动。组织干部职工无偿献血13000毫升,举办第30届职工运动会、庆祝"三八"妇女节趣味运动会等活动。开展"健康知识进社区"公益宣教活动,不定期组织医务人员深入社区、集市、企业、学校为群众提供健康讲座、免费义诊活动,受到群众欢迎。

荣誉称号 获青岛市文明单位、青岛市住院定点医疗机构诚信A级单位、青岛市青年文明号等荣誉称号。

党总支书记、院长:韩德福
副 院 长:纪村传

工会主席：孙芳珍

院办电话：87811082

传真电话：87811082

电子信箱：87811082@163.com

邮政编码：266112

地　　址：城阳区上马街道驻地

青岛市交通医院

概况　青岛市交通医院是一所二级综合性医院，隶属交运集团。作为青岛市较早成立的医疗机构，走过60余年的光辉历程，是青岛市基本医疗保险首批定点医疗机构和医保离休人员、工伤职工长期住院定点医疗机构。医院地处青岛市中心的交运广场，建筑面积7000平方米，床位200张，设有内科、外科、医疗专护病房、护理院、妇科、口腔科、糖尿病足门诊、中医门诊、眼科门诊等20余个临床、医技科室。

业务工作　2017年门诊量52537人次，入院963人次，累计完成出院930人次。

业务收入　2017年全年营业总收入2264.35万元，完成计划经营指标的100.19%。

医疗设备　医院拥有三星麦迪逊SONOACE X8彩色多普勒超声、美国邦盛X光机和柯达CR放射成像系统、直接数字化X射线摄影系统（DR）、双人高压氧舱等大型设备，以及全自动血液生化仪、德国西门子免疫化学发光分析仪、动态血糖监测系统、动态血压监测仪、动态心电图、经颅超声—神经肌肉刺激治

疗仪、红外线乳腺检查仪、艾灸理疗仪等先进的医疗器械。

医院管理　开办医疗专护病房与交运温馨护理院，创新实现"医养结合"新模式；加强基本医疗保险管理，对住院管理、门诊大病患者实行"特需医疗服务协议书"签订制度，做到因病施治；严防超病种、超剂量、超范围用药的不良现象，在维护患者利益的前提下完成全年医保住院"双控"指标。交通医院努力为广大患者营造一个充满爱心、以人为本、人格至上的绿色就医环境。

精神文明建设　继续推进改革创新、不断提升服务品质，秉承"真诚、优质、爱心、奉献"的院训理念，努力打造群众信得过的医疗服务特色品牌，创建人民群众满意的公立医院，为缓解岛城人民看病难、看病贵的问题发挥积极作用。

荣誉称号　医院先后获"青岛市医疗保险A级诚信医院""青岛市职工诚信示范单位""山东省交通运输系统巾帼文明岗""青岛市敬老文明号""青岛市精神文明单位""青岛市无偿献血先进集体"等荣誉称号。

党总支书记、院长：李　燃

副　院　长：李勇智、王丽娟、尹　峰

院办电话：82758100

传真号码：82713495

电子邮箱：qdjtyy@163.com

邮政编码：266012

地　　址：青岛市市北区无棣路四号

委属事业单位

青岛市卫生和计划生育委员会
综合监督执法局

概况　2017年，青岛市卫生和计划生育委员会综合监督执法局占地面积3985.3平方米，业务用房面积3250平方米，辅助用房420平方米。全局编制人数88人，实有在职职工87人，其中取得行政执法证的人员84人，占职工总数的96.55%。内设13个科室，包括5个行政职能科室和8个业务职能科室。

财政拨款　2017年财政拨款为2207.56万元，比上年减少262.74万元。其中专项经费为129万元，比上年减少26.2万元。

固定资产　全年固定资产总值为1445.89万元，比上年增加38.43万元。

业务工作　年内全市有医疗机构、经营性公共场所、生活饮用水、放射卫生、学校卫生等有效被监督单位26681个。组织开展医疗机构依法执业专项检查、采供血机构专项整治、计划生育专项整治等7项蓝盾行动和12项专项整治，2017年全市监督检查41532

户次,同比增加 19.65%;监督覆盖率 99.94%,同比增加 5.82%;监督抽检 2153 户次,同比增加 65.85%;抽检 15065 项次,同比增加 140.07%;现场快速检测 226 户次,同比增加 45.81%;查处案件数 1493 件,同比增加 32.12%;罚款案件数 1130 件,同比增加 43.95%;罚款额 335.903 万元,同比增加 35.23%。公示 2017 年结案的行政处罚案件 272 件、查处的无证行医单位及个人 203 家。通过双随机抽查方式开展国家监督抽检任务 1860 项、青岛市专项整治工作 7 项,任务完结率为 100%,完成率为 72.74%,其中市级完成率 93.18%。结合推进青岛市"双随机、一公开"工作开展,制定完善随机抽查事项清单 11 项,建立完善检查对象名录库 767 家次及执法人员名录库 450 名。在市级开展"专业双随机"抽查,在区(市)级开展"行业双随机"综合抽查,完成试运行任务,实现年内 3% 直管单位及监管抽查事项全覆盖。通过新闻媒体报道 248 次,通过"青岛卫生计生监督执法网"发布各类信息 739 篇,"青岛卫生监督"官方微博发布 479 篇、微信公众平台发布 479 篇。

卫生行政许可 办理行政审批 631 件。完善网上审批办理深度标准,健全审批结果网上公示机制,除医疗机构审查事项为网办二级标准外,其他事项 100% 达到网办三级以上标准。梳理、公布"零跑腿"和"只跑一次"事项清单,结合审批证照快递送达实现申请人办事"零跑腿"。

预防性卫生监督 深化放管服改革,实施建设项目审批再提速和限时办结制度,推进建设项目"互联网+政务服务",完成《青岛市建设项目预防性卫生监督管理办法》修订工作。实施建设工程项目"大容缺、大并联"等改革创新,对地铁 2 号线一期工程、青岛中学等 10 余个项目实施绿色通道审查。对中国红岛国际会议展览中心项目、蓝色硅谷轨道交通工程等 20 余个政府重点项目、民生工程实施全程跟进监督服务。完成规划选址联审及设计卫生审查 56 项,工程验收 43 项,深入现场 200 余次,解决疑难问题近 60 个,服务满意率达 100%。

规范化执法 推行说理式执法文书,全面实施执法全过程记录,2017 年 5 月、12 月分别组织开展市级及全市实施情况的评估。承接山东省所委托的执法全过程记录相关工作制度制定项目,起草《山东省卫生计生行政执法全过程记录制度》《卫生计生行政执法全过程记录操作指南》等配套制度规范。启动卫生计生行政执法案例指导手册编制工作,按专业开展标准案例指导案卷编制。李沧区、市南区、平度市、莱西

市通过验收,正式运行省卫生计生监督业务应用系统。继续推进全市医疗卫生机构传染病防治分类监督综合评价工作。按照新版监督检查评价表对全部二级及以上公立医疗卫生机构进行再次评价;对 291 家一级和按照一级管理的医疗机构进行综合评价,建立科学合理的综合评价体系和评价结果应用长效机制。

案卷评查与监督稽查 2017 年 8~9 月组织开展 2016 年度全省第二协作区行政处罚案卷抽查工作,评查 124 个案卷。11 月开展 2017 年度行政执法案卷评查工作。5 月下旬至 6 月上旬针对各区(市)卫生计生监督局卫生计生综合监督规范年、年度重点执法任务进展等工作进行重点稽查,对行政执法全过程记录建设情况开展实地调研。

应急工作 组织开展生活饮用水污染卫生应急桌面推演,对青岛市突发生活饮用水污染事件医疗卫生应急处置预案进行编修完善,组织开展 2018 年公共卫生安全风险评估。

备案工作 完成基层医疗机构病原微生物实验室备案 118 件,公立医疗机构病原微生物实验室备案 44 件,民营医疗机构病原微生物实验室备案 59 件。优化食品标准备案工作流程,办结各类食品安全企业标准备案件 1229 件,其中新办 594 件、修订 311 件、变更 281 件、延续 33 件、废止 10 件。对 34 件消毒产品进行卫生安全评价备案。

培训工作 贯彻落实《卫生计生监督队伍培训规划(2016—2020)》,编制 2017 年度培训工作纲要和培训计划,按计划组织业务能力提升培训班 11 期,培训 886 人次;举办医疗机构院感防控、游泳场所、涉水产品经营企业和公共场所负责人等相关培训 18 期,培训管理相对人(卫生管理员)2361 人次。

环保督察 组织对全市医疗机构医疗废物及污水进行全面监督检查,与 74 家公立医疗机构签订《医疗机构医疗废物污水管理工作承诺书》,专项检查医疗废物的收集、储存、运输、交接和记录等 7964 家次。建立与工商、食药部门协调配合强化餐饮具集中消毒服务单位管理机制,应用《青岛市餐饮具集中消毒服务单位良好卫生指引》。协助调查处理 2 起群众投诉举报件。

体系建设 推进综合监督执法体系建设及镇(街道)层面监督执法资源整合,完善"三级四层"执法网络。青岛市 10 区(市)全部完成区(市)卫生计生综合监督执法机构组建,超额完成省制定的 2017 全年 80% 以上县(市、区)完成执法资源整合的工作任务。

全市 139 个镇（街道）有 98 个完成整合，完成率 70.5％，18 个镇（街道）组建专门执法机构，市南区、李沧区、崂山区、城阳区、即墨区、平度市等 6 区（市）监督执法机构设置计划生育监督执法科室。

科研工作　继续开展卫生监督优秀工作成果和调研项目申报评选活动，对 10 项工作成果和 15 篇调研报告进行现场答辩与专家评审。在全市范围内开展《青岛市生活饮用水卫生监督管理办法》实施情况评估工作，启动与国家疾控中心改水中心合作的"农村供水设施消毒效果及其可行性研究"课题项目，出台《海水淡化生活饮用水集中式供水单位卫生管理规范》。

人事工作　完善公务员网络管理信息，按照上级要求开展"吃空饷"专项整治，加强干部"学分制"管理，全年新任公务员初任培训和公务员网上培训工作线上线下培训均达标。按要求开展机构编制正处升副局和 2017 年职务职级并行改革试点工作。办理 1 名军转干部安置、1 名职工工伤申请和 2 人次赴台交流相关手续。

精神文明建设　巩固"省级文明单位"创建成果。制定《志愿服务工作细则》《2017 年志愿服务实施方案》，使"学雷锋志愿服务"活动规范化、制度化，全局注册 60 余名学雷锋志愿者。在春节、"3·5 学雷锋日"、清明节、五四青年节、儿童节、"七一"、"八一"等重要节日和纪念日，组织开展慈善救助、身边好人、爱心助学、环境保护、科普宣传、军民共建、文化传播等系列活动。组建局网络文明传播队伍，在文明创建动态管理系统上投稿 20 余篇，撰写、转发、评论"文明青岛"微博 1900 余条，在微信朋友圈转发文明礼仪信息 600 余条，推荐身边好人线索 30 余条。与共建单位组织开展"八一"建军节拥军慰问活动，联合开展庆祝中国共产党成立 96 周年军民共建红歌展演活动。

党务工作　新成立 3 个在职党支部，完成党支部委员会的组建。宣讲党的十九大精神。开展党员志愿服务活动。开展多种主题活动，党总支委员以普通党员身份参加基层党支部组织生活，党总支书记每年为基层党员讲 1 次党课，建立党组织廉政制度和谈心谈话等制度，推进"两学一做"学习教育制度化常态化。制定《落实党风廉政"两个责任"做好 2017 年党风廉政建设工作实施意见》，制作《2017 年度党风廉政建设工作手册》，签订《2017 年党风廉政建设主体责任书》。开展"廉政教育月"活动，组织参观警示教育基地，利用周末论坛观看廉政教育片，坚持学习"每周一案"，聘请行政执法监督员参与执法过程，加强廉政纪律的监督检查。

对口援建和交流　安顺市卫生监督所 2 名骨干来青岛开展为期一个月的跟班进修，应该所邀请组织 8 名骨干赴安顺市作专家讲座。与菏泽市卫生监督机构加强人员培训、案卷评查等方面的交流合作，组织 4 名骨干参加菏泽市卫生计生监督执法能力提升培训班，邀请菏泽市 2 人列席执法局协办的全国医疗卫生监督主管所（局）长培训班。年内接待新疆昌吉、陕西、天津等地兄弟单位 18 批 121 人来青学习交流，交流内容为青岛市"三级四层"体系建设、执法全过程记录、文化建设和执法能力提升等。与青岛大学公共卫生学院进一步深入合作，举行实践教学基地挂牌仪式。

大事记

1 月 18 日，局党总支召开 2016 年度党员领导干部民主生活会、理论中心组（扩大）学习会。

1 月 19 日，召开 2016 年度全市口腔诊疗机构卫生监督量化分级管理工作通报会，26 家获得 A 级单位称号的口腔诊疗机构负责人参会。

2 月 7 日，将公共场所卫生监督科和学校卫生监督科整合，成立公共场所与学校卫生监督科。新成立信息管理科。

2 月 16 日，市卫生计生委副主任魏仁敏代表青岛市在 2017 年全国卫生计生监督工作会议上作题为《全过程记录全方位规范助推卫生计生行政执法走上规范化轨道》的交流发言。

2 月 21～22 日，召开支部党员大会，选举党支部委员会 4 名委员，完成党支部组建工作。

2 月 23～28 日，开展"3·15"系列活动，联合青岛市消保委对全市成人游泳场所和婴幼儿游泳场所进行"双随机、一公开"水质大抽检。监测结果在市消保委和青岛电视台主办的"3·15 特别节目"中予以发布。

2 月 27 日，召开 2017 年度目标管理责任书签订暨党风廉政建设工作会议。

2 月 28 日，召开 2016 年市本级及以上公立医疗卫生机构传染病防治分类监督综合评价试点工作检查评价情况通报会。

3 月 14 日，受中国疾病预防控制中心农村改水技术指导中心的邀请参加在湖北宜昌举办的农村饮水安全工程卫生学评价项目启动会，并作"青岛市农村饮用水监管及饮用水立法工作"主题内容授课和交流发言。

3 月 17 日，食品安全国家标准《餐饮具集中消毒服务单位卫生规范》专家组到青岛市调研餐饮具集中消毒服务单位卫生监督工作。

3月23日，承办市卫生计生委"卫生计生大讲堂"主题讲座活动，省卫生和计划生育监督所副所长居建云为各有关医疗机构负责人、院感及业务科主任作主题为"医疗机构法律责任及风险防控"的讲座。

3月24日，召开青岛市卫生计生综合监督"十三五"规划研讨会，邀请山东省卫生和计划生育监督所居建云、陈敏媛及市卫生计生委许可办赵士振等专家参加。

3月30～31日，召开全市卫生计生综合监督规范年活动部署推进会。

4月1日，召开共青团青岛市卫生和计划生育委员会综合监督执法局第三次团员大会，选举殷梦琪、周双双、张健鑫为新一届团支部书记和支部委员。

4月1日，在莱西市正式启动中国疾病预防控制中心农村改水技术指导中心牵头开展的"农村供水设施消毒效果评估"项目。委综合监督执法局承担"以地下水为水源的小型供水工程饮水消毒效果评估"项目。

4月6日，召开全市美容消费市场秩序专项整治工作会议，各区（市）卫生监督机构、全市生活美容机构负责人60余人参会。

4月7日，推行说理式执法文书，公共场所与学校卫生监督科对某公共场所经营单位送达首份"说理式行政处罚决定书"。

4月22～28日，在全市组织开展"严格规范文明公正执法，护卫人民群众健康权益"主题卫生计生综合监督执法宣传周活动。市卫生计生委副主任魏仁敏出席启动仪式主会场活动并发表讲话。

5月3日，即日起贵州省安顺市卫生监督所派送2人到委综合监督执法局进行为期一个月的学习进修。

5月3～5日，首次组织开展市级非公立医疗机构分类约谈，分5组约谈92家非公立医疗机构。

5月5日，局召开第一届职工大会第四次会议。市卫生计生委党委委员、副主任魏仁敏带领第四考察组对局党组织换届改选工作进行考察。

5月19日，国家卫生计生委综合监督局局长赵延配莅临视察指导工作。山东省卫生计生监督所副所长居建云、青岛市卫生计生委综合监督与食品安全监测处处长于飞陪同调研。

6月2日，委综合监督执法局在全省医疗卫生机构传染病防治分类监督综合评价工作启动会暨培训班上作经验交流发言。

6月5日，山东省卫生计生委组织对青岛市"一法四规"落实情况进行专项督查。

6月5～8日，由国家卫生计生委卫生和计划生育监督中心主办、青岛市卫生计生委综合监督执法局承办的"2017年医疗卫生监督主管所（局）长培训班"在青岛举办，全国各省、自治区、直辖市等卫生计生监督执法机构分管领导共120余人参训。国家卫生计生委卫生和计划生育监督中心党委书记、主任胡光，国家卫生计生委综合监督局副局长段冬梅，山东省卫生计生委副主任仇冰玉等出席会议。

6月6日，国家卫生计生委卫生和计划生育监督中心党委书记、主任胡光、国家卫生计生委综合监督局副局长段冬梅等一行到青岛市卫生计生委委综合监督执法局调研，山东省卫生计生委副主任仇冰玉、综合监督处处长宗玲，山东省卫生计生监督所所长、党委书记高峰，青岛市卫生计生委副主任魏仁敏等陪同调研。

6月6日，按照《公务员职务与职级并行制度试点实施办法》（人社部发〔2017〕47号）和《中共青岛市委办公厅、青岛市人民政府办公厅关于印发〈青岛市公务员职务与职级并行制度试点实施方案〉的通知》（青办发〔2017〕27号）要求完成职级套改。

6月7日，山东省卫生计生监督执法全过程记录配套制度项目编制启动会在青岛召开。

6月14～15日，中国疾病控制中心农村技术指导中心"农村饮用水小型供水工程饮水消毒效果评估项目"负责人到青督导调研。

6月20日，举办《中医药法》监督执法工作专题研讨会。

6月26日，召开庆祝中国共产党成立96周年全体党员大会。局党总支召开理论中心组（扩大）学习会，重点学习省第十一次党代会精神。

7月9～13日，介入保障"青岛2017年国际教育信息化大会""第十届海外高层次人才座谈会暨海外院士青岛行活动"。

7月17～21日，应贵州省安顺市卫生监督所邀请，组织8名骨干赴安顺市参加"安顺市卫生监督员培训会暨青岛市卫生计生综合执法局专家讲座"。

7月28日，青岛市卫生计生委召开青岛市严厉打击非法医疗美容专项行动工作部署会，市卫生计生委，各区（市）卫生计生局，市、区两级卫生计生监督机构，部分新闻媒体代表等90余人参会。市卫生计生委副主任魏仁敏在会上讲话。

8月1日,组织全局党员干部集中收看庆祝中国人民解放军建军90周年大会以及中共中央总书记、国家主席、中央军委主席习近平重要讲话实况。

8月21~25日,组织医疗卫生监督骨干配合市卫生计生委领导督导抽查医疗废物管理工作。

8月30日,市卫生计生委巡视员魏仁敏召集市级、城阳区、崂山区卫生计生监督执法局主要负责人召开专题部署会紧急处置突出环境问题案件,组织市、区两级监督执法人员分两组迅速赶赴现场开展调查核实等工作。

8月31日,青岛市卫生计生委任命梁学汇为副局长(青卫任〔2017〕11号)。

9月7日,山东省卫生计生监督所副调研员何顺升等一行3人对青岛市卫生计生监督执法工作开展专项稽查。

9月8日,山东省卫生计生委在济南市举办全省卫生计生监督管理干部培训班,局长孟宪州应邀作《青岛市卫生计生执法全过程制度落实情况汇报》专题介绍。

9月11日,举办全市卫生计生监督应急培训班,开展生活饮用水污染卫生应急处置桌面推演。

9月11日,青岛市档案局组织人员到委综合监督执法局开展山东省档案工作科学化管理先进单位测评验收。

9月11~13日,召开山东省卫生计生监督执法全过程记录制度项目推进研讨会,开展山东省卫生计生监督第二协作区2016年度行政处罚案卷抽查。

9月12日,举办全市卫生计生监督协管员师资培训班。

10月16日,山东省卫生计生委组织对青岛市病原微生物实验室生物安全专项检查落实情况进行专项督查。

10月24日,召开全市公共场所卫生监督工作暨公共场所卫生管理水平提升会议。

10月,开展"健康青岛"卫生计生监督专题访谈、"砥砺奋进的五年"主题宣传、推先进树典型等喜迎党的十九大系列宣传活动。

11月1日,举行"青岛大学公共卫生学院—青岛市卫生和计划生育委员会综合监督执法局实践教学基地"挂牌仪式。

11月2日,召开一届五次职工大会暨一届三次会员大会,局长孟宪州向大会作工作报告并审议通过。

11月2~3日,举办2017年卫生计生监督执法综合能力提升培训班,青岛市、区两级和安徽省池州市、河南省新乡市及潍坊市、滨州市等卫生计生监督执法机构170余人参加。

11月8日,组织市南区、市北区、李沧区、崂山区卫生计生综合监督执法局在青岛市市立医院(东院区)开展"职业健康损害早知道、电离辐射危害防范"主题现场宣传咨询活动。

11月13日,青岛市卫生计生委到综合监督执法局召开全体干部大会,按照党政领导干部选拔程序,民主测评推荐4名副局长(正处级)、9名处长(副处级),启动局职务职级并行改革试点工作。

11月13日,举办学习贯彻落实党的十九大精神专题党课,党总支书记、局长孟宪州向全局党员干部作学习贯彻落实十九大精神专题报告。

11月24日,举办全市卫生计生监督信息化建设现场观摩会。青岛市卫生计生委巡视员魏仁敏,李沧区政协副主席、区卫生计生局局长李蕾等出席会议。

11月27~28日,山东省卫生计生委综合监督处方春林副处长一行4人对青岛市社会资本办医疗机构和医疗美容机构依法执业情况开展专题调研。

11月,完成2017年度全市医疗卫生机构传染病防治分类监督综合评价工作。

12月4日,青岛市人大常委会副主任、内务司法委员会主任委员邹川宁一行在市卫生计生委主任杨锡祥、巡视员魏仁敏陪同下到综合监督执法局对市卫生计生委"谁执法谁普法"普法责任制落实情况进行视察。

12月8日,召开青岛市2017年度卫生计生行政执法全过程记录制度实施情况测评会。

12月15~17日,中国疾控中心改水中心组织召开农村供水设施消毒效果及其可行性研究项目总结会,青岛市卫生计生委综合监督执法局作为山东地区唯一的项目实施单位参会并作汇报。

12月27~28日,召开山东省市级卫生计生监督机构第二协作区总结交流会,举办2017年度全市卫生计生监督机构优秀调研报告和工作成果评审会。

荣誉称号 继续保持"省级文明单位"、青岛市"军警民共建社会主义精神文明活动标兵单位"荣誉称号,被评为"山东省档案科学化管理先进单位"。6件案卷获评国家、山东省2016年度卫生计生行政处罚优秀案卷,其中全国优秀典型案例1件。在全国微课大赛中2个微课获奖,其中三等奖1个。全省微课大赛中获得团体二等奖,选送的5个微课全部获奖,其中一等奖1个。1个案卷获评青岛市2016年度十佳行政许可案卷。1项成果在市法制办和市法治政府建设研究会主办的"2016年度法治政府建设课题研究优秀成果"评选活动中获一等奖。传染病防控监督科获青岛市"三八红旗集体"荣誉称号。

局　　　长：孟宪州
调研员：程显凯
副局长：温继英、刘景杰、亓　蓉、梁学汇
办公室电话：85788600
传真号码：85788611
电子信箱：qdwsjds@163.com
邮政编码：266034
地　　　址：青岛市市北区敦化路377号

青岛市疾病预防控制中心
（青岛市预防医学研究院）

概况　青岛市疾病预防控制中心（青岛市预防医学研究院）是市卫生计生委直属的承担政府疾病预防控制职能的公益一类事业单位和预防医学研究机构。2017年，市编委办正式批准市卫生计生委组建青岛市预防医学研究院，与市疾病预防控制中心合署办公。中心（研究院）办公大楼近1.7万平方米，其中实验室用房7800余平方米。内设科室25个，编制297名。2017年在职人员194人，其中，博士后5人，博士23人，硕士80人，硕士以上占在职职工总数55.67%；高级职称44名，占比25%。

中心（研究院）主要承担全市疾病预防与控制、检测检验与评价、健康教育与促进、应用研究与指导、对外交流与合作等职能，拥有山东省医药卫生重点学科2个，青岛市医疗卫生A类重点学科1个、B类2个，市级重点实验室1个。先后与美国、芬兰、丹麦等国多所国际知名高校建立科研合作关系，是北京大学、山东大学等6所高校的预防医学教研实习基地。

重点工作　推进疾病预防控制体系建设，稳步推进重大疾病防控，统筹推动艾滋病、慢性病、健康促进等示范创建工作，积极开展健康危害因素监测；疾病预防控制体系建设等工作在全国疾病预防控制工作会议上多次进行交流，得到国家卫生计生委副主任王国强的高度评价，艾滋病社会组织防控工作得到刘延东副总理的充分肯定。

体系建设　率先启动新一轮疾控体系建设。积极落实国家、省疾控中心编制标准，市、区两级疾控机构增编685名，编制数实现翻番，其中市疾控中心编制由185名增至297名，获批设置25个内设机构，全面落实国家疾控机构岗位设置规范，所辖10个区（市）疾控中心编制由495名增至1068名，增编573名。全面实施疾控机构基础设施提升工程，市公共卫生中心建设列为市政府重点建设工程项目，正式开工建设；10区（市）中，6区（市）实施疾控机构新建、改扩建项目。

应急处置　及时、有效、科学、妥善处置H7N9流感、食源性疾病事件等各类突发公共卫生事件。突出平战结合，积极参加国家突发急性传染病卫生应急联合培训演练、全省核与辐射应急演练等各类演练活动。加强风险评估，适时开展专题疫情分析、专家研判，及时编写青岛市传染病与突发公共卫生事件、食品安全风险监测、病媒生物监测等各类监测报告。在"两会"、中高考、啤酒节等重大活动期间对应急工作进行全面部署，确保重大活动公共卫生安全。

传染病防控　2017年，全市法定传染病发病率为298.57/10万，传染病疫情总体平稳，全市无重大传染病暴发流行。加强重点传染病防控，开展手足口病重点场所督查580余次，完成出血热疫苗接种5万人次。积极推进传染病示范基地建设，全面巩固市北区手足口病防控基地和黄岛区肾综合征出血热防控基地建设，基本完成城阳区"标准化＋输入性传染病防控示范基地"建设。积极开展登革热媒介伊蚊监测，为登革热风险评估、预测预警、控制规划提供科学依据。

重大传染病防控　创出艾滋病防控"青岛品牌"，被国家卫生计生委列为示范区控制艾滋病性传播综合防控试点城市。积极培育、规范管理19家社会组织，建立艾滋病防治多元化发展格局，2016～2017年度获23个国家级基金项目资助，获得资金近280万元，干预男同、暗娼、吸毒人员等高危人群1.11万人。深入推进结核病新型服务管理体系试点工作，在青岛西海岸新区、平度市开展基于互联网和移动通信技术的智能电子药盒和手机APP试点应用。加强重点人群肺结核筛查，利用基本公共卫生服务项目对全市27万余名65岁及以上的健康老年人进行筛查。

免疫规划　规范开展预防接种工作，全市种一类疫苗304.42万剂次、二类疫苗43.16万剂次，12种免疫规划疫苗报告接种率均在95%以上。扎实推进"适龄儿童免费增加疫苗种类和剂次"市政府实事项目，接种免费水痘疫苗24.96万剂次。加快预防接种信息化建设，数字化接种门诊实现全覆盖，在全省率先启用儿童预防接种知情同意书电子签核模式，"琴岛微苗"微信公众号关注人数达 15.5 万且上线接种查验证明自助打印功能。与美国 CDC、中国 CDC 合作水痘疫苗效力研究,完成水痘疫苗接种率和病例调查等工作。

健康教育和促进 推进健康促进示范区市建设,创建 1 个国家级、3 个省级示范区,建成 6 家健康促进医院、2 家戒烟门诊。顺利完成新一轮覆盖全市的健康素养和中医药健康文化素养监测,调查 1.83 万人。积极开展健康知识宣传,在《齐鲁晚报》《青岛日报》《半岛都市报》等媒体平台发表新闻稿件 400 余篇。大力推进无烟城市建设,烟草依赖症管理项目纳入全国健康教育工作案例,中心被中国控制吸烟协会评为控烟先进单位。

慢地病防治 2017 年,全市报告死亡 59452 例,伤害 93745 例,恶性肿瘤 21745 例,心脑血管发病 29670 例,血检"三热"(疟疾、疑似疟疾、不明原因发热)病人 7190 例。大力推进慢性病综合防控示范区创建工作,城阳区建成国家级示范区验收并在 2017 年中国慢性病大会上作经验交流,4 个区(市)建成省级示范区。深入开展"一评二控三减四健"专项行动,青岛市代表队获得全省职工健骨操大赛团体二等奖,全市设置自助监测点 442 个,开展健康生活方式行动宣讲 246 场,累计受益 98297 人。深化"城市癌症早诊早治""脑卒中高危人群筛查与干预""心血管病高危人群早期筛查与综合干预"等重大公共卫生项目工作,完成 3.82 万人次的高危人群筛查及随访。

健康危害因素监测 不断发展壮大国家海洋食品技术合作中心,筹建半岛海洋食品安全风险评估联盟,初步建立起覆盖辽东半岛和胶东半岛 8 个重要城市疾控中心及海洋食品技术合作中心 8 家理事单位的联盟群。健全食品安全风险监测网络,10 区(市)疾控中心全部纳入监测网络,市、区(市)两级共检测食品样本十二大类 3078 份,有效处置食源性疾病暴发事件 109 起。推进"健康校园"创建工作,学生营养改善"青岛模式"得到国家卫生计生委、联合国儿童基金会等领导的充分肯定,在全国推广。积极开展环境、职业、放射卫生、农村改厕监测评价,全面提升公共卫生技术服务能力。

科研工作 正式组建青岛市预防医学研究院,与中心合署办公,聘请山东大学艾德铭教授为研究院外方院长,艾德铭教授获 2017 年度山东省政府"齐鲁友谊奖"。学科建设实现突破,获评青岛市医疗卫生重点学科 A 类 1 个、B 类 2 个,3 人评为优秀学科带头人,5 人评为优秀青年医学人才。荣获山东医学科技

奖三等奖 1 项,青岛市科技进步奖一等奖 1 项,参与传染病防控、艾滋病防治、慢性病防治、食品安全风险监测等 4 个国家"十三五"重大科技专项。加强预防医学人才培养,完成 76 名北京大学、山东大学等院校学生实习带教工作。

精神文明建设 全市疾控系统深入学习贯彻党的十九大精神,树立干事创业的良好形象。积极塑造人文疾控文化品牌,大力弘扬疾控精神,全面开展践行社会主义核心价值观、精神文明创建、志愿服务和选树典型等系列活动,涌现出一批以性病艾滋病防制科主任姜珍霞为代表的先进典型。姜珍霞当选"全国卫生计生系统先进工作者"和省人大代表,被推荐为"中国好医生"和央视"寻找最美医生"候选人,参加全省卫生计生系统先进典型事迹巡回演讲。

大事记

1 月 12～13 日,中国社会组织参与艾滋病防治经验交流会在广州珠海召开,中心参加会议并作交流发言。

2 月 23 日,甘肃省陇南市卫生计生委主任张庆利一行 6 人来中心考察交流。

3 月 9 日,中心主任高汝钦一行 4 人赴聊城,与北京协和医学院公共卫生学院院长刘远立洽谈交流"教学科研基地"合作事项并到聊城疾控中心进行交流学习。

3 月 22 日,全国中小学校"营养校园"试点启动会在北京召开。中心学校卫生科以"营养梦,好未来"为题进行交流发言。

4 月 13～15 日,西宁市卫生计生委副主任丁伟一行 6 人到中心学习交流艾滋病社会组织管理工作。

5 月 19 日,中国疾控中心主任王宇一行到中心调研指导工作。国家疾控信息中心主任马家奇、省疾控信息中心主任宋东等专家,对中心信息化建设工作进行指导。

5 月 22 日,青岛市预防医学研究院揭牌仪式在中心举行。

6 月 21～22 日,中国疾控中心性艾中心副主任徐杰等专家来青对示范区控制艾滋病经性传播综合防控试点工作进行现场调研。

6 月 26 日,全国疾控中心主任工作会议在北京召开。中心在会上交流疾病预防控制体系建设经验做法。

7 月 21 日,半岛海洋食品风险评估联盟第一次协作会议在青岛举办。

7 月 28 日,国家卫生计生委副主任、国家中医药

管理局局长王国强一行到中心调研指导工作。

8月29~31日，美国疾控中心博士王成斌、中国疾控中心免疫规划中心AEFI监测室主任李克莉一行来青督导水痘疫苗长期保护效力评估项目工作。

9月20日，四川省性病艾滋病防治协会一行19人来青参观学习社会组织参与艾滋病防治工作。

9月26日，国家卫生计生委学校卫生工作研讨会在海南省海口市召开。中心作为全国疾控系统代表在会上就疾控系统学校卫生发展作经验交流。

9月27日，青岛市委书记张江汀一行到中心视察指导工作。

9月28日，中国疾控中心党委书记、副主任李新华一行到中心调研指导工作并召开座谈会。

10月10日，中心与德国亥姆霍兹联合会感染研究中心TWINCORE研究所、德国汉诺威医学院、山东大学和青岛市妇女儿童医院签署呼吸道合胞病毒项目合作意向书，并聘请国际知名病毒学家艾德铭教授（Ralf Altmeyer）为青岛市预防医学研究院外方院长。

11月2日，青岛市公共卫生中心建设项目开工奠基仪式在市第六人民医院院内举行。

11月2日，青岛大学公共卫生学院实践教学基地揭牌仪式在中心举行。

11月27日，中国疾病预防控制中心副主任刘剑君一行到中心视察调研。

11月27~29日，陇南市疾病预防控制中心主任蔡玉成一行5人到中心签订帮扶协议并进行学习交流。

12月5~7日，中国疾控中心与联合国儿童基金会（UNICF）和联合国世界粮食计划署（WFP）在北京共同主办"第五届中国学生营养改善研讨会"上，中心作为学生营养改善先进典型城市应邀参加大会并作交流发言。

12月8日，山东省政府"齐鲁友谊奖"颁奖仪式在山东省会议中心举行。青岛市预防医学研究院外方院长、青岛市疾控中心特聘专家艾德铭教授（Dr. Ralf Altmeyer）获此殊荣并应邀领奖。

荣誉称号 2017年度"全省卫生计生系统先进集体"；2017年度省级文明单位；全省结核病防治技能竞赛团体一等奖；全省健骨操大赛团体二等奖；全省寄生虫病防治技能竞赛团体三等奖；2015~2016年度青岛市军警民共建社会主义精神文明活动标兵单位；青岛市"青少年维权岗"标兵单位；2016年度全省健康教育工作先进集体；中国医学科学院2016年度慢性病前瞻性研究项目先进集体；青岛市"敬老文明号"；青岛市工人先锋号；2016年度青岛市文保单位保卫组织集体嘉奖。

中心主任兼党委书记：高汝钦
中心党委副书记兼纪委书记：李善鹏
中心副主任：张华强、于维森
中心副主任兼工会主席：蓝峻峰
中心副主任：孙健平
中心主任助理兼科教培训科主任：段海平
中心办公室电话：85623909
咨询电话：85652500
传真号码：85646110
电子邮箱：qdcdc@126.com
邮政编码：266033
地   址：青岛市市北区山东路175号

青岛市急救中心

概况 青岛市急救中心占地面积1.1万平方米，其中业务用房4000平方米。年内职工121人，其中，卫生专业技术人员66人（医生26人，护士38人，药剂1人，医技1人），占职工总数的54.55%。其他专业技术人员10人，占职工总数的8.26%。行政工勤人员45人（驾驶员25人，担架员11人，其他9人），占职工总数的37.19%。卫生专业技术人员中，高级职称12人，占18.18%；中级职称30人，占45.45%；初级职称24人，占36.37%。内设职能科室6个，急救站3个。

圆满完成青岛国际马拉松赛、崂山100公里国际山地越野挑战赛等政府指令性任务和重大赛事、会议医疗保障工作30余项，荣获青岛市第五届"健康杯"急诊急救技能大赛团体一等奖、2017年全国卫生应急技能大赛紧急医学救援类团体三等奖、青岛市卫生和计划生育委员2017年科学发展综合考核先进单位等荣誉。

业务工作 2017年，受理电话178162次、出诊81999车次，出诊率比上年增长4%；处置各类突发事件104起，出诊162车次、转运伤员329人次，处置突发事件率、出诊率、转运伤员率分别比上年增长19.54%、30.64%、25.09%；与110、122联动出诊2243车次，联动出诊率比上年降低5.35%。

业务收入 2017年全年业务收入207万元，比上年增长14%。

固定资产 2017年固定资产总值6665万元，比上年增长 3%。

卫生改革 强化法制急救。2017 年 3 月 1 日，《青岛市社会急救医疗管理规定》（政府令 253 号）正式施行。配套制定《青岛市院前急救网络管理规定》等多项规范化文件，为开创建健康青岛新局面营造浓厚法制环境。

强化民生急救。全面贯彻落实 2017 年市办实事项目，印发《青岛市强化院前急救服务体系建设实施方案》《新建急救站规范化建设实施方案》，圆满完成新增建 16 个急救站年度目标任务，于 2017 年 12 月 21 日并网运行。坚持以市民对院前急救医疗需求为导向，联合举办香港圣约翰新理论新技能培训班 1 期、培训全国导师 100 余人，举办青岛市高级生命支持和初级生命支持培训 15 期，培训初级学员 333 人、高级学员 17 人、导师 6 人；开展院前急救专业队伍岗前培训、复训 10 余期，培训专业技术人员 1300 余人；开展"创伤急救知识培训"等急救知识"五进"专题培训 106 期，培训 15000 余人，全民学急救、能急救、支持急救的工作格局逐步形成。

强化标准急救。持续推进院前急救标准化建设，制订《青岛市急救中心核生化突发事件卫生应急转运方案》《青岛市急救中心突发事件紧急医学救援预案》等方案、预案，《突发事件检伤分类标准（试用）》在全系统推广应用。全面推进全市调度指挥系统技术升级工程，中心被美国国际紧急调派研究院授予"绩优紧急医疗调派中心"资格，这是全球第 234 个、中国第 12 个、省内第 3 个规范化调派中心。年度开展 MPDS（急救优先分级调度系统）急救指导 33064 万次，指导成功抢救猝死病人 6 例、孕妇分娩 9 例、异物梗塞患者 2 例、溺水患者 1 例。全面加强急救站标准化建设，制订《青岛市急救站规范化建设实施方案》。

强化互联急救。强化"互联网＋"急救平台建设，健全互联急救 APP、互联调派、互联心电一体化惠民举措，在全国率先成立以急救中心为主体心电采集传输体系。为 20 辆救护车配备便携式心电采集传输系统、10 个综合医疗机构配置电脑及医生手机设置接收心电图（ECG）。联合青岛市市立医院发布脑卒中溶栓地图，从源头上缩短溶栓时间，有效提高抢救成功率。

强化人文急救。深入推进"两学一做"常态化、制度化教育学习，加强"三册一簿"管理，丰富主题党日教育形式，全面深化"急救先锋"党建品牌和"急速行动、救护生命"服务品牌创建，领导干部带头讲党讲 4 次、参观市廉政教育基地和青岛市党史馆各 1 次、完

成中心规章制度廉洁性评估 22 项。深入开展人文医学教育、中层干部能力提升等主题教育、培训及演讲活动，全面提升院前急救队伍凝聚力、战斗力。

强化质量急救。完善《青岛市院前急救网络管理规定》等规定，对行业准入、培训复训、调度指挥中心建设标准等内容进行科学规范，年度开展全市院前急救质控工作检查 2 次、日常质控督查 18 次，开展电话满意度回访 3600 例和开展病历抽查考核 34 次，抽查病历 3000 余份、优秀病历率达 90％以上。持续推进"标准化＋卫生应急管理"建设，修订《青岛市急救中心核生化突发事件卫生应急转运方案》等 15 项应急方案预案，提升突发事件应急保障能力。以加强急救队伍能力建设为牵引，开展美国心脏协会（AHA）BLS、ACLS 专业技术培训 15 期、培训人员 1000 余名；实施以赛促学活动，选派技术骨干参加国内各级大赛，获首届山东省院前急救知识竞赛团体三等奖等多项荣誉。

医疗特色 强化立体急救。科学规划陆海空一体化院前网络体系建设，与上海金汇通用航空股份有限公司、山东省九九九空中救护有限公司正式签订航空医疗救援协议，选拔 20 名医护人员完成航空医疗救援专题系统培训和实战演练、联合交警部门遂行直升机救援巡航 10 余次；加强国家海洋局第一海洋研究所战略合作，全方位探索海上医疗救援任务方法与途径，派出多名医生圆满完成多航次远洋科考医疗救援保障任务；半岛航空医疗救援联盟，举办第一届半岛航空医疗救援联盟成立大会，国内各航空团体、各区（市）急救中心等 100 余人参会，促进半岛城市间院前医疗服务能力大跃升。

强化惠民急救。全面推进院前急救行业心拯救项目，在救护车上对心梗早期患者给予阿司匹林及替格瑞洛"一包药"药物治疗，截止年底青岛市内四区救护车上早期使用"一包药"数量已达 60％，服用双抗药物时间平均提前 20～30 分钟。鉴于青岛市在心拯救项目中突出表现，中国红十字基金会授予青岛市急救中心"心拯救先锋奖"。

科研工作 加强国内外各著名医疗机构、学会协会、社会团体合作与交流，全面提升人才队伍科学化、国际化水平，与青岛市中心医院联合开展"青岛市院前急救缺血性脑卒中院前院内一体化救治体系建设"申报公共卫生类重点学科 B 类项目。发表《急诊全程护理优化对急性心肌梗死患者的影响分析》等国家级论文 4 篇；承担市级"急救社区化对院前急危重症抢救影响的研究"、省级"青岛地区基层医院院前急救现

状分析及能力的提升"、国家级"'心脑血管疾病高危人群综合筛查与防控及卫生经济学研究'中'心脑血管病综合急诊绿色通道和急救关键技术研究'"共3项课题。

继续教育　完成香港圣约翰新理论新技能培训、美国心脏协会ACLS培训2项省级继续教育项目和院前急救技能培训、美国心脏协会BLS培训、青岛市医学会院前急救专科分会年会暨学术会3项,共培训人员400余人。精心选派30余人次参加"2017年区域性脑血管病全国研讨会""第二届国际创伤生命支持高峰论坛暨第六期中法创伤急救临床新进展培训班"等20余项学术会议、培训班,为从业人员提供良好的学术交流平台,院前急救队伍医疗服务能力和学术氛围不断增强。

精神文明建设　全面加强急救文化主阵地建设,深化教育引导、舆论宣传、文化熏陶、实践养成,召开中心第八届会员(职工)代表大会第二次会议和换届选举大会,收到提案17件、7项立案,开展"新市民健康城市行"、爱国卫生月大型健康义诊、"八一"军民共建乒乓球联谊赛等20余项群体性活动;情景剧《急救先锋》和《巾帼创优,畅通绿色生命线》分别参加团市委青年岗位建功风采展示、青岛市巾帼文明岗创新创业创优成果展示汇,充分展示急救行业良好新面貌和新形象;开展"春蕾女童"捐助义卖活动、中心"慈善一日捐"等活动,共捐款8437元,院前急救行业公众形象和群众满意度不断提升。

大事记

1月19日,济南急救中心主任刘家良一行3人到青岛市急救中心对标院前非急救转运和质控管理工作。

1月25日,市政府副市长栾新、副秘书长王哲走访慰问市急救中心一线医务工作者。

2月4~25日,中心主任盛学岐赴英国参加专科医师规范化培训制度建立与实施管理的培训。

3月7日,镇江市急救中心主任花长松一行13人到中心参观学习院前急救工作。

4月14日,国家卫生计生委应急办主任许树强、山东省卫生计生委副主任吴向东等率调研组一行9人到中心调研防汛抗旱应急工作。

5月3日,举办青岛市航空医疗救援启用及签约仪式,市政府副市长栾新、市政府应急办主任张建刚等出席启用仪式。

5月11日,组织召开市办实事调度会,市卫生计生领导及各(区)市卫生计生局院前急救工作分管领导、急救中心主任和承担市办实事任务医疗机构负责人共计40余人参会。

5月15日,山东省编办政策法规处副处长王宪伟等一行4人到青岛市急救中心调研机构编制标准工作。

5月25~26日,组织开展全市院前急救质控检查。

6月18日,青岛市脑卒中质控中心正式发布脑卒中溶栓地图,构建脑卒中区域联合急救体系。

7月5日,中心主任盛学岐赴上海、浙江等地考察卫生应急移动处置中心和核与辐射紧急医学救援基地建设工作。

8月9日,宿迁市卫生计生委副主任张勇、公共卫生医疗卫生救护中心主任潘靖等一行4人到中心考察学习。

9月4日,西安市急救中心副主任郝晓云一行2人到中心对标交流国际化、规范化培训工作。

9月17~19日,联合香港圣约翰救伤培训机构举办"青岛香港联合创伤急救新理论新技术培训班",全国100余名急诊急救人员参加培训。

10月13日,举行青岛市2017年市办实事政府采购合同集中签约。

10月19日,参演青岛市安监局、市卫计委等部门举办的2017危险化学品事故应急预案桌面推演。

10月21日,市委统战部常务副部长胡义瑛率各民主党派及工商联领导一行17人,莅临中心视察指导院前急救能力建设工作。

10月16日,中心主任盛学岐赴厦门、杭州对标交流重大活动保障经验。

11月5日,西安市卫生计生委副主任王红艳、西安急救中心主任柳明一行7人考察学习青岛市院前急救体系建设。

11月9日,唐山市卫生计生委副主任苑东强、急救中心主任刘生一行7人考察学习青岛市院前急救能力建设。

11月12日,青岛市医学会院前急救专科分会年会暨学术会议在山大齐鲁医院(青岛)学术报告厅召开。

12月15日,举行2017年市办实事救护车交接仪式。

12月23日,举办半岛航空医疗救援联盟成立大会暨半岛航空医疗救援论坛,国内各航空团体、各区(市)急救中心等100余人参会,全面开启青岛市航空医疗救援事业"新时代"。

12月23日,安顺市紧急救援中心书记李梅、菏泽市 120 急救指挥中心主任张之轩一行 7 人到中心调研院前急救能力建设工作。

荣誉称号 山东省文明单位;青岛市急救中心基层工会规范化建设示范单位、先进职工之家;青岛市第五届"健康杯"急诊急救技能大赛团体一等奖、第一届山东省院前急救知识竞赛团体三等奖、2017 年全国卫生应急技能大赛紧急医学救援类团体三等奖等。

主　　任:盛学岐

党支部书记:董　夏

副　主　任:谭帮财、宋云鹏

电　　话:88759321

总机电话:88759084

传　　真:88759321

电子信箱:qdemss@163.com

邮政编码:266035

地　　址:青岛市市北区劲松三路 120 号

青岛市中心血站

概况 青岛市中心血站(青岛市公民无偿献血办公室 青岛市输血医学研究所)占地面积 6667 平方米,业务用房面积 1.28 万平方米。年内职工总数 233 人,其中,在编职工 212 人,劳务派遣合同制人员 21 人。卫生技术人员 160 人,占在编职工总数的 75.5%;辅助专业技术人员 28 人,占在编职工总数的 13.2%;行政工勤人员 24 人,占在编职工总数的 11.3%;卫生技术人员中,高级职称 31 人,占卫技人员 19.4%;中级职称 59 人,占卫技人员 36.9%;初级职称 70 人,占卫技人员 43.7%。内设职能科室 7 个,业务科室 7 个,献血服务部 6 个。

业务工作(以下数据统计时间:2016 年 12 月 26 日～2017 年 12 月 25 日) 采血量 36.11 吨,同比增长 2.02%,其中 400 毫升比例为 65%,同比减少 0.38%。街头献血比例 67.3%,同比减少 7.1%。采集单采血小板 16655 治疗量,同比增长 3.11%。全市临床红细胞类血液制品 35.5 吨(177506.5 单位),同比增长 2.91%;血小板类供应 16585.5 个治疗量,同比增长 3.08%;血浆 1843.25 万毫升,同比增长 14.33%;冷沉淀凝血因子 27630 袋,同比增长 5.18%。

业务收入 实现总收入 10821.93 万元,同比减少 60.35 万元,降低 0.55%。总支出 10827.62 万元,同比减少 54.99 万元,降低 0.51%。完成本年血费收费 8544.46 元,同比增加 212.90 万元,增长 2.56%。

固定资产 固定资产 2.01 亿元,同比增长 3.61%。

医疗设备更新 医疗设备新增 1 万元以上资产 39 台,总价值 564.27 万元。

基础建设 按照全市献血屋建设整体规划,青岛、胶州两处献血屋投入使用。

卫生改革 2017 年 2 月 20 日,召开九届二次职代会,审议通过站 2016 年预算执行情况和 2017 年工作目标与预算计划。对管理规定和制度进行梳理,新增 5 项,修改、完善 5 项。

卫生应急 全面修订和完善血站应急预案体系,配合全市 7 项重大活动,做好血液应急保障工作。组织应急演练和 3 次血液保障供血保障、血液成分制备应急演练。拟订《青岛市血液保障应急预案》初稿。卫计委印发《青岛市卫生和计划生育委员会突发事件血液保障应急预案(试行)》。

科研工作 发表学术论文 82 篇,其中 SCI 7 篇,核心期刊 22 篇。获实用新型专利 35 项。

继续教育 完成省级、市级项目 4 项。选派业务骨干外出参加政治理论、继续教育、学习培训 145 人次。

国际交流 2017 年 6 月 17～21 日,站长逄淑涛、中心实验室主任冯智慧赴荷兰参加第 27 届 ISBT 大会及访问荷兰皇家血液基金会。11 月 24～29 日,中心 12 人参加 ISBT 广州输血大会。12 月 3～8 日,中心 6 人赴台湾血液基金会交流学习。

大事记

1 月 6 日,召开 2016 年度青岛红十字无偿献血志愿服务工作总结表彰大会,青岛市卫生计生委副主任周长政出席。

1 月 12 日,2016 年度采供血大数据新闻发布会在血站四楼会议室举行,10 余家岛城主流媒体记者参会。

1 月 21 日,"热血多米诺 真情暖寒冬"大型无偿献血系列活动在伟东·乐客城启动。

1 月 23 日,中心召开 2016 年度管理评审会。

1 月 25 日,市政府副市长栾新、副秘书长王哲,市卫生计生委主任杨锡祥、市计生协常务副会长周长政等领导到血站慰问无偿献血者、志愿者及血站医护人员。

1 月 25 日,台东"爱心海"献血屋启用。

2 月 20 日,中心召开九届一次职工代表大会暨六届三次会员代表大会,审议通过血站 2016 年预算执行情况和 2017 年预算计划。

3 月 7 日,副站长孙森赴安顺市担任安顺市卫生和计划生育委员会副主任,挂职2年。

3月31日,在青岛国际机场举行大型无偿献血公益活动,当天共计161人捐献49400毫升热血。活动开展后李沧乐客城等6家团体单位接力开展无偿献血活动,共有703人献血20.5万毫升。

3月31日,RH阴性"熊猫侠"应急献血者团队荣获2016年度微尘公益之星称号。

4月1日,召开2017年全市血液管理工作会。会议对青岛市上年血液管理工作进行全面总结,对2017年血液管理主要工作进行部署,市计生协会常务副会长周长政出席会议并讲话。

4月13日,青岛市医学会在血站召开第四届输血医学专科分会换届改选大会。

4月25日,联合青岛巴士集团举办319路公交无偿献血宣传专线启动仪式。

4月27日,召开2017年驻青高校无偿献血工作会,青岛市高校工委思想政治处处长孙建中出席。

5月4日,血站青年志愿者走进即墨路社区开展"青春喜迎十九大　不忘初心跟党走"公益义诊活动。

5月21日,联合青岛市市南区残联和八大湖街道办事处举办"奉献社会、无偿献血"活动,共有38位肢体残疾人士献血11200毫升。

6月13日,为迎接2017年第十四个世界献血者日到来,青岛市推出"无偿献血在路上"大型主题宣传活动,交运集团31路公交作为无偿献血科普宣传巴士正式启用。

6月14日,召开青岛市无偿献血表彰大会,市政府副秘书长王哲,市卫生计生委党委书记、主任杨锡祥出席。

6月23日,中共青岛市卫生和计划生育委员会委员会印发《关于孙顺昌等同志任免职务的通知》(青卫任〔2017〕7号),高向阳任中共青岛市中心血站委员会委员、中共青岛市中心血站纪律检查委员会书记(正处级),不再担任中共青岛市妇幼保健计划生育服务中心支部委员会书记(正处级)、不再挂职中共青岛市胶州中心医院委员会副书记、委员职务;宗瑞杰任中共青岛市中心血站委员会委员、青岛市中心血站副站长,不再担任中共青岛市急救中心支部委员会委员、青岛市急救中心副主任职务;谭帮财任中共青岛市急救中心支部委员会委员、青岛市急救中心副主任,不再担任中共青岛市中心血站委员会委员、青岛市中心血站副站长职务;林青不再兼任中共青岛市中心血站纪律检查委员会书记职务。

6月23日,中共青岛市卫生和计划生育委员会

委员会印发《关于徐建等同志任免职务的通知》(青卫任〔2017〕8号),林青兼任青岛市中心血站副站长。

6月24日,举行青岛市第十六届稀有血型献血者联谊会,136余名"熊猫侠"代表出席。

7月14日,由山东省输血协会血站文化建设委员会主办、青岛市中心血站承办的山东省血站系统无偿献血宣传品展评暨文化建设培训会在青岛举办。山东省输血协会血站文化建设委员会主任、副主任委员及来自全省17个地市的血站同仁出席。

8月25日,召开青岛市中心血站第二次党员大会,选举产生新一届党委和纪委。

8月29日,中心血站与山东省广播电视台齐鲁频道战略合作签约仪式在血站举行,青岛市中医药管理局专职副局长赵国磊、青岛市红十字会副会长牛素梅等出席。

9月8日,中国合格评定国家认可委员会(CNAS)专家组进行ISO15189定期监督评审。

9月15日,血站通过安全生产标准化建设评审。

9月20日,青岛市卫生和计划生育委员会印发《关于公布优秀年轻后备干部人才的通知》,王静、冯智慧2人列入优秀年轻后备干部人才库。

9月20日,血液成分制备新进展学术研讨会在青岛举行,会议由深圳市血液中心和青岛市中心血站联合主办。

9月22日,陇南市中心血站同仁到血站对接对口帮扶事宜。

9月26日,顺利通过山东省血液安全技术核查组的血液安全核查。

9月30日,中共青岛市卫生和计划生育委员会委员会印发《关于鲁菁等同志挂职的通知》(青卫任〔2017〕16号),王静挂职任青岛市卫生和计划生育委员会计划生育基层指导处处长助理。

9月30日,举行血站社会监督员聘任仪式,聘任14名社会监督员。

10月21日,召开2017年度驻青高校爱心联盟无偿献血工作会议。

10月27日,举办血站职工代表培训。

11月10日,召开半岛采供血联盟成立大会暨采供血管理高峰论坛,烟台、威海、日照、临沂、潍坊、青岛六地血站组成半岛采供血联盟。

11月10日,血站被评为全国首批"健康促进与教育优秀实践基地"单位。

11月16日,由青岛和临沂、烟台、日照四地血站联合开展质量体系内部审核工作。

11 月 28 日，副站长林青一行 5 人到安顺市中心血站交流指导工作。

11 月 30 日，举办学习宣传贯彻党的十九大精神工作动员暨宣讲报告会，市卫计委党的十九大精神宣讲团成员、血站党委书记闫家安作宣讲报告，全站党员干部职工 200 余人聆听报告。

12 月 12 日，启用省内首台移动单采献血车。青岛市红十字会处长刘振伍、青岛市崂山区民政局党组书记任登刚出席启动仪式。

12 月 17 日，举行首届无偿献血健康科普创意设计大赛。

12 月 26 日，青岛市临床输血管理论坛暨 2017 年输血医学专科分会年会在青岛市黄海饭店召开。青岛市卫生计生委医政医管处处长吕富杰，青岛市中心血站站长逄淑涛、副站长焦淑贤出席开幕式，站长助理郑克芬参加本次会议。

12 月 28 日，启用胶州市向阳市场的爱心献血屋。

精神文明建设　通过开展"三好两满意"、优质服务双提升、创建卫生城市等多项活动，确保省级文明单位荣誉，争创国家级文明单位。与科室工作、工青妇组织、党风廉政紧密结合，开展及时高效、多渠道的外部宣传，将血站开展的系列采供血事例予以报道，传播无偿献血正能量，开展选优评树活动，营造浓厚宣传氛围。

荣誉称号　全国无偿献血先进城市；国家、省卫生系统先进集体；省无偿献血先进单位；省文明单位；省卫生系统为民服务创先争优"示范窗口单位"；省"富民兴鲁劳动奖状"；"创建文明城市突出贡献奖"和创建全国文明城市工作优秀单位；"先进基层党组织"；"青岛市文明单位"；市卫生计生委年终科学发展综合考核优秀单位。"卫生系统万人流动血库""无偿献血红十字志愿者总队"荣获青岛市十大微尘公益之星称号；"熊猫血"应急献血志愿服务队荣获"感动青岛"十佳人物群体奖；"热血真情"服务品牌被评为青岛市服务名牌。因在第 29 届(残)奥帆赛血液保障工作中的突出表现，血站被中国红十字会评为红十字参与奥运特别贡献奖。血站被评为全国首批"健康促进与教育优秀实践基地"单位。

党委书记：闫家安

站　　长：逄淑涛

纪委书记：高向阳

副 站 长：宗瑞杰、焦淑贤

副站长兼工会主席：林　青

副 站 长：孙　森

站办电话：85712758

传真号码：85721647

电子信箱：qdxzbgs@163.com

邮政编码：266071

地　　址：青岛市市南区隆德路 9 号

山东省青岛卫生学校

概况　山东省青岛卫生学校占地面积 4.8 万平方米。教学及辅助用房建筑面积 2.65 万平方米，行政办公用房建筑面积 0.1 万平方米，生活用房 1 万平方米，教工住宅 0.76 万平方米。

学校设有办公室、人事科、教务科、学生科、团委、招生就业办公室、成教科、高职办、财务科、审计科、老干部科、总务科、信息技术科、仪器设备管理科、安全保卫科、工会 16 个职能科室；设有公共基础课教研室一、公共基础课教研室二，专业基础教研室，基础护理教研室，临床护理教研室，药学专业教研室，口腔专业教研室 7 个教研室。

2017 年学校教职工 164 人，其中，专任教师 120 人，占教职工总数的 73.2%；行政人员 31 人(含兼岗)，占教职工总数的 18.9%；工勤人员 5 人，占教职工总数的 3.05%。专任教师中副高级职称 43 人，占专任教师的 35.83%；中级职称 58 人，占专任教师的 48.33%。学校有 84 名教师具有硕士以上学位，达到专任教师总数的 70%。

业务工作　2017 年学校通过微信、微博、校园开放日等方式开展招生宣传，作为青岛市唯一一所在全部招生专业设置最低录取控制线的职业学校，一次录取满全部 640 个招生计划。其中"三二连读"药学专业录取线 545.5 分，连续三年位居青岛职业学校之首，助产、康复专业分别列第二位和第六位，实现了生源质量的进一步优化和提升。

2017 年在校学生 3116 人，其中"三二连读"学生 2836 人，占在校生总数的 91.01%。2017 年毕业生 769 人，其中"三二连读"毕业生 666 人，占毕业生总数的 86.6%。

2017 年全国职业院校护理技能大赛中职组比赛中，于艳丽、戴康睿两学生摘得 1 金 1 铜两枚奖牌，学校成功实现金牌三连冠。承办青岛市中药传统技能、护理技能大赛，并囊括全部赛项金牌。

2017 年，全国护士执业资格考试首次实行机考，555 名应届毕业生全部参加护士执业资格考试，一次通过率达 96.8%。近 5 年,学校"三二连读"大专一次通过率保持在 93% 以上,其中 2017 年达到 97.8%,远高于全国 56% 的平均水平。

学校利用专业的育婴师培训场所,面向 2015 级学生举办育婴师培训,突破专业壁垒,允许药学、康复专业学生自愿报名,报名学生 679 人,在理论考试首次采用机考的情况下理论通过率达 99%,实际操作通过率达 100%。

学校作为山东省全科医学培训青岛基地,完成 235 名全科医生学员的转岗培训相关工作。完成山东大学成人教育及网络教育报名 370 人,新生报到入学 214 人,毕业 208 人,在校生达 618 人。完成高等教育护理专业自学考试报名 100 余门,毕业证办理 15 人。

2017 年度山东省教育厅确定 58 个专业为山东省中等职业教育品牌专业建设项目,学校护理专业获评,且位列全省护理专业第一名。

业务收入 专户收入预算 724 万元,实际完成 745 万元,超额完成预算 2.9%。

固定资产 学校固定资产 7602.95 万元,同比增长 3.4%。2017 年新增固定资产 250.21 万元。

教学设备更新 学校在护理、药学、口腔、康复实训基地建设基础上,投资 200 余万元建成网络中心整体机房、信息化录播室和人体解剖学虚拟实验室,实现全校数据集中收集处理、授课过程全记录和真实人体解剖断层的数据化再现。

基础建设 深入推进节能减排,将暖气费用控制到 54 万元,同比节约 15 万元;通过淘汰高能耗茶炉、更换节能灯具、整理老化电路、减少跑冒滴漏等措施,实现电费比上年同期下降 4.7%,用水量下降 43.6%。对学校内的建筑消防设施、电器线路进行专业的检测评估,实现食堂天然气接入,完善学校安全生产体系。

科研工作 学校承担教育部中国教育技术协会"十三五"规划全国重点课题"新时期有效促进教师专业化成长与发展的研究与实践"子课题"卫生职业学校学生职业技能的指导策略研究"的开发,课题进入最后结题阶段。

在青岛市信息化教学大赛中学校教师 5 人获一等奖、11 人获二等奖、7 人获三等奖,在青岛市优质课评比中,3 名教师分获第二、三、四名。

学校"试点口腔修复工艺专业现代学徒制,高效培养口腔修复技师"项目被青岛市教育局纳入 2017～2020 年度青岛市现代学徒制试点项目。2017 年 5 月,学校与青岛威尔赫义齿有限公司"试点口腔修复工艺专业现代学徒制"项目正式启动。

精神文明建设 2017 年学校首次参加第十三届全国中等职业学校"文明风采"大赛,7 件参赛作品全部获奖,其中一等奖 2 项、三等奖 3 项、优秀奖 2 项,学校荣获大赛优秀组织奖。

2017 年,学校党委围绕党建工作重点任务和专题民主生活会、组织生活会、巡视巡查所查摆反馈的突出问题,召开党建工作会专题部署,签订各层级"主体责任书"21 份。开展落实全面从严治党主体责任专项督查 2 次,下达整改通知书 28 份,涉及中央"八项规定"精神落实、党员日常管理教育等 36 个方面。领导班子成员同分管部门主要负责人廉政谈话 30 余次。建立支部例会和约谈制度,制定《2017 年支部党建工作量化考核办法》。

举办入党积极分子培训班 1 期 32 学时,发展预备党员 15 人;119 人次党员教师分别参加应急救护、社区义诊、无偿献血、心理咨询等"微笑天使"党员志愿服务。表彰党员先锋 3 名、优秀党员 12 名。

建立校领导接待日制度,举办不同层面党员、教工座谈会 4 次;看望走访困难、生病、退休的党员教工 15 人次,送去慰问品价值 3000 余元;整改中层以上干部办公用房 19 间。

学校与青岛市红十字会联手举办"第一响应人"应急救护培训班两期,共培训师生 150 余人;选派 4 名师生代表青岛参加山东省第 4 届红十字应急救护比赛获得二等奖。

学校团委召开第十四次团员代表大会。志愿服务向专业化、特色化迈进,全年参加志愿服务 1000 余人次,累计 27933 小时,无偿献血 20000 余毫升,"微笑天使"志愿服务队被青岛市卫生计生委和团市委评为优秀志愿服务团队。

荣誉称号 2017 年学校继续保持省级文明单位的荣誉称号,被评为山东省文明校园、青岛市拥军优属先进单位。

校　　长:李智成
党委书记:王秋环
副 校 长:刘忠立
纪委书记:王玉俊
副 校 长:袁新国
工会主席:刘宇峰
校办电话:85725075
传真号码:85972743
电子信箱:85725075@163.com
邮政编码:266071
地　　址:青岛市市南区福州路 66 号

山东省青岛第二卫生学校

概况 山东省青岛第二卫生学校占地面积 4.8 万平方米，总建筑面积 3.06 万平方米。2017 年，教职工总数 108 人，其中，专任教师 88 人，占职工总数的 81%；行政工勤人员 20 人，占职工总数的 19%。专任教师中，高级职称 24 人，占专任教师的 27%；中级职称 36 人，占专任教师的 41%；初级职称 25 人，占专任教师的 28%。全日制在校生 2480 人。

学校内设机构有办公室、人事科、党委办公室、财务科、教务科、学生科、总务科、招生就业科、团委、安全保卫科、信息技术科、继续教育科；教务科下设教育研究室、文化教研室、基础教研室、护理教研室、临床教研室。

业务工作 2017 年学校招生 594 人，其中，"三二连读"大专生 550 人、普通中专生 44 人。当年毕业生 386 人，就业 385 人，直接就业 42 人。全部毕业生初次就业率为 99.74%，对口就业率为 99.22%。

助产专业入选第二批青岛市中等职业学校骨干专业。护理专业入选"山东省中等职业教育品牌专业"立项建设项目。学校助产专业实训基地——国家教育现代化推进工程获得国家发展改革委立项建设，拟投资 3988 万元，建筑面积 8892 平方米。

牵头成立"青岛市卫生职业教育集团"，构建"医教协同、双主体育人"新机制，探索实践现代学徒制人才培养模式。经青岛市教育局推荐、省教育厅评审，学校凭借突出的办学成绩和鲜明的办学特色成功入选"山东省优质特色中等职业学校建设工程"立项建设学校。

教学奖项 在 2017 年全国职业院校护理专业教师教学能力大赛中，吴清叶老师获得三等奖，郭云老师获得优秀奖。在青岛市中等职业学校信息化教学比赛中，在教学设计比赛中，1 人获得一等奖，2 人获得二等奖，2 人获得三等奖；在课堂实录比赛中，1 人获得一等奖，1 人获二等奖，5 人获三等奖。2017 年度吴清叶获得"青岛市教学能手"荣誉称号，姜瑞涛入选山东省第二批齐鲁名校长。

在 2017 年全国职业院校护理技能大赛中，柳依依、鞠佳两学生获得三等奖；在 2017 年山东省职业院校技能大赛中职组"护理技能"赛项中，魏雅雪、王宁分获第五、第七名，双双获得二等奖。

教学设备更新 通过购置、教师开发，建设数字化课程资源库，具有数字化教学资源管理和应用平

台。校内实验实训设备总值 1121 万元，与上年相比增加 86 万余元。

基础建设 学校着力改善学生学习生活条件，投资 18 万余元安装 8 台直饮水机。

教研工作 牵头完成教育部"中等职业学校生殖健康服务与管理专业目录"（修订）课题研究工作。在中国职业技术教育学会卫生教育专业委员会 2017 年学术年会论文评选中，学校参评的论文有 3 篇获得一等奖、3 篇获得二等奖、5 篇获得三等奖，学校荣获优秀组织奖。参编省级教材 1 部，在国家级和省级刊物上发表论文 35 篇，组织编写《中医适宜技术》《外科护理学护考指导》《内科护理学护考指导》《儿科护理学护考指导》《妇产科护理护考指导》《护理学基础护考指导》等校本教材。

国际交流 学校积极探索国际化合作办学，日本四日市福祉专门学校、郡山健康科学专门学校、冲绳琉球康复专门学校来校交流，双方就师资培养、办学思路、就业平台、共同开展教育合作和养老护理专业人才培养等事项进行交流探讨，达成合作意向。

大事记

1 月 7 日，日本四日市福祉专门学校校长白泽政和一行 4 人到校参观访问。

3 月 8 日，学校助产专业实训基地建设项目获青岛市发展和改革委员会批复建设。

5 月 3 日，山东省教育厅公布 2017 年山东省中等职业教育品牌专业建设项目名单，学校校护理专业成功入选。

5 月 15 日，山东省教育厅公布第二批山东省示范性及优质特色中等职业学校建设工程立项建设学校名单，学校成功入选第二批山东省优质特色中等职业学校建设工程立项建设学校。

6 月 1 日，日本郡山健康科学专门学校代表理事专务大本研二先生、冲绳琉球康复专门学校仪间智理事一行 4 人到学校参观访问。

6 月 23 日，马桂莲挂职任中共山东省青岛第二卫生学校委员会委员、书记。

9 月 1～2 日，教育部"中等职业学校生殖健康服务与管理专业目录"（修订）课题工作会议在学校召开。

11 月 9～11 日，教育部"中等职业学校人口和计划生育类专业目录"（修订）内审暨课题结题验收会议在学校召开。

精神文明建设 推进"两学一做"教育常态化。开展党建带团建活动。在学生中积极开展入学教育

及军训、志愿者服务、"文明风采"活动等主题教育实践活动,积极培育和践行社会主义核心价值观。在第十三届全国文明风采大赛中,学校10份作品参加省级复赛。3份作品在国家级比赛中分别获得一、二等奖及优秀奖。

组织开展职工趣味运动会、庆"三八"妇女节、庆祝教师节、传统节日主题教育等系列活动,走访慰问特殊职工家庭、离退休老干部。组织干部职工参加"慈善一日捐"活动,捐款2万元。

学校志愿服务大队积极组织师生开展爱心义诊、精准帮扶老人、志愿服务在医院、无偿献血等志愿服务,累计参与志愿服务1000余人次,1万余小时。

荣誉称号 继续保持"省级文明单位""青岛市事业单位人事管理示范点"荣誉称号,获评"青岛市卫生计生系统志愿服务先进集体""青岛市文明校园""青岛市五四红旗团委""青岛市基层工会规范化建设示范点"等荣誉称号。

校　　长:姜瑞涛
党委书记:马桂莲
纪委书记兼工会主席:姜进水
副 校 长:刘秀敏、张昔江
校办电话:82210332
传真号码:82221966
电子邮箱:qddewx@163.com
邮政编码:266308
地　　址:胶州市北京东路5号

青岛市卫生计生科技教育中心

概况 青岛市卫生计生科技教育中心位于市南区龙山路1号甲,占地面积3095.82平方米,机构编制32人(属全额事业财政拨款单位),隶属于青岛市卫生和计划生育委员会。2017年,在编人员29人,专业技术人员29人。其中,高级专业技术人员11人、中级专业技术人员13人、初级专业技术人员5人;大学本科学历16人,硕士8人。下设医学鉴定办公室、继续医学教育办公室、执业医师考试考核办公室、年鉴史志办公室、杂志编辑部、学术会务部、综合办公室、财务科和总务科9个职能科室。

业务工作 严把医师资格准入关,优化考务工作环节。拓宽考试资讯的发布渠道,在金宏网、官方网站、微信公众号、服务热线发布考试信息。2017年,国家首次增设乡村全科执业助理医师类别,参加考试资格审验6900余人,经过资格审验有5870人参加执业医师考试实践技能考试,4079人参加综合笔试考试。推动网上缴费制度的实行,成为山东省考区率先实现国家医师考试网上缴费的考点。稳步推进2015~2016年度全市医师定期考核工作,全市有3万余名医师参加定期考核。

强化学会能力建设,有效承担政府转移职能。创新社会组织党建工作,激发学会的组织活力。学会申报的"党员之家建设"项目、青岛市护理学会申报的"党员活动"项目,均获市科协经费支持。2017年,青岛市医学会、青岛市护理学会均被青岛市科协授予"全市科协系统先进集体""先进基层党组织"荣誉称号。2017年,青岛市医学会在青岛市科协组织的"学会创新和服务能力提升项目"评审中,荣获青岛市"综合示范学会"称号,获得承接政府职能转移和购买服务的资质。

强化学会组织建设。组织完成骨科学分会等33个分会换届改选工作;审批新成立血管外科学分会等7个医学专科分会;组织成立运动医疗分会等17个青年委员会,烟草病等22个学组,发展会员800余名,吸收红房子妇科医院为团体会员单位。搭建高水平学术交流平台。制定《青岛市医学会专科分会学术会议管理办法》《青岛市医学会关于勤俭办会的规定》,对专科分会的会议作出具体的规范和要求。2017年,举办"2017年青岛国际胃肠微创——机器人外科高峰论坛暨环海地区消化外科论坛""第六届青岛中日消化内镜学术会议""青岛·2017国际检验医学高峰论坛""第四届青岛国际乳腺疾病高峰论坛"等大型国际会议10次,全国会议20余次,省级会议40余次,参会人员达3万余人,会议交流论文5000余篇,有2个国际会议获得市科协国际重点学术项目资助,有3个学术会议分别作为市科协学术年会分会场、重点学术项目获得科协资助。做好全市卫生系统科技成果评价工作,2017年,受理评价项目100余项。

做好全市医学鉴定工作。2017年,受理医疗事故技术鉴定60例,完成鉴定20例。12例鉴定为事故,3例程序进行中,其余37例因种种原因中(终)止。举办医疗事故技术鉴定专家库成员培训班,全市200余名医疗事故技术鉴定在库专家参会培训。为46例患儿进行51人次病残儿鉴定。鉴定计划生育手术并发症鉴定1例。完成预防接种异常反应伤残等级鉴定1例。

继续医学教育工作取得新进展。进一步优化青岛市继续医学教育信息管理平台,增加继教项目申报前备案模块,便于信息公开及项目督导。举办"医院内部渗透式营销"专题培训、青年临床科主任岗位胜任能力提升培训、"融媒体环境下医院品牌建设"专题培训,全市医疗机构医疗机构管理人员共有 428 人次参训。完成全市医疗机构门诊部主任、医政科长及青年骨干医师培训需求调研,完成平度、莱西两地的青年骨干医师培训需求的二次调研工作。

党建工作 组织党支部换届选举工作,召开全体党员大会,选举产生中心第一届党支部委员会。召开"两学一做"教育常态化制度化动员部署大会,印发实施方案,制定党支部书记抓"两学一做"学习教育常态化制度化责任清单。坚持和落实党支部"三会一课"制度,积极搭建"两学一做"党员领导干部"微讲堂"平台,深入党小组讲党课,让领导干部走在活动的前列、做出表率。党支部开展建设三级联创、党员"学、管、带、联"、先进典型培树活动。实施"亮出党员身份 争当岗位先锋"行动。完成"灯塔——党建在线"综合管理平台的注册工作,支部工作信息翔实完整,支部党员注册率达 100%。推行主题党日活动。及时调整党费缴纳基数,2017 年收缴党费 14028 元。

坚持全面从严治党的方针,深入贯彻落实中央"八项规定"精神,强化民主管理,落实党风廉政建设两个责任,以"两学一做"学习教育制度化常态化为基础,切实改进工作作风。中心全年无违规违纪事件,投诉举报率为零。

精神文明建设 不断丰富中心职工文化生活,组织全体职工参加安全卫生消防应急知识答题活动,参加市医务工会举办的乒乓球、羽毛球、健骨操以及第二届全市卫生计生系统运动会比赛和中心的各类文体活动。妇委会以维护女职工合法权益为重点,不断丰富广大女员工的业余文化生活。落实离退休老干部工作政治待遇和生活待遇,坚持重大节日走访制度。

大事记

1 月 19 日,青岛市卫生计生委党委会议研究同意王玉玲兼任山东省护理学会、青岛市护理学会领导职务。

1 月 25 日,中心党支部组织召开 2016 年度党员领导干部民主生活会。

2 月 13 日,中心召开五届四次职工大会。

3 月 1 日,中心党支部召开 2016 年度专题组织生活会并开展民主评议党员。

3 月 6 日,青岛市卫生系统继续教育工作会议在青岛市医学会学术报告厅召开。

3 月 11 日,由青岛市卫生系统继续教育委员会主办的"医院内部渗透式营销"专题培训在解放军401 医院学术厅举行,全市有 140 人参加本次培训。

5 月 9 日,由市卫生计生委副主任魏仁敏带队一行 3 人到中心对党组织换届改选工作进行考察。

6 月 17~20 日,2017 年度国家医师资格考试青岛考点实践技能考试开考,青岛市有 5870 名考生参加。

7 月 18 日,市卫生计生委党委下发《关于孙顺昌等同志任免职务的通知》(青卫任〔2017〕7 号),江威任青岛市妇幼保健计划生育服务中心副主任(列戚其玮同志之前),不再担任中共青岛市卫生计生科技教育中委员会委员、青岛市卫生计生科技教育中心副主任职务。

8 月 11 日,青岛市卫生计生科技教育中心网站正式加入青岛市卫生和计划生育委员会网站链接。

8 月 24 日,青岛市卫生计生科技教育中心党支部召开换届选举党员大会。

8 月 26~27 日,由中心组织的青岛考点 2017 年国家医师资格考试笔试考试开考,通过技能考试参加笔试考试考生达 4079 人,最终有 2296 人通过考试获得国家医师资格证书,青岛考点通过率为 39%。

9 月 30 日,市卫生计生委党委下发《关于鲁菁等同志挂职的通知》(青卫任〔2017〕16 号),中心继教部主任郭尚林挂职委应急办主任助理,挂职时间为一年。

12 月 29 日,接《青岛市卫生和计划生育委员会关于取消与青岛市医师协会主管关系的通知》(青卫科教字〔2017〕15 号),挂靠在中心的青岛市医师协会正式脱离。

荣誉称号 2017 年中心被青岛市委、市政府复审继续授予"青岛市文明单位标兵"荣誉称号,医学会、护理学会被市科协授予"全市科协系统先进集体""先进基层党组织"荣誉称号。

主任、党支部书记:王者令
副 主 任:王玉玲
办公电话:82798800
电子邮箱:qdwjkjzx@163.com
邮政编码:266003
地 址:青岛市市南区龙山路 1 号甲

青岛市卫生和计划生育人才综合服务中心

概况 青岛市卫生和计划生育人才综合服务中

心(原名青岛市人才市场卫生人才分市场),于1999年12月正式挂牌,成为全国首家卫生人才市场。2000年11月,加挂卫生部人才交流服务中心青岛中心牌子。2014年7月25日根据《关于整合设立市卫生和计划生育人才综合服务中心的批复》设立。行政上直属市卫生和计划生育委员会领导,业务上受国家卫生计委人才交流服务中心和青岛市人才交流服务中心指导,属独立核算、自收自支、自负盈亏的全民所有制事业单位。主要承担卫生和计划生育系统人才交流服务信息的搜集、整理和发布;市属卫生和计划生育系统人事档案管理、事业单位工作人员招聘、专业技术人员职称考试和评审、组织开展各类教育培训等相关工作。

2017年,有综合办公室、人事代理科、人才培训科和人才考评科4个科室,有工作人员29名。青岛市卫生和计划生育人才综合服务中心党支部书记1人,中心主任由青岛市卫生和计划生育委员会组织人事处副处长兼任。

基础建设 新建档案库房1处,增加档案库房面积40余平方米,密集架12组。升级档案室信息管理系统,实现干部人事档案电子化利用。安装自动气体灭火系统,增设温感、烟感控制设备。

视频监控系统全面升级。一期投入3.7万元,更新主控设备,增设视频摄像头(2台);二期追加4.5万元,更新所有视频摄像头(15台)及相关配套设备;全部实现高清晰、全覆盖、无盲区视频监控系统,完善智能预警报警。设立专职安全员1人、区域安全员4人。开展安全生产大检查,详细列明安全生产隐患整改工作量,落实预算资金2.7万余元。整改安全生产隐患26处,规范安全生产警示标识10处。制订《火灾事故应急预案》《地震灾害应急预案》《维稳应急预案》《全国护士执业资格考试工作应急预案》《舆情信息处置工作预案》等5项预案,不断完善应急预案制度。

档案管理 2017年,管理2.76万份人事档案;累计接收档案材料61070余份;转入转出档案473份;接收档案1138份;整理干部档案1652份;提供利用1534人次;暂借档案865份;开具档案证明124份;出具提档函1028份。文书档案登记完成更新,全年无失泄密事故。

制订档案室2017年创新服务方案规范档案转入转出等各项流程制度,委直属单位及代理单位干部人事档案有效利用率提升80%。出台档案室创新服务实施方案(包括实施阶段、软硬件升级等);创新档案

室办公环境及文化理念。

人才引进 赴国内重点城市引进高层次人才招聘会进行现场宣传推介,成功引进来自美国、德国、北京、上海、天津等国内外具有国家或省级专业水平的卫生专业高端人才、市级及局级高层次急需人才22名。

招聘工作 2017年,完成公立医院及部分事业单位工作人员公开招聘1次。计划招聘1415人,其中高级岗位和博士岗位计划招聘158人,普通岗位计划招聘1257人。经笔试、面试、考察体检、诚信调查、公示等考务工作环节,录用1076人。

2017年10~12月,组织委直属13家公立医院及区(市)卫生计生局属10家公立医院、有关驻青医疗卫生机构赴成都、重庆、长沙、哈尔滨、沈阳、上海、济南和北京等8座城市举办2018年毕业生校园专场招聘会。经现场面试,来青集中考核、考察体检、诚信调查和公示等考务环节,录用18名博士、203名紧缺急需硕士和2名紧缺急需本科毕业生。并与四川大学、哈尔滨医科大学、中国医科大学、北京中医药大学等国家重点院校建立良好的就业双选合作机制。

资格考试工作 完成全国初、中级卫生专业技术(护士执业)资格考试工作。有3101名考生参加考试,2201人合格,考试通过率为70.98%。完成2017年全国卫生专业技术初中级资格考试报名工作,11081名考生参加考试。组织全国执业药师、其他辅助系列职称考试报名工作5个批次,办理全日制院校毕业生资格确认工作2批次。

职称评审工作 开展2017年卫生、基层卫生系列副高级评审材料的收取、审核和评审工作,有350人通过评审取得卫生副高级专业技术任职资格,66人通过评审取得基层卫生副高级专业技术任职资格。完成2017年委直属单位卫生系列正高级评审材料的收取、审核及报送工作,有54人通过评审取得卫生正高级专业技术任职资格。

证书办理 办理2017年初、中级卫生专业技术资格证书1543份,护士执业资格考试合格证明2201份,护士资格证书535份,发放2017年全国职称计算机考试合格证书55份。

培训工作 2017年4月17~21日,协助委科教合作处完成为期5天的病原微生物实验室从业人员培训工作,培训2660余人;6月15~16日,协助委组织人事处完成为期2天的入党积极分子培训工作,培训155人;分别于7月23日~8月4日和8月6~19日,组织优秀青年医学专家赴华西医院和华西二院进

修学习,40名专家参加,取得良好的培训效果;10月31日~11月12日组织20名青岛优秀青年医学专家赴台完成为期14天的进修学习;分别于12月14~17日和12月20~24日两个阶段完成第三届青岛优秀青年医学专家第一期培训工作。10月,对申报卫生系列职称的专业技术人员进行学分审验工作,审核申报晋升高级职称专业技术人员学分材料300余份,申报晋升初、中级专业技术人员学分材料19500余份,发放单科培训结业证书30000余份。

精神文明建设 2017年通过青岛市精神文明办的标兵单位评审,成为市级精神文明标兵单位。开展送温暖活动,走访困难职工并发放慰问金;给每一位职工申办互助医疗保险和女职工特殊疾病互助合作保障计划;为"春蕾女童"捐款,并举行"慈善一日捐"活动;开展"雷锋志愿服务"、以"真情流淌,血脉相通"等为主题的献血活动。9月20~22日,选派志愿者参与"2017全球华人医师协会暨智慧医疗·传承与发展高峰论坛"的志愿服务活动。11月5日,选派志愿者参与2017年青岛国际马拉松医疗志愿者服务。开展关爱下一代活动,在志愿者日当天到青岛尚志幼儿园为小朋友讲一堂生动的互动课。

荣誉称号 先后获得青岛市市级精神文明单位、连续四年获得委科学发展观综合考核先进单位等荣誉称号。

综合办公室电话:82892011

电子邮箱:15615881177@126.com

邮政编码:266071

地　　址:青岛市市南区栖霞路16号

青岛市计划生育药具管理站

概况 青岛市计划生育药具管理站成立于1985年,是市卫生计生委下属全额拨款事业单位,内设综合科、业务科,编制5人。主要承担全市计划生育药具管理和服务职能。

业务工作 对接国家药具经费和药具招标采购方式改革,保障药具免费供应。2017年,国家首次将药具专项资金纳入基本公共卫生服务项目,青岛市划拨药具专项经费530万元,比上年节省30余万元。经市卫生计生委和市财政局批准,采取委托国家代为招标采购方式,完成480万元药具采购任务,降低药具采购成本约30%。预先分析使用药具人员变动和药具供给情况,2016年向国家申请追加免费调拨安全套1400箱共计53.2万元用以充实基层药具库存;

2017年9月,向国家申请追加免费调拨安全套800箱,确保药具供应不断档;摒弃每月定量发放药具的固化服务模式,根据育龄群众实际需求,实行药具精准化发放,节省药具经费,保障药具供应,服务育龄群众49.21万人。

"互联网＋药具发放服务"平台试点 申请参与国家"互联网＋药具发放服务"平台信息化试点工作,创新药具服务模式,拓展药具发放渠道,提升药具信息化管理能力。9月,国家药具管理中心下发文件,确定青岛市为3个试点单位之一。根据国家试点要求,配置相关硬件设施,保障计算机、服务器和网络符合试点要求,制订试点工作实施方案,组织开展"互联网＋"药具发放、对接药具购调存业务系统、建立药具数据标准、向基层延伸药具业务系统四项试点工作。

药具基层基础工作 结合山东省县级药具管理示范站创建项目,4月,组织开展青岛市第三批药具管理示范站创建,加强基层药具阵地建设标准化、药具业务管理规范化、药具调拨发放精准化建设。11月,崂山区、即墨区、莱西市顺利通过省药具管理示范站项目评估验收小组验收。青岛市10个区(市)在全省率先完成药具管理示范站创建工作,通过3年时间向区(市)和镇(街道)下拨项目经费74.5万元,专款专用于更新基层计算机、打印机、货架等药具办公和仓储设施设备,进一步强化药具基层基础工作。

药具发放 畅通药具发放渠道,坚持上门发放药具为主、药具免费发放点发放为辅、药具自助发放机领取兜底的药具发放服务模式,畅通药具发放渠道,确保药具发放到位。全市设置药具免费发放点1191处,通过青岛市政务网站向社会公开服务地址、联系人和服务电话,方便育龄群众就近领取。借助国家药具自助发放机试点项目,在高校、医疗机构和商场安装药具自助发放机108台,拓展药具发放渠道,为3.94万流动人口提供药具发放兜底服务,提高育龄群众药具易得性和服务满意度。

开展药具基层工作和使用药具育龄群众需求意愿调查 9月,发放药具基层基础工作有效调查问卷114份,对区(市)和镇(街道)机构设置、人员配备、管理服务基本情况和存在的主要问题开展调查;随机发放回收使用药具育龄群众药具需求意愿有效调查问卷4992份,对药具发放、随访、宣传和咨询等服务内容开展调查,并形成调查报告,查找分析主要问题和薄弱环节3项,制定改进措施,推进药具中心工作从"避孕节育为主"向"避孕节育和生殖健康并重"转变,加强药具服务工作针对性。

配合国家、省开展药具质量监督抽样 根据国家年度药具质量监督管理工作统一部署,配合省计生药管站前往陕西、河北开展药具质量监督抽样工作,累计抽取4批次3240只安全套,加强药具流通环节质量监督管理,确保育龄群众用药安全。

党建工作及党风廉政建设 扎实推进"两学一做"学习教育常态化制度化;组织党员干部重温入党誓词,不忘初心,牢记使命;集体收看党的十九大开幕会直播盛况,组织聆听党的十九大精神宣讲报告4次;制定党风廉政建设责任清单,梳理分解到人,确保各项责任落实到位;开展巡查发现问题整改工作"回头看",对办公用房、公务接待、公务用车和差旅费等专项治理整顿重点内容开展自查;强化药具廉政风险防控措施,组织全市对药具专项经费使用、出入库管理、账表卡册登记等内容开展自查自纠,有效防控药具廉政风险。

大事记

1月18日,省计生药管站下发《山东省计划生育药具管理站关于对第二批创建县(市、区)计划生育药具管理示范站项目验收情况的通报》,黄岛区、平度市、胶州市荣获"山东省计划生育药具管理县级示范站"称号。

3月9日,国家药具管理中心在湖南长沙召开2017年全国计划生育药具工作座谈会,市计生药管站相关人员参加会议并作药具工作汇报。

7月11~14日,市计生药管站相关人员参加南京2017年度全国药具管理干部培训班,其间针对政府采购相关工作进行研讨交流。

9月20日,国家药具管理中心下发《关于开展计划生育药具发放服务平台试点工作的通知》,市计生药管站作为3个试点单位之一,参与完善优化药具发放点平台功能、融合对接药具发放平台与药具购调存系统数据、建立药具数据标准规范体系、延伸在用药具系统功能4项试点工作。

11月30日,省计生药管站下发《关于对第三批创建县(市、区)计划生育药具管理示范站项目验收情况的通报》,崂山区、即墨区、莱西市荣获"山东省计划生育药具管理县级示范站"称号。

荣誉称号 获青岛市精神文明建设委员会"青岛市文明单位"荣誉称号。

站　　长:崔云龙

副 站 长:王永成

综合科电话:80926571

传真号码:80926571

电子邮箱:khw1966@163.com

邮政编码:266071

地　　址:青岛市徐州路90号

青岛市卫生和计划生育宣传教育中心

概况 青岛市卫生和计划生育宣传教育中心,委属处级全额拨款事业单位,内设综合部、宣教部、创作部3个部门。主要负责组织开展卫生和计划生育方针政策、法律法规,卫生和计划生育综合改革宣传;宣传普及健康教育和计划生育知识;负责宣传品设计、制作、媒体宣传栏目编辑制作等。2017年,人员编制16人,实有职工14人,其中,行政人员9人,占职工总数的64.29%;专业技术人员5人,占职工总数的35.71%,中、初级专业技术职称分别为4人、1人。

财政拨款 2017年度市财政拨款318.39万元,比上年减少116.07万元。

固定资产 2017年度全年固定资产总值为59.07万元,比上年增加13.5万元。

业务工作 2017年,宣教中心认真贯彻、落实党的十九大精神。围绕着国家工作的三个纲要(《全国卫生与健康大会》《健康中国2030规划纲要》《国家人口发展规划纲要(2016—2030)》)及国家、省、市对卫生、计生宣传要求,结合本地区实际,开展卫生和计生宣传教育工作。紧扣两大内容主题("医改""全面二孩"政策)做足、做好宣传文章。

委宣传处及宣教中心合署办公。广泛开展群众性健康促进行动、倡导健康生活方式,提高群众健康素养。开展"主题日"宣传活动。开展先进典型宣传,以期树立"敬佑生命、救死扶伤、甘于奉献、大爱无疆"良好行业形象。积极推出先进典型和凡人善举,传递社会正能量;营造尊医、重医氛围,为构建和谐医患关系做好舆论引导。

拓宽宣传渠道,不断创新宣传工作方式方法。在青岛电视台、《青岛日报》等公众媒体开辟新闻宣传十大阵地,根据互联网时代的发展开辟网络宣传阵地。2017年中心新闻发稿60篇,为各专业报刊网络提报论文2篇,撰写委电视片脚本1部,为委宣传画册提供文图资料;拍摄在全国、全省有影响的3个摄影专题,为委开展各类活动拍摄图片2000余幅,设计青岛市卫生计生委及各类标识8个,设计《机关文化手册》等装帧书籍3本,医改内容的招贴画3幅,最美天使报告会背景设计8块,设计、制作10期委宣传栏,参与青岛市卫计系统宣传品评选全过程;撰写《青岛市改革发展实录——计划生育卷》。

提升宣传品位档次，人口文化与健康文化建设走在全国前列。在行业创作最高奖"中国人口文化奖"中，宣教中心连年获奖，奖项包括宣传品类、影视类、文学类，成为同类城市中佼佼者。

营造优美的办公宣传环境，展示良好的行业形象。在国家卫生计生委宣传司举办的关于开展环境宣传案例征集活动中，委机关楼道宣传栏入选优秀作品。

办好官方微博、微信，提高新媒体时代的新闻传播能力。青岛卫生计生官方微信关注达3万余人，平均每天信息的阅读量达2000多人次。2015起青岛卫生计生官微均位列全市最有影响力政务微信榜单。微博日均发布信息20余条，粉丝5890人，发布微博7000余条，与粉丝互动200多条，及时解答网友疑问和投诉影响力不断提升。2016年度、2017年度《人民日报》与新浪网发布的政务微博影响力报告中"青岛卫生计生官微"均荣膺全国十大医疗卫生系统微博。

党建工作 2017年，宣教中心全体党员干部认真学习贯彻落实十九大精神，认真学习习总书记关于思想政治工作系列讲话精神，对照工作找差距、促提高，同时严格落实"两学一做"常态化工作要求，扎实推进党风廉政建设，通过开展十九大精神的读书、辅导、演讲、座谈、交流、微信互动系列活动，着力提高党员干部政治素质、业务素质。

精神文明建设 加强思想作风与道德建设，树立单位集体良好形象。加强领导班子作风建设。落实中央廉洁勤政规定，干部带头实行廉洁自律。加强职工工作作风建设，严明工作纪律。按照青岛市精神文明建设工作要求，规范单位各项工作。严格落实文明单位建设的目标规划，确保各项工作有制度、有标准、有重点，深化精神文明创建活动。

制度建设 根据上级工作要求结合本单位实际，制定党建、精神文明、业务工作各项制度。包括支部政治理论学习制度、"三会一课"制度、新形势下精神文明建设的各项制度、各项工作纪律制度。业务工作按照合署办公要求，制定工作职责与分工制度、工作例会制度、业务工作报告单制度等。

荣誉称号 荣获青岛市精神文明建设委员会"文明单位"称号。

主　　任：田　宇

副 主 任：官　晖、于立军

办公室电话：80926562

传真号码：80926561

邮政编码：266071

地　　址：徐州路90号

青岛市卫生计生发展研究中心

概况 青岛市卫生计生发展研究中心成立于2016年5月，是青岛市卫生计生委直属的正处级财政全额拨款事业单位，其前身是市卫生计生委的内设机构青岛市卫生计生信息中心。市卫生计生发展研究中心以服务于全市卫生计生改革发展和人口健康政策开发为宗旨，以信息技术为支撑，主要开展卫生计生发展战略和公共卫生政策研究工作，为政府制定卫生计生政策提供决策建议；承担卫生计生服务调查和信息统计、应用工作，为医疗机构、专业公共卫生机构和计生服务机构提供信息技术服务。中心内设综合办、信息部、政研部3个科室，编制12人，2017年实有在岗职工13人。

信息化建设 搭建互联互通的信息化"高速公路"。历时近4个月，对全市通过移动、联通、电信、广电四大运营商接入市级卫生计生专网的177条线路和市级卫生计生专网与全市257家医院联通情况进行摸排与梳理，印发有关通知，明确接入任务和时间节点。

初步建成"青岛市健康医疗云数据中心"。依托市大数据中心，将市级建设与部署的平台和主要业务应用系统进行全部迁移，逐步建起物理分散、逻辑集中、互通共享、高效稳定的"两地四中心"的青岛市健康医疗云数据中心。

推动全市数据标准统一。制定并印发新版市级区域平台接口文档68项；规范与统一全市医疗机构疾病分类、手术分级与操作分类、药品编码和病案首页的相关标准；对照国标、省标，结合实际，着手市级区域平台共享数据集标准的梳理与建设工作。

升级改造市级区域卫生信息平台。协商建设厂商进行免费升级，升级后的平台能满足对数据质控、医疗服务、公共卫生、费用控制等关键性指标的监测与管理。平台接通全市近30家二级及以上公立医院、100多家基层机构和3000多家村医工作站，每天定时进行数据更新。

推进区域诊疗"一号通"建设。2017年对平台功能和卡介质进行规范，对虚拟结算系统进行功能升级，并加快推进新机构接入，以及与市级区域平台的对接工作。平台接通18家二级以上公立医院，累计实名注册用户接近400万人。

夯实基层信息化基础。2017年度对市级建设的基本公卫系统实施软件、硬件双提升工程。完成9区（市）的公卫系统跨版本升级、档案复核、新版标准规范落地、系统功能优化及系统资源整体迁移工作。向各区（市）开放基本公卫系统接口标准、健康档案浏览器调阅查询接口；设计开发基本公卫系统的实名制管理功能；对旧系统数据进行全面清洗和修正，优化完善自动填充，随访提醒，复合型查询，逻辑校验，全市转档中端等多项内容。

实现信息融合共享。完成山东省出生医学证明管理及住院分娩直报系统在青岛市的本地化改造及部署，实现省直报系统与市系统的数据功能性对接；完善健康档案管理系统，新的全行业监管系统覆盖医疗服务、公共卫生、医疗保障、基础资源等多个方面；实现基本公卫系统与出生医学证明管理和住院分娩直报系统的对接和业务协同，能将分娩数据信息及时有效地推送到基层业务机构。

科研工作 组建专家团队。2017年8月组建青岛市公立医院综合改革项目专家库，涵盖社会医学与卫生事业管理、流行病与卫生统计、医院管理、质量控制等10余个专业，入库专家44名，并对入库专家进行首轮全面培训。

开展科研课题研究。2017年先后开展"青岛市全民健康信息平台建设与互联互通现状及对策研究""长期护理（照护）体系建设及制度立法研究""山东省社会办医疗机构运行发展状况研究""青岛市民间中医资源普查研究""青岛市卫生强市建设政策研究""青岛市卫生总费用研究""中外医疗联合体建设研究"等多项课题研究工作。

2017年先后在《中国卫生产业》《中国数字医学》《中国卫生经济》期刊上发表和被录用专业论文5篇；2016年承担的两项课题均获得"山东省卫生计生政策研究重点课题"二等奖。

组织开展全市公立医院综合改革效果评价考核工作。考评工作覆盖全市承担改革任务的9个区（市）人民政府和57所公立医院，先后完成考核评价指标制定、全员培训、机构自评、专家复核、满意度测评、报告撰写等系列工作。

精神文明建设 落实全面从严治党主体责任，先后5次开展党风廉政建设工作专题研究，制定《2017年党建工作计划》《青岛市卫生计生发展研究中心党风廉政建设"两个责任"清单》。坚持"一岗双责"，分别与委领导和中心各科室签署党风廉政建设主体责任书。强化工作保障，中心领导与各科室签订《党风廉政建设和反腐败工作目标责任书》。制定印发《关于进一步改进工作作风加强工作纪律的通知》《青岛市卫生计生发展研究中心关于进一步加强日常办公规范化管理的相关要求》等通知。

大事记

1月17日，发展研究中心召开第一次工会会员（职工）大会。大会选举李志荣为中心第一届工会主席、侯亚娟为组织员，任期为5年。大会还审议并通过中心的《考评方案》《奖惩办法》《绩效分配方案》以及中心2016年度财务决算和2017年度财务预算安排报告。

3月13日，发展研究中心召开第一次党员大会。选举李志荣为党支部书记。

3月21日，中共青岛市卫生和计划生育委员会委员会印发《中共青岛市卫生和计划生育委员会委员会关于李志荣同志任青岛市卫生计生发展研究中心党支部书记的批复》，任命李志荣为中共青岛市卫生计生发展研究中心支部书记。

4月6日，发展研究中心成为青岛市大数据发展促进会第一届常务理事单位。

4月7日，山东省卫生和计划生育委员会印发《山东省卫生计生委关于公布2016年卫生计生政策研究课题评选结果的通知》，青岛市卫生计生发展研究中心承担的课题"城市公立医院综合改革补偿机制研究""分级诊疗对公立医院经济运行的影响及对策研究"均获得二等奖。

5月18日，"2017（12th）中国卫生信息技术交流大会暨软件产品与设备展览会"在青岛市崂山区国际会展中心开幕，发展研究中心参与大会筹备工作。

6月21日，青岛市卫生计生委组织人事处副处长程毅陪同市卫生计生委副主任孙敬友到发展研究中心，宣布市卫生计生委党委研究决定，任命管勇为青岛市卫生计生发展研究中心副主任。

6月23日，中共青岛市卫生和计划生育委员会委员会印发《中共青岛市卫生和计划生育委员会委员会关于孙顺昌等同志任免职务的通知》，任命管勇担任青岛市卫生计生发展研究中心副主任，不再担任青岛市精神卫生中心总会计师职务。

7月，发展研究中心被电子政务理事会评为2016年"互联网＋政务服务"先进单位。

7月，发展研究中心被山东省1%人口抽样调查工作协调小组办公室授予"2016年山东省1%人口抽样调查先进集体"称号。

9月，发展研究中心申报的"青岛市居民健康信息服务平台"被中国电子商会、中国智慧城市产业联盟评为"2017 智慧青岛十佳（智慧市民服务类）典型案例"。

荣誉称号 中国卫生政策与技术评估研究网络成员单位；中国卫生信息学会健康医疗大数据应用评估与保障专委会和政府决策支持与标准化专委会成员单位；山东省预防医学会医院统计专委会成员单位；青岛市大数据发展促进会常务理事单位；国家电子政务理事会授予的"2016 年互联网＋政务服务"先进单位；青岛市居民健康信息服务平台获"2017 智慧

青岛十佳（智慧市民服务类）"典型案例；山东省 2016 年 1‰ 人口抽样调查先进集体。

副主任（主持工作）：李志荣
副 主 任：管 勇
综合办电话：80910398
传真号码：80926579
电子信箱：qddrc@jkqd.gov.cn
邮政编码：266072
地　　址：青岛市市南区徐州路 90 号

社会办医疗机构

青岛龙田金秋妇产医院

概况 青岛龙田金秋妇产医院成立于 2003 年 8 月，位于市南区太湖路 21 号，是岛城知名妇产专科医院。2016 年 5 月 8 日，龙田金秋妇女儿童医院正式开诊，位于李沧区金水路 731 号，两院均为二级专科医院及生育保险定点单位，亦是山东大学附属生殖医院技术协作单位。两院总建筑面积近 3 万平方米。

医院"妇科、产科、儿科、不孕不育"四大专科及体检中心的专家团队，由在青岛市三甲医院工作多年享有盛誉的专家组成。2017 年，医院职工总数 370 人，其中，卫生技术人员 296 人，占职工总数的 80%；行政工勤 71 人，占职工总数的 19.19%。卫生技术人员中，高、中、初级职称共占 94.93%；医生与护士之比 1：1.74，床位总数 226 张，设职能科室 11 个，临床科室 15 个，医技科室 8 个。

业务工作 2017 年门诊量为 13.1 万人次，比上年增长 13.89%；入院量 3144 人次，比上年增长 11.81%；分娩量 2570 人次，比上年增长 18.71%；院内感染率为 0，甲级病案合格率为 95% 以上。

基础建设 门诊及病房均按星级宾馆进行装修与配置，实现产妇一人一室，让孕产妇享受到高品质的诊疗服务和就医体验。

医疗设备 引进 2 台最新型的三星麦迪逊彩色 B 超，美国 GE VOLUSON E8 四维彩超仪、GE VOLUSON S8 妇科彩超仪以及与三甲医院同步进口的数字化妇科手术系统、宫腹腔镜、阴道镜、全自动生化

仪、乳腺数字钨靶机、ULTIMAX-I 日本东芝数字化 X 射线透视摄影系统、胎儿监护仪等国际先进医疗设备，全自动进口高端产床等先进设备。

特色服务 医院开展陪伴分娩、镇痛分娩、糖尿病门诊、助产士门诊。每周 2 次的孕妇课堂，由医院专家亲自授课，为孕产妇免费传授孕期及产后须掌握的基本保健知识。定期举办孕妇瑜伽、孕期手工课活动。

对外合作 为提高医院的诊疗水平，满足广大患者的需求，特邀北京复兴医院宫腔镜专家定期到医院坐诊。2017 年 8 月 1 日，青岛龙田金秋妇女儿童医院与山东大学附属生殖医院线上门诊正式开诊，标志着两院的合作迈上新台阶，病人可直接在龙田金秋妇女儿童医院与济南专家连线，视频就诊，享受更高效、便捷的专业医疗服务。开展线上门诊，为越来越多不孕不育特别是需要做试管婴儿的客户开通绿色通道。此类患者可以在医院进行前期检查处理和移植后监测，在济南进行取卵、胚胎移植等生殖技术操作。

继续教育 2017 年医院先后安排多名优秀的医生、医技、助产士、护理人员到北京、上海等三甲医院进修学习；2017 年 5 月，龙田金秋妇女儿童医院参加"李沧区卫计系统护理技能大赛"荣获团体二等奖；2017 年 7 月，参加"青岛市第五届健康杯非公医疗机构优质护理技能大赛"，龙田金秋妇女儿童医院荣获团体一等奖，龙田金秋妇产医院荣获团体三等奖。

精神文明建设 医院积极开展群众文体活动，倡导科学、健康、文明的生活方式，充分利用历史纪念日和民族传统节日、重大卫生活动日，开展丰富多彩和富有特色的文化体育娱乐宣传教育活动，丰富职工生

活,培育健康向上、积极进取、协调融洽的团队精神,促进医院和谐发展;并在"三八"妇女节为女性职工准备精美的礼物,于"5·12"护士节对医院优秀护士进行表彰并颁奖。

公益活动　2017年全年举办孕期保健、儿童喂养及李沧区义诊等院外公益活动10余场,为孕产妇的孕期保健和婴幼儿的生长发育、喂养指导提供全方位的知识支持,得到社会各界的广泛赞誉。

大事记

2月8日,肖霞担任龙田金秋妇产医院和龙田金秋妇女儿童医院两院院长职务。

8月11日,任杰当选为青岛市护理学会第十届产科护理专业委员会副主任委员。

10月,龙田金秋产后康复休养中心正式营业。

11月3日,肖霞受聘为山东省医院协会民营医院分会第二届理事会副会长。

院　　长:肖　霞
副 院 长:任　杰、孙　杰
院办电话:85789238(市南院区)
　　　　　66088666(李沧院区)
总机电话:85789238(市南院区)
　　　　　66088666(李沧院区)
传真电话:85789227(市南院区)
　　　　　66088588(李沧院区)
邮　　编:266000
地　　址:市南区太湖路21号(市南院区)
　　　　　李沧区金水路731号(李沧院区)

即墨同德医院

概况　2017年即墨同德医院单位占地面积6600平方米,其中业务用房面积5500平方米。年内职工总数85人,其中,卫生技术人员69人,占职工总数81.18%;行政工勤人员16人,占职工总数18.82%。卫生技术人员中,高级职称6人,占比为8.69%;中级职称7人,占比为10.14%;初级职称46人,占比为66.67%,医生与护士之比1.2:1。床位总数131张,职能科室数6个,临床科室10个,医技科室7个。

业务工作　全年门诊量97677人次,比上年增加581人次,增长0.6%。其中急诊量176人次,比上年增加21人次,增长13.5%;住院7554人次,比上年增加648人次,增长9.4%;床位使用率93.59%,比上年提高了14.09%;床位周转57.66次,比上年增加1.36次。出院与出院诊断符合率99.97%;手术前后诊断

符合率98.93%;抢救危重病18人次,抢救成功率100%;治愈率99.17%;好转率98.86%;病死率0;院内感染率0。

业务收入　全年业务收入4113.9万元,比上年增加25.03%。

固定资产　固定资产总值为2642.3万元,比上年增加332.49万元,增长了14.39%。

医疗设备更新　新增医疗设备有日立胃肠透视机1台、裂隙灯显微镜2台、耳鼻喉综合治疗台1台、牙科综合治疗台2台。

卫生改革　医院以"患者需求至上"为理念,加强医院管理,建立健全了人事管理制度的积分制管理办法。按照精益管理的理念启动精益医疗管理,成立医院病人服务中心,提升医疗质量和服务水平。

医疗特色　同德医院是一所以眼科专业为特色的综合性医院。医院设眼一科(含:眼底病内科、眼底病外科)、眼二科、内科、外科、妇科、儿科、耳鼻咽喉科、口腔科、中医科、检验科、影像科等科室。是即墨区社会医疗保险管理中心定点医疗机构,即墨区"光明行动"白内障治疗定点医院。2017年,新开展飞秒治疗白内障技术;青光眼阀植入治疗青光眼技术;眼力健新无极人工晶体;YAG激光玻璃体消融术;鼻内窥镜;视功能训练中心;弱视网络训练;脑视觉训练;蔡司个性化定制系统等。

科研工作　国内杂志发表论文3篇,另有多篇论文在国内学术会议上进行交流。

继续教育　开设"同德学苑"大讲堂,邀请上级专家来院授课,并先后派出8名医护人员到北京同仁医院、天津眼科医院、广州中山眼科中心等院校进修学习,派出26人外出参加各级学术会议,通过学习交流,提高医护人员的专业技术水平,提升全体员工的职业素养。

大事记　接收本科生5名、硕士研究生1名。

与即墨区慈善总会联合建立"即墨同德悬壶慈善基金",用于扶危济困,帮助困难群体。

与即墨区关心下一代工作委员会、即墨区慈善总会联合开展"送光明行动",共对133名斜弱视青少年进行救治,救治款为11.93万元。

医院被确定为"青岛市儿童口腔龋齿预防项目定点医疗机构",共为1718名儿童做了6650颗牙的窝沟封闭治疗工作,为低保户累计镶牙修复49副。

精神文明建设　医院紧紧围绕"患者需求至上"的工作重点,坚持以人为本,重视提高职工素质,10月份"同德学苑"培训学校成立,开展了"沟通与礼

仪"、"医患沟通技巧"、"精益 6SIGMA 医疗管理"等方面的培训。举办了"超级服务情景剧模拟"比赛,加强医务人员礼仪修养、规范服务行为,提高医护人员沟通能力。医院先后收到表扬信 16 封、锦旗 8 面等,群众对医院信任度和满意率大幅提升。

荣誉称号　医院被即墨区民政局评为"优秀社会组织",被青岛市人力和社会保障局评为"青岛市劳动保障守法诚信示范用人单位"。医院"点亮视界"红十字眼科义诊义治志愿服务队被评为"青岛市优秀红十字志愿服务项目"。

党支部书记、院长:黄云贵

院办电话:88569508

总机电话:88565266

传真号码:88569508

电子信箱:tongdeyiyuan@163.com

邮政编码:266200

地　　址:青岛市即墨区青石路 12 号

（撰稿人:邹群红）

青岛市区（市）卫生计生工作概况

市 南 区

青岛市市南区卫生和计划生育局

2017年,市南区卫生和计划生育工作在区委、区政府的坚强领导下,在市卫计委的关心指导下,学习贯彻国家卫生与健康大会精神,不断深化医药卫生体制改革,全面落实国家二孩政策,着力构建人民群众全生命周期健康服务体系,扎实推进"健康市南"建设。市南区被山东省卫生和计划生育委员会命名为山东省慢性非传染性疾病综合防控示范区。

概况 全区有卫生机构391处,其中,医院29处,疗养院5处,疾病预防控制中心1处,社区卫生服务管理中心1处,妇幼保健计划生育服务中心1处,卫生计生综合监督执法局1处,血站1处,门诊部41处,诊所及医务室268处(综合诊所75处,口腔诊所81处,中医诊所60处,其他52处)。社区卫生服务中心、站40处,其他类别卫生机构3处。2017年末各类卫生技术人员10540人,其中执业医师3980人、执业助理医师200人。全区拥有医疗床位6847张,其中医院床位数6178张。

依法行政工作 深化放管服改革。梳理并公布卫生计生局行政权力清单、部门责任清单和公共服务事项清单,进一步提升便民服务水平,依法依规开展行政审批工作,为医疗机构办理校验、变更、注销许可事项389件,新设医疗机构30家;办理医师执业、护士执业注册许可事项949件;处理医疗纠纷80余起,

答复政策咨询100余件,提请医疗事故技术鉴定11起;办理再生育审批53件。切实加强对《出生医学证明》的使用与发放的管理,依法合规办理《出生医学证明》11737份。严格落实"一票否决"制度,加强对各类先进和各种政治资格的审核工作,审核1764个单位和个人,涉及育龄夫妇4000余名,否决7个人,未出现应否未否现象。

落实法治政府建设工作任务,推进行政执法公示、执法全过程记录、重大执法决定法制审核"三项制度"。加强卫生计生法律法规学习,提高全系统专业法律知识水平,邀请法律顾问参与规范性文件的起草、论证、审查和风险评估工作。

医疗机构建设 累计投入专项资金3000万元完成湛山街道、八大关街道、云南路街道社区卫生服务中心建设,实现一街一中心规划布局。开展院前急救站建设工作,新增急救站一处。

妇幼保健工作 大力推进出生缺陷干预,建立孕妇手册5581人,免费产前筛查3451人、婚前检查462人、孕前检查3642人,发放叶酸制剂11868瓶、多维元素10784盒。为12151名新生儿提供免费疾病筛查、保健服务;为3977名0～6岁儿童实施预防接种;为75所幼儿园16645名在园儿童进行免费健康查体和护齿;为25309名在校中小学生进行健康体检。完成妇女病普查3773人,查出各种疾病433人;免费"两癌"筛查3909人,宫颈液基细胞检查异常31人。应对二孩全面放开后高龄产妇增加的状况,开展产前

筛查高风险孕妇免费基因检测和产前诊断服务 542 例,筛查出生缺陷 14 例。

医疗卫生体制改革 深化医疗联合体建设,进一步落实分级诊疗制度。吸纳优质医疗资源下沉社区,将区属政府办医疗机构全部纳入医联体,加强与医联体内三甲医院联动。大力推行社区首诊和双向转诊机制,在《青岛早报》公示专家坐诊信息 18 期,有 12 个专业的 21 名三甲医院专家到社区坐诊 881 次,服务居民 3159 人次。与青岛市市立医院建立远程心电会诊,服务患者 330 例,双向转诊 381 人次,提升基层社区卫生服务机构服务能力。

加快推进社区卫生服务体系建设,全面推行家庭医生签约服务模式。推行家庭医生签约服务模式,在社区卫生服务机构全面推进全科医生执业方式和服务模式改革工作,建立全科家庭医生签约服务团队 15 个,成员 78 人,签约服务对象 1.6 万余人,其中重点服务对象 1.4 万余人。

稳步推进国家基本药物工作。根据《关于进一步完善基层医疗卫生机构药品配备使用政策的通知》(鲁卫药政发〔2014〕5 号)要求,结合基本药物集中采购配送工作实际,积极和配送企业协调,尽量满足各社区机构的用药需求,圆满完成药品网上集中采购工作。落实基本药物的集中采购。社区基本药物全部通过省药品集中采购平台统一采购、统一配送,2017 年配备基本药物 384 个品种、676 个品规,2017 年采购基本药物 3366.98 万元,销售基本药物 3342.63 万元。做好对基本药物的监管。严格执行药品的验收、入库、养护工作;加强抗菌药物临床应用管理,明确抗菌药物临床应用管理责任制,全面开展抗菌药物临床应用基本情况调查。

对口支援和扶贫 局领导先后两次随区考察团赴陇南市宕昌县等地实地考察,对健康产业、生物科技、中药材生产等方面深入调研。参加陇南宕昌特色农产品、劳务协作暨旅游宣传推介会和市南区—宕昌县东西扶贫协作联席会议。宕昌县卫计局选派 4 名医生来青岛市进修儿科、骨科、男科和呼吸内科相关业务,为期 6 个月,人才培养帮扶经费 10 万余元。市南区人民医院组织 5 名医学专家赴贵州省安顺市中医院、安顺市坪坝区人民医院进行帮扶。派驻专家就公立医院发展方向、临床科室建设及新项目开展进行深度交流,现场指导手术 3 台。

卫生监督 推进监督执法"五个规范化",开展专项检查,加大查处力度。印发《市南区卫生计生综合监督规范年活动实施方案》,推进监督体系、执法主体、执法行为、执业服务及示范区创建工作等"五个规范化"建设,建立公共卫生、医疗卫生、计划生育监督执法属地管理、分级负责机制。开展医疗机构依法执业、放射卫生监督、病原微生物实验室实验活动、生活饮用水卫生安全、游泳场所、美容美发住宿场所等专项整治,严厉打击违法行为。2017 年共立案查处案件 52 起,罚款 65000 元,没收违法所得 4500 元,查扣一次性使用注射器、针灸针等无证行医器械一宗,清除涉医广告牌匾 17 块。全面开展"双随机"抽查,完成了 338 家监管单位的监督执法和检测工作。与 30 家医疗美容医疗机构签订《依法执业承诺书》。

疾病控制工作 推进"防治康一体化"体系建设。积极创建"省级慢病综合防控示范区"和"市级健康促进示范区",开展公众咨询活动 10 场,专家讲座 11 场,发放宣传材料近 10 万份。推进"一评二控三减四健"健康生活方式,以及居民健康素养监测、严重精神障碍患者摸底排查等工作,辖区居民防病能力不断提高。市南区居民人均期望寿命达到 85.15 岁,高出全市平均水平 4.25 岁。

卫生应急处理 做好卫生应急培训工作,开展市南区 H7N9 疫病防控和医疗救治工作、全区中小学校、托幼机构夏季传染病防控、食源性疾病流行病学调查、心肺复苏、生活饮用水应急以及妇幼、社区卫生服务机构突发公共卫生事件等应急培训 19 次,参加培训 1200 余人。做好卫生应急"五进"集中宣传活动,以基层医疗卫生机构和社区医疗机构为依托,开展形式多样的卫生应急知识进公共场所、进社区、进企业、进学校、进家庭活动。完成市南区公共卫生事件组 2017 年度突发事件预测分析工作和重要活动医疗卫生保障工作。

基本公共卫生服务 全年建立居民健康档案 28.61 万份,对 22284 名 65 岁以上老年人、7988 名 0～6 岁儿童、5735 名孕产妇、2013 名严重精神障碍患者进行了健康管理。

组建服务团队。市南区 7 个政府办社区卫生服务中心全部实施家庭医生签约服务工作,每个中心至少成立一个家庭医生签约服务团队,其管辖的站可根据服务范围组建家庭医生签约服务团队开展工作。组建以家庭医生为核心、专科医生提供技术支持的"3＋X"签约服务团队,"3"指家庭医生、公卫医生、护士,"X"指中医师、药师、健康管理师、心理咨询师、计生专干、社(义)工、护工等。2017 年,建立家庭医生签约服务团队 15 个,成员共 78 人。

开展签约服务。签约服务采取团队服务形式,各家庭医生签约服务团队按照区域开展工作,现阶段以高血压、糖尿病、慢阻肺、脑卒中康复期、冠心病康复期、恶性肿瘤康复期等适宜在基层医疗卫生机构接受治疗和健康管理服务的慢性病患者为重点,完善相关工作及流程。累计签约16308人,其中重点人群13868人。

加强项目保障。充分利用"医联体"青岛市市立医院现有的检查检验、远程心电诊断等资源,向基层医疗卫生机构开放,实现区域资源共享,为家庭医生团队提供技术支撑。加强家庭医生签约服务必需设施设备配备,实行文明用语、着装胸卡、服务流程、服务要求、出诊装备等五个统一。每个社区卫生服务中心均配备全科医生信息采集随访包,家庭医生团队成员通过信息采集随访包可以在机构外将签约居民的查体信息如血压、心率、血糖、腰围、体重、体质指数等数据通过蓝牙技术传输至移动终端,并上传服务器完成随访健康管理工作。

加强宣传引导。为每个家庭医生签约团队机构设计制作宣传展板,印制家庭医生签约致居民一封信,累计制作展板36块、室外宣传画200张及一封信2万张;重点宣传家庭医生签约内容、好处及流程,提高社区卫生服务的知晓率,引导辖区居民认识家庭医生、认可签约服务工作。

中医工作 弘扬国医文化,普及中医药知识。引进国医大师工作室落户市南,成功举办国家级名老中医尚德俊国医大师学术思想经验传承与临床应用学习班。市南区建有国医大师工作室1处、国医馆3处、中医专病专技特色门诊8个。邀请16名专家坐诊,提供体质辨识等义诊服务200余人次。启动中医中药中国行——中医药健康文化推进行动和第二届"三伏养生节"主题科普宣传,全年举办中医养生知识讲座42场、义诊咨询服务17场,受益人群2000余人次。搭建"市南区中医特色微信公众服务平台",引导居民树立正确中医养生理念,营造全民关心支持中医药事业发展的良好氛围。

干部保健 积极做好年度干部保健工作,为区保健干部提供医疗服务和医生联系的协助工作。依法依规研究起草《市南区加强保健工作的实施意见》,从资金拨付、统一体检项目、大病救治等方面全面保障干部健康。根据人员变化情况,及时办理和更换一、二类保健干部保健证13个。开展干部健康查体工作,根据既往全区干部体检结果,合理增设体检项目,研究制订干部体检方案,确定5家政府及部队医院作为干部保健体检医院。2017年度,共组织处级及以下公务员体检1616人,一、二类保健干部体检35人。为每名保健干部制定个人体检档案,密切关注保健干部的健康状况。在机关工作人员中树立"崇尚健康,远离疾病"的健康理念,创建健康食堂,在机关餐厅放置健康自助书籍、健康温馨提示牌等,宣传"三减四健"知识;在机关医务室开展"三伏贴"贴服、耳穴压丸等中医诊疗服务,宣传常见病和多发病的保健知识;通过金宏网转发健康知识,提高机关干部健康知识知晓率、自我保健能力及健康素养,增进身心健康。

行风建设 注重学习培训"提能"。举办全区卫生计生系统"提振干部精气神"干部培训班,与区总工会联合组织"岗位练兵、技术比武、职业技能"竞赛,全面提升区卫生计生系统医护人员技能素质。市南区人民医院的中医外科诊疗中心被评为市级医疗卫生B类重点专科,国医馆2名青年医师被评为青岛市青年优秀医学人才,市南区医疗卫生系统市级医疗卫生重点学科和优秀人才双双实现零突破。

注重自身建设"提气"。以服务促作风,组织开展各种形式的主题党日活动30余次,参观青岛市革命烈士纪念馆、青岛党史馆。以周会促学习,先后组织党员干部集体学习49次,党课专题研讨10余次,撰写学习心得体会100余篇。以督查促工作,组织各种廉政教育12场次,现场督导检查6次,处理信访案件16件,办结公开电话件1309件。

人口和计划生育工作 加强人口发展战略规划,加速推进公共卫生均等化。完成全国流动人口卫生计生动态监测调查、流动人口卫生计生基本公共服务均等化示范点创建及申报工作。开展流动人口"关怀关爱"活动,共走访流动人口300余人,发放慰问品、慰问金1万余元,提供均等化服务12593人次,发放避孕药具8500人次、宣传手袋5000余个、计生便民知识手册8000余册,张贴打击"两非"宣传海报2000余张。

关爱特殊困难群体,将帮扶政策落到实处。出台《关于建立和完善计划生育特殊家庭扶助保障体系的意见》,妥善解决特殊困难家庭的生活照料、养老保障、大病治疗和精神慰藉等问题,进一步完善了全区834户特扶家庭基础信息档案。2017年共为1884名独生子女父母发放一次性养老补助2790.3万元;为7003名育龄群众发放住院分娩补助350.15万元;为1236人计划生育特殊困难家庭发放计划生育扶助金858.38万元、为1740户计划生育特殊困难家庭发放公益金84.44万元。

加强出生动态监测。加强日常监管和生育数据跟踪,确保全年人口均衡指标按期完成。市南区下辖 10 个街道,50 个社区(整合后),全区户籍人口 555658 人,已婚育龄妇女 101382 人,出生 7439 人,合法生育率 99.76%,性别比 105.8,生育监控到位率 88.76%,其中出生漏报率 10.75%,出生上报及时率 92.05%,统计合格率 95%,生育登记覆盖率 100%,孕情上报及时率 74.1%,无生育登记超期办理情况。

计生协会工作 2017 年,被中国计生协确定为全国优生优育项目试点单位。2017 年 5 月为中国计生协举办的"生育关怀携手性—家庭健康素养行动"项目工作交流会提供全市唯一现场点,"政府主导 两翼联动 合力打造优生优育服务新模式"的经验在会上作了交流,有 24911 户,73620 人受益。新家庭计划项目稳步推进,2017 年 9 月为国家"新家庭计划家庭发展能力建设"项目扶贫专项培训班提供了教学现场。持续开展中国计生协与联合国教科文组织开展的青春健康"沟通之道"家长培训项目和青春健康"成长之道"项目,全年共组织青少年同伴教育及家长培训 30 余场。继续实施中国计生协计生特殊家庭帮扶项目,对 60 个家庭 113 人进行了关怀关爱服务,全年共募集人口关爱基金 5 万元,全部用于困难家庭帮扶救助。

健康产业 填补国内空白,建立统计指标体系。与国家卫计委卫生发展研究中心共同开展健康产业统计指标体系研究,该成果得到专家评审组的充分肯定和高度评价,一致认为该课题的研究站在国际视角,兼具合理性和开拓性。采用符合市南区实际的先进核算方法,不仅完成既定研究目标,还达到以研究促经济发展的目标扩展目的,是一项具有重大意义的创新型研究课题,属国内首创。

健全运行机制,形成产业推进合力。建立"健康产业项目库",实行动态管理,及时解决项目推进中遇到的困难与问题,确保项目顺利推进。健康产业项目库先后征集产业项目 43 个,总投资 30.8 亿元。有 24 个项目完工并运营,12 个项目正常推进,完成投资 13.15 亿元。鼓励社会资本投向卫生资源稀缺领域和发展医学检验中心、医学影像中心等第三方服务,全年提供扶持资金 397.8 万元。

培育新业态,助推新旧动能转换。以科技为依托,支持研发健康医疗相关的人工智能技术、3D 打印技术、医用机器人,促进健康医疗智能装备升级。以个性化为目标,引进国际一流水准的医疗设备及国内外中西医权威专家医疗团队,实施"1+X"个性化体检方案及"检后客户健康解决方案",对体检者实行精

准化、差异化、定制化服务。

局　　长:于衍萍
党委书记:尹　君
党委委员、纪委书记:孙永明
党委委员、副局长:郑宝东、刘　洁、杨　光
电　　话:88729761
邮政编码:266071
地　　址:青岛市市南区宁夏路 286 号

青岛市市南区人民医院

概况 青岛市市南区人民医院,2017 年占地面积大约 3000 平方米,医院院部建筑面积 14014 平方米。年内职工总数 471 人,其中,卫生专业技术人员 382 人,占职工总数 81%;行政工勤人员 33 人,占职工总数 7%。卫生技术人员中,高级职称 25 人,中级职称 110 人,初级职称 246 人,分别占职工总数的 5.3%、23.4%、52.2%。医生 142 人,护士 173 人,医护之比为 0.82∶1,开放床位 274 张。医院设有职能、后勤科室 18 个,临床科室 19 个,医技科室 5 个,社区医疗门诊部 4 个。

医疗业务 2017 年门诊量 103612 人次,比 2016 年下降 3.19%。急诊 2641 人次,比 2016 年下降 29.84%。收治住院病人 3310 人次,比 2016 年增长 2.67%。床位使用率为 73.6%,比 2016 年增长 6.2%。床位周转次数 11.9 次,比 2016 年增长 0.85%。入出院诊断符合率为 100%,手术前后诊断符合率 100%,抢救危重病人数 997 人,比 2016 年增长 10%。抢救成功率 86.7%,比 2016 年增长 1.1%。治愈率为 6.5%,比 2016 年下降 10.96%。好转率为 77.9%,与 2016 年持平。病死率为 3.9%,比 2016 年增长 2.63%。

业务收入 2017 年业务收入 8104 万元,比 2016 增长 3%。

固定资产 2017 年固定资产 4368 万元,比 2016 年减少 10%。

医疗设备 2017 年投入约 82.5 万元,增加固定资产设备 151 台。

医疗特色 "中医外科病诊疗中心"被评为青岛市 B 类重点学科,2 名医师评为青岛市医疗卫生优秀青年医学人才。"尚德俊国医大师工作室"完成建设工作,并顺利揭牌和开诊,成为全市综合医院中唯一的一家"国医大师工作室"。医疗专护病房一病区完成了青岛市民政局对"老年人服务中心"的审批,相关

服务及配套设施达到了新的水准。医院组织开展各项义诊活动近20次,为2000多名市民进行了义诊保健。体检中心为辖区内60岁以上无体检单位的老人进行免费查体,全年完成查体人数27537人次。医院承担市南区白内障复明工程工作,完成白内障手术99例,手术成功率100%,复明率100%。

科研工作 2017年共发表科研论文62篇。

继续医学教育 开展省级继续教育培训4项,市级继续教育培训14项,组织院级继续教育培训讲座等50余次。

精神文明建设 组织文明单位复审及考核工作。开展"两学一做"学习教育常态化制度化活动。组织开展形式多样的党员志愿服务活动。完成院党委和各党支部换届工作,党委班子和各党支部班子成员调整。组织开展警示教育党课活动。

大事记

2月16日,日本京都大学附属医院原院长田中纮一一行5人参观市南区人民医院医养结合及康复科。

3月17日,市南区人民医院在锦绣园酒店会议中心召开"脑卒中强化平衡功能训练新进展"培训会。

4月11日,呼和浩特市副市长白金祥一行12人考察市南区人民医院医养结合及公立医院综合改革等工作。

4月12日,市南区人民医院成立糖尿病足工作站。

4月21～23日,在锦绣园酒店会议中心召开由中国中西医结合学会周围血管专业委员会糖尿病学组和市南区人民医院联合主办的"中国中西医结合治疗糖尿病足学术论坛"。

5月18日,北京市朝阳区卫计局杨主任、四川省达州市卫计委一行30人参观调研市南区人民医院医养结合方面工作。

5月27日,国务院发展研究中心和卫生发展研究中心副主任一行4人参观调研市南区人民医院医疗专护病房。

7月5日,榆林市委常委雷正西、榆林市政协副主席苏世强一行10人参观调研市南区人民医院医疗专护病房。

7月17日,中共青岛市市南区卫生和计划生育局委员会聘任尉伟任区人民医院党委书记、仲崇毅任区人民医院纪委书记、殷玉梅任区人民医院副院长。

7月24日,异地就医直接结算"医联体"建设和医养结合专项组,国家卫生计生委家庭司副司长莫丽霞、国家卫生计生委家庭司调研员郑春梅、国家卫生计生委发展研究中心研究员郝晓宁一行15人,到市南区人民医院参观调研医疗专护病房。

7月31日,市南区人民医院湖南路门诊部撤销。

8月11日,召开市南区人民医院第四届第九次职工代表大会,会议选举产生第一届理事会职工理事为刘克岩、刘磊;推荐产生第一届监事会职工监事为邹杰。

8月12日,召开市南区人民医院首届理事成立大会,大会宣布成立青岛市市南区人民医院首届理事会、监事会,尉伟为理事会理事长,宋培铎为执行理事,刘克岩、刘磊为职工理事,邹杰为监事会主任,初鑫、刘洁、刘丽军、周长勇、马晓敏为外部理事,任君娜、杨宝萱为外部监事。

8月22日,世界卫生组织一行3人参观调研市南区人民医院医疗专护病房。

8月25日,中国社会科学院编审、国务院参事柯锦华一行9人参观调研市南区人民医院医疗专护病房。

9月29日,青岛市卫生和计划生育委员会授予市南区人民医院中医外科病诊疗中心称号,中医药重点学科B类;授予方英、冯广义为中医药类优秀青年医学人才称号。

10月24日,市南区人民医院成立尚德俊国医大师工作室并举行揭牌仪式。

11月11日,市南区人民医院在莱西召开糖尿病足的多学科治疗的基层培训会议,此次培训会邀请国内知名糖尿病足专家到会授课,参会学员70余名。

11月13日,西双版纳傣族自治州人民政府副秘书长肖华、卫生和计划生育委员会主任刀爱武一行17人,参观调研市南区人民医院医疗专护病房。

11月15日,市南区人民医院党委召开换届选举大会。

12月7日,贵州省平坝人民医院袁隆平院长一行6人考察市南区人民医院学科建设。

12月8日,市南区人民医院召开第四届职代会十一次会议。

12月20日,市南区人民医院香港中路门诊部撤销。

12月27日,市南区健康产业协会成立大会暨首届会员大会在市南区人民医院召开,33家企事业单位出席会议,市南区人民医院当选理事单位,青岛大学附属医院副院长蒋光峰当选协会会长,市南区人民医院院长宋培铎当选协会秘书长。

荣誉称号 2016年度青岛市卫生先进单位、青岛市文明单位。

> 党委书记：尉　伟
> 院　　长：宋培铎
> 纪委书记：仲崇毅
> 副 院 长：马国欣、殷玉梅
> 院办电话：86671528
> 传真号码：68855886
> 电子邮箱：snqrmyy@126.com
> 邮政编码：266002
> 地　　址：青岛市市南区广州路 29 号

（撰稿人：刘　磊）

青岛市市南区卫生计生综合监督执法局

概况　市南区卫生计生综合监督执法局年内单位占地面积 1375 平方米。年内职工总数 19 人，其中，卫生技术人员 15 人，占职工总数的 78.9%；工勤人员 1 人，占职工总数的 5.2%。卫生技术人员中，高级职称 3 人，占职工总数的 15.8%；中级职称 6 人，占职工总数的 31.6%。

固定资产　全年固定资产总值 215 万元。

队伍建设　2017 年 8 月，市南区卫生计生综合监督执法局招录 5 名预防医学专业毕业生。12 月，重新调整一线监督执法科室的工作区域、人员、职能，将市南辖区划分为东、中、西三个管辖区域。实行科室负责人竞岗机制，激发出年轻人干事创业的工作激情；全面提升带动全局执法能力。

卫生监督执法情况　2017 年办理卫生许可证 399 个，召开各类培训班 13 期，培训公共场所单位 436 个，培训从业人员 3157 人次，发放培训资料 500 本。向市、区两级报送信息 41 篇次。受理投诉举报 278 起，均在规定时间内及时落实，回复率 100%。行政处罚 52 起，罚款 65000 元。

规范年活动　监督体系规范化。继续完善综合监督资源整合，以市南区城市综合治理网格化为依托，积极推行网格化管理。将卫生监督协管项目部分工作任务纳入监管网格。执法主体规范化。加强监督执法主体资格管理，加强监督执法队伍建设，积极参加市局组织的培训，参加培训人员 50 人次。执法行为规范化。加快推进"智慧卫监"建设，9 月移动执法终端和执法记录仪全部配备到位，健全完善了监督执法全过程记录相关制度规范。11 月，通过山东省卫生计生监督业务应用系统的验收，实现监督执法信息实时录入、上传。全面推行"双随机一公开"抽查制度，完成国家监督抽检计划 338 家监管单位的抽检工作。在所有执法领域全面实施行政处罚案件说理性执法文书的使用。全面落实行政许可和行政处罚"双公示"制度。

执业服务规范化。开展"一法四规"落实情况监督检查，检查医疗机构 470 户次。开展医疗机构依法执业专项监督检查，立案查处医疗案件 28 起。对辖区 30 家医疗美容医疗机构开展法律法规培训，签订《依法执业承诺书》。开展学校卫生健康行动。开展学校饮用水卫生专项监督检查。开展高中考保障工作。开展计生专项监督检查，着重查处违规"两非"行为，规范计划生育技术服务行为，对 11 家开展计划生育技术服务的医疗机构进行监督检查。开展生活饮用水卫生安全专项整治。全面推行医疗卫生机构传染病防治分类监督综合评价，对辖区 300 余家医疗机构进行传染病法律法规知识培训。开展游泳场所专项整治。开展非法医疗美容专项整治。开展打击辖区内生活美容场所非法开展医学美容行为的专项整治行动。开展放射卫生监督专项整治。对 1 家未取得《放射诊疗许可证》擅自开展放射诊疗活动的医疗机构进行立案查处。开展卫生计生监督执法信息报告专项整治。

大事记

2 月 14 日，市南区副区长孙晋华一行 7 人到执法局视察工作。

7 月 17 日，中共青岛市市南区卫生和计划生育局委员会任命贾光为青岛市市南区卫生计生综合监督执法局局长。

11 月 15 日，中共市南区卫生计生综合监督执法局支部委员会召开党员大会，选举产生新一届支部委员会，贾光当选党支部书记。

11 月 24 日，通过山东省卫生计生监督业务应用系统的验收，实现监督执法信息实时录入、上传。

荣誉称号　2017 年度市级文明单位

> 党支部书记、局长：贾　光
> 办公室电话：82886575
> 传真号码：82886575
> 电子信箱：snqwsjds@163.com
> 邮政编码：266071
> 地　　址：青岛市市南区徐州路 90 号

（撰稿人：秦　靖）

青岛市市南区疾病预防控制中心

概况　市南区疾病预防控制中心（市南区公共卫

生突发事件应急处理中心）年内单位占地面积2200平方米，其中业务用房面积2050平方米。年内职工总数21人，其中，卫生技术人员18人，占职工总数的85.7％；事业工勤人员1人，占职工总数的4.8％。卫生技术人员中，高级职称4人，占职工总数的19％；中级职称9人，占职工总数的42.9％；初级职称6人，占职工总数的28.6％；工人1人，占职工总数的4.8％；九级科员2人，占职工总数的9.5％。

传染病、慢性病防治　截至2017年12月31日，市南区手足口病病人426例，其中托幼机构121例，散居儿童244例，学生46例。对4所幼儿园4个班级停课。

大力加强艾滋病宣传。落实管理和追踪服务情况。截至2017年12月，管理艾滋病病人及感染者337人，其中治疗298人，未治疗39人。对辖区内感染者及病人随访420人次以上。

先后4次对全区45家社区医疗服务机构进行技术督导考核。积极按照省级慢病防控示范区创建标准，落实承担的各项创建任务。加强健康自助监测点建设、逐步开展健康小屋、步道建设，推进健康家庭、健康学校等国家级示范创建活动。2017年顺利通过省慢病综合防治示范区考核，市南区被命名为"省级慢病综合防治示范区"。

计划免疫　为进一步加强疫苗相关工作，全面做好2017年市南区免疫规划工作，先后召开2017年免疫规划管理工作会议、第三季度免疫规划工作暨预防接种信息化培训会，举办市南区科学发展观免疫规划综合考核暨预防接种单位负责人工作会议。

健康教育　2017年，在全民营养周和中国学生营养日期间，开展主题鲜明、形式多样的学生营养宣传活动。围绕结核病防治宣传日、世界卫生日、第27个爱国卫生月、全国肿瘤防治周、全国儿童预防接种日、减灾防灾日、世界无烟日等健康教育宣传日和减盐防控高血压百日行动，大力开展健康知识进社区、进学校、进公共场所等健康教育活动。

卫生应急处理　2017年，全面做好区内确诊2例输入性人感染H7N9禽流感病人流行病调查、病情观察及密切接触者的医学观察工作，未发生疫情扩散。做好诺如病毒疫情处置工作。组织进行108起疑似食源性疾病流行病学调查，其中肇事地为市南区的96起中，副溶血弧菌引起的食物中毒4起，溶藻性弧菌引起的食物中毒1起，河豚毒素中毒1起，其余为不明原因食源性疾病、肇事地点不明。

开展人感染H7N9禽流感的防控知识培训。做好突发公共卫生事件应急处理准备。对食品安全事故流行病学调查员进行食源性疾病流行病学调查培训。组织全体卫生应急机动队队员开展B、C级防护服穿脱演练。

大事记

2月14日，市南区副区长孙晋华到中心视察。

3月22日，中心主任刘鹏志正式退休。经市南区卫生和计划生育局党委研究决定，由中心副主任刘春雷主持工作。

5月22日，经市南区人社局统一调配，"三支一扶"人员鲁芫君正式入编。

7月17日，经市南区卫生和计划生育局研究决定，任命刘春雷为市南区疾病预防控制中心主任。

11月28日，经市南区卫生和计划生育局党委研究决定，刘春雷任中共青岛市市南区疾病预防控制中心支部委员会书记。

12月22日，山东省卫生计生委专家组一行4人到市南区进行省级慢性病综合示范区现场评估工作。

12月29日，山东省卫生和计划生育委员会正式批文，授予市南区"省级慢性病综合防控示范区"荣誉称号。

党支部书记、主任：刘春雷

办公电话：82626459

传真号码：82626459

电子邮箱：qdsncdc@126.com

邮政编码：266071

地　　址：青岛市市南区徐州路90号

青岛市市南区妇幼保健计划生育服务中心

概括　青岛市市南区妇幼保健计划生育服务中心位于市南区延安三路105号。业务用房面积1400平方米，内设职能科室4个。职工总数22人，其中，卫生技术人员13人，占职工总数的59％；行政后勤人员9人，占职工总数的41％。卫生技术人员中，高级职称3人，中级职称5人，初级职称5人，分别占卫生技术人员总数的23％、38.5％、38.5％。

业务工作　2017年门诊诊疗58286人次。

妇女保健科建立孕妇围产保健手册5581人，免费产前筛查3451人，为402名新市民、无业孕妇免费建立生殖保健手册；妇女病查治（妇科B超、宫颈涂片、妇科检查），并建立生殖健康档案共3773人；开展免费婚（孕）检查4104人，免费发放叶酸制剂11868

瓶、多维元素 10784 瓶;为驻区各接产医院乙肝病毒携带的产妇,免费发放乙肝免疫球蛋白 459 支。

儿童保健科为辖区内 0~3 岁儿童建立系统管理保健档案,门诊查体共 6755 人次;入托儿童体检 7062 人,查体率达 100%;为全区托幼机构保教人员进行每年一次的健康查体共 1737 人,查体率 100%;为儿童免费查体、护齿 16645 人;办理新生儿《出生医学证明》11737 份。

固定资产 全年固定资产总值 1064 万元,比上年增长 6.6%。

医疗设备更新 年内新增添的大型医疗设备有全自动生化分析仪。

医疗特色 推进国家免费孕前优生健康检查项目市南区居民全覆盖,继续实施增补叶酸预防神经管缺陷项目;为市南区户籍地孕妇和纳入市南区计划生育管理的新市民孕妇免费发放多维元素。

为进一步规范全区各级各类幼儿园儿童卫生保健工作,根据青岛市基本公共卫生服务项目要求,对市南区驻区各级各类托幼园(所)入园儿童,进行免费年度健康查体护齿。

为市南区户籍孕妇或女方是非青岛市户籍、其丈夫是市南区户籍的孕妇,报销无创 DNA 或羊水穿刺产前筛查费用。

大事记

7 月 17 日,杨涛不再担任区妇幼保健计划生育服务中心副主任职务。

11 月 28 日,杜卫任中共青岛市市南区妇幼保健计划生育服务中心支部委员会书记。

荣誉称号 2017 年度市南区"三八"红旗集体。

党支部书记:杜 卫
副 主 任:杨 涛(主持工作)、王 静
电 话:68896108
传 真:68896107
邮政编码:266071
电子信箱:shinanfuyou@sina.com
地 址:青岛市市南区延安三路 105 号

(撰稿人:庞 璐)

青岛市市南区社区卫生服务管理中心

概况 青岛市市南区社区卫生服务管理中心位于徐州路 90 号,管理 13 个政府办社区卫生服务机构,包括 7 个社区卫生服务中心、6 个社区卫生服务站:八大峡街道观音峡路社区卫生服务中心,位于观音峡路 1 号;中山路街道河南路社区卫生服务中心,位于河南路 19 号;江苏路街道黄县路社区卫生服务中心,位于黄县路 37 号;香港中路街道闽江路社区卫生服务中心,位于闽江路 116 号甲-3;八大湖街道巢湖路社区卫生服务中心,位于巢湖路 2 号甲;金门路街道仙游路社区卫生服务中心,位于仙游路 7 号;珠海路街道海口路社区卫生服务中心,位于海口路 5 号东门;江苏路街道华山路社区卫生服务站,位于龙江路 37 号丁;八大湖街道镇江路社区卫生服务站,位于镇江路 58 号;八大湖街道吴兴路社区卫生服务站,位于吴兴路 6 号;八大湖街道天台路社区卫生服务站,位于新昌路 24 号甲;金门路街道福林小区社区卫生服务站,位于大尧二路 10 号;湛山街道新湛三路社区卫生服务站,位于新湛三路 2 号。

2017 年,在编职工总数 215 人,其中,卫生专业技术人员 178 人,占职工总数的 82.8%;行政工勤人员 36 人,占职工总数的 16.7%。卫生技术人员中,高级职称 10 人、中级职称 70 人、初级职称及以下 98 人,分别占卫生专业技术人员总数的 5.6%、39.3%、55.1%。

业务工作 2017 年规范管理健康档案 111135 份,健康管理的 65 岁以上老年人 24562 人,规范管理 7875 人,高血压慢性病管理 17523 人,糖尿病慢性病管理 8277 人,0~6 岁儿童保健管理 4698 人;孕产妇健康管理 4437 人。

业务收入 2017 年业务收入为 21.97 万元,比 2016 年增长 0.96%。

固定资产 2017 年固定资产总值为 165.85 万元,比 2016 年增长 0.95%。

社区卫生服务 积极推进名医进社区工作。2017 年安排 21 位高级职称专家在社区坐诊。为提高"名医进社区"活动的影响力,扩大社区居民知晓和受益率,中心每隔一个周在《青岛早报》将专家坐诊安排进行一次公示。

做好基本医疗服务工作。社区卫生服务机构作为医保社区医疗定点机构开展门诊统筹签约、双向转诊、门诊大病等业务工作,2017 年门诊量为 159145 人次。

积极开展家庭医生签约服务工作。全面开展家庭医生签约服务工作,并制订家庭医生签约服务工作方案及考核细则。组织社区卫生服务中心主任及业务骨干 40 余人参加培训。组建服务团队。市南区 7 个政府办社区卫生服务中心全部实施家庭医生签约服务工作。开展签约服务。签约服务采取团队服务形式,各家庭医生签约服务团队按照区域开展工作,以高血压、糖尿病、慢阻肺、脑卒中康复期、冠心病康复期、恶性肿瘤康复期等慢性病患者为重点,完善相关工作及流程。

国家基本药物工作　积极和配送企业协调,尽量满足各社区机构的用药需求,圆满完成药品网上集中采购工作。落实基本药物的集中采购,社区基本药物全部通过省药品集中采购平台统一采购、统一配送。做好对基本药物的监管。严格执行药品的验收、入库、养护工作;加强抗菌药物临床应用管理,明确抗菌药物临床应用管理责任制,全面开展抗菌药物临床应用基本情况调查。

基本公共卫生服务　2017年,部署年度基本公共卫生项目工作,迎接山东省卫生计生委对青岛市进行的2016年度基本公共卫生项目工作的考核。截至2017年12月,市南区政府办社区卫生服务机构管理合格的居民健康档案127025份;对11409名65岁以上老年人进行健康管理,管理高血压患者14372人、糖尿病患者6362人,0～6岁儿童保健管理7254人;孕产妇健康管理3676人。

大事记

1月,青岛市市南区总工会同意青岛市市南区珠海路街道海口路社区卫生服务中心工会第一次会员大会选举结果。

4月14日,市南区八大湖街道巢湖路社区卫生服务中心在大润发广场开展第二十九个爱国卫生月之低盐预防高血压宣传活动。

7月25日,中共青岛市市南区卫生和计划生育局委员会下发《中共青岛市市南区卫生和计划生育局委员会关于刘萍等同志任免职的通知》,韩军强任八大峡街道观音峡路社区卫生服务中心副主任,不再担任珠海路街道海口路社区卫生服务中心副主任职务;郑军郁任中山路街道河南路社区卫生服务中心副主任,不再担任八大湖街道巢湖路社区卫生服务中心副主任职务;李新宇任江苏路街道黄县路社区卫生服务中心主任(试用期一年),不再担任中山路街道河南社区卫生中心副主任职务;张宁任江苏路街道黄县路社区卫生服务中心副主任,不再担任金门路街道仙游路社区卫生服务中心副主任职务;李冠英任香港中路街道闽江路社区卫生服务中心副主任,不再担任珠海路街道海口路社区卫生服务中心副主任职务;曾超任香港中路街道闽江路社区卫生服务中心副主任(试用期一年);杨涛任八大湖街道巢湖路社区卫生服务中心主任(试用期一年),不再担任八大峡街道观音峡路社区卫生服务中心副主任职务;曲建纯任八大湖街道巢湖路社区卫生服务中心副主任,不再担任香港中路街道闽江路社区卫生服务中心副主任职务;张红艳任金门路街道仙游路社区卫生服务中心主任(试用期一年),不再担任金门路街道仙游路社区卫生服务中心副主任职务;陈艳梅任金门路街道仙游路社区卫生服务中心副主任,不再担任香港中路街道闽江路社区卫生服务中心副主任职务;丁芙蓉任珠海路街道海口路社区卫生服务中心副主任(负责中心工作),不再担任江苏路街道黄县路社区卫生服务中心副主任职务;于涛任珠海路街道海口路社区卫生服务中心副主任(试用期一年);杨涛(妇幼)不再担任妇幼保健计划生育服务中心副主任职务;赵莹不再担任江苏路街道黄县路社区卫生服务中心主任职务;辛大卫不再担任金门路街道仙游路社区卫生服务中心主任职务。

11月　市南区各社区卫生服务中心召开党支部成立大会,经大会选举并报上级批准,张红艳当选为中共青岛市市南区金门路街道仙游路社区卫生服务中心支部委员会书记;于涛当选为中共青岛市市南区珠海路街道海口路社区卫生服务中心支部书记;杨涛当选为中共青岛市市南区八大湖街道巢湖路社区卫生服务中心支部委员会书记;曾超当选为中共青岛市市南区香港中路街道闽江路社区卫生服务中心支部委员会书记;顾枫当选为中共青岛市市南区中山路街道河南路社区卫生服务中心支部委员会书记;康春当选为中共青岛市市南区江苏路街道黄县路社区卫生服务中心支部委员会书记;梁囡囡当选为中共青岛市市南区八大峡街道观音峡路社区卫生服务中心支部书记;滕腾当选为中共青岛市市南区社区卫生服务管理中心支部书记。

11月28日,市南区八大湖街道巢湖路社区卫生服务中心在太湖路居委会一楼大厅举办家庭医生签约服务宣传活动。

荣誉称号　香港中路街道闽江路社区卫生服务中心被评为市南区卫生系统医护人员技能竞赛优秀组织奖、青岛市卫计委应急知识与技能宣传片评选活动优秀奖。市南区中山路街道河南路社区卫生服务中心获得由市总工会、市卫生计生委联合举办的青岛市第二届基层卫生岗位练兵和技能竞赛团体奖二等奖。

党支部书记:滕　腾
中心负责人:尹　君
电　　话:85824700
传真号码:85824700
邮政编码:266071
地　　址:青岛市市南区徐州路90号

(撰稿人:滕　腾)

市　北　区

青岛市市北区卫生和计划生育局

概况　市北区卫生和计划生育局有局属单位 20 个：青岛市市北区妇幼保健计划生育服务中心、青岛市市北区人民医院、青岛市市北区计划生育协会办公室、青岛市市北区社区卫生服务管理办公室、青岛市市北区卫生和计划生育局综合监督执法局、青岛市市北区疾病预防控制中心、青岛市市北区干部保健工作办公室、青岛市市北区卫生计生信息中心、青岛市市北区延安路街道社区卫生服务中心、青岛市市北区镇江路街道社区卫生服务中心、青岛市市北区辽源路街道社区卫生服务中心、青岛市市北区敦化路街道社区卫生服务中心、青岛市市北区小港街道社区卫生服务中心、青岛市市北区同安路街道社区卫生服务中心、青岛市市北区合肥路街道社区卫生服务中心、青岛市市北区浮山新区街道社区卫生服务中心、青岛市市北区延安路街道丹东路社区卫生服务中心、青岛市市北区水清沟街道社区卫生服务中心、青岛市市北区四方街道社区卫生服务中心、青岛市市北区台东街道台东八路社区卫生服务站。市北区区域共有医疗卫生机构 715 家，其中三级医院 8 家，三级医院分院 2 家，二级医院 28 家，一级医院 34 家，护理院 1 家，急救中心 1 家，妇幼保健所 2 家，疾病预防控制中心 2 家，卫生监督机构 2 家，社区卫生服务中心 18 家，社区卫生服务站 51 家，门诊部 76 家，诊所 443 家，卫生所、医务室 19 家，中小学卫生保健所 28 家。全区共有床位 13721 张，卫生技术人员 18935 人。

医政管理　市办实事项目稳步推进。按照《市北区为 60 周岁以上低保无牙颌患者免费安装义齿项目实施方案》要求，超额完成市项目办给予市北区 10 人的年度目标。完成《市北区医疗卫生服务体系规划》编制工作。圆满完成市北区三处急救站建设工作，并对下年新增急救站点布局进行初步确认。

完善分级诊疗制度措施。制定分级诊疗制度，印发《市北区分级诊疗工作实施方案》。推出"医联体"新举措。通过托管、协作等方式，规范建立不同层级、不同形式的医疗联合体，签订"双向转诊协议"，实现"医联体"（医疗集团）内优先转诊。2017 年，全区基层医疗机构与二、三级医院签订医疗联合体 54 家。

强化行业监管与安全意识。先后制发市北区医疗质量安全、静脉输注资质核准、核心制度落实、口腔种植技术核准等 5 个文件，召开医疗质量安全大会，与门诊部以上 132 家医疗机构签订医疗质量安全责任书，培训医护人员 1600 余人次，核准静脉输注诊所 192 家。分别完成全区医疗机构医疗质量安全专项督查和公立二级医院区间互查。以中央环保督察工作为契机，就医政管理、依法执业、医疗废物处置、环评等方面进行专题部署，督促除中医诊所以外的医疗机构全部签订《医疗废物集中处置合同》，并分组进行拉网式检查。按照《青岛市医疗质量控制中心管理规定（暂行）》要求，成立 13 个区级医疗质量控制中心并开展工作。规范管理医养结合机构。对全区 24 家医养结合机构进行检查。建立医疗纠纷处理和统计信息通报机制，全年处理医患纠纷 320 件，其中现场调解 26 件，约谈医患纠纷较多的医疗机构 6 家；全年通报未按时上报国家卫计统计信息医疗机构 20 家。

着力提升专业技术技能。制定全区医院感染、药事管理等培训工作通知，组织全区各医疗机构负责人及相关业务人员着重从依法执业、院感消毒、药事管理、核心制度落实等方面进行动员、培训。组织举办第二届"健康市北杯"优质护理服务技能大赛。

规范行政审批。2017 年，办理医师、护士注册（变更）等业务 1808 人次，依法注销医疗机构 26 家，委托医疗事故鉴定 6 起，组织 277 人参加麻醉药品和第一类精神药品应用管理培训考核；编写公共服务指南 1 册，在山东省政务服务网公示医疗机构办件信息 123 件，重新完善网上审批系统 3.0 版本。通过青岛市商事登记审批信息互联共享平台认领市场主体 157 家。配合市北区行政审批服务大厅进行一窗口受理改革，组织培训工作人员 16 人。积极推进医疗机构、医师、护士电子化注册工作，注册医师 2575 人，激活账户 2521 人；注册护士 1621 人，激活账户 1591 人。

中医工作稳步推进。贯彻落实关于鼓励社会力量开办中医诊所的精神,对依法依规提出申办的个人和单位,取消具体数量和地点限制,同等条件下优先审批(备案);印发《创建"国家中医药综合改革试验区"先行区实施方案》;根据时令开展"三伏养生节"、秋季养生保健等活动;组织中医药从业人员参加名师论坛412人次。组织开展"中医中药中国行—中医药健康文化推进行动"暨"服务百姓健康行动"大型义诊活动周活动;组织队伍参加青岛市基层中医药适宜技术技能竞赛活动;建成3所国医馆及6所中医馆。

做好妇幼保健工作。成立市北区高危和危重孕产妇保健管理工作领导小组、抢救中心、抢救小组,分别组织市级相关专家对辖区7家助产机构进行产科质量检查及新生儿、围产儿死亡评审,对30家从事母婴保健技术服务的机构进行现场考核、评审,其中对12家不合格医疗机构予以注销;组织市级专家对从事母婴保健技术工作的480人进行母婴保健技术专项培训、考核;组织辖区助产机构参加青岛市第五届"健康杯"生育全程服务技能大赛初赛。

公立医院综合改革工作。制订《市北区公立医院综合改革实施方案》,明确改革任务和实施进度,将工作任务分解落实,牵头部门负总责,分管部门协同推进,建立起部门协同推进机制。认真贯彻落实上级提出的改革任务,做好医院、区级部门之间的联络员,及时沟通信息。与市医改部门及时沟通对接,明确考核任务,认真准备材料,基本完成年度考核任务。

卫生监督　2017年,全区先后开展辖区游泳场所专项整治、二次供水及现制现供饮用水整治、"一法四规"落实情况监督检查、医疗美容服务机构专项整治、医疗废物处置监督检查等专项检查,开展《青岛市生活饮用水卫生监督管理办法》、《中医药法》、《传染病防治法》以及《青岛市控制吸烟条例》实施四周年、卫生计生综合监督规范年及"蓝盾行动"主题宣传等工作。

为进一步推进卫生计生执法体系建设,实现卫生计生综合监督执法工作向街道、社区下沉,积极提升协管工作能力,确保每季度对77个社区卫生服务机构聘任的卫生监督协管员进行督导检查、考核,每年开展两次卫生监督协管业务培训工作。2017年,接到投诉举报433起,其中办理265起,直接回复、回退168起;完成信访处理4件,群众满意率100%;行政处罚结案69起(一般程序49起,简易程序20起),罚款135500元,没收非法所得2360元,没收药品一宗;窗口办理卫生许可证复核276户,延续207户,变更18户,注销66户。各种卫生行政许可证件底数清楚,发放严格,审批规范,管理有序。

妇幼卫生　2017年市北妇幼保健计划生育服务中心进一步完善妇幼保健机构标准化建设,健全8个职能部室。投入近1000万元,完善妇幼保健的软硬件建设,设备拥有率、合格率达到100%,为开展高端个性化服务提供保障。

全面构建"孕前有福利、产前有检查、高危有监护"的孕期保健体系,积极开展各类妇幼保健服务项目。探索创新服务新项目,在市内三区率先引进多项新技术,提升妇幼工作新高度。延续推进多项惠民项目,优化流程,创新模式,提升能力,为市北区居民免费进行儿童先天性心脏病筛查、适龄妇女HPV筛查、孕妇补充多维元素、"三筛"免费报销。同时利用微信公众平台、"四送七进"、医院开放日、"父亲节快闪活动"、"出生缺陷周爱心接力"等方式,针对不同人群开展形式多样的妇幼健康宣教活动。

疾病控制　合并创建省级健康促进示范区和省级慢病综合防控示范区,并将此作为全区卫生计生惠民政策重点,拨付专项创建经费217万余元,围绕"政府引领、部门协作、科学管理、社会参与"的慢性病防控模式,以优异成绩通过省级慢性病综合防控示范区建设评审验收,获得"山东省慢性病综合防控示范区"称号。

巩固省级卫生应急示范区创建成果,健全区、局卫生应急组织领导,完善物资储备、应急预案、演练培训、监测预警四大体系,6支卫生应急处置队全年24小时值班待命,有效应对H7N9流感疫情,全年没有发生突发公共卫生事件,规范处置疑似食源性疾病事件42起。法定传染病发病率390/10万,疫情报告综合管理率达到99.99%,发布预测预警及分析报告75期,处置聚集性发病疫情108起,流调处置各类传染病572例,科学处置首例人感染H7N9流感病例,扩大手足口病防控示范基地建设成果,圆满完成各类传染病监测采样任务。认真履行区防控重大动物疫病指挥部办公室职责,贯彻重大动物疫病防控责任制,健全组织领导,有效落实H7N9禽流感防控措施,圆满完成动物疫病防控任务。

社区卫生服务　全区有77所社区卫生服务机构,其中公立社区卫生服务机构11所,覆盖全区19个街道,形成"15分钟服务圈"。严格按照《社区卫生服务质量评价指标体系》要求,深入开展标准化建设,建成机构设置合理、设施设备完善、服务功能健全、人员素质较高、运行机制科学、监督管理规范、补偿机制稳定、政策措施配套的新型城市社区卫生服务体系。全区完成 59.1322 万人的健康档案更新完善,7.4142 万名 65 岁老年人的健康体检工作,52927 人高血压患者规范管理,22974 人糖尿病患者规范管理,2346 人重型精神障碍患者规范管理和 1760 人健康体检,51025 名 0～6 岁儿童健康管理和 17577 名儿童体质辨识,8206 名孕产妇管理建册、8206 人产前管理、6977 人产后访视,11.5517 万名育龄妇女健康管理,15146 名残疾人健康管理,年内服务 70 万人次,健康教育 912 场,发放健康教育宣传材料近 100 万份。

根据国家、省、市、区家庭医生签约服务工作部署,在各社区卫生服务中心全面推行"部门协同、三级联动、团队合作、协议服务、分级诊疗、有序就医"的家庭医生签约服务工作模式,扩建以全科医生为主体的家庭医生服务团队,细化以居民需求为导向签订服务协议提供签约服务包,为群众提供全方位的健康服务。本年度,全科医师团队共签约 33 万人。

大力实施医疗联合体战略,以综合医院为龙头,以社区生服务机构为基层网点,稳步推进区域医联体建设。不断推进与山大齐鲁医院、青岛大学附属医院、青岛市海慈医疗集团、青岛市中心医疗集团、青岛阜外医院 5 家综合医院开展医联体支援帮扶工作,推广应用社区卫生服务中心与中心医院心电网络远程会诊新型医疗模式,开展专家定期坐诊、免费进修学习、业务知识讲座、推行适宜技术等。开通基层社区与青大附院内分泌科、心血管科、神经内科等常见慢性病对口科室开展远程会诊试点和远程会诊中心远程教育功能,为辖区居民提供疑难杂症远程会诊、远程诊疗指导服务。

计划生育工作　2017 年,区委、区政府与 19 个街道办事处签订《人口和计划生育目标管理责任书》,与机关工委等 17 个单位(部门)签订《人口目标责任书》,与区纪委等 27 个单位(部门)签订《齐抓共管责任书》,建立实时监控、每月通报、季度调研、半年初评、年底考核制度。

做好计划生育服务管理。市北区认真做好政策衔接,大力实施强基提质工程,深入开展常态全程服务,全面落实奖励扶助政策,各项工作稳步提升。2017 年,全区新出生 10317 人,办理生育服务登记 12017 人,生育服务登记率达 89.47%。全区专职计生工作人员的薪酬调整参照社区专职工作人员薪酬有关标准执行,保持计生队伍稳定。流动人口均等化服务不断深入。2017 年 4 月 12 日,"新市民健康城市行"——全国流动人口健康促进宣传周暨"健康青岛

你我共享"活动在市北区儿童公园正式启动,宣传主题为"关注流动人口健康、人人参与共建共享",国家、省、市相关领导参加启动仪式。活动中发放的新市民健康包被国家卫计委选中在"砥砺奋进的五年"大型成就展中展出。洛阳路街道海琴社区和台东街道新华里社区入围全国第一批 87 个流动人口社会融合示范社区。

做好计划生育依法行政。2017 年全年审批三孩"生育证"76 例,同时全部录入网上审批系统和生育登记服务及生育证办理系统。办理退还二孩生育社会抚养费 1 例,共计 1000 元。2017 年征收社会抚养费 24.5 万元,出庭应诉案件 5 起,全部给予驳回,维持原判。

做好计划生育宣传教育　2017 年,围绕卫生和计划生育事业改革发展,开展各类卫生计生主题社会宣传服务和新闻宣传活动,展示市北卫生计生工作进展和成效,塑造行业良好形象。积极参与开展卫生计生主题宣传活动。不断创新宣传手段,通过开设手机短信通道,向辖区内不同人群发送有针对性的短信内容,以及掌控传媒微信直播等方式,提升宣传力度与广度。

做好出生人口性别比综合治理。市北区辖区内齐鲁医院等 7 家助产医院全部签订责任书,落实 B 超使用管理相关要求和引产验证制度。与 119 名 B 超从业人员签订禁止"两非"承诺书,规范医务人员行为。2017 年出生人口性别比为 106。

2017 年,市北区认真落实计划生育特殊家庭扶助制度,发放特扶金 3051 人 2042.997 万元。住院分娩补助 10401 人,520.05 万元。做好政策衔接,依据省《条例》规定,建立市北区计划生育家庭奖励扶助制度,与民政、财政等六部门联合下发《关于建立和完善计划生育特殊家庭扶助保障体系的意见》,强化联系人制度,保持群体稳定。在全市率先实行计划生育特殊家庭保险,借力第三方保险提供住院护理补贴。

落实 11410 人无业、失业独生子女父母每人每月领取 6.5 元的奖励费 108 万元。合理、合情地解决无业、失业独生子女父母达到法定退休年龄的奖励补助,于 2017 年年初拟定并下发补充意见,采取"二选一"的兑现方式,全区有 27 人选择 60 岁后每人每月 80 元,金额 2.5 万元;有 6159 人选择一次性养老补助发放,金额 9642 万元。对实行计划生育家庭的独生子女和计划生育干部发生重大特殊情况的给予公益金救助 30 人,救助金为 5 万元;未成年病残独生子女救助 205 人,救助金额为 20.5 万元。

信息化建设 2017年,市北区投资380万元,为全区172个家庭医生团队配备了集心电图机、血压计、血糖仪、肺功能仪于一体的诊疗包;市北区签约居民可以自由选择签约家庭医生,预约就诊,签约家庭医生还会引导就诊居民进行健康状况评估,采集诊疗基本信息,并"一对一"充分交流切提供转诊服务。

党委书记、局长:徐美丽

党委委员、副局长:王顺增、赵　艳

党委委员、第五纪检组副组长:谭海鹏

副 局 长:马海莉

调研员:徐渭坤

副调研员:李友良、刘华胜

电　　话:83745776

传　　真:83718602

电子邮箱:qdsbqwjj@163.com、

地　　址:青岛市市北区抚顺路25号乙

青岛市市北区人民医院

概况 青岛市市北区人民医院是一所集医疗、教学、科研、康复、社区卫生服务于一体的综合性二级甲等医院、国家级爱婴医院、城镇职工医疗保险及生育保险定点医院、全国百姓放心医院。医院位于市北区抚顺路25号,占地面积1.6万平米,建筑面积1.6万平方米,现有在职职工239人,其中,卫生技术人员203人,占职工总数的85%;行政后勤人员20人,占职工总数的8%。卫生技术人员中,高级职称19人,中级职称75人,初级职称128人,分别占卫生专业技术人员的9%、37%、63%。医院编制床位240张,实际开放床位300张,设职能科室13个、临床科室15个、医技科室7个,医院下设门诊部3个。

业务工作 2017年门诊量260166人次,收治住院病人5827人,入出院诊断符合率达到100%,病床使用率达到95.3%,甲级病历率达到98%,无菌手术切口感染率为0,法定传染病报告率达到100%。

业务收入 业务收入9247万元,比上年同期增长9.62%。

固定资产 固定资产价值3765.59万元,同比增长5%。

医疗设备更新 年内新增两台体外反搏机,设置体外反搏工作站。

医疗特色 年内成立体外反搏室开展体外反搏技术,治疗效果明显。

科研工作 在国内杂志发表论文40多篇。

继续教育 医院强化内涵建设,采取外派进修、学术交流等多种方式,加强人才培养,外派青岛大学附院等医院进修、学术交流20多人次,举办各类院内学术活动10余次;同时与海慈医疗集团建立"医联体",请三级医院专家会诊、手术,方便住院患者,减少费用。

精神文明建设 医院高度重视精神文明建设工作,大力开展爱国主义、集体主义、社会主义及党风廉政建设教育,积极开展医院道德讲堂活动,不断加强广大医护人员的职业道德、社会公德、家庭美德教育建设,注重医护员工思想和职业道德建设,重点强化以人为本的职业责任、职业道德、职业纪律教育,坚持"两手抓、两手都要硬"深入开展"三优一创"及"学雷锋"志愿者服务活动。在全院职工中开展"今天我是患者——医务职工换位体验"活动及征文比赛,引导职工换位思考,改善服务,结合自己的工作实际,如何做好本职工作,进一步细化和创新服务措施、提升工作效能和服务质量,提高群众满意度,减少医疗纠纷和差错事故的发生。医院广大干部职工具有较高的思想觉悟和良好的道德修养,自觉遵守公民基本道德规范,坚持抵制各种不正之风。对来医院就诊的患者,采取现场问卷调查、电话回访等方式,征求意见和建议,门诊、住院病人满意度均达98%以上。2017年度医院共收到感谢表扬信50封、锦旗17面,拾金不昧10多人次,拒收红包、礼品和拒吃请蔚然成风。

荣誉称号 青岛市文明单位。

党总支书记、院长:于　波

党总支副书记:吴海涛、赵　红

副 院 长:赵　红、宋　洁

电　　话:83720868

传　　真:83720868

网　　址:www.sfhospital.com

邮政编码:266033

地　　址:青岛市市北区抚顺路25号

(撰稿人:王　蕊)

青岛市市北区卫生和计划生育局
综合监督执法局

概况 市北区卫生和计划生育局综合监督执法局为全额拨款的事业单位,单位占地面积2285平方米,其中业务用房面积1585平方米。单位核定编制33人,领导职数一正三副。内设综合科、法规稽查科、监督一科、监督二科、监督三科。现有在编在岗人数 24 人,离岗待退 5 人,长休 1 人。专业技术人员 15 人,管理岗人员 11 人,兼岗 2 人。50 岁以上人员 3 人,平均年龄 40 岁。

业务工作 2017 年,接到投诉举报 433 起,其中办理 265 起,直接回复、回退 168 起;完成信访处理 4 件,群众满意率 100%;行政处罚结案 69 起(一般程序 49 起,简易程序 20 起),罚款 135500 元,没收非法所得 2360 元,没收药品一宗;窗口办理卫生许可证复核 276 户,延续 207 户,变更 18 户,注销 66 户。

开展辖区各小区二次供水及现制现供饮用水的综合整治工作。组织全区 17 家二次供水单位及 10 家现制现供饮用水负责人培训并签订卫生安全承诺书,二次供水单位抽检 17 个样品,合格 10 个,合格率 58.82%;现制现供饮用水机 283 个抽检 100 个,合格 96 个,合格率 96%。

2017 年,对市北区 116 所大、中、小学全部建立健全了学校卫生监督档案,监督覆盖率 100%。全区学校现有直饮水机 387 台,抽检 40 所学校 80 台直饮机水样 80 份,合格 76 份,合格率 95%。对学校开展学校卫生综合评价 40 所,其中优秀 8 所、合格 29 所、不合格学校 3 所。

开展游泳场所专项整治工作。对辖区内游泳场所及婴幼儿游泳场所负责人培训 28 家。结合"双随机"工作任务,监督检查 34 家,去除停业单位,抽检 24 家,合格 9 家。

开展餐具、饮具集中消毒服务单位专项整治活动。组织消毒服务单位负责人培训,对辖区内 2 家餐具、饮具集中消毒企业进行了四批次 80 个样品抽检,合格 77 个,合格率 96.25%。

对"一法四规"(《传染病防治法》《传染病防治法实施办法》《艾滋病防治条例》《病原微生物实验室生物安全管理条例》和《突发公共卫生事件应急条例》)落实情况进行监督检查。共检查辖区医疗机构 638 家,下达卫生监督意见书 638 份,立案处罚 21 起,处罚金额 2.39 万元,签订《市北区医疗机构依法执业承诺书》638 家并公示。

对涉嫌非法行医行为的查处始终保持高压态势,2017 年涉及非法行医行政处罚案件立案 5 起,结案 5 起,罚款金额 12.1 万元,其中联合食药监、公安等部门依法查处取缔了史某(女)未取得相关资质非法从事医疗美容活动案件 1 起,没收相关药品器械,罚款 7 万元,本案《半岛都市报》于 2017 年 7 月 13 日予以报道。

开展医疗废物处置执法监督专项检查,共检查医疗机构 630 余家,下达监督意见书 120 余份,立案处罚 7 起,处罚金额 0.7 万元,并联合环保市北分局组织联合执法检查 1 次。

积极提升协管工作能力。每季度对 77 个社区卫生服务机构聘任的卫生监督协管员进行督导检查、考核,每年开展两次卫生监督协管业务培训工作。

固定资产 全年固定资产总值 191.3 万元,比 2016 年减少 14.4 万元。

科研工作 完成《市北区 2016—2017 年现制现供饮用水卫生状况调查分析和监管模式的探讨》调研报告一篇,并参加全市卫生计生综合监督执法机构优秀成果和调研报告的评选,最终获得优秀调研报告二等奖。

荣誉称号 获 2017 年度市级文明单位称号、区法制办 2017 年度优秀案卷。

党支部书记、副所长:张克胜

副 所 长:胡 凯

副 所 长:桂文盛

值班电话:83763319

举报电话:83779885

电子信箱:sbwsjds@163.com

邮政编码:266033

地 址:市北区抚顺路 25 号乙

青岛市市北区疾病预防控制中心

概况 市北区疾病预防控制中心位于德平路 3 号丁,建筑面积为 4000 平方米,内设综合办公室、质量管理办公室、传染病防制科、免疫规划科、慢病防制科、卫生监测科、检验科等科室,主要承担全区疾病预防与控制、突发公共卫生事件应急处置、疫情报告及健康相关因素信息管理、健康教育与健康促进等七大类公共卫生职能,同时还承担全区卫生应急和动物疫病防控工作职能。年内职工总数 53 人,其中,卫生专业技术人员 49 人,行政工勤人员 4 人。卫生专业技术人员中,副高级职称 7 人,中级职称 21 人,初级职称 21 人,分别占卫生专业技术人员的 14%、43% 和 43%。

固定资产 2017 年全年固定资产 1332.1 万元,比上年增加 239 万元。

卫生应急工作 巩固省级卫生应急示范区创建成果,健全区、局卫生应急组织领导,完善物资储备、应急预案、演练培训、监测预警四大体系,6 支卫生应急处置队全年 24 小时值班待命,有效应对了 H7N9 流感疫情,全年没有发生突发公共卫生事件,规范处置疑似食源性疾病事件 42 起。

传染病防治工作 法定传染病发病率 390/10 万,疫情报告综合管理率达到 99.99%,发布预测预警及分析报告 75 期,处置聚集性发病疫情 108 起,流调处置各类传染病 572 例,科学处置首例人感染 H7N9 流感病例,扩大手足口病防控示范基地建设成果,圆满完成各类传染病监测采样任务。

艾滋病防控工作 贯彻落实国家艾滋病"四免一关怀"政策,新报告病例数比上年下降 25.24%,高危行为干预覆盖 1007 人,病人随访管理更加规范,各项综合防控指标均达到规定要求,艾滋病宣传活动形式更加丰富。

结核病防治工作 学校结核病防控工作成效显著,规范处置学校结核病疫情 6 起,开展高校结核病专项筛查,"百千万志愿者结核病防治知识传播行动"硕果累累,打造校园宣传活动品牌,迎接"十三五"结核病防治规划督导调研。

卫生监测工作 开展城市生活饮用水监测,完成 86 所学校直饮水卫生状况调查,食源性疾病监测报告信息达到 720 例,创新性开展托幼机构消毒技术指南研究,规范开展病媒生物监测,并做好全区灭蚊、院感工作技术支撑,全力做好健康危害因素监测保障任务。

免疫规划工作 全面落实扩大国家免疫规划政策,优化接种门诊设置,规范二类疫苗采购管理和疫苗运输,有效防控疫苗针对性传染病。免疫规划疫苗全程、及时接种率达到 93.15%,入学入托新生接种证查验率达到 99.97%,完成疫苗补种 1.2 万人次,疑似预防接种异常反应管理率达到 100%,群众对接种服务满意度进一步提升。

慢病监测工作 加大督导考核力度,完成国家、省、市级慢病监测任务,全民健康生活方式行动多样并取得实效,完成 2016 年慢病监测分析,开展主题宣传 25 场,顺利通过省级慢病示范区评审验收。

公共卫生服务项目指导 基本公共卫生服务指导水平和质控质量不断提升,精神卫生管理工作更加规范,严重精神障碍患者报告率达到 4.23‰,完成基于社区高血压患者管理的减盐干预项目、环境调查项目和癌症早诊早治项目。

地方病防制工作 完成水碘调查、碘缺乏病监测及其健康教育效果评价,7 个疟疾监测点完成血检 1050 人,规范处置疟疾病例 24 例,加强碘缺乏病和疟疾防控宣传,举办区级疟疾防控技能竞赛,并派员参加省级竞赛。

健康教育工作 借助省级健康促进示范区创建平台,深入开展健康教育"五进"活动,辖区居民健康知识知晓率不断提高,完成 19 个健康小屋、19 条健康教育一条街、5 个健康主题公园和 212 个健康单元建设,顺利完成国家和青岛市健康素养监测任务。

学校卫生工作 中小学生健康查体工作涉及学生 7.5 万人,督导和质控贯穿始终,实现了"覆盖率 100%""投诉率为零""上报率 100%"的工作目标,肥胖率、视力不良率和龋齿率均达到考核指标要求。学校因病缺课症状监测系统覆盖学校达到 113 所,上报率和红色预警处置率始终保持全市第一,处置红色预警 573 起,撰写监测周报 36 期,加强学校卫生教师业务培训,顺利完成健康体检职能交接。

质量管理和检验工作 健全中心质控体系,规范开展内审、管理评审工作,完成标准查新 5500 余个,完成资质认定实验室自查,顺利通过省质监局方法变更现场评审,检测样品 3600 余份,实验室仪器设备得到补充加强,出色完成了检验保障任务,省级能力验证考核和质控考试结果优秀,在全市卫生应急检验检测竞赛中获第一名,彰显了实验室"一锤定音"能力。

动物疫病防控工作 认真履行区防控重大动物疫病指挥部办公室职责,贯彻重大动物疫病防控责任制,健全组织领导,有效落实了 H7N9 禽流感防控措施,圆满完成动物疫病防控任务。

科研工作 共发表国家级论文 11 篇,"市北区托幼机构消毒技术指南研究"项目入选 2017 年市卫计委政策研究课题。

精神文明 围绕"科学防病,保障健康"服务品牌,坚持领导带头、以上率下、学做互进,扎实开展"两学一做"学习教育,工青妇发挥积极作用,共青团工作成为全区卫计系统旗帜,大力开展单位文化建设,树立"大疾控"理念,形成广大职工认同的核心价值观,增强职工社会责任、工作责任和家庭责任。

荣誉称号 单位先后获得"首届山东省职业人群万人健步走激励大赛最佳组织奖""山东省千百万志愿者结核病防治知识传播工作组织单位奖""济宁医学院优秀教学先进集体"等荣誉称号。

党支部书记:薛守勇
主　　任:惠建文
副 主 任:辛乐忠、杨　敏、邹建红
联系电话:82812990
传真号码:82812985
邮政编码:266012
地　　址:青岛市市北区德平路3号丁

(撰稿人:王春辉)

青岛市市北区妇幼保健计划生育服务中心

概况 2017 年市北区妇幼保健计划生育服务中心编制数 68 人,在职职工 63 人,其中,卫生专业技术人员 51 人,占职工总数 81%。卫生专业技术人员中高级职称 10 人,中级职称 18 人,初级职称 23 人,分别占卫生专业技术人员的 20%、35% 和 45%。根据国家妇幼健康服务机构标准化建设要求,中心健全了 8 个职能部室:孕产保健部、儿童保健部、妇女保健/计划生育技术服务部、社会保健部、中医保健部、综合办公部、检验部、特检部,部室设置与开展的服务相匹配。

业务工作 中心构建"孕前有福利、产前有检查、高危有监护"的孕产期保健体系,全年完成开展免费婚检 1238 对,免费孕前优生检查 5020 人次,开展孕产妇系统管理、产前筛查、高危监测等服务 30850 人次,艾滋病筛查参与率 100%,高风险检出率 15.84%,完成全年任务 100%。在进一步规范儿童保健服务的基础上,不断创新服务项目,为保健对象提供规范、系统、全面的高水平保健服务。全面开展 0~3 岁儿童系统保健管理、入托查体等保健服务 23565 人次,视力筛查、泳疗抚触、黄疸检测、骨密度检测、母乳分析、中耳筛查、人体成分分析等新型综合服务 10944 人次,为保健对象提供规范、系统、全面的高水平保健服务。优化制度,规范管理,强化考核,全面推进各项基层社会督导工作。通过季度性督导考核、例会培训、交流学习,加强基本公卫妇幼保健项目和业务指导工作;成立托幼机构卫生保健工作技术指导小组,建立卫生保健规范见习基地,通过培训、实践,规范托幼机构卫生保健工作;组织全区托幼机构保育员培训 1 次,围产儿新生儿死亡评审 2 次、孕产妇死亡评审 1 次,市北区母婴保健专项技术培训 1 次,产科质量督导检查 2 次,并且在市内三区率先对产科质量检查及危急重症抢救技术进行模拟演练检查,有效提高了辖区产科质量和急救水平。强抓辖区妇幼卫生信息统计工作,2017 年共完成辖区接产医院 26468 名围产儿信息、504 名出生缺陷患儿信息、219 名围产儿死亡信息等的质量控制及信息收集、统计、上报工作。巩固山东省县级计划生育药具管理示范站成果,加强药具队伍专业化建设,开展以会代训、工作交流、专项考核的形式,学习国家免费计划生育药具服务规范,培训药具管理,规范药具发放与随访服务,提升药具管理发放服务能力。

延续开展创新性惠民服务项目,为市北区居民免费进行儿童先天性心脏病筛查、适龄妇女 HPV 筛查、补充多维元素和孕妇产前筛查、新生儿疾病筛查和听力筛查免费报销等工作,全年服务人群 24654 人,共计减免金额 357.7 万元。在 2017 年 6 月 1 日市内三区率先启动孕妇外周血胎儿游离 DNA 产前检测直免和孕妇外周血胎儿游离 DNA 产前检测、羊水穿刺报销工作,服务人群 971 人,共计减免金额 98.77 万元。

通过新婚学校、孕妇学校、家长学校免费对辖区新婚夫妇、孕产妇和幼儿家长开展公益健康讲座 80 余次;全年开展"医院开放日"、父亲节"爸气十足,真情妇幼"快闪宣传、出生缺陷宣传周——"爱心接力,防治出生缺陷"等系列活动,普及惠民政策、妇幼保健常识、出生缺陷防治知识等,提升社会知晓度和全民参与的热情。全年发放宣传资料 4 万余份,受益人群达 3 万余人次,在国家、省市级报纸、网站等媒体刊发稿件 123 篇,在区卫计局微平台刊发稿件 260 篇。

业务收入 2017 年业务收入 1106.85 万元。

固定资产 固定资产总值 2783.33 万元。

医疗设备更新 2017 年投资 107 万元购置人体成分分析仪、营养检测分析仪,用于孕产妇孕期营养监测分析和合理膳食指导;投资 60 万元购置威伐光深度炎症治疗仪,用于妇科炎症康复治疗;投资 180 万元购置彩色多普勒超声诊断仪,用于孕期超声检查;投资 165.5 万元购置智能恒温蜡疗仪、骨质疏松治疗仪、中药熏蒸机、中医体质辨识设备等中医设备,用于中医保健服务;投资 130 万元购置全自动生化分析仪,用于临床大生化检验。

医疗特色 拓展创新多项服务项目,结合国家妇幼中医项目要求,引进人才和设备,开展中医小儿推拿、针灸,妇科理疗等项目;针对不同类型的盆底功能障碍性疾病,引进"盆底康复"筛查及治疗系统,采用先进方法,利用生物刺激反馈,结合 Kegel 运动治疗,达到了无创、无痛的效果;引进"儿童人体成分分析仪""孕期个体营养检测分析仪",并根据儿童、孕妇、产妇个体差异、病史、摄入营养元素的多少、人体成分检测等智能分析,给儿童、孕妇个体化的科学营养指导建议,有助于儿童肥胖率降低,对加快产后恢复具有较强的指导意义。

大事记

8 月 7 日,通过青岛市事业单位公开招聘,录用张克杰、刘星余、许丹丹、张鹏、刘珊珊、相蕾、耿晓、邱慧娟 8 人为正式职工。

4月13日，戴冰调往市北区旅游发展促进中心工作。

荣誉称号　2017年荣获青岛市"三八红旗集体"称号。

中心主任：王秀香

中心副主任：元　红、孙道媛、周浙青、张春光、丁艳、衣军光

所办电话：66008056

传真号码：83656372

电子邮箱：qdsbfy@163.com

邮政编码：266021

地　　址：青岛市市北区台东五路85号、抚顺路25号乙、乐环路18号、北仲路47号

（撰稿人：谷丽丽）

李　沧　区

青岛市李沧区卫生和计划生育局

概况　2017年，青岛市李沧区卫生和计划生育局认真贯彻落实党的十九大精神，以"健康李沧"为目标，各项工作取得了突破性进展，人民群众健康水平进一步提高。获批国家中医药综合改革实验区先行区、全省卫生计生系统先进集体、省级健康教育促进示范区、山东省妇幼健康优质服务示范区等荣誉称号。

截至2017年12月31日，青岛市李沧区卫生和计划生育局及局属单位有职工452人。其中，卫生技术人员353人，高、中、初级卫生技术人员分别为32人、124人、197人，分别占卫生技术人员的9.1%、35.1%、55.8%。下设事业单位14家，其中：全额拨款单位6家，分别是区疾病预防控制中心、区卫生计生综合监督执法局、区妇幼保健计划生育服务中心、区社区卫生服务工作办公室、区计划生育协会办公室、区畜牧兽医站；差额拨款单位6家，分别是区中心医院、永清路社区卫生服务中心、李村街道社区卫生服务中心、九水街道社区卫生服务中心、湘潭路街道社区卫生服务中心、沧口街道社区卫生服务中心；自收自支单位2家，分别是区卫生人才服务站、区卫生事业服务中心。

政府实事办理　承担的市、区政府实事进展顺利。市办实事：开展产前筛查高风险和临界风险孕妇免费基因检测或诊断服务，全年受理基因检测和产前诊断服务600余人；青岛市第八人民医院东院区项目开工建设；强化院前急救网络体系，完成火车北站医疗急救点建设并投入使用。区办实事：实施关爱工程，提高困难弱势群体保障水平。2017年为4.65万名60周岁以上李沧户籍老年人免费健康体检和2616名老年人接种23价肺炎疫苗，为5348名困难群体育龄妇女提供生殖健康查体服务，群众的获得感及幸福感不断提升。

重点项目建设　青岛市第八人民医院东院区暨地下工程项目，由青岛市第八人民医院和中基四维公司共同建设，按照推进组工作部署，制定目标任务和计划节点，进行土石方开挖。世园街道社区卫生服务中心康养项目扎实推进，完成规划设计方案审批。投资过1亿元的新视界眼科医院迁建项目及青岛眼科医院北院区二期工程正式启用，全市首家青少年近视防治中心落户李沧。引进青岛建中妇儿医院。

医疗卫生规划　公立医院改革进展顺利。李沧区医疗卫生体制改革领导小组制订公立医院综合改革实施方案，明确改革任务、牵头部门和实施进度，建立部门协同推进机制。2017年7月成立区公立医疗机构管理委员会，印发公立医院绩效考核办法，完善人事薪酬制度，建立合理控费机制，落实取消药品加成后的财政补偿2800多万元。制订《李沧区公立医院法人治理结构建设实施方案》，审核批准区中心医院法人治理结构建设工作方案，医院法人治理结构建设重点任务均按分工及时间进度要求完成。完成公立医院综合改革阶段评估，实行药品零差率销售制度，调整医疗服务价格。

分级诊疗扎实推进。区政府制订《李沧区分级诊疗工作实施方案》。启动"互联网＋"医疗信息化平台建设，建成14家"互联网远程会诊中心"。区中心医院及13家社区卫生服务中心全部与市级医院签订医联体协议，落实专家定期门诊及定向培养机制。基层首诊、分级诊疗就医格局进一步完善。

中医药服务工作再上新台阶。以创建国家中医药综合改革试验区先行区为抓手，与山东中医药大学签署合作框架协议，共建中医药博士社会实践基地，建设1处中医药文化主题公园，新建国医馆2家，成立全市首家"蜂毒疗法专家工作站"，推广20项中医适宜技术，免费为2.6万名老年人开展中医体质辨识及"冬病夏治""三伏贴"服务。开展中医药"三名"工程及"互联网＋"中医药服务，开发"李沧区中医药"微信平台，中医药服务能力和水平整体提升。

社区公共卫生服务 积极推进基层医疗卫生机构标准化建设。制发三年行动方案，到2020年，全区社区卫生服机构标准化建设达到省、市工作要求；加快调整社区卫生服务机构布局，撤销1家社区卫生服务站；建成覆盖11个街道的60家社区卫生服务机构，其中社区卫生服务中心13家，社区卫生服务站47家，"15分钟健康服务圈"的服务功能得到进一步完善。3家社区卫生服务中心获评国家级优质服务示范中心，沧口街道社区卫生服务中心获评全国百强社区卫生服务中心。李沧区在全市基层医疗机构标准化建设现场会进行经验交流。

开展家庭医生签约服务。区卫生计生局、区发改局、区人社局、区民政局、区财政局等部门联合印发《李沧区家庭医生签约服务工作实施方案》，在全区开展家庭医生签约服务，推行"3＋X＋1"特色家庭医生签约服务，组成160支家庭医生签约服务队伍，创新建立"专家＋家庭医生"服务团队，共签约12.5万余人。《科技日报》《工人日报》《大众日报》等国家级、省级媒体进行报道。

稳步推进基本公共卫生项目开展。14项基本公共卫生服务项目顺利推进，全区13家社区卫生服务中心销售基本药物3590余万元，让利群众1250余万元。按照《青岛市基本公共卫生资金管理办法》，分别于2月份、12月份完成2016、2017年基本公共卫生服务项目资金预拨与清算。改进督导考核模式，邀请第三方开展半年基本公共卫生服务项目督导考核。开展全区居民健康档案专业化复核升级行动，复核老年人、孕产妇、儿童等重点人群档案9.2万余份。

公共卫生体系建设 疾病防控更有效。充分发挥医疗机构、学校的疫情网络直报作用，结核病、H7N9流感、艾滋病等重点传染病得到有效控制。建成满足6.1万名儿童需求的16处数字化预防接种门诊，疫苗接种率达95％以上。倡导全民健康生活方式，举办健康教育大讲堂170余场。开展国际、国内合作，中英慢病、城市癌症早诊早治、脑卒中、乙肝监

测等项目顺利推进。

执法检查更有力。健全规章制度，加快信息化建设。完善调查询问室的监控、办公设施配备，为执法人员配备执法记录仪、手持移动执法终端、便携式打印机等现场取证仪器和移动办公设备，在全市率先完成卫生计生业务应用系统的安装与应用，初步实现执法文书现场制作、打印和信息实时上传。"智慧卫监"全覆盖，立案60起，罚没款32.1万元。加强医疗质量管理，对无证行医、超范围行医等违法行为，始终保持高压态势，实行严厉打击。全市卫生计生综合监督宣传周启动仪式及全市卫生计生监督信息化建设现场会在李沧区举行。

妇幼保健工作更到位。实施"六免一补"惠民政策，惠及妇儿9万余人次。在全省率先实施免费儿童运动体质检测、儿童自闭症早期筛查等服务，惠及1.5万余名儿童，开展儿童先心病筛查约1.3万人次。在全市率先推行"三项筛查"一站式便民报销服务，筛查率保持在99％以上；建立了再生育门诊，户籍孕产妇死亡率连续15年保持为零。在市内三区率先配备了常温库和阴凉库，仓储面积达60平方米，实现办公仓储设施配置先进化。安装免费避孕药具发放机38台，设置药具发放点153个，年服务2.4万人次，有效满足了辖区群众的需求。

医疗卫生工作 行政审批事项全面提速。审批事项全面实现三级网办。公共场所卫生许可、放射诊疗许可、医疗机构从事母婴保健技术服务许可、供水单位卫生许可等4项实现了四级网办，办件量230件，占审批系统办件量的41.07％。线下实体政务大厅与网上办事平台实现一套系统办事、一体化运行，四级网办事项的运行取得了良好的实际效果。

加强医疗机构管理工作。制发《李沧区医疗质量安全专项整顿工作方案》，集中检查机构300家，确保安全。邀请市级专家，开展医疗机构医院感染知识培训。全区统一医院感染工作规范、建档内容，各单位开展自查自纠，完善相关档案资料。

加强医师护士队伍建设。开展医师临床基本知识和基本技能培训，举办李沧区医师技能大赛，全区19家医疗机构的29名医师报名参赛。开展护理技能专项培训，400多名护理人员参加；组织举办全区护理技能大赛，全区25家医疗机构的50名护理人员参赛。

加强抗菌药物管理。开展年度基层医疗机构抗菌药物合理使用培训、考核及核准工作。完成对个体诊所、医务室和社区卫生服务站等单位使用抗菌药物

开展静脉输注活动评审工作。授予 615 名医师及药师非限制使用级抗菌药物处方权、抗菌药物调剂资格,公布核准首批 177 家具备开展抗菌药物静脉输注活动资格的医疗机构。完成对 220 家医疗机构抗菌药物供应目录备案工作。

卫生应急工作进一步完善。组织开展年度卫生应急综合实战演练,重新调整卫生应急队伍,及时更新、补充各类应急物资。开展 H7N9 流感防控工作,圆满处置 1 起 H7N9 流感疫情,无异常情况发生。圆满完成院士行、啤酒节、高考、中考等医疗保障 210 次,出动人员 500 人次、车辆 220 车次。

参与院士港医务室建设。为做好在青岛国际院士港工作的院士等高层次人才的医疗保健服务工作,2017 年 7 月设立院士港国际门诊,在全市范围内,遴选消化内科、神经内科等副主任医师以上职称的专家组建院士保健专家队伍,先后与市卫生计生委保健办、青岛大学附属医院等单位协调,将青大附院东院区作为保健医院,为院士及高层次人才医疗保健工作提供技术支撑。

组织医疗队赴康县医疗开展帮扶。从驻区市级公立医院和局属单位抽调医疗、疾病预防控制、妇幼保健等 10 名专业人员组成医疗队,赴康县开展义诊帮扶活动。活动期间,医疗队深入乡镇和基层医疗机构开展义诊服务 930 余人次,发放宣传资料 5000 余份;专家点对点医疗机构坐诊,共诊疗服务 98 人次,指导内科查房、会诊疑难病例 29 人次;举办 5 场次学术讲座,授课受众 700 余人次,现场教授健骨操 70 余人次;参观调研指导 1 家疾控中心、1 家妇幼保健站、1 家计划生育服务站、1 家幼儿园、8 家镇卫生院、12 家村卫生室、2 家医院。

党建及医德医风工作 "两学一做"学习教育常态化制度化推进。制订学习教育常态化制度化实施方案。坚持局党委中心理论组学习、"三会一课"等制度。抓基层党建突破项目。推出"党建四季医路行"为党建突破项目,将学习教育与卫计工作相结合,找准契合点发挥行业特色,建设"健康超市"党建工作站、组建卫计系统"党员志愿者服务队伍""红马甲志愿者""爱心小分队"等,开展多种形式的送医送药到社区,为居民做好大型义诊,与贫困地区结对帮扶,健康教育进社区,窗口单位推行党员亮身份、亮职责、亮承诺"三亮"活动,开展党组织引领创建"无投诉岗位"等活动,使"党建四季医路行"常态化、规范化。把学习教育与百姓得到更多实惠结合起来,截至 2017 年底,广场宣传 140 余次,发放宣传品 6 万余份,义诊群众 2 万人,实现卫计行业发展与党建发展双提升。

加强精神文明建设和宣传引导。充分发挥正面典型的引导激励作用,复审省级文明单位 2 个、市级文明单位 4 个、区级文明标兵单位 4 个,评选全国最美基层儿童保健医生 1 人、市级工人先锋 1 人、区级文明市民 3 人,区"善行义举四德榜榜上有名"1 人。加强与重点新闻媒体的合作,围绕重点工作开展主题宣传活动,在各级各类新闻媒体发表宣传文章 1000 余篇。

计划生育工作 强化队伍建设。机构整合稳定街道公共卫计办队伍,利用社区换届的契机,配齐配强社区计生主任,选拔优秀社区卫计专干 116 名,巩固社区卫计网格协管员队伍 460 名。实施"强基提质"工程,年内两次对全区街道、社区 282 名卫生计生干部进行专题培训,并进行闭卷考试。

加强信息共享。区级建立卫生计生信息共享网盘,街道社区及时采集育龄夫妇的结婚、怀孕、生育、节育、流动等基础信息,完善常住及流动育龄妇女信息平台;卫计、民政、公安相互配合,实行资源共享,多渠道、多方式、全方位采集育龄夫妇的各项基础信息,使全区生育监控到位率各项指标逐年上升;采取明察暗访等工作方式,落实属地管理责任,清理核查常住人口和流动人口基础信息 5 万人次。

突出示范引领。开展李沧区计划生育基层基础工作示范点评选活动,评选出兴华路街道邢台路社区等 5 个单位授予"李沧区计划生育基层基础工作示范点"称号,李村街道少山路社区获评国家首批流动人口社会融合示范社区,并推荐兴华路街道邢台路社区参选市级计划生育基层基础示范点。推荐市级流动人口示范学校、示范企业、示范家庭共 8 个。

做好计生依法行政。免费生育登记。全区 11 个街道设立便民服务中心,实现计生"一门式"服务全覆盖,统一工作流程,公开办理程序,采取一次性告知等便民措施,为群众提供便捷高效的生育登记服务,免费办理生育服务手册 8099 个(户籍 7246 个,流动人口 853 个),审批生育证 65 个,规范率和及时率均达100%。

落实综合治理。开展出生人口性别比专项治理年活动,开展打击"两非"专项活动,处理"两非"案件 1 起。建立健全监督机制,重点强化执法监管,抓住医疗保健、计生技术服务、药品销售等关键环节,加大对相关医疗机构执行 B 超和怀孕 14 周以上终止妊娠手术管理制度执法监督力度,严禁实施非医学需要的胎儿性别鉴定和人工终止妊娠手术;建立健全终止

14 周以上妊娠查验证明、实时通报制度和住院分娩实名登记信息直报制度。

维护群众合法权益。"全面二孩"生育政策实施后,根据《山东省人口与计划生育条例》的规定和上级有关要求,经区政府常务会研究决定,制发《关于发放城镇其他居民计划生育奖励扶助金的实施意见》《关于发放城镇其他居民计划生育奖励扶助金的补充意见》,彻底解决城镇其他居民退休计划生育奖励问题。

实施生育全程服务。落实高标准孕前优生健康检查工作。建立宣传、检查、评估、随访等一系列出生缺陷防控服务体系,再生育门诊定期安排经验丰富的专家坐诊,提升孕前优生咨询指导和检查水平;针对高龄待孕夫妇就影响优生优育的因素进行干预指导,提供更为专业的检查、治疗或转诊服务。全年惠及3000 余人,目标覆盖率均达到 100%。切实达到预防出生缺陷、提高人口素质的目的,确保把好出生缺陷第一关。

深化开展"暖民行动",以走进街道社区、市场、学校、企业的形式,为群众提供"健康讲座、义诊大集、节庆日送关爱"等面对面的服务。

坚持计划生育"三不变"。一是"一把手"负总责不变。二是"一票否决"不变。三是目标责任制考核不变。坚持综合施策。计生领导小组成员单位履职履责,为 8 户低保计生特困家庭提高救助标准,3 户计生特困家庭入住养老机构,32 人提供居家养老服务。连续累计为 1 万名无业、失业退休人员进行身份审核认证,使计生奖励优惠政策得到精准落实。为筛查出身患"两癌"的无业失业、计生特困家庭、低保及低收入等 120 名妇女进行关爱救助,发放"两癌"救助金 120 万元。

大事记

4 月 15 日,青岛市新市民健康城市行活动启动仪式在李沧文化广场举行。

5 月 6 日,在李沧文化广场举办大型义诊活动。

5 月 31 日,李沧区卫计局召开市办实事启动暨业务培训会。

6 月 6~7 日,李沧区卫计局聘请市级医院专家,从心肺复苏、急性心肌梗死等方面进行医师技能专项培训。

6 月 18 日,青岛新视界眼科医院正式启用。

6 月 23 日,全区卫计系统安全生产工作暨安全生产业务培训会召开。

7 月 20 日,青岛市李沧区国家中医药综合改革试验先行区暨"山东中医药大学博导专家团李沧行"

启动仪式在李村文化公园举行。

8 月 4 日,召开李沧区迎接中央环保督查医疗机构工作会议。

9 月 13 日,组织开展医疗机构院感知识培训。

9 月 14 日,李沧区九水街道社区卫生服务中心与青岛市第八人民医院创新建立"医学专家+家庭医生合作团队"。

10 月 13 日,李沧区卫计局举行"主题党日"——康县医疗帮扶专题报告会。

10 月 17 日,市政府副市长栾新对青岛市第八人民医院安全生产工作进行督导检查。

10 月 27 日,青岛眼科医院北院区正式启用。

11 月 2 日,青岛市第八人民医院东院区暨地下工程建设项目举行开工奠基仪式。

11 月 24 日,李沧区卫计局党委召开宣讲党的十九大精神报告会。

12 月 14 日,召开李沧区中医药"三名"建设总结暨民间中医资源普查动员部署工作会。

12 月 17 日,李村河公园中医药文化养生园建成使用。

党委书记:韩传密

党委副书记、局长:李　蕾

党委委员、纪委书记:刘路明

党委委员、副局长:黄　磊、官　伟、张红燕、刘继章

电话/传真:87627622

电子邮箱:qdlcwsj@sina.com

邮政编码:266100

地　　址:李沧区黑龙江中路 615 号

青岛市李沧区中心医院

概况　青岛市李沧区中心医院 1953 年建院,是一所非营利性二级甲等综合医院,青岛市医保诚信 A 级单位,业务用房面积 10456 平方米。主要医疗设备:多排螺旋 CT 诊断机、数字 X 线摄影(DR)、三维立体超声诊断仪、五分类全自动血球分析仪等大型医疗设备近 40 台(件)。特色专业科室有心内科、神经内科、骨科、外科、妇科、中医科、糖尿病专业等。

2017 年医院开放床位 150 张,在编职工总数是139 人,其中,卫生技术人员 121 人,占职工总数的87%;行政工勤人员 9 人,占职工总数的 7%;卫生技术人员中,高级职称 16 人,占职工总数的 12%;中级职称 50 人,占职工总数的 36%;初级职称 65 人,占职工总数的 47%。医生与护士之比为 1∶0.82,设行政

职能科室和业务科室 36 个。

业务工作　2017 年门诊 161240 人次，比上年增长 51%，其中急诊 5040 人次，比上年下降 42%，入院 1479 人次，比上年增长 11%，入院与出院诊断符合率为 100%，手术前后诊断符合率为 100%，治愈率 6%，好转率 91%，病死率 1.30%，院内感染率为 2.24%，甲级病案符合率为 95%。

2017 年，医院加强医疗质量关键环节的控制，组织医护人员认真学习业务基础知识及基本技能。每周院长带领行管科室人员行政查房，开展患者座谈会，现场解决各科室及患者提出的困难问题。每周业务院长协同医务、医保办、护理部、院感科业务查房，及时发现并通报存在的问题。完成公务员、大中型企业职业、各类院校职工及从业人员等健康体检 4 万余人次，高标准完成李沧区征兵体检工作，继续深入幼儿园进行免费查体、护齿，为育龄妇女开展"两癌"筛查、"四术"免费服务，继续开展免费为李沧区 65 岁以上老人查体工作，持续开展"暖民行动进社区活动"及大型广场义诊活动，受益群众 1200 余人。积极开展院内健康教育，包括糖尿病讲座、孕产妇课堂、预防接种讲座等；院外广场宣教活动 30 余次，发放宣传资料 2000 余份。全院所有科室开展优质护理服务，发放护理满意度调查表 2000 份，患者对护理服务满意度 98.2%。

业务收入　2017 年医疗总收入 2135 万元，比上年下降 6%。

固定资产　全年固定资产总值 2014 万元，比上年增长 18%。

卫生改革　在上级部门指导下，医院成立理事会和监事会，并定期召开会议，审议《李沧区中心医院法人治理结构建设工作方案》，讨论表决《青岛市李沧区中心医院章程》。

医疗特色　成立山东大学齐鲁医院心脏远程监护中心李沧区中心医院监护分中心。心脏远程移动监护系统在原有的十二通道动态心电图的基础上增加 24 小时实时心电监护功能，由山东大学齐鲁医院提供全天候心脏远程监护服务。

引进 ^{13}C 尿素呼气试验仪器及胶囊内镜项目。^{13}C 尿素呼气试验具有更简单、更安全、方便、无痛苦、无创伤的特点。胶囊内镜具有无痛、无创、无麻醉、无交叉感染风险、方便快捷等优势，对于年老体弱的人更是首选。

成立网上远程会诊中心，依托互联网医疗平台和技术，为患者提供便利。开展糖尿病"路标研究"。在山东大学齐鲁医院陈丽、何兰杰两位教授努力帮助下，李沧区中心医院成功申请到作为县区级项目点的资格，该项研究在全国 24 个省市 144 家医院中进行。国医馆建成。进一步推动中医药建设项目，让市民在家门口就能享受到省级专家高质量的中医诊疗服务。

精神文明建设　继续加强医院党组织建设，严格落实局党委"两学一做"安排部署，深入开展相关工作，全院 52 名党员自觉增强"四个意识"，切实做到忠诚干净担当表率。医院党总支带领三个党支部每月开展一次集中学习、专题讨论、主题党日＋活动，走进辖区各社区居委会，开展暖民义诊服务活动，尤其关爱残疾人、低保家庭，入户 20 个困难家庭进行慰问及免费查体。医院推出优秀党员张砚华、许朝霞两位医师，让榜样的力量带动全体党员在工作中发挥先锋模范作用。在李沧区医疗卫生业务技术比武中，丁岚、袁妮娜两名党员分别获得一等奖、二等奖的佳绩。做好党员信息化管理，做好灯塔—党建在线党的十九大精神学习竞赛答题，保证党员参与答题率 100%。2017 年发展预备党员 1 名，预备党员转正 2 名。

深入开展文明行业创建，积极发挥群团组织建设作用。医院组织开展拔河比赛、义务植树、防火封山值勤等工作，10 名医护人员志愿作为"医疗跑者"参加首届世园花海慢跑节活动，30 位职工参加无偿献血活动。关心退休干部职工，坚持传统节日走访慰问，帮助解决实际困难。坚持党政同责、一岗双责，健全安全生产责任体系，及时排查安全隐患，确保安全生产零事故。2017 年，向中国文明网通过手机平台推荐我院"身边好人"20 人次，通过青岛市文明创建动态管理系统发送有照片的信息 30 余篇，医院官方微信发布信息 330 条，医院官方微博发布 180 余条，在《健康报》《大众日报》《齐鲁晚报》《青岛晚报》《半岛都市报》《城市信报》及各大网络媒体发表宣传报道 39 次，向区卫计局报政务信息 229 条，保质保量完成区基础层信息群及李沧区卫计舆情群布置的 30 余次任务，院内制作电子横幅 80 余条等。

大事记

5 月 9 日，李沧区总工会、李沧区卫计局 2017 年护理技能比武在医院举行。

6 月 22 日，医院信息管理系统顺利升级。

7 月 7 日，李沧区中心医院与中国银行李沧支行举行党建共建签约仪式。

8 月 2 日，李沧区 2017 年度征兵体检在医院进行。

9 月 13 日，医院党总支与区翠湖社区、中国银行李沧支行党组织举行党建共建。大力开展健康知识、科教文化等共建活动。

院　　长：脱　皎

办公电话：66085588

传真号码：66085588

电子信箱：lczxyy@sina.com

邮政编码：266041

地　　址：青岛市李沧区兴城路 49 号

（撰稿人：姜　莉）

青岛市李沧区卫生计生综合监督执法局

概况　李沧区卫生计生综合监督执法局位于青岛市永年路 20 号，业务用房面积 1087 平方米。编制 13 人，职工总数 12 人，其中，卫生技术人员 9 人，占职工总数的 75％；在职卫生技术人员中，高级职称 1 人，占 11.11％；中级职称 3 人，占 33.33％；初级职称 5 人，占 55.56％。内设科室 5 个。

业务工作　2017 年，受理公共场所卫生许可 365 家；供水单位卫生许可 6 家；母婴保健技术服务执业许可 6 家；放射诊疗许可 22 家。受理群众投诉举报 111 起，进行行政处罚 60 起，拟罚没款 321000 元，收缴 301190 元，申请人民法院强制执行 5 起，其中罚款 5000 元，没收 33975 元，加处罚款 5000 元，合计 43975 元，全部实现行政处罚网上透明运行。组织卫生执法稽查 4 次。开展经常性监督公共场所 987 户次，医疗机构 395 户次，做好国家卫生监督信息录入和执法案卷管理。

2017 年 3 月，对辖区零售环节各类消毒剂、卫生用品等开展专项执法检查，检查药店、商场 30 余家，消毒产品 200 余种。对发现的不合格产品责令下架整改。4 月，对国家卫计委随机抽取的 37 家游泳场所、6 家沐浴场所、16 家住宿场所、20 家美容美发场所和 2 家游艺厅影剧院共计 81 家公共场所开展"双随机"监督检查。对 1 家无《卫生许可证》开展生活美容的单位和 1 家未取得《医疗机构执业许可证》开展医学美容的单位进行立案查处，完成区卫生计生局部署的 11 家住宿场所、28 家美容场所、5 家商场的双随机检查任务。5～6 月，对辖区内大、中、小学开展传染病防控、生活饮用水专项执法检查。共检查学校 25 家，其中小学 15 家、中学 7 家、大学 3 家，对学校直饮水细菌总数超标情况通报区教体局及相关学校，责令其立即整改。6～9 月，加大对游泳场所的监督力度和频次，对《卫生许可证》持证和公示情况、卫生管理制度和量化分级公示等方面进行现场监督检查和水质检测。共检查游泳场所 29 家，抽检 87 家次。8 月份。迎检国家环保督查，对全区 200 余家医疗机构工作开展情况进行检查，立案处罚 11 家。完成辖区内 60 家基层医疗机构监督协管督导检查工作，检查 X 射线放射诊疗机构 30 余户次。继续开展医疗机构等级评分和信息公示制度，更新印制"依法执业，诚信服务"信息公示牌，结合医疗机构依法执业专项检查，对 2016 年"A"级医疗机构 71 家、"B"级医疗机构 271 家、"C"级医疗机构 9 家进行复审，对新成立的机构进行量化评分。

2017 年，继续开展打击非法行医和"两非"专项整治，检查 400 余家单位，查处无证行医行为 13 起，罚款 150000 元、没收非法所得 49190 元，开展大集"游医"专项检查 8 次，取缔非法游医摊点 12 处。

顺利通过省卫计监督业务应用系统审核，并承办全市卫生计生监督规范年启动仪式和青岛市卫计监督信息化建设现场观摩会。参加集中宣传 10 余次，发布政务信息 55 篇。

固定资产　2017 年，固定资产总值 1892273 元。

精神文明建设　2017 年 3 月 7 日，开展学雷锋系列志愿服务，并在李沧市民公共服务中心开展便民志愿活动，组织青年职工到牛毛山清理环境卫生，并在李沧市民公共服务中心开展便民志愿活动，服务群众 150 余人次。开展"慈善一日捐"活动，全所职工捐款 3060 元。

局　　长：王本峰

联系电话：87061437

传真号码：87061437

电子信箱：qdlc006888@sina.com

邮政编码：266041

地　　址：李沧区永年路 20 号

（撰稿人：任　帆）

青岛市李沧区疾病预防控制中心

概况　青岛市李沧区疾病预防控制中心业务用房面积 4500 平方米。中心内设办公室、计划免疫科、传染病控制科、非传染病控制科、检验检测科、体检科和病媒生物监测科等科室。年内职工总数 38 人，其中，卫生技术人员 30 人，占职工总数的 79％；副系列技术人员 4 人，占职工总数的 11％；行政人员 3 人，占职工总数的 8％；高级工 1 人，占职工总数的 3％。卫生技术人员中，高级职称 3 人、中级职称 13 人、初级职称 14 人,分别占卫生技术人员的 10%、43% 和 47%,主要承担着全区疾病预防控制、公共卫生检测、计划免疫、结核病防治、健康体检、学校卫生、健康教育等工作任务。

业务工作 市、区政府实事工作。全年为 60 岁以上老年人免费接种 23 价肺炎球菌多糖疫苗 2616 人次,继续做好市办实事两剂次水痘、第一剂次灭活脊灰疫苗的免费接种工作。

市区综合考核工作。全区"八苗"全程、及时接种率均达到青岛市科学发展观的考核要求,完成全区中小学生体检工作 42119 人次。确保全市公共卫生改善率排名第一,确保优秀等次。

传染病防控工作。全年报告法定传染病 22 种计 3022 例,总发病率为 569.77/10 万,比 2016 年同期 2304 例上升 31.16%。其中手足口病报告 1884 例,发病率为 355.21/10 万,比 2016 年 1217 例上升 35.40%。全区共报告结核病 227 例,完成全年指标(224 例)的 100%;报告 HIV/AIDS 40 例,属地化现管理病例达到 242 例,完成艾滋病自愿咨询检测 1257 人次。对符合条件的 209 例感染者和病人提供免费抗病毒治疗,认真落实国家"四免一关怀"政策,稳步推进国家艾滋病示范区创建工作,积极开展健康教育和高危人群干预。

慢病防控及项目工作。开展城市癌症早诊早治筛查项目工作,继续做好中英慢病项目相关工作。认真做好中央补助地方乙型肝炎监测项目工作,参与美国"关于药物滥用的成因与健康行为研究"的项目,圆满完成脑卒中高危人群筛查与干预项目;完成国家人体生物监测项目。开展辖区中小学校和驻区高校因病缺课症状监测网络直报工作。完成并发布《2016 年李沧区死亡报告分析》《2016 年李沧区恶性肿瘤发病报告分析》《2016 年李沧区心脑血管发病报告分析》和《2016 年李沧区伤害报告分析》,审核录入 2016 年死亡报告 2005 份,伤害报告 3253 份,心脑血管监测 661 份,恶性肿瘤 459 份。

计划免疫工作。全年建证建卡及时率达 100%,Ⅰ类疫苗接种 27 万余人次,Ⅱ类疫苗接种 3.5 万余人次。完成辖区大中专院校新生麻疹疫苗补充免疫 3191 人次。新增预防接种门诊两处,最大限度地提高预防接种服务可及性,方便周边群众接种,缓解接种压力。

生物制品管理工作。成立第二类疫苗省平台集中采购工作领导小组和管理委员会,改革第二类疫苗采购方式,规范第二类疫苗省级平台集中采购行为,保证疫苗质量安全。

公共卫生体系建设工作。根据国家卫生和计划生育委员会第 7 号令文件要求,与李沧区中心医院圆满完成预防性体检交接工作,同时注销《李沧区疾病预防控制中心门诊部医疗许可证》和《辐射装置安全许可证》,顺利实现业务职能调整。

继续加强实验室能力建设,积极开展实验室能力比对,强化全员培训,全力以赴做好省实验室资质计量认证工作。规范处置食源性疾病暴发事件 20 余起。圆满完成碘盐监测相关工作。

业务收入 全年业务收入 864 万元。

固定资产 全年固定资产总值 1446 万元。

科研工作 在国家级杂志上发表论文 2 篇。

继续教育 采取多种形式,有计划、有重点地开展全员培训,全年有 180 人次参加国家、省、市举办的各类培训班。

大事记

1 月 2 日,代表青岛市迎接省科学发展观免疫规划工作考核。

3 月 20 日,正式启动"中国慢性病前瞻性 PM2.5 个体监测"工作。

4 月 21 日,开展 2017 年度卫生应急暨传染病防控综合演练。

5 月 1 日,与李沧区中心医院圆满完成预防性体检交接工作。

7 月 26 日,国家项目办对李沧区中国慢性病前瞻性研究复核工作进行督导检查。

9 月 13 日,开展医疗机构院感知识培训,全区各级各类医疗机构院感管理人员 360 人参加。

精神文明建设 坚持开展各类文明活动创建活动。对各类先进典型进行评比宣传,对撰写论文和信息并发表的干部职工,给予奖励;公开 24 小时值班电话,公布群众意见邮箱;定期组织全体职工进行专业技能的"技术比武"考核;进一步加大行风建设,严格工作纪律,全面提升职工的综合素质。

荣誉称号 荣获全省传染病信息与突发公共卫生事件报告管理工作先进集体称号。

主　　任:吕思禄

办公室电话:87896401

传真电话号码:87896401

电子邮箱:qdlcjk@sina.com

邮政编码:266100

单位地址:青岛市李沧区永年路 20 号

(撰稿人:王军政)

青岛市李沧区妇幼保健计划生育服务中心

概况 李沧区妇幼保健计划生育服务中心在职职工45人,其中,卫生技术人员36人,占职工总数的80%;行政工勤人员9人,占职工总数的20%;副高级职称4人,占职工总数8.9%,中级职称13人,占职工总数28.89%;初级职称7人,占职工总数15.56%,设行政职能及业务科室8个。

业务工作 在市内三区率先启动市办实事,共受理基因检测和产前诊断服务600余人;区办实事困难育龄妇女生殖健康查体(免费"两癌"筛查)惠及5300余人。

积极完善妇幼健康服务体系。儿童保健方面,全年两次为2.1万余名儿童进行免费口腔涂氟护齿,学龄前儿童免费运动体质监测和自闭症早期筛查服务1.5万余人,先天性心脏病筛查1.3万余人次。妇女保健方面,孕前优生检查3000余人,覆盖率达到100%;为8500余人建立《孕产妇保健手册》;孕妇产前及新生儿疾病免费筛查、"母婴三病"筛查服务3.1万人次。实现户籍孕产妇死亡率连续15年为零。计生服务方面,建立计生药具免费发放点153个,设置网络发放自取机38台,年服务2.4万人次。

业务收入 业务收入341万元。

固定资产 全年固定资产总值935万元。

大事记

1月17日,山东省专家组一行3人到李沧区,对省级妇幼健康优质服务示范工程创建工作进行复核,李沧区获山东省妇幼健康优质服务示范区的荣誉称号。

7月18日,区卫生计生局纪委书记刘路明、分管副局长宫伟、政工科潘艳军到中心传达《李沧区卫生和计划生育局关于崔建涛等任职的通知》(李沧卫党〔2017〕17号),任命:崔建涛为综合科科长,正科级;闫朝辉为儿童保健科科长,正科级;张振华为妇女保健科科长,正科级;张旻炜为生殖健康科科长,正科级;逄淑青为药具管理科科长,正科级;张志强为医技科科长,正科级;毛文芳为信息管理科副科长,副科级;唐会平为社会保健科副科长,副科级。任职时间从2017年3月13日算起。

8月14日,副区长刘春花到中心调研指导工作。

9月15日,西藏日喀则市桑珠孜区卫计系统一行25人到中心参观交流。

精神文明建设 扎实推进"两学一做"学习教育常态化制度化,作为首家窗口服务单位、全区第6家单位组织开展以"学习贯彻十九大精神、共圆妇幼健康梦"为主题的"主题党日"活动并同步网上直播,点击收看量达43.3万人次。

荣誉称号 年内继续保持山东省文明单位称号,并先后获省级妇幼健康优质服务示范区、省级巾帼文明岗等荣誉称号。

主　　任:刘　梅
电　　话:66766602
传　　真:66089500
邮政编码:266041
电子邮箱:qdlcfybgs@126.com
地　　址:李沧区永年路20号

（撰稿人:毛文芳）

青岛市李沧区社区卫生服务工作办公室

概况 2017年,李沧区社区卫生服务工作办公室业务用房面积200平方米。年内在职职工9人,其中,卫生技术人员5人,占职工总数的56%,行政后勤人员4人,占职工总数的44%。卫生技术人员中,中级职称5人。单位内设办公室、业务科、财务科3个职能科室,主要承担对李沧区社区卫生服务机构进行督导、指导、检查、考核、培训等相关管理工作。

业务工作 基本公共卫生项目有序开展。分别于2月、12月完成2016、2017年基本公共卫生服务项目资金预拨与清算。改进督导考核模式,邀请第三方开展半年基本公共卫生服务项目督导考核。9月,开展全区居民健康档案专业化复核升级行动,截至年底,复核老年人、孕产妇、儿童等重点人群档案9.2万余份。

推进家庭医生签约服务工作,推行"3+X+1"特色家庭医生签约服务,组成了160支家医签约服务队伍,创新建立"专家+家庭医生"服务团队,签约12.5万余人。

开展基层岗位练兵和技能竞赛活动。10月,组织全区59家社区卫生服务机构开展了基层卫生岗位练兵和技能竞赛,选拔出沧口街道社区卫生服务中心、永定路社区卫生服务中心2个团体和10人参加青岛市基层卫生岗位练兵和技能竞赛,分别荣获团体二等奖及三等奖,2人次荣获个人二等奖。

组织开展"向社区居民述职"活动。组织全区59家社区卫生服务机构,采取现场述职、集中评议的方式，向居民代表公开述职，全面征求社区居民意见。

组织开展"国家基本公共卫生服务项目宣传月活动"。7月份，以"基本公共卫生 我服务你健康"为主题，组织全区社区卫生服务机构，开展全方位、多层次、扎实有效的基本公共卫生服务项目宣传活动。

固定资产 全年固定资产总值40.82万元。

医疗特色 继续推进60岁以上户籍老年人免费体检工作。2017年，免费为辖区60岁以上老年人免费体检4.65万余人。

稳步推进国家基本药物制度。2017年，全区销售基本药物3590余万元，让利群众1256万余元。

精神文明建设 推进"两学一做"专题教育。成立"两学一做"学习教育领导小组，制订《"两学一做"学习教育活动实施方案》。组织全体干部职工召开动员会，并将教育活动长期化、常态化，每周五组织党员干部集中学习。开展专题教育党课。开展组织生活会。

大事记

5月，根据2016年基本公共卫生服务项目绩效考核成绩及社区卫生服务机构标准化建设情况，撤销浮山路街道银液泉路社区卫生服务站。

9月29日，组织全区38家社区卫生服务机构工会代表召开李沧区卫生与计划生育局第一届社区医务产业工会联合会选举大会。

10月31日，在青岛市基层医疗卫生机构标准化建设现场会上，代表李沧区进行经验交流。

荣誉称号 荣获2016年李沧区文明单位称号。

主　　任：邵先赞

办公电话：87617986

传真号码：87617986

电子信箱：lcsqbgs@163.com

邮政编码：266100

地　　址：青岛市李沧区永年路20号

（撰稿人：方云鹤）

青岛市李沧区永清路社区卫生服务中心

概况 李沧区永清路社区卫生服务中心占地面积6456.8平方米，其中业务用房面积5259.36平方米。有职工28人，其中，卫生技术人员21人，占职工总数75%；行政工勤人员7人，占职工总数25%。卫生技术人员中，中级职称11人，初级职称10人，分别占52%、48%。行政职能科室4个、临床科室10个、医技科室5个。

业务工作 国家12项社区公共卫生服务工作全覆盖。电子健康档案建档数17764人；60～64岁免费查体761人。65岁及以上老年人免费查体及中医体质辨识服务1502人。2017年服务总量12.3万人次，办理门诊统筹签约8222人。全面实施基本药物零差率销售政策，基本药物销售额544.73万元。中心结合中医养生节活动加大宣传力度，惠及辖区群众，开展进社区中医养生讲座12场次，"三伏贴"贴敷2010人次，发放养生茶600余包。

开展家庭医生签约工作。2017年对10505名辖区居民进行了家庭医生签约并提供卫生医疗服务。

深入开展"医联体"合作。与青岛市第八人民医院、青岛市第三人民医院、青岛市阜外医院、青岛市海慈医疗集团开展"健康直通车"项目，居民可以直接预约以上医院专家。

中小学生健康查体及幼儿护齿。为辖区7所中小学为5750名学生提供了健康查体。为托幼机构4～6岁儿童查体1294人，氟化泡沫护齿2436人次，氟化率达到90%以上。

业务收入 2017年全年业务收入1486.59万元，比上年下降9.3%。

固定资产 2017年全年固定资产总值1030.91万元，比上年增长1.22%

创新工作 每个家庭医生团队配备党员，每位党员都是特殊群体居民的指定联系人，党员每月访视"结对"居民，对有需求的居民及时向签约医生反馈。为每位特殊群体居民发放"健康护照"，实时动态记录居民的健康状况，方便家庭医生和居民使用。

线下暖民线上微医，提供便捷医疗服务。中心结合家庭保健员活动与暖民行动齐下社区进行健康知识宣传，对有专家门诊需求的进行网上微医预约。形成线上线下联动，有效调动医疗资源，为社区居民提供多渠道、高效便捷的医疗卫生服务。

基础建设 对国医馆进行硬件、服务升级改造，新设立艾灸室并完善排烟设备；设立制剂室，可以提供膏方熬制、蜡疗原料制备、药淹包调制、丸散剂制作等工作；改造消毒供应室，以符合院感标准；购置频谱仪等医疗设备。

卫生改革 加强医疗质量管理的同时积极开展"便民、利民"工作，将提高群众满意度作为工作中心，探索绩效考核办法，提高职工工作积极性。

医疗特色 充分发挥国医馆优势，注重人才培养，在以于东辉主任独有针灸弹针技术基础上，进一步开展推拿、火罐、刮痧、熏洗、穴位注射、小针刀传统艾灸、隔药饼灸、脐灸、督灸、蜡疗、药淹包治疗、膏方丸散治疗、穴位埋线等多种特色治疗方式。同时引进中医专业研究生提高整体专业素养，更好地满足城乡居民日益增长的中医医疗保健服务需求。2017 年，国医馆被李沧区卫计局评为"李沧区名科室"。

中医骨科一直是中心中医发展的龙头科室。以小夹板治疗四肢骨折、外敷药物治疗痛风、中药外敷治疗骨质增生、骨不连、关节损伤、慢性腰腿痛为四大中医诊疗特色，医疗费用低、疗程短，又可获得良好疗效。2017 年中医骨科主任马明昌被李沧区卫计局评为"基层名中医"。

继续教育 全年组织业务培训 18 次，技术演练 2 次，8 人参加了继续教育平台学习。选派 3 名医生到青岛市第八人民医院、青岛市中心医院进修。

大事记

2 月 7 日，与海慈医疗集团签约"医联体"协议。

4 月 13 日，开展"暖民行动进社区 专家与您面对面"义诊活动。

5 月 15 日，组建"3＋X"模式家庭医生团队。

5 月 25 日，李沧区人大常委会、卫计局领导调研精神卫生工作。

7 月 10 日，参加"海外院士青岛行"医疗保障。

7 月 11 日，与潍坊医学院开展社区医学实践教学基地建设工作。

7 月 27 日，与青岛市第三人民医院签署双向转诊协议书。

8 月 1 日，李沧区政协副主席、李沧区卫计局局长李蕾为全体党员干部作"学党章、做合格党员、争当健康卫士"主题党日报告。

精神文明建设 以"创建人民满意医疗机构"为契机，通过电话随访、党员干部亮身份、执行全年延时门诊、推广使用文明用语等活动不断优化服务环境、改善服务态度、提升群众满意度。建立健全患者投诉处理机制，设立"投诉意见箱"和监督电话及时受理、解决患者投诉。

荣誉称号 2017 年荣获国家卫生和计划生育委员会组织评选的"全国优质服务示范社区卫生服务中心"称号。

主　　任：韩先勇
办公电话：84662702
电子信箱：qdlc002888@163.com
邮政编码：266041
地　　址：青岛市李沧区振华路 15 号

（撰稿人：李顺锋）

青岛市李沧区李村街道
社区卫生服务中心

概况 李沧区李村街道社区卫生服务中心，业务用房面积 2800 平方米。有在职职工 54 人，其中，专业技术人员 44 人，占职工总数的 81％；行政工勤人员 10 人，占职工总数的 16％。卫生专业技术人员中，高级职称 2 人、中级职称 16 人、初级职称 25 人。

业务工作 全面开展社区基本公共卫生服务项目工作。2017 年门诊量 13 万人次，门诊大病患者 1640 人，门诊统筹协议签订 8087 人。家庭医生签约居民 8000 余人次，计划生育特困家庭签约 80 余人次。完成辖区内 12 所托幼机构的 2594 名儿童查体及护齿工作、9 所小学 1960 名六龄齿儿童窝沟封闭和 9 所中小学校 9760 名学生健康查体。完成各项医疗保障 20 余次，清明假期森林防火保障 5 次，开展卫生应急演练 1 次。

业务收入 全年业务收入 1192 万元，其中，药品收入 1070 万元，治疗收入 52 万元，诊疗收入 23 万元。

固定资产 全年固定资产总值 506 万元，比上年增长 7.9％。

设备更新 年内新添置多普勒超声仪 1 台；新增金杯救护车 1 辆。互联网和信息化 HIS 收费系统的计算机、打印机等设备到位；用于健康查体的自动血压计和身高体重监测仪投入使用。

基础建设 为优化就医环境，满足社区居民的诊疗需求，经上级领导部门审批，完成妇保科诊疗室的装修改造和口腔种植门诊改造及消毒设施设备配套改进。

医疗特色 李村街道社区卫生服务中心特色科室为国医馆和口腔科。国医馆，发挥中医药特色优势，为社区居民提供优质中医药服务和健康指导。2017 年，完成中医体质辨识及各类免费常规查体 11516 人次。口腔科具有 50 多年的历史，诊治技术和现代化先进设备位于李沧区前列。

全年，联合微医建立慢病管理平台，向慢病患者推出复诊服务，有 40 余名患者通过远程问诊平台进行了专家图文咨询、视频随访等诊疗，其中 2 名患者通过手术治愈。

继续教育 不断加大职工的业务学习力度，全员参加单位组织的专业技术学习和知识培训。参加自学和专业培训 19 人。参加省、市、区专业技术培训班 20 期 30 人次；参加卫计局组织的业务考试 5 次。选派外出到上级医院进修 4 人次。

大事记

7 月 19 日,完成山东省卫生计生委统一组织的国家级示范化社区卫生服务中心的初步验收。

11 月 2 日,儿保科主治医师杨淑珍获"全国最美基层儿童保健医生"称号。

12 月 16 日,全科医师王波获全国"百姓健康守门人"称号。

精神文明建设　开展"两学一做"教育活动。开展形式多样的志愿服务活动,参加各类医疗志愿活动 15 次。利用暖民行动、健康教育等资源,推出社科大讲堂宣讲员 1 名,党代会宣讲员 1 名。结合"双百攻坚会战",扎实开展各项工作。开展党风廉政教育,中层以上干部和党员签订反腐倡廉责任书。组织全体党员参与义务献血活动。完成李沧区卫计局党委组织的捐款、捐物活动,共计捐款 12000 余元。中国共产党成立 96 周年期间,党支部领导带领全体党员干部、入党积极分子深入社区为老党员、贫困家庭免费健康体检 500 余人次。

荣誉称号　获"全国优质服务示范社区卫生服务中心"、青岛市三八红旗先进集体、"青岛市优秀青年志愿服务项目"、"李沧区卫计系统先进单位"等荣誉称号。

中心主任:刘兴同

办公电话:87668895

电子信箱:lcjdsqwsfw@126.com

邮政编码:266100

地　　址:李沧区东山四路 51 号

（撰稿人:宋丽娜）

青岛市李沧区九水街道
社区卫生服务中心

概况　李沧区九水街道社区卫生服务中心于 2011 年 10 月正式建成启用,业务用房面积 1500 平方米。在职职工 22 人,其中,卫生技术人员 19 人,占职工总数的 86%;其他专业技术人员 3 人,占职工总数的 14%;高级职称 1 人、中级职称 3 人,占职工总数的 18%。

业务工作　2017 年总服务量约 7.5 万人次,较上年同期相比增加约 30%。基本药物品种 596 种,中草药 354 种,中医服务 1.3 万人次。门诊统筹较上年增加 35%,门诊大病较上年增加 42%。

年内共建立居民健康档案 19222 份;65 岁及以上老年人免费查体及中医体质辨识服务 1078 人,慢病管理 1676 人。

业务收入　2017 年业务收入 221 万元,比 2016 年增长 46%。

固定资产　2017 年固定资产价值 214 万元,比 2016 年增长 7%。

医疗特色　在全市率先建立起三级医院专家和家庭医生联手的联合团队,通过微信群、通讯录、邮箱等,创建起能为双向转诊病人实现双方信息共享、学科会诊等服务机制,并建立起抗菌药物处方点评、社区医生每周大查房、联合团队每月例会等互动制度。《科技日报》等 11 家国家级、省级、市级新闻媒体纷纷进行报道。

发展中医药事业。对国医馆进行扩建,在原有针灸、推拿、拔罐的基础上,又增开艾灸、小儿推拿、耳穴压豆、浮针、面部拨筋美容、埋线减肥、刮痧、针刺放血等项目,中医门诊量比上年同期增长 200% 以上。创新宣传载体,成立"九水中医交流群"。

精神文明建设　积极开展"暖冬关爱行动",此项活动共惠及特殊家庭 61 人。持续开展医德医风、廉洁勤政教育,组织党员参观青岛市党史纪念馆及廉政教育基地。组织中心职工无偿献血、"慈善一日捐"等活动。

中心主任:胡蕾蕾

办公电话:68076605

电子信箱:jssqwszx@163.com

地　　址:青岛市李沧区宜川路 37-1

（撰稿人:林　峰）

青岛市李沧区湘潭路街道
社区卫生服务中心

概况　李沧区湘潭路街道社区卫生服务中心是政府在湘潭路街道设立的一所公立社区卫生服务机构。业务用房面积 1400 平方米,有在职职工 25 人,其中,卫生技术人员 23 人,占职工总数的 92%;在职卫生技术人员中,高级职称 1 人,占 4%;中级职称 7 人,占 28%。内设科室 14 个。

业务工作　2017 年服务 6.6 万余人次,比上年增加 10% 以上。全年居民健康档案 17378 人份,大病定点 198 人份,门诊统筹 2587 人份,居家医护 5 人。中心配备国家基本药物 530 余种,中草药 246 余种。中心作为"脑卒中高危人群筛查与干预项目"筛查点,共完成社区目标筛查人群 6000 余人的初筛,复筛 1000 余人,并对目标人群进行健康教育和健康干预指导。

中心强化内部管理，完善规章制度与服务规范，通过聘请专家坐诊、增添医疗设备，充分发挥中医药"简、便、验、廉"的特色服务优势等措施，不断提高服务水平和质量。

业务收入 全年医疗收入 256.1 万元，比上年增长 8.9%。

固定资产 全年固定资产总值 226 万元，比上年增长 3.78%。

卫生改革 中心本着"便民、利民、惠民"的原则，落实国家的惠民医疗政策。通过成立家庭医生签约服务团队、建立"医联体"协作、聘请专家坐诊、延时医疗服务、节假日医疗服务及"微医"互联网医院远程会诊服务、"送温暖送健康"暖冬行动关爱计划生育特殊家庭等措施提供和拓展优质医疗服务。

医疗特色 中心突出社区卫生服务特点以全科医疗服务为基础，以国医馆为依托将中医辨证施治药物治疗与针灸电疗等综合治疗手段相结合治疗颈肩腰腿痛为特色，成立"颈肩腰腿痛特色门诊"，努力完善社区常见病多发病的预防、医疗和保健服务，注重信息化建设和"医联体"服务建设，不断满足社区居民的就医服务需求。

精神文明建设 中心不断加强职工的"四德"教育，落实"三好一满意"服务和国家卫计委"九不准"要求。中心的青年志愿者连续 3 年与社区孤寡老人建立长期结对帮扶；在历次献血过程中，其中一名职工个人的累计献血量达 9000 毫升。中心全面推行规范化服务并被评为"李沧区卫生和计划生育局精神文明建设先进集体"。

荣誉称号 中心先后获得"李沧区卫计系统先进单位"、"社区卫生服务工作先进单位"称号及"李沧区 2017 年护理技能大赛活动优秀组织奖"。

主　　任：王建业
办公电话：87669120
传真号码：87669120
电子信箱：13863925987@163.com
邮政编码：266043
地　　址：李沧区湘潭路 38 号

（撰稿人：王　琳）

青岛市李沧区沧口街道社区卫生服务中心

概况 李沧区沧口街道社区卫生服务中心业务用房面积 2500 平方米。2017 年在职职工 50 人，其中，卫生技术人员 43 人，占职工总数的 86%；其他专业技术人员 4 人，占职工总数的 8%；行政工勤人员 4 人，占职工总数的 8%；副高职称 1 人，占职工总数的 2%；中级职称 13 人，占职工总数的 26%；初级职称 29 人，占职工总数的 58%。内设行政职能科室和业务科室共 12 个。

业务收入 2017 年全年业务收入 844 万元。

业务工作 2017 全年门诊量约 13.25 万人次，同比增长 162%；基本药物销售 315 万元，同比增长 50%；中草药销售 27.2 万元，同比增长 51%；门诊统筹签约 6000 人，办理门诊大病 464 人，新增居家护理 9 人；规范化管理 65 岁以上老年人健康档案 1030 份、各类慢病档案 1610 份；计划免疫接种 11000 人次，新生儿建证建卡率 100%、"八苗"接种率 96.5% 以上，新建卡 600 余人；早孕建册 363 人，随访率 99%；儿童建档 1307 份；开展中医体质量化辨识指导 972 人次，中小学生查体 6300 人次，各项业务工作均走在全区前列。

为辖区 220 名 60 岁以上老年人接种肺炎疫苗；免费为 60~64 岁户籍居民查体，惠及居民 680 人；顺利完成辖区 8 家幼儿园 1255 名儿童的查体和 1247 余人次的氟化泡沫护齿工作。同时完成辖区 7 所学校 6300 余名中小学生的查体工作。完成国家人体生物监测项目，高质量完成 144 人的标本采集和运输、信息录入及上传工作。中心承担市级公民中医药健康文化素养调查及青岛市居民健康素养监测工作，顺利完成 100 份的监测任务。

邀请市级医院中医专家、针推专家坐诊带教，培养特色艾灸、推拿按摩业务骨干。积极探索中医养生保健服务，成立全市首个基层医疗机构养生堂，将深化"国医馆"建设融于医疗、养生保健、康复一体。形成以传统中医药服务为基础，"蜂疗专家工作站""穴位埋线技术""特色艾灸"为特色专科服务，中医适宜技术网格化全覆盖的区域诊疗特色。获得山东省首批"中医药文化建设示范单位"。积极与山东省中医药大学博导专家对接，初步达成来中心坐诊意向。

推行"3+X+1"特色家庭医生签约服务，采取三级联动工作法，联合社区居委会、家庭医生协同开展家庭医生集中签约仪式、"暖民行动进社区"、健康义诊宣传活动。开展"核心工作攻坚月"活动。定期邀请岛城名医免费义诊。

与潍坊医学院合作，成立李沧区首家"社区医学实践教学基地"。深化"互联网+医联体"智慧医疗，形成区域特色诊疗。相继加入青岛市市立医院、青岛市海慈医疗集团等医院理事会。大力推广远程智慧服务,购买微医互联网专家复诊服务卡供居民免费体验。

以创建示范社区卫生服务中心为契机,规范医务人员的服务行为。进一步加强中心管理,印发《中心精细化管理方案》。亮化中心特色服务,丰富中心品牌内涵,挖掘中心外宣素材,大力宣传报道,塑造中心优质服务形象,提升居民满意度。

精神文明建设　大力弘扬志愿服务精神,积极开展志愿服务活动,推进学雷锋志愿服务活动常态化、正规化、科学化,2017年组织志愿服务活动20余次。积极践行社会主义核心价值观,营造良好的氛围。建立"善行义举四德榜"。积极开展"慈善一日捐"活动,募集善款10340元。

荣誉称号　2017年,沧口街道社区卫生服务中心荣获"国家优质服务示范社区卫生服务中心"称号并被评为"全国百强社区卫生服务中心"、"山东省中医药文化建设示范单位"、"青岛市文明服务窗口"、青岛市蜂毒疗法专家工作站、李沧区国医示范门诊;成为"潍坊医学院社区医学实践教学基地"。

主　　任:胡　丹
办公电话:87667120
传真号码:87667120
电子信箱:ckjdsqws@163.com
邮政编码:266000
地　　址:青岛市李沧区平顺路3号甲

（撰稿人:王嘉民）

崂　山　区

青岛市崂山区卫生和计划生育局

概述　崂山区共有各级各类医疗机构417家,其中,二级以上综合医院2家,专科医院16家,卫生院(社区卫生服务中心)5家,社区卫生服务站28家,卫生室147家,其他医疗卫生机构219家。全区共有床位数2424张,执业(助理)医师1647人,执业护士1600人,全区平均每千人拥有执业医师3.7人、执业护士3.6人,每千常住人口拥有床位5.5张。医疗卫生机构总诊疗量286万人次,其中社会力量办医诊疗量占总诊疗的32.3%。

医疗基础建设　将基本公共卫生服务补助标准提高到每人每年60元,在全区开展家庭医生签约服务,签约13万余人。继续开展农村订单定向医学生免费培养,2017年定向培养20名医学生,招聘应届毕业生9名。建立全科医生实训中心,按需进行全科医学教育和岗位培训。新建一处一体化卫生室,在科苑经四路人口密集小区,改建完成株洲路社区卫生服务站,确保每一个城乡社区有一处标准化的卫生服务机构。依托"临床药学"和"抗菌药物应用监测"双中心,审核处方10.26万份,保障基层合理用药安全。启动智慧健康信息化项目一期建设,以政府购买服务的方式引进自动化查体车,慢性病随访箱扩面至95家一体化卫生室及各家庭医生签约团队。

医疗技术服务　聘请专家团队每周开展"名医下乡",涉及心内科、呼吸科、神经内科、骨科等10余个专业,全年累计坐诊1100人次,诊疗患者1.6万余人次。开展"服务百姓大型义诊"活动30次,受益群众4000余人次。举办崂山区基层卫生岗位练兵和技能竞赛活动,有48名选手参加。

中医药服务　制订《青岛市崂山区建设国家中医药综合改革试验区先行区工作方案》,新增10家中医特色医疗机构,推广"中医养生进万家",为1.9万余名老年人进行中医体质辨识。在全省率先开展政府花钱培训社区医师、婴幼儿家长掌握小儿中医保健技术的公益活动,开展培训61场次。充分发挥中医药"简、便、廉、验"的优势作用和中西医结合的综合疗效,引进"名中医"推动中医药服务进病房。

医政管理　与青岛大学附属医院、青岛市市立医院、山东大学齐鲁医院、青岛市海慈医疗集团、青岛市第八人民医院等省市级大型医院合作,组建医疗联合体19个,实现基层医疗机构的全覆盖。改善医疗服务行动持续进行,各种便民惠民服务更加细化,院区设置更加完善,患者就医更加有序,诊疗流程合理优化,畅通患者救治通道,居民就医更加便利。新建急救站3处,新增3处面向社会开放的医学急救知识应急救援培训基地,院前急救网络体系建设更加完善,提高整个社会的自救和他救能力,全年共完成各类医疗保障任务 20 余次。全区 120 应急管理体制运行平稳,各急救站点累计接诊转送 4359 人次,出车抢救成功率大于 99%。

妇幼卫生 提标扩面开展妇女"两癌"免费筛查,2017 年完成乳腺癌筛查 8813 例(确诊乳腺癌 6 例)、宫颈癌筛查 8831 例(确诊宫颈癌 3 例)。孕前查体服务人群涵盖农村、城镇常住人口及符合条件的流动人口,完成孕前优生查体 3002 人,免费发放叶酸 7201瓶。将孕妇遗传性耳聋基因筛查及无创 DNA 基因检测(产前诊断)项目列入 2017 年政府实事,共完成产前筛查 3907 人,为 303 人报销无创 DNA(产前诊断)费用(确诊 9 例先天愚型),完成耳聋基因免费筛查 1115 人(耳聋基因阳性 78 人)。对高危孕产妇、高危儿童进行分级管理,共管理高危孕产妇 750 人、高危儿童 500 余人。实施乙肝、艾滋等母婴阻断项目,共为 4839 名孕妇完成 HIV 抗体检测、梅毒、乙肝检测(确诊梅毒 1 例),注射乙肝免疫球蛋白 115 例。在全省率先开展对有生殖需求的失独家庭、病残儿再生育家庭免费辅助生殖补助,共对 5 个家庭补助了 2 万余元,1 个失独家庭成功辅助生育了孩子。对全区托幼机构的工作人员、新入园儿童进行查体,检查新上岗幼师 451 人、新入托儿童 6982 人,评估托幼机构 50家。

卫生监督 2017 年,重点对医疗机构、公共场所领域进行监督执法,共查处违法案件 88 起,处罚金额 51.56 万元,没收违法所得 80.45 万元。按时完成各类许可申请的现场审查 295 家。受理投诉举报 132件,办结率 100%。完成"两会"、"中高考"、国际虚拟现实创新大会等重大活动公共卫生安全保障工作;被青岛市指定唯一单位迎接省卫生计生委"一法四规"的检查指导,受到省、市领导高度评价。开展公共场所及消费市场秩序专项整治工作,检查 390 余家;全面落实蓝盾行动,开展全区游泳场所卫生专项整治,抽检覆盖率 82%,合格率为 75%;全面推进公共场所"双随机"工作,顺利完成国家"双随机"检查任务;积极推行许可"承诺制"。开展医疗机构依法执业专项监督检查工作,规范计划生育服务,严打严查"两非"案件效果显著;推进个体医疗机构安全管理工作,全区 172 家个体诊所和门诊部负责人签订安全生产责任书。检查学校和托幼机构 157 所,对全部中小学校和 90 所托幼机构生活饮用水采样送检,对 47 所中小学校教学环境进行检测,对复检不合格者书面警告 9例。加强生活饮用水监督管理,完成全区集中式供水单位枯水期、丰水期的水样抽检工作。实现餐具集中消毒单位监管范围全覆盖,完成消毒后餐饮具检测任务,共抽检 4 个批次,抽检样品 280 份,全区检测合格率 92%。

疾病防控 在全市率先为预防接种门诊安装启用知情同意电子签核系统和预防接种证明自助打印系统,"八苗"及时全程接种率达 92.5%,连续三年取得科学发展综合考核全市并列第一的好成绩。积极推进市办实事,适龄儿童免费水痘疫苗接种率达到95%。举办全民健康教育大讲堂 100 场。发送健康教育短信 269 万条,组织大型卫生日宣传活动 10 次。选取 10060 人开展社区诊断,摸清全区重点慢病患病情况与主要健康危险因素。发布 2016 年慢病监测分析报告并广泛宣传,完成居民健康素养调查与社区诊断,摸清重点慢病患病率与主要危险因素;积极推进H 型高血压管理项目,实施基因免费检测 1600 人。加强学校卫生,完成学生健康查体,符合考核要求,增创 6 所健康校园。组织开展全区 H7N9 流感疫情风险评估,对全区规模养鸡场、散养户、活禽市场开展现场采样和实验室检测,指导全区 H7N9 流感防控;手足口病、狂犬病、流感等主要传染病防控措施到位,发病形势稳定。通过省实验室资质认定评审,完成传染病、慢病、食源性疾病、食品安全风险、水质、改厕等各类检测标本检测 3 万余份。持续以驻区高校为重点,夯实艾滋病与结核病防治基础,开展大学生自愿咨询 2766 人次,全国高校艾滋病防治专题活动在中国海洋大学崂山校区举办。

计划生育工作 2017 年全区出生 3969 人,出生率 13.71‰,自增率 6.38‰,合法生育率 99.70%,当年出生年报性别比为 106.6。

推动"全面两孩"政策落实,切实抓好生育登记制度,优化再生育审批流程,"生育证"10 天内办理完成。制订新时期计生工作目标管理责任制指标体系,组织实施全区全年考核,开展计划生育第三方调查工作,组织日常监控,印发日常监控通报。迎接省卫计委调研督导及市卫计委全面考核工作。中韩街道李家下庄社区被评为市级计划生育基层基础示范点。严格落实一票否决责任追究制度,审核先进集体 4765 个、先进个人 984 人,否决 2 个社区和 2 名个人。

做好政策资金发放,全年审核各类奖励扶助39071 人,发放资金 2158 万元。做好基层调研,全区176 户失独家庭实行"一对一"关爱服务。为 44 户计划生育特殊困难家庭提供免费家政服务,发放家政服务补贴 35 万元。为 110 户计生特殊家庭订阅《老年生活报》。"红马甲医疗志愿队"开展"一对一"帮扶救助活动,对有医疗需求的失独家庭老人,上门开展健康指导、诊疗等服务,对有特殊需求的请专家上门诊疗。做好计划生育特殊家庭综合保险服务,为587位计生特殊家庭成员投入资金17.3万元实施医疗综合保险项目,对住院陪护给予每天80元的护理补贴。开展幸福家庭创建工作,开展"拥抱青春 健康教育"和"亲子沟通技巧子"等心理健康教育讲座,学校1000余名学生和家长参加活动,促进家庭幸福社会和谐。举行"新市民健康城市行"启动仪式,深化流动人口卫生和计划生育基本公共服务均等化,开展元旦、春节流动人口关怀关爱活动,救助4户困难家庭,提供义诊及咨询服务100人次,清查核实流动人口服务人群底数信息31124人,全面开展国家流动人口动态监测入户调查工作。

通过多渠道和多形式报道,展示崂山区的优惠政策和工作亮点,全年在国家级媒体发稿43篇、省级媒体发稿370篇。优化户外环境宣传,实现200户以上未拆迁社区宣传一条街全覆盖,通过墙体画、文化广场、宣传栏等表现形式宣传人口文化知识,提高全民健康素养,营造浓厚的卫生计生宣传氛围;加强计划生育宣传栏、报刊栏和村务公开栏建设,方便育龄群众及时了解计生动态;及时公布街道、社区两级计划生育政务情况、奖励扶助对象、生育指标审批对象,接受群众的监督和举报。

精神文明等建设 落实党风廉政建设"两个责任",抓班子带队伍,扎实推进"两学一做"学习教育常态化制度化,深入学习宣传党的十九大精神,把党建工作与业务工作"同部署、同落实、同问效"。落实"放管服",将33项审批事项下放到审批大厅一站式办理,切实方便群众。发送7.1万余条意见建议征集短信,对所有不满意短信逐一进行电话回访,确保群众诉求得到充分反映和解决。开通老年人体检"专车"、开展"医院开放日"暨"居民体验日"活动,"红马甲"医疗志愿队进村入户巡诊300余户,义诊服务3000余人次,切实改善山区居民就医感受。

大事记

2月23日,崂山区在2017年全省基层卫生工作会议上,就《崂山区完善政府保障机制,筑牢基层医疗卫生服务网底》作交流发言。

2月26日,青岛市首家公立基层医疗机构"引进类知名中医药专家工作室"在崂山区社区卫生服务中心揭牌成立并正式开诊。

3月21日,在厦门举办的第四届海峡两岸全科医学大会上,由同济大学医学院和中国全科医学杂志社联合完成的关于全国社区科研能力的调查研究结果发布,崂山区社区卫生服务中心喜获"全国社区卫生服务机构科研能力百强"称号,是山东省唯一一家入选的社区卫生服务中心。

4月6日,崂山区卫生和计划生育局与山东医学高等专科学校签订2017年医学生订单定向培养协议。

4月25日,崂山区率先在全区范围内启用预防接种知情同意签核系统,是青岛市乃至山东省首个使用电子版预防接种知情同意书的区县。

4月27日,召开全区H7N9流感防控工作会议。

5月3日,崂山区妇幼保健计划生育服务中心被青岛市妇女联合会授予"巾帼文明岗"荣誉称号。

6月8日,全市家庭医生签约服务工作现场会在崂山区召开。

6月28日,召开崂山区创建全国健康促进区启动会。

7月28日,国家卫生计生委副主任王国强到崂山区调研基层慢性病防控工作,青岛市政府副市长栾新等领导陪同视察调研。

8月11日,中华医学会副会长饶克勤、国家卫生计生委法制司综合标准处处长郑云雁一行,到崂山区调研基层社区卫生服务工作。

8月12日,由中华全科医师学术会议组委会主办,中心承办的"2017中华全科医师学术会议暨基层骨干全科医师及社区师资能力提升培训及研讨会"在青岛崂山召开。

9月8日,全市预防接种规范管理现场会在崂山区召开,观摩崂山区社区卫生服务中心接种门诊、同安妇婴医院接种门诊。

9月25日,崂山区妇幼保健计划生育服务中心被中国妇幼保健协会授予"出生缺陷防控耳聋基因检测实验示范基地"称号。

10月11日,崂山区组织"美好青春我做主"——红丝带青春校园行活动走进中国海洋大学崂山校区。

11月9日,在"第十二届中国社区卫生发展论坛"开幕式暨2017年度"全国百强社区卫生服务中心"发布会上,国家卫生计生委基层卫生司发布2017年全国百强社区卫生服务中心名单,崂山区社区卫生服务中心获得"2017全国百强社区卫生服务中心"称号,山东省获此殊荣的有7家,青岛市2家。

11月27日,崂山区王哥庄街道社区卫生服务中心获得"山东省中医药文化建设示范单位"称号。

12月4日,崂山区妇幼保健计划生育服务中心药具站被山东省计划药具管理站授予"山东省计划生育药具管理县级示范站"称号。

荣誉称号 崂山区社区卫生服务中心荣获"全国社区卫生服务机构科研能力百强"和"全国百强社区卫生服务中心"双百强称号。崂山区妇幼保健计划生育服务中心荣获"全国耳聋基因筛查基地"称号。崂山区王哥庄街道社区卫生服务中心荣获"山东省中医药文化建设示范单位"称号。

党委书记、局长:李兴水
纪委书记:于俭滨
副 局 长:孟庆萍、曹鹏利
电 话:88997527
传 真:88997527
电子邮箱:lsqwsj@126.com
邮政编码:266061
地 址:青岛市崂山区行政大厦西塔楼829房间

青岛市崂山区卫生计生综合监督执法局

概况 崂山区卫生计生综合监督执法局编制20人,在岗职工21人(其中管理岗位13人,专业技术岗位中级职称4人,初级1人,工勤岗位3人),办公用房面积600平方米,内设综合科、监督一科、监督二科、监督三科、监督四科5个职能科室,承担着辖区内中韩、沙子口、王哥庄、北宅4个街道的公共场所、医疗机构、计划生育、各类学校和托幼机构、放射诊疗监管单位、生活饮用水供水单位、传染病防控监督、餐饮具消毒企业等单位的监督管理工作。

公共场所监管 开展住宿消费市场秩序专项整治行动,全年出动476车次、人员1254人次,检查公共场所2000余户次。公共场所集中培训3期、集中体检178人次。对12家严重违规单位立案查处,罚额总计23500元。组织卫生执法人员对全区158家重点公共卫生单位开展卫生监督检查检测,全年出动186车次,376人次,立案7起,处罚金额2万余元。由于控烟工作表现突出,被全市卫生计生监督系统控烟执法论坛树为典型,并作典型发言。

医疗机构监管 强化医疗机构依法执业,加强安全管理,与152家个体医疗机构签订安全生产责任书,对375家医疗机构开展不良执业记分与年度校验,对57家医疗机构给予不良记分处理,对3家违法营的美容场所立案查处。严厉打击"两非"案件,全力侦办省、市卫计委督办崂山医保城中医医院涉嫌非法

胎儿性别鉴定案件。对全区1家疾病控制中心和10家预防接种单位进行监督,重点对二类疫苗使用管理情况进行了检查,完成375家医疗机构排查,下达卫生监督意见书率100%,确保全区无问题疫苗。

学校卫生监督 全年检查学校和托幼机构170家次,其中高校3所、中小学校47所(包括1个教学点),托幼机构70所,保障合格率100%。生活饮用水抽检50所托幼机构,环境采样检测170家次。完成44所中小学校卫生综合评价工作,完成3所高考考点学校和4所中考考点学校及其周边500米范围内的公共场所单位的卫生保障工作。

饮用水卫生监督监测 全年对3家集中式单位的水源水、出厂水及末梢水进行全程监管,对13家次二次供水单位进行水质监督,对20家农村集中式供水单位抽样检测,对12台现制现供水水质进行检测。对于水质抽检不合格单位予以限期整改,重新进行水质检测;对农村水质不合格单位下达监督意见书,加强水质消毒以及卫生管理。

餐具集中消毒单位监管 对6家餐饮具消毒单位的清洗、消毒、包装等工艺流程进行全方位视频监控,组织餐饮具集中消毒单位负责人签订餐饮具集中消毒单位卫生安全承诺书,开展卫生管理知识培训,统一设计制作卫生制度牌、卫生监督公示牌、卫生管理档案免费配发到企业。对11家违规单位予以行政警告,对4家单位行政处罚,共罚款30000元。全年共计完成12家餐具饮具集中消毒服务单位三个批次共计220份样品的抽检工作,检测合格率为92%,顺利完成青岛市创建国家食品安全城市创建验收工作。

传染病防控监督 对7家一级机构及社区卫生服务中心开展分类监督,对医疗机构负责人培训;全区设立检验科的医疗机构7家,病原微生物实验室33个,均按照要求报送病原微生物备案材料,取得《山东省病原微生物实验室及实验活动备案证明》,相关人员参加全市微生物实验室安全培训;从全区375家医疗机构中抽取100家医疗机构进行了监督检查和消毒效果检测,合格单位为77家,合格率为77%。对3家抽检不合格单位给予行政处罚,罚款4000元。

放射卫生监督 委托第三方检测评价机构对全区共计25家医疗机构的放射设备和防护进行检测,抽检放射设备22台,放射场所22处,辐射防护安全合格率100%。

违法生育调查 全区本年度违法生育6例,依法处置率100%。全年违法生育缴纳社会抚养费共计336934元,收缴往年欠缴违法生育社会抚养费

138761.5 元,合计征收 475695.5 元。

监督稽查　2017 年重点对医疗机构、公共场所领域进行监督执法,共查处违法案件 66 起,处罚金额 16.65 万元;按时完成各类许可申请的现场审查共 268 家;受理投诉举报 97 件,按时办结率 100%。

行政许可　现场审核各类行政许可申请 188 件,其中公共场所卫生许可 173 件,生活饮用水卫生许可 4 件,放射诊疗许可 6 家。

信息宣传　积极开展了"3·15 消费者权益日""生活饮用水宣传周""安全生产宣传周"等专题宣传活动。充分利用新闻媒体和上级信息刊物宣传卫生监督工作,在大众网、青岛财经等新闻媒体刊发稿件 30 篇,《青岛卫生计生综合信息》和《新崂山》等政务信息中刊登信息 22 条。

精神文明建设　按公推直选程序开展党支部委员会换届选举工作,成立了新一届支部委员会,配齐配强领导班子,健全工作制度;成立学习教育领导小组,制订方案,召开动员部署大会,全面部署安排学习教育实践活动;切实转变工作作风,坚决防止和纠正"庸、懒、散、奢"等不良作风,完善修订考勤制度、请销假制度。

大事记

2 月 4 日,《青岛市崂山区人民政府关于杨帆等工作人员任免职务的通知》(崂政任〔2016〕2 号)任命矫秋云为崂山区卫生监督所所长(试用期一年)。

7 月 1 日,召开党员和群众民主推荐会。

7 月 27 日,召开党员大会,进行党支部换届选举。

8 月 2 日,崂山区机构编制委员会下发《关于优化整合崂山区卫生计生综合监督执法资源的通知》(青崂编办〔2016〕18 号)组建区卫生计生综合监督执法局,副处级财政拨款事业单位,核定事业编制 20 名,领导职数设局长 1 名、副局长 2 名;内设综合科、监督一科、监督二科、监督三科、监督四科,内设机构领导职数设科长 5 名。不再保留区卫生局卫生监督所。

10 月 24 日,黄克佳任崂山区卫生计生综合监督执法局副局长;崔宏涛任崂山区卫生计生综合监督执法局副局长;薛义峰任崂山区卫生计生综合监督执法局监督一科科长;霍国全任崂山区卫生计生综合监督执法局监督二科科长;秦雪妮任崂山区卫生计生综合监督执法局监督三科副科长(试用期一年);张文娟任崂山区卫生计生综合监督执法局监督四科科长。

11 月 30 日,青岛市创建"食品安全城市"餐饮具集中消毒单位专项整治工作总结现场会在崂山召开,崂山区卫生计生综合监督执法局作经验介绍。

局　　　长:矫秋云
副 局 长:黄克佳、崔宏涛
办公电话:66711339
传真号码:66711338
电子邮箱:lswsjd2004@sina.com
邮政编码:266101
地　　　址:青岛市辽阳东路 35 号

(撰稿人:孙　凤)

青岛市崂山区疾病预防控制中心

概况　崂山区疾病预防控制中心位于辽阳东路 35 号,建筑面积为 1700 平方米。年内单位在职人员 32 人,其中,卫生专业技术人员 18 人,行政工勤人员 14 人。卫生专业技术人员中,副高级、中级、初级专业技术职务分别为 3 人、9 人、6 人。

业务工作　建成长岭社区预防接种站并启用;建成青岛妇婴医院和佳家康妇儿门诊部数字化预防接种门诊,建成青岛大学、青岛科技大学成人预防接种站。投入 310 万元在全国率先以县区为单位,为辖区 3 万名 60 岁以上老年人免费接种 23 价肺炎疫苗,实现全区 60 岁及以上户籍老年人接种率 70% 以上,进一步控制老年人肺炎发病率。2017 年接种一类疫苗 127110 针次,二类疫苗 34680 针次,适龄儿童全程及时接种率达 93%。

慢病防控　举办全民健康教育大讲堂。组织、参与大型卫生日宣传活动。为全区居民免费发送健康教育短信 269 万条。6 月 28 日,崂山区政府召开创建"全国健康促进区"启动会,制发全区工作方案。开展《健康中国行》健康促进系列宣传活动。开展创建工作培训,并组织召开全国健康促进学校创建工作培训班,开展健康学校创建工作。开展居民健康素养监测工作,在 6 个监测点开展中国公民中医药健康文化素养调查。全区规范建立居民健康档案 33.24 万份,对 3.77 万名高血压病人、1.89 万名糖尿病患者实施每季度随访。继续开展 H 型高血压免费基因检测服务,完成基因检测 1026 人。

传染病防控　2017 年,报告法定传染病 18 种 1545 例,发病率为 392.42/10 万,比上年的 364.14/10 万上升 7.77%,无死亡病例。发病率居前 5 位的病种依次为手足口病、其他感染性腹泻、乙型肝炎、肺结核、流行性感冒。流行性感冒首次进入发病前五位。

2017 年 11～12 月流感发病数明显高于往年同期水平,仅 12 月份报告病例 60 例,占 2017 年流感报告总数的 68.18%,比上年同期上升 400%。流感病例聚集性疫情主要发生在中小学,流感样病例超过 10 例的学校有 30 所,占全区中小学的 75%。按照上级要求,结合崂山区实际情况,将流感、手足口病、布鲁氏菌病、流行性出血热、狂犬病、水痘等纳入重点传染病管理,做好传染病疫情报告、个案调查,及时处理疫点,防止疫情扩散。继续推进驻区高校艾滋病防控新模式,加强高校自愿咨询和检测工作,保证安全套自助发放机正常运行,结合高校防艾基金项目,截至2017 年开展自愿咨询 2766 人次,其中检测 2588 人次,自助取用安全套 3 万多个;密切联系高校防艾志愿者,发挥学生干部、同伴教育员的带头辐射作用,重点加强新生入学教育,开展校园宣传咨询活动和专家讲座 8 次,开展红丝带青春校园行活动、知识竞赛、辩论赛、网上答题等活动;和社会组织合作,共同开展青少年 MSM 人群警示性教育课题,探讨适合青年学生 MSM 人群的干预策略。

固定资产　2017 年固定资产总值 14387648.32 元。

精神文明　为庆祝中国共产党成立 96 周年,贯彻落实习近平总书记关于推进"两学一做"学习教育常态化制度化重要指示精神,中心党支部组织全体党员参观青岛党史纪念馆,认真观看了《光辉历程——中共青岛历史展》和《强信念、守纪律、做先锋——青岛市"两学一做"学习教育专题展》。

大事记

3 月 27 日,青岛同安妇婴医院预防接种门诊正式开诊。

4 月 6 日,国家卫生计生委慢病与营养处副处长王莉莉一行对崂山区慢病防控支持环境进行调研。

4 月 14 日,举办全国第二届"万步有约"职业人群健走激励大赛活动启动仪式。

4 月 17 日,崂山区预防接种门诊启用网络签核系统签署知情同意书,成为全市首个采用预防接种电子签核系统的区(市)。

4 月 23～24 日,山东省质量技术监督局检验检测机构资质认定评审组对中心实验室进行的现场评审,现场评审通过。

4 月 25 日,崂山区在全区范围内启用预防接种知情同意签核系统,是青岛市乃至山东省首个将预防接种知情同意书以电子化形式展现的区县。

5 月 18 日,2017 年 60 岁老年人免费接种肺炎疫苗项目正式启动。

6 月 10 日,开展 2017 年度全区大学生兵员征兵体检 HBsAg 及 HIV-Ab 检验工作。

6 月 12 日,青岛市佳家康妇儿门诊部预防接种门诊开诊。

6 月 13 日,中心成功申报 2 名受艾滋病影响儿童。

6 月 26 日,全面启动 2017 年全区居民健康素养、烟草流行、中医文化素养监测调查。

8 月 22 日,山东省卫生计生委公共卫生服务体系调研组到崂山区调研。

9 月 8 日,全市预防接种规范管理现场会在崂山区召开。

10 月 11 日,中心开展"美好青春我做主"——红丝带青春校园行活动走进中国海洋大学崂山校区活动。

11 月 19 日,山东省卫生计生委消除疟疾考核评估组到崂山区开展消除疟疾考核评估。

荣誉称号　崂山区获"山东省健康促进示范县(市、区)"称号。

党支部书记:林思夏

主　　任:林思夏

副 主 任:段　超、印　璠

联系电话:66711318

传真号码:66711317

邮政编码:266101

地　　址:青岛市崂山区辽阳东路 35 号

（撰稿人:徐　伟）

青岛市崂山区妇幼保健计划生育服务中心

概况　崂山区妇幼保健计划生育服务中心位于辽阳东路 35 号,建筑面积约为 2000 平方米,是全区的妇幼保健、计划生育技术服务培训指导中心。年内在职职工 29 人,其中专业技术人员 17 人,高级职称 6人,中级职称 8 人,开设孕产保健科、妇女保健科、儿童保健科、计划生育技术服务科 4 个医疗业务科室及检验科、B 超科、心电图 3 个医技科室。

业务工作　高危孕妇、儿童为关注点,夯实孕产妇、儿童保健管理。加强高危孕产妇早期识别、专案管理、动态监测和准确处置,对初筛阳性患者及时转诊到上级医疗机构进行分级管理。在全市率先依托高危儿管理软件建立高效运转的高危儿三级管理及转诊网络,优化工作流程。开展全区妇幼健康服务人员技术培训,提高助产机构孕产妇危急重症应急救治能力。各助产医疗机构均设置"产科安全办公室",6月组织市级专家对全区助产机构进行督导检查。组织专家完成2017年围产儿及新生儿死亡评审工作。加强基本公共卫生孕产妇、儿童保健管理工作,定期到辖区街道进行孕产妇、儿童保健管理督导,全区孕产妇系统管理率为97.8%,早孕建册率98.6%;住院分娩率达100%、产后访视率98.1%。3岁以下儿童系统管理率为91%,7岁以下儿童保健覆盖率为94%。

以落实妇幼卫生重大公共卫生项目为突破口,提升妇幼健康水平。开展妇女"两癌"免费筛查。提升标准,扩大范围,"两癌"筛查目标人群从农村妇女扩大到城乡妇女,年龄段由35～59岁扩展到30～64岁,继续由三级医院承担全区"两癌"免费筛查。开发"两癌"筛查管理软件,实现筛查全程信息化管理。实施乙肝、艾滋等母婴阻断项目,保证母婴安全。建立"逢孕必检"的工作机制,加强接产机构乙肝免疫球蛋白的使用与管理工作,完成HIV抗体检测4839人,孕期梅毒检测4839人(接产机构确诊梅毒1例),乙肝4853人,共注射乙肝免疫球蛋白115例,孕产妇艾滋病、梅毒和乙肝检测率均实现100%。

连珠成串、三级加力,加强出生缺陷综合防治。将免费孕前优生检查、发放叶酸连珠成串,全面推进一级预防。针对二孩妈妈"大龄""高风险"的情况,推出为孕前高风险人群加大随访力度、为二胎待孕家庭增加乳腺彩超、HPV病毒筛查检查等重点管理措施,孕前查体服务人群涵盖农村、城镇常住人口及符合条件的流动人口。指导、随访高风险人群326人,HPV病毒筛查856人,乳腺彩超856人,孕前优生查体人数为2978人,孕前优生目标人群覆盖率达到100%,5月参加2017年省级孕前优生项目临床检验室间质评活动,全部质评项目均为100分。充分利用计生三级网络健全的优势,合理安排各街道、社区叶酸发放,截至2017年11月底免费发放叶酸7201瓶,目标人群发放率100%,服用率100%。以精准基因检测为抓手,实施"优生关爱"二级预防。为孕妇进行遗传性耳聋基因筛查及无创DNA基因检测(产前诊断)列入2017年区政府实事,出台《崂山区遗传性耳聋基因筛查实施方案》《崂山区产前筛查高风险和临界风险孕妇免费基因检测或产前诊断服务项目实施方案》,完成耳聋基因筛查服务机构公开招标及签约工作。完成产前筛查3091人(高风险369人、临界风险278人),完成耳聋基因免费筛查1161人(耳聋基因阳性81人),为320人报销无创DNA(产前诊断)费用,其

中确诊9例先天愚型。三级预防措施不断完善。免费新生儿疾病筛查覆盖全部户籍人口,2017年1～11月全区共完成新筛检查3355人、听筛检查3321人,新筛率99.9%,听筛率99%。加强病残二胎优生监护,预防缺陷儿出生严格按照病残儿家庭生育二胎优生监护管理办法相关规定进行优生监护和管理,全年共管理病残家庭44个。

优化提升计划生育技术服务,提升生殖健康水平。提高计划生育技术服务质量,严格按照四项手术操作规程进行四项手术,完成四项手术833例,对有医学指征的流引产严格把关,审核74人引产。对有生殖需求的失独家庭、病残儿再生育家庭创新性开展了免费辅助生殖补助,对2个家庭给予3000余元产前诊断、辅助生殖检查费用经济补助。2017年完成孕环情监测71440人。积极创建省级药具管理示范站。按照省级药具示范站验收标准,深入街道、社区认真督查,打造街道、社区药具外部宣传环境,严格落实药具质量管理,提升了药具管理与服务水平,顺利通过山东省卫生计生委验收。

加强儿童保健规范化管理,保障儿童健康。严把幼师及新入托儿童查体关口,严格按照《托儿所幼儿园卫生保健管理办法》对全区托幼机构的工作人员、新入园儿童进行查体,截至2017年11月底检查新上岗幼师451人、新入托儿童6982人。加强保健员业务培训,开展托幼机构卫生评估。举办全区幼儿园保健员、保育员及炊事员业务知识培训班,培训700余人,对部分托幼机构进行卫生保健评估工作,评估托幼机构30家。规范管理出生医学证明。根据最新规定修订出生医学证明相关工作制度,严格按照国家、省市有关出生证明文件规定发放出生证明,签发3094份。

固定资产 2017年固定资产总值8418586.91元。

精神文明建设 扎实开展提升群众满意度活动,加强医德医风建设,切实改善服务态度,规范医疗服务行为,公开药品价格、检查收费标准等。设立意见箱,征求服务对象的意见建议。进一步优化服务流程,为群众提供实实在在的方便。积极响应参与上级部门组织的扶贫济困活动,为贫困地区的人民献上一片爱心,"慈善一日捐"共捐款4400元。

大事记

2月28日,区妇幼保健计划生育服务中心工会进行换届选举,经选举确定曲春雁为工会主席。

3月8日,被崂山区妇女联合会授予"三八红旗

集体"荣誉称号。

5月3日,被青岛市妇女联合会授予"巾帼文明岗"荣誉称号。

8月9日,政府实事项目耳聋基因筛查项目举行启动仪式。

6月25日,被中国妇幼保健协会授予"出生缺陷防控耳聋基因检测实验示范基地"称号。

12月4日,被山东省计划药具管理站授予"山东省计划生育药具管理县级示范站"称号。

党支部书记:王晓光

主　　任:王晓光

副 主 任:曲春雁、辛志峰、田翠杰

联系电话:66716619

传真号码:88912873

邮政编码:266101

地　　址:青岛市崂山区辽阳东路35号

（撰稿人:陆　鑫）

青岛市崂山区社区卫生服务中心

概况　崂山区社区卫生服务中心是青岛市城镇职工医疗保险和城镇居民医疗保险定点医疗机构,面向全市参保人员和流动人口提供门诊、住院、居家护理（家庭病床）、康复、理疗、健康体检、预防接种、健康教育、养生保健、慢病管理、营养指导、用药咨询和心理咨询服务。设有全科门诊（含口腔、耳鼻喉、眼科、皮肤病诊室）、全科病房、中医理疗科、妇科和妇女保健门诊、儿童保健科、预防接种门诊、检验科、B超室、放射科、体检科等科室。配备有上海联影16排螺旋CT、意大利GMM数字胃肠机、荷兰飞利浦DR、日本富士CR、芬兰普兰梅德乳腺钼靶X线机、意大利维拉口腔全景机X线机、德国西门子彩超、全自动生化仪和全套中医理疗仪器等医疗设备,价值近3000万元。中心有人员162名,其中,卫生专业技术人员142人,1名博士研究生、16名硕士研究生(在读5名)。

业务工作　2017年门诊累计服务22.04万人次。

业务收入　业务收入4042.97万元,比上年提高18%。

基本公共卫生服务　全年辖区累计建立电子化居民健康档案172263份,建档率86%,使用率48.43%;累计管理高血压患者16424人,规范数11754,规范管理率71.6%,控制数13214,控制率40%;累计管理糖尿病患者8830人,规范数5623,规范管理率63.7%,控制数4668,控制率52.8%;累计

高血压高危患者18797人;累计管理糖尿病高危患者17130人。累计管理脑卒中患者630人,冠心病患者4687人。实施传染病防控、突发公共卫生事件处置、卫生监督协管等项目,传染病上报率100%、上报及时率100%,全年传染病疫情规范随访386例,突发公共卫生事件处置率100%、及时率100%。

儿童保健　全年建立保健手册2108份,共查体9733人次,建立预防接种证1732人,接种人数20646人,接种66982人次。入学入托预防接种证查验13所学校2500余人。完成辖区20所学校19301名学生健康体检工作,体检结果及时反馈给学校;完成43所幼儿园7574名儿童查体工作。

孕产妇保健　全年建立孕产妇保健手册1446人次;孕中期产前筛查377人次,中孕产前随访3114人次;晚孕随访3292人次;产后访视1032人次;产后42天检查101人次。孕期耳聋基因检测337人次。

体检工作　全年40岁～59岁及60岁老年人查体2.3万余人,比上年增加36.4%。建立查体结果三级反馈机制,中心班子成员带队分头深入街道、社区进行面对面查体结果反馈;开通"查体报告微信查询"服务。

健康教育　制作印刷健康教育宣传材料10万余份,发放给辖区居民宣传普及健康教育知识;组织中心及三级医院专家进社区、学校、企业等进行各类主题的健康教育知识讲座、大型义诊咨询活动共计41场,参与群众5000余人,现场义诊咨询1200余人次,发放宣传材料12000余份。开展了卫生应急知识"五进"活动,组织急救方面专家进学校、社区、企业、机关、家庭进行急救知识及技能培训7场;开展了7个城市社区、3个农村社区600户居民的健康素养问卷入户调查工作。

基本医疗　围绕"老、高、糖"等慢病人群和群众就医习惯,在全科门诊内设立消化内科、心内科（H型高血压）、内分泌（糖尿病）、神经内科（脑卒中）、呼吸科（慢阻肺）5个慢病门诊,安排中心全科医生和上级医联体医院的专科医生坐诊,为签约群众提供精准、专业的慢病诊疗管理服务。围绕辖区群众医疗需求和解决慢病并发症,开设肛肠门诊、儿科、妇科、眼科、耳鼻喉科、口腔科和心理咨询7个专科门诊,满足了辖区签约群众不同层次的医疗需求。

中心与青岛市市立医院东院、青岛市海慈医疗集团、山东大学齐鲁医院（青岛）、青岛大学附属医院、青岛市第八人民医院建立"医联体",达成业务协作、人才培训、双向转诊、预约专家号、资源共享等工作。基

于"医联体"建设的基层实践,与"医联体"内心内科、内分泌科、神经内科、呼吸科等基层迫切需求的科室签订合作协议,实现医联体科室与中心慢病防治相关学组的紧密合作,打造"科联体"合作模式。通过上级医院专家定期下社区查房、授课、会诊,基层医护定期到上级医院进修、观摩,加深科室之间、医师之间的了解和信任,根据基层需求开展有针对性的带教提能,提高基层卫生服务能力。在强基层的基础上,实现有序的双向转诊,实现上下级医院医师之间的良性互动,探索适合区情的分级诊疗路径,切实提升基层的慢病管理和服务能力,实现家庭医生签约一条龙服务。

名医下乡　深入贯彻"名医下乡"惠民医疗工程,针对辖区群众就医服务需求,聘请市海慈医疗集团4名岛城有较高知名度中医专家,青岛市市立医院耳鼻喉、皮肤科专家,山东大学齐鲁医院眼科专家每周定期到中心坐诊。全年为4000余名患者提供诊治服务,让社区居民在家门口即可享受到三级甲等医院知名专家的医疗服务。

继续教育及科研课题　承办"2017中华全科医师学术会议暨基层骨干全科医师及社区师资能力提升培训及研讨会"和市级继续医学教育项目"医生慢病管理能力提升培训班",提高了基层医疗机构基本医疗和公共卫生工作水平;选派12名医护人员到市120急救中心及齐鲁医院急诊进修学习;安排2名医技人员到市立医院、齐鲁医院进修学习,4名医护人员到齐鲁医院呼吸科进修学习;"全科医生实训基地建设对于全科医师服务能力提升的实证研究""科联体'提升基层全科服务能力""实现家医签约一条龙服务崂山区进一步降低老年人群体检年龄段的成效分析"获批省级科研课题项目。

中医药服务　建立"陶凯全国知名中医药专家工作室""宋爱武名老中医工作室",传承老中医药专家学术经验,并跟师带教。举办了第三届中医药文化节,进行崂山区中医"双20适宜技术"培训及比武、"健康社区行"、"名医下乡"、中医药发展研讨会、养生保健月等系列活动;开展"冬病夏治"和"冬病冬治"中医贴敷工作。开展代煎中草药服务。

家庭医生签约服务模式　2017年6月1日后,中心符合家庭医生签约条件的14名医生均开展家庭医生签约工作,并真正实现了"三约合一",每名家庭医生和一名医助结成对子,共同承担签约居民的基本医疗及公共卫生管理,截至12月31日,累计签约2204人。2017年9月1日后,在辖区承担公共卫生任务的社区服务站及卫生室全面推开家庭医生签约工作,截

至12月31日,累计签约5445人。完成辖区计生特殊家庭家庭医生签约工作的全覆盖,低保家庭、残疾人及重精病人的签约工作也在有序进行。

技能比武获奖情况　在区卫计局举办的崂山区全科医师岗位练兵和技能竞赛中获得团体一等奖,获个人一等奖两个,二、三等奖各一个,优秀奖一个。在山东省卫计委组织的"2017年全省基层中医药适宜技术技能竞赛省级决赛"中获团体二等奖及个人优秀奖。在青岛市基层中医药适宜技术技能竞赛中获团体二等奖,两个单项一等奖。

信息宣传　全年报送各类工作信息及新闻稿件300余篇,采用260篇,其中国家级新闻网络媒体、信息刊物和报纸采用18篇,省级新闻网络媒体、信息刊物和报纸采用稿件79篇,市区级新闻网络媒体、信息刊物和报纸采用163篇。

精神文明建设　在全市基层医疗机构中率先推行无假日门诊、无假日预防接种门诊,实行"先住院、后付费"服务,开通24小时用药服务热线和中药快递服务,代煎中草药20余万付。

"心脑同治""呼吸舒畅""糖尿病健康家园"三个俱乐部参与会员500余人,1300余人次参加活动8场。与青岛心血管病医院、市市立医院分别开通远程心电图诊断和PACS系统。与齐鲁医院、青大附院开通远程自助挂号系统,让居民在家门口就能享受到便捷、及时的服务。每年开展"倾心呵护健康、打造崂山居民满意医疗机构"惠民月、"服务百姓健康义诊周等一系列惠民举措。定期通过电话回访和现场抽查的形式对各科室的服务对象进行满意度调查;建立完善主动征求群众意见的机制,向社会公示服务监督电话,接受群众投诉和意见建议。举办"三民工作报告会"、"医院开放日"和"社会监督员座谈会",集中征求意见和建议。组织开展"慈善一日捐"活动,捐款1.2万余元。

大事记

2月26日,青岛市首家公立基层医疗机构"引进类知名中医药专家工作室"在中心揭牌成立并正式开诊。

3月21日,在厦门举办的第四届海峡两岸全科医学大会上,由同济大学医学院和中国全科医学杂志社联合完成的关于全国社区科研能力的调查研究结果发布,崂山区社区卫生服务中心获"全国社区卫生服务机构科研能力百强"称号,是山东省唯一一家入选的社区卫生服务中心。

3月28日,中心与北京特尊医疗联合体管理中心签订合作协议。

6月26日，崂山区第三届中医药文化节在中心启幕。

7月28日，国家卫生计生委副主任王国强到中心调研基层慢性病防控工作，青岛市政府副市长栾新等相关领导陪同调研。

8月11日，中华医学会副会长饶克勤、国家卫生计生委法制司综合标准处处长郑云雁一行，到中心调研基层社区卫生服务工作。

8月12日，由中华全科医师学术会议组委会主办，中心承办的"2017中华全科医师学术会议暨基层骨干全科医师及社区师资能力提升培训及研讨会"在青岛崂山召开。

8月23日，由中国医疗保健国际交流促进会基层卫生分会主办，山东省基层卫生协会作为支持单位，在崂山区社区卫生服务中心举办"社区卫生服务中心管理人员互联互访（青岛）"培训班。

11月4日，青岛市医学继续教育项目——2017年青岛市全科医生慢病管理能力提升暨住院医师规范化培训班在崂山区社区卫生服务中心圆满结束。。

11月9日，崂山区社区卫生服务中心获得"2017全国百强社区卫生服务中心"称号，山东省获此殊荣的有七家，青岛市两家。

荣誉称号　全国百强社区卫生服务中心。

主　　任：蔡学民

副 主 任：任文睦、李　魁

电　　话：66711366

传　　真：66711303

网　　址：www.lschs.gov.cn

邮政编码：266001

地　　址：崂山区辽阳东路35号

（撰稿人：徐　毅）

青岛市崂山区沙子口卫生院

概况　崂山区沙子口卫生院位于崂山区沙子口街道崂山路179号，为一级甲等医院。有工作人员99人，其中高级职称4人、中级职称37人。主要承担辖区约7.5万居民的基本医疗、基本公共卫生服务、卫生室管理、院前急救等职能。有床位18张，设有综合内科、中医科、妇科、口腔科、预防保健科、120急救中心等临床科室，检验、放射、心电等辅助科室，配备有锐柯DR影像系统、西门子彩超、全自动生化分析仪、五分类血常规分析仪、动态心电图系统等设备。

业务工作　2017年门诊量11.3万人次，累计为6700多名60岁以上老人、3200名中年居民提供健康查体服务。院前急救出车1371次，救治转运病人1268名，出诊量比上年同期增加12.4%；完成"崂山100公里国际山地马拉松越野挑战赛"、中高考等医疗保障任务28次。

全街道接种60岁老年人肺炎疫苗627人次；组织白内障复明工程手术75例，低保户免费义齿摸底23例；开展名医下乡坐诊150次，受益患者2792人次；红马甲志愿服务队入户巡诊130人次，行程860余千米。

预防接种疫苗26224剂次，其中二类疫苗1543剂次；孕前优生健康查体749人，幼儿园体检2080人次，中小学生查体7079人次。为690名产妇发放分娩补助34.5万元，为600多名新生儿报销疾病筛查、听力筛查14万元。

前登瀛社区卫生室、北姜社区卫生室被评为崂山区中医特色医疗机构；北姜社区卫生室纳入一体化管理；松山后社区卫生室、宅科社区卫生服务站顺利启用，进一步丰富了沙子口街道的医疗资源配置，服务能力得到提升。2017年一体化卫生室门诊总量12.34万人次，比上年同期增长14%；基本药物采购307.2万元，增长17%。

业务收入　全年业务收入1329.5万元。

固定资产　固定资产总值1182.2万元。

基础建设　更新门诊大厅导医台，增设候诊椅，升级千兆网络交换机，增设网络防火墙；预防接种门诊安装数字化电子签核系统，开通微信预约接种服务。

卫生改革　在街道全面推开家庭医生签约服务，成立覆盖39个社区的12个家医团队，通过"1+1+n"的模式，以特殊人群为重点，共签约1.1万人，实现计生特殊家庭实现全覆盖。坚持公益办院宗旨，通过合理用药点评、规范中成药使用等措施控制医疗费用增长，满足居民医疗需求。居民在卫生院产生门诊医疗费用625万元，医保报销374万元，单张处方平均90.71元，比2016年下降17.66元；住院患者平均住院费用1795元，比上年下降约10%，居民个人负担由8.69%下降到7.94%。拓展服务范围，满足就医需求。6月起开设小儿专科门诊和中医小儿推拿专科门诊，开展小儿常见疾病诊疗，增加小儿穴位贴敷、小儿捏脊等服务，方便周边社区居民儿童就诊，人均医疗费用不超过50元；增加耳鼻喉专业名医下乡坐诊专家；开展社区巡护试点，上门为患者更换胃管、尿管。

医疗特色　中医科水针刀技术治疗肩周炎、椎间盘疾病；妇科与青岛大学附属医院联合开展宫颈癌

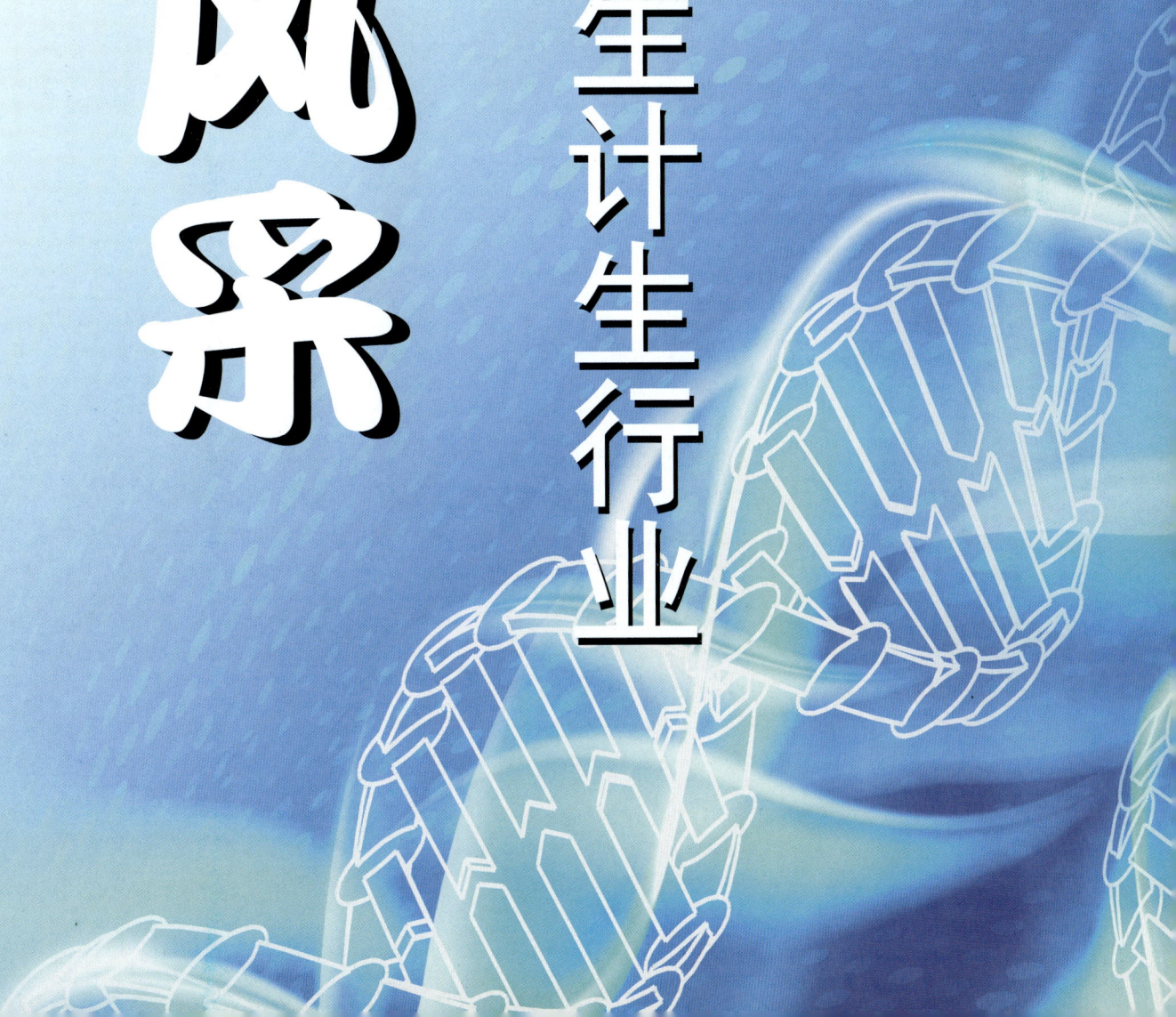

青岛市卫生计生行业

风采

青岛市市立医院（集团）

青岛市市立医院（集团）始建于1916年，拥有本部、东院、皮肤病院、北九水疗养院、乳腺病院，为集医疗、教学、科研、保健、康复、公共卫生六大功能于一体的大型综合性医疗集团。2017年，继续保持全国文明单位、山东省文明单位、全省卫生计生系统先进集体、山东省健康促进医院等荣誉称号。"生命绿洲"服务品牌通过青岛市服务名牌的复审。医院口腔科等12个学科荣登2017年中国医院科技影响力全国百强榜单，入选数量居全国地市级医院的首位。

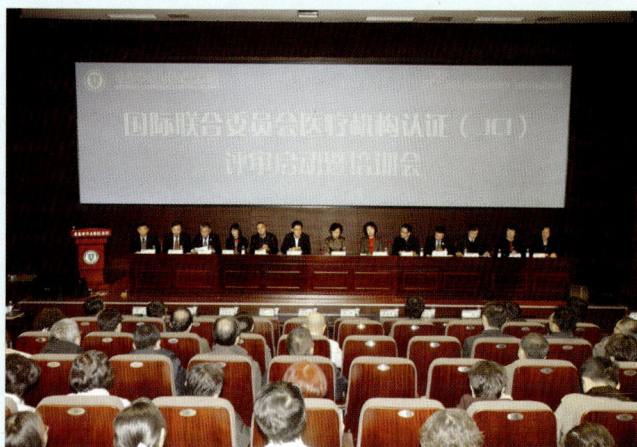

2017年1月16日，青岛市市立医院（集团）召开国际联合委员会医疗机构认证（JCI）评审启动暨培训会，成立JCI评审工作领导小组。

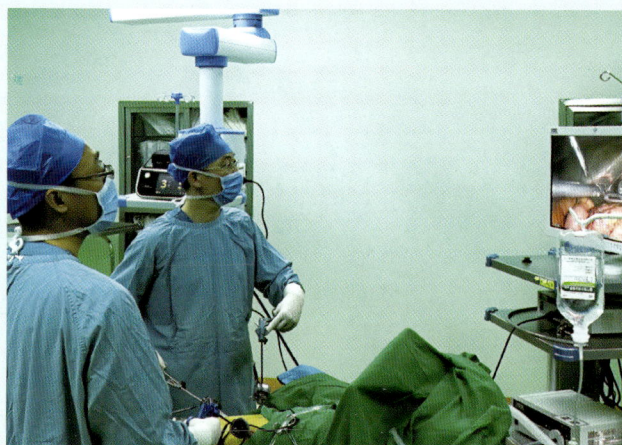

2017年4月10日，青岛市市立医院（集团）成功完成高难度全腹腔镜下胰十二指肠切除术。

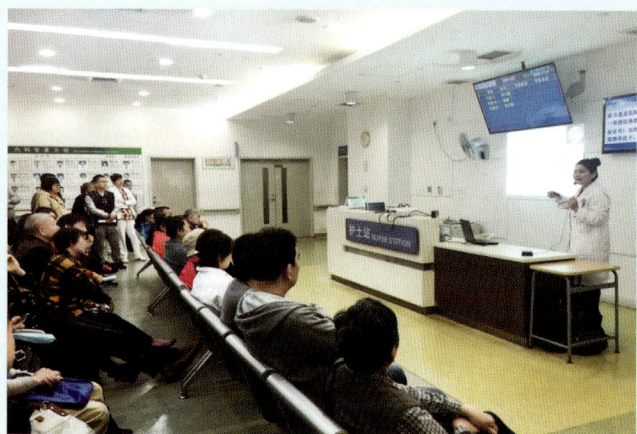

2017年4月17日，青岛市市立医院（集团）开设"晨间半小时"专家讲堂，由出诊专家为等待开诊的市民进行健康知识宣讲。

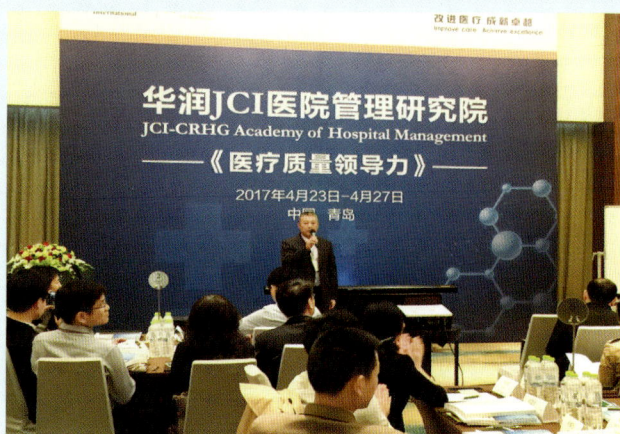

2017年4月23~27日，青岛市市立医院（集团）JCI评审管理团队参加由华润JCI医院管理研究院组织的医疗质量领导力培训，全面启动集团JCI评审工作。

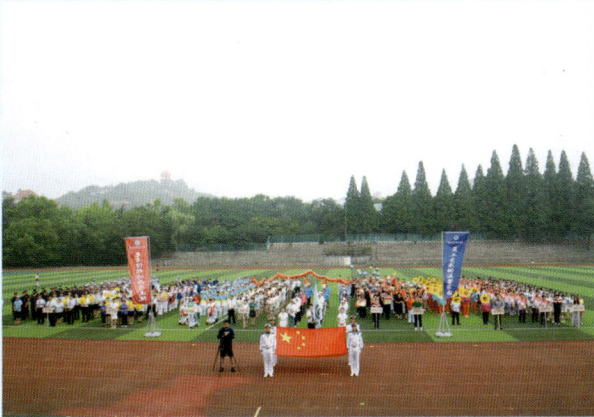

2017年6月25日，青岛市市立医院（集团）第六届职工田径运动会举行。

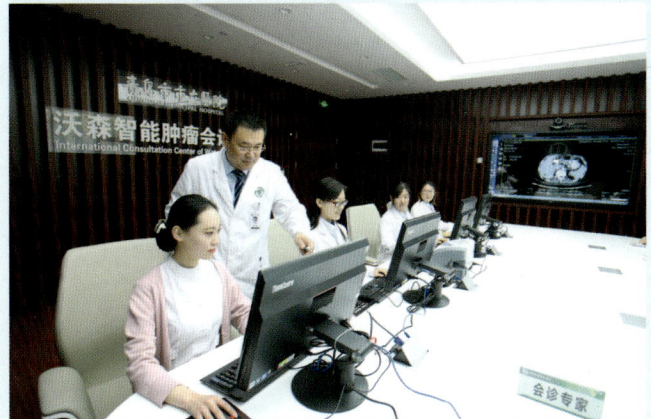

2017年4月27日，青岛市市立医院(集团)引入沃森肿瘤智能医疗系统，成立沃森智能肿瘤会诊中心，在全市率先开启人工智能医疗服务。

2017年6月26日，青岛市市立医院（集团）召开庆祝中国共产党成立96周年纪念大会。

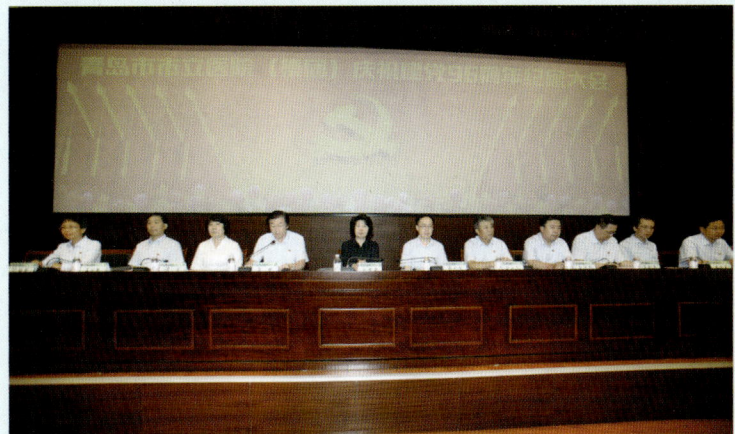

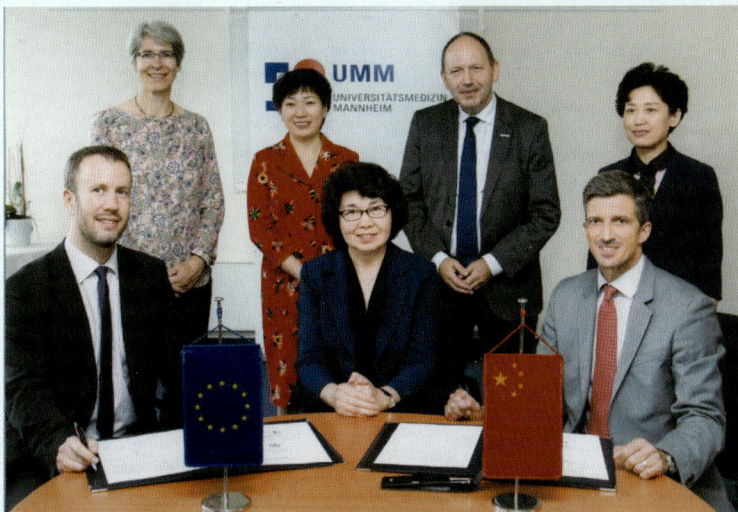

2017年7月3日，青岛市市立医院（集团）与德国曼海姆大学医学中心签订合作协议。

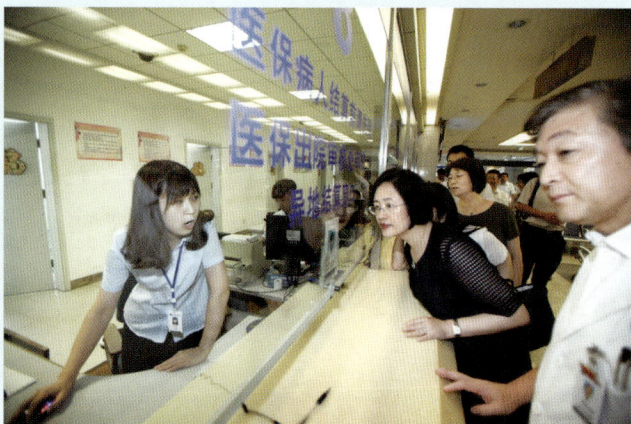

2017年7月24日，国务院第四次大督查"医疗养老专项督查组"实地考察青岛市市立医院（集团）工作。

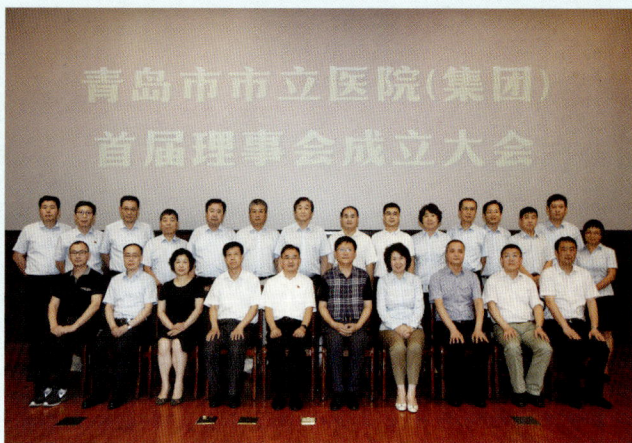

2017年8月8日，青岛市市立医院（集团）首届理事会成立大会召开。

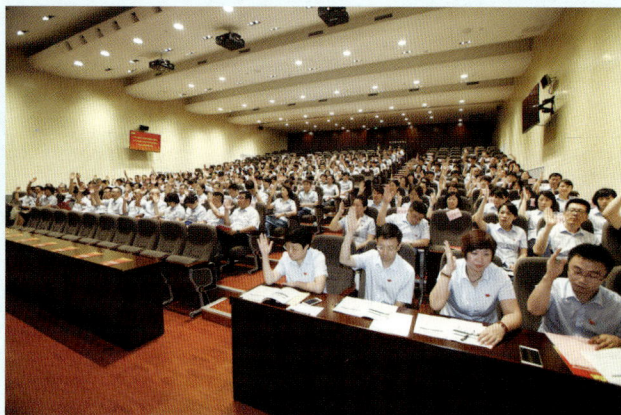

2017年8月24日，青岛市市立医院（集团）召开第二次党员代表大会，选举产生中共青岛市市立医院（集团）第二届委员会委员、第二届纪律检查委员会委员。

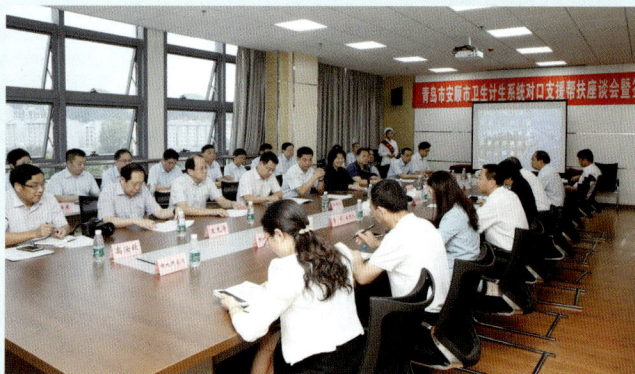

2017年8月28日，安顺市人民医院正式加入集团，挂牌"青岛市市立医院（集团）安顺市人民医院"。

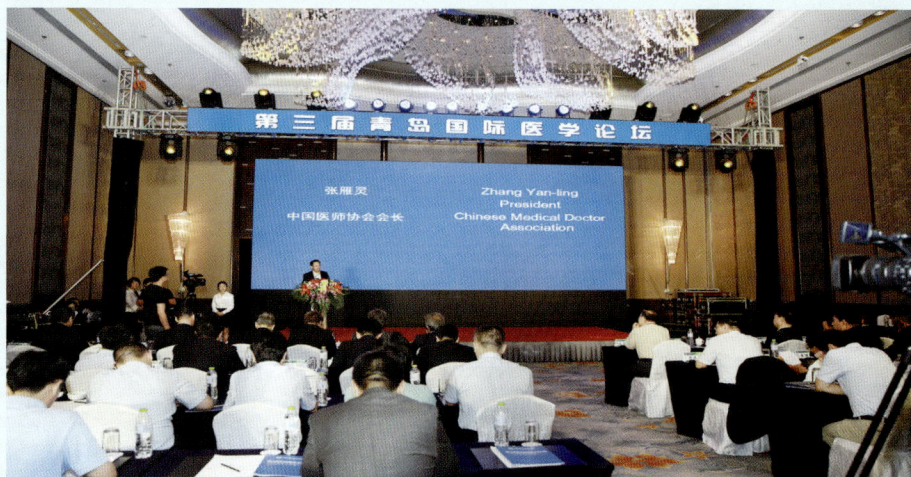

2017年9月21日，青岛市卫生计生委和青岛市市立医院（集团）共同主办"第三届青岛国际医学论坛"，作为2017年世界华人医师协会年会分论坛。

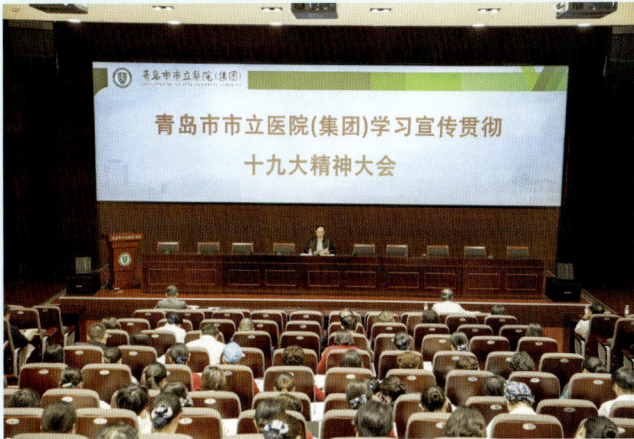

2017年11月6日，青岛市市立医院（集团）召开全院党员干部大会，对学习宣传贯彻党的十九大精神进行全面部署。

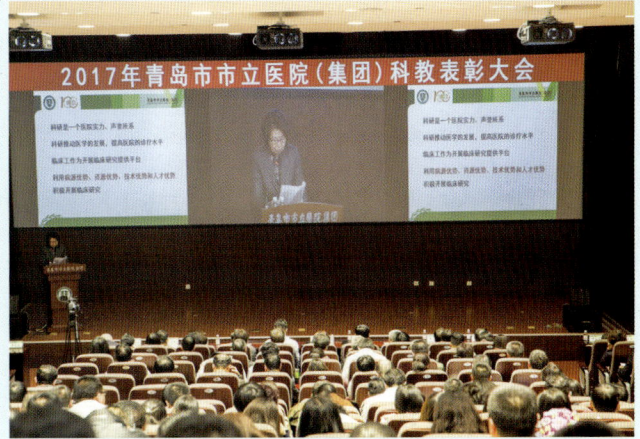

2017年11月20日，青岛市市立医院（集团）召开2017年科教表彰大会暨2018年国家自然科学基金项目申报启动会。

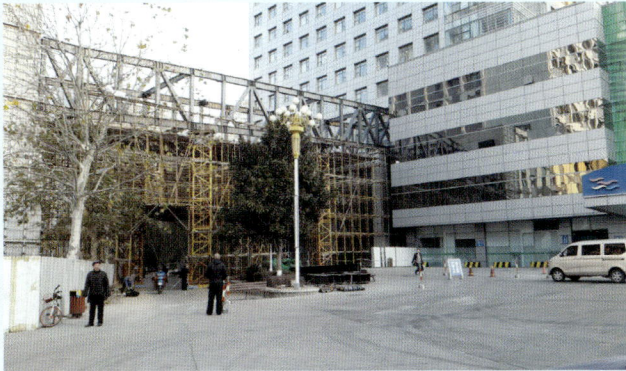

2017年11月27日，青岛市市立医院（集团）东院一、二期连廊吊装施工顺利完成，实现东院一、二期工程大楼之间的互通。

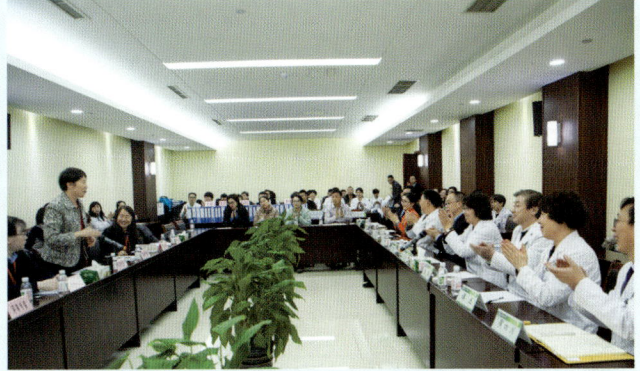

2017年12月12日，青岛市市立医院（集团）顺利通过山东省卫生计生委住院医师规范化培训工作专项督导检查。

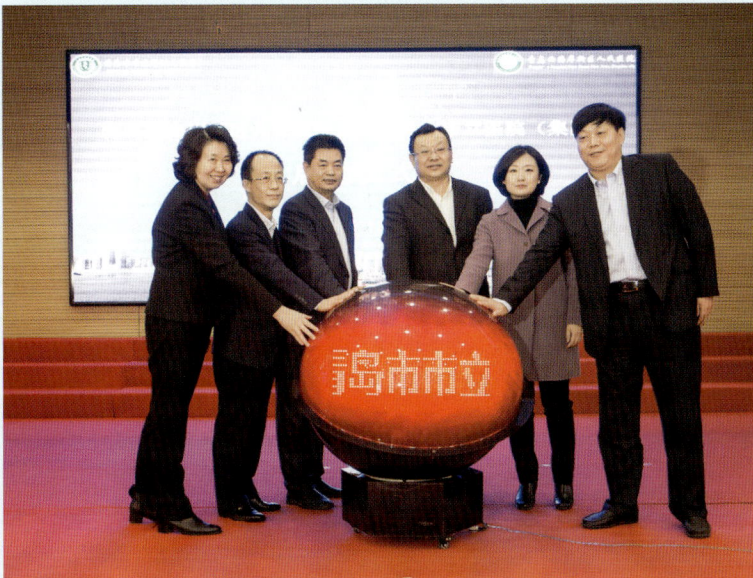

2017年12月27日，青岛西海岸新区人民医院正式挂牌"青岛市市立医院(集团)西海岸新区人民医院"。

青岛市海慈医疗集团

　　青岛市海慈医疗集团是山东省首家集医疗、预防、科研、教学以及保健、康复于一体的公立大型综合医院集团。由青岛市海慈医院、青岛市中医医院、青岛市黄海医院合并组成。拥有国家级、省市级重点专科31个。集团始终坚持中、西医发展并重的办院理念，中医著名、资深专家门诊杏林苑，膏方门诊，冬病夏治等中医特色诊疗深受患者欢迎，开展中医非药物治疗60余项，是青岛市第一批"养生保健基地"建设单位。可以开展脑、心胸、腹部、脊柱等多种复杂大型手术，开展造血干细胞移植、多学科联合急危重症救治，微创技术在多个领域得到应用。

　　集团秉承"人文医疗，温馨海慈"的服务理念，积极倡导全程、全员、全方位温馨服务，注重学习、总结、提炼和推广先进医院文化，"人文医疗，温馨海慈"品牌荣获山东省、青岛市优秀服务品牌。集团先后荣获全国文明单位、全国五一劳动奖状等几十项称号。

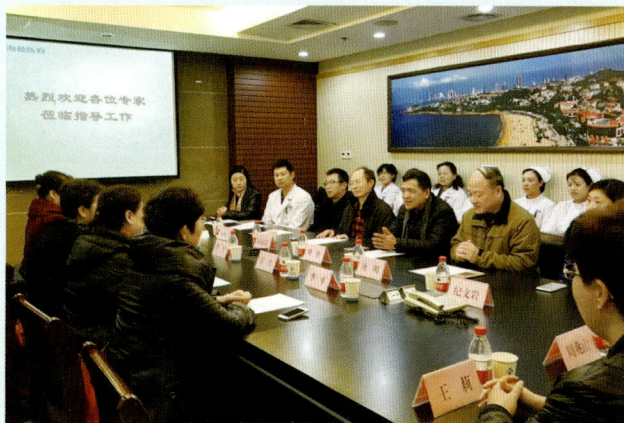

　　2017年2月8日，国家临床重点专科建设项目——肺病科、护理学通过验收。青岛市海慈医疗集团拥有各级各类重点学科（专科）31个。

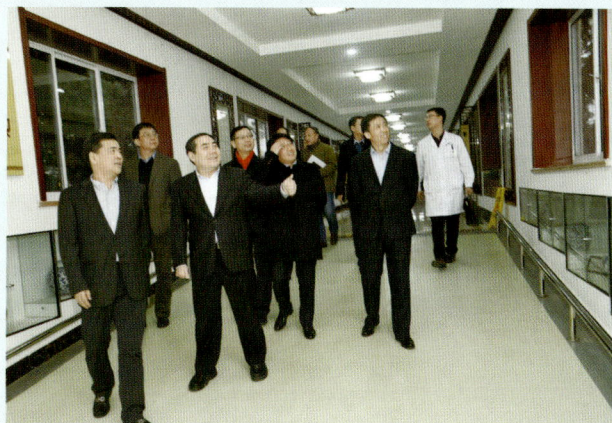

　　2017年2月15日，青岛市副市长王广正（前排左2）到青岛市海慈医疗集团专题调研中医药建设工作。

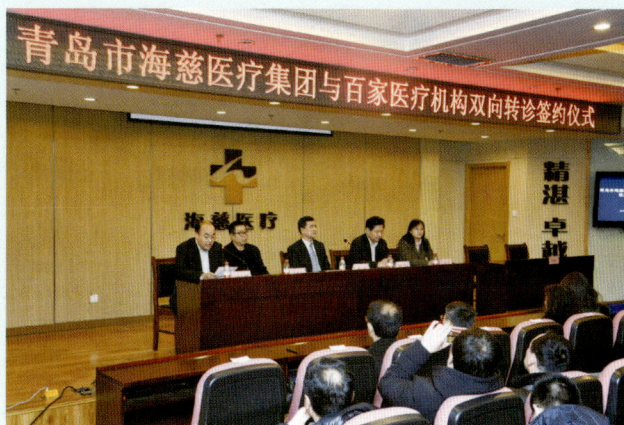

　　2017年2月22日，青岛市海慈医疗集团与百家基层医疗机构签订双向转诊协议。

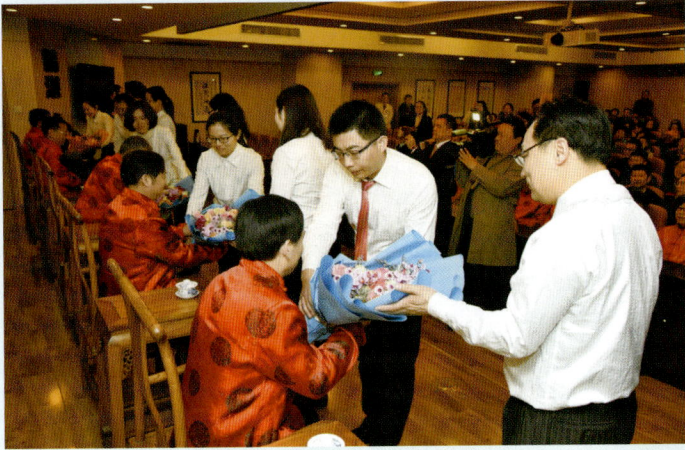

2017年3月3日，引进类全国知名中医药专家工作室在青岛市海慈医疗集团杏林苑开诊。首批29名中医药专家定期到集团坐诊，为患者提供"国字号"诊疗服务。

2017年3月17日，张学文国医大师工作室揭牌仪式在青岛市海慈医疗集团举行。张学文教授是全国著名中医内科专家，被中医界尊称为"中医急症高手"。

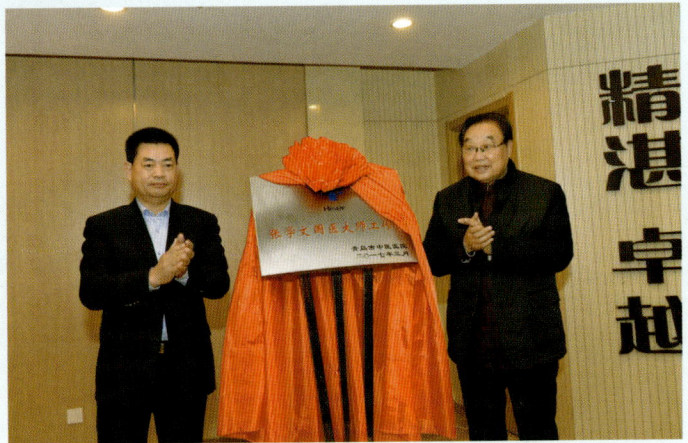

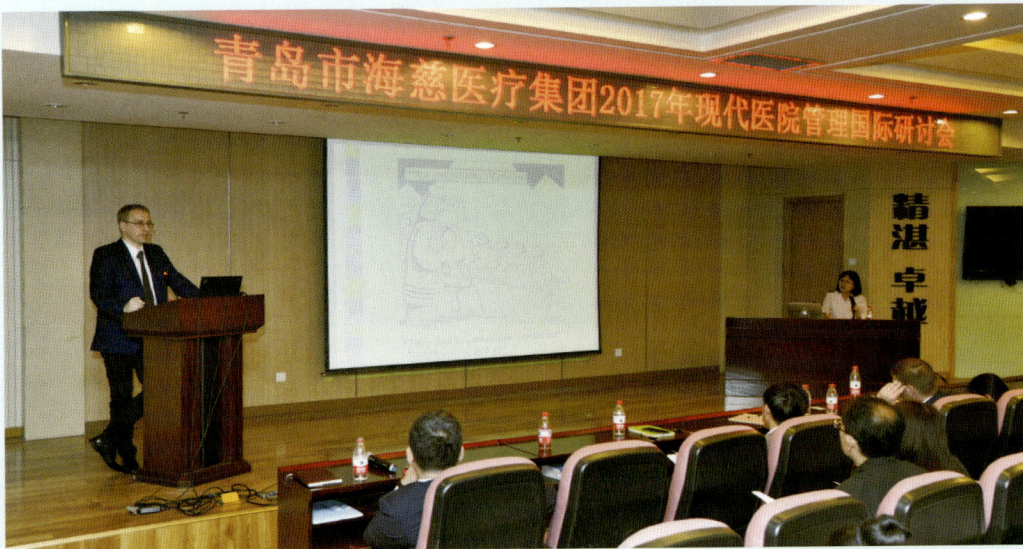

2017年4月11日，青岛市海慈医疗集团承办现代医院管理国际研讨会。

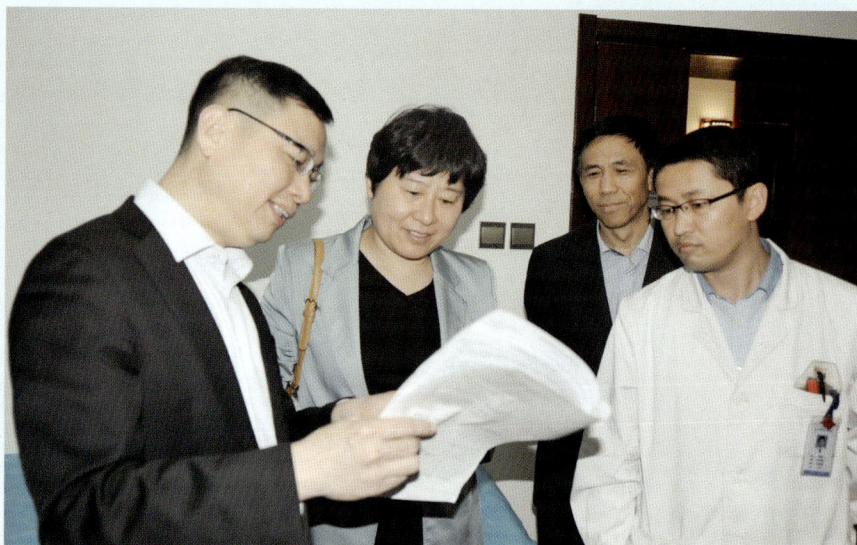

2017年5月12日，山东省中医药管理局局长孙春玲（左2）在青岛市中医药管理局专职副局长赵国磊（左1）的陪同下到青岛市海慈医疗集团调研。

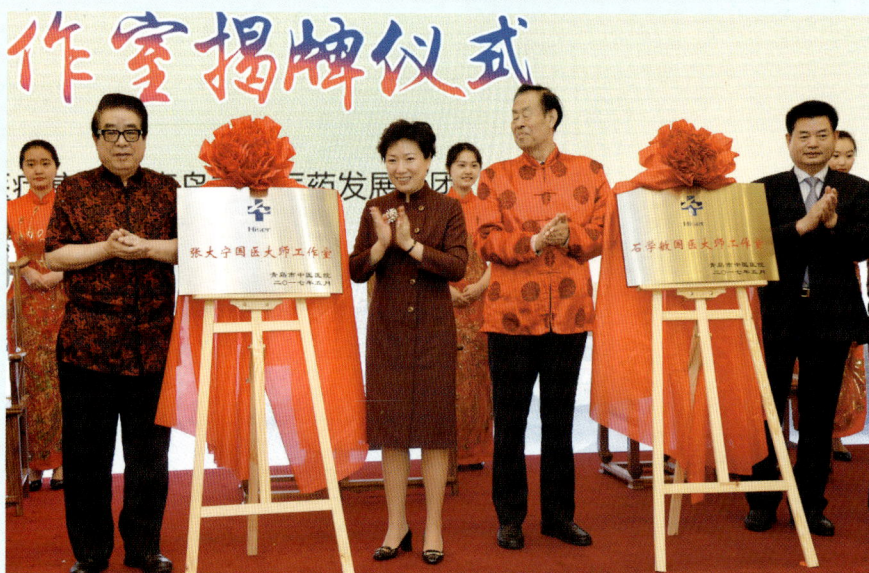

2017年5月13日，青岛市海慈医疗集团承办青岛市首届国医大师论坛暨国医大师工作室揭牌仪式。

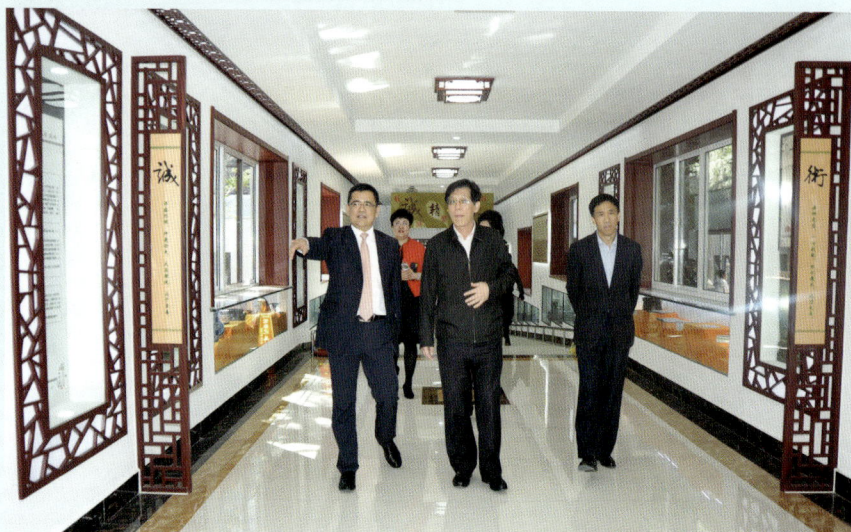

2017年5月13日，中华中医药学会副会长王国辰（前排中）到青岛市海慈医疗集团调研指导中医药建设工作。

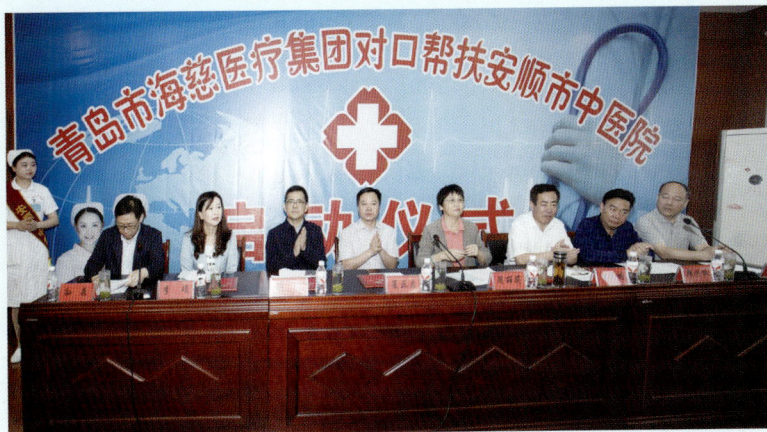

2017年6月26日，青岛市海慈医疗集团对口帮扶贵州省安顺市中医院启动仪式在贵州省安顺市中医院举行。

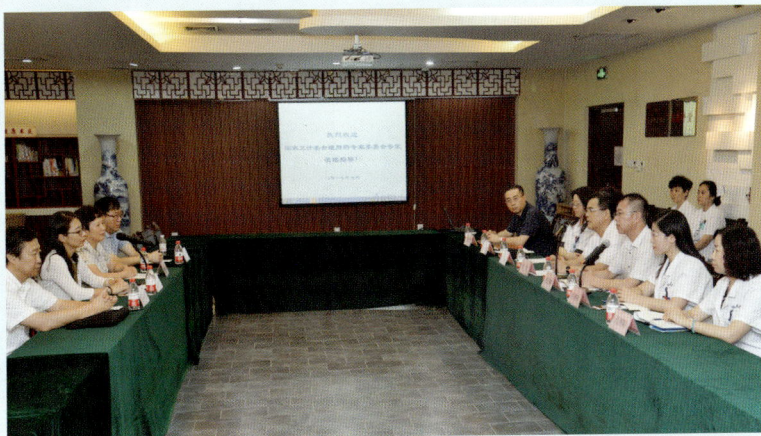

2017年7月27日，国家卫生计生委合理用药专家委员会一行4人到青岛市海慈医疗集团就抗菌药物合理使用及细菌耐药监测工作进行检查指导。

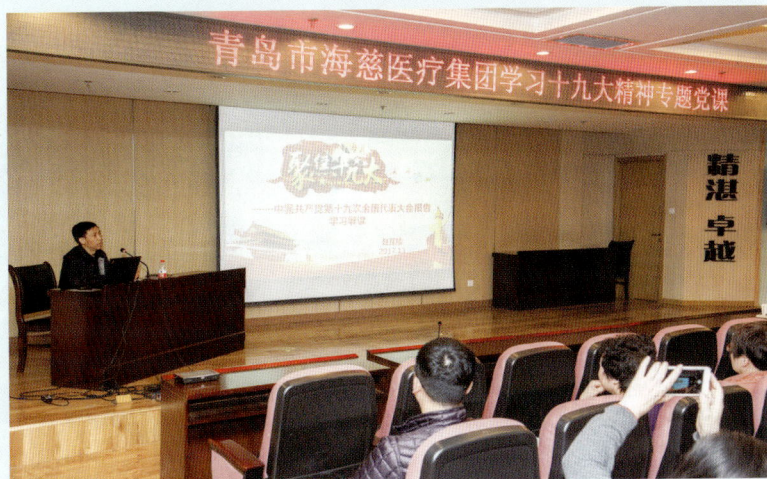

2017年11月20日，青岛市海慈医疗集团举办学习十九大精神专题党课，党委书记赵军绩向全院中层干部宣讲十九大精神。

青岛市第三人民医院

青岛市第三人民医院始建于1931年，其前身是美国基督教创办的教会医院"信义会医院"，现为青岛市卫生计生委直属的三级综合性医院。医院占地面积5.9万平方米，一期建筑面积8.1万平方米，编制床位800张，设有30余个临床医技科室，是青岛市高血压防治临床基地、青岛市精准心血管疾病诊疗中心分中心、半岛航空医疗救援联盟成员单位、青岛市涉外定点医院、滨州医学院教学医院、齐鲁医药学院教学基地，是国家卫生计生委在青岛市首家全国病理切片远程会诊系统成员单位、岛城首家由中国医师协会挂牌的妇科内分泌培训基地，是青岛市基层卫生协会日常办公机构。

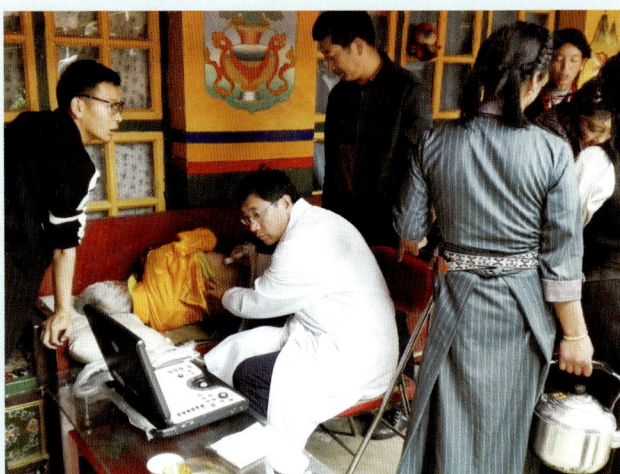

2017年8月～9月，青岛市第三人民医院医生朱玉召作为青岛市卫生计生委选派援藏B超医师兼任山东省医疗队领队，赴西藏日喀则市进行为期52天的包虫病筛查工作。

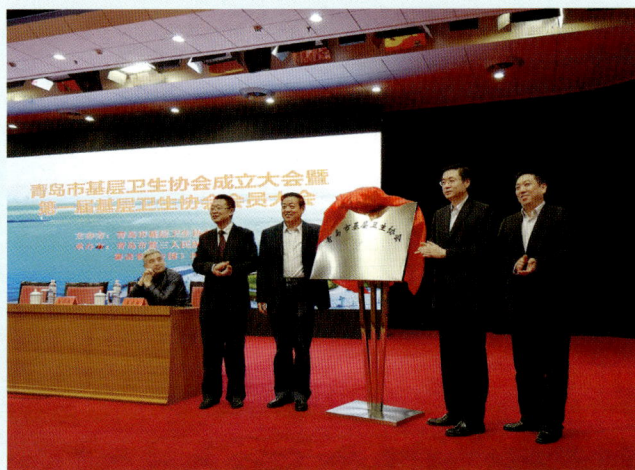

2017年10月17日，由青岛市第三人民医院承办的青岛市基层卫生协会成立大会暨第一届基层卫生协会会员大会召开。

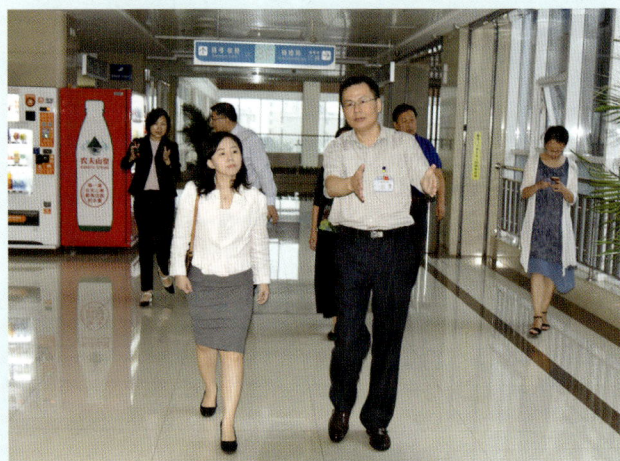

2017年9月6日，新加坡国际管理学院院长陈丽颖（左）到青岛市第三人民医院参观交流。

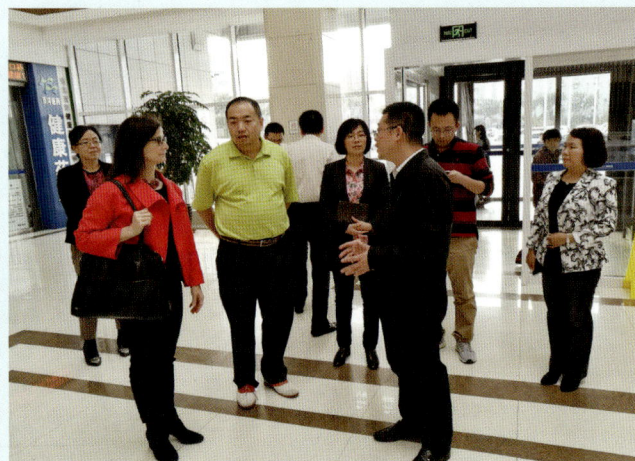

2017年10月19日，哈佛医学院教授、大妇产科主任Hope Anne Ricciotti（左2）在李沧区政府副区长刘春花（右4），区政协副主席、区卫计局局长李蕾（右1）陪同下，到青岛市第三人民医院妇产科进行调研。

山东青岛中西医结合医院
（青岛市第五人民医院）

　　山东青岛中西医结合医院暨青岛市第五人民医院为山东省首家三级甲等综合性中西医结合医院。1995年经国家、省中医管理局批准为三级甲等中西医结合医院，并于2012年通过三级甲等中西医结合医院复审。该院为山东中医药大学临床教学科研基地、第二批国家中医药管理重点中西医结合医院建设单位，院内设有青岛市中西医结合研究所。

　　医院占地面积1.6万平方米，业务用房面积1.83万平方米，编制床位420张，职工580人，设临床科室24个、医技科室10个。有国家中医管理局中医重点专科胆石病科、国家"十二五"中医重点专科培育项目神志病科、山东省第四批中医重点专科建设项目风湿病科、山东省中医药管理局"十三五"重点专科建设项目肺病科等。近几年，医院先后取得84项科研成果，其中国家、省、市级科技奖励50余项。经省药监局批准的自行研制、开发、生产的制剂39种。

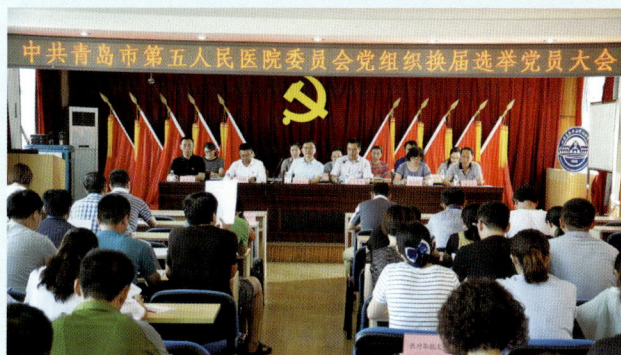

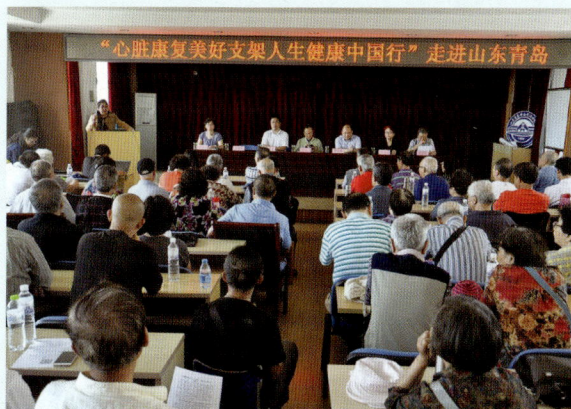

2017年8月22日，中共青岛市第五人民医院委员会举行换届选举大会，选举产生中共青岛市第五人民医院新一届委员会和纪律检查委员会。

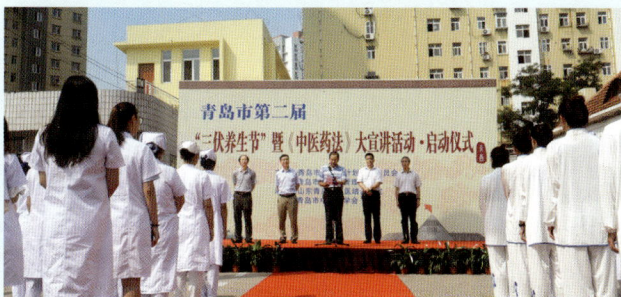

2017年7月11日，青岛市第二届"三伏养生节"暨《中医药法》大宣讲活动启动仪式在山东青岛中西结合医院举行。

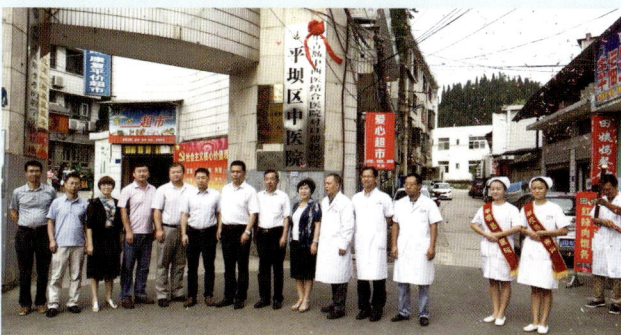

2017年8月15日，山东青岛中西医结合医院与贵州省安顺市平坝区中医院对口帮扶挂牌仪式举行。

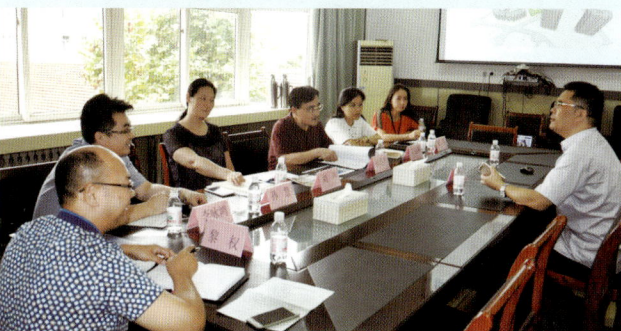

2017年8月29日，青岛市市南区政府领导莅临山东青岛中西医结合医院对扩建工作进行实地调研。

2017年6月14日，中国心脏联盟"心脏康复美好支架人生健康中国行"第十二站走进山东青岛，山东青岛中西医结合医院成为岛城首家"支架人生俱乐部"。

青岛市第八人民医院

青岛市第八人民医院始建于1951年，是一所集医疗、科研、教学、预防、保健、康复和急救于一体的大型综合三级医院，是全国"模范爱婴医院"、市涉外定点医院、青岛市白内障诊疗中心、青岛市糖尿病眼病诊疗中心、潍坊医学院附属青岛医院、济宁医学院教学医院。

医院占地面积5万平方米，建筑面积6.9万平方米，固定资产总值3.15亿元，开放床位1035张，年门、急诊量69.89万人次，出院3.1万人次，手术10247例。有职工1517人，其中高级职称137人，博士、硕士276人，享受国务院特殊津贴2人。

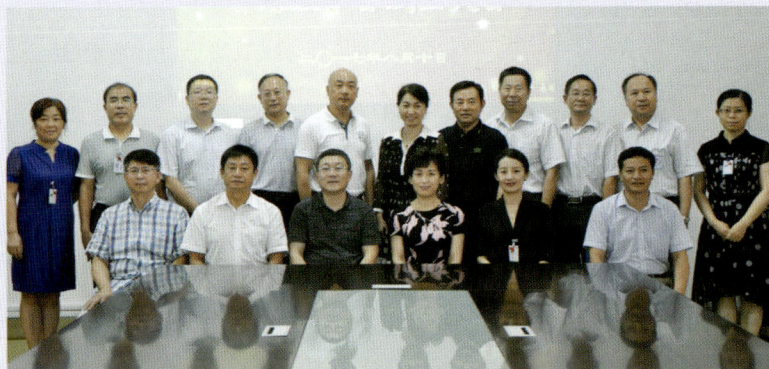

2017年8月10日，青岛市第八人民医院召开首届理事会成立大会和理事会第一次会议，审议通过医院理事会议事规则和理事会章程。

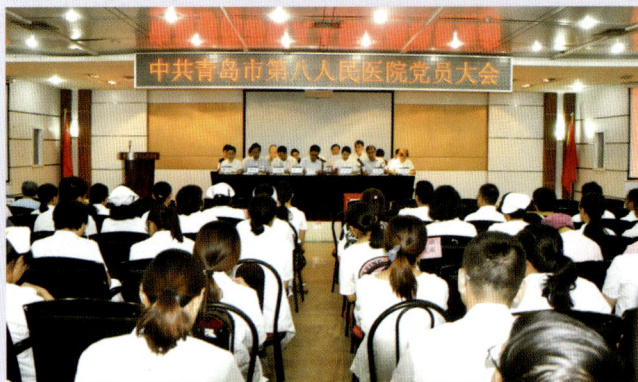

2017年8月24日，中共青岛市第八人民医院委员会召开党员大会，选举产生中共青岛市第八人民医院第二届委员会和纪律检查委员会。

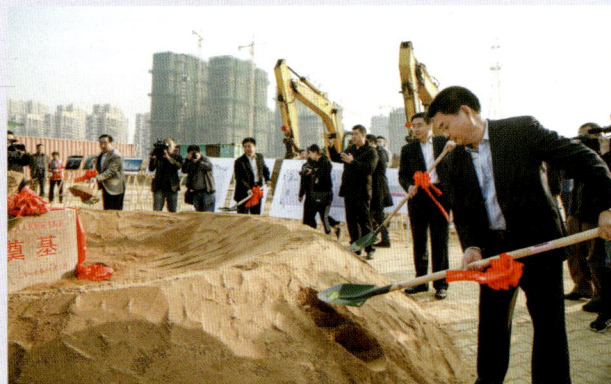

2017年11月2日，青岛市政府2017年市办实事项目青岛市第八人民医院东院区暨地下工程建设项目举行奠基仪式。

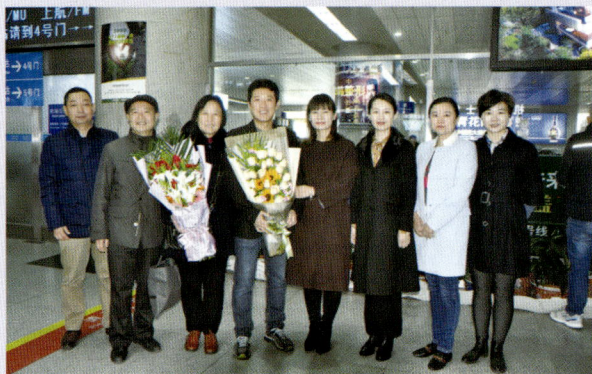

2017年11月20日，青岛市第八人民医院援非医疗队队员司卫锋（左4）圆满完成医疗援助任务，载誉归来。

青岛市胶州中心医院

　　青岛市胶州中心医院始建于1943年，前身为八路军滨北干部休养所，拥有70多年历史，是一所集医疗、预防、教学、科研、康复、社区服务于一体的三级综合性医院，是潍坊医学院附属医院、青岛大学医学院教学医院、潍坊医学院研究生教育基地。青岛市腔镜外科中心、青岛市抗癌协会大肠肿瘤专业委员会、胶州市抗癌协会及司法鉴定所等科研学术团体均设在医院。2017年胶州市胸痛中心、脑卒中中心、创伤中心在医院挂牌成立。

　　医院占地面积4.5万平方米，建筑总面积4.39万平方米，其中业务用房面积3.12万平方米。2017年共有职工1377人，其中卫生技术人员1230人，占职工总数的89.32%。卫生技术人员中，高级职称160人，占13.01%，中级职称446人，占36.26%，初级职称624人，占50.73%，医生与护士之比为1：1.7。医院开放床位1040张，共设70个科室，其中职能科室21个、临床科室34个、医技科室15个。

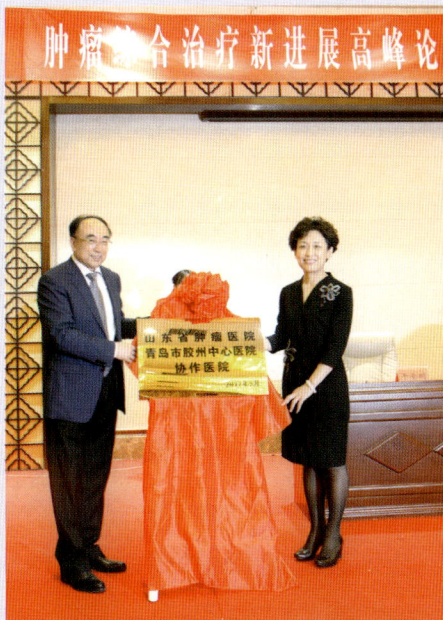

2017年5月19日，青岛市胶州中心医院与山东省肿瘤医院协作签约揭牌仪式暨肿瘤综合治疗新进展高峰论坛在胶州宾馆举行。青岛市卫生计生委副主任张华（右）、山东省肿瘤医院院长于金明（左）共同为协作医院及肿瘤规范化诊疗基地揭牌。

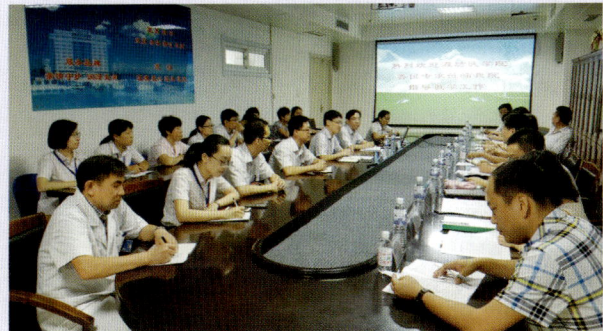

2017年7月27日，潍坊医学院领导到青岛市胶州中心医院进行教学督导。

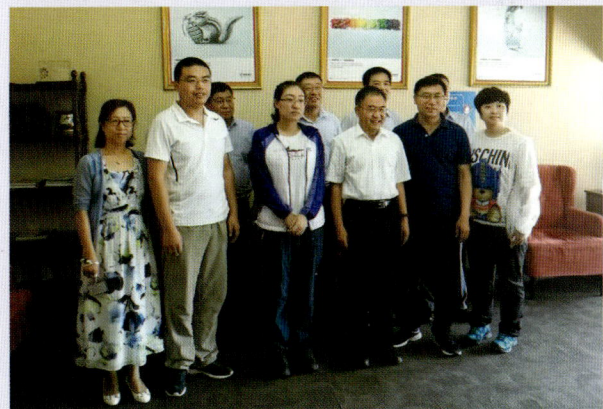

2017年8月9日，青岛市胶州中心医院特检科医生胡晓阳（前排左2）支援西藏日喀则市开展包虫病筛查工作。

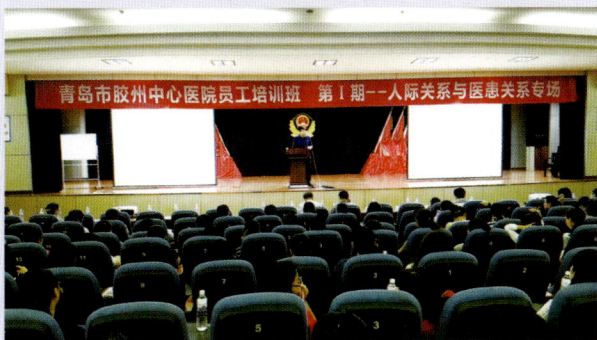

2017年9月14日，青岛市胶州中心医院开展全院员工人文素养培训。

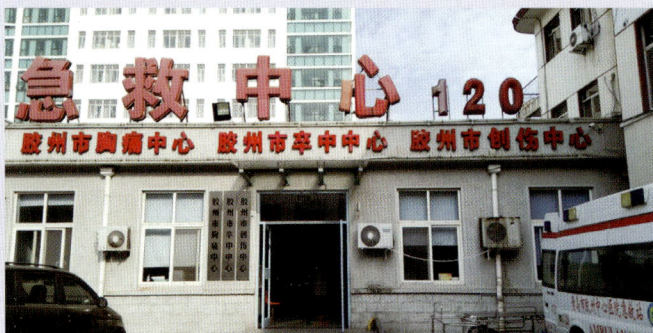

2017年9月，胶州市胸痛中心、胶州市卒中中心、胶州市创伤中心在青岛市胶州中心医院挂牌成立。

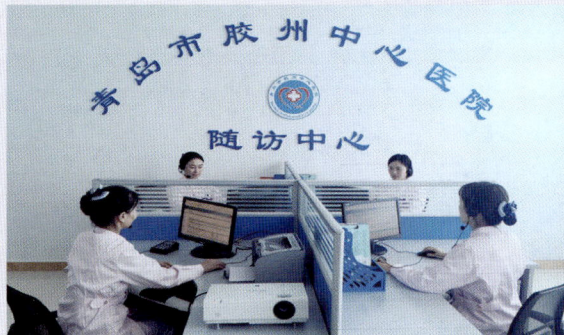

2017年11月8日，青岛市胶州中心医院成立随访中心，开展病人随访及满意度调查工作。

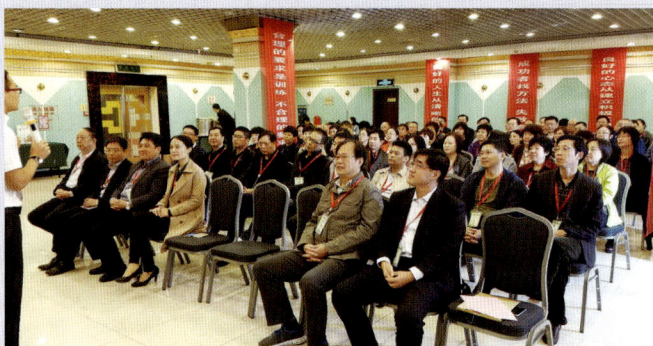

2017年10月17日，青岛市胶州中心医院组织中层干部培训。

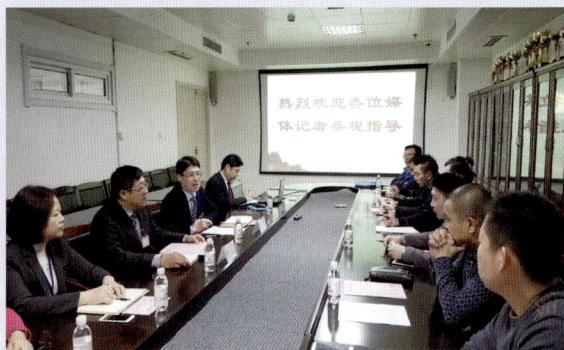

2017年12月13日，青岛市胶州中心医院举办媒体开放日活动。

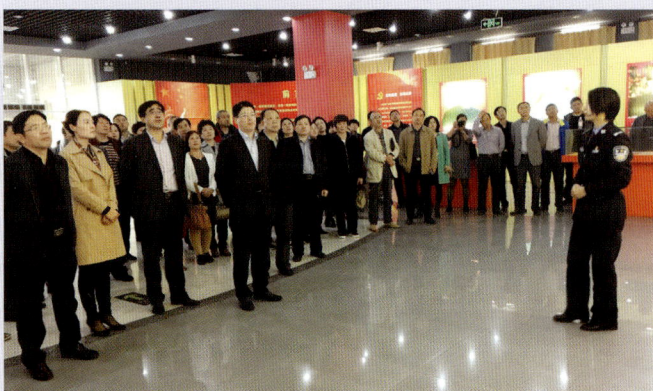

2017年10月25日，青岛市胶州中心医院院长邢立泉带队参观廉政教育基地。

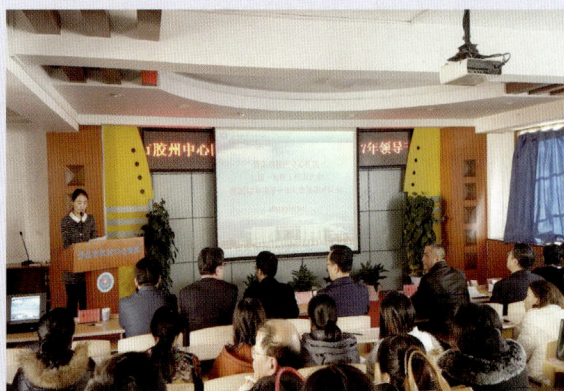

2017年12月19日，青岛市胶州中心医院召开领导干部年终述职述廉报告会

青岛市妇女儿童医院

青岛妇女儿童医院（集团），为青岛大学附属青岛妇女儿童医院，由原青岛市儿童医院、青岛市妇产医院、青岛市妇幼保健计划生育服务中心合并而成，是一所专业特色突出，集医疗、保健、康复、科研、教学于一体全面发展的三级甲等医院。荣获全国卫生计生系统先进集体、山东省文明单位；获批成为国家住院医师规范化培训基地，全国出生缺陷防治人才培训项目培训协同单位。2017年，牵头市妇幼保健计划生育服务中心、青岛新世纪妇儿医院和青岛莲池妇婴医院，组建青岛妇女儿童医疗集团。

医院设三个院区，总占地面积8.2万平方米，总建筑面积16.2万平方米，编制床位1200张，年门、急诊量220万人次，出院人数近6万人次，手术量近3万例，年分娩量近1.6万例。医院设妇产科、儿科类专业临床及保健科室42个，现有职工1900余人。医院拥有多个区域性诊疗中心，为岛城及周边地区的妇女儿童提供全方位的医疗、保健及疑难疾病诊疗服务。

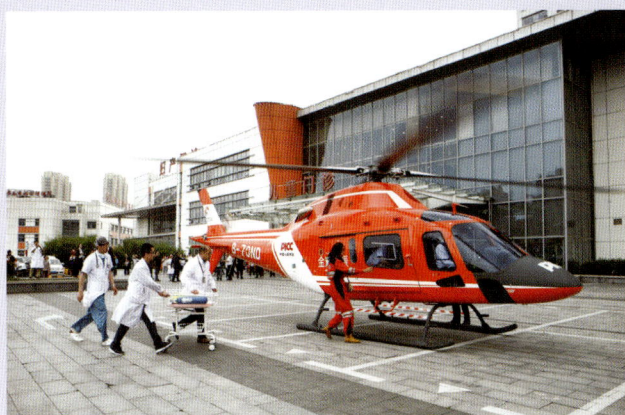

2017年5月23日，青岛市妇女儿童医院完成山东省内首例城际"空中120"救援任务。

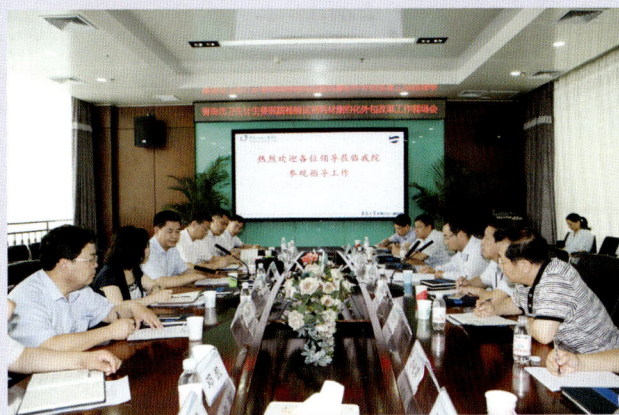

2017年6月29日，青岛市卫生计生委在市妇女儿童医院召开全市医院检验试剂耗材集约化外包改革工作现场会，要求委属各单位学习借鉴妇儿医院经验。

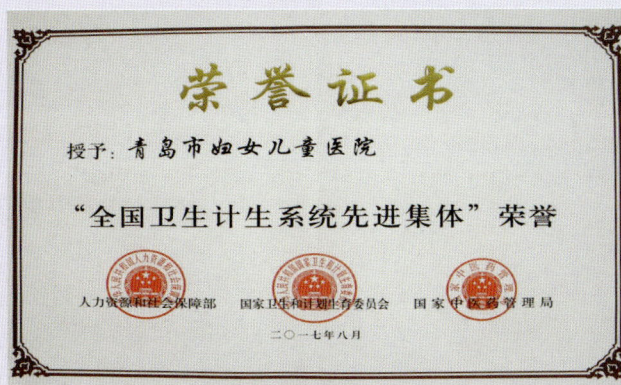

2017年8月17日，鉴于在妇幼健康事业方面做出的突出成绩，青岛市妇女儿童医院被评为"全国卫生计生系统先进集体"。

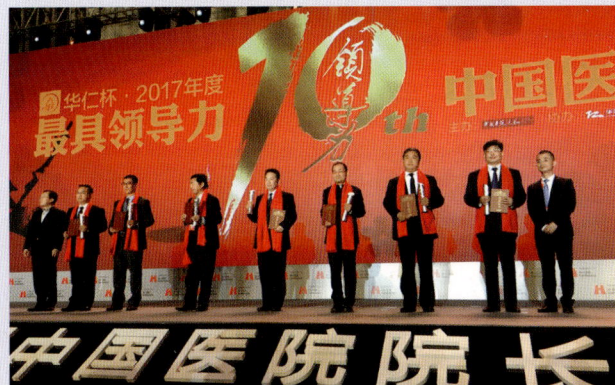

2017年11月3日，青岛市妇女儿童医院院长邢泉生获选2017年度"最具领导力中国医院院长——杰出业绩奖"。

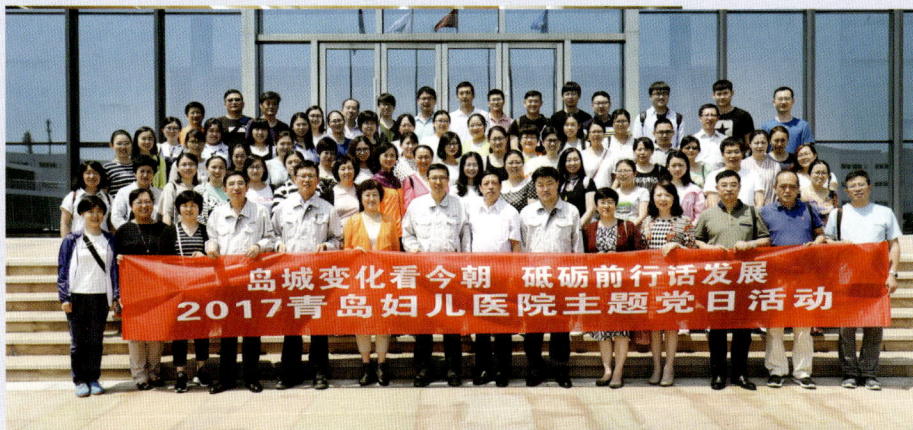

2017年6月24日，青岛市妇女儿童医院党委组织开展"岛城变化看今朝，砥砺前行话发展——走进青岛海湾集团"主题党日活动。

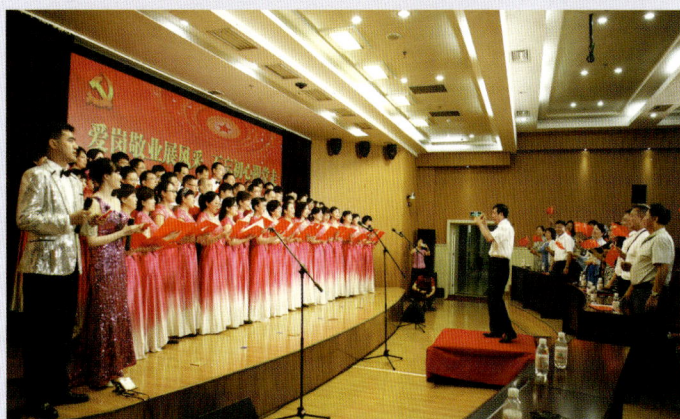

2017年6月30日，青岛市妇女儿童医院举办"爱岗敬业展风采，不忘初心跟党走"庆祝中国共产党成立96周年文艺会演。

2017年8月22日，中国共产党青岛市妇女儿童医院第二次代表大会召开，选举产生中共青岛市妇女儿童医院第二届委员会、纪律检查委员会。

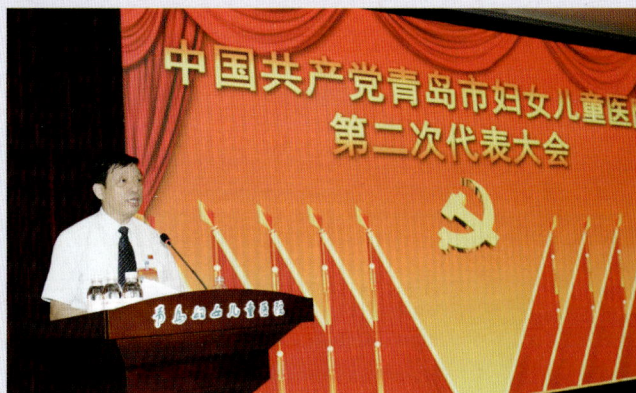

2017年9月7日，中国妇幼保健协会会长陈资全（右1）到青岛市妇女儿童医院调研指导妇幼健康工作。

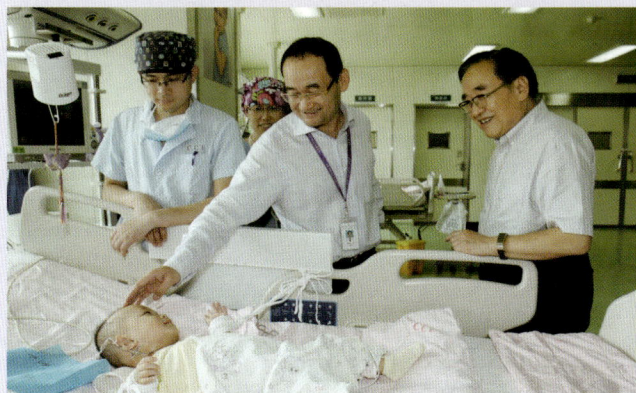

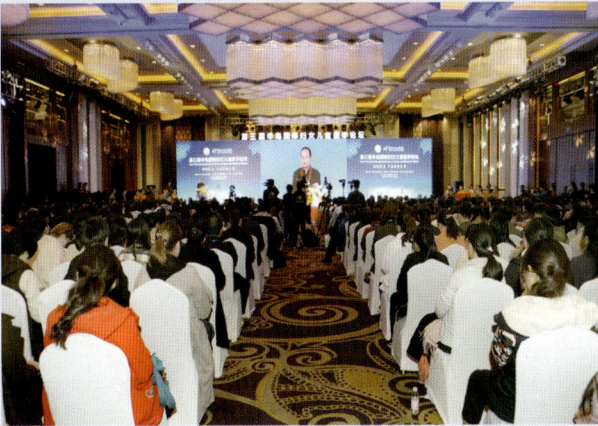

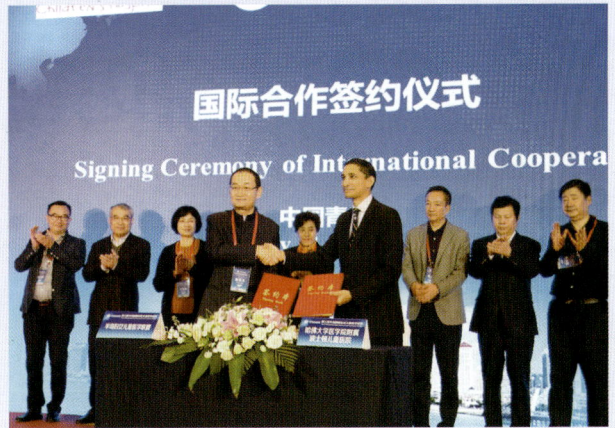

2017年11月11日，第三届半岛国际妇女儿童医学论坛召开，论坛主题为"妇幼健康 中国梦的希望"，此次论坛设1个主论坛和16个分论坛，3600余人参加。

2017年11月11日，青岛市妇女儿童医院与哈佛大学波士顿儿童医院、INOVE国际医疗集团附属儿童医院签署全面战略合作协议。

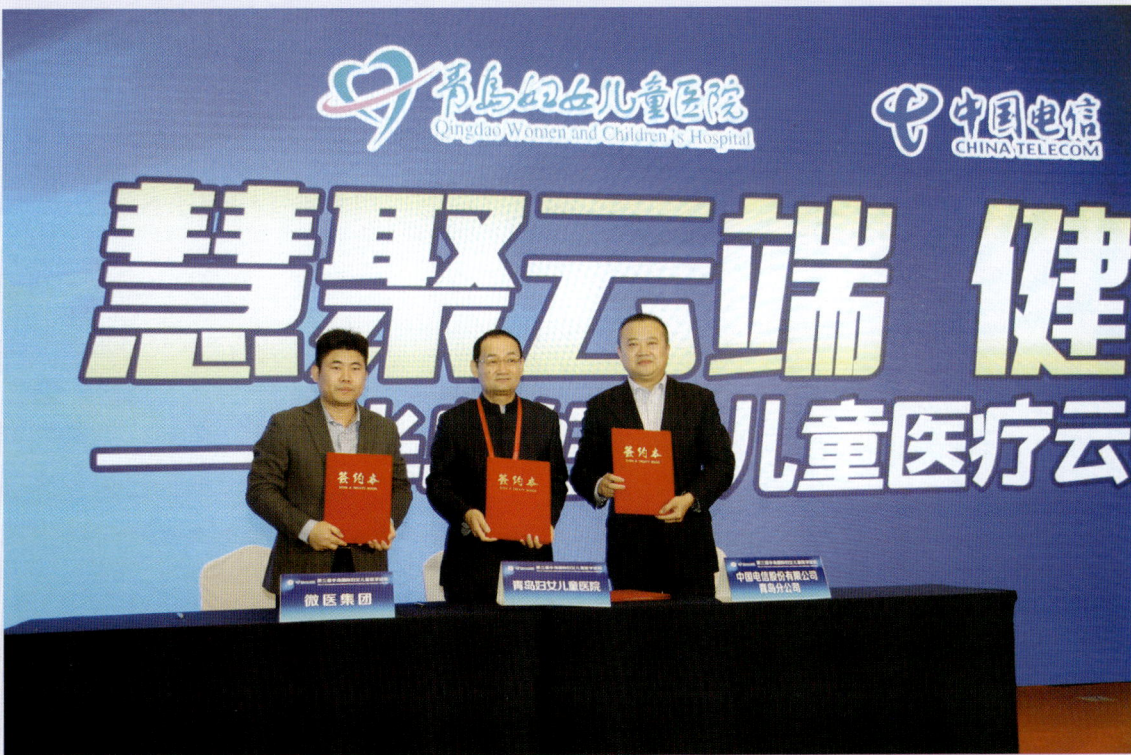

2017年11月11日，青岛市妇女儿童医院与中国电信、微医集团全面合作共建北方地区第一个"半岛妇女儿童医疗云平台"。

青岛市胸科医院

　　青岛市胸科医院是由青岛市第四人民医院与青岛市结核病防治院合并而成，隶属于青岛市卫生计生委，是青岛市结核病、耐多药结核病治疗归口定点单位，同时承担着青岛市突发公共卫生事件定点收治任务，在应对非典、高致病性禽流感、甲型H1N1流感、H7N9流感、埃博拉出血热以及中东呼吸综合征的收治和防范工作中，医院继承和发扬优良传统，积极行动，不辱使命，受到了省、市、委领导的好评。医院先后被授予山东省卫生系统先进集体、青岛市文明单位标兵、青岛市先进基层党组织等荣誉称号。

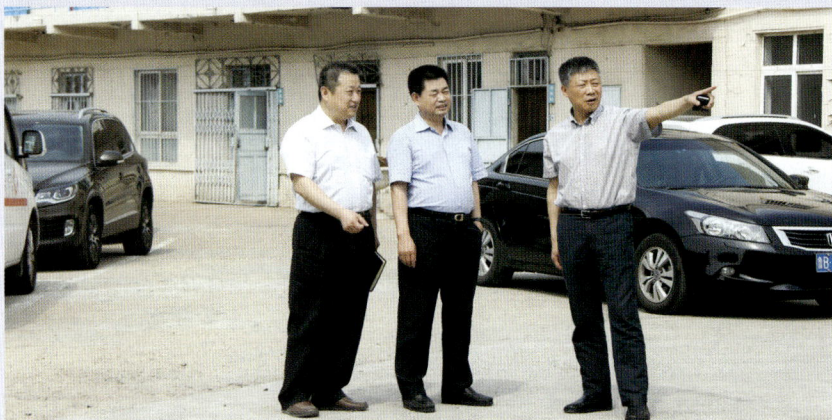

2017年6月13日，青岛市卫生计生委主任杨锡祥（中）到青岛市胸科医院视察工作。

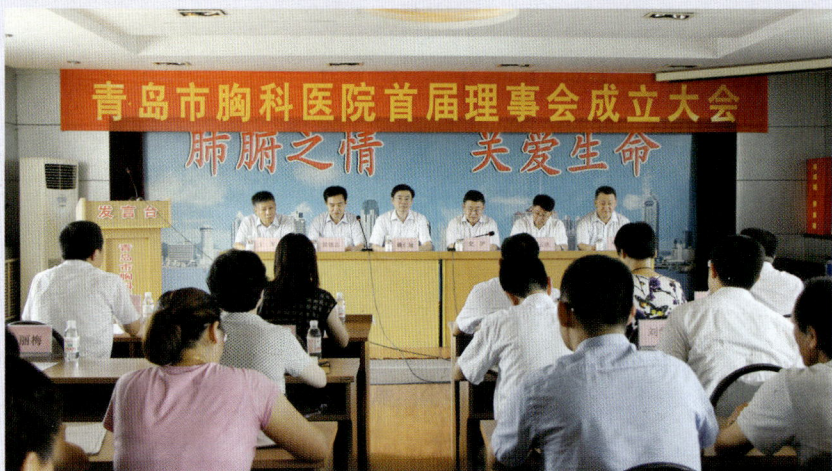

2017年8月9日，青岛市胸科医院成立首届理事会、监事会，青岛市卫生计生委巡视员魏仁敏出席医院首届理事会成立大会。

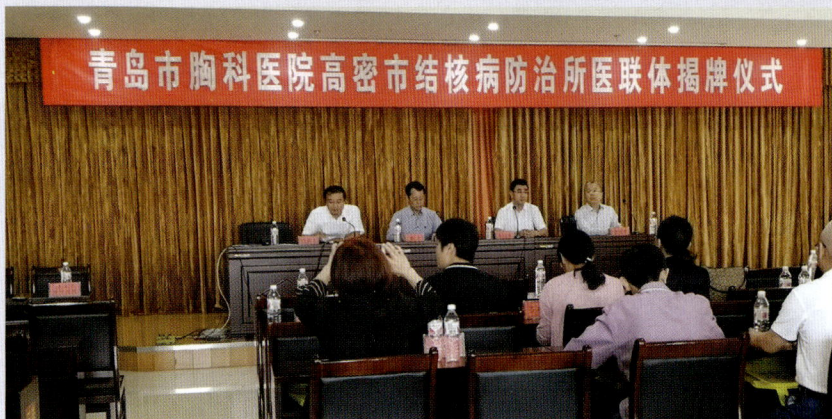

2017年9月29日，青岛市胸科医院同高密市结核病防治所举行医联体揭牌仪式，首次实现结核病诊疗人才、技术、医疗设备等跨地区的交流与合作。

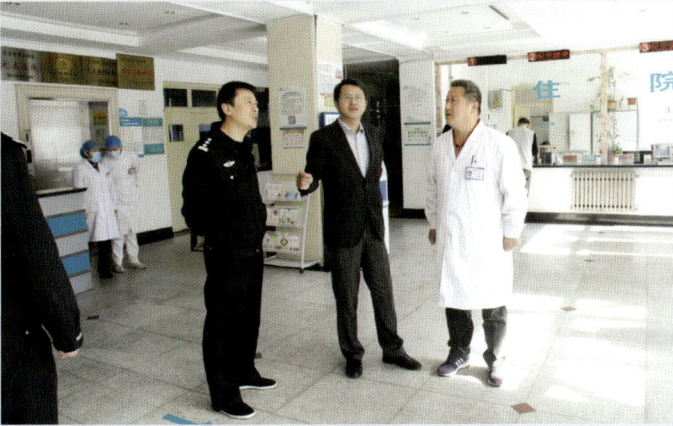

2017年10月31日，李沧区委政法委书记于永志（右2）一行10余人到青岛市胸科医院对应急反恐工作进行调研指导。

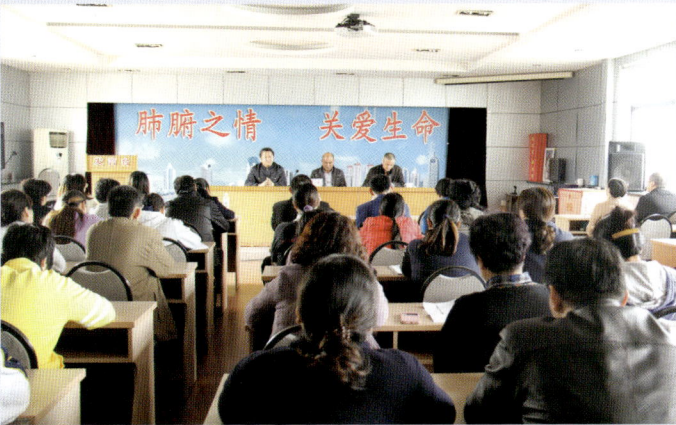

2017年11月16日，青岛市计生协会常委副主任周长政、副巡视员吕富杰带领大型公立医院巡查组到青岛市胸科医院反馈巡查工作情况。

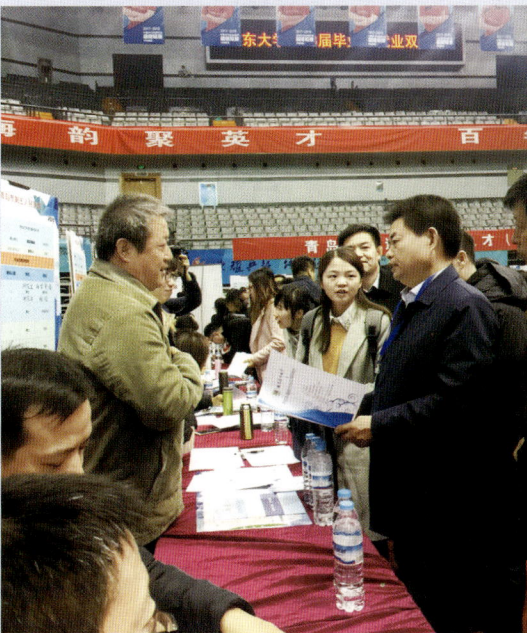

2017年11月25日，青岛市胸科医院参加高层次人才"双选会"，青岛市卫生计生委主任杨锡祥（右1）到会场视察。

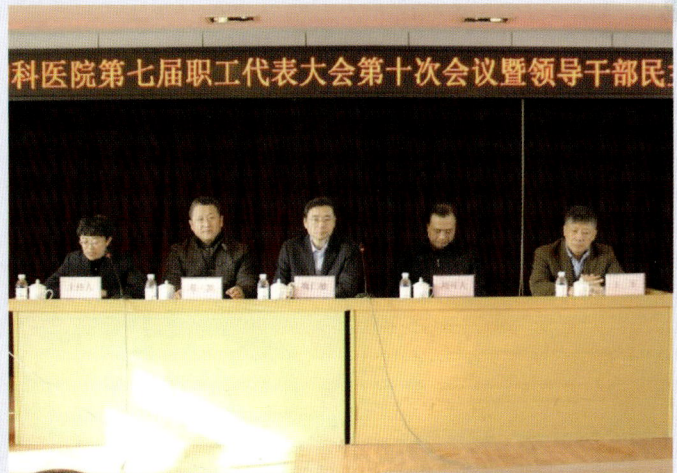

2017年12月20日，青岛市卫生计生委巡视员魏仁敏带领科学发展集中考核组到青岛市胸科医院进行2017年度科学发展综合考核，医院召开七届十次职代会对医院领导班子进行民主测评。

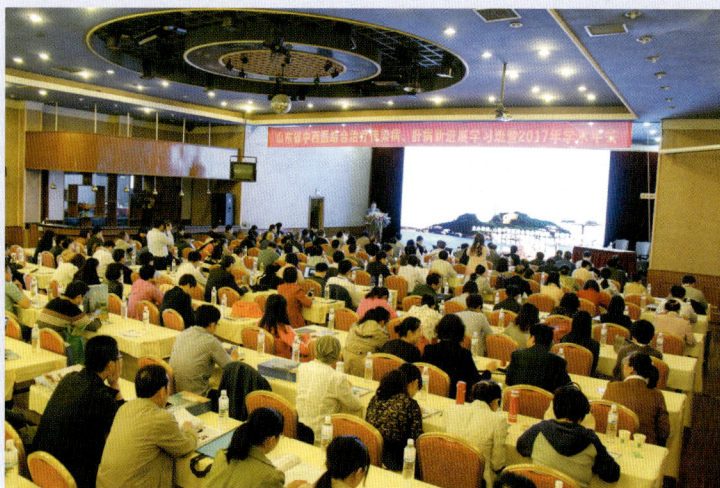

2017年5月6日，山东省中西医结合治疗传染病、肝病学术年会在青岛市举行，青岛市第六人民医院派代表参加会议。

青岛市第六人民医院

青岛市第六人民医院始建于1906年，开放床位550张，是目前山东省规模最大、岛城一流的集临床、教学、科研、预防、保健于一体的三级专科医院，设有肝病内科、消化内科、感染科、中医科、中西医结合科、介入科、肝胆外科、骨科、血液净化中心、物理治疗科等40多个部门、科室，拥有职工500多名。医院近年来先后获得"山东省文明单位""山东省富民兴鲁劳动奖状"荣誉称号，鉴于在推动中老两国医疗合作中的突出贡献，被老挝卫生部授予践行"一带一路""战略合作奖"。

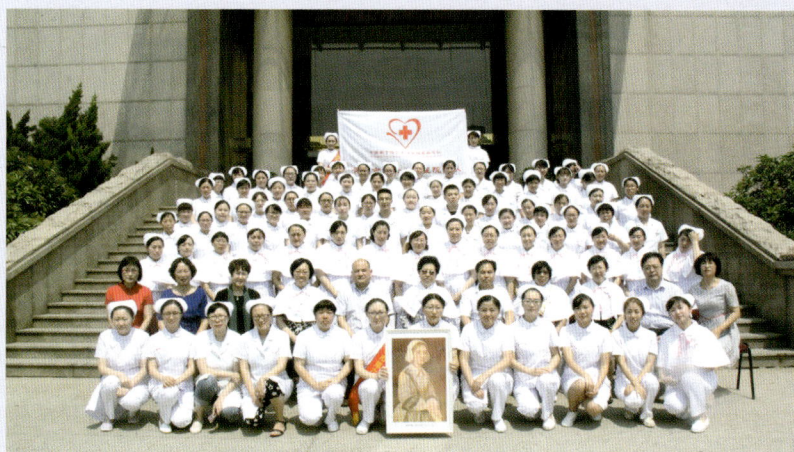

2017年6月16日，青岛市第六人民医院护理志愿服务队正式加入中国南丁格尔护理服务志愿总队，成为其第216支分队。

2017年7月11日，青岛市第六人民医院院长王明敏随市卫生计委考察团赴老挝进行考察访问，推进与老挝的医疗卫生交流与合作。

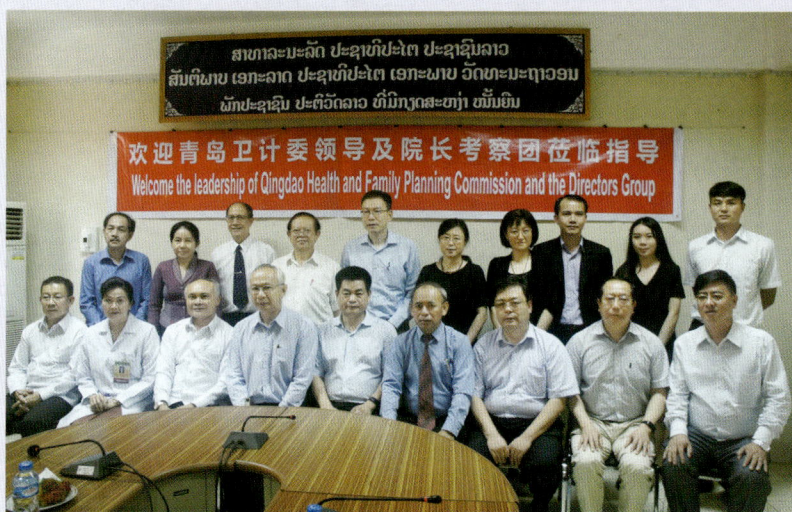

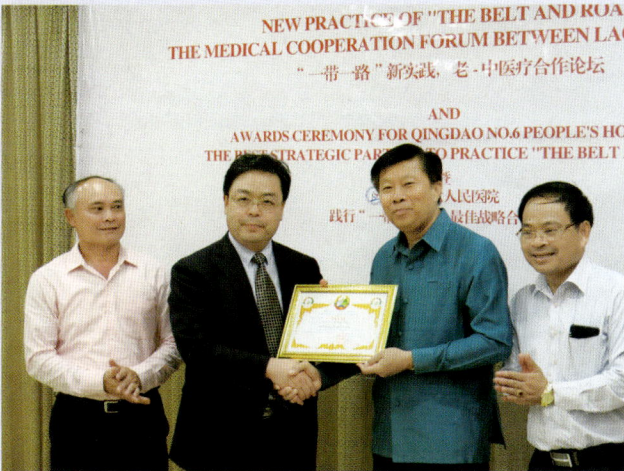

2017年7月11日，青岛市第六人民医院被老挝卫生部授予践行"一带一路""战略合作奖"，院长王明民被授予"杰出贡献奖"。

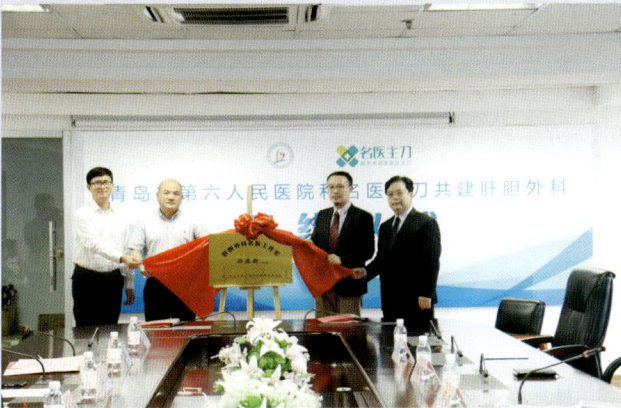

2017年9月5日，青岛市第六人民医院与国内最大的移动医疗手术平台"名医主刀"合作共建肝胆外科。

2017年9月7日，由青岛市卫生计生委主办，青岛市第六人民医院承办的"2017年第六期卫生计生大讲堂"在青岛市第六人民医院举行。

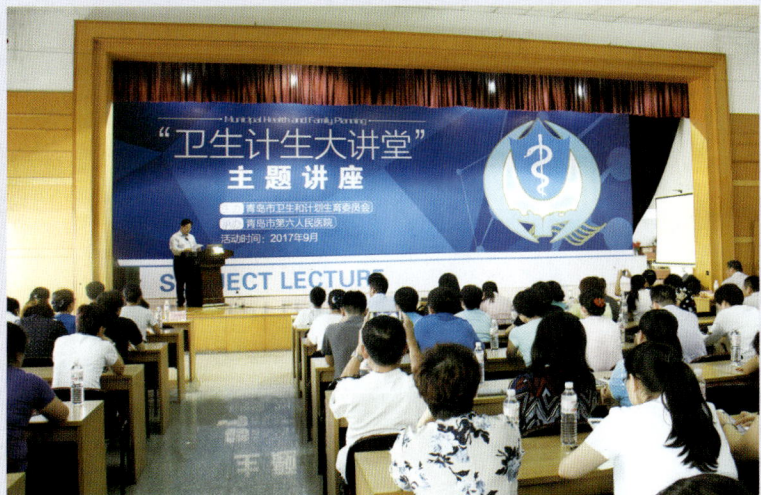

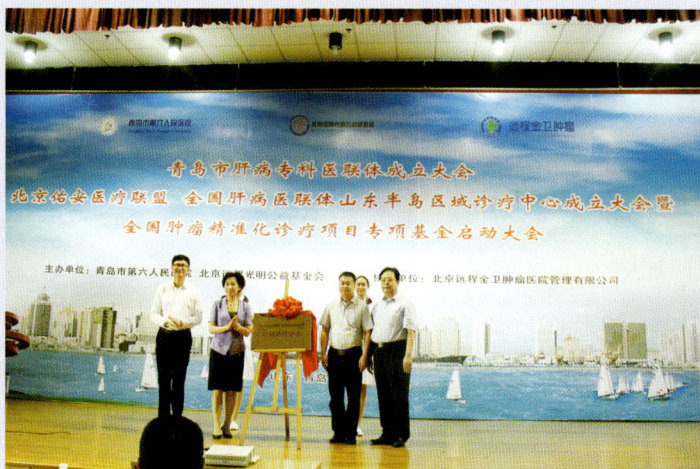

2017年9月12日，青岛市第六人民医院与38家基层二级及以上医院、乡镇卫生院、社区卫生服务中心共同组建青岛市肝病专科医联体。

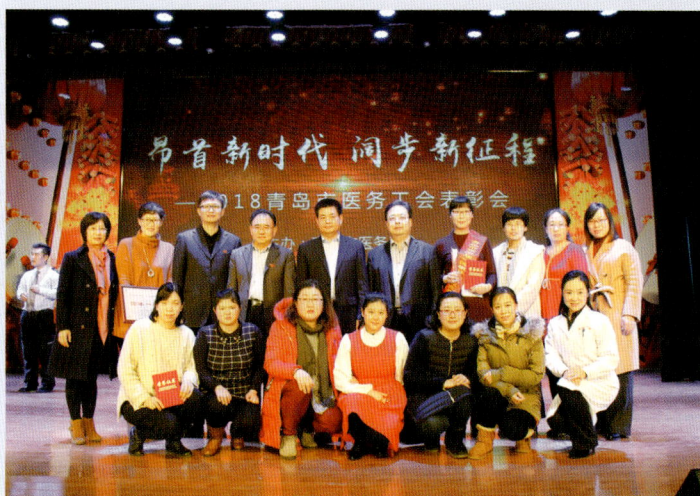

2017年9月～10月，青岛市第五届"健康杯"技能大赛中青岛市第六人民医院表现出色：在感染管理技能大赛中获得团体一等奖；在急诊急救技能大赛中获得团体二等奖；在职工创新成果展示擂台赛中获得优秀组织奖。图为颁奖现场。

2017年11月2日，青岛市公共卫生中心建设项目举行奠基仪式，市卫生计生委党委书记、主任杨锡祥（右3），巡视员魏仁敏（右2）出席奠基仪式。

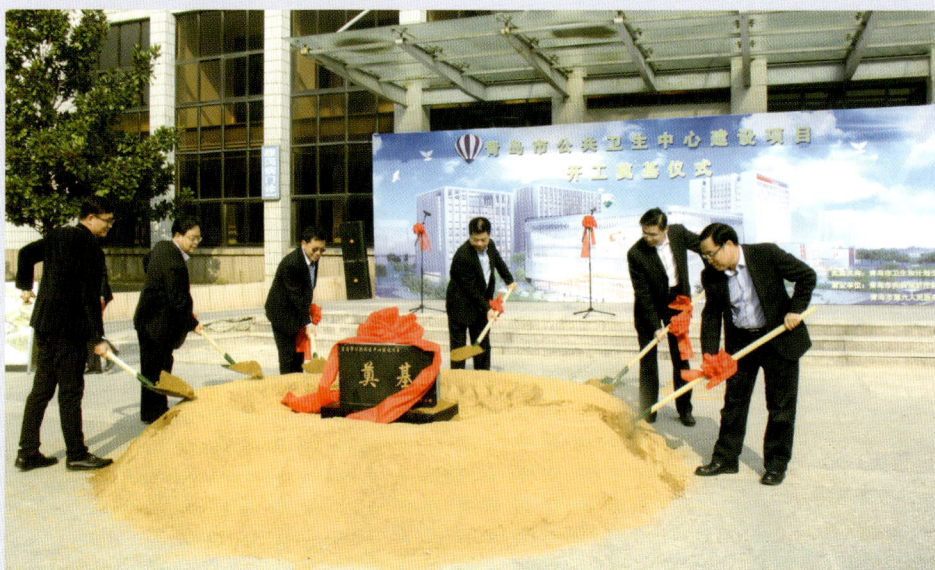

青岛市精神卫生中心

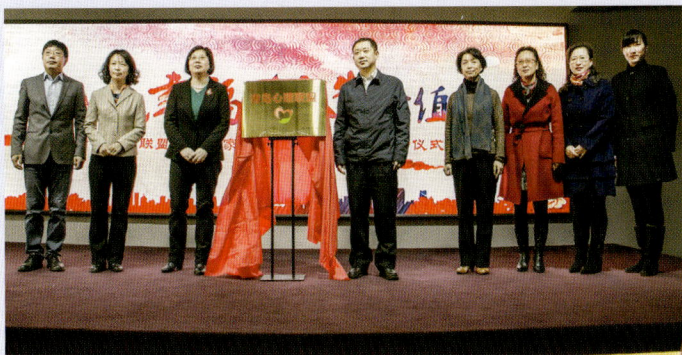

2017年1月10日，青岛市"青岛心理联盟"正式成立，青岛市精神卫生中心作为理事长单位参加启动仪式。

青岛市精神卫生中心始建于1958年，是青岛大学医学院、济宁医学院、山东中医药大学教学医院，苏州大学医学院硕士培养点，青岛市精神医学临床教学基地。中心设有老年、心理咨询、失眠等特色门诊，其中美沙酮维持治疗门诊是山东省首家社区药物维持治疗门诊，精神科是山东省临床重点专科，精神卫生专业是山东省医药卫生重点学科（公共卫生领域）老年精神科是青岛市重点学科，重性精神病诊疗是青岛市特色专科。60年来，医院积淀了宝贵的经验和丰富的文化底蕴，逐步实现了集医疗、康复、预防、教学和科研于一体三级甲等专科医院的发展目标，在保障公众心身健康，促进社会和谐稳定等方面发挥了重要作用。

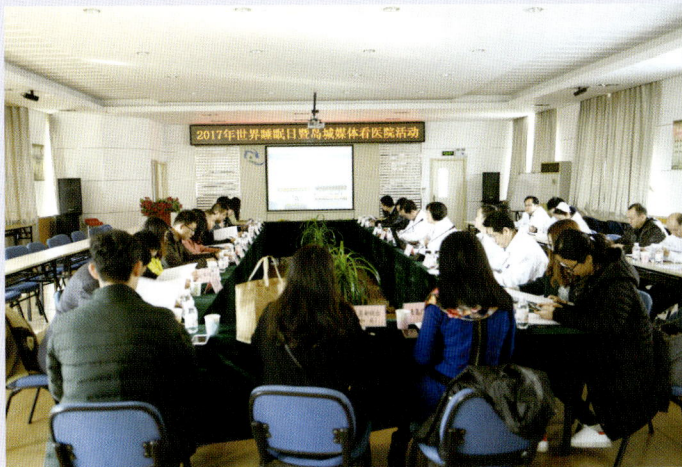

2017年3月17日，青岛市精神卫生中心开展"深化医改、努力实现'病有良医'"院长访谈暨世界睡眠日"岛城媒体看医院"活动。邀请《健康报》、青岛电视台、青岛广播电台等多家主流媒体记者到院参观交流。

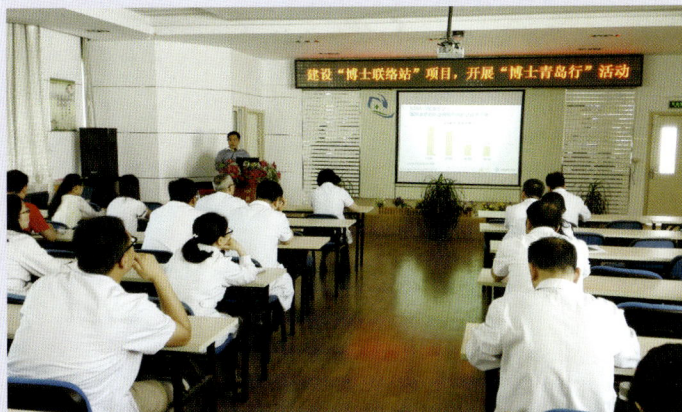

2017年5月19日，青岛市精神卫生中心启动"国内知名博士青岛行"活动，邀请国内知名博士张卫华和陈俊来院授课。

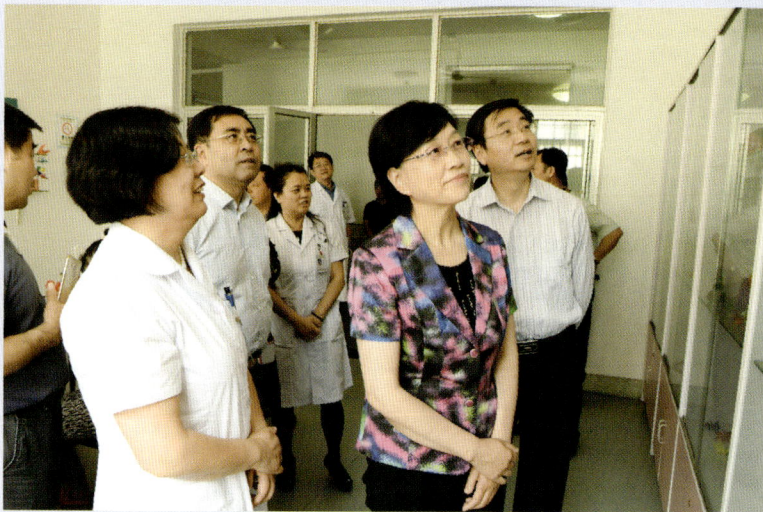

2017年6月2日，青岛市人大常委会副主任、教科文卫委员会主任委员刘圣珍（前排左2）莅临青岛市精神卫生中心视察《精神卫生法》贯彻落实情况。市卫生计生委副主任魏仁敏（前排右1）陪同视察。

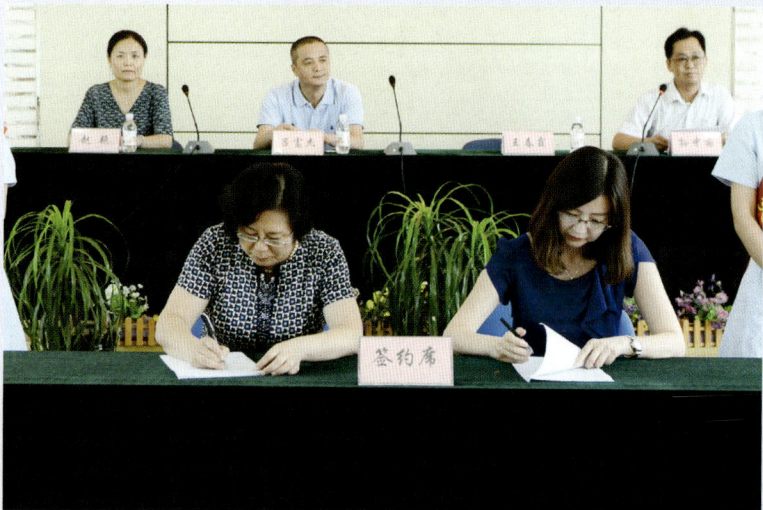

2017年7月26日，青岛市精神卫生中心举行"市精神卫生中心与社区卫生服务机构医联体建设暨双向转诊"签约仪式。市北区卫生计生局副局长赵艳出席签约仪式。

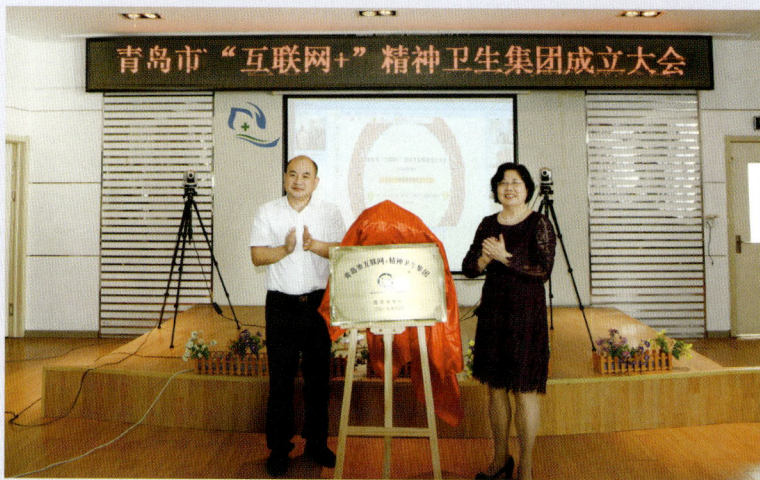

2017年9月28日，青岛市精神卫生中心成立青岛市"互联网+"精神卫生集团。市计生协会常务副会长周长政（左）出席成立大会。

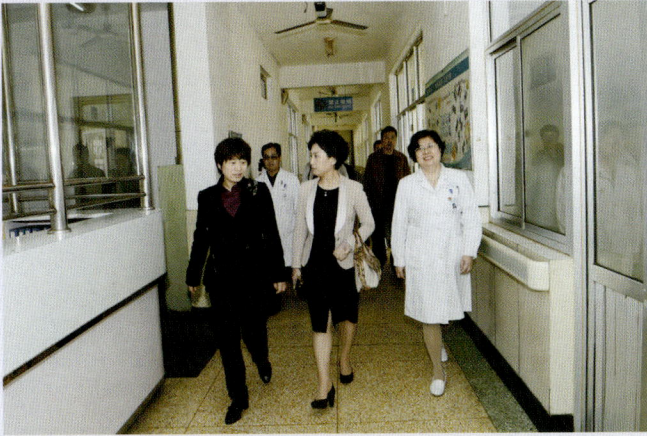

2017年10月12日，山东省委十九大安保第五专项督导组组长、省委政法委研究室调研员孟斌（前排左1）一行14人莅临青岛市精神卫生中心视察指导安全生产和严重精神障碍患者收治管理工作情况。市卫生计生委副主任张华（前排中）陪同视察。

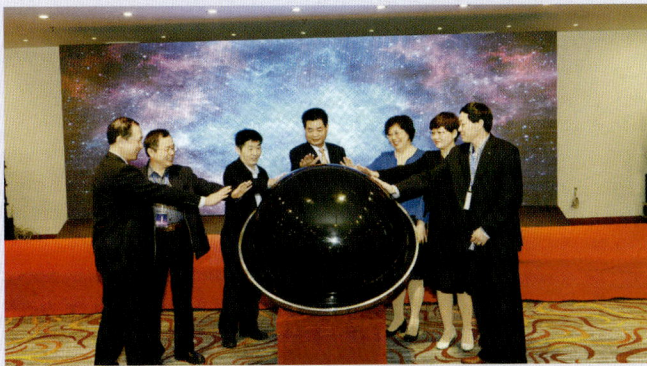

2017年10月20日，由青岛市精神卫生中心倡议，烟台、潍坊、威海、日照等地区三级甲等精神专科医院共同发起的"山东半岛精神心理联盟"成立大会在青岛举行，青岛市卫生计生委党委书记、主任杨锡祥出席成立大会并讲话。

2017年11月21日，青岛市精神卫生中心与青岛大学联合成立"青岛大学心理卫生研究所"。

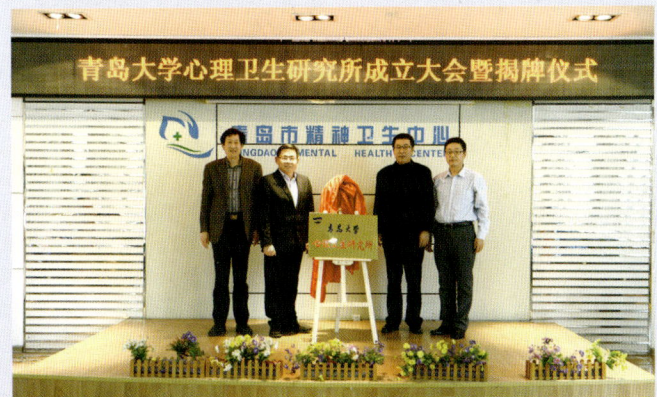

2017年12月5日，青岛市精神卫生中心举行"失独与高龄空巢老人志愿服务示范基地"揭牌仪式。

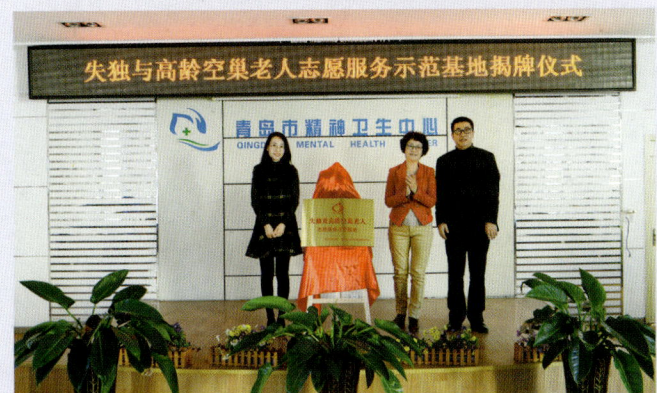

青岛市口腔医院

青岛市口腔医院位于青岛市德县路17号，是青岛市卫生与计划生育委员会直属的三级甲等口腔专科医院，潍坊医学院非隶属附属医院，北京大学口腔医学院学科发展联合体，承担多所院校的本科和研究生教学工作。年内单位占地面积14667平方米，其中业务用房面积16000平方米。年内职工总数262人，其中，卫生技术人员225人，占职工总数的85.88%；辅系列20人，占职工总数的7.63%；行政工勤人员17人，占职工总数的6.49%。卫生技术人员中，高级职称23人，占卫生技术人员总数的10.22%；中级职称51人，占卫生技术人员总数的22.67%；初级职称151人，占卫生技术人员总数的67.11%。医生与护士之比为1.57：1。硕士、博士93名，硕士生导师6名，国家级专委会常委和委员11名。编制床位50张，综合治疗椅130台、拥有瓷睿刻全瓷修复系统、水激光口腔综合治疗仪、口腔锥形束CT和数字化全景X光机等先进的医用口腔类设备。设职能科室15个，临床科室10个，医技科室4个，门诊部2个。

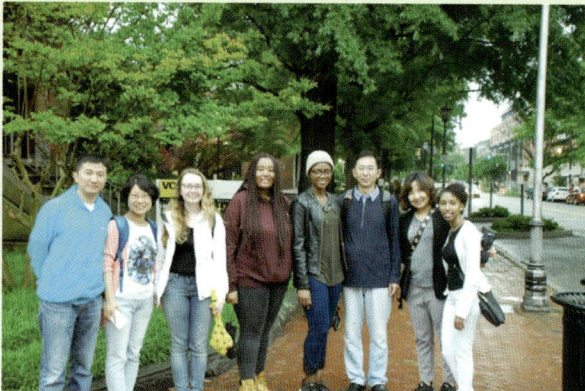

2017年5月，青岛市口腔医院选派4名骨干医师赴美国弗吉尼亚联邦大学牙科学院进行为期一个月的交流学习。

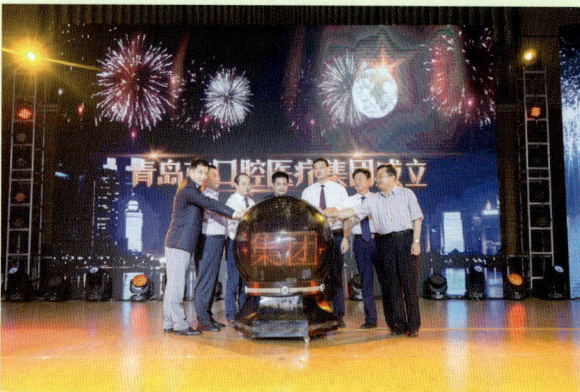

2017年8月10日，青岛市口腔医疗集团成立仪式在青岛大剧院举行。图为青岛市卫生和计划生育委员会主任杨锡祥（中）、青岛市口腔医院院长王万春（右3）、青岛市中心医院院长兰克涛（左3）等共同启动水晶球。

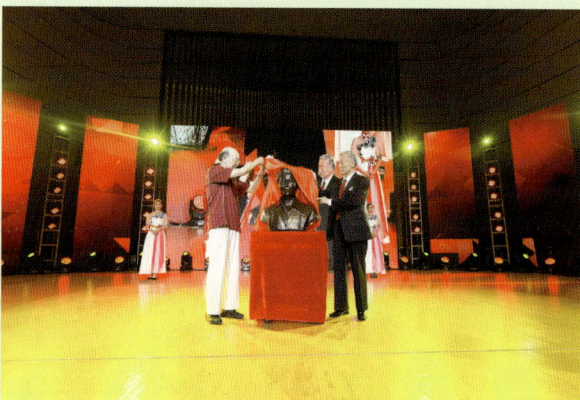

2017年8月10日，青岛市口腔医院举办"而立·口腔人"庆祝建院30周年纪念活动。图为杨绍俊教授（左1）为青岛市口腔医院首任院长王文蕾教授的雕像揭幕。

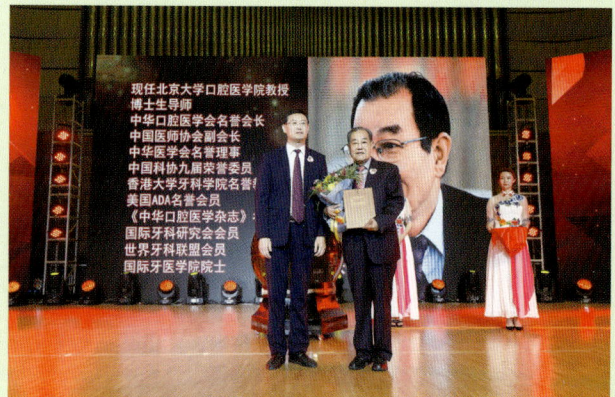

2017年8月10日，青岛市口腔医院聘任王兴教授为名誉院长。图为王万春院长（左）为王兴教授（右）颁发聘书。

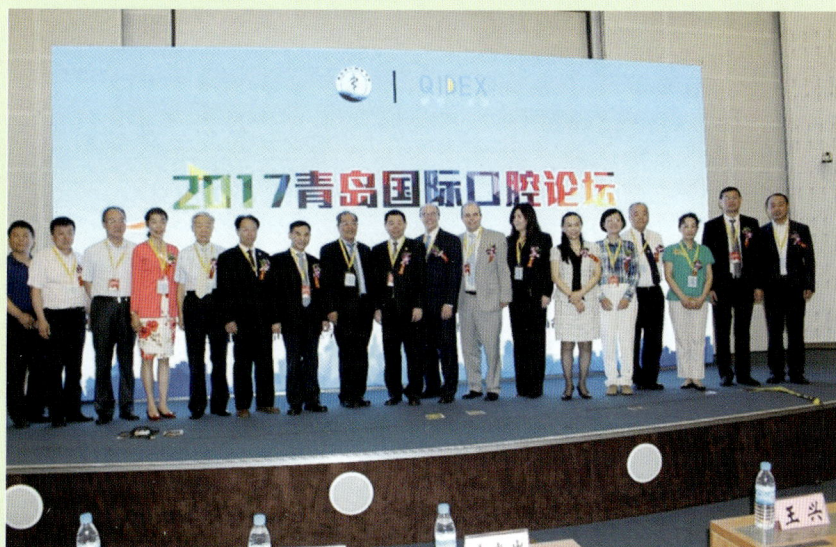

2017年8月11日，由青岛市口腔医院主办为期4天的青岛国际口腔论坛在青岛国际会展中心圆满收官。此次论坛邀请到北京大学口腔医学院、美国北卡罗来纳大学等机构的50余位国内外知名专家前来授课。

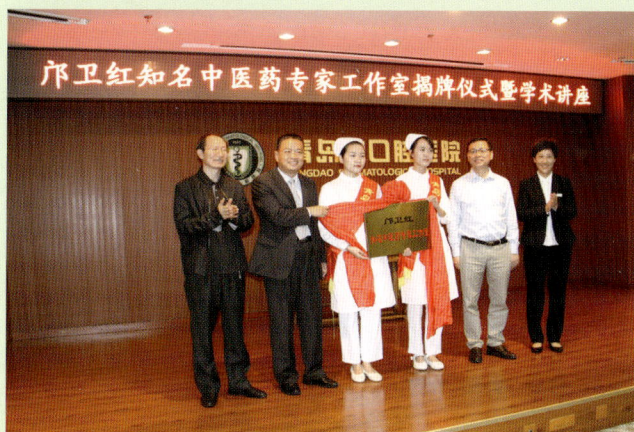

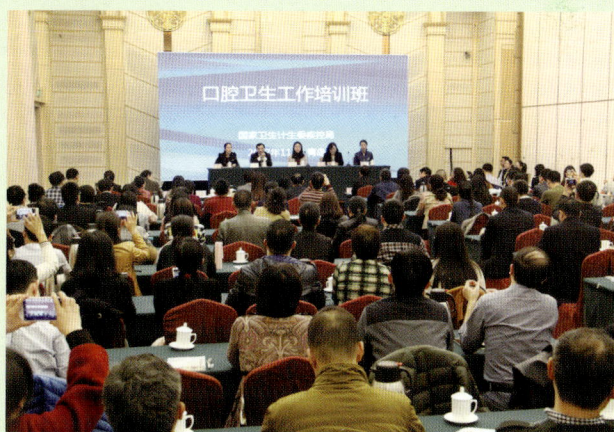

2017年10月10日，广州中医药大学邝卫红教授（左2）、青岛市中医药管理局专职副局长赵国磊（右2）、青岛市口腔医院党委书记王爱莹（右1）共同为"邝卫红知名中医药专家工作室"揭牌。

2017年11月28～29日，由国家卫生计生委疾控局主办、青岛市口腔医院承办的全国口腔卫生工作培训班在青岛举办。

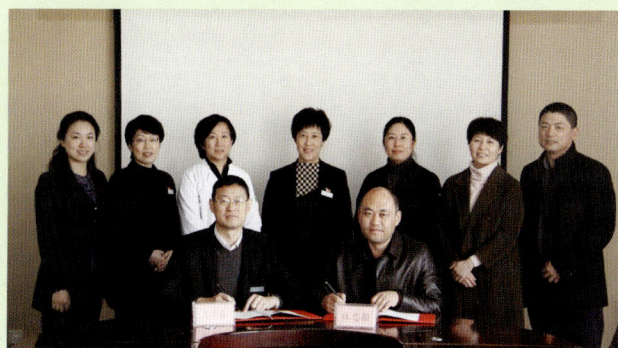

2017年12月13日，青岛市口腔医院与威海市文登区口腔医院举行医联体签约仪式。图为签约仪式现场。

青岛阜外心血管病医院

　　青岛阜外心血管病医院是由青岛港集团投资举办的。1953年青岛港口职工医院成立，1986年更名为青岛港口医院，2006年5月12日，青岛港集团与中国医学科学院阜外医院强强联合组建成立青岛阜外心血管病医院。是一家以心血管病为专科特色，集医疗、查体、康复、教学、科研和急救于一体的三级综合医院。2017年，完成门急诊近36万人次，出院近1.6万人次。

　　医院坐落于市北中央商务区繁华地带，地处南京路主干道，地铁三号线敦化路站位于医院正大门，外地患者可从火车站乘地铁直达医院，区位和交通优势明显。中国医学科学院阜外医院心脏内科、心脏外科、超声、放射介入、麻醉、体外循环、护理等学科专家近20人常驻青岛。心内科是青岛市特色专科、青岛市医疗卫生重点学科。

　　2017年，医院"突出专科，协调发展"，引进中国医学科学院北京协和医院大外科团队，泌尿外科、骨科、血管外科、普外科、乳腺外科、妇科等专家周周来青，为岛城百姓提供高质量的诊疗及手术服务。康复中心、综合内科、神经科、急诊科、妇科、查体中心等科室协调发展，医院作为青岛市工伤康复中心配合青岛市人社局认真开展山东省劳动能力鉴定，作为青岛市唯一一家山东省征兵体检工作站勇担征兵查体重任，胸痛中心增加救护车更好发挥抢救急先锋作用，新建设的内镜中心设备先进、技术一流。各科室创新发展，积极打造山东省一流特色专科医院。

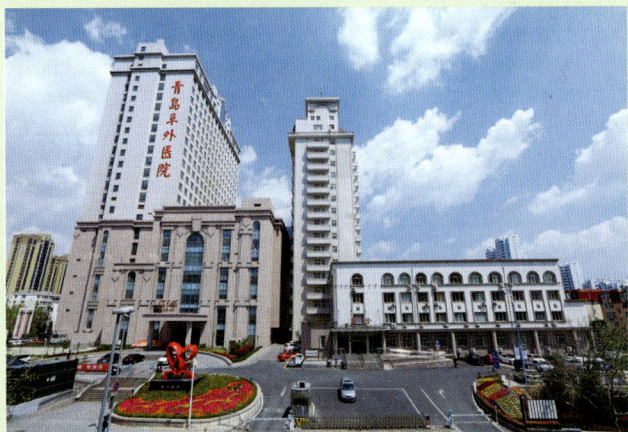

　　医院按照"突出专科，协调发展"的思路，秉承"厚德、严谨、创新、敬业"的宗旨，提质增效，创新发展，积极建设山东省一流特色专科医院。

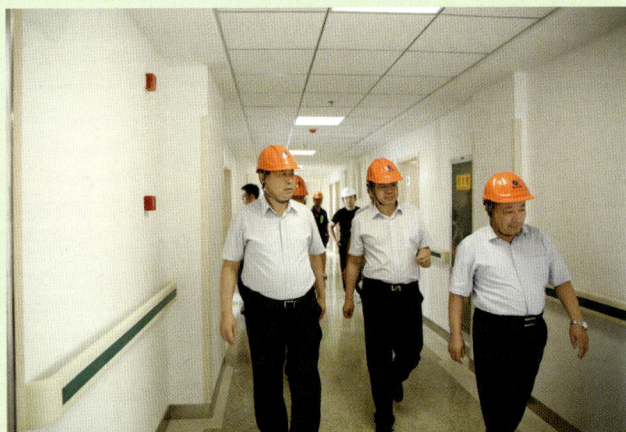

　　2017年9月2日，青岛港集团董事长郑明辉视察医院心脏中心大楼发展使用情况。

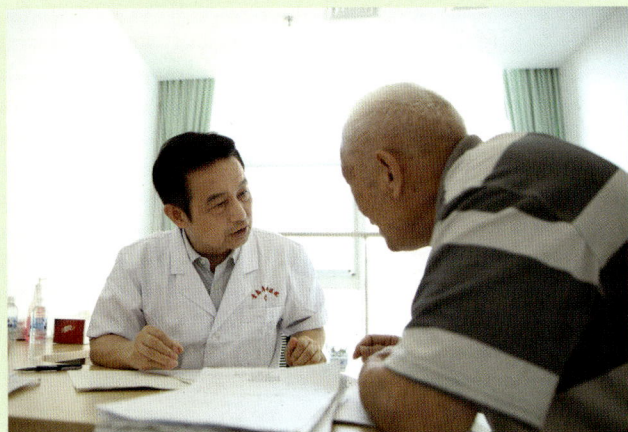

　　2017年11月，医院与中国医学科学院北京协和医院大外科主任李汉忠团队签署合作协议。图为李汉忠教授在医院坐诊。

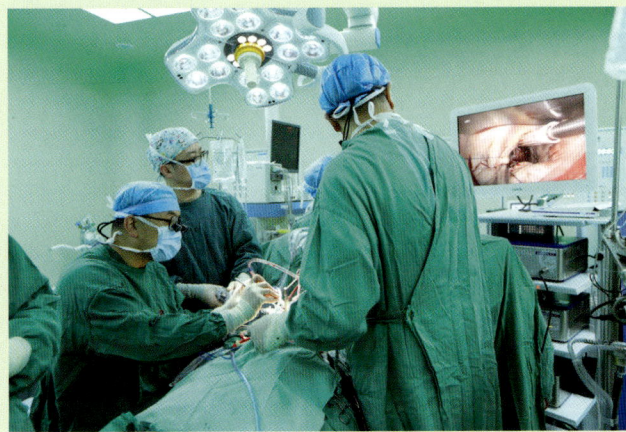

　　作为岛城一流的心血管病专科医院，医院每年开展各类疑难复杂心脏手术3000多例。图为中国医学科学院阜外医院专家王欣正在进行心脏外科手术。

青岛市疾病预防控制中心
（青岛市预防医学研究院）

    青岛市疾病预防控制中心（青岛市预防医学研究院）是市卫生计生委直属的承担政府疾病预防控制职能的公益一类事业单位和预防医学研究机构。2017年，市编委办正式批准市卫生计生委组建青岛市预防医学研究院，与青岛市疾病预防控制中心合署办公。中心（研究院）办公大楼近17000平方米，其中实验室7800余平方米。有内设科室25个，编制297名。2017年在职人员194名，其中博士后5名、博士23名，硕士80名，硕士以上占在职人员总数的55.67%；高级职称44名，占比25%。

    中心（研究院）主要承担全市疾病预防与控制、检测检验与评价、健康教育与促进、应用研究与指导、对外交流与合作等职能，拥有山东省医药卫生重点学科2个，青岛市医疗卫生A类重点学科1个、B类2个，市级重点实验室1个。先后与美国、芬兰、丹麦等国多所国际知名高校建立科研合作关系，是北京大学、山东大学等6所高校的预防医学教研实习基地，有力促进全市疾病预防控制与预防医学研究工作的深入开展，为建设宜居幸福创新型国际城市提供有力的公共卫生保障。

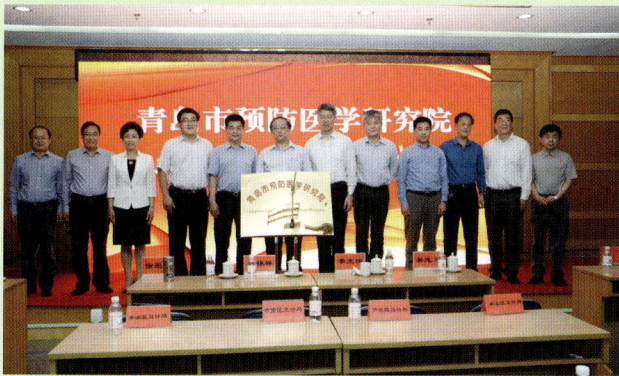

2017年5月22日，青岛市预防医学研究院揭牌仪式在青岛市疾病预防控制中心隆重举行。国际知名公共卫生专家、国际欧亚科学院院士、北京大学公共卫生学院教授李立明(左6)、北京大学公共卫生学院副院长任涛(右5)、山东省疾病预防控制中心副主任徐爱强（左4）、青岛市编委办副主任姜兆义(右6)、青岛市卫生计生委主任杨锡祥（左5）、副主任张华（左3）等出席揭牌仪式。

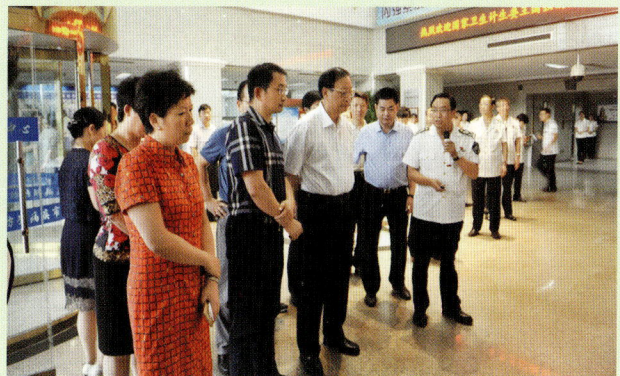

2017年7月28日，国家卫生计生委副主任、国家中医药管理局局长王国强一行来青岛市疾病预防控制中心调研指导工作。山东省中医药管理局局长孙春玲，青岛市政府副市长栾新，市卫生计生委主任杨锡祥、副主任张华等陪同调研，市疾控中心主任高汝钦向王国强副主任汇报疾控体系建设、公共卫生中心项目、预防医学研究院建设等工作情况，王国强副主任对中心各项工作均给予充分肯定。

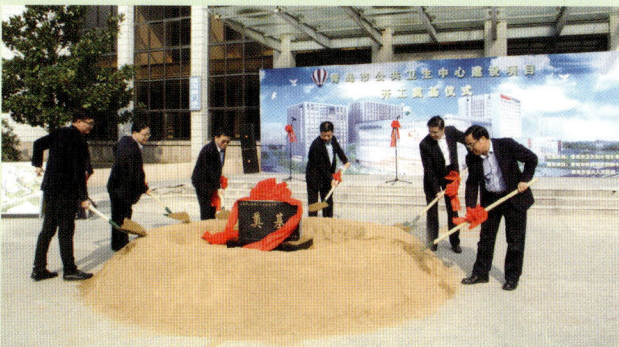

2017年11月2日，青岛市公共卫生中心建设项目开工奠基仪式隆重举行，项目建设全面启动。市卫生计生委党委书记、主任杨锡祥(右3)、市卫生计生委巡视员魏仁敏（右2）、青岛市疾病预防控制中心党委书记、主任高汝钦(右1)、青岛市第六人民医院院长王明民（左2）、党委书记江建军（左1）及相关建设和施工单位负责人出席奠基仪式。

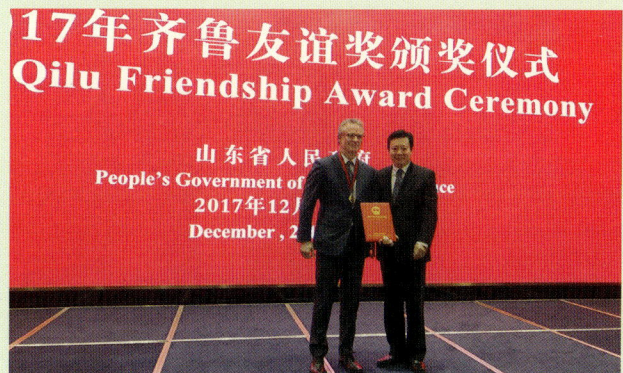

2017年12月8日，山东省政府"齐鲁友谊奖"颁奖仪式在山东省会议中心举行。青岛市预防医学研究院外方院长、青岛市疾病预防控制中心特聘专家艾德铭教授（Dr. Ralf Altmeyer）获此殊荣并应邀领奖。

青岛市急救中心

　　2017年，青岛市急救中心占地面积1.1万平方米，其中业务用房4000平方米。年内职工121人，其中，卫生专业技术人员66人（医生26人，护士38人，药剂1人、医技1人），占职工总数54.55%；其他专业技术人员10人，占职工总数的8.26%；行政工勤人员45人（驾驶员25人，担架员11人，其他9人），占职工总数的37.19%。卫生专业技术人员中，高级职称12人，占18.18%，中级职称30人，占45.45%；初级职称24人，占36.37%。内设职能科室6个，急救站3个。

　　圆满完成青岛国际马拉松赛、崂山100公里国际山地越野挑战赛等政府指令性任务和重大赛事、会议医疗保障工作30余项，先后获青岛市第五届"健康杯"急诊急救技能大赛团体一等奖、2017年全国卫生应急技能大赛紧急医学救援类团体三等奖、青岛市卫生和计划生育委员会2017年科学发展综合考核先进单位等荣誉。

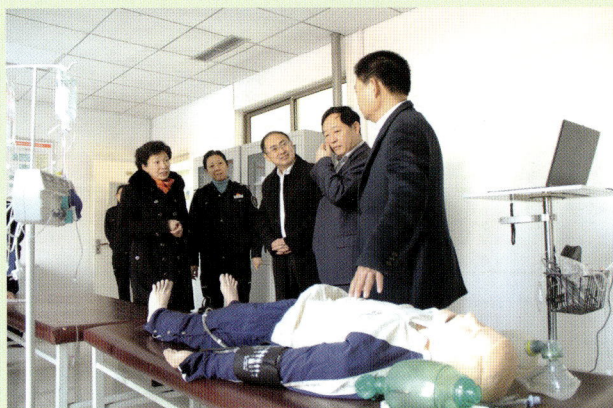

2017年1月25日，青岛市副市长栾新（左1）到青岛市急救中心指导春节前院前急救工作。

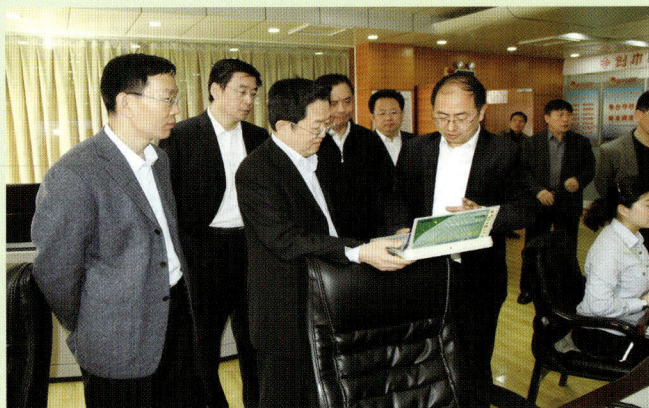

2017年4月14日，国家卫生计生委应急办主任许树强（前排中）到青岛市急救中心视察防汛应急工作。

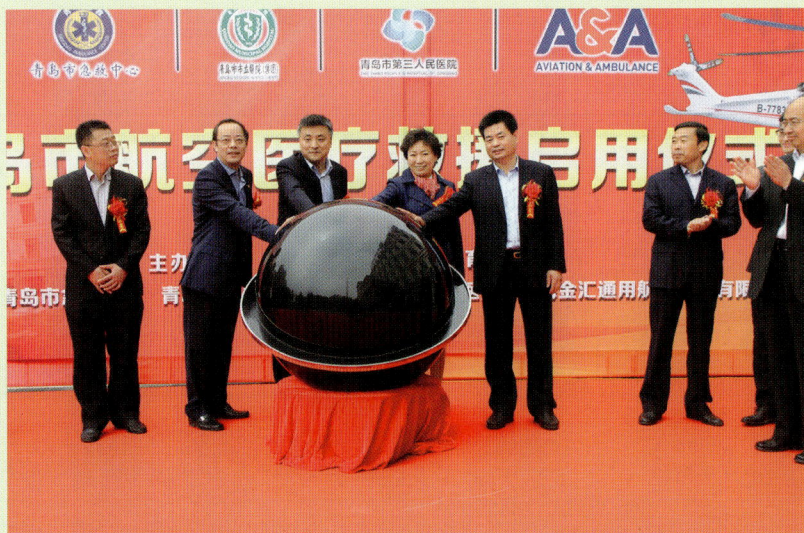

2017年5月3日，青岛市急救中心举行青岛市航空医疗救援启用及签约仪式。

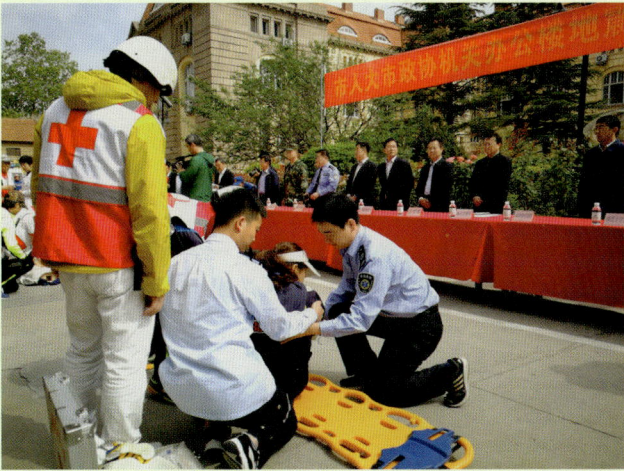

2017年5月12日，青岛市急救中心举行"青岛市人大市政协机关办公楼地震应急疏散演练"。

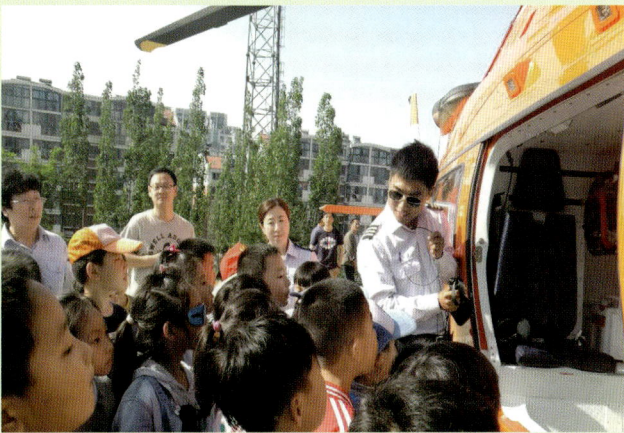

2017年5月19日，青岛市急救中心开展"为了明天"青少年自护教育急救知识宣传活动。

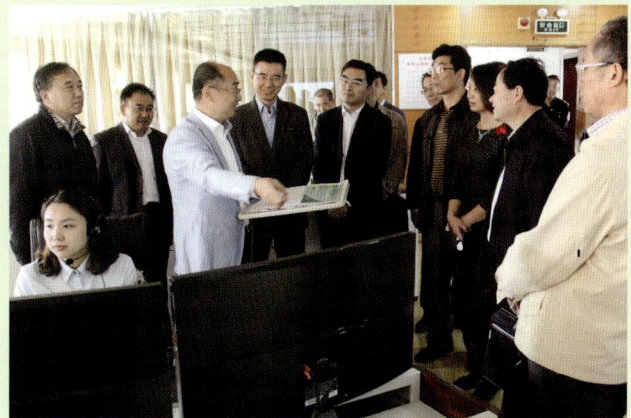

2017年10月21日，青岛市委统战部副部长胡义瑛（后排左3）带领各民主党派及工商联领导到青岛市急救中心视察指导院前急救工作。

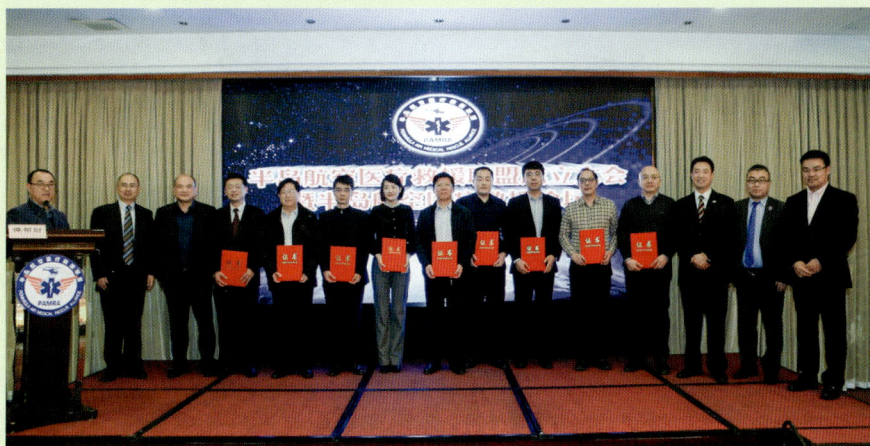

2017年12月25日，青岛市急救中心举行第一届半岛航空医疗救援联盟成立大会。

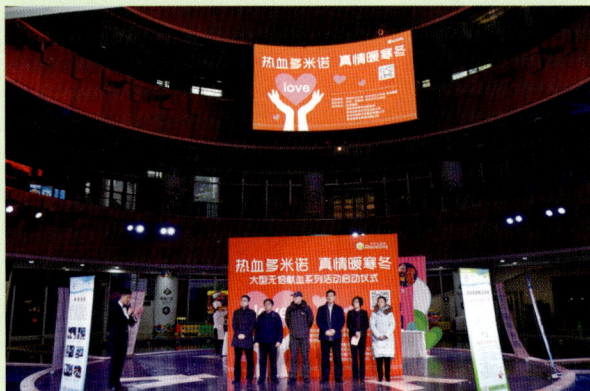

2017年1月21日，青岛市中心血站"热血多米诺 真情暖寒冬"大型无偿献血系列活动在伟东·乐客城启动。

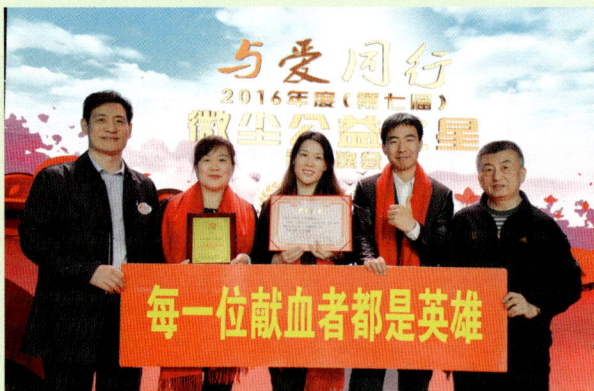

2017年3月31日，青岛市中心血站RH阴性"熊猫侠"应急献血者团队荣获"2016年度微尘公益之星"称号。

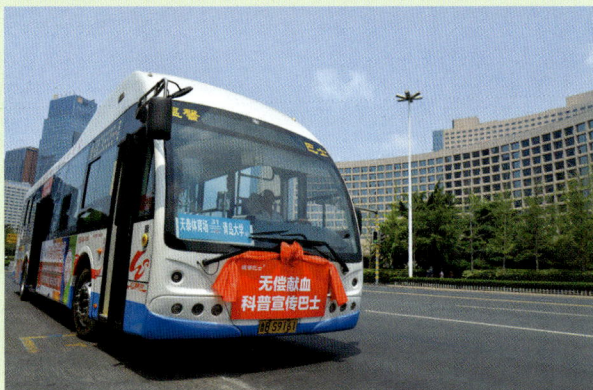

2017年6月13日，为迎接第十四个世界献血者日的到来，青岛市中心血站推出"无偿献血在路上"大型主题宣传活动，交运集团31路公交作为无偿献血科普宣传巴士正式启用。

青岛市中心血站

青岛市中心血站成立于1993年8月（前身青岛市献血管理站1965年9月成立），是青岛市卫生和计划生育委员会直属的全额拨款事业单位。市中心血站负责青岛市无偿献血宣传和组织发动工作，为七区三市920万人口、94家医疗机构提供医疗用血。同时，承担指导临床科学合理用血、输血医学研究以及青岛市输血质量控制中心、中华造血干细胞捐献者资料库组织配型实验室等工作；作为大连医科大学教学基地，承担教学任务。市中心血站以"科教兴站"为战略，多项工作走在国内同行业前列。全市临床成分输血率达到国际先进水平，科研项目多次获得科技管理部门表彰。市中心血站先后获得国家、省卫生系统先进集体，省无偿献血先进单位，省文明单位，省卫生系统为民服务创先争优"示范窗口单位"，省"富民兴鲁劳动奖状"，全国首批"健康促进与教育优秀实践基地"等荣誉称号。青岛市连续十次获"全国无偿献血先进城市"殊荣。

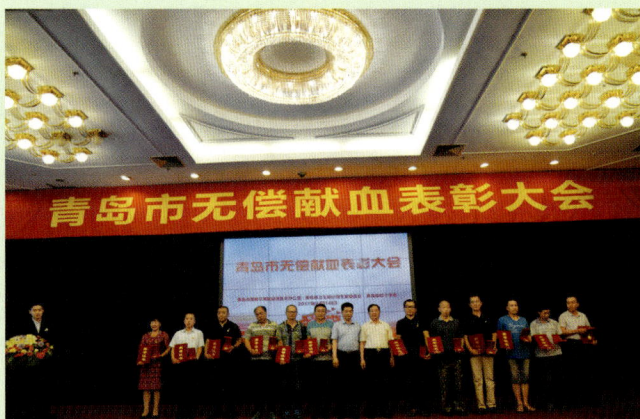

2017年6月14日，青岛市无偿献血表彰大会举行。

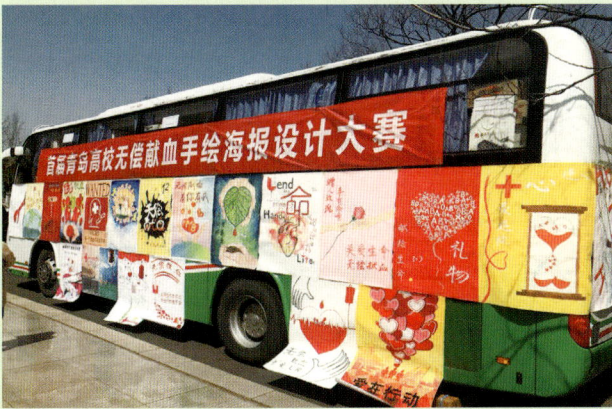

2017年7月24日，青岛市中心血站举办首届青岛高校无偿献血手绘海报设计大赛，14所高校参与设计170余幅作品。

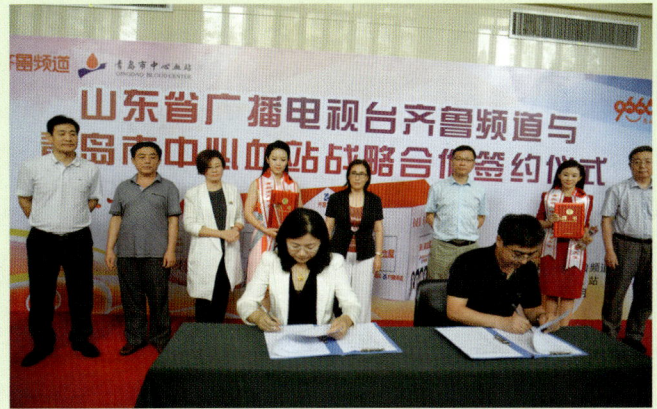

2017年8月29日，青岛市中心血站与山东省广播电视台齐鲁频道战略合作签约仪式在青岛市中心血站举行。

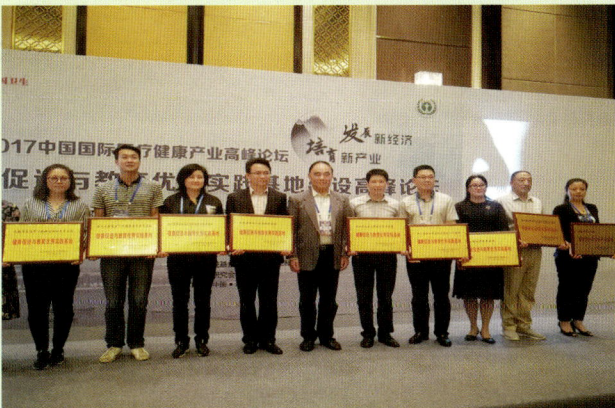

2017年11月10日，青岛市中心血站被评为全国首批"健康促进与教育优秀实践基地"。

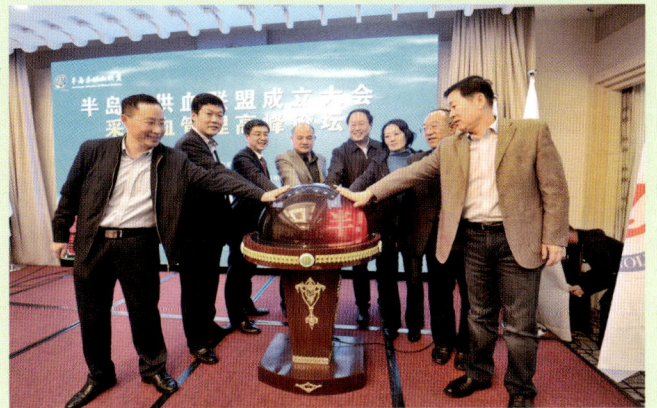

2017年11月10日，青岛市中心血站举办半岛采供血联盟成立大会暨采供血管理高峰论坛，烟台、威海、日照、临沂、潍坊、青岛六地血站组成半岛采供血联盟。

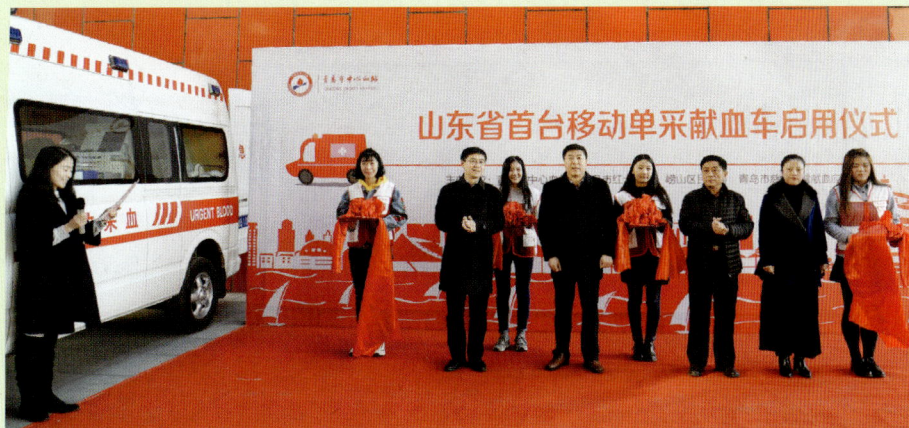

2017年12月12日，青岛市中心血站启用山东省内首台移动单采献血车。当日有12名爱心市民成功捐献13个治疗量的单采血小板。

山东省青岛卫生学校

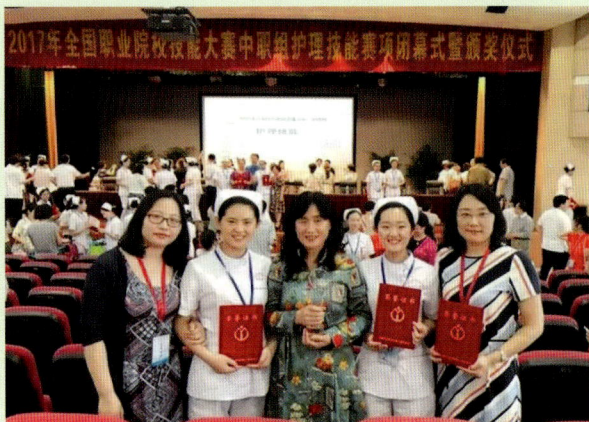

山东省青岛卫生学校在2017年全国职业院校技能大赛中实现金牌三连冠，于艳丽、戴康睿同学在中职组护理技能大赛中获得一金一铜两枚奖牌。

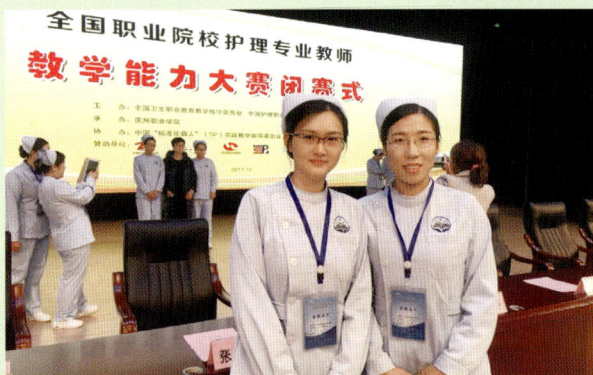

山东省青岛卫生学校牛青、曲瑞莲老师在首届全国职业院校护理专业教师教学能力大赛中获得一金一银两枚奖牌。

山东省青岛卫生学校占地面积4.8万平方米。教学及辅助用房建筑面积2.65万平方米，行政办公用房建筑面积0.1万平方米，生活用房1万平方米，教工住宅0.76万平方米。

学校设有办公室、人事科、教务科、学生科、团委、招生就业办公室、成教科、高职办、财务科、审计科、老干部科、总务科、信息技术科、仪器设备管理科、安全保卫科、工会16个职能科室，设有公共基础课教研室一、公共基础课教研室二、专业基础教研室、基础护理教研室、临床护理教研室、药学专业教研室、口腔专业教研室7个教研室。

2017年学校教职工164人，其中，专任教师120人，占教职工总数的73.2%；行政人员31人（含兼岗），占教职工总数的18.9%；工勤人员5人，占教职工总数的3.05%。副高级职称43人，占专任教师的35.83%；中级职称58人，占专任教师的48.33%。学校有84名教师具有硕士以上学位，达到专任教师总数的70%。

2017年5月，山东省青岛卫生学校与青岛威尔赫义齿科技有限公司"试点口腔修复工艺专业现代学徒制"项目正式启动。

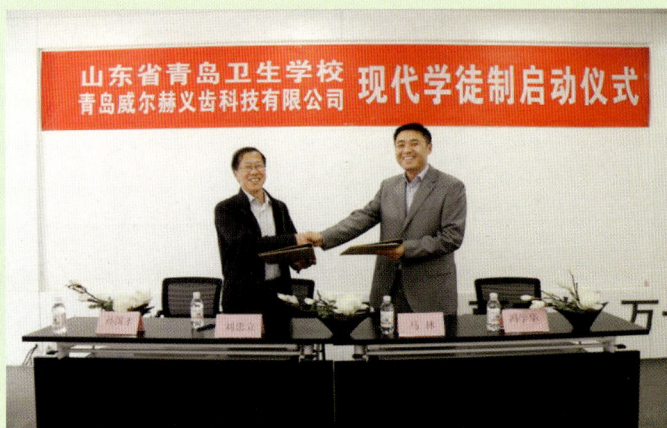

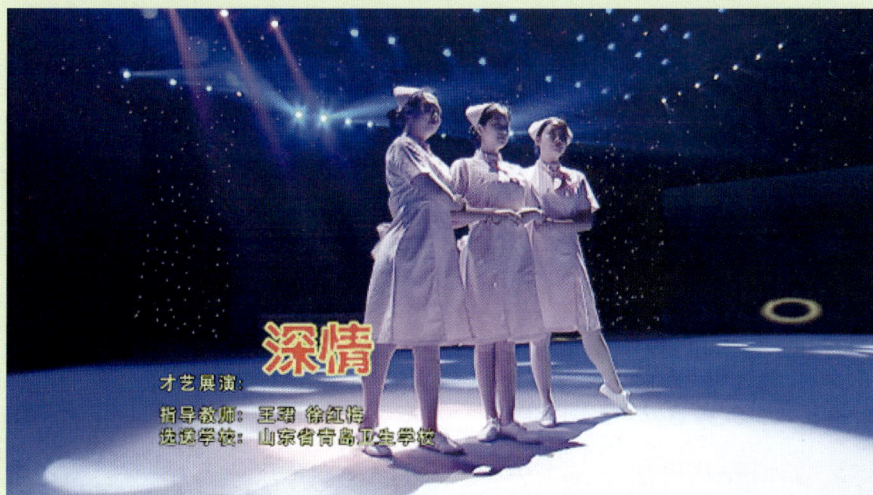

深情

才艺展演：
指导教师：王碧 徐虹桓
选送学校：山东省青岛卫生学校

2017年，山东省青岛卫生学校首次参加第十三届全国中等职业学校"文明风采"大赛，7件参赛作品全部获奖，其中一等奖2项、三等奖3项、优秀奖2项，学校荣获大赛优秀组织奖。图为一等奖作品《深情》。

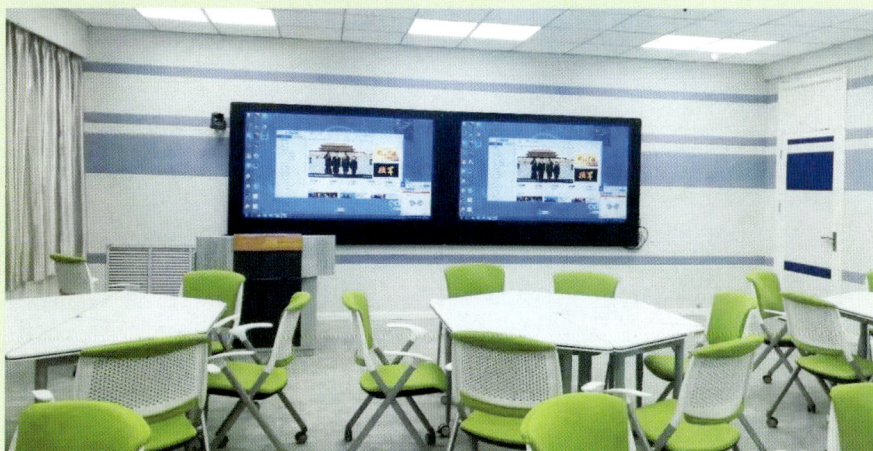

山东省青岛卫生学校投资200余万元建成网络中心整体机房、信息化录播室和人体解剖学虚拟实验室，实现全校数据集中收集处理、授课过程全记录和真实人体解剖断层的数据化再现。图为录播室。

山东省青岛卫生学校招生场面火爆，2017年"三二连读"药学专业录取线545.5分，连续三年位居青岛职业学校之首，助产、康复专业分别名列第二位和第六位。

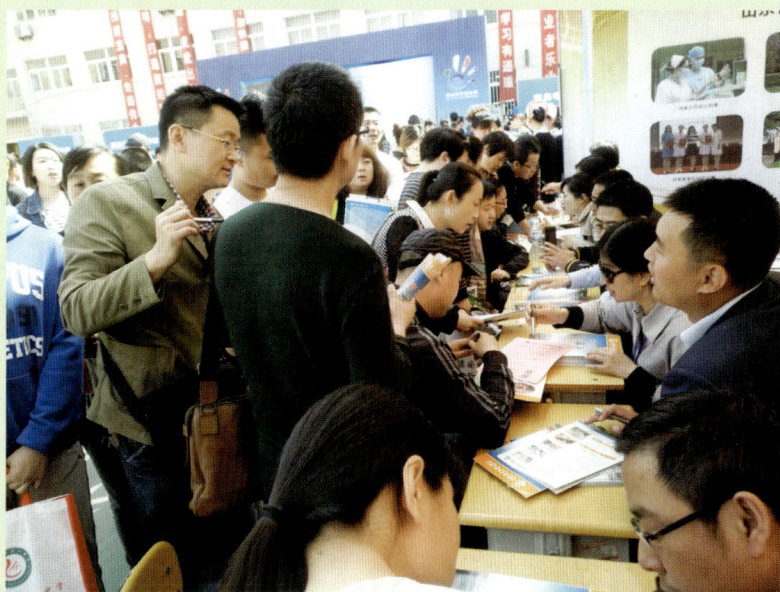

山东省青岛第二卫生学校

　　山东省青岛第二卫生学校始建于1958年，坐落在素有"金胶州"之称的滨海城市胶州市，是国家级重点中等职业学校、山东省规范化中等职业学校、山东省中等职业教育教学示范学校、山东省优质特色中等职业学校建设工程立项建设学校、省级文明单位、青岛市中小学文明校园、北京中医药大学远程教育学院青岛教学中心、青岛市乡村医生培训基地。

　　学校设有护理、助产、药学、口腔修复工艺4个专业，在校生2500多名。护理专业是青岛市中等职业学校骨干专业、对口就业率和优质就业率"双高"专业、山东省中等职业教育品牌专业立项建设项目，在全国职业院校护理技能大赛中，累计获得4枚金牌，在山东省同类学校中名列前茅。助产专业是青岛市中等职业学校骨干专业、青岛市现代学徒制试点专业。

　　学校坚持"崇德尚能、博学济世、特色育人、创新发展"的办学理念，强化"服务学生全面发展"的办学思想，着力打造"守护生命、领飞天使"特色德育品牌、"合作探究、项目教学"特色教学品牌、"服务百姓、播撒健康"特色培训品牌，全面深化教育教学改革，提高人才培养质量，形成了"专业有特长、比赛有优势、实践有技能、就业有市场、升学有方向"的育人新局面。

　　学校坚持走内涵发展、质量发展、特色发展之路，以"山东省优质特色中等职业学校"建设为契机，全力打造"实干二卫、创新二卫、活力二卫"，努力开创卫生职业教育工作新局面，为"健康青岛"建设作出新的更大的贡献！

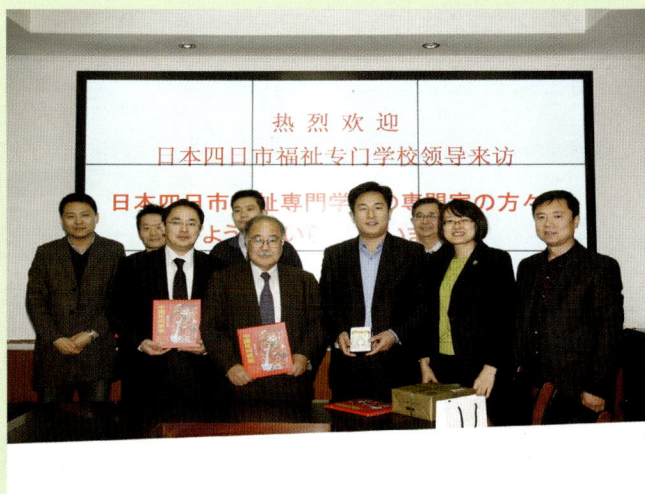

　　2017年1月7日，日本四日市福祉专门学校校长白泽政和（左前1）一行四人到山东省青岛第二卫生学校参观访问。

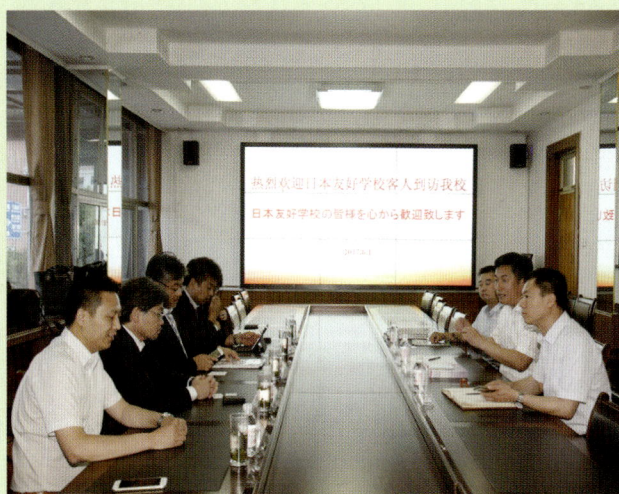

　　2017年6月1日，日本郡山健康科学专门学校、冲绳琉球康复专门学校一行四人到山东省青岛第二卫生学校参观访问，双方进行友好座谈。

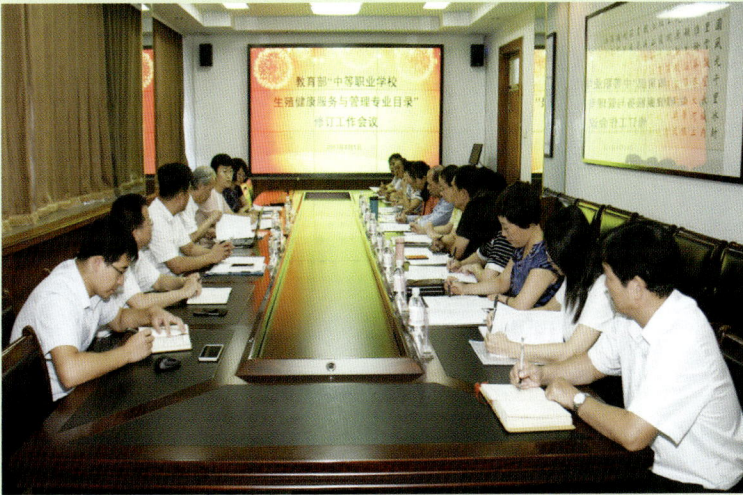

2017年9月1～2日，教育部"中等职业学校生殖健康服务与管理专业目录"修订工作会议在山东省青岛第二卫生学校召开，来自重庆、福建、新疆等地有关学校的20余名专家参加会议。

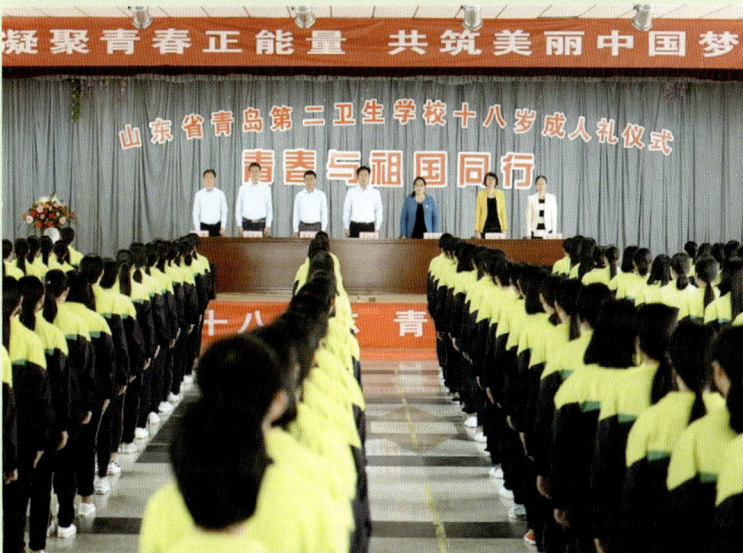

2017年10月19日，山东省青岛第二卫生学校"青春与祖国同行"成人礼仪式在礼堂隆重举行。

2017年11月9～11日，教育部"中等职业学校人口和计划生育类专业目录"（修订）内审暨课题结题验收会议在山东省青岛第二卫生学校召开。

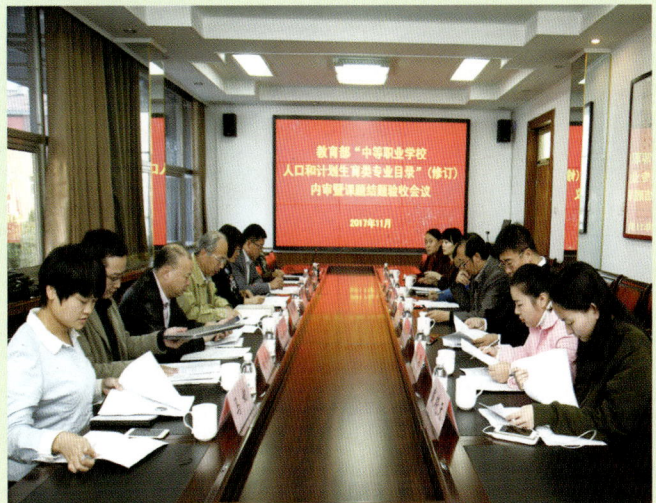

青岛市卫生计生科技教育中心

　　青岛市卫生计生科技教育中心位于市南区龙山路1号甲，占地面积3095.82平方米，机构编制32人（属全额事业财政拨款单位），隶属于青岛市卫生和计划生育委员会。2017年，在编人员29人，专业技术人员29人。其中，高级专业技术人员11人、中级专业技术人员13人、初级专业技术人员5人；大学本科学历16人，硕士研究生学历8人。下设医学鉴定办公室、继续医学教育办公室、执业医师考试考核办公室、年鉴史志办公室、杂志编辑部、学术会务部、综合办公室、财务科和总务科9个职能科室。

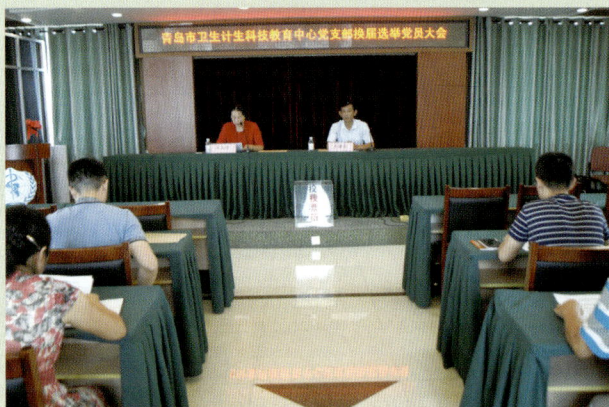

青岛市卫生计生科技教育中心党支部举行换届选举党员大会。

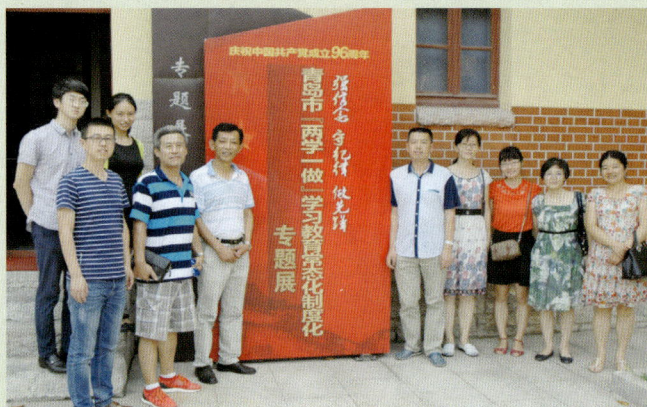

青岛市卫生计生科技教育中心组织党员参观青岛党史纪念馆，"两学一做"学习教育常态化、制度化。

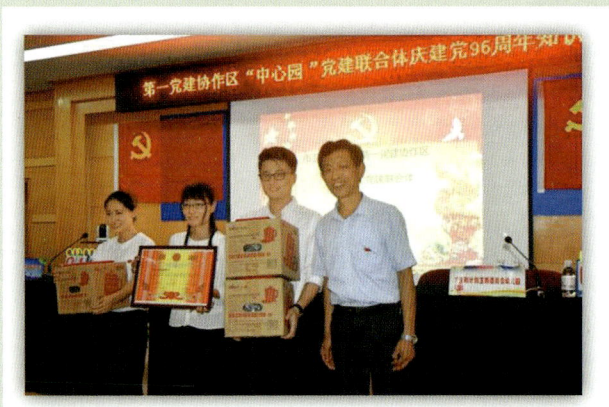

青岛市卫生计生科技教育中心党支部参加协作区党建知识竞赛荣获团体一等奖。

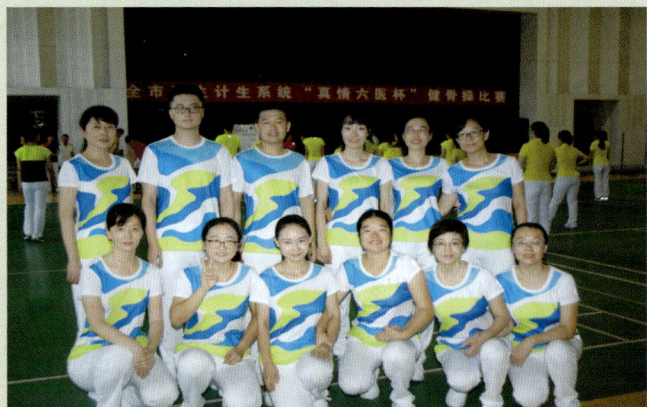

青岛市卫生计生科技教育中心参加全市卫生计生系统"真情六医杯"健骨操比赛。

青岛市李沧区卫生和计划生育局

2017年，青岛市李沧区卫生和计划生育局认真贯彻落实党的十九大精神，以"健康李沧"为目标，各项工作取得了突破性进展，人民群众健康水平进一步提高。获批国家中医药综合改革试验区先行区、全省卫生计生系统先进集体、省级健康教育促进示范区、山东省妇幼健康优质服务示范区等荣誉称号。

截至2017年12月31日，青岛市李沧区卫生和计划生育局及局属单位有职工452人。其中，卫生技术人员353人，高、中、初级卫生技术人员分别为32人、124人、197人，分别占卫生技术人员的9.1%、35.1%、55.8%。下设事业单位14家，其中：全额拨款单位6家，分别是区疾病预防控制中心、区卫生计生综合监督执法局、区妇幼保健计划生育服务中心、区社区卫生服务工作办公室、区计划生育协会办公室、区畜牧兽医站；差额拨款单位6家，分别是区中心医院、永清路街道社区卫生服务中心、李村街道社区卫生服务中心、九水街道社区卫生服务中心、湘潭路街道社区卫生服务中心、沧口街道社区卫生服务中心；自收自支单位2家，分别是区卫生人才服务站、区卫生事业服务中心。

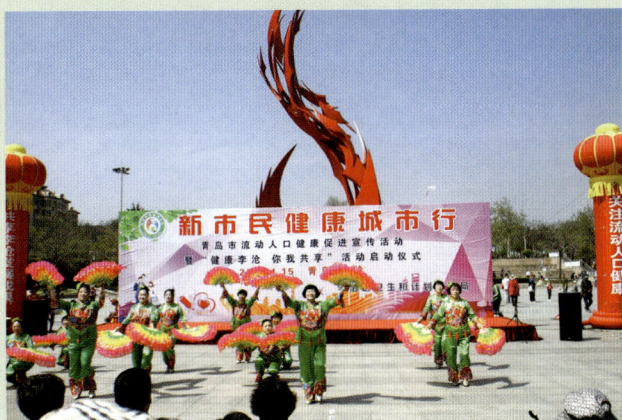

2017年4月15日，青岛市"新市民健康城市行"活动启动仪式在李沧文化广场举行。

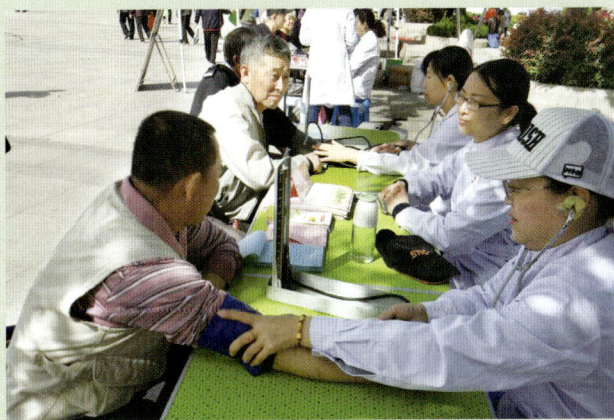

2017年5月6日，青岛市李沧区卫生和计划生育局在李沧文化广场举办大型义诊活动，110多名医护人员参加，现场服务群众2000多人次。

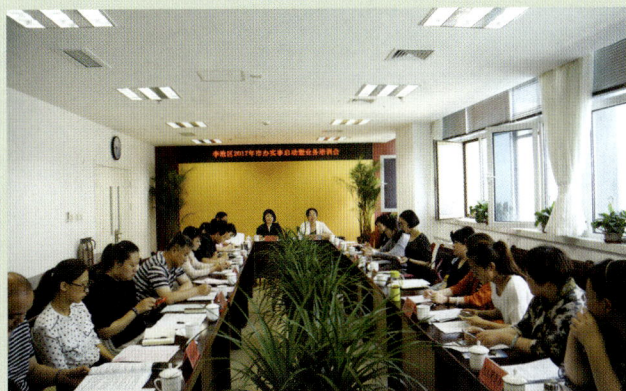

2017年5月31日，青岛市李沧区卫生和计划生育局召开市办实事启动暨业务培训会。

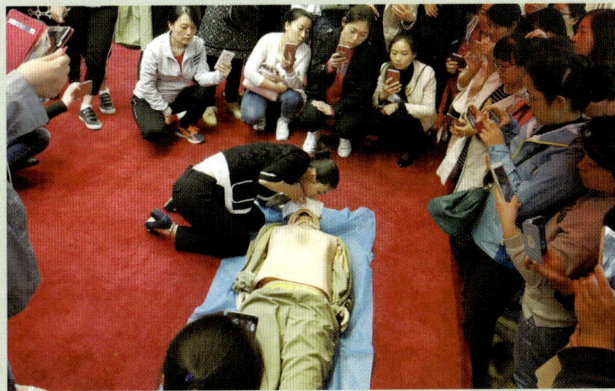

2017年6月6~7日，青岛市李沧区卫生和计划生育局聘请市级医院专家，从心肺复苏、急性心肌梗死救治等方面进行医师技能专项培训。

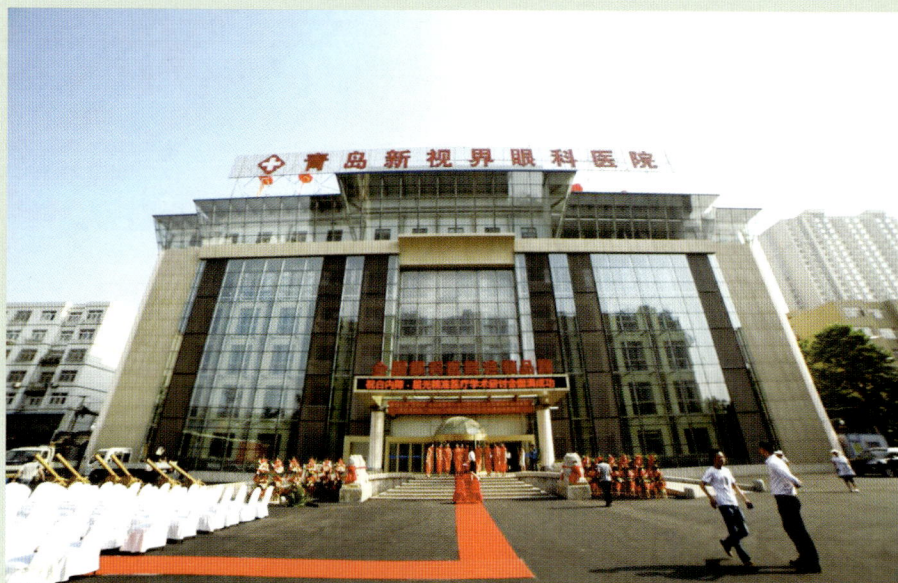

2017年6月18日，青岛新视界眼科医院在李沧区正式启用。

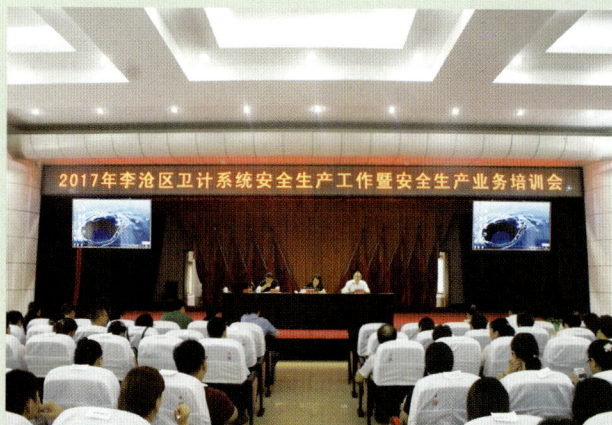

2017年6月23日，李沧区卫计系统安全生产工作暨安全生产业务培训会召开。

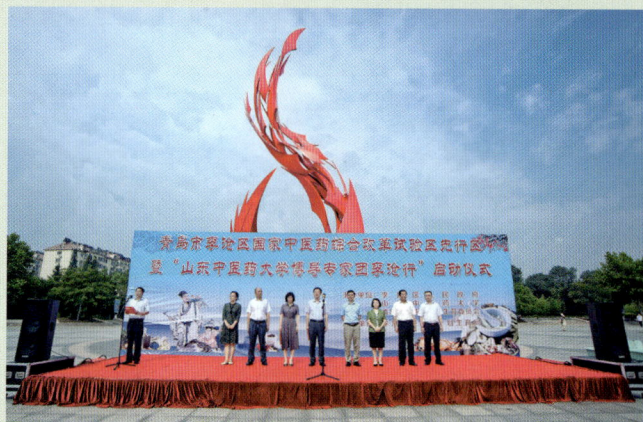

2017年7月20日，青岛市李沧区国家中医药综合改革试验区先行区暨"山东中医药大学博导专家团李沧行"启动仪式在李沧文化广场举行。

2017年8月4日，李沧区政府召开区迎接中央环保督查医疗机构工作会议。

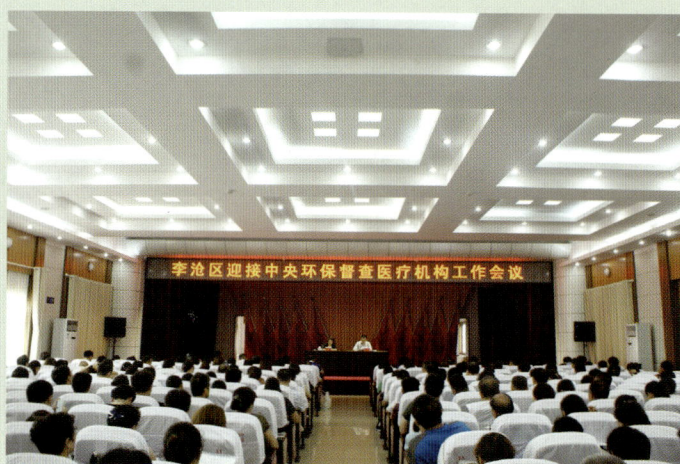

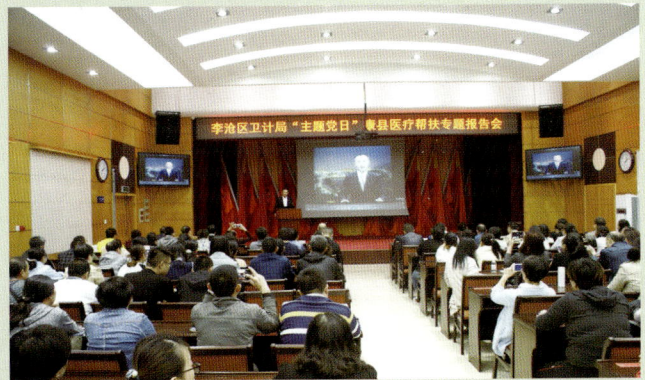

2017年9月14日，李沧区九水街道社区卫生服务中心与青岛市第八人民医院创新建立"医学专家+家庭医生合作团队"。

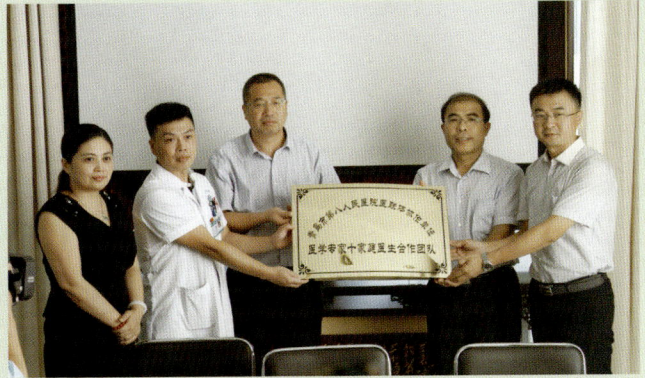

2017年10月13日，青岛市李沧区卫生和计划生育局举行"主题党日"康县医疗帮扶专题报告会。

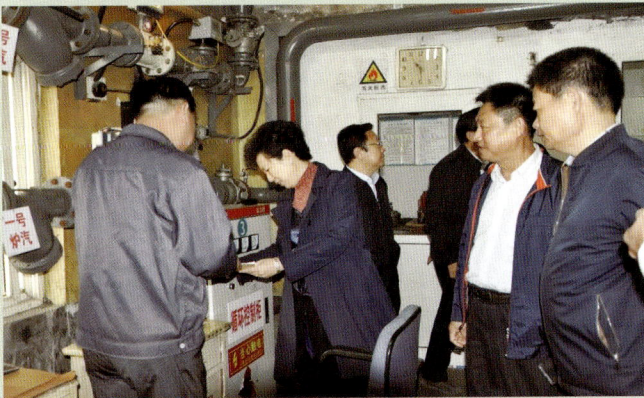

2017年10月17日，青岛市政府副市长栾新（左2）对青岛市第八人民医院安全生产工作进行督导检查。

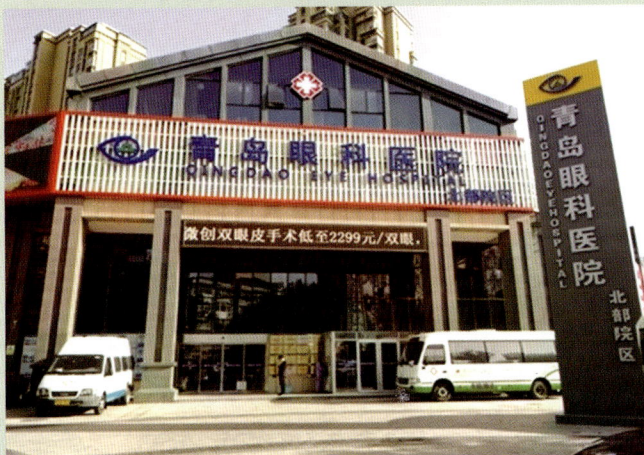

2017年10月27日，青岛眼科医院北部院区（二期）在李沧区正式启用。

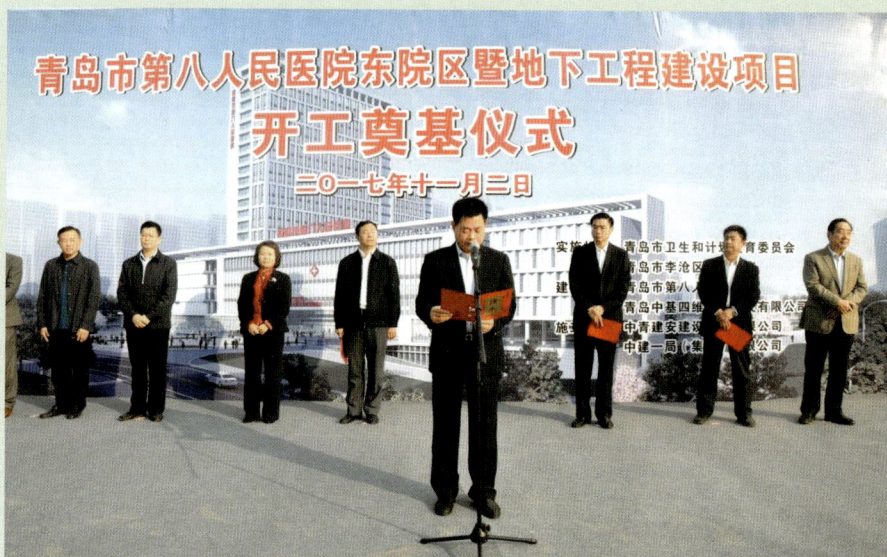

2017年11月2日，青岛市第
八人民医院东院区暨地下工程
建设项目开工奠基仪式在李沧
区举行。

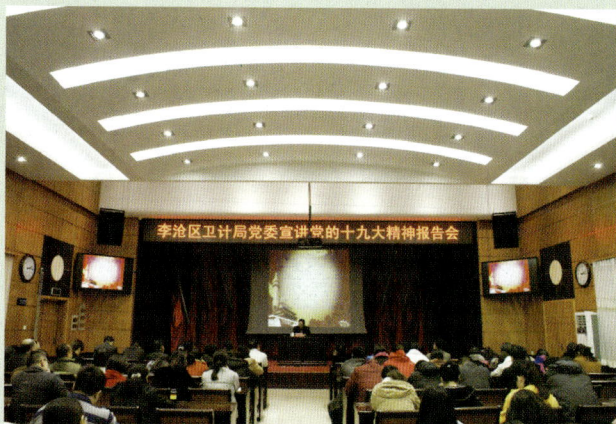

2017年11月24日，青岛市李沧区卫生和计划生育局党委举
行党的十九大精神报告会。

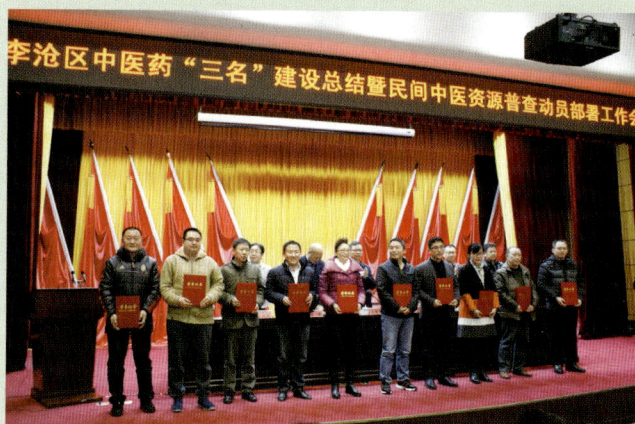

2017年12月14日，李沧区中医药"三名"建设总结暨民间中
医资源普查动员部署工作会举行。

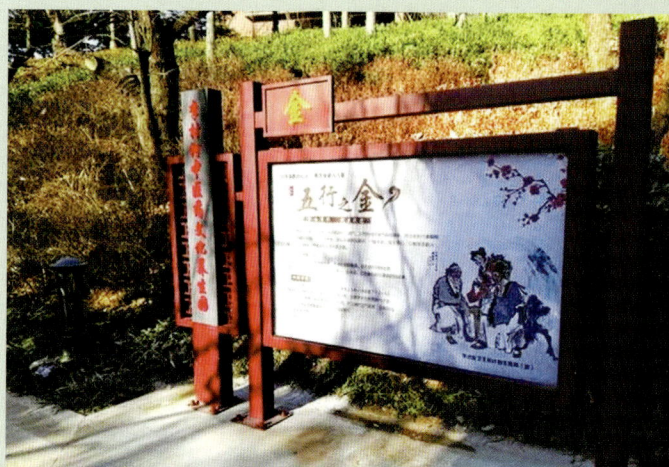

2017年12月17日，李沧区李村河中
医药文化养生园启用。

青岛市崂山区卫生和计划生育局

崂山区有各级各类医疗机构417家，其中，二级以上综合医院2家，专科医院16家，卫生院（社区卫生服务中心）5家，社区卫生服务站28家，卫生室147家，其他医疗卫生机构219家。全区医疗机构有床位2424张，执业（助理）医师1647人，执业护士1600人，全区平均每千人拥有执业（助理）医师3.7人、执业护士3.6人，每千常住人口拥有床位5.5张。医疗卫生机构总诊疗量286万人次，其中，社会力量办医占总诊疗量的32.3%。

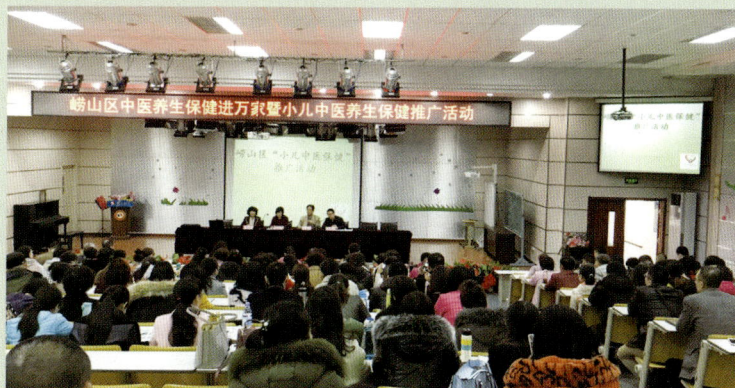

崂山区在全省率先开展政府出资培训小儿中医养生保健技术公益活动，开展培训61场次。

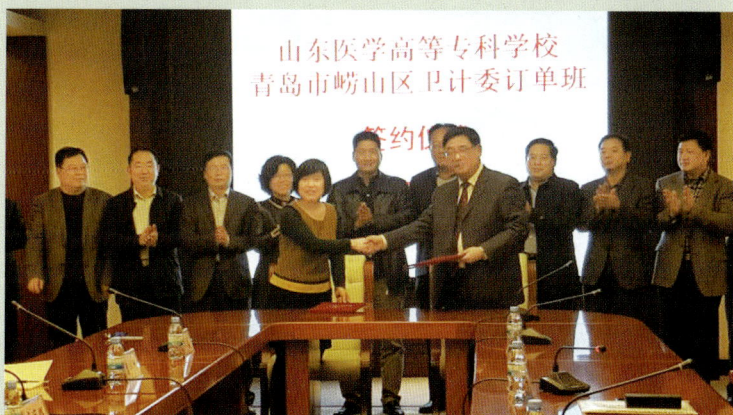

2017年4月7日，青岛市崂山区卫生和计划生育局与山东医学高等专科学校举行"订单班"签约仪式。

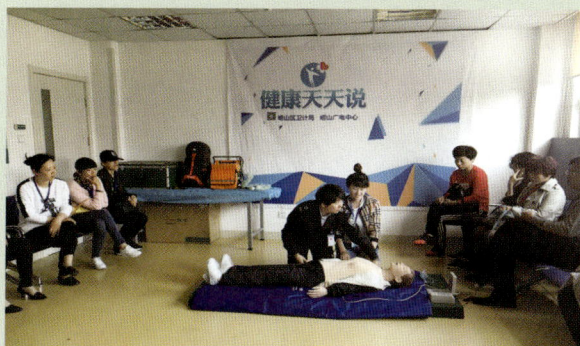

崂山区建立急救示教室，对社区居民开展急救知识培训。

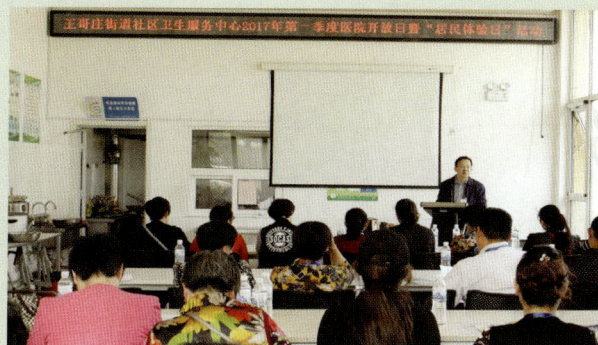

崂山区基层医疗机构开展医院开放日暨"居民体验日"活动。

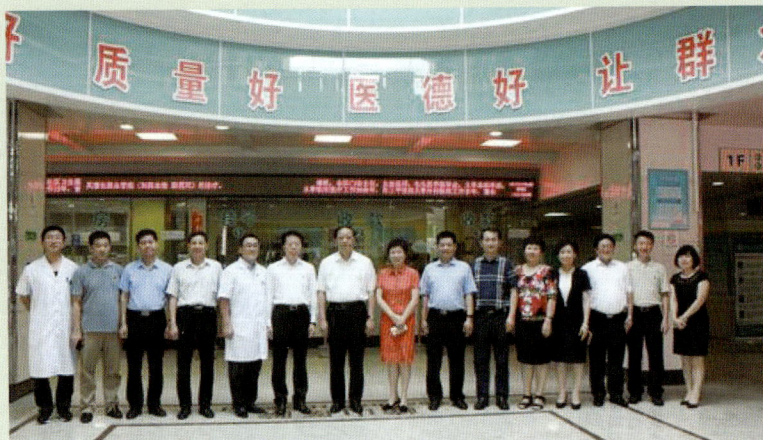

国家卫生计生委副主任王国强到崂山区视察基层慢性病防控工作。

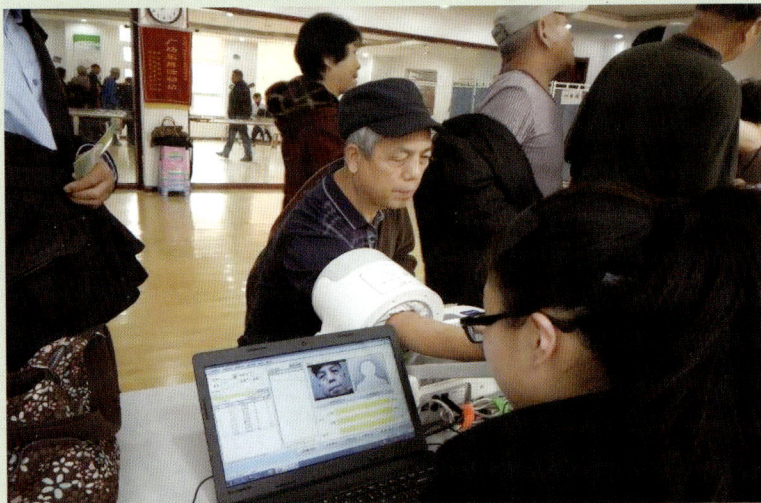

崂山区在60岁以上老年人免费体检的基础上，采取政府补助方式，启动40~59岁中年人查体。

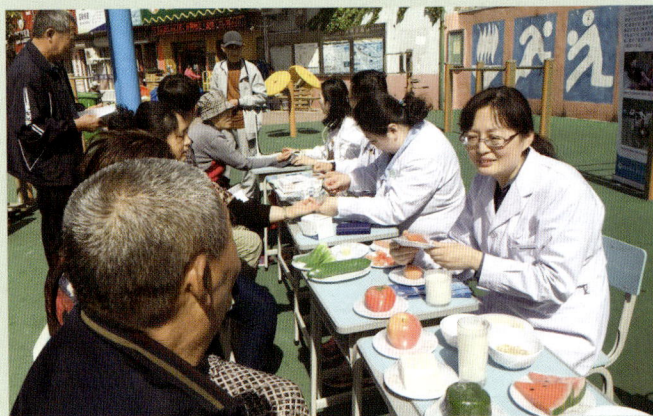

崂山区基层医疗机构在金家岭广场开展优质护理周义诊活动。

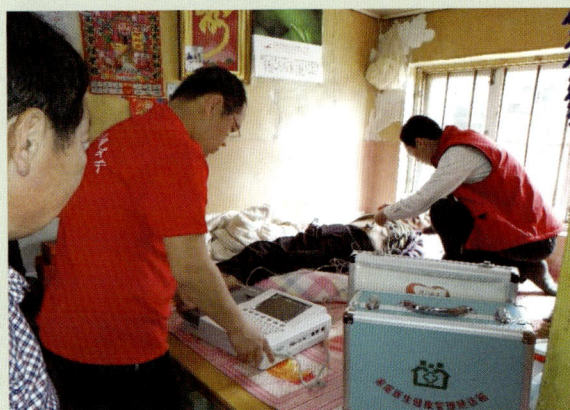

崂山区家庭医生签约服务团队采用健康管理随访箱为签约居民提供信息化健康医疗服务。

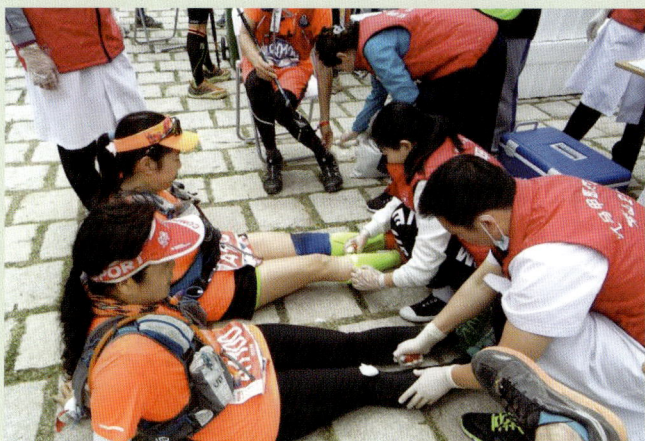

崂山区红马甲医疗志愿服务队做好崂山100医疗救援应急保障工作。

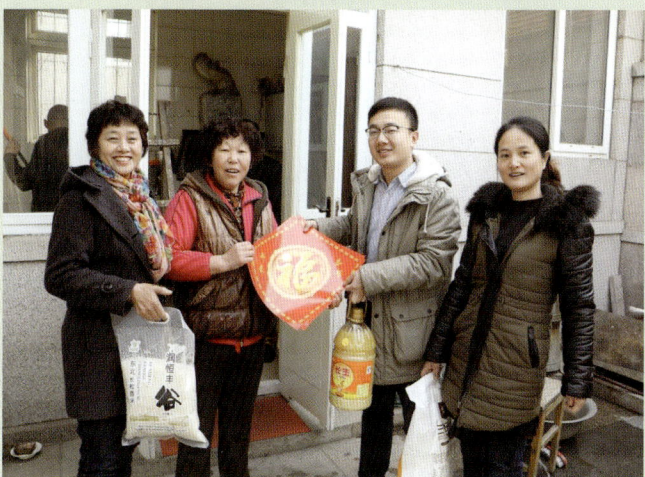

崂山区计划生育协会走访慰问计划生育特殊家庭。

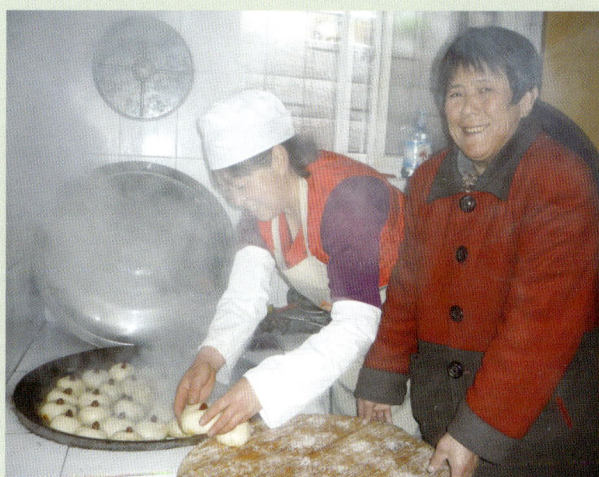

崂山区为全区40余户计划生育特殊家庭提供免费家政服务。

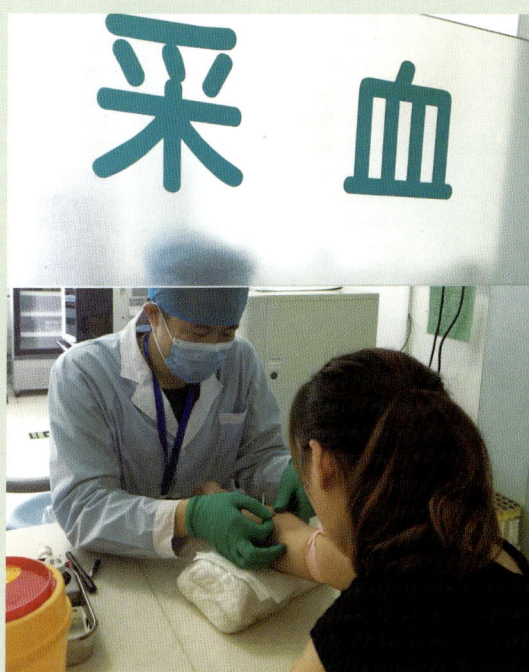

崂山区实施"优生关爱工程",落实遗传性耳聋基因筛查和无创基因检测或产前诊断。

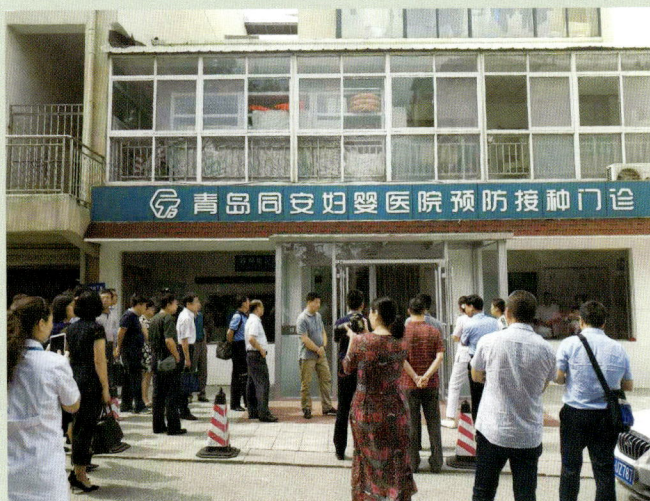

在预防接种门诊启用知情同意电子签核系统和预防接种证明自助打印系统，全市免疫规划工作现场会在崂山区召开。

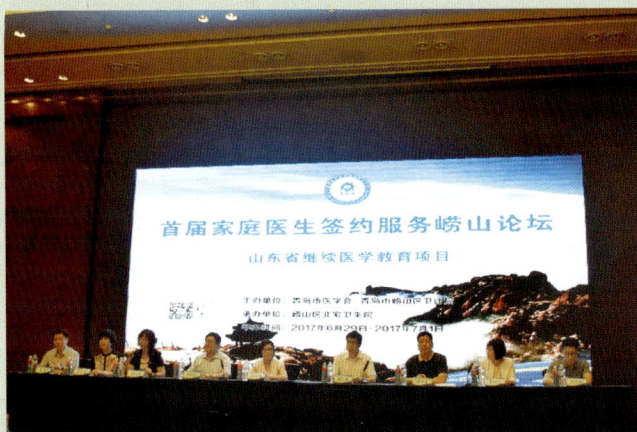

成功申报省内首家基层卫生院省级继续医学教育项目，全省首届家庭医生签约服务论坛在崂山区举行。

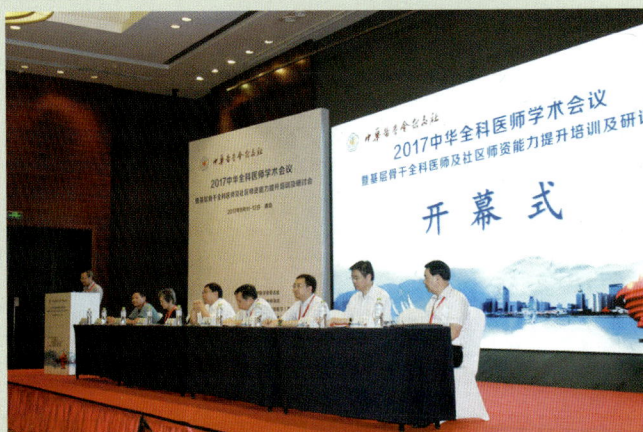

2017中华全科医师学术会议暨基层骨干全科医师及社区师资能力提升培训及研讨会在崂山区举行。

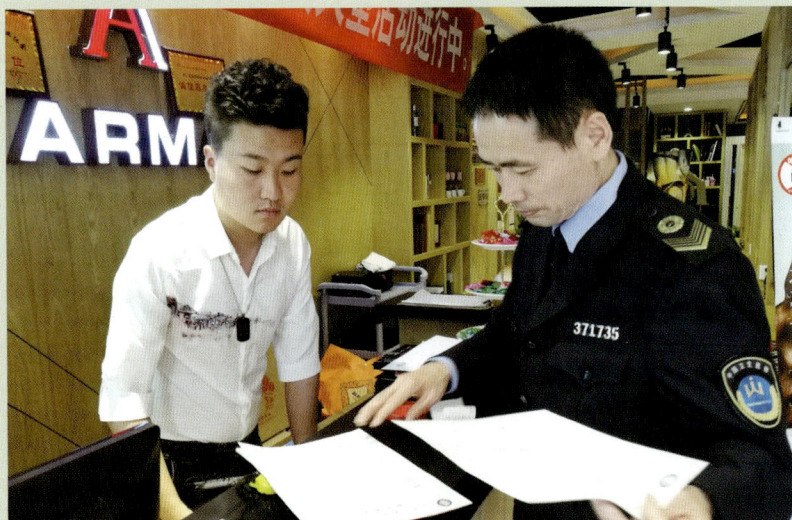

崂山区推行"双随机"抽查，围绕群众关心的医疗机构、公共场所加大抽检力度，严厉打击非法行医和非法医学美容。

青岛西海岸新区人民医院

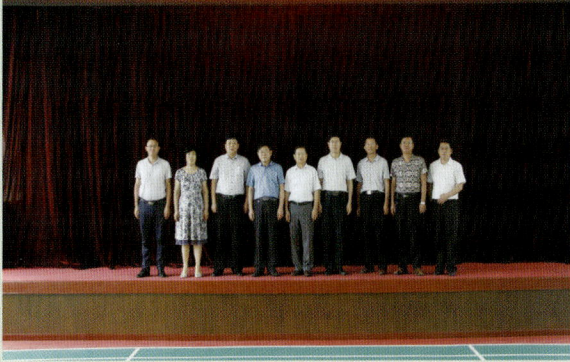

西海岸新区人民医院成立首届理事会，全面启动法人治理结构建设工作。

青岛西海岸新区人民医院是集医疗保健、教学科研、急诊急救于一体的综合性二级甲等医院，潍坊医学院非隶属附属医院。医院占地面积5.2万平方米，年内职工总数1542人，其中卫生技术人员1302人，中级以上职称590人，规划床位1200张，设职能科室29个、临床医技科室41个。

医院有128排宝石能谱螺旋CT、全数字化血管造影减影机、直线加速器等高端医疗设备。近年来，医院坚持"质量兴院　服务为本"的工作主题，加强学科建设和人才引进，先后与中华中医药学会、北京协和医院、北京大学第三医院等开展深度合作，加入青岛市市立医院（集团），全面获取高端技术的强有力支持，医疗技术和服务水平全面提升，医院进入崭新的发展时期。

医院先后荣获全国首批百姓放心示范医院百佳医院、全国爱婴医院、山东省文明单位、青岛市"优质护理服务示范医院"等称号。

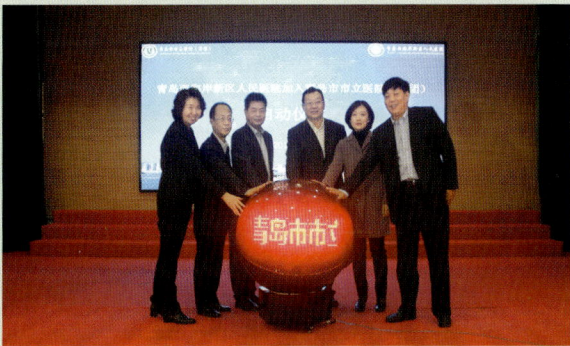

西海岸新区人民医院加入青岛市市立医院（集团）。

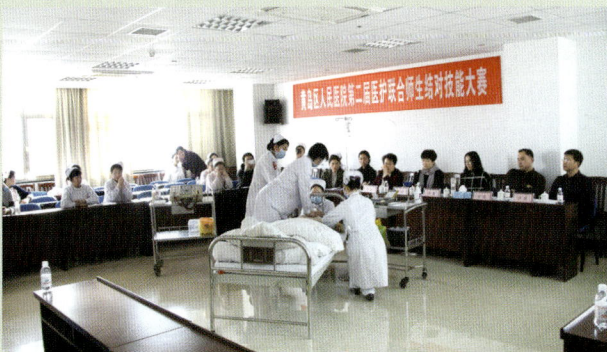

西海岸新区人民医院举办"第二届医护联合师生结对技能大赛"。

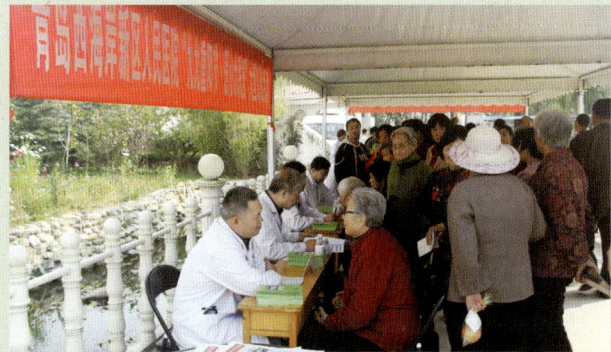

西海岸新区人民医院开展送医下乡大型义诊活动。

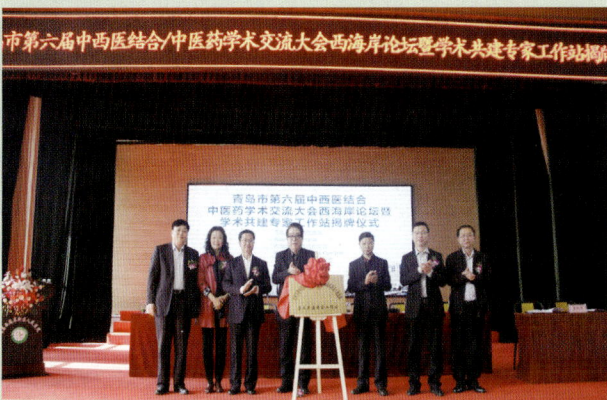

西海岸新区人民医院与中华中医药学会、北京华夏中医药发展基金会学术共建专家工作站。

青岛西海岸新区中心医院

青岛西海岸新区中心医院创建于1989年10月，地处青岛西海岸新区东部城区中心，是一家集医疗、科研、教学、保健、预防功能于一体的大型综合性二级甲等医院，是辐射青岛西海岸新区东部100万人口的医疗保健和急救中心。

近年来，医院在医、教、研各方面均有长足发展，医院口腔科、消化内科、心内科是青岛市重点学科，是青岛大学医学院、潍坊医学院、滨州医学院等多所医学高等院校的教学实习基地，潍坊医学院及青岛大学医学院研究生培养基地，青岛市涉外定点医院，并正积极创建滨州医学院非直属附属医院。医院常年与北京、上海地区的10余家大型医疗机构保持着技术交流与协作。

医院先后荣获全国改善服务创新医院、全国综合医院中医药工作示范单位、全国百姓放心示范医院、全国诚信示范医院、山东省卫生先进单位、山东省三八红旗集体、健康山东示范单位、青岛市文明单位标兵等称号。

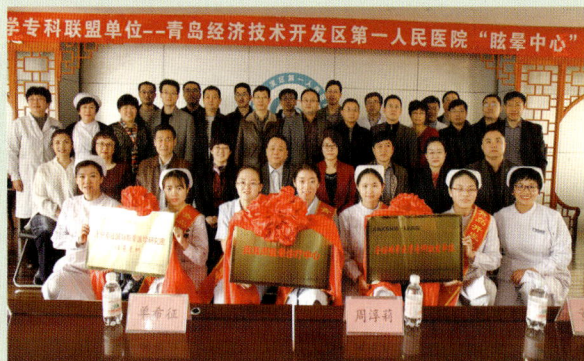

2017年3月26日，医院正式加入全国眩晕医学专科联盟。

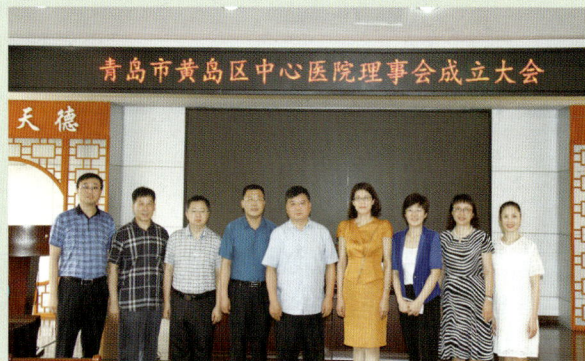

2017年7月29日，医院举行首届理事会成立大会。

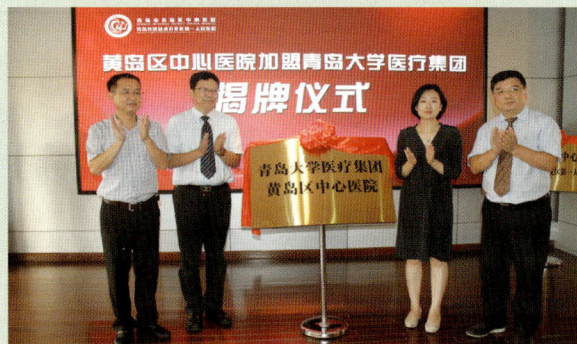

2017年8月9日，医院举行加盟青岛大学医疗集团揭牌仪式。

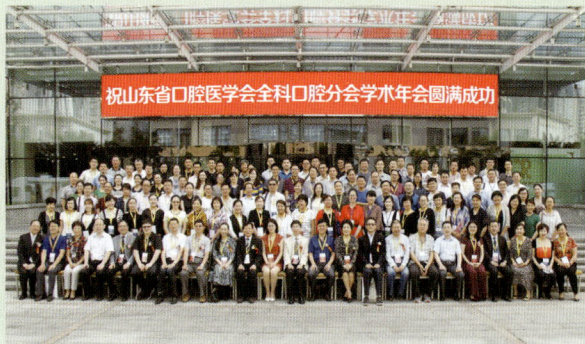

2017年9月15日，医院承办山东省口腔医学会全科口腔分会第三次学术会议。

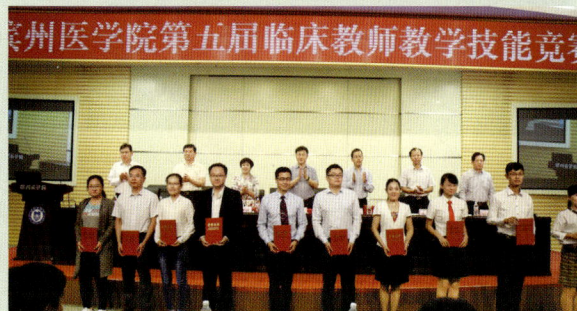

2017年9月27~28日，医院参加滨州医学院举办的第五届临床教师教学技能竞赛，斩获双一等奖。

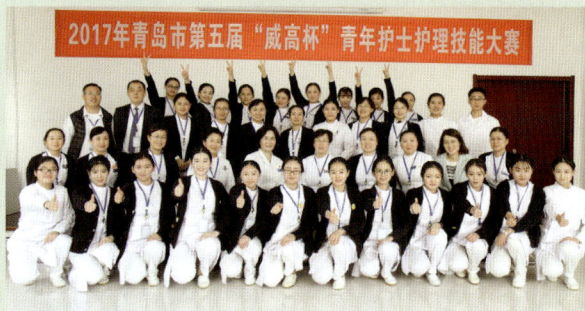

2017年12月23日，医院承办青岛市第五届"威高杯"青年护士护理技能大赛。

青岛西海岸新区妇幼保健计划生育服务一中心

　　青岛西海岸新区妇幼保健计划生育服务一中心(青岛西海岸新区妇幼保健院)创建于1952年4月，是一所技术力量雄厚、仪器设备先进的集保健、医疗、科研于一体的专科医院，医院始终坚持"以保健为中心，保健与临床相结合，面向基层，面向群体"的办院方针和"以人为本"的服务理念，是区内免费婚前医学检查、免费孕前优生健康检查、农村妇女"两癌"筛查、0～15岁残疾儿童康复训练、120院前急救、社会医疗保险等的定点医院。

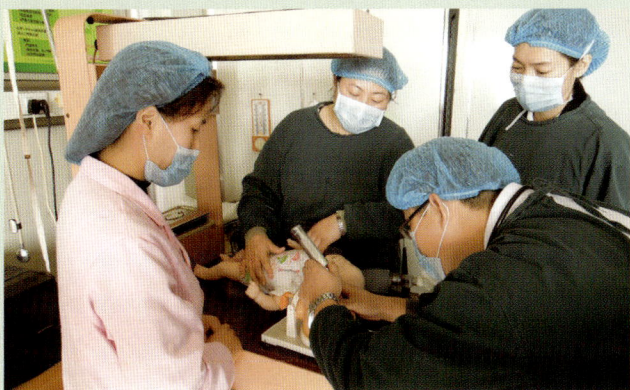
中心进行新生儿窒息复苏训练。

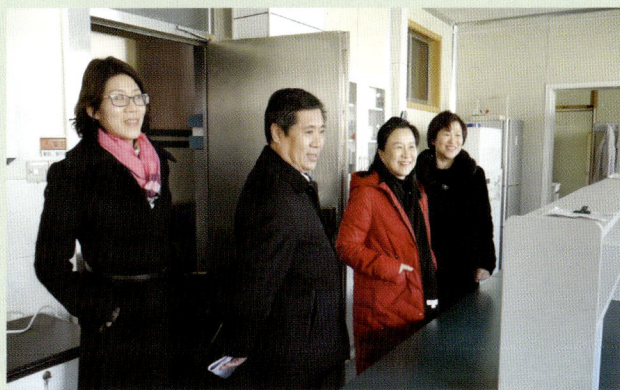
青岛西海岸新区卫计局领导班子来中心调研。

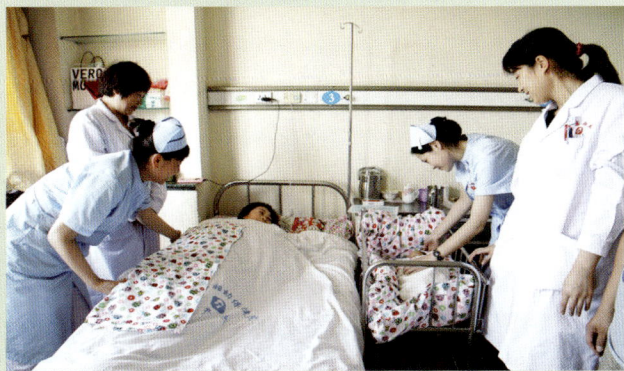
中心医务人员守护母婴健康。

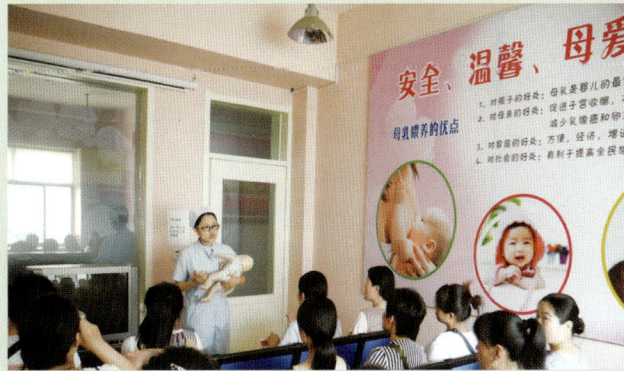
中心医务人员利用妈妈课堂介绍母乳喂养的好处。

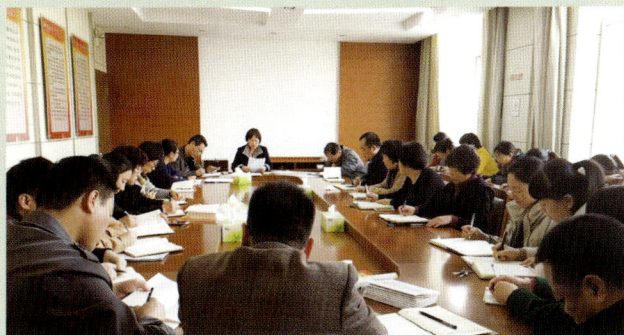
中心干部职工一起学习党的十九大精神。

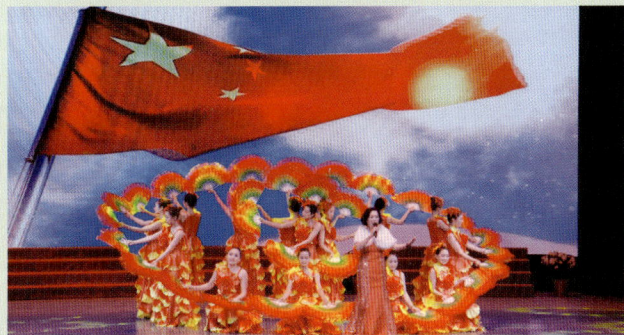
中心职工在文艺会演中表演歌伴舞《走进新时代》。

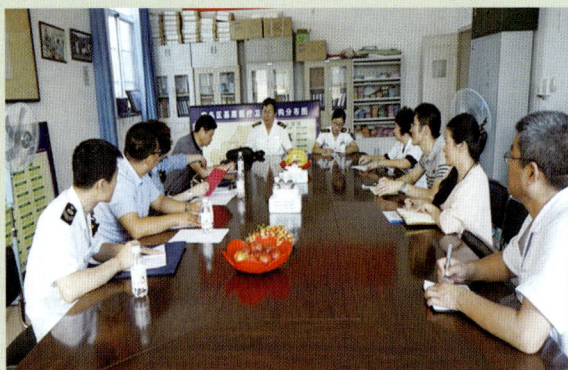

2017年6月16日，中心作为青岛市的一家特色专科医疗机构，接受青岛市卫生和计划生育委员会综合监督执法局的业务检查。

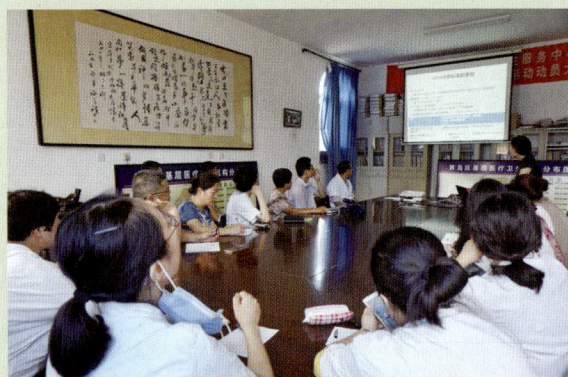

中心邀请上级医院专家对医务人员举办慢性病知识讲座。

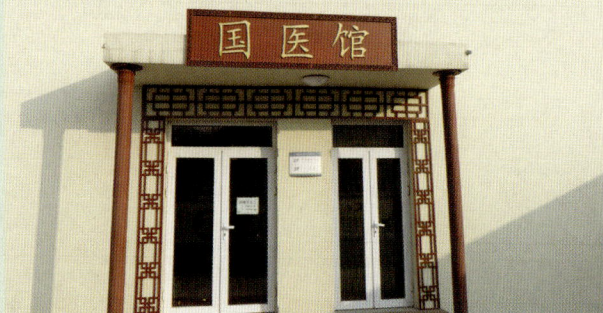

中心国医馆开诊后，充分发挥中医药"简、便、廉、验"的优势，为患者提供优质的传统医疗服务。

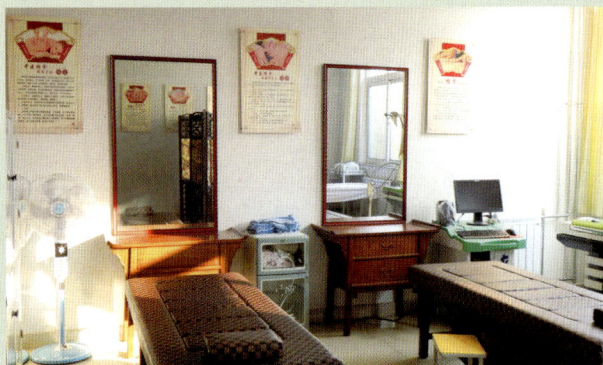

青岛西海岸新区灵珠山街道社区卫生服务中心

　　青岛西海岸新区灵珠山街道社区卫生服务中心（青岛黄岛骨伤医院）始建于1985年，中心老院区占地面积10005平方米、其中业务用房面积2340平方米，新院区装修改造卫生服务综合楼3331.3平方米、预防接种门诊楼566.44平方米、营养餐厅1191.12平方米。职工总数82人，其中，卫生技术人员59人，占职工总数的72%；行政后勤人员23人，占职工总数的28%。卫生技术人员中，高级职称3人占5%、中级职称22人占37%，初级职称34人占58%，医生与护士之比为1.79：1。编制床位79张，设5个行政职能科室、5个临床科室和4个辅助科室。

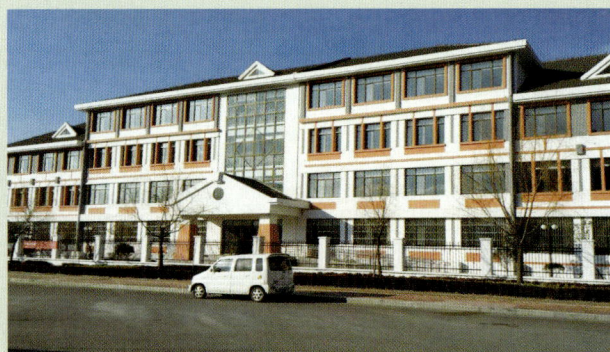

中心装修改造新院区大楼，新改建门诊大楼、病房、餐厅等，为患者提供更为舒适的就医环境。

中心国医馆内的按摩熏蒸床。

TCT 及病理检查;放射科 PICS 系统与青岛市市立医院联网,实现远程影像会诊;聘请青岛市市立医院、青岛市中心医院等内分泌、妇科、耳鼻喉科、中医专家每周固定时间坐诊。

科研工作 "家庭医生团队对脑卒中高危人群综合干预效果评价"等 3 项课题在山东省基层卫生协会立项;在国内杂志发表论文 12 篇。

继续教育 全年组织全院业务培训 11 次,技能比武 2 次。

精神文明建设 卫生院党支部认真开展每月主题党员活动日活动,集中学习党的十九大报告、市区党代会精神、廖俊波先进事迹,召开"两学一做"座谈会,组织两次党员下社区义诊。综合内科杨宏强被评为崂山区青年志愿服务先进个人;中医科孔存广被评为崂山区劳动模范,护理组付洁当选崂山区人大代表、妇科王晓黎当选崂山区党代会代表,实现卫生院历史性的突破。

大事记

5 月 24 日,东营市河口区卫计局一行到沙子口卫生院就家庭医生签约服务情况开展调研。

6 月 8 日,启用 200 平方米的卫生院新职工餐厅;增加 30 个停车位,重新规划院内停车区域。

6 月 26 日,在山东省医院协会组织的首届山东省乡镇卫生院建设与发展大会上,袁立久被评为 2017 年山东省乡镇卫生院优秀院长。

10 月 19 日,胶州市急救中心、胶州市里岔卫生院一行就院前急救站建设到沙子口卫生院参观考察。

11 月 6 日,西安市卫计委、西安市急救中心一行到沙子口卫生院考察急救站建设。

11 月 29 日,湖南省株洲市攸县政协一行到沙子口卫生院及前登瀛社区卫生室进行参观,对基层医疗机构管理模式、医疗创新服务模式等进行考察。

荣誉称号 2017 年度崂山区厂务公开民主管理先进单位、2017 年度崂山区工会工作先进单位、2017 年青岛市基层工会规范化建设示范单位(青岛市先进职工之家)、2017 年度崂山区卫计系统宣传工作先进单位。

院　　长:袁立久
副 院 长:曲俊杰、蓝雪鹏、孙彩霞
电　　话:88811647
传　　真:88810670
邮政编码:266102
地　　址:青岛市崂山区崂山路 179 号

（撰稿人:崔成磊）

青岛市崂山区王哥庄街道 社区卫生服务中心

概况 王哥庄街道社区卫生服务中心前身为王哥庄中心卫生院,成立于 1958 年,2008 年 12 月 16 日更名为王哥庄街道社区卫生服务中心。中心的功能定位主要包括基本医疗、公共卫生、街居卫生服务一体化管理和院前急救四个方面。中心占地 9728.2 平方米,建筑面积 5400 平方米。中心编制 65 人,截至 2017 年 12 月有工作人员 113 人,其中,在编人员 59 人,合同制 47 人,钟点工 7 人;卫生专业技术人员 89 人,占工作人员总数的 78.7%,高级职称 2 人,中级职称 19 人,初级职称 66;研究生学历 1 人,本科学历 37 人,专科学历 50 人,中专及以下学历 13 人。中心编制床位 30 张,开设全科门诊、妇产科、中医科、理疗科、口腔科、五官科、检验科、放射科、防保科、一体化管理办公室、120 急救站等 19 个科室。

业务工作 2017 年完成门诊量 130279 人次,比上年同期增长 5.29%;住院病人 377 人次,比上年同期增长 24.83%。120 急救分中心出诊 899 次,救治病人 840 人,抢救危重病人 567 人次,执行医疗保障任务 15 次,无医疗差错和责任事故发生。

业务收入 2017 年实现业务收入 1227.01 万元,比上年增长 4.28%。其中,医疗收入 393.64 万元,比上年同期减少 1.40%;药品收入 833.37 万元,比上年增长 7.19%。

固定资产 固定资产总值 753.51 万元,同比增长 1.50%。

基本公共卫生服务 2017 年,王哥庄街道累计建立居民健康档案 46847 人,合格率为 93.4%。为适龄儿童进行免费预防接种共 9418 人次,基础免疫接种率 96.8%;社区内居住 3 个月以上儿童 461 人,建证率为 100%;新生儿访视 282 人,访视率达 75%;辖区 0~6 岁儿童为 2509 人,管理率为 93.7%。孕产妇保健手册建册人数 372 人,早孕建册率 78%。2017 年老年人体检首次实行全程信息化,完成 60 岁以上老年人健康体检 9227 人,体检率 85.36%,其中 65 岁以上老年人 6079 人,体检率为 88.4%。全街道高血压患者 9268 人,规范管理率为 63.4%。糖尿病患者 4782 人,规范管理率为 61.3%。重性精神疾病患者 232 人,管理率为 100%。

老年人中医药健康管理完成体质辨识 5934 人次,老年人中医药健康管理率为 100%,其中老年人中医药健康管理服务记录表完整 5934 人,完整率为 100%。根据不同体质为老年人提供情志调摄、饮食调养、起居调摄、运动保健、穴位保健等方面相应保健指导,中心特别针对体质偏颇人员准备了代茶饮服务,通过药茶的形式调节体质。

医疗特色 2017 年,中心从拓展中医药服务项目、推广中医适宜技术、宣传中医药文化三个方面进一步完善了"国医馆"内涵建设。为充分发挥中医药传统技术的优势,中心把中医药服务进病房列入年度重点工作。将传统中医药适宜技术应用到病房,根据不同病种和患者实际病情,施以不同的中医药特色技术,如耳穴压豆、针灸、磁疗、拔罐、理疗、中药汤剂等,取得了很好的疗效。2017 年 5 月份正式实施后为 72 名住院病人进行了 113 次中医药技术服务,受到患者一致好评。

持续开展"名医下乡"活动,扩面实施"名医下乡"工程。2017 年,中心邀请上级医院专家坐诊 323 次,涵盖心内科、中医科、呼吸内科、消化内科、内分泌科、儿科、耳鼻喉科、B 超、妇科等 10 余个科室,为街道患者提供诊疗服务 5425 人次。2 月 18 日,邀请青岛大学附属医院、青岛市市立医院、青岛市第八人民医院、青岛市妇女儿童医院等 10 位专家在中心举行大型义诊活动,受益居民 328 人次;3 月 3 日"爱耳日",邀请青岛市开泰耳鼻喉医院专家义诊一次,受益居民 54 人次;邀请齐鲁医院查体中心内科、外科、妇科、内分泌科、B 超等 9 位专家到东台社区进行义诊一次,受益居民 108 人次;"重阳节"邀请齐鲁医院 B 超专家和心内科专家在青山社区进行义诊,受益居民 122 人次。

中心以"医联体"为依托,派医师骨干根据自身特点挑选重点科室进修学习,让全科医师拥有"一技之长",打造一支"全而专"的全科医生队伍。成立"呼吸内科特色病房",真正实现双向转诊。

继续教育 2017 年,中心组织各类业务培训 26 次,邀请青岛市第八人民医院泌尿外科、神经内科、心内科、中医科、普外科专家进行授课 7 次,对参加执业医师考试的 20 余位乡医进行实践技能培训 1 次。医师张磊到即墨中医院进修儿科半年;医师张晓军到青岛市第八人民医院呼吸科进修三个月;中医师王兰兰到青岛市海慈医疗集团儿科进修半年;医师江淑芬及护士江文秀到青大附院(崂山院区)呼吸科进修一个月。4 月,中医师黄举奎参加山东省适宜卫生技术针灸推拿科推广项目培训班。10 月,梁泽光副主任和中药科主任曲宝妮参加全国中药特色技术传承人才培训。

精神文明建设 "医院开放日"暨"居民体验日"活动坚持每季度举办,根据居民需求逐步优化活动内容。中心继续完善便民服务中心的职能,充分发挥便民服务"桥头堡"作用。便民服务中心对废纸再利用,将开展的各项业务及注意事项做成"便民小纸条",做到一次性告知,不让群众跑回头路。全年便民服务中心完成就诊病人满意度电话回访 420 次,完成专家预约 324 人次,远程挂号机预约挂号 100 余人次,咨询服务 1500 余人次,失物招领 3 次,免费发放一次性纸杯 6000 余个,出借轮椅、小毛毯、热水袋 400 余次。2017 年,组织"红马甲"志愿活动 32 次,受益群众 1478 人次。在提供医疗服务的同时,积极开展健康宣传和社会公益活动。

大事记

3 月,与山东大学齐鲁医院(青岛院区)组建"医联体"。

5 月 4 日,中心获得青岛市"五四"红旗团支部称号。

5 月 12 日,启动"中医药进病房"项目。

5 月 18 日,市卫计委中医药管理局专职副局长赵国磊到中心调研中医药项目开展。

5 月 20 日,"医联体"专家、中心、社区"三医联动",圆满完成"2017 崂山 100 公里国际山地越野挑战赛"医疗保障任务。

6 月,所辖街道全部社区启动家庭医生签约服务。

7 月 22 日,中心以青岛市第二名的成绩通过全国优质服务示范社区卫生服务中心现场复检。

8 月 7 日,采取"街道出资、社区组织、社区卫生服务中心考核"的办法,启动老年人免费体检班车。

8 月,中心与青岛市第八人民医院合作成立"乳腺病门诊"和"月经病门诊"。

9 月 20 日,中心与青大附院(崂山院区)组建"医联体"。

11 月 10 日,完成"微型消防站"建设。

11 月 27 日,中心获得"山东省中医药文化建设示范单位"称号。

11 月 28 日,返岭社区卫生室乡村医生刘传海被评为"青岛最美家乡人"。

12 月 15 日,中心增设小儿推拿门诊和膏方门诊。

12 月 29 日,中心通过青岛新纪元安全文化中心有限公司最终评审,成为崂山区首家安全生产标准化达标的基层医疗机构。

荣誉称号 2017年度全国优质服务示范社区卫生服务中心;山东省中医药文化建设示范单位。

党支部书记、中心主任:王明涛

中心副主任:王美玲、梁泽光

电　　话:87841215

传　　真:87841215

邮政编码:266105

地　　址:青岛市崂山区王哥庄街道王哥庄社区

(撰稿人:董　航)

青岛市崂山区北宅卫生院

概况 崂山区北宅卫生院地处北宅街道华阳社区东侧,是一所集医疗、预防、康复于一体的基层医疗机构,占地4200平方米,建筑面积2000余平方米,编制床位35张,担负着北宅街道36个行政村3万余人的医疗保健、院前急救、公共卫生服务和一体化卫生室管理职能。有职工77人,其中,卫生专业人员62人,占80%;副高级职称2人、中级职称17人、研究生学历2人、本科学历36人。医院设有全科门诊、中医科、妇科、口腔科、特检科、药剂科、计划免疫、儿童保健科等14个业务科室,拥有CR、彩超、全自动生化分析仪等大型医疗设备。

业务工作 2017年,门诊量79000余人次,比上年同期增长2%,住院211人,比上年同期减少23.2%,床位使用率50%,床位周转率2.8%,120院前急救共出诊968人次,比上年增长7.6%。入院与出院诊断符合率100%,院内感染率0,甲级病案符合率97%。

医疗特色 继续扩面名医下乡。根据群众实际需求,在名医下乡的基础上,引进口腔、中医等专家定期坐诊。2017年专家坐诊达到400余次,门诊量4200余人次。持续强化"红马甲"服务品牌和院前急救乡医联动机制建设。率先开展"码上健康"服务,为每位服务对象制作属于自己的二维码。开展院前急救乡医联动的机制,与乡医联动48次,成功抢救患者26名,受到群众特别是山区群众的广泛好评。中医药工作持续加强,利用"名医下乡"引进名老中医,成功创建"名老中医工作室"。

因地制宜开展家庭医生签约服务。2017年6月,全市家庭医生签约工作现场会在卫生院举办。2017年,街道签约9000余人,签约率76%,其中低保户、残疾人、计划生育特殊家庭签约3000余人。2016年4月全面开展家医签约后,卫生院开展家医团队考核230次,技能培训50次,卫生室处方共审7301张,两级协诊166次,病历共审1343例,中医康复协诊1036次。

慢病全程信息化见成效,老年人体检三级反馈进一步扎实,家庭医生签约无纸化,着力推进信息互联互通。辖区29家卫生室全部配备集慢病全程管理与家庭医生签约服务于一体的服务箱,率先实现老年人管理、慢病管理与家庭医生签约管理的信息互通。2017年,卫生院在全省范围内首次推出"互联网＋家庭医生"服务,将基本医疗系统、家医签约服务系统与公卫系统进行整合,实现数据的高效性、真实性和互联互通、数据共享。

继续教育 成功举办"首届家庭医生签约服务崂山论坛"省级继续教育培训。作为全省乃至全国范围内第一家由卫生院承办的800余人的继续教育项目取得丰硕的成果。

大事记

2月9日,崂山区副区长郭振栋到卫生院调研工作。

4月26日,青岛市卫生计生委副主任魏任敏到卫生院调研工作。

5月4日,卫生院聘请两位专家担任家庭医生签约服务二级协诊医生。

6月8日,全市家庭医生签约服务工作现场会在卫生院举办。

6月29日,卫生院承办首届家庭医生签约服务崂山论坛。

8月22日,北京卫生协会、卫生服务中心领导到卫生院参观交流。

荣誉称号 北宅鸿园家医团队获2017年全国优秀家庭医生团队称号;获2017年全市基层理论宣讲先进单位称号。

党支部书记、院长:陈　振

党支部副书记、副院长:王　磊

院办电话:87851081

总机电话:87851081

传真号码:87851081

电子信箱:lsbzwsy@126.com

邮政编码:266104

地　　址:崂山区北宅街道华阳社区东侧

(撰稿人:李蓓蓓)

城 阳 区

青岛市城阳区卫生和计划生育局

概况 2017 年，城阳区卫生和计划生育局下设单位 18 处，其中，处级单位 6 处，分别是 3 处区级医院、1 处区疾控中心、1 处区卫生计生综合监督执法局、1 处区妇幼保健计划生育服务中心；科级单位 12 处，分别是 6 处街道卫生院（社区卫生服务中心）、6 处街道公共卫生与计划生育管理所。城阳区卫生计生系统实有在编职工 1719 人，公立医院备案制 176 人，其中中共党员 811 人，占 42.80％。全系统专业技术人员 1522 人，其中高级职称 198 人，占 13.01％；中级职称 745 人，占 48.95％；初级职称 579 人，占 38.04％。

卫生改革 深入推进医药卫生体制改革，联合组织、编办等 6 部门出台城阳区《公立医院法人治理结构建设实施方案》，组建公立医疗机构管理委员会，全市率先完成所有公立医院法人治理结构改革。持续推行药品零差率，3 所公立医院因取消药品加成让利惠民达 4701.9 万元。实施临床路径管理，2017 年 3 家区级医院出院病例 65938 例，临床路径相应病种入院病例数量 35655 例，占出院病例数的 54.07％；进入临床路径病例 24219 例，入组率 67.93％；完成 23388 例，退出病例数 856 例，完成率 96.56％。深化基层医疗改革，落实老年乡村医生生活补助政策，推进家庭医生签约服务，出台《青岛市城阳区规范和加快推进家庭医生签约服务工作实施方案》，全市率先实现家庭医生"签约服务费补助、免费用药补助、绩效工资总量和家庭医生设备配置"四个政策性突破，坚持实施四个创新（即"失能人群"健康管理，"两点一室"签约服务区域改造建设，"医联体"优势资源融合和信息化医院建设，"服务品牌建设"）。截至 2017 年 12 月底，组建签约团队 208 个，完成签约 11 万人。开展药品联合采购工作，成立区级药品采购联合议价专家库，与药品配送企业开展药品议价工作。

医疗资源布局。出台《城阳区医疗卫生计生服务体系规划（2016—2020）》，优化区第二人民医院迁建方案，将定位目标调整为三级综合性医院，投资由 2.9 亿元追加到 5.7 亿元。投资 9600 万元开工建设流亭、棘洪滩街道 2 处社区卫生服务中心。依托城阳区人民医院和城阳古镇正骨医院新建 2 处急救站。在全市率先出台了《公建民营、民建民营社区卫生服务机构管理暂行办法》，有序规范民营资本进入基本医疗服务市场，规划审批并建成公建民营、民建民营社区卫生服务机构 6 处（社区卫生服务中心 5 处，社区卫生服务站 1 处），与政府办社区卫生服务机构形成有益补充，"15 分钟便民就医圈"全面形成。

医疗技术服务。区人民医院强化与北医三院、天津医科大、北京武警总医院、泰山医学院等知名院校合作，打造产学研医院。全年北医三院专家出诊 142 人次，1589 名患者就诊，远程会诊 21 次，开展三、四级手术 63 例。全区 6 处政府办基层医疗机构与青岛市市立医院、海慈医疗集团和市中心医院签订"医联体"双向转诊协议，区人民医院与青岛市立医院、区二医与青岛大学附属心血管病医院建立医联体，形成市带区的技术帮扶关系。投入 300 余万元用于基层医疗卫生信息系统升级改造，统筹推进区域人口健康信息平台建设，整合国家、省、市优质医疗卫生资源，实现省、市、区级平台无缝对接。创新实施基本公卫管理模式，引入第三方考核，考核结果全程公示。创新引入信息化智能移动健康体检服务车，免费为 4 万余名 65 岁以上老年人提供健康状况评估、体格检查、辅助检查和健康指导。

医政管理 2017 年以增进人民群众就医获得感为出发点，以促进医疗事业健康发展、构建和谐医患关系为目标，加强医疗质量管理，狠抓行风和职业道德建设，促进全区卫生事业持续健康、稳定发展。

学科建设。争取市级科研立项 1 项，成功申报青岛市医疗卫生 B 类重点学科 1 个、青岛市医疗卫生优秀人才计划 3 人（学科带头人计划 1 人，优青计划 2 人），区人民医院内分泌二科主任饶小胖获青岛市优秀拔尖人才称号。制定出台《城阳区医疗卫生重点学科建设和资金管理方法》，组织评选出 15 个区级重点学科。率先在全省建立 3D 打印临床医学转化中心，9

项转化成果申请国家专利。成功承办"小儿喘息性疾病的急救治疗与后期管理策略"国家级继续教育学习班等多个有影响力的学术研讨会。

规范医疗质量安全风险管理。制发《城阳区医疗质量安全核心制度落实年活动实施方案》,在全区范围内开展医疗质量安全专项检查。加强医疗机构静脉输液管理,制发《关于开展静脉给药和抗菌药物静脉输注使用核准通知》,对符合条件的医务人员进行统一培训、考试,考试合格率100%。对510家诊所、卫生室进行现场验收,通过率100%。出台《城阳区医疗质量控制中心管理暂行办法》,为每个质控中心申请经费2万元。2017年成立病案、口腔质控中心。截至12月底,区质控中心举办约40次业务培训,培训人员2000余人。

妇幼健康。开展区级生育全程服务技能竞赛,对产科质量、重大公卫妇幼项目、爱婴医院管理、出生医学证明管理等督导检查,不断提高规范诊疗服务能力和产科急救水平,连续第五年未出现孕产妇死亡。2015年城阳区被列为国家重大公卫母婴阻断项目点,自2017年4月1日起,辖区内所有建立《孕产妇保健手册》的孕妇在乙肝免费检测基础上,增加梅毒、艾滋病的免费筛查项目。

加强院感质量控制管理。开展全区医院感染管理同质化培训4次,培训人员560余人。强化各级医疗机构医院感染的自查工作,与国家、省、市卫计委部署的县级医院和基层医疗机构医院感染专项督导工作相结合,对全区的715家医疗机构的院感工作实行常态化管理,自2017年1月21日起开展全区院感大检查,开展院感检查、"回头看"3次,查出存在问题150余项,整改130余项。

医德医风建设。建立问题导向,矛盾化除机制,对群众投诉的服务态度及医德医风问题,建立整改台账,明确责任,限时整改。健全医德医风考评制度和行风综合评价体系,将医德医风考核结果与晋职晋级、评先选优、绩效工资等直接挂钩,加大管理奖惩和执纪执规力度。深入开展"九不准"专项整治活动,通过宣传教育和监督检查,促进医德医风的持续好转。严格监督执法。积极组织开展执法人员教育培训。

人口和计划生育　2017年城阳区有户籍人口42万,流动人口近30万。2017年全区户籍出生7047人,其中一孩2509人,二孩4411人,二孩占总出生人口的58%。人口出生率保持在16‰,人口自然增长率保持在10‰以内,符合政策生育率为99.6%。城阳区2017年度计划生育工作在全市综合考评中得分排名第一。

计生管理。制定出台《城阳区关于计划生育技术服务职能划转的指导意见》,街道卫生院(社区卫生服务中心)加挂妇幼保健计划生育服务站牌子,妇科增设计划生育职能。制定出台《城阳区关于实施全面两孩政策改革完善计划生育服务管理的意见》,及时签订计划生育目标责任书。严格落实"一票否决"和领导干部离任交接制度,审核各类先进1056批次,否决拟表彰单位11个、个人3名。全面推行生育登记社区办理、街道监管机制,对推诿现象零容忍,2017年共办理生育登记11000个,全年无投诉。进一步完善引产审批、住院分娩等五项管理制度,定期核对孕情消失人员、各医院14周以上流引产信息,签订、落实《禁止非医学需要选择性别终止妊娠责任书》《孕情跟踪服务包保责任书》,2017年出生缺陷发生率为3.74‰,比上年降低0.37个千分点。全面开展打击"两非"专项检查,形成常态化工作机制,2017年查处"两非"案件2例。积极优化整合妇幼保健计划生育技术服务资源,在全市率先建立"妇幼健康+计生服务"工作模式。对优生全程服务13项内容进行梳理,制作成服务流程图以及《阳光卫计优孕全程》服务指南。央视13频道《新闻直播间》栏目对城阳区的生育全程服务宣传工作进行报道。承办全市生育全程服务工作现场会,并在全市计划生育基层基础工作会上作典型发言。

政策落实。率先在全市出台《关于建立和完善计划生育特殊家庭扶助保障体系的意见》,从再生育补助、医疗报销、绿色就医通道、家庭医生签约服务、养老医疗保险补助等方面进行了规定,为计划生育特殊家庭帮扶政策的全面落实提供制度保障。2017年发放奖励扶助、特别扶助和住院分娩补助资金3855万元,惠及群众26077人。关爱特殊家庭失智老人,承办青岛市黄手环发放启动仪式。建立特殊困难家庭联系人制度,实施"二对一"帮扶模式,全区年度内各级计生协会走访慰问计生困难家庭1000余户,募捐人口关爱基金90万元。

落实流动人口均等化服务。出台《城阳区流动人口健康促进示范点创建工作方案》,建立流动人口健康档案10万余份,流动儿童预防接种率达99%,孕产妇产前检查率达62%。举办了"关注流动人口健康,人人参与共建共享"为主题的青岛市"新市民健康城市行"活动,向新市民发放健康礼包300余份。城阳街道后田社区、流亭街道西后楼社区被评为国家流动人口社会融合示范社区。

加强宣传推介。利用"5·29计生协会纪念日""世界避孕日"等重要节庆日,开展集中性的计生宣传服务活动,全年印制发放卫生计生宣传品30多万份。广泛开展出生缺陷综合防治的社会宣传和健康教育,印制发放各类惠民政策宣传品10万余册。与《半岛都市报》联合推出"阳光卫计"专题宣传活动,刊发12个版面的卫生计生动态专版。与《青岛早报》联合推出市民节卫生计生专题报道,刊发4个版面的健康城阳动态专版。

爱国卫生 扎实开展第29个爱国卫生月活动,制发《青岛市城阳区第29个爱国卫生月活动实施方案》,开展"为了人民的健康——65年的历史与展望"为主题的爱国卫生月活动。区文明办、区教体局、区交通运输局、区综合行政执法局等15家成员单位参与主题宣传咨询活动。抓好病媒生物孳生地治理,组织各街道(社区)、机关、企事业单位开展春、冬季集中灭鼠等活动,集中投放鼠药约6吨,开展持续5个月集中灭蚊行动。累计出动专业消杀人员6000余人,使用各类灭蚊制剂和药物9吨,消杀面积约1200万平方米。区电视台《新闻纵横》栏目对灭蚊工作进行4次专题宣传报道。3月22～25日国家有害生物防制大会在城阳区鑫江温德姆酒店召开。

加强控烟工作,贯彻落实《青岛市控制吸烟条例》,加大控烟执法力度,强化控烟日常监督检查,会同区各控烟监管部门联合开展了全区控烟工作专项督查。组织9个控烟监管部门开展了"第30个世界无烟日"宣传活动,提高公众对烟草危害的认识,营造社会无烟环境意识。向全体师生发出禁止吸烟的倡议,进行"拒吸第一支烟"签名活动,引导师生自觉遵守公共场所禁止吸烟的法规,做控烟的践行者。加强家校互动,开展把健康带回家活动,给家长发出《为了您和家人的健康请远离烟草》倡议,建立起了学校、家庭、社会三结合的控烟网络。

推进农村无害化卫生改厕工作,制订出台《2017年城阳区农村无害化卫生改厕工作方案》,明确了改厕任务及资金补助标准,成立技术指导组并印发《农村无害化卫生改厕项目技术方案》。3月31日,组织召开全区改厕工作启动会,明确改厕质量技术标准,并组织街道、社区干部入户进行改厕宣传。建立改厕工作月报、周报制度,建立月督导检查制度,截至2017年底,完成农村无害化卫生改厕4947户。

创建卫生先进和国家卫生镇复审工作。16家市级卫生先进创建单位顺利通过市爱卫办考核并表彰命名,2个社区和1个单位通过省级卫生先进单位验收并获得命名。截至2017年底,城阳区创建国家卫生镇1个,省级卫生先进单位25个、省级卫生村73个,市卫生先进单位81个、市级卫生先进村175个。3月15日、5月11日区爱卫办联合疾控、监督、食药、市场监管、城市管理等多家单位对棘洪滩街道进行现场督查复审,并邀请青岛市有关专家进行专题指导,棘洪滩街道顺利通过国家卫生镇复审评估。

大事记

1月4日,青岛市副市长、市计生协会会长栾新到城阳区走访慰问计划生育特殊困难家庭。

1月,城阳区疾病预防控制中心启用山东省第二类疫苗网上采购平台。

4月17日,城阳区召开"健康城阳促进行动"工作部署会议。

4月26日,城阳区"新市民健康城市行"活动在流亭街道白沙河运动公园隆重举行。

4月26日,经城阳区政府第3次常务会议审议,决定对城阳区二医迁建工程建设方案进行优化调整。医院定位由二级综合性医院提升为三级综合性医院,一期建筑面积由4.8万平方米提升到7.8万平方米,项目投资由2.9亿元提升到5.7亿元。

5月10日,城阳区卫生和计划生育局制发《关于组织申报城阳区医疗卫生重点学科的通知》(城卫字〔2017〕59号),经过初审、终审答辩,评选出15个区级重点学科。

5月25日,城阳区委全面深化改革领导小组召开第二十八次会议,研究确定开展区人民医院理事长、院长选任工作。

6月13日,青岛市卫生计生委、青岛市财政局联合考核专家组到城阳区进行基层医疗卫生机构实施基本药物制度绩效考核。城阳街道社区卫生服务中心和流亭街道卫生院作为城阳区代表迎接检查,取得全市第一名的好成绩。

6月16日,全区14家预防接种门诊、6家产科接种室、8家狂犬病暴露处置门诊安装启用冷链设备温湿度监测系统,实现疫苗冷链温湿度全程实时监控。

6月19日,城阳区委印发《中共青岛市城阳区委关于刘志锐等同志任免职务的通知》(城委〔2017〕59号),刘志锐任区纪律检查委员会派驻第四纪检组组长,不再担任区卫生和计划生育局党委副书记、纪委书记职务;罗国平任区人民医院党委书记(兼)。

7月20日,区卫生和计划生育局数据中心开始建设,基层医疗机构信息系统升级改造开始,开启城阳区卫生计生系统新一轮信息化建设。

9月,城阳区以全省最高分成功创建国家慢性病综合防控示范区。

9月7日,承办全市妇幼保健计划生育技术服务资源优化整合工作推进会。

9月19日,区委书记王波到城阳村社区第二集体卫生室调研基本医疗和基本公共卫生,到城阳街道社区卫生服务中心调研家庭医生签约、家庭护理工作。

10月12日,城阳区人民政府印发《城阳区分级诊疗制度建设实施方案》(青城政办发〔2017〕39号),完善诊疗服务体系。

10月19日,城阳区人民政府印发《关于印发城阳区规范和加快推进家庭医生签约服务工作实施方案的通知》(青城政发〔2017〕26号),实现家庭医生签约服务费补助、三高慢病患者免费服药定额补助、家庭医生签约服务用设备和绩效工资总量4个政策性突破,明确城阳区家庭医生签约服务实行"3+X+N"团队服务模式。

10月26日,中国居民食物消费量调查启动会暨培训会在城阳区召开。

10月28日,青岛市黄手环发放仪式在城阳区流亭街道白沙河运动公园隆重举行。国家卫计委、中国人口发展基金会领导参加发放活动。

11月,流亭街道西部社区卫生服务中心开建。

11月24日,城阳区顺利通过青岛市卫生计生委组织的省级健康促进区市级验收。

12月1日,城阳区上马街道公共卫生与计划生育管理所办公地址完成改迁,新址为上马街道汇海路。

12月4日,城阳区卫生和计划生育局联合区财政局制发《青岛市城阳区公立医院取消药品加成财政补助资金管理暂行办法》(城卫字〔2017〕163号),规范和加强公立医院取消药品加成财政补助资金管理。

12月,"向日葵"家庭医生签约服务"暖冬行动"组建一级家庭医生签约服务团队174个,二级家庭医生签约服务指导团队35个,完成2.0版签约10.5万人。

12月10日,上马街道社区卫生服务中心整体搬迁至东张社区北。

12月16日,第二届中国家庭健康大会暨中国卫生信息与健康医疗大数据学会家庭健康专业委员会年会在北京国际会议中心隆重召开。城阳区夏庄街道南屋石社区卫生室家庭医生宫象贵获"全国百家健康守门人"称号。

12月18日,国家卫生和计划生育委员会印发《关于公布2016—2017年度国家慢性病综合防控示范区建设评估和复审结果的通知》(国卫办疾控函〔2017〕1239号),确定城阳区为第四批国家慢性病综合防控示范区。

12月29日,城阳区棘洪滩街道中华埠社区、流亭街道西后楼社区被确定为山东省首批省级健康村试点社区。

荣誉称号 2017年获青岛市模范职工之家,山东省精神文明单位,国家免费孕前优生健康检查项目第二次临床检验室质量评价优秀县荣誉称号。

局长、党委副书记:郭春庆

党委书记:刘文寿

党委副书记:宋淑青

党委委员、副局长:江喜范、张明福、韩香萍、刘元文、韩通极

党委委员:陈正杰

正 处 级:孙开旬

副 局 长:于 芝

副调研员:高玉芝

区计生协会秘书长:韩玉芬

副 处 级:黄淑英

电　　话:58659876

邮政编码:266109

地　　址:青岛市城阳区华城路三小区16号楼

青岛市城阳区人民医院

概况 青岛市城阳区人民医院(泰山医学院附属青岛医院)2017年年内占地面积76767平方米,其中业务用房面积60360平方米,建筑面积90900平方米。年内职工总数1721人,其中,卫生技术人员1473人,占职工总数85.59%;行政工勤人员234人,占职工总数13.60%。卫生技术人员中,高级职称125人,中级职称442人,初级职称906人,分别占卫生技术人员的8.49%、30.00%、61.50%,医生与护士之比1:1.3,核定床位总数1200张,设职能科室23个、临床科室39个、医技科室10个。

业务工作 2017年门诊量1511751人次,比2016年减少0.19%。其中,急诊103085人次,比2016年增长8.61%;出院53860人次,比2016年减少3.87%;床位使用率83.13%,比2016年减少2.13%;床位周转次数44.88次,比2016年减少3.88%;入院与出院诊断符合率为96.12%,手术前后诊断符合率为96.82%,抢救危重病人数3936人次,抢救成功率为95.52%、治愈率为35.40%、好转率为53.52%,院

内感染率为 1.14%,甲级病案符合率为 97.10%。

业务收入 全年业务收入比 2016 年下降 0.79%。

固定资产 全年固定资产总值 5.45 亿元,比 2016 年增长 7.9%。

医疗设备更新 年内新增医用直线加速器、大孔径 CT、放射治疗模拟机等设备。

基础建设 完成放疗中心改造建设项目建设,设置 2 台加速器、1 台 CT 定位和 1 台 X 射线模拟定位机,2017 年 12 月 29 日正式揭牌启用;根据国家卫计委 2017 年 6 月 1 日颁布实施的医院消毒供应室的规范要求,完成消毒供应室压差梯度及温湿度控制空调系统升级改造工作。

卫生改革 在全市率先开展公立医院法人治理结构建设工作,成立理事会、监事会,公开选聘院长 1 人、副院长 2 人,组建管理层,明确理事会、监事会和管理层职责,完善了医院管理。

完善质量管理与控制体系,成立医院质量与安全管理委员会,制订并实施《医疗质量管理与控制考核方案》,健全护理三级管理体系和门诊质控体系,加强院感质量标准化管理,提升医疗质量,保障医疗安全。

医疗特色 年内新开展真空辅助乳腺肿瘤微创旋切术、腹腔镜下输尿管癌根治术、紧急宫颈环扎术等 34 项新技术、新项目。

科研工作 2017 年 1 个课题批准为省卫计委医药卫生科技发展计划,1 个课题获批 2017 年青岛市卫计委中医药科研计划,7 个课题获批 2017 年青岛市卫计委医药科研指导计划,完成医院自选课题的申报和评审工作,共有 28 个项目批准为院自选课题。获 2017 年山东医学科技奖 5 项,总数居全省同级医院首位。获城阳区 2016 年度科技进步奖 4 项,其中一等奖 1 项、二等奖 1 项、三等奖 2 项。获泰山医学院教学成果三等奖 2 项。完成成果鉴定 6 项,获发明专利 1 项、实用新型专利 17 项。发表论文 47 篇,其中 SCI 5 篇、中华级 2 篇,第一主编著书 12 部。

继续教育 2017 年举办国家级继续教育学习班 2 次,省级、市级学术活动 17 次,成立城阳区专业委员会 2 个,获批省级继续教育项目 3 项,市级继续教育项目 22 项,外出进修 26 人,外出参加学术会议 200 余人次。

精神文明建设 积极做好群团工作,组织参与各类环保、健康教育、义诊、敬老爱老、助残帮困方面的志愿服务和公益活动,医院志愿服务队被评为城阳区 2017 年度"阳光城阳"建设先进典型。开展"爱院敬业比奉献"主题系列活动。积极参加外联帮扶工作,派遣妇科、泌尿外科专家赴贵州省关岭县人民医院,派遣康复科、普外科专家赴甘肃省陇南市成县人民医院从人才培养、技术支持、学科建设等方面给予帮扶指导。积极开展公益医疗和公益活动,组织"健康巡诊",公益健康讲座;被评为青岛市"无偿献血先进单位";组织职工"慈善一日捐"活动共捐款 9.4 万余元。

大事记

1 月 7 日,第一届城阳区医学会骨科专科分会成立大会在医院举办,副院长马建林当选主任委员。同时举办青岛市足踝外科学术研讨会。

3 月 24 日,安全生产管理办公室、质量控制办公室独立设置科室。

4 月 10 日,"肾排石汤治疗泌尿系结石的临床评价"列入青岛市 2017 年度中医药科研计划。

4 月 12 日,举办第一届城阳区医学会药学专科分会成立大会,医院药学部张淑英主任当选主任委员。

4 月 20 日,"快乐分娩——宫口扩张及分娩模拟展示图"被青岛市卫生和计划生育委员会评为 2017 年青岛市优质护理服务优秀示范案例。

5 月 18 日,医院手机客户端("城医"掌上 APP)正式上线运行。

5 月 27~28 日,承办城阳区人民医院、青岛市妇女儿童医院、青岛市医学会儿科学分会、青岛市儿科质控中心联合举办的儿科高峰论坛。

6 月 18 日,承办青岛市医学会骨科分会微创学组主办的"第三届青岛市脊柱外科学术研讨会暨脊柱微创技术进展及相关问题研讨会"。

6 月 19 日,根据《中共青岛市城阳区委关于刘志锐等同志任免职务的通知》(城委〔2017〕59 号),罗国平为区人民医院党委书记。

6 月 22 日,通过青岛市卫生和计划生育委员会在全市范围公开选聘院长 1 人、副院长 2 人。聘任杨诚为区人民医院院长,聘任黄俊谦、李黎为区人民医院副院长。

7 月 4 日,山东省重症监护质量控制中心主办,城阳区人民医院承办的"2017 年黄海重症高峰论坛暨危重症诊治新进展学术研讨会"在青岛市城阳区人民医院召开。

7 月 27 日,召开第四届职工代表大会第四次会议,增补职工代表,选举职工理事、职工监事。

8 月 1 日,中共青岛市城阳区卫生和计划生育局委员会《关于调整城阳区人民医院党委成员的批复》

(城卫党字〔2017〕12 号),确定医院党委组成人员为书记罗国平,副书记杨诚、马建林,纪委书记王广超,委员刘英勋、赵同梅、黄俊谦、李黎。

8月1日,组建城阳区人民医院第一届理事会和监事会;召开第一届理事会第一次会议,表决产生医院管理层。

9月7日,城阳区人民医院举行"拔尖人才工作室"授牌仪式。

9月29日,青岛市卫生和计划生育委员会印发《青岛市卫生和计划生育委员会关于对 2017 年青岛市医疗卫生 B 类重点学科和优秀人才(西医、公共卫生)评审拟通过学科和人才公示的通知》,城阳区人民医院骨科被评为青岛市医疗卫生 B 类重点学科,方建红被评为优秀学科带头人,代先慧、于春华被评为优秀青年医学人才。

10月10日,成立医院质量与安全管理委员会,委员会下设办公室,负责委员会日常工作。办公室设在质量控制办公室。

10月25日,医院顺利通过青岛市卫计委安全生产标准化达标工作的评审验收。

11月7日,完成 2017 年医院青年创新攻关课题评选,13 个项目被列为 2017 年医院青年创新攻关课题。

11月26日,由青岛市医学会主办、区人民医院承办的 2017 年青岛市耳鼻咽喉科内镜诊疗研讨会在医院召开。

12月7日,城阳区首家助产士门诊开诊。

12月18日,经过全院职工的民主选举,选举产生 164 名职工为医院第五届职工代表大会代表。

12月29日,城阳区人民医院举行"北京大学第三医院·城阳区人民医院肿瘤诊疗中心开业、放疗直线加速器开机仪式"。

12月29日,由北京医学会放射肿瘤学专业委员会和青岛市医学会肿瘤专业委员会主办,北京大学第三医院和山东青岛城阳区人民医院联合承办的"2017 年全国靶区勾画与新技术进展学习班(青岛站)"召开,山东省肿瘤医院院长、中国工程院院士于金明等著名专家及国内众多的知名学者受邀参加。

荣誉称号　医院获青岛市公共机构节水型单位、2016 年青岛市输血协会先进单位、青岛市无偿献血先进集体称号。客服办公室团支部被共青团山东省委评为山东省五四红旗团支部(总支)。

党委书记、理事长:罗国平

党委副书记、院长:杨　诚

党委副书记、副院长:马建林

党委委员、副院长:刘英勋

纪委书记:王广超

党委委员、副院长:赵同梅、黄俊谦、李　黎

总会计师:于惠兰

院办电话:80657099

客服中心电话:4001999120

传真号码:87868331

电子信箱:cyyydzb@126.com

邮政编码:266109

地　　　址:青岛市城阳区长城路 600 号

(撰稿人:赵　波、甄晓菲)

青岛市城阳区第二人民医院

概况　青岛市城阳区第二人民医院年内占地面积 13448 平方米,其中业务用房 14919 平方米。医院在编职工 299 人,其中,卫生技术人员 242 人,占职工总数的 80.9%,行政工勤人员 36 人,占职工总数的 12.0%;卫生技术人员中,高级专业技术人员 33 人,中级专业技术人员 121 人,初级专业技术人员 88 人,分别占卫生技术人员总数的 13.6%、50.0%、36.4%。床位总数为 337 张,设职能科室 15 个、临床科室 23 个、医技科室 6 个。

业务工作　2017 年完成门诊 258336 人次,比 2016 年增长 40.7%,其中急诊 20584 人次,比 2016 年增长 21.9%,收住院 11902 人次,比 2016 年下降 1.0%;床位使用率 86%,比 2016 年下降 3.8%,床位周转次数 39.4 次,比 2016 年下降 3.4%;入院与出院诊断符合率 98.7%,比 2016 年增长 0.7%;手术前后诊断符合率 100%,抢救危重病人 72 人次,比 2016 年增长 1.4%;抢救成功率 84.4%,比 2016 年降低 4.6%;治愈、好转率 95% 以上,比 2016 年增长 3%;院内感染率均达到 ≤8%,甲级病例符合率为 99.96% 以上。

业务收入　全年实现业务收入 12834 万元,比 2016 年增长 2.88%。

固定资产　全年固定资产总值 8297 万元,比 2016 年增长 2.23%。

医疗设备更新　引进 1.5T 核磁共振、Ingenuity Core128CT 仪、DigitalDiagnost C50DR 仪、FUS-2000 尿液分析仪、FIA8000 免疫定量分析仪、内窥镜自动灌流系统、麻醉可视频喉镜、耳鼻喉综合治疗台、电动手术台等。

卫生改革　2017 年 9 月，开展公立医院综合改革工作复评。加强组织领导，多次召开公立医院改革专题会议，全面解读医改政策。加强院内培训，采取多渠道、多形式的宣传方式，广泛宣传医改的重大意义，及时准确为群众解析医改政策。积极推进新技术、新项目的开展，激活休眠项目，进一步加强医院管理，全面实行增收节支。加强医疗质量管理，规范医师诊疗行为，控制医疗费用，提升群众满意度。

医疗特色　重点加强"医联体"合作，助力推进学科发展。2017 年与青岛市海慈医疗集团签订双向转诊协议书，与青岛市妇女儿童医院签订《孕妇外周血胎儿游离 DNA 产前筛查与诊断工作合作协议》，继续加强与青岛心血管病医院、青岛市精神卫生中心及基层医疗机构的"医联体"建设工作。开展 14 项中医药适宜技术，除针灸、拔罐、推拿等基础技术外，还开展针刺治疗急性腰扭伤、推拿治疗落枕、热敷法治疗痛经等项目，推出中药香囊、小儿推拿及中药贴敷治疗等多个新项目。

科研工作　在省级以上刊物上发表论文 60 篇，出版论著 6 部。微创外科、骨科被评为城阳区医疗卫生行业重点学科。

继续教育　组织院级业务学习及培训 50 余次，聘请外院专家培训 24 次，其中市级教育项目 6 个，院内技能操作 4 项；选派骨干医师 20 余人分别到青岛市市立医院、山东大学齐鲁医院、青岛市海慈医疗集团、青岛市第七人民医院进修学习。

精神文明建设　加强党建工作。落实党建主体责任，研究制定《城阳二医党总支 2017 年党的建设工作要点》。抓好党员学习教育，邀请党校和宣讲团专家来院讲党课。组织重点岗位负责人参观青岛市廉政教育基地警示教育。进一步健全支部体系，对各党支部委员会进行换届，选优配强骨干力量。强化从严治党措施，开展"找问题、补短板、谋发展"谈心谈话活动。以"阳光医院"建设为抓手，积极为职工搭建成长平台，积极组织职工参加各类技能比赛。

调整医院"提升群众满意度"工作领导小组，定期梳理投诉事件，开展"零距离"听取就诊群众意见建议工作，在住院病区开展"阳光医生"、"阳光护士"评选活动，选出"阳光医生"、"阳光护士"22 名，积极发挥先进典型的模范带动作用。群众满意度实现新提升。

大事记

1 月，医院与青岛大学心血管病医院结成医疗联合体，建立远程会诊平台。

4 月 20 日，医院外科《患者手术前呼吸功能锻炼视频》在青岛市卫生和计划生育委员会关于开展深化优质护理服务案例评选活动中，获评"全市优质护理服务示范案例"之一。

6 月 27 日，医院聘请国内著名中医药专家丁丛礼教授来院坐诊。

7 月 20 日，医院首次成功为 94 岁高龄患者实施白内障手术，术后复明，恢复较好。

7 月，城阳区第二人民医院与青岛市妇女儿童医院签订孕妇外周血胎儿游离 DNA 产前筛查与诊断工作合作协议。

7 月 30 日，医院顺利召开第一届理事会、监事会成立大会。

8 月 14 日，医院首次举办青少年应急自救互救知识培训。

9 月 28 日，在城阳区总工会组织举办的 2017 年"阳光城阳·安全健康伴我行"职工安全生产知识大赛决赛中取得第一名的好成绩，4 名参赛队员获城阳区"工人先锋"荣誉称号。

10 月 26 日，医院顺利通过三级安全生产标准化达标评审。

10 月 31 日，医院骨科、微创外科获评城阳区医疗卫生重点学科。

12 月，由区委、区政府拨付 4046 万元的城阳区第二人民医院迁建配套项目大型设备陆续投入使用。

荣誉称号　青岛市第五届"健康杯"影像诊断比赛中获得团体二等奖、获评市级文明单位标兵、2017 年全市职工"安全健康伴我行"安全知识大赛中获优秀奖、青岛市第五届"威高杯"青年护士护理技能大赛获团体总成绩第二名、青岛市第五届健康杯急诊急救技能大赛获团体二等奖。

党总支书记、理事长：韩通极

党总支副书记、院长：刘爱华

副 院 长：刘　克、王德举

院办电话（传真）：87811046

电子信箱：qdcyeybgs@126.com

邮政编码：266112

地　　　址：青岛市城阳区上马街道凤仪路 66 号

（撰稿人：徐翠玲）

青岛市城阳区第三人民医院

概况　青岛市城阳区第三人民医院占地面积 10282 平方米，建筑面积 9946 平方米，其中业务用房 8349 平方米。年内职工总数 455 人，其中，卫生技术人员359人,占职工总数的78.9%;行政工勤人员96人,占职工总数的21%。卫生技术人员中,副高级以上职称30人,中级职称87人,初级职称242人,分别占卫生技术人员总数的8%、24%和67%。医生138人,护士167人,医生与护士之比为0.83∶1。医院开放床位262张,设42个科室,其中职能科室13个、临床科室15个、医技科室14个。

业务工作　2017年,门诊量130990人次,较2016年增长28.88%。收住院6904人次,较2016年增长1.2%。床位使用率为70.01%,床位周转次数25次,入院与出院诊断符合率为100%,手术前后诊断符合率为100%,抢救危重病人377人次,抢救成功率87%,治愈82%,好转率63%,病死率0.3%,院内感染率为0.42%,甲级病案符合率为95%。

业务收入　2017年完成业务收入7726万元,比上年增长4%。

固定资产　固定资产总值3132万元,比上年下降7.1%。

基础建设　2017年3月,完成妇产楼的装修工程,4月30日,妇产科整科搬至妇产楼。投资230余万元,对医院病房楼进行全面装修改造。按照消防工作检查要求,将病房不耐火材料全部更换为耐火材料。5月,投资20万元对医院内部路面进行硬化。

医疗特色　2017年开展新技术、新项目4项,具体为脑脊液鼻漏修补术、颈肩腰腿痛及骨关节炎筋骨病特色治疗、无痛胃镜、无痛分娩。

精神文明建设　深化“两学一做”学习教育,抓好“两严一优”教育活动。制订城阳区第三人民医院“两严一优”活动实施方案,并开展各项工作。制订《城阳区第三人民医院关于推进6S管理工作实施方案》,成立工作领导小组,明确分工和职责范围。按照区级文明单位考核细则,成立以院长为组长、各职能科室主任为成员的领导小组,对考核细则进行细化、分工、汇总、申报。做好党的十九大会议精神贯彻落实,组织广大党员干部收看党的十九大开幕会,领会贯彻会议精神,召开专题报告会。

大事记

8月2日,医院召开第一届理事工作会议。

9月28日,青岛市公立医院综合性改革效果评估专家组来院实地查看、复核。

12月,完成医保跨省结算调试工作。

12月,与青岛华夏眼科医院签订合作协议。

荣誉称号　2017年有9人获得区级以上荣誉称号,医院获得青岛市卫生系统精神文明建设标兵、2017年区级文明单位、支持夏庄经济发展突出贡献单位等荣誉称号。

党支部书记、院长：王岩明

院办电话：87871270

总机电话：87872266

传真号码：87871270

电子信箱：cysanyi@163.com

邮政编码：266107

地　　　址：青岛市城阳区夏庄街道夏塔路16号

（撰稿人：栾　青）

青岛市城阳区卫生和计划生育局综合监督执法局

概况　青岛市城阳区卫生和计划生育局综合监督执法局,是青岛市城阳区卫生和计生局集中行使公共卫生、医疗卫生、妇幼和计划生育等综合监督执法职权的执行机构,规格为副处级,财政拨款事业单位,核定编制43名。内设综合办公室、审核审批科、医疗机构监督科、公共场所监督科、传染病防治与职业卫生科、妇幼卫生与计划生育监督科6个科室。

年内共有职工40人,其中,卫生专业技术人员20人,占职工总数的50%,行政工勤人员20人,占职工总数的50%。卫生技术人员中,高级职称3人,占卫生技术人员总数的15%,中级职称10人,占卫生技术人员总数的50%,初级职称7人,占卫生技术人员总数的35%。

业务工作　2017年,开展综合素质训练,组织高密度专题培训。加强督导稽查,规范执法,打造卫生计生“阳光监督”品牌。推行“6S”管理模式,全面启用卫生计生执法信息化平台,完善落实执法全过程记录制度,开展“双随机”监督执法。

加强宣传,营造“阳光监督”良好氛围。组织医疗机构依法执业、生活饮用水等专题培训班,培训相关人员近1500人次,比上年提高50%;加大监督执法的宣传力度,开展卫生计生监督宣传周、医疗美容监督等10余项专题宣传活动。全年在各类媒体报道监督执法活动30余次,在微信平台发布工作动态100余条,开展现场宣传20余次,各类渠道宣传频次较上年提升20%左右。

落实省、市重点工作,提高重点领域监督服务水平。开展以全市“蓝盾行动”和全省卫生计生监督重点工作为主体的监督执法,全年共计立案处罚289

起,比上年增长近 40%。完成跨年度的医疗机构依法执业专项监督检查行动,全年对全区医疗机构监督检查 3 个轮次,立案查处近 90 家,取缔无证行医 12 家。推进计划生育专项监督检查行动,严厉查处"两非"案件,立案处罚 2 起,并作为典型案例在全市打击"两非"专题会上进行交流。推进医疗美容专项整治行动,立案查处违法行为 5 起。推进餐饮具集中消毒单位、放射诊疗机构以及游泳场所等监督检测行动。指导规范 1 家餐饮具消毒单位示范户建设,并顺利通过国家食品安全示范区验收;快速应急响应、加大执法力度,圆满完成中央环保督导组交办的餐饮具消毒单位投诉举报处置工作;落实监管职责,对全区放射卫生工作进行全面摸排和规范,保障从业人员和患者健康安全;规范游泳场所管理,加强监督检查和宣传培训,促使游泳场所经营单位依法经营,保障公众健康权益。

开展公共卫生监督执法,维护公众健康权益。加强生活饮用水卫生监督检测工作,健全监督管理档案,依法严厉查处饮用水违法行为,保障全区广大群众的饮用水安全;强化公共场所监管,进一步加大对公共场所的抽检和处罚力度,立案查处违法行为 170 余起;开展学校卫生综合执法,以学校卫生综合评价和饮用水检测为抓手,利用科学手段规范学校卫生管理,共计抽检 272 批次,评价学校 23 家;严格落实行政审批"放管服"政策,办理卫生许可 514 件,比上年增长 30%。

精神文明建设 开展"两严一优"、党的十九大精神等专题学习教育活动,"两学一做"学习教育常态化制度化。加强志愿服务组织建设,组织干部职工开展卫生宣教、义务献血、植树等活动。落实各级党风廉政建设会议精神。切实抓好党规党纪教育。切实抓好以学习《廉洁自律准则》和《党纪处分条例》为主要内容的教育活动,重点做好宣传解读和学习培训。加强廉政文化建设。开辟廉政文化宣传板块,营造廉政文化氛围。定期组织观看勤政廉政电教片,筑牢反腐倡廉的思想防线。组织多样化的文体活动,积极参加上级组织的各项活动。

大事记

2 月 24 日,山东省卫生计生委下发文件《关于命名首批山东省卫生计生综合监督示范区的通报》,授予青岛市城阳区"山东省卫生计生综合监督示范区"称号。

12 月 29 日,中共青岛市委、青岛市政府下发文件《关于命名确认 2017 年度市级文明单位、文明村

镇、文明社区和文明校园的通报》,城阳区卫生和计划生育局综合监督执法局被评为市级文明单位标兵。

荣誉称号 2017 年荣获青岛市文明单位标兵称号。

党支部书记、局长:于洪斌
单位电话:88089786
传真号码:88089785
电子信箱:qdcywj@163.com
邮政编码:266109
地 址:青岛市城阳区华城路三小区 16 号楼
（撰稿人:马秋平）

青岛市城阳区疾病预防控制中心

概况 青岛市城阳区疾病预防控制中心占地面积 8800 平方米,其中业务用房面积 3340 平方米。2017 年职工总数 64 人,其中,卫生技术人员 45 人,占职工总数的 70%;行政工勤人员 19 人,占职工总数的 30%。卫生技术人员中高级职称 5 人,占卫生技术人员的 11%,中级职称 18 人,占卫生技术人员的 40%,初级职称 22 人,占卫生技术人员的 49%。

业务工作 开展健康城阳促进行动。加强组织领导,区政府召开 4 次区长动员部署会议,建设健康教育基地 1 处、健康主题公园 3 个、健康步道 3 条、健康一条街 2 条、健康教育阵地 207 处、健康家庭 120 户、健康社区 63 个、健康自助检测点 63 个、健康促进学校 36 家、健康促进医院 10 个、健康餐厅 5 个,举办"全民健康教育大讲堂"20 余场,开展重大宣传活动 20 余次,发放各类干预工具 5 万余份。9 月,城阳区成功创建国家慢病示范区,位列全省评比之首。11 月,城阳区作为山东省唯一代表在全国慢病大会上作经验交流发言。

加强卫生应急和重大传染病防控。加强疫情监测和管理,提高传染病疫情预测预警能力,处置各类传染病预警信息 236 起。健全卫生应急组织体系,中心组建传染病、可免性传染病、食源性疾病 3 支卫生应急队伍。加强应急培训、演练、督导,狠抓应急处置,处置聚集性腹泻疫情 6 起、手足口病暴发疫情 2 起、学校结核病疫情 6 起、企业疫情 1 起,H7N9、诺如病毒、手足口病、结核病、布病等重点传染病得到有效防控。基本建成"输入性传染病防控示范基地",输入疫情全流程防控实现制度化。持续推进国家艾滋病综合防治示范区和省级梅毒综合防治示范区建设,定期对社会组织人员进行专业技能培训。开展"阳光学

堂"学校讲座6次,流动人口宣传干预3次,暗娼人群干预10余次,吸毒人群干预10余次,开展监管场所监测580人次,吸毒哨点监测400余人次。举办梅毒专题培训班3场,梅毒现场咨询宣传活动3次。

提升免疫规划精细化管理。将适龄儿童免疫规划疫苗全程接种率纳入区委、区政府科学发展考核,推动街道落实主体责任。提高预防接种服务可及性,2017年增设预防接种门诊4处、山区接种点3处。加强区预防接种质控中心建设,加强疫苗采购、储存、运输和使用管理,加强督导通报和集中培训,继续实行"送苗上门"服务,规范预防接种行为。

开展专题项目研究。2017年完成全国儿童与乳母营养监测、山东省居民食物消费状况调查项目启动会承办及项目目标,圆满完成山东省老年人肺炎球菌性肺炎项目,进行健康危害因素调查、干预、评估,为制定卫生政策、促进科研创新提供科学依据。

固定资产 全年固定资产总值1392万元,比2016年增长14%。

医疗设备更新 购置气相色谱仪、原子吸收分光光度计、等离子发射光谱仪、微波消解器、电位滴定仪、常见传染病病原体快速生物检测箱、低温高速离心机等实验室仪器设备23件(台),总价值292万元。

卫生改革 2017年11月,设立生物制品科、心理卫生科、结核病防制科。

精神文明建设 深入开展"阳光疾控"建设,推进"两学一做"常态化制度化,扎实推进"6S"管理模式;中心"健康彩虹"志愿服务队定期深入街道社区、企业、学校、敬老院,广泛开展健康义诊、疾病预防宣教、扶老助弱的志愿服务;发挥青岛市文明单位标兵模范带头作用,组织志愿者在微博、博客、论坛等处进行网络文明传播。

大事记

3月10日,青岛市城阳区机构编制委员会下发《青岛市城阳区机构编制委员会关于青岛市城阳区疾病控制中心机构编制调整的批复》,青岛市城阳区疾病控制中心更名为青岛市城阳区疾病预防控制中心,一次性核定编制总额86名,核增编制10名,编制由55名调整为65名。

4月18日,城阳区"万步有约"职业人群健走激励大奖赛启动仪式在白沙河运动公园启动。

5月12日,城阳区召开健康城阳促进行动动员会议。

7月7日,按照《检验检测机构资质认定管理办法》要求,完成单位名称变更,并领取新的资质认定证书。

9月6～7日,国家卫生和计划生育委员会疾控局副巡视员孙新华带队,国家慢性病综合防控示范区建设技术评估组对城阳区创建国家慢性病综合防控示范区工作进行技术评估。

11月19日,中华预防医学会2017中国慢性病大会在北京召开,城阳区以"坚持以人民健康为中心,全面加强慢病综合防控"为主题,在大会上作经验交流发言。

12月17日,顺利通过山东省质量技术监督局组织的检验检测机构标准变更现场评审。

12月18日,国家卫生和计划生育委员会印发《关于公布2016—2017年度国家慢性病综合防控示范区建设评估和复审结果的通知》,确定城阳区为第四批国家慢性病综合防控示范区。

荣誉称号 国家慢性病综合防控示范区、山东省减盐防控高血压项目先进集体、山东省健康教育工作先进集体、青岛市性病防治工作先进集体、青岛市艾滋病防治工作先进集体。

中心主任:柳维林
中心副主任:张启立、李志智、栾素英
办公室电话:87868062
传真号码:87868225
电子邮箱:cdc0532@163.com
邮政编码:266109
地　　址:青岛市城阳区山城路201号

(撰稿人:刘　娟)

青岛市城阳区妇幼保健计划生育服务中心

概况 青岛市城阳区妇幼保健计划生育服务中心占地面积13310平方米,其中业务用房面积2106平方米。2017年职工总数39人,其中,卫生技术人员26人,占职工总数的66.7%;行政工勤人员13人,占职工总数的33.3%。卫生技术人员中,高级职称4人、中级职称16人、初级职称6人,分别占专业技术人员的15.3%、61.5%、23%,医生与护士之比5.5:1。共设9个职能科室。

业务工作 2017年门诊量64435人次,比2016年门诊量减少9.8%。2017年城阳区孕产妇死亡率为0,连续五年无孕产妇死亡;5岁以下儿童死亡率为3.03‰,比2016年上升0.63个千分点;艾滋病、梅毒、乙肝母婴传播干预12570人;孕产妇健康管理率

98.11％,比 2016 年降低 0.76％,住院分娩率 100％;孕前优生健康检查人群覆盖率 106.5％,比 2016 年下降 8.26 个百分点;2017 年全区活产 12607 例,剖宫 5155 例,剖宫产率 40.88％,比上年上涨 1.92 个百分点;2017 年全区围产儿死亡率 5.45‰,比上年上升 0.22 个千分点;新生儿死亡率 2.1‰,比上年上升 0.45 个千分点。完成新生儿疾病筛查 12584 例,筛查率达 99.8％,听力筛查 12410 例,筛查率达到 98.5％。2017 年全区出生缺陷院内监测检出 47 例,出生缺陷率 3.73‰,较上年同期下降 0.37 个千分点。2017 年孕期产前筛查 7851 例,比 2016 年下降 26.03％,全区免费产前筛查 5262 例,免费基因检测 553 例,产前诊断 116 例,确诊染色体异常引产 23 例,全年无染色体异常儿出生。

业务收入　2017 年业务收入 430 万元,比上年减少 25.3％。

固定资产　2017 年固定资产总值 869 万元,比上年增加 4.3％。

精神文明建设　举办"生命科学大课堂"参观培训活动;"6S"创建活动获得区卫计局管理先进单位称号;开展提高满意度活动。

大事记

4 月 1 日,城阳区在孕期免费检查项目的基础上,增加孕早期的免费艾滋病筛查和免费梅毒筛查,建立《孕产妇保健手册》时直接进行免费筛查。

6 月 28 日,城阳区正式启动青岛市市办实事项目之一无创 DNA 直接免费筛查项目。

6 月 29 日,根据青城政任〔2017〕8 号文件,宋爱平为区妇幼保健计划生育服务中心副处级。

7 月 24 日,山东省重大公共卫生妇幼项目组莅临城阳区检查。

9 月 14 日,青岛市城阳区机构编制委员会下发《青岛市城阳区机构编制委员会关于区妇幼保健计划生育服务中心编制调整的批复》(青城编〔2017〕32 号文),城阳区妇幼保健计划生育服务中心增加事业编制 7 名,由 39 名调整为 46 名。

9 月 29～30 日,城阳区在全市率先开展危重孕产妇抢救成功病例评审,辖区内 6 家产科医院分管院长、医务科、护理部、产科、麻醉科、ICU 等科室主任参加第一批市级评审。

12 月,山东省疾病预防控制中心组织对中心艾滋病筛查实验室进行考核,取得 100 分的好成绩,该实验室连续两年获艾滋病筛查实验室省级考核优秀,成为城阳区获此殊荣的五家医疗机构之一。

荣誉称号　2017 年度获青岛市精神文明建设单位称号;2017 年山东省艾滋病筛查实验室考核优秀。

党支部书记、主任:杜桂香

副　处　级:宋爱平

副　主　任:纪素春

中心办电话:87968561

电子信箱:cyfybgs@126.com

邮政编码:266109

地　　　址:青岛市城阳区安城路 11 号

（撰稿人:李晓斐）

青岛西海岸新区

青岛西海岸新区卫生和计划生育局

概况　2017 年,青岛西海岸新区卫生和计划生育局下设事业单位 42 家,其中三级中医医院 1 家,二级综合医院 4 家,二级中医医院 1 家,镇街卫生院 15 家,社区卫生服务中心 8 家,疾病控制、卫生监督、急救指挥机构各 1 家,妇幼保健机构 2 家,专科疾病防治站(所)2 家,公共卫生工作站 6 家。全区另有其他医疗卫生机构 1204 家,其中三级综合医院 1 家(西海岸医院),民营一级及以上医院 27 家,社区卫生服务站 10 家,村卫生室 759 家;诊所、医务室和门诊部 407 家。全区医疗机构开放床位 8500 张,每千人口床位数 4.7 张,其中民营医疗机构 1190 张,占总床位数的 14％。全区拥有卫生技术人员 12060 人,其中执业(助理)医师 4381 人、注册护士 5318 人,每千人口执业(助理)医师 2.4 人、注册护士 3.0 人。

公立医院改革　按照"核定收支、补足差额、突出重点、确保发展"的原则,建立有力的政府投入机制。区财政安排专项资金 6000 余万元,将药品加成政策取消后的政策性亏损、编制内人员养老保险、离退休人员工资、突发公共卫生事件医疗救治和承担的其他公共卫生服务等支出由财政予以补偿;对公立医院的基础设施建设、大型设备购置等支出采取一事一议的方式予以专项补偿。组建由区长任主任,分管副区长任副主任,相关部门主要负责人组成的公立医院管理委员会,履行政府办医职能。印发《黄岛区公立医院法人治理结构建设实施方案》,6家公立医院分别组建理事会、监事会、管理层,实行法人治理结构管理体制。6家改革医院全部取消15%的药品加成政策,实行药品零差率销售。改革医院因取消药品加成累计减少收入6.19亿元。积极引导医务人员使用基本药物,不断提高基本药物使用比例,试点医院配备基本药物品种达到基本药物目录品种总数的90%以上,基本药物销售额达到医院药品销售总额的40%以上,有效减轻群众的药品费用负担。分四批对改革医院的诊疗费、护理费、手术费、治疗费、床位费等医疗服务性收费价格进行了调整,同时大幅降低大型医疗设备检查费用,医疗性收入占总收入的比例达到48.6%,医院的收入结构进一步优化。

人才队伍建设 截至2017年12月,新区有在编卫生专业技术人员4121人,其中正高级卫生专业技术人员92人,副高级卫生专业技术人员410人,中级卫生专业技术人员1961人,初级卫生专业技术人员1658人。2017年新区引进高级卫生专业技术人才11人,面向社会公开招聘378人,充实卫生专业技术人员队伍。2017年推荐8名临床专家参评青岛优秀青年医学专家,有4名获评2017年度青岛优秀青年医学专家。面向全区选拔新区第二批拔尖人才和优秀青年人才,经单位推荐、组织评审,有20人获评新区拔尖人才,20人获评优秀青年人才。开展卫生专业技术人员继续教育培训工作,开展10个班次,有卫生专业技术人员8670人次参加培训,有效地提高卫生专业技术人员队伍素质。2017年组织25人参加卫生系列正高级专业技术职务评审,104人参加卫生系列副高级专业技术职务评审;根据省、市有关文件规定,2017年首次组织8人参加基层卫生系列正高级专业技术职务评审,23人参加基层卫生系列副高级专业技术职务评审;593人参加中级卫生专业技术人员资格考试报名,886人参加初级卫生专业技术人员资格考试报名。

医政管理 坚持以病人为中心,以提高医疗服务质量为主题的原则,在全区积极组织开展各种医疗质量管理活动。进一步落实以首诊医师负责制、三级医师查房制度、疑难、危重病人讨论制度、死亡讨论制度、分级护理制度、危重患者抢救制度、术前讨论制度、查对制度、病历书写基本规范与管理制度、值班和交接班制度、技术准入制度、会诊制度为主要内容的核心制度建设,不断提高医疗服务质量、保障医疗安全。进一步充实和加强了医疗护理质量管理委员会、病案、药事、医院感染及消毒技术规范,建立了医疗废物等管理委员会,并制定完善了相应的工作职责。根据《医院感染管理办法》对全区260余家医疗机构的医院感染管理进行了检查.并针对存在的问题向所有被检查机构逐一发函要求整改。建立临床实验室质量安全情况通报制度,逐步开展对全区二级以上医疗机构临床实验室质量和安全情况通报、公示制度;组织二级以上医疗机构参加国家或省临床检验中心组织的临床实验室、输血科室间质评活动,并进行检查。在二级以上医疗机构全面组织开展医院感染监测工作,为全面实施医院感染监测工作打下了较好的基础。

药政管理 2017年继续深入推进药政管理制度。进一步加强临床合理用药及医药耗材管理。2017年7月13日,新区卫生计生局依托青大附院西海岸院区和区人民医院分别成立"西海岸新区临床合理用药暨抗菌药物监测质控中心""西海岸新区医用耗材管理质控中心",探索建立了处方审核点评制度和村卫生室静脉输注资格核准制度,保障了群众用药安全合理。为全面落实基层医疗机构药品采购政策,继续巩固扩大国家基本药物制度实施成果,降低药品费用,减轻患者用药负担,青岛市组织专家成立基层医疗机构药品采购联合体,对基层医疗机构用药目录集中挂网药品进行统一议价,实现"统一价格""以量换价""以价补缺",进一步满足基层医疗机构用药需求。联合体工作小组下设办公室,办公地点在区卫生计生局,具体负责联合体相关工作流程的制定及议价具体工作。

基层卫生 基层卫生服务体系更加完善。基层机构标准化建设快速推进,2017年,累计投资656万元,扩建业务用房800平方米,招聘到岗医务人员10名。王台中心卫生院病房楼项目竣工,泊里中心卫生院二期病房楼项目开工,灵珠山社区卫生服务中心异地搬迁项目进展顺利;2017年,城市区域内基层卫生工作管辖范围进行调整,同时实现隐珠街道东楼路、易通路、佳家康三处社区卫生服务中心全面营业。基本公共卫生服务逐步均等化。基本公共卫生服务点面结合,扎实落实涵盖十二大项45小项的基本公共卫生服务项目,累计受益420余万人次;区卫生计生局联合区发改、财政、人社等部门,制订出台了新区家庭医生签约服务实施方案,家庭医生签约服务稳健起步,2017年约有10万名新区居民签约家庭医生。探索创新健康扶贫"四精"工作模式,全面落实"八个一""三免两减半""三个一批""分类救治"等便民惠民措施。基层卫生服务能力明显提升。2017年5家基层医疗机构被评为国家优质服务示范社区卫生服务中心和群众满意镇街卫生院;依托6家区级二级医院设立的基层卫生人才培养基地,完成200余名基层医务骨干业务技能进修提能培训工作;城乡对口支援工作顺利开展。

中医药工作 全区有中医药专业技术人员700余人,2017年中医总诊疗量32.5万人次,中医病床使用率达116.3%,病房中医治疗率为92.5%。高标准建成"国医馆"19个,开展中医诊疗技术项目(以医疗服务收费项目计算)73种,基层中医药服务量达到全区总量的48%;实施"名医名科"战略,确立"院有专科、科有专病、人有专长、病有专药"的重点专科建设思路,按照有条件、有能力、有市场的原则,对中医重点专科进行重点扶持。黄岛区中医医院形成了以肝胆病科、骨伤科和康复科为龙头,以肿瘤科、肾病科、肛肠科、妇科、肺病科、针灸科为主力的一批优势专科,专科建设在市内外相继形成较大的品牌效应和社会影响,对周边市、区具有较强的业务辐射能力;建成省重点中医专科7个,6人入选全国优秀中医临床研修人才,1人获评省名中医称号,18人入选年度青岛市中医药优秀青年医学人才;多人荣获省、市、区科技进步奖项,中医技术人员多次在省、市技能竞赛中获奖。

妇幼健康服务 加强妇幼保健管理,建立健全三级妇幼健康服务网络体系。发挥卫生计生资源整合优势,成立25处妇幼保健计划生育服务站,全面提升妇幼健康服务能力。建立起以村级为基础、镇级为枢纽、区级为龙头的三级妇幼健康服务网络,形成效率高、效果好、服务规范、群众满意的服务模式。实施妇女和新生儿免费基因检测和产前诊断服务项目,对自愿在新区定点机构进行孕妇无创产前基因检测、新生儿遗传代谢病、遗传性耳聋、适龄妇女宫颈癌预防等疾病基因检测的孕妇和新生儿予以全额补助,普惠全区妇女儿童。实现出生缺陷和妇女保健管理的精准防控。实施精准孕产分级诊疗。制订出台《青岛西海岸区高危和危重孕产妇保健管理工作方案》,开展高危妊娠评估预警,实施精准孕产分级诊疗。高标准建

设区级孕产妇救治中心、新生儿救治中心,配备了省内第一台"远程智能妇婴急救移动ICU"救护车,建立健全孕产妇急危重症转诊网络,畅通急救绿色通道,托住母婴安全保障底线。

疾病预防控制 2017年,新区疾病防控服务体系和疾病防控能力不断增强,全区腹泻病门诊开诊率100%,"四害"密度和消毒质量监测报告率100%,完成碘盐监测,开展发热伴血小板减少综合征防治,恙虫病防治及布病监测,完成传染病预警处置;组建二类疫苗采购委员会,对38处预防接种单位负责人、预防接种工作人员进行培训,疫苗接种率总体保持在93%以上。2017年报告死因、肿瘤、伤害、心脑血管病报告卡19487张;推进医疗机构HIS系统与慢病监测信息管理系统数据对接,举办"万步有约"职业人群健走激励大奖赛和首届健康养生文化节,推进"一评二控三减四健"专项行动,对全区8个镇街的2000户居民开展入户调查。对全区6个乡镇农村生活饮用水及学校自备水源情况进行调查。对城区14个市政供水点进行水质检测。全区中小学生健康体检完成率达100%。对23家大型酒店进行主动检测工作。

监督执法 2017年,围绕年度卫生计生综合监督执法工作要点和重点目标任务,按照统一部署安排,以开展卫生计生综合监督规范年为重点,以推进"五个规范化"为抓手,大力开展专项整治,不断提升综合监督执法能力和水平,各项目标任务圆满完成。参加国家卫生计生监督信息平台网络培训23人,培训时间均达到40学时。加强监督执法主体资格管理,落实监督员资格认证、持证上岗制度,培训卫生监督员96人次。完成国家卫生计生监督信息报告系统发布的279个"双随机"任务和青岛市"双随机一公开"监督检查平台发布的44个"双随机"任务。配备执法记录仪,推行监督执法全过程记录制度。严格落实公示制度,对行政处罚事项公开、公示,自觉接受社会监督。采取统一部署,多部门、区镇联动的方式,开展依法执业、医疗质量专项检查、医疗美容专项检查、传染病防控专项检查、医疗废物专项整治、住宿业消费市场专项整治、"四小"行业专项整治、集中式供水抽检、学校卫生工作综合监督检查等多项执法行动。年内监督检查各类监管单位16000余家次,受理咨询及投诉举报237起。立案141起,其中一般程序68起、简易程序73起,罚款162100元。

卫生应急 2017年,围绕突发事件处置和核心能力提升两个关键点,切实抓好监测预警风险评估,严密防控突发公共卫生事件。加快推进陆海空立体

化紧急医学救援网络建设,提升医学救援能力,有效开展重大突发事件紧急医学救援处置。积极开展卫生应急培训演练,广泛开展卫生应急知识宣传,提高公众卫生应急意识和灾害自救能力。组织开展全系统卫生应急网络技能培训,卫生系统H7N9流感专项防控知识培训。修订《青岛西海岸新区(黄岛区)传染病疫情处置应急预案》区级卫生骨干预案。制订卫生系统《黄岛区卫生和计划生育局禽流感疫情处置应急预案》。圆满完成2017青岛国际啤酒节西海岸主会场、首届夜间马拉松、东亚海洋合作平台黄岛论坛等各类重大活动卫生保障44次。开展了生物恐怖袭击应急处置桌面演练,参与区级专项应急指挥部突发事件应急演练10余次。

计划生育服务管理　2017年,新区稳妥扎实有序实施"全面两孩"政策,完善配套措施,鼓励按政策生育。夯实计划生育基层基础,落实市新出台的镇街、村居计划生育工作规范,村居计生档案建立"三类十一档",2017年7月7日全市计划生育工作形势分析暨全国生育状况抽样调查青岛启动会议在新区召开。优化服务流程,落实首接负责、限时办结、内部流转、特殊情况群众承诺制等制度,践行互联网＋政务服务,在全省率先实现微信生育登记全覆盖。启动"新市民健康城市行"主题系列宣传活动,均等化服务人次呈上升趋势,《加强基层能力建设,提高流动人口健康促进工作水平》入选"国家流动人口健康促进典型案例",8月份新区管委在全省计划生育工作会议上介绍工作经验。

家庭发展　落实计划生育利益导向政策,奖扶、特扶、独生子女父母奖励、城镇其他人员年老奖励、住院分娩补助等发放6214万余元,受益人群13.93万人;落实计划生育技术服务免费、奖励、补助政策,发放各项资金补助787万余元。加强出生人口性别比综合治理,协调公安、卫生计生、食品药品监管、妇联等相关部门建立联合执法长效机制,完善出生人口信息共享机制,加强孕期服务管理,把出生人口性别比综合治理工作与为群众提供优质服务相结合,引导群众树立科学文明的生育观念,推进出生人口性别比自然平衡。

人口信息平台建设　自主开发"部门信息共享平台"、防疫信息采集系统;建设"全区计生业务管理应用平台""移动卫生计生智能管理平台",编写多个业务应用汇总脚本,开发城镇其他人员年老奖励e网通系统等,计生工作信息化水平大幅提升。2017年3月,省卫生计生委WIS系统升级集中测试在新区顺利完成,新区代表省、市迎接国家人口计生信息化评估,相关工作获得国家卫生计生委领导的充分肯定。

计生协会工作　2017年,人口关爱基金募集127.77万元,救助困难计生家庭540户88.07万元,募捐救助额继续保持青岛各区(市)首位。创立实施独生子女家庭系列保险项目,为59744户新区户籍和156户流入独生子女家庭投保842.79万元。深入开展国家计生基层群众自治示范县项目,全区735个村居达到区级合格村标准,占总村居数量的60%以上。创新推行"掌心协会"微信公众号工作模式,全区所有镇(街道)、村(居)实现工作互联互通。

行风建设　2017年,在全区卫生计生系统深入开展"作风建设年"活动,先后制订出台《全区卫生计生系统执法和窗口服务单位作风建设突出问题专项整治工作方案》《关于进一步纠正"四风"深入推进作风建设的实施方案》等文件,严格落实中央"八项规定"、医疗卫生"九不准"和西海岸新区"五条禁令"、"十严格十严禁"等有关纪律规定,紧盯年节假期、关键环节、关键岗位、重点问题不放,提前下发文件提醒,定期开展明察暗访、监督检查、通报检查情况,做到了"抓早抓小";围绕管理人员在基本建设、修缮维护和采购医疗设备、物资、耗材、药品、委托服务等方面违规收受"红包""回扣""好处",以及医务人员"开单提成""违规统方"等违规违纪行为,深入开展违规收受"回扣"行为专项治理,坚决纠正行业不正之风。

大事记

5月26日,西海岸新区开展中国计划生育协会成立37周年活动。

6月6日,青岛市人大常委会副主任、教科文卫委员会主任刘圣珍带队到新区视察《中华人民共和国精神卫生法》贯彻执行情况。区人大常委会副主任于惠娟、市卫生计生委副主任张华等领导陪同视察。

7月23日,国务院第四次大督查第九督查组到青岛市进行实地督查,国家卫生计生委家庭发展司副司长莫丽霞一行到西海岸新区实地考察医联体建设和医养结合等重点工作。山东省卫生计生委家庭发展处副处长王海立,青岛市卫生计生委主任杨锡祥陪同考察。

8月2日,山东省计划生育工作会议在济南召开。区政府副区长张磊娜代表西海岸新区在会上作题为《强服务,促融合,多措并举提升流动人口幸福水平》典型发言。

9月28日,山东省财政厅副厅长孙庆国带领山东省深化医药卫生体制改革调研组一行到青岛西海岸新区调研医药卫生体制改革干工作。青岛市卫生计生委副主任魏仁敏,区政府副区长张磊娜等领导陪同调研。

11月13日,国家智慧健康养老基地示范项目座谈会在西海岸新区召开。国家卫生计生委家庭发展司司长王海东主持会议,国家工信部电子信息司副司长乔跃山、山东省卫生计生委副主任马立新、青岛市卫生计生委副主任杜维平等领导出席座谈会。

荣誉称号 2017年荣获"全国、全省妇幼健康优质服务示范区"、"全省卫生计生系统先进集体"、"省级精神文明单位"、"青岛市2017年度事业单位人事管理示范点"、"智慧青岛·智慧市民服务类"十佳典型案例等称号。

局　　　长:曲　波
党委书记:孟庆波
党委副书记:孙炳荣
副　局　长:杨学军、刘守田、安玉灵、周淳莉、薛建波、王本军、徐　刚
电　　　话:86169110
电子邮箱:hdqwjjbgs@163.com
邮政编码:266400
地　　　址:青岛西海岸新区双珠中路269号

青岛西海岸新区人民医院

概况 青岛西海岸新区人民医院是集医疗保健、教学科研、急诊急救于一体的综合性二级甲等医院,潍坊医学院非隶属附属医院。医院占地面积5.2万平方米,业务用房面积9.8万平方米。年内职工总数1542人,其中,卫生技术人员1302人,占职工总数的84.44%;行政工勤人员240人,占职工总数的15.56%。卫生技术人员中,正高职称30人,占卫生专业技术人员总数的2.31%,副高级职称115人,占卫生专业技术人员总数的8.83%,中级职称445人,占卫生专业技术人员总数的34.18%,初级职称712人,占卫生专业技术人员总数的54.72%。医护比为1∶2.04,规划床位1200张,设职能科室29个、临床医技科室43个。

业务工作 2017年完成诊疗66.03万人次,比2016年增长16.84%,其中急诊5.91万人次,比2016年增长20.59%;出院病人5.13万人次,比2016年增长2.14%;病床使用率95.83%,比2016年下降13.62%;病床周转次数50.45次,比2016年下降7.07%;入院出院诊断符合率95.87%,比2016年增长19.23%;手术前后诊断符合率100%,比2016年增长0.28%;抢救危重病人4176人次,抢救成功率97.27%;治愈率26.40%,好转率71%,死亡率0.23%;院内感染率0.50%,比2016年下降9.12%;甲级病案符合率100%。

业务收入 2017年业务收入比2016年下降3.29%。

固定资产 2017年固定资产总值比2016年增长3.50%。

医疗设备更新 2017年医院新增设备113台(件),其中全自动化学发光分析仪、全自动人工精液分析仪、血液回收机、高频电刀等10万元以上设备6台(件)。

基础建设 升级信息化平台,完成儿科、妇科、产科门诊叫号系统软件改造、测试和硬件部署;医院会堂完成改造并投入使用;启动"冬暖夏凉"工程,提升取暖及制冷效果,1号楼5～10层重新装修,患者就医环境进一步改善;优化急诊楼布局,启动查体中心整体搬迁改造工程。

卫生改革 启动公立医院法人治理结构改革,组建理事会、监事会,聘任医院管理层,出台《医院章程》,形成理事会决策、管理层执行、监事会监督"三位一体"的管理体系。加盟青岛市市立医院(集团),组建紧密型"医联体",定期安排专家来院参与诊疗、手术、查房、学术讲座。与中华中医药学会、北京华夏中医药发展基金会开展学术共建,国医堂正式开诊。与北京协和医院建立专家工作室,与上海复旦大学附属中山医院、首都医科大学附属同仁医院达成深度合作意向。探索以终末期肾病为突破口的急慢分治医联体服务模式,2017年6月28日,国家卫计委卫生发展研究中心组织的终末期肾病(ESRD)项目启动会在北京举办,医院作为山东省唯一一家医院受邀参会并正式签约。健全质控体系,推进KTQ项目,全面促进医疗质量持续改进;推行CICARE沟通模式,医患、护患之间沟通更加规范化、流程化。"MEWS风险评估与SBAR交班模式的临床实践"在2017年山东省护理学术大会上交流并获省级护理成果改善大奖;加强合理用药管理,有效控制药占比,重点监控辅助用药的使用,每月进行处方点评,药师深入临床,规范合理用药,药占比降至26.22%;扎实推进精准健康扶贫,积极探索医养结合新模式,与韬山爱老院签订爱老帮扶协议并开通就诊绿色通道。

医疗特色 医院坚持"科教兴医、人才强院"的发展战略,全面提升医院核心竞争力,2017年共申请开

展新技术17项。其中"股骨头缺血性坏死的保守治疗""经皮射频消融术治疗神经根型颈椎病""经尿道输尿管镜下钬激光碎石术"等9项评定为新技术；心内科、普外科顺利通过青岛市C类重点学科届终评估，一人被评为青岛市临床医学类优秀青年医学人才。突出中医优势，发挥中医特色，申报青岛市中医药孕育调养指导门诊、青岛市结石病特色门诊。

科研工作　2017年举办第七届青岛琅琊心血管病学会议、青岛论坛暨第一届西海岸影像论坛等学术会议10场次，做好住院医师规范化培训和乡医进修培训工作，培训乡医36名；报送黄岛区科协学术年会论文8篇，7篇获奖；申报2017年度卫生科研计划项目8项，申报山东省医学科技进步奖1项，成果推广应用奖1项；发表论文35篇。

继续教育　2017年，申报省级继续教育项目6项，市级继续教育项目7项。

精神文明建设　深入贯彻党的十九大精神，重点做好党建和群团工作，认真开展"两学一做"专题教育和主题党日活动；组织召开"两学一做"学习教育专题和民主生活会，通过专题党课、参观反腐倡廉教育基地等活动，党员干部的思想认识不断提高；组织丰富多彩的群众性活动，开展"巾帼服务明星"、"优秀母亲"和"妇女工作先进个人"等活动，共评出25名先进并予以公示表彰；开展"慈善一日捐"活动，全院捐款15万余元，组织职工义务献血22000毫升，做好宣传工作，开展"医院开放日"活动，扩大医院的社会美誉度，构建和谐医患关系。

大事记

1月10日，医院获青岛市第七批"文明服务示范窗口"荣誉称号。

1月10日，青岛市居民健康信息服务平台区域诊疗卡在医院正式上线运行。

3月27日，医院承办"山东省肺癌筛查及早诊早治行动"青岛论坛。

3月31日，潍坊医学院专家组到医院进行临床教学工作督导。

6月1日，医院承担区域内从业人员预防性健康体检、职业健康体检工作。

6月6日，青岛市人大常委会副主任刘圣珍一行到医院调研。

6月23日，国家卫计委综合监督局局长赵延配一行到医院督查公立医院改革。

6月29日，医院顺利通过青岛市卫计委组织的安全生产标准化达标评定终评。

7月28～29日，医院召开第一届第六次职工代表大会，根据《青岛市黄岛区公立医院法人治理结构建设实施方案》要求，选举产生了1名职工理事，推荐产生了1名职工监事。成功召开首届理事会成立大会及第一次理事会会议。

8月14日，国家卫计委发展研究中心到医院调研KTQ工作和"终末期肾病分级诊疗的全流程模式和规范性研究"项目开展情况。

8月18日，医院召开首届监事会成立大会。

11月3日，青岛市第六届中西医结合/中医药学术交流大会西海岸论坛暨学术共建专家工作站揭牌仪式在医院举行，医院与中华中医药学会、北京华夏中医药发展基金会学术共建专家工作站。

11月3日，医院与中华中医药学会、北京华夏中医药发展基金会开展学术共建设立国医堂正式开诊。

11月9日，青岛市医改办和《青岛日报》、青岛电视台、《半岛都市报》、《青岛财经日报》等多家媒体到医院参观。

12月27日，医院加入青岛市市立医院（集团）启动仪式在医院礼堂举行。

荣誉称号　2017年，医院荣获全国首批百姓放心示范医院百佳医院、山东省文明单位、山东省细菌耐药监测数据报送先进单位、山东省临床实验室质量管理先进集体称号、山东省县级医院护理管理能力建设优秀改善成果奖、青岛市首届"南丁格尔"男护士护理技能大赛团体优秀奖、潍坊医学院实习学生临床技能竞赛特等奖，以及青岛市文明服务示范窗口、黄岛区药械不良反应监测工作先进集体、黄岛区十件文明好事等称号。

执行理事：许学兵

党委书记、理事长：王兆凯

副　院　长：郭建欣、臧乃谅

院办电话：86114959

电子信箱：hdqrmyy@126.com

邮　　编：266400

地　　址：青岛西海岸新区灵山湾路2877号

（撰稿人：马　林）

青岛西海岸新区中心医院

概况　青岛西海岸新区中心医院占地面积3.3万平方米，建筑面积4.5万平方米，固定资产2.17亿元。年内职工总数1312人，其中，卫生技术人员1150名，占职工总数的87.7%；行政工勤人员162名，占职工总数的 12.3％。卫生技术人员中,高级职称 83 名,中级职称 315 名,初级职称 752 名,分别占 7.2％、27.4％、65.4％的比例,医生与护士之比为 0.75：1。开放床位 930 张,全院共设 73 个科室,其中行政职能科室 25 个,临床科室 28 个,医技特殊科室 20 个。其中口腔科、消化内科、心内科是青岛市重点学科。医院为青岛大学医学院、潍坊医学院、滨州医学院等多所医学高等院校的教学实习基地、潍坊医学院及青岛大学医学院研究生培养基地、青岛市涉外定点医院,并正积极创建滨州医学院非直属附属医院。

业务工作　2017 年,全年完成门诊量 71.3 万人次,比上年增长 16.92％,其中急诊量达到 69123 人次,比上年增长 14.6％;住院病人达到 3.14 万人次,比上年增长 5.6％;完成手术 5422 例,比上年增长 1.5％;床位使用率达 94.0％,比上年增长 0.6 个百分点;床位周转次数 41.4 次,比上年下降 0.2％;入院与出院诊断符合率和手术前后诊断符合率均达 100％,与上年同期持平;抢救危重病人数 880 例,抢救成功率达 96.3％,比上年同期下降 0.7 个百分点;治愈好转率达 97.9％,比上年同期上升 3.8 个百分点;病死率 0.2％,比上年同期下降 0.1 个百分点;院内感染率达到 2％,比上年增长 1.1％;甲级病案符合率达到 99.9％,比上年同期增长 0.1％;

业务收入　全年业务收入达到 4.5 亿元,比上年增长 7.4％。

固定资产　全年固定资产总值达到 2.17 亿元,比上年增长 6％。

医疗设备更新　投入 570 余万元购置 1 万元以上设备 30 余台件,包括无创血流动力学监测仪、等离子电切镜光学视管镜、生物信息红外肝病治疗仪、便携式彩色多普勒、口腔综合治疗台等设备。

基础建设　对产科病房进行装修改造,床位增加至 66 张,设等候区、遮挡帘,流程更温馨、合理;对神经外科、综合治疗科、五官科、普外一科等病区进行装修改造;改造门诊天井,扩建口腔诊疗大厅;改造病房楼的下水装置;拆除二号楼前水池雕像和板房 2 处,铺设沥青路面,缓解院区车辆拥堵及停车难状况等。

卫生改革　积极落实医改政策,开展法人治理结构改革,构建了由理事会、管理层、监事会组成的新组织框架;顺利完成更名工作,更名为"西海岸新区中心医院";加盟青岛大学医疗集团,加挂"青岛大学医疗集团西海岸新区中心医院"牌子,同青大附院实现科室间全面对接,青大附院派遣专家来医院进行培训、坐诊、手术,同时接受医院进修人员免费进修;与基层

医疗机构签订共建共享医疗服务协议,全面提升分级诊疗,医院分别与长江路、薛家岛、灵珠山、红石崖社区卫生服务中心、王台及灵山卫中心卫生院 6 家基层医疗机构签订共建共享医疗服务协议,与中康国际医疗健康产业集团共建医联体,助力医养结合,是西海岸新区首家公立医院与民营机构签约的医联体。在全市二级医院中率先启动 JCI 国际认证评审工作,对 JCI 评审认证所涉及的 311 条标准和 1287 个衡量要素进行梳理解读,各项工作稳步推进;确定临床路径病种 239 项,进一步完善临床路径管理;全面开展内控工作,合理确定检验、耗材、药品占收入百分比,严格控制医药费用,成效显著。

医疗特色　积极倡导精细化诊疗,成立内分泌科、营养科、美容整形门诊、近视诊疗门诊,产科、口腔科分组诊疗,扩大康复科病房。先后加入全国眩晕医学专科联盟、青岛市急性脑卒中溶栓网,系区内唯一一家 24 小时动静脉溶栓医院。成立西海岸首家眩晕诊疗中心,率先在青岛地区开展晕车、晕船和晕机的治疗康复项目,接诊患者 200 余例,深受群众欢迎。普外一科率先开展 3D 腹腔镜疝修补术和腹腔热灌注化疗特色技术;累计完成冠状动脉介入诊疗手术 1447 例(心脏造影和支架)、心脏起搏器植入术 23 例。年内,口腔科通过青岛市 B 类重点学科评审,消化内科、心内科通过青岛市 C 类重点学科评审,皮肤科银屑病门诊被评为青岛市第二批中医专病(专技)特色门诊。

科研工作　2017 年,荣获山东医学科技进步三等奖 1 项;申报山东省中医药继续教育项目 1 项、青岛市产业培育计划科技惠民专项 1 项、青岛市中医药科研计划课题 1 项并立项、青岛市卫计委卫生科技计划项目 17 项、滨州医学院校级实践教学改革项目 3 项;发表论文 251 篇,其中 SCI 论文 5 篇、北大核心期刊 2 篇;出版著作 22 部;申请专利 40 项,其中实用新型专利 6 项,发明专利 34 项。

继续教育　2017 年,承办省、市学术会 3 次,新增国家、省、市级医学会会员及委员 50 名;派出中长期进修学习 11 人,参加学术会议、学术交流 88 人次;派出 9 名医生赴青岛市市立医院进行为期三年的规范化培训。全院继续医学教育覆盖率 100％。加强乡村医生技能培训工作,接收培养来自灵珠山、红石崖等街道卫生院的 37 位乡医,并顺利结业。为推进 JCI 工作进程,医院先后分两批派遣 70 名院领导和中层干部赴新加坡进行考察学习。

精神文明建设　开展"党风送爽"主题实践活动,

进一步深化"公益健康,先锋续航"党建品牌内涵,累计服务 1.4 万人次;推进"两学一做"学习教育常态化、制度化,全面开展学习贯彻十九大会议精神系列活动,先后举办多项学习十九大专题活动;树党风、行风,夯实党建品牌根基。落实党委主体责任、纪委监督责任,建立廉政建设责任清单制和签字背书制;开展"四德"教育活动,医院"四德工程"荣获区宣传阵地示范点称号;持续开展志愿服务,擦亮党建品牌,先后建立急诊科"青年文明号"、神经外科"把爱带回家"、眼科"光明马拉松"、神经内科"红手环"、团委"一缕阳光"等众多志愿服务品牌。2017 年医院"一缕阳光"志愿服务队荣获"青岛西海岸新区优秀青年志愿服务组织"称号,神经内科用爱心救助来自河南的 16 岁男孩事迹被评为西海岸新区十大"文明好事"。

大事记

3 月 26 日,医院正式加入中国人民武警部队总医院眩晕病研究所单希征教授团队的全国眩晕疾病专科联盟。

7 月 12 日,区卫生计生局聘任袁超副院长为黄岛区医用耗材管理质控中心副主任,药剂科杨晓秋主任为副主任,王家玲副主任为黄岛区临床合理用药暨抗菌药物监测质控中心委员。

7 月 28 日,黄岛区机构编制委员会批复同意将青岛经济技术开发区第一人民医院更名为"青岛市黄岛区中心医院"(加挂青岛经济技术开发区第一人民医院牌子,保留到 2018 年 7 月 31 日),其他机构编制事宜不变。

7 月 29 日,医院召开首届理事会成立大会,理事会由 9 名理事组成:理事长董晓静;执行理事颜晓波;理事李国华、李雪梅、周淳莉、杨军、单平、刘超、薛吉元。

7 月 31 日,聘任李斌主任为医疗质量控制中心评估专家组成员

8 月 9 日,举办青岛市黄岛区中心医院揭牌暨组建区域医联体签约仪式。

9 月 8 日,医院启动 JCI 标准评审仪式。

9 月 15 日,医院承办山东省口腔医学会全科口腔分会第三次学术会议。

9 月 18 日,口腔科获评为"青岛市西医临床重点学科 B 类"。呼吸内科杨兆辉入围"青岛市医疗卫生优秀学科带头人";胸泌外科韩明辉、口腔科崔磊入围"青岛市医疗卫生优秀青年医学人才"。

9 月 28 日,山东省深化医改调研组一行 5 人到黄岛区开展青岛市区县深化医药卫生体制改革调研。

10 月 11 日,医院被评为青岛市"一三一四"工程基层应急能力建设示范点。

11 月 1 日,医院成立内分泌科,设立 20 张床位。

11 月 27 日,青岛市公共机构节水型单位复审通过。

12 月 13 日,经党委会研究,组织考察,聘任王光军为普外二科临时负责人(主持工作)。

荣誉称号　2017 年,医院先后获"第一届全国医疗品牌建设大赛 50 强单位""2017 年度山东最具影响力医疗卫生系统政务微博十强""2017 年度中国医院互联网影响力山东省医院传播力十强""青岛市文明单位标兵""青岛市公共机构节水型单位""青岛市'一三一四'工程基层应急能力建设示范点""青岛市无偿献血先进集体"等荣誉称号。

院长、党委副书记:颜晓波

党委书记:董晓静

副　院　长:李国华、袁　超

院办电话:86895767

传真号码:86894291

电子信箱:kfqdyrmyy@126.com

邮政编码:266555

地　　　址:青岛市西海岸新区黄浦江路 9 号

(撰稿人:李相伯)

青岛西海岸新区中医医院

概况　青岛西海岸新区中医医院是一所集医疗、预防、保健、教学、科研、康复与心理医学于一体的三级甲等中医医院。医院总建筑面积 3.5 万平方米,业务用房 3.2 万平方米。共设 69 个科室,其中职能科室 25 个,临床科室 32 个,医技科室 11 个,1 个综合门诊部。开放床位 678 张,2017 年有职工 1008 人,其中,卫生技术人员 884 人,占职工总数的 87.70%;行政工勤人员 124 人,占职工总数的 12.30%。卫生技术人员中,高级技术职称 57 人,占卫生技术人员的6.45%;中级技术职称 317 人,占卫生技术人员的35.86%,初级技术职称 462 人,占卫生技术人员的52.26%;护理人员 457 人,占卫生技术人员的51.70%;医护之比为 0.62∶1。

业务工作　2017 年,医院门诊 47.2 万人次,比上年增长 2.1%;收住院 23867 人次,比上年减少 3.2%;手术 5710 人次,比上年增长 2.3%,手术前后诊断符合率 99.7%;抢救急、危、重、疑难病人 838 人次,成功741 人次,成功率 88.4%;抢救急诊病人 3676 人次,

成功 3545 人次,成功率 96.4%。

业务收入 2017 年,总收入 3.786 亿元,比上年增长 2.41%。

固定资产 2017 年,固定资产总值 16529 万元。

医疗设备更新 2017 年,医院加快医疗设备的升级换代,自筹资金 895 万元,采购鼻窦镜、超声刀、耳鼻喉工作台、高频电刀、新生儿暖箱等设备 194 台件。争取政府财政计划投资 852 万元,购置血液透析机 4 台、四诊仪 1 台、骨密度仪 1 台、体外排石机 1 台、眼科 YAG 激光 1 台、眼科视野计 1 台、床旁血滤机 1 台、肛肠压力检测仪 1 台、眼科气动眼压计 1 台、中医康复设备 1 批。

基础建设 2017 年,投入 340 万元将实习学生宿舍改建成符合院感要求的血透室,投入 240 万元将中药房板房改造成符合要求的中药房及计算机中心;投入 200 万元将食堂、病案室板房改造成符合要求的职工食堂及职工培训中心;投入 200 万元将会议室板房改造成采购办办公室、仓库、监控室;投入 180 万元对康复科、检验科、放射科的活动板房进行改造;投入 200 万元将黄岛宾馆改造成符合院感要求的现代化消毒供应中心。

医院管理 坚持公立医院公益性,深入推进公立医院改革。完成法人治理结构调整,成立首届理事会和监事会,聘任医院管理层,制定《医院章程》。落实新进人员备案制管理,引进备案制人员 34 名。加强运行机制改革,加大控费力度,规范药品和耗材使用,2017 年为病人节省药品费用约 1636 万元。开展中医对口帮扶工作。与贵州省安顺市普定县中医医院结成对口帮扶对子。

启用"区域诊疗一卡通"平台,推行网络、院内自助挂号机、手机 APP 等多种渠道预约挂号,精细化引导分时段就诊。落实分级诊疗,启动中德生态园园区综合门诊部建设并顺利开诊。

严格医疗质量管理,保障医疗安全。严格落实医疗核心制度和各项诊疗常规,建立健全医院质量管理体系。独立设置质控科,形成以医院质量管理委员会、质控科与科室质控小组为框架的三级质量监督考核体系。按照《医疗技术临床应用管理办法》要求,实施手术分级管理、医疗技术审核授权及新技术新项目的准入与审批,严格执行手术、麻醉与高风险诊疗技术授权管理,完善手术风险评估、手术部位识别等制度。落实责任制整体护理。推行责任制整体护理工作模式,成功开展医院首例输液港植入术。加大护理质控力度,通过检查、反馈、整改、"回头看",护理质量

得到了持续改进。规范院感管理。完善院感三级管理体系,实现监督检查常态化,促进院感质量的持续改进。落实重点部门、重点环节院感预防和控制。加强药事质量管理。严把药品质量关,建立中药饮片检验室,采用传统经验鉴别与技术鉴别相结合的方式入库验收;抗菌药物专项治理取得成效。2017 年,门诊抗菌药物使用率控制在 12.5%,比上年下降 2 个百分点;住院抗菌药物使用率 44%,比上年下降 2 个百分点;住院抗菌药使用强度 38DDD,比上年下降 4DDD;全院抗菌药物消耗比例占药品消耗的 9.5%,抗菌药物专项治理活动取得一定成效。加强临床用药监测,建立临床用药动态监测和超常规预警制度,2017 年药占比 32.83%,比上年下降 2 个百分点;认真落实处方点评制度,进行跟踪管理和干预,实现持续改进。

医疗特色 深化中医内涵建设,提高中医药服务能力。坚持中医办院发展方向。积极开展中医非药物治疗,大力推广冬病夏治"三伏贴"、冬令膏方等中医药养生保健特色服务,举首届膏方节。制订并实施常见病及中医优势病种中医诊疗方案。在 2017 年冬季流感高发期,中医专家团队推出三个协定方。加强中医人才培养,大力发展中医护理。2017 年,实施中医护理技术 33.17 万人次,经济收入 621.11 万元,同比增长 8.5%。

引进开展新技术新项目,着力打造学科品牌。肝胆病科根据疾病变化和地域特点,积极拓展胆石症治疗领域,走在全市的前列。骨一科新开展关节镜手术和腰椎椎间孔镜手术。脑病科加入中国中西医结合脑病防治学科联盟,与首都医科大学宣武医院中西医结合脑病科结为"医联体",并被评为青岛市脑卒中分型诊疗专家工作站,推进科室向品牌学科迈进的建设进程。肛肠科不断加强科室自身建设,坚持中西医结合,积极拓展手术项目,成功开展结、直肠癌根治术等疑难手术,肠镜的检查及治疗日趋成熟。外三科开展绿激光选择性前列腺汽化电切术等多项微创腔内外科技术,填补青岛地区泌尿系结石病防治领域多项空白。外二科与青岛大学附属医院胸外科开展协作,定期邀请专家前来坐诊。儿科推广中医药治疗技术,丰富治疗手段。

科研工作 申报 2017 年度山东中医药科研立项 3 项,正式立项 2 项,申报 2017 年度山东中医药科学技术奖 3 项;申报青岛市 2017 年度中医药科研计划 19 项,正式立项 6 项,申报 2017 年青岛市度卫生科研计划项目 6 项,正式立项 2 项,申报 2017 年度青岛市科学技术奖 1 项;申报黄岛区科学技术奖 6 项,通过

复审 4 项。

继续教育　2017 年，组织申报 2018 年市级继续医学教育项目 2 项。举办青岛市中医药发展集团继续教育项目"糖尿病诊治进展培训班"，青岛市 100 余位医务人员参加；举办"2017 中医药齐鲁行——中医药知识培训班"，青岛市共有 20 家医疗机构的 120 余位医务人员参加。2017 年，医院共 691 人次参加中华中医药学会、中华医学会、中西医结合学会等一级学会的培训。2017 年，顺利通过山东省中医药教育督导考核专家组对住院医师规范化培训工作的督导考核，招收中医住院医师规范化培训学员 23 名。

精神文明建设　全面推进从严治党和依法治院，层层签订廉政建设责任书。开展文明礼仪专题培训，举办各种技能竞赛。将医德医风建设纳入综合目标管理，明确考评标准与考评办法。2017 年共收到感谢信 31 封、锦旗 37 面，并涌现出郑鹏等一批医德高尚的医护人员。

推进医院文化建设。开展"慈善一日捐"活动，向区慈善总会捐款 86000 元。组织开展院感知识竞赛、中医"四大经典"技能大赛、护理技能比赛等岗位劳动竞赛，举办"唱响新时代、助力中国梦"迎新春晚会，组织职工参加全市卫生系统运动会等，丰富职工文化生活。

大事记

1 月 1 日，"杏林使者"服务品牌荣获新区首届"十佳文明品牌"称号。

2 月 16 日，正式启用门诊"医卡通"服务。

4 月 10 日，获得山东省文明单位称号。

4 月 20 日，与贵州省安顺市普定县中医医院结成对口帮扶对子，全面启动对普定县中医医院的对口帮扶工作。

6 月 2 日，正式启动 2017 年"乡医进修提能"培训项目。

6 月 4 日，与对口支援的贵州省普定县中医医院签订为期五年的对口支援协议，标志着医院对口支援普定县中医医院工作正式启动。

6 月 5 日，山东省中医药管理委员会等部门来医院调研《山东省中医条例》立法工作。

7 月 7 日，首批援黔医生赴贵州省普定县中医医院开展支援工作。

8 月 17 日，医院专家团赴贵州省普定县中医医院开展义诊活动。

8 月 26 日，加盟中国中西医结合脑病防治学科联盟。

9 月 26 日，人工收费窗口和门诊自助机开通第三方支付，标志着医院信息化建设进一步升级。

9 月 28 日，举办国家中医住院医师规范化培训黄岛基地 2017 年开班典礼。

9 月 29 日，中医肝胆病诊疗中心被评为青岛市医疗卫生 B 类重点学科。

10 月 27 日，山东省中医药管理局局长孙春玲到医院调研。

10 月 31 日，医院中德生态园园区综合门诊部正式开诊。

11 月 8 日，青岛市中医（中西医结合）护理院感质控分中心 2017 年第二次工作会议在医院召开。

11 月 10 日，成功举办齐鲁名中医巡讲（青岛站）活动暨基层中医药适宜技术培训班。

12 月 2 日，医院举办"传承中医国粹　助力健康中国"首届膏方节。

荣誉称号　2017 年，荣获山东省文明单位、青岛市无偿献血先进集体称号，产科被评为青岛市"巾帼文明岗"，"杏林使者志愿服务项目"被评为"2017 年度青岛西海岸新区优秀志愿服务项目和青岛西海岸新区优秀青年志愿服务项目"，慢性肾衰竭门诊被评为"青岛市第二批中医专病（专技）特色门诊建设项目"，《关爱健康　携手同行》被评为"2017 年青岛市优质护理服务优秀示范案例"，孕育调养指导门诊被评为"青岛市中医药孕育调养指导门诊建设项目"。

党委书记、院长：卢彦敏
副　院　长：王科先、丁　宁、王志余
工会主席：窦美芳
院办电话：86858887、86868333
总机电话：86852750
传　　真：86867238
邮　　编：266500
网　　址：http://www.hdzyy.com.cn
电子信箱：hdzyyoffice@163.com
地　　址：青岛市西海岸新区海南岛路 158 号
（撰稿人：逄世丽）

青岛西海岸新区第二中医医院

概况　青岛西海岸新区第二中医医院是一所集医疗、教学、科研、预防、保健于一体的二级甲等中医医院，单位占地面积 1.2 万平方米，其中业务用房面积 1.7 万平方米。年内职工总数 620 人，其中，卫生技术人员 488 人，占职工总数的 77.42%；行政工勤人员91人,占职工总数的14.67%。卫生技术人员中,高级职称64人,占卫生技术人员总数的13.12%,中级职称224人、占卫生技术人员总数的46.67%,初级职称177人,占卫生技术人员总数的36.27%,医生与护士之比为0.85:1。开放床位500张,设有临床科室16个、医技科室6个以及职能科室19个。

业务工作 2017年门诊量131769人次,比2016年增长16.7%,其中急诊15148人次;收治住院病人14353人次,比上年增加4.2%;病床使用率92.3%,比上年增加4%;平均住院日9.6天;床位周转次数35.7次,比上年增加3.5次;住院抢救危重病人398人次,比上年增加46人次;手术2267例,比上年减少381例;手术前后诊断符合率99.2%,治愈率5.5%,好转率93.3%,病死率0.5%;院内感染率0.7%;甲级病案符合率98%。

业务收入 全年医疗业务收入1.5071亿元,比2016年增长10.8%。

医疗设备更新 2017年医院购入美国GE超声诊断仪,奥林巴斯CV290电子胃肠镜,体腔热灌注治疗仪,耳鼻喉镜等各项医疗设备88台。

基础建设 根据医院发展规划及政府固定资产投资计划,对医院门诊楼、3号楼进行内外墙粉刷,对门诊楼楼顶进行SBS防水,对门诊楼三楼进行修缮吊顶,更换医院部分给水管及雨水管,修缮外科综合楼内门及内窗、安装楼外铝合金窗防坠落装置等。购置更换医院变压器及配套设施,更新发电机组。

卫生改革 继续推行公立医院改革相关政策,落实各项措施,转换管理模式,修订《医院管理办法》,积极推行公立医院收费价格改革,及时调整对接各方面工作,做好公立医院改革有关业务数据的动态监测。顺利完成公立医院法人治理结构建设,实现公立医院改革有序发展。组建医院理事会和监事会。

2017年,建立健全质量管理组织,开展院科两级督查、环节和终末病历质控等工作。严格执行药品采购"两票制"管理规定,分别建立药品供应保障微信群和中药饮片供应保障微信群,每月召开一次药品配送企业供应保障座谈会;完善药占比管理制度,住院科室药占比由年初37.04%降到年底32.95%。

突出中医特色,注重护理管理。年内修订并完善各项护理工作制度、风险预案流程以及其他一系列护理安全管理制度及标准。导入"6S"管理模式,规范护士站、值班室、治疗室、护士长库房等管理。不断优化中医护理操作项目,突出中医护理特色。开展中医护理技术操作项目16项,其中优化创新6项。2017年进行中医护理技术操作30万人次。全院实施优势病种中医护理方案30个,其中优化22个,优化率73.3%。

医疗特色 突出中医特色,加强全方位服务。进一步加强脑卒中中心的建设,2017年完成静脉溶栓20例,无1例发生症状性脑出血;针推科开展的穴位埋线治疗,为100多位慢性疼痛患者解除疼痛。浮针疗法在镇疼的基础上,不断扩展浮针治疗病种。针刀疗法在韧带损伤修复,粘连分离术以及中药辨证施治,外洗加针刀松解治疗狭窄型腱鞘炎,"膝痹症""跟痛症"等取得较好的疗效。针刺调节内分泌、黄褐斑、乳腺增生及更年期综合征等取得较好疗效。推拿配合长针透刺加刃针节点治疗慢性疼痛,头火针治疗严失眠,综合疗法治疗疑难杂病等方面,取得可喜的疗效,赢得患者信赖。运用芒针透刺与局部围刺治疗项背肌腱膜炎、脊柱夹脊针配合督脉灸治疗强直性脊柱炎,背部刮痧配合耳穴压豆治疗更年期综合征,芒针透穴治疗陈旧性面瘫及面瘫并发症,取得较好的疗效;开展的B超引导下PICC置管术,日臻成熟。

创新举措,丰富服务内涵。改良型艾灸仪,在原有艾灸仪基础上增加艾灸条数,治疗效果显著提高;艾灸仪加中药热盐包治疗中风等病种,受到病人认可;将隔物灸改良为隔面灸、将吸痰管改良中药灌肠器。为中风半身不遂患者改良中药熏蒸车;针对母乳喂养的乳房按摩,进行穴位按摩;针对COPD(慢性阻塞性肺疾病)患者在床旁指导"呼吸操";血透室根据患者内瘘情况,绘制内瘘图,按照内瘘图,制订绳梯式穿刺方案。

科研工作 医院加强与上级医院的学术交流,不断优化优势病种,定期进行疗效分析总结,临床疗效不断提升。2017年发表国家级各类论文50余篇。

继续教育 2017年医院组织业务骨干进行医疗技能培训46次,院感专项培训30余次,护理人员知识、技能培训24次。医院选派15名医生到北京等地上级医院进修学习,选派6名医生参加山东省五级师承培训。选派培养青岛市级专科护士5名,2名护士长参加青岛中医护理骨干培训并获中医护理技术师资合格证,2名护士长参加青岛护理学会举办的雏鹰培训班并取得合格证书。派人到上级急救中心学习气管插管、心肺复苏、电除颤、急救止血技术。

全年组织开办"中医养生学""中医护理方案的临床应用""医院感染管理"及"中药药理学"4期继续教育项目,累计培训1900余人次。2017年邀请北京、济南、青岛等地的医学专家来院带教讲学32人次。

承担社会职能 2017 年度完成珠海、胶南街道 8.4 万人口的基本公共卫生服务、疾病控制项目网络直报、村卫生室业务指导、精准扶贫等工作。建立居民健康档案 70054 份,建档率 82.6%;举办 12 次健康教育讲座,发放健康教育宣传资料 7.8 万份;完成预防接种登记建册 3093 人,疫苗接种 52596 针次;完成辖区新生儿访视 2223 人,0～6 岁儿童随访 8180 人;早孕建册 2235 人,比例达到 90.6%,产后访视 2215 人;完成 65 岁及以上老年人健康体检 7089 人;年度内共管理高血压患者 6761 人,管理糖尿病患者 2517 人,严重精神障碍患者健康管理 325 人,上报传染病 98 例,肺结核病患者健康管理 23 人,为辖区 65 岁及以上 5702 位老年人开展中医体质辨识服务;为 4556 名 0～36 个月儿童进行中医药健康指导,发放儿童中医药健康宣传资料 8000 余份。按时完成辖区内 8 所学校的 1558 名学生的窝沟封闭、涂氟、早期龋充填,做窝沟封闭牙数 3192 颗,涂氟 1315 人,早期龋充填 43 颗;为 62 名低保无牙颌老人进行全口义齿修复;完成全程马拉松、大珠山杜鹃花会开幕节等保障任务 16 次,并参与 6 起重大交通事故、安全事故等重大突发事件的救治。

精神文明建设 为让患者得到全方位的服务,树立"满意在路上"的品牌。在 2017 年医院住院病人的随访中,发放住院病人对医疗服务满意度评议表 13043 份,收回 12896 份,占比 99%,满意率 98%,基本满意率 2%。在全区第三方满意度随访调查中,位列前茅。

大事记

4 月 13 日,召开医院职工代表大会七届十次会议,研究通过新的《医院管理办法》。

4 月 27 日,医院举行 2017 年黄岛区区级公立医院公开招聘高层次和紧缺急需人才面试工作。

5 月 26 日,医院启动 2017 年"乡医进修提能"培训项目。

7 月 17 日,领导班子调整,束凯伟任青岛市黄岛区第二中医医院党委书记、副院长(主持工作),逄余三、周茂鲁任医院副院长。

7 月 28 日,医院在全区卫生系统率先完成公立医院法人治理结构改革,成立首届医院理事会,理事会由医院内部理事束凯伟、逄余三、周茂鲁、逄艳,及外部理事薛建波、冯洪珍、王洪林、程明芳、王兆鹏组成。召开首届理事会一次会议,选举束凯伟为理事长,表决产生医院管理层。

8 月 17 日,召开青岛市黄岛区第二中医医院监事会成立大会,推选成立首届医院监事会。监事会组成人员有胡美霞、曲玲、石永红,胡美霞为监事会主任。

9 月 8 日,医院联合区隐珠街道,组织医护专家,深入黄岛区烟台东社区,开展"中医中药中国行,中医义诊进社区"活动。

10 月 14 日,医院成为山东省中西医结合康复医疗联盟首批成员单位。

10 月 17 日,医院加入山东省结石病微创治疗技术联盟。

10 月 23 日,医院顺利通过青岛市医疗卫生机构安全生产标准化评审。

11 月 17 日,医院成功创建青岛市公共机构节水型单位。

11 月 29 日,医院顺利完成 2017 年度青岛市中医(中西医结合)医院医疗质量考评工作。

12 月 5 日,医院消毒供应信息化系统正式上线。

荣誉称号 2017 年,荣获"青岛市文明单位标兵""山东省实验室质量管理先进集体"称号。

理事长、党委书记、副院长(主持工作):束凯伟

党委副书记、副院长:逄余三

副 院 长:周茂鲁

院办电话:88181110、88192806

传真号码:88181110

电子信箱:hdqdezyyy@163.com

邮政编码:266400

地 址:青岛西海岸新区中原街 333 号

(撰稿人:仲维玮)

青岛西海岸新区第二人民医院

概况 青岛西海岸新区第二人民医院是一所集医疗、教学、科研、预防、保健、康复、社区公共卫生服务于一体的二级甲等医院,是潍坊医学院教学医院,是青岛市眼部疾病治疗研究专家工作站、青岛市骨科专家工作站、青岛市介入超声专家工作站。医院占地面积 53408.62 平方米(医院原占地面积 63300 平方米,建设阳光大厦占用 9891 平方米),业务用房建筑面积 15200 平方米。年内职工 614 人,其中,卫生技术人员 504 人,占职工总数的 82%;行政工勤人员 110 人,占职工总数的 18%。卫生技术人员中,高、中、初级职称分别是 61 人、190 人、249 人,分别占卫生技术人员的 12%、38% 和 49%,医生与护士之比 1∶1.06。设职能科室 21 个、临床科室 17 个、医技科

室 5 个。

业务工作　全年门诊量 199426 人次,其中急诊 36011 人次,2017 年门诊人次比 2016 年增加 13.5%; 2017 年实际开放床位数比 2016 年增长 79 张,2017 年病床使用率比 2016 年减少 15.8%;床位周转次数 43.7 次,2017 年病床周转率比 2016 年降低 15.0%; 入院与出院诊断符合率 99%;手术前后诊断符合率 98%,抢救危重病人 510 人次,抢救成功率 93%;治愈好转率 43.3%;病死率 0.5%;院内感染率 0.6%;甲级病案率 96%。

业务收入　2017 年业务收入比 2016 年增长 5.97%。

固定资产　全年固定资产总值 11341 万元,比 2016 年增长 2.25%。

医疗设备更新　年内新增二氧化碳激光治疗仪、多导呼吸睡眠监测仪、低温等离子多功能手术仪、听觉脑干诱发电位及隔音屏蔽室、眼科手术显微镜、玻璃体视网膜手术系统、YAG 激光治疗仪、532 激光治疗仪、麻醉监护仪、呼吸机、二维钜阵调强验证系统、椎间孔镜、肺功能仪、细菌鉴定仪等 40 余台设备。

基础建设　二期综合病房楼建设工程地上 18 层,地下 1 层,局部 19 层,建筑面积 48793.6 平方米,地上建筑面积 40909.6 平方米,连廊建筑面积 1000 平方米,地下建筑面积 6884 平方米。

卫生改革　医院自 2013 年 2 月 1 日起实行药品零差率销售,2017 年人均住院费用比 2016 年同期减少 7.67%,人均门诊费用同期增长 20.57%,药占比比 2016 年同期下降 6.34%。基本医疗保险报销比例 2017 年与 2016 年持平。

医疗特色　按照“院有重点、科有特色、人有专长”的办院思路,确定骨科(脊柱关节、创伤)、眼科、神经外科、神经内科、心内科、肛肠外科、泌尿外科、妇产科、手外科,超声介入治疗、鼻窦镜诊治、内镜检查治疗等重点发展的特色科室或专业,鼻窦镜诊治是青岛市特色专科门诊。开设生长发育门诊,是西海岸新区首家成立生长发育门诊的二级医院。加入黄岛区卒中溶栓地图,收治脑卒中患者,开展溶栓治疗。

对咽喉内镜诊疗技术(三级)、鼻内镜诊疗技术(三级)、初次人工髋关节置换技术、妇科内镜诊疗技术(三级)、普通外科内镜诊疗技术(三级)、泌尿外科内镜诊疗技术(三级)等 6 项二类技术进行备案。

科研工作　经鉴定科研课题“身体质量指数与胃癌、结直肠癌的相关性研究”(项目负责人刘跃贞,“六作”),2017 年科技评价为国内领先水平。“MicroR-NA-34a 对 SHG-44 胶质瘤细胞增殖和凋亡的影响” 2017 年荣获黄岛区科技进步奖三等奖(区科技局网站公示)。“子宫输卵管四维超声造影在不孕症诊断中的应用研究”2017 荣获黄岛区科技进步奖三等奖(区科技局网站公示)。“降钙素原测定在腹部手术中的临床应用价值”2017 年荣获黄岛区科技进步奖三等奖(区科技局网站公示)。“凋亡相关基因 PDCD5 在新生儿缺氧缺血性脑病中表达的研究”(项目负责人丁丽,“三作”)2017 年荣获滨州市科技进步奖三等奖(滨州市科技局网站公示)。2017 年全院医务人员共发表论文 37 篇,其中在中华医学会发表 1 篇,非核心期刊 36 篇,出版论著 1 部,申请专利通过 6 项。刘鹏 2017 年申报青岛市医疗卫生优秀青年医学人才。

继续教育　2017 年 4 月 13 日正式成立青年医师论坛,共计讲课 28 次,邀请外院专家讲座两次,并将医师论坛讲课内容按季度汇编成《青年医师论坛》内部刊物,下发至各临床科室学习。2017 年安排业务讲座 26 个课题,授课 50 课时,约有 2000 人次参加培训。派出 2 名医师到上级医院进修学习,外派 6 名医师分别到青岛市市立医院、海慈医院进行住院医师规范化培训,派出相关医学专业 20 人参加山东省、青岛市及黄岛区卫计局组织的学术交流及培训班。接收 38 名实习生并进行岗前培训。继续对辖区内 36 名乡村医生进行为期 30 天的内科、中医、公共卫生等相关知识培训,全部乡医通过结业考试,圆满完成培训任务。成功申报青岛市级教育项目“青岛西海岸超声论坛暨超声新技术学术交流会”,申报继续医学教育学分 3 分,全院有 357 人申请办理“医通卡”。

精神文明建设　强基固本,凝聚班子合力,2017 年组织党员干部先后开展以党规党纪为主题的集中学习。推进“两学一做”学习教育常态化、制度化,开展学习近平总书记系列重要讲话和党的十九大精神系列活动。医院党委和各支部召开组织生活会,完成 2017 年度民主评议党员的工作。通过开展“三好一满意”、“群众满意度巩固提升月”、“作风建设年自查日”及“窗口综合整治提升行动”等活动,不断完善内部管理。围绕“文明优质服务大提升”,开展“文明服务示范窗口”和“文明服务明星”评选活动。开展创建文明城市工作和省级文明单位复查工作,开展窗口人员服务礼仪和全院干部职工礼仪培训,强化医院卫生环境管理。发挥传统节日思想熏陶和文化教育功能,医院开展“我们的节日”主题活动。

大事记

5 月 17 日,医院启用一卡通信息系统。

6月,医院成立内三科。

7月19日,医院内二科诊室(呼吸、心血管、内分泌)正式开诊。

7月20日,医院召开院领导班子任免职工作交接大会。

7月29日,医院首届理事会成立。

9月7日,山东省疾病控制中心专家组组长刘乃兵、副组长赵金山一行10余人来医院指导食源性疾病监测工作,医院顺利通过山东省级督查组的监测。

9月26日,医院顺利通过公立医院综合改革效果现场复核评价。

9月30日,医院由"青岛市黄岛区第二人民医院"更名为"青岛西海岸新区第二人民医院"。

10月30日,医院安全生产标准化顺利通过评审。

11月10日,开展并顺利完成岗位聘期内"空岗补缺"工作。共聘任各级各类专业技术人员38人,其中正高级岗位2人、副高级岗位7人、中级岗位23人、初级岗位16人。

12月12日,医院办公OA系统正式启用。

荣誉称号　医院获"省级文明单位"、山东省档案工作科学化管理先进单位荣誉称号。

党委书记、院长:丁海升

副　院　长:刘思新、周雷升

院长助理:周庆亮

院办电话:85165110、85165306

传真号码:85165110

电子信箱:jnskfqyy@163.com

邮政编码:266400

地　　　址:青岛西海岸新区双珠路205号

（编撰人:逄境龙）

青岛西海岸新区第三人民医院

概况　青岛西海岸新区第三人民医院占地面积46614.7平方米,建筑面积11100平方米,业务用房8155平方米。年内职工总数393人,其中,卫生技术人员309人,占职工总数的78.63%;行政工勤人员84人,占职工总数的21.37%。卫生技术人员中,高级职称12人,中级职称73人,初级职称212人,分别占卫生技术人员总数的3.88%、23.62%和68.6%。其中,医生92人,护士146人,其他医技人员71人。医院编制床位499张,实际床位327张。设有党政办公室、医务科、护理部等职能科室14个;内科、外科、中医科、妇产科等临床科室11个;放射科、检验科等医技科室8个。

业务工作　2017年,医院门诊量为17.8万人次,比上年增长25%;收住院1.26万人次,比上年增长6%;床位使用率67.03%;床位周转次数40.28次;手术前后诊断符合率98%;甲级病案符合率达95%。

业务收入　全年业务收入5030万元,比上年增加11%。

固定资产　固定资产总值6062万元,比上年增长1.2%。

医疗设备更新　医院先后购置DR(GEDefinium 6000)、彩色多普勒超声波诊断治疗仪(飞利浦EPIQ5)等大型国际先进医疗设备。

基础建设　新建职业病查体中心,于2017年7月30日取得山东省职业健康检查机构资质。综合病房楼门诊楼PPP项目顺利开工建设,于2017年8月17日成功举行新综合病房门诊楼的开工奠基仪式。2017年6月,位于泊里镇董家口拆迁安置区内的董家口社区中心卫生室建成并投入使用。

卫生改革　根据《青岛市黄岛区公立医院法人治理结构建设实施方案》的要求,医院于2017年7月29日召开黄岛区第三人民医院理事会成立大会,会上通过《黄岛区第三人民医院章程》,确立以王德克为理事长的医院理事会,以王德克为院长的医院管理层,以潘增义为监事会主任的监事会。

医疗特色　临床麻醉工作中,引进应用新技术。疼痛治疗方面,开展对椎管内神经根炎症的射频消融技术、C臂引导下椎管内靶点药物注射技术。中医浮针绿色疗法的开展拓宽疾病治疗范围。

科研工作　发表《心血管内科住院患者医院感染的临床特征》等论文8篇。

继续教育　为提升乡村医生业务水平,医院于2017年5～7月份,对泊里镇的88名乡医进行了涉及内、外、妇、中医等常见病的专科轮训;组织全院医务人员进行关于防控传染病的集中培训6次,各类突发公共事件应急培训4次,心肺复苏急救培训2次,培训考核通过率均达到100%;参加各级培训班、研讨会100余人次。

精神文明建设　以创建人民满意的医疗卫生机构为目标,通过开展"两学一做"、健康宣教、健康义诊、道德讲堂、张贴公益广告、推广使用文明用语和亲情零距离的优质护理服务等活动,扩展服务内涵,提升服务品质,不断推进医院精神文明建设。

大事记

8月17日,新综合病房门诊楼开工建设。

党总支书记、院长：王德克
副院长：宋金刚、冯文宏、张良
院办电话：84181063
传真号码：84183801
电子信箱：plyybgs@163.com
邮政编码：266409
地址：青岛西海岸新区泊里镇泊里二路429号
（撰稿人：李昆峰）

青岛西海岸新区卫生计生综合监督执法局

概况 青岛西海岸新区卫生计生综合监督执法局年内职工总数42人，其中，卫生技术人员24人，占职工总数的57.1％；行政工勤人员12人，占职工总数的28.5％；其他人员4人，占职工总数9.5％。卫生技术人员中，高级职称4人，占职工总数的9.5％；中级职称15人，占职工总数的35.7％；初级职称3人，占职工总数的12％。

业务工作 年内监督检查各类监管单位16000余家次，立案141起，其中一般程序68起、简易程序73起，罚款162100元。受理咨询及投诉举报237起，所有投诉举报均查明落实并及时反馈投诉人，其中对投诉举报情况属实、调查发现存在违法行为的单位依法给予行政处罚。

开展打击非法行医专项行动，医疗服务市场秩序不断好转。多部门联动开展依法执业、医疗质量专项检查。对辖区内一级以上医疗机构进行了拉网式检查，覆盖率100％，对13家存在问题较多的单位责令其限期整改并提交整改报告。开展医疗机构依法执业专项监督检查工作，制发《黄岛区医疗机构依法执业专项监督检查工作实施方案》，对全区454家医疗机构依法进行监督检查。继续开展民营医疗机构星级量化分级管理工作，对368家民营医疗机构进行初审评分工作。开展医疗美容专项检查。制订《黄岛区非法医疗美容专项整治方案》，对全区医疗美容单位进行全面检查。召开门诊部以上的医疗机构会议，组织门诊部以上的民营医疗机构集中进行约谈。

落实传染病防控措施，传染病监督管理工作逐步规范。对全区医疗机构、疾病控制机构及中小学校、托幼机构进行传染病防治工作检查。对全区二级医院、镇（街道）卫生院、社区卫生服务中心传染病防控工作进行专项督查。加强医疗废物监督，开展医疗废物专项整治行动。制发《医疗废物突发事件应急措施》；对负责医疗废物收集的二、三级医疗机构进行重点督查，对一级以上民营医疗机构进行抽查。全面落实新食品安全法，加强餐饮具集中消毒监管。制订《2017年全区餐饮具集中消毒单位专项整治工作方案》。召开餐饮具集中消毒单位培训会，签订餐饮具集中消毒单位承诺书。组织辖区内亿康餐具消毒中心等4家单位负责人赴章丘学习餐饮具集中消毒管理经验。开展餐具、饮具集中消毒服务单位的餐饮具抽检工作，合格率100％。

严格执法，营造群众放心的公共卫生环境。开展住宿业消费市场秩序专项整治行动。对"四小"行业进行专项整治。开展游泳场所卫生专项监督检查。开展美容场所专项监督检查。积极参与重点旅游饭店加快转型升级提高服务质量工作，对青岛涵碧楼酒店、青岛金沙滩希尔顿酒店、银沙滩温德姆至尊酒店、泰成喜来登酒店等4家重点旅游饭店进行专项检查指导。完成啤酒节、东亚海洋论坛、中高考、2017欧盟青年音乐节暨青岛西海岸音乐季、2017年金砖国家协调人第二次会议等重大活动的保障工作。

防止介水传染病，积极开展生活饮用水卫生监督监测工作。制订《2017年生活饮用水专项整治行动实施方案》。召开2017年生活饮用水卫生监督工作会议。培训卫生监督人员30余人次。加强集中式供水单位的卫生监督检查，积极开展水质检测，抽取出厂水及末梢水9份，分别为106项全水分析和常规指标检测，农村集中式供水完成53批次水质检验，完成14家集中式供水单位"双随机"监督检查及现场快检任务。完成两家二次供水一家集中式供水单位的卫生许可验收工作。开展现制现供水水质抽检工作，随机抽取黄岛区23家经营单位（个人）的50台现制现供水设施进行水质抽检，合格49份，不合格1份，不合格项目为pH 6.32。

加强与教育部门协作，提升学校卫生工作安全意识。联合教育部门开展学校卫生工作综合监督检查，重点督查学校卫生室、传染病防控、学校饮用水等情况，并召开全区中小学（幼儿园）卫生工作培训会议和幼儿园传染病暨卫生安全知识培训会议，对各镇（街道）教育办、各中小学卫生和食品安全分管领导及校医（卫生保健人员）300余人开展传染病防控、生活饮用水、学校（校舍）环境、校内医务室（保健室）等学校卫生安全重点工作培训。开展联合大检查，强化学校卫生工作责任意识。与教育部门进行联合大检查，监督检查180余所学前教育机构，下达监督意见书180余份。为保障区高考、中考卫生安全，对17单位考点学校进行整体检查和水质抽检,抽检合格率达100%,下达监督意见书30余份。

大事记

7月,韩福俊任青岛西海岸新区卫生计生综合监督执法局局长。

局长、党总支副书记:韩福俊

党总支书记:薛焕欣

副 局 长:张洪岩、张振双、丁世伟、李金星

局办电话:86162830

传真号码:86162830

电子信箱:hdqwsjsjwsjds@163.com

邮政编码:266400

地　　　址:青岛西海岸新区灵山湾路2380号

（撰稿人:陈　刚）

青岛西海岸新区疾病预防控制中心

概况　青岛西海岸新区疾病预防控制中心是青岛西海岸新区卫生和计划生育局下属副处级全额拨款卫生事业单位,是全区疾病预防控制工作的技术指导中心和技术服务中心。中心编制184名,有在职编内职工96人,设有办公室、总务财务科、传染病预防控制科、慢性病预防控制科、卫生监测科、免疫规划科、健康体检科、健康教育科、检验科、学校卫生科、公共卫生指导科11个科室,是山东大学卫生研究基地和济宁医学院教学基地。

传染病防治与卫生应急工作　巩固健全区、镇、村三级疫情报告网络。2017年新区共报告传染病5140例,与上年同期比下降9.86%。开展H7N9流感疫情防控工作,规范处置青岛市首例H7N9禽流感病例事件。全区腹泻病门诊开诊率100%;"三热"病人未筛查出疟疾病例;全区20处狂犬病暴露处置门诊共报告犬、猫咬伤后狂犬病疫苗接种人数为11177人;全区开展"四害"密度和消毒质量监测工作,监测报告率100%;加强艾滋病防控工作,对性病艾滋病高危人群进行HIV抗体和梅毒检测并开展门诊、术前艾滋病筛查工作;完成碘盐监测,合格碘盐食用率为98%;根据全国出血热监测项目的要求,进行人间及鼠间监测,同时开展出血热疫苗查漏补种2万针次。开展发热伴血小板减少综合症防治、恙虫病防治及布病监测等工作;开展154所学校因病缺课症状监测工作;完成传染病预警处置341起,报告传染病与突发公共卫生事件相关信息3期。

免疫规划工作　印发《2017年全区免疫预防管理工作意见》,从预防接种管理、疫苗安全、查漏补种、疫苗针对性疾病监测与处置、人群免疫水平监测等方面对全年工作进行了部署,全区统一有序地开展各项免疫规划工作。全区科学发展考核指标接种率达93.77%,达到90%的目标要求。区卫生计生局成立采购工作领导小组,进一步加强对全区第二类疫苗采购使用管理的领导,区疾控中心组织成立第二类疫苗采购委员会。3月31日,区卫生计生局、区疾控中心组织召开全区免疫预防综合技术培训暨预防接种信息化推进年活动启动会。4月25日,市卫生计生委在东楼路社区卫生服务中心设立主会场,召开2017年青岛市儿童预防接种日宣传活动启动会。7月,区卫生计生局印发《全区预防接种信息化工作推进方案》并召开启动会。

慢病防治工作　慢病监测报告通过网络监测直报系统共报告死因、肿瘤、伤害、心脑血管病报告卡19256张,并及时完成各类监测的分析报告;继续推进医疗机构院内HIS系统与慢病监测信息管理系统数据对接;联合区食药局、区商务局、区教体局、区妇联等相关单位,继续开展"减盐防控高血压"专项活动;联合科协、医院开展慢病防控及健康生活方式宣传活动;根据中国疾病预防控制中心要求,开展第二届"万步有约"职业人群健走激励大奖赛;为做好区明年国家慢病示范区建设复审工作,积极筹备慢病示范区领导小组会议及联络员会议,根据慢病示范区建设体系对成员单位进行任务分解,明确职责分工;完成基本公共卫生项目工作督导、考核。

健康教育工作　努力打造"休闲时有健康知识在身边,娱乐时有健康知识在网络"的全方位宣传模式。以健康教育设施为载体将健康知识融入市民休闲生活。保持区疾病预防控制中心(东区)内健康教育基地的使用,全年共接待学校、企业及社区居民1000余人参观;完善东、西区两处健康主题公园,两处健康知识一条街,三处健康步行道健康教育设施,更换宣传栏210块。健康促进工作采取"六个结合"的方式,即健康促进与爱国卫生运动相结合,健康促进与计划生育工作相结合,健康促进与科普宣传相结合,健康促进与农民教育相结合,健康促进与基本公共卫生服务相结合,健康促进与文体活动相结合。组织全区开展各种防病宣传活动290余次,讲座350场次,出动健康教育专兼职人员及宣讲团专家1000余人次。全民参与,引领运动热潮,与区广播电视台联合主办西海岸首届健康养生文化节,受益群众达5万余人,直接参加人员近4000人。加大传统媒体和新兴媒体的宣

传力度。与区电台合办《相约健康》栏目,每周5期;在区电视台《民生新闻坊》专题栏目中定期制作并播出防病知识节目,对慢病、传染病、免疫规划、艾滋病等多项内容进行宣传报道。充分发挥自媒体作用,利用微信公众号发布防病信息64条。开展健康素养监测。结合创建省级健康促进示范区工作,采用随机抽样的方法,对全区8处镇(街道)的20个村(社区)的2000户居民,开展入户调查工作。

卫生监测工作 对全区6个乡镇农村生活饮用水及学校自备水源情况进行调查,采集水样60份,分析项目2100项。对城区14个市政供水点进行水质检测,采集水样56份,分析项目1960项。完成2017年度全区中小学生健康查体,全区中小学生的健康体检完成率达100%。对全区23家大型酒店进行主动检测工作。圆满完成2017年东亚海洋合作平台黄岛论坛等重要活动卫生保障。

业务收入 2017年全年财政拨款3786万元,比2016年减少1.2%。

固定资产 2017年固定资产总值2312万元,比2016年增加4.3%。

基础建设 公共卫生中心建设列入政府实事,占地8400平方米,建筑面积19200平方米,预计2018年投入使用。

精神文明建设 青岛西海岸新区疾病预防控制中心以"防控疾病、促进健康"为目标,不断加强疾病防控服务体系和疾病防控能力建设,进一步加强中心精神文明建设,努力强化中心学习意识、服务意识、奉献意识、创新意识,抓好载体建设,不断总结经验,推介典型,把精神文明建设贯穿疾控事业发展的全过程,为新区人民的身体健康和新区经济建设作出新的更大的贡献。

大事记

2月24日,甘肃省陇南市卫生计生委主任张庆利等一行6人到中心考察交流。

4月17日,青岛市"营养校园"试点座谈会在青岛西海岸新区召开。

4月27日,第二届"万步有约"职业人群健走激励大奖赛黄岛赛区比赛正式拉开帷幕。

9月26日,区编办为中心核增事业编制89名,调整到位后,中心编制总额184名。

10月1日,"西海岸首届健康养生文化节"隆重开启。

10月26日,组织开展"2017专家进社区综合培训全国巡讲"。

荣誉称号 荣获青岛市文明单位、全省传染病信息与突发公共卫生事件报告管理工作先进集体、全市艾滋病防治工作先进集体称号。

中心主任:赵甫明

中心党总支书记:李凤芝

中心副主任:张振堂、孟兆海、蒋兴海

办公室电话:86163110

传　　真:86164226

电子邮箱:hdqcdc@126.com

邮政编码:266400

地　　址:青岛西海岸新区灵山湾路2380号

(撰稿人:柴方超)

青岛西海岸新区妇幼保健计划生育服务一中心

概况 青岛西海岸新区妇幼保健计划生育服务一中心(青岛西海岸新区妇幼保健院)是一所集保健、医疗、计划生育技术服务于一体的专科医院,国家一级甲等妇幼保健院。占地15553平方米,业务用房建筑面积16482平方米。年内职工总数269人,其中,卫生技术人员230人,占职工总数的85.51%;行政工勤人员13人,占职工总数的4.84%。卫生技术人员中,高级职称17人,中级职称65人,初级职称142人,分别占7.39%、28.26%、61.74%。设住院床位120张,设有职能科室8个、临床保健科室8个、医技科室4个。

业务工作 2017年完成门诊174268人次,比上年下降7.48%;急诊5022人次,比上年增长23.21%。收住院5264人次,比上年下降9.34%;床位使用率75.40%,比上年下降3.90%;床位周转次数52.60次,比上年下降9.15%;入院与出院诊断符合率100%,手术前后诊断符合率100%,治愈率85.50%,好转率13.80%,院内感染率为0。

业务收入 2017年全年总收入6858.87万元,同比下降5.71%。

固定资产 2017年固定资产总值达2696.54万元(定值),同比上升1.02%。

医疗设备更新 2017年新增添彩超、钼靶、麻醉机、电子阴道镜、全自动DNA定量分析系统、耳声发射筛查仪、可视化双目视力筛查仪、儿童营养膳食分析系统等各1套。

基础建设 装修儿童保健部,由原来的分布在两座楼上统一转到综合楼二到六层,面积达1700平方米,不断促进儿童保健的系统化管理;修缮房屋,并进行门诊楼和病房楼墙体的内外墙粉刷等。

医疗特色 成立儿童早期发展基地,建立胎儿医学体系、高危儿管理体系、新筛疾病儿童随访体系、心理行为异常儿童筛查诊疗体系、残疾儿康复体系、乡镇医院转诊体系等多种跨专业、跨学科、跨机构的协作形式,建立儿童健康发育档案信息,并开展儿童综合发展评估项目,守护儿童健康成长。积极开展腹腔镜、宫腔镜、阴式手术等微创手术及无痛分娩、无痛人流、产后康复等,减少手术风险,减轻患者病痛,受到患者及家属一致好评。

科研工作 2017年获得青岛市科技进步奖二等奖1项;科研立项4项,其中中国疾病预防控制中心妇幼保健中心项目1项、山东省基层卫生科技创新计划项目1项、青岛市卫生和计划生育委员会项目2项;完成科研成果评价项目2项;发表论文36篇;参编论著7部;获实用新型专利3项。

继续教育 积极组织开展多层次、多形式的继续医学教育活动,有计划有组织地开展全员医疗卫生法律、法规、规章的培训,每月进行业务学习,注重专科人才的培养,积极选送卫生专业技术人员到上级医疗单位进修学习或参加短期培训。2017年医院职工积极参加各种形式的继续医学教育,卫生技术人员参加继续医学教育覆盖率达100%,年度学分达标率达到100%以上,"三基"培训考核合格率达100%以上。

精神文明建设 开展"学思践悟、管好自己、带好家庭、联好群众"行动等活动;组织职工深入学习政治理论和党的方针政策;开展职工喜闻乐见的文体活动,组织参加青岛市卫生计生系统春季乒乓球比赛、西海岸新区机关运动会、元旦会演,举办护士节表演赛、医师基本技能竞赛、医师节专家扶贫义诊等活动;开展职工普法教育和宣传,组织科级以上干部廉政学习并参加上机考试,合格率100%;持续开展群众满意度提升活动,开展"创满意服务、交满意朋友"活动,努力做到让人民群众满意。

大事记

1月18日,山东省卫生和计划生育委员会妇幼处专家组杨飞等3人来中心,就西海岸新区妇幼健康优质服务示范区创建工作进行考核验收。中心通过考核取得国家级及省级妇幼健康优质服务示范区资质。

4月24日,启动青岛市2017年市办实事之一的孕妇和新生儿免费基因检测服务项目。

荣誉称号 2017年荣获"青岛市公共机构节水型单位"称号、"维稳安保工作集体三等功"、"互联网＋儿童早期发展行动联盟理事单位"称号。

党总支书记、主任:贾 晓
党总支副书记:王立港
副 主 任:魏本荣、王立港
院办电话:86163065、86176363
总机号码:86163065
传真号码:86176333
电子信箱:jnfby@163.com
邮政编码:266400
地 址:青岛西海岸新区东楼路168号

(撰稿人:纪 青)

青岛西海岸新区妇幼保健
计划生育服务二中心

概况 青岛西海岸新区妇幼保健计划生育服务二中心占地面积3392.13平方米,其中业务用房面积3392.13平方米。有在职职工23人,其中,卫生技术人员20人,占在职职工的90%;行政工勤人员3人,占在职职工的10%。卫生技术人员中,高、中、初级技术职称分别为5人、6人和9人,分别占25%、30%和45%。设有一级业务科室3个(包括妇女保健部、儿童保健部、计划生育服务部),其他辅助性科室8个。

业务工作 2017年完成门诊量185459万人次,孕产妇系统管理率94.21%,早孕建册率97.34%,围产儿死亡率6‰,新生儿疾病筛查率98.8%,新生儿听力筛查率为98.8%,2017年门诊工作量比上年下降0.24%。

业务收入 业务收入7705.20万元,比2016年增加2.33%。

固定资产 固定资产总值2912.56万元,比2016年增加13.79%。

医疗设备更新 年内新增添的大型医疗设备有DR钼靶乳腺X光机、全自动酶免分析仪、糖化血红蛋白分析仪、中医综合诊断系统、全自动分泌物工作站。

医疗特色 高龄促孕工作成效显著。针对有高龄生育需求的不孕人群,提供生育功能和孕前风险评估服务,采取中西医结合治疗方式,通过专业心理干预、输卵管通液、造影等综合措施,实现科学促孕。2017年为4500人次提供咨询和诊疗服务,帮助300余人成功孕育了宝宝,吸引众多患者来诊。

开设免费无创产前 DNA 检测项目。根据青岛市 2017 年市办实事、区办实事要求，中心作为定点初筛医疗机构，联合相关单位开展妇女和新生儿免费基因检测及产前诊断的宣传、咨询、标本采集和转运等各项工作。通过抽取孕妇静脉血，检测其中游离 DNA 染色体，判断是否存在异常。为 5773 人次提供免费检测服务，筛查出高风险 43 例，风险率 0.07%，均转上级医院进一步诊断。

成功开展盆底肌产后功能评估及康复项目。将提前干预与同期治疗相结合，为产后 42 天产妇及有盆底功能障碍症状的中老年妇女进行盆底检查评估，明确盆底功能分级，并对症采取盆底肌训练、生物反馈、电刺激等方式进行预防和治疗。2017 年进行盆底功能障碍筛查和治疗 1734 人次，其中，评估、康复指导 800 人次，治疗 1000 人次。

"两癌"筛查工作成绩显著。认真实施重大公卫项目——免费"两癌"筛查，2017 年，妇幼计生二中心与华大基因公司合作，引进民间资本，将全区免费"两癌"筛查妇女全部纳入免费 HPV 病毒学筛查范围，并在此基础上，采用病毒、细胞、组织学诊断相结合，对阳性患者按类别分别进行 TCT 及阴道镜高级别形态确诊免费检查，提高了早发现、早诊断、早干预率。2017 年完成"两癌"筛查 10000 例，发现宫颈癌 1 例。

增设孕早期 NT 检查项目。二孩政策实施以后，孕前检查和孕期筛查人数是往年同期的 1.5～2 倍，其中近 40% 是高龄女性，出生缺陷发生风险急剧增高。NT 检查通过彩色超声检查测量胎儿的颈项透明层厚度，提示出生缺陷风险。结合多种检查方式，筛查准确率最高可达 95% 以上。完成检查病例 451 例，其中阳性病例 3 人，均建议做进一步诊断治疗。

增设中医妇科、儿科服务项目。通过望、闻、问、切的诊断方法，结合现代先进的诊断技术，进行辨症施治。根据不同病症选用多种治疗方法，全面调节机体功能，使气血流通、脏腑功能协调，达到治疗疾病的目的。其特色与优势主要是调经、安胎、产后调治、治疗带下及养生保健等妇科诊疗服务、深部理疗服务，以及儿科推拿项目等，开诊后提供诊疗服务 275 人次，理疗服务 393 人次，推拿按摩 49 人次。

科研工作 依托全国最大基因公司华大基因研究公司，与其北方青岛研究院合作，将基因检测技术用于全区妇女儿童母婴队列研究，获得指导临床应用的突破性成果。

继续教育 2017 年，派出参加国家级培训 4 人，省市级培训 18 人。

精神文明建设 举办"不忘初心，牢记使命"主题演讲比赛。开展庆"三八"趣味文体活动。举办"天使在身边"5·12 护士节文艺会演。开展"爱岗敬业 乐于奉献"系列道德讲堂活动。开展送健康知识讲座。全年开展关爱妇女、儿童健康知识讲座进基层活动近 20 次。选派优秀妇科、计生、儿科专家分别走进各个幼儿园、科技大学、石油大学、企事业单位，及胶河经济区、黄岛、灵山卫、长江路、薛家岛街道等地，对妇女常见病、多发病的预防、母乳喂养、儿童心理健康等群众迫切需要了解的内容进行详细讲解。开展健康义诊活动。选派妇科、儿科业务骨干进行送医义诊宣传活动。

荣誉称号 2017 年荣获"青岛市文明单位标兵""青岛市公共机构节水型单位""山东省节水型单位"称号，在山东省艾滋病实验室考核中获得优秀。

中心主任：巩向玲
党支部书记、中心副主任：李　艳
中心副主任：隋媛媛、陈凤芹
办公室电话：86996639
传真号码：86996637
电子信箱：qdhdfuyou@163.com
邮政编码：266555
地　　　址：青岛西海岸新区富春江路 236 号
（撰稿人：刘晓燕）

青岛西海岸新区急救中心

概况 青岛西海岸新区急救中心建筑面积 800 平方米。职工总数 25 人，其中，卫生技术人员 22 人，占职工总数的 88%；行政人员数 2 人，占职工总数的 8%；高级职称 2 人，占职工总数的 8%；中级职称 7 人，占职工总数的 28%；初级职称 12 人，占职工总数的 48%；设有指挥调度科、急救科、综合办公室 3 个科室，设 17 个急救站，24 个急救单元。

业务工作 2017 年全年受理电话 9.3 万余次，出车 2.7 万余次，救治病人 2.4 万余次；平均日接听电话为 253 次，平均日出诊量为 74 次。年度出诊量比上年提高 3.27%。

固定资产 2017 承担青岛市办实事"强化院前急救服务体系"，新增 6 个急救单元；建设完善院前胸痛网络，增设区中心医院为胸痛中心，滨海、铁山、王台医院为基层胸痛医院，建立高危孕产妇及新生儿转运通道。固定资产投入 1056 万元，比上年增长 164%。

特色工作　英汉双语院前急救120接警调度。利用调度系统三方通话功能实现即时翻译,同制院前急救调度英语教材,聘请新东方培训老师录制教学语音,对调度员进行一年的学习和培训考核。2017年,接涉外报警13次,均为报警者妥善解决院前急救问题。

院前胸痛网络一体化建设。以实现"缩短胸痛患者救治时间、减少胸痛患者的死亡率"为目标,在全国首创以急救中心为枢纽,院前信息与胸痛中心、基层医院互联互通的院前院内胸痛一体化网络。设立3家胸痛中心,6家胸痛基层医院,9处胸痛急救站点,辐射全区26个镇街184万人口,实现管控优化急性胸痛病人救治全过程。

大事记

5月12日,举办"2017年青岛院前急救(黄岛)培训班",全区180余名医护人员参与培训。

6月25日~7月1日,完成在中德生态园举办的"2017国际标准化论坛"保障任务。

6月28日,新规实施后岛城首家社会医疗机构青岛惠康医院加入院前急救体系。

6月29日,山东省卫生计生委应急办李明、青岛市卫生计生委应急办刘可夫、青岛市急救中心盛学岐等领导到急救中心视察卫生应急工作。

8月4~27日,完成"第27届青岛国际啤酒节"医疗保障任务。

8月26~27日,完成全国首届"2017青岛西海岸夜间国际马拉松赛"保障任务。

9月6~9日,完成"2017东亚海洋合作平台青岛论坛"保障任务。

2017年9月17日,开展"2017新区高校新生入学急救技能培训"活动,中国石油大学和山东科技大学2017级新生、教职工12000余人参加本次培训。

10月11日,黄岛区急救中心正式更名为"青岛西海岸新区急救中心"。

10月19日,举办"青岛西海岸院前胸痛急救网络启动仪式"。

11月13日,国家卫生计生委家庭司司长王海东、工业和信息化部副司长乔跃山及部分省市代表视察西海岸急救中心。

12月29日,举行2017年新增急救站启动仪式,新增滨海、铁山、琅琊、妇保一中心、慧康、泊里6处急救站。

荣誉称号　2017年荣获"青岛市文明单位"、"青岛市院前急救先进集体"称号。

党支部书记、副主任(主持工作):陆蕾蕾

副　主　任:刘立军
办公室电话:86701152
电子信箱:hdq120jjzx@163.com
邮政编码:266555
地　　　址:青岛市西海岸新区五台山路1677号

(撰稿人:薛　钊)

青岛西海岸新区灵珠山街道社区卫生服务中心

概况　灵珠山街道社区卫生服务中心前身是灵珠山医院,创办于1985年,主要服务对象是灵珠山街道办事处辖区居民,服务面积42平方千米,业务用房面积2500平方米,服务总人口24275人,辖区内共有9所幼儿园、4所小学、3所中学。灵珠山街道社区卫生服务中心是卫生事业类科级单位,经费来源财政差额拨款,开设全科医疗科、骨伤科、中医科、计划免疫科、检验科、B超室、心电图室、理疗科、健康教育、西药房、中药房等诊疗卫生服务科室,管理着辖区23个卫生室。主要职能是提供预防、保健、医疗、计划生育、健康教育和一般常见病、多发病的诊疗服务,是政府举办的非营利性基层医疗机构,是职工医保定点机构和新农合的定点单位。单位职工82人,其中,副高级职称2人,中级职称14人,医师34人,护士19人,医技6人,行政后勤人员10人。

业务收入　2017年各主要业务科室工作开展情况:门诊91352人次,比上年增长8.89%;住院1219人次,比上年增长10.52%;医疗收入1023万元,增长13.28%。

医疗设备配置　中心主要设备有500毫安X光机1台、HQY牙科用X射线机1台,心电图机1台、彩超机2台、血液、尿液分析仪、半自动生活分析仪等基本医疗设备一应俱全。

基础建设　为达到《社区卫生服务质量评价指标体系(2015年版)》要求,灵珠山街道社区卫生服务中心对位于柳花泊路59号的新院区进行装修,该院区由政府承担租赁与装修费用,为医疗业务使用。2017年,完成装修3300平方米。

医疗特色　骨伤专业依然是医院的特色科室。2017年利用臭氧治疗机治疗骨性关节炎,有效改善关节内环境,使关节软骨得到很好恢复。利用骨性标志和安全三角穿刺治疗腰椎间盘突出症保守治疗无效的患者,全年治疗180多例。成立国医馆。口腔科作为中心特色科室,口腔种植技术进一步成熟,2017

年全年总门诊量4600多人次,比上年增加1200人次,种植牙30颗。开展铸贴面及铸瓷贴面、嵌体及高嵌体等高端前沿技术,能制作精准而完美的全瓷模型。

提供公共卫生服务。健康档案、慢性病管理工作、健康教育工作、计划免疫工作、妇保工作、儿保工作、精神病等13项公共卫生服务工作均完成上级要求指标。

精神文明建设　组织中层及党员参加区卫生计生局组织的反腐倡廉教育活动。组织党员先后4次学习十九大精神,并组织党员认真进行灯塔党建在线学习与竞赛。积极开展"慈善一日捐"活动。积极组织职工参加"为生计生系统万人流动血库"活动,进行无偿献血。积极组织职工参加安全知识竞赛和安全知识讲座。

荣誉称号　2017年荣获灵珠山街道办事处"安康杯"安全知识竞赛三等奖。

院　　长:丁相龙

院办电话:86830303

传真号码:86830303

电子信箱:hdgushangyiyuan@126.com

邮政编码:266515

地　　址:青岛西海岸新区黄河西路508号

（撰稿人:贺海燕）

青岛西海岸新区灵山卫中心卫生院

概况　灵山卫中心卫生院始建于1958年,是一所集医疗、预防、保健、康复于一体的综合性一级甲等医院,医疗保险定点医院。医院占地面积9204平方米,建筑面积4823平方米,其中业务用房面积3630平方米。职工总数117人,其中,在编人员87人,合同工28人,退休返聘人员2人。卫生技术人员100人,占职工总数的85%;行政后勤人员17名,占职工总数的15%。在卫生技术人员中,高级职称6人占6%,中级职称41人占41%,初级职称50人占50%,医生与护士之比为1:1。医院开放床位82张,设职能科室7个,临床科室10个,辅助科室7个,辖区内村卫生室29处。

业务工作　2017年门诊量4.8万人次,比2016年增长15%,急诊271人次,比2016年增长1%;入院人数2270人,比2016年增长5%;床位使用率97%,比2016年增长8%;门诊手术例数255例,与2016年基本持平;入院与出院诊断符合率100%,手术前后诊断符合率100%,治愈率60%,好转率40%,病死率0.2%,院内感染率0,甲级病案率98%。

业务收入　2017年业务收入1038万元,比2016年增长28%。

固定资产　2017年固定资产总值832万元,比2016年增长3%。

医疗设备更新　投资购置全自动微控颈椎牵引器、脑电地形图仪、蒸汽灭菌消毒柜、病房呼叫系统、病床、药房阴凉柜、无菌柜等。

基础建设　卫生院努力夯实基础建设,优化服务环境。完成院内自来水主管道改造工程、空调线路安装工程、暖气改造工程和消防通道工程。建设院内污水处理配套工程,达到环保标准,解决污水排放问题。开展变压器安装更换工程,保障全院用电负荷,确保用电安全。

卫生改革　制定医院管理办法和绩效考核管理办法;不断完善医院内部分配制度改革,推行绩效考核措施;加强财务内控,规范物资耗材采购使用及收费、退费流程。制定和完善公车管理制度,加强组织纪律和环境卫生管理。

医疗特色　开展中医特色诊疗服务,专业人才开展针灸、理疗业务。加强中医药适宜技术骨干培训,充分发挥中医骨干在适宜技术、适宜方剂推广和应用中的作用。

科研工作　国内杂志发表论文8篇。

继续教育　2017年医院参加全科医师培训1人,派出到上级医院学习1人,积极参加各类业务培训班。

精神文明建设　学习贯彻党的十九大精神,组织全院职工进行培训学习,邀请十九大精神宣讲团讲课。落实上级廉政工作要求,层层签署《承诺书》和《一岗双责责任书》,党员轮流参加廉政教育建设基地参观学习活动。多次组织健康义诊,组织干部职工参加"慈善一日捐"活动和义务献血活动等。

大事记

3月9日,根据青黄卫计字〔2017〕29号文件,由李发海主持卫生院全面工作。

9月,引进1名硕士研究生毕业生,进一步充实临床技术力量。

荣誉称号　2017年获青岛市卫生系统文明单位荣誉称号。

党支部书记:李发海

副 院 长:王洪涛、封祥光

院办电话:83181159

传真号码:83181120

电子信箱:lswwsybgs@126.com

邮政编码:266427

地　　址:青岛西海岸新区灵山卫街道办事处驻地

（撰稿人:肖永学）

青岛西海岸新区王台中心卫生院

概况　王台中心卫生院位于王台镇政府驻地,是一所集预防、医疗、康复保健、健康教育于一体的中心卫生院,医院占地面积16000平方米,其中业务用房面积15826.85平方米。医院职工总数163人,其中,卫生技术人员147人,占职工总数的90%;行政工勤人员16人,占职工总数的10%。卫生技术人员中,高级职称6人、占4%,中级职称32人、占23%,初级职称104人、占73%,医生与护士比为0.8:1。床位总数157张,设职能科室7个、临床科室10个和医技科室5个。

业务工作　2017年门诊量100020人次,2017年门诊人次比2016年降低5.87%,其中急诊1200余人次,年急诊人次比2016年降低1%。收住院3611人次,比2016年降低12%,床位使用率为96.24%,床位周转次数68.49次,入院与出院诊断符合率99%,手术前后诊断符合率100%,抢救危重病人数及抢救成功率100%,治愈率为96%,好转率97%,病死率为0,院内感染率为0,甲级病案符合率98%。

业务收入　全年实现总收入3908.2万元,比2016年降低3.53%。

固定资产　全年固定资产总值1987万元,与2016年相比降低2%。

卫生改革　2017年医院结合实际通过职代会修订《医院管理办法》,完善内部管理与分配制度改革。2017年,与青岛西海岸新区中心医院建立医联体。

医疗特色　与齐鲁医院合作,开展远程会诊和远程心脏监护项目,使当地患者在王台医院就能够享受到齐鲁医院专家的医疗服务,取得了良好的社会效益。2008年在胶南市率先开展最新微创技术PPH术治疗混合痔、直肠脱垂,2014年开展手术164余例,成功率100%;各种疝的无张力修补术,大隐静脉点式剥脱术,胃肠道及甲状腺、乳腺肿瘤根治术。五官科聘请北京专家常年开展白内障手术,全年开展手术106例。2016年6月在黄岛地区率先加入乌镇互联网医院。

科研工作　2017年发表专业论文21篇,其中国家级论文13篇、省级论文8篇。

继续教育　2017年组织全院职工培训16次,辖区内乡医培训18次,全科医生培训7人,外派口腔科1人到青岛口腔医院进修学习。

精神文明建设　深入开展党的群众路线教育实践活动,"提高群众满意度"、"双提升"工程和"三增一禁"活动,完善创建"人民满意的医疗卫生机构"。积极开展"先锋示范岗"、"党员奉献日"、"文明服务明星"、创建"文明示范窗口"、"温馨病房"、"技术标兵"技能竞赛活动;开展"深化作风建设年""恪守从政道德、保持党的纯洁性"活动。

荣誉称号　2017被国家卫生计生委办公厅评为"2016—2017年度群众满意的乡镇卫生院"。

党支部书记、院长:刘世亮

副　院　长:王英芳、樊永江、李传明

院办电话:18863997001

传真号码:88067031

电子信箱:WTZXWSY@126.COM

邮政编码:266425

地　　址:青岛西海岸新区王台镇王台路167号

（撰稿人:张振军）

青岛西海岸新区黄山卫生院

概况　青岛西海岸新区黄山卫生院位于新区土台镇黄山驻地,是一所集预防、医疗、保健、健康教育于一体的综合性卫生院,医院占地面积8899平方米,其中业务用房面积2356.27平方米。医院职工总数46人,其中,专业技术人员43人,占职工总数的93.5%;卫生技术人员38人,占职工总数的82.6%;行政工勤人员3人,占职工总数的6.5%。卫生技术人员中,高级职称2人、占5.3%,中级职称14人、占36.8%;初级职称16人、占42.1%,医生与护士比例为0.9:1。床位总数32张,设职能科室5个、临床科室5个和医技科室3个,另设有药剂科和公共卫生工作站。

业务工作　2017年门诊量18767人次,2017年门诊人次比2016年减少26%;2017年住院出院847人次,比2016年减少15%;床位使用率为42.18%,床位周转次数26.47次,出院与出院诊断符合率97%,院内感染率为0,甲级病案符合率97%。

业务收入　全年实现医疗总收入939万元,比上年减少12%。

固定资产　全年固定资产总值530万元,比上年增加 9％。

基础建设　不断优化环境,年内对综合楼进行墙壁粉刷和卫生间改造。

医疗设备更新　年内更新大型医疗设备彩超。

卫生改革　2017 年结合实际修订完善绩效考核办法。

医疗特色　擅长农村常见病、多发病的治疗如颈椎腰腿痛,大力开展中医针灸、理疗、拔罐、艾灸等多项中医适宜技术,得到老百姓的广泛认可和普遍欢迎。

继续教育　年内组织全院职工培训 9 次,辖区内乡医培训 12 次,外派两名医生参加全市统一组织的山东省基层医疗卫生机构全科医生转岗培训。

精神文明建设　积极参与文明城市创建,开展"文明出行"、"文明市民评选"、"中国梦"演讲等精神文明活动,开展纠正医药购销和办医行医中不正之风专项整治工作;严格贯彻落实中央"八项规定"。开展作风建设年活动,对干部职工存在的问题进行自查及整改。

大事记

10 月 8 日,医院更名为"青岛西海岸新区黄山卫生院"。

荣誉称号　2017 年获青岛市文明单位、青岛市卫生系统文明单位荣誉称号。

党支部书记、院长:殷爱芹

副　院　长:管延元、徐全森

院办电话:83121021

传真号码:83121021

电子信箱:hswsybgs2011@163.com

邮政编码:266424

地　　　址:青岛西海岸新区王台镇康泰路 1151 号

（撰稿人:孙　梅）

青岛西海岸新区琅琊卫生院

概况　青岛西海岸新区琅琊卫生院占地面积 7060 平方米,其中业务用房面积 2756 平方米。年内职工总数 52 人,其中卫生技术人员 52 人。卫生技术人员中,高级职称 2 人、中级职称 20 人、初级职称 30 人,分别占职工总数的 4％、38％、58％,医生与护士之比为 1:1.1。床位总数 54 张,设职能科室 3 个、临床科室 4 个和医技科室 3 个。

业务工作　2017 年门诊量 44284 人次,其中急诊 956 人次。2017 年收住院人数 1854 人,床位使用率 71％、床位周转次数 30 人次/床、入院与出院诊断符合率为 95％,手术前后诊断符合率 100％,治愈率 65％,好转率 25％,病死率 0,院内感染率 0,甲级病案符合率 97％。2017 年门诊人次比 2016 年下降 11％。

业务收入　2017 年业务收入 830 万元,比 2016 年增加 58 万元,增长 7.5％。

固定资产　2017 年固定资产总值为 730 万元,比 2016 年增长 11 万元,增长 2％。

医疗设备更新　2017 年投机 2 万多元新增牙科综合治疗椅 1 台。

基础建设　2017 年,对电气线路全部进行了改造,并对院西墙重新改建,投资 7 万多元为综合楼装备避雷设施,确保医院各项工作安全、平稳、有序开展。由财政拨款建设高标准的琅琊卫生院污水处理站。

卫生改革　人事制度改革,医院明确法人主体地位,落实全员聘用制度和岗位责任管理制度,转变内部运行机制,建立绩效考核制度。实施绩效考核制度,医院以服务质量、患者满意度、任务完成情况为主要内容制定绩效考核制度,对全员进行考核奖励奖惩,收入分配向工作一线、关键岗位、业务骨干、贡献突出人员倾斜。

医疗特色　2017 年,开展慢病预防保健并开展小针刀、针灸等传统医疗项目。放射科与区人民医院放射诊疗中心实行影像资料实时互通,实现远程影像诊断,提供规范的医学影像报告。

继续教育　外派 1 名临床医师到青岛市海慈医院参加全科医师培训。

精神文明建设　医院以"提高服务质量,改善服务态度,创建群众满意卫生院"为目标,组织开展业务培训、技能竞赛和应急演练等活动。开展"注重细节追求卓越"的服务品牌创建活动。开展"六个一"温馨护理服务,深化"以病人为中心"的服务理念,从基础做起,从细节入手,落实无缝隙护理。牢固树立"细微之处见真情"的思想,服务于病人开口前。深入开展"五进"及"健康村村行"活动,定期到低保、五保、失能等家庭进行送医送药,健康指导,落实家庭巡诊工作。

大事记

10 月 1 日,医院更名为青岛西海岸新区琅琊卫生院。

12 月 27 日,医院通过青岛市医疗卫生机构安全生产标准化评审。

党支部书记、院长:王新志

副　院　长:刘　雪

院办电话:84112686

传真号码:84112686

电子信箱:jnslywsy@163.com

邮政编码:266408

地　　　址:青岛西海岸新区琅琊镇海城路 6 号

(撰稿人:逄增鑫)

青岛西海岸新区海青卫生院

概况　青岛西海岸新区海青卫生院地处新区的西南部,1958 年 10 月建院,占地面积 7200 平方米,建筑面积 4322 平方米,编制床位 35 张,实际开放床位 58 张,是一所集医疗、预防、保健、急救、康复于一体的一级甲等医院。辖区共有 64 个行政村,服务人口 4.3 万,有村卫生室 30 个、乡村医生 32 名,主要承担基本医疗和基本公共卫生服务任务。卫生院有职工 72 人,其中在编 46 人、非在编 26 人。卫生专业技术人员 52 人,占职工总数的 72%,其中,中级专业技术人员 17 名,初级专业技术人员 26 人,在岗医师 8 人,在岗护士 13 人,广泛开展内科、外科、儿科、中医科等临床诊疗技术,重点发展全科诊疗服务、基本公共卫生服务、中医国医馆建设等。

业务工作　2017 年门(急)诊量 71725 人次,住院量 1704 人次,平均住院日数 7.6 天,床位使用率 73.15%,病床周转次数 26.27 次,入出院诊断符合率 100%,甲级病案符合率 96%,院内感染率为 0。

业务收入　2017 医疗业务收入 533 万元,比上年增长 43.66 万元。

固定资产　2017 全年固定资产总值 1061 万元,比上年增长 9.25 万元。

精准扶贫工作　进一步优化健康扶贫流程,对持有海青卫生院"医疗帮扶就诊卡"的患者实行签约卫生院及卫生室门诊购药全部免费,享受卫生院免一般诊疗费、煎药费、门诊中草药费用和住院费等政策;承接 65 周岁老年人查体、家庭医生签约服务和全程有效管理住院病人等工作,精准推进细节化工作任务,使之与卫生院健康扶贫工作有机结合。

服务创新　开展高血压、糖尿病规范管理培训,成立慢病管理办公室,通过采取家庭访视或门诊就诊的方式,对辖区常住居民中的慢病患者实施面对面的慢病随访与健康查体工作。2017 年 10 月,慢病管理工作与家庭医生签约工作、档案复核工作相结合,在签约的同时核对电话号码,在复核的过程中进行慢病随访、档案信息的完善和群众满意度的提升。

医疗特色　卫生院有国医馆,重点推广中医适宜技术,有中医主治医师 2 名、医师 1 名,主要开展中医内科、针灸、推拿、穴位注射、小针刀等服务。

科教工作　2017 派出 2 人到三级医院进行全科医师规范化培训。

党建工作　2017 年扎实做好"两学一做"学习教育制度化常态化,制订支部学习教育方案和学习配档表,开展"两学一做"学习教育,利用好党员微信学习教育活动群,做好"三会一课"的"四簿一册"和灯塔在线 e 支部同步纪实记录。

宣传工作　充分发挥新闻宣传工作先行先导作用,配合各科室开展义诊宣传活动,重视媒体沟通,及时报送工作亮点,提升医院知名度,通过对精准扶贫、重点学科、特色专科、医联体、下乡义诊、家庭医生签约等工作的宣传,扩大品牌影响力,提高群众认可度。

党支部书记、院长:王淑国

副 院 长:徐兴强

院办电话:87182818

地　　　址:青岛西海岸新区海青镇茶香路 21 号

(撰稿人:丰　霞)

青岛西海岸新区宝山卫生院

概况　青岛西海岸新区宝山卫生院是一所集医疗、预防、保健、公共卫生服务于一体的综合性一级甲等医院。担负着辖区内 44 个行政村约 3 万人口的基本医疗、公共卫生、康复及保健等服务任务,下辖 23 处村卫生室,在册在岗乡医 25 人。医院占地面积 6862.88 平方米,建筑面积达 3030 平方米,业务用房 2200 平方米,职工 59 人,其中在编 37 人、非在编 22 人。院党支部设支部书记 1 名,委员 2 名,有正式党员 20 名,其中:在职党员 18 名、退休党员 2 名;男性党员 13 名、女性党员 7 名。其中副主任医师 2 人,中级专业技术人员 14 人,开放病床位 55 张,年收住院病人 2000 余人次。设有科室 10 余个,科室设置齐全,设有国医馆和数字化接种门诊,以中西医结合为主,突出中医特色,是医疗保险定点医院和精准健康扶贫定点医疗机构。

业务工作　2017 年门(急)诊量 23830 人次,住院量 1582 人次,平均住院日数 7.6 天,床位使用率 64.94%,病床周转次数 28.76 次,入出院诊断符合率 100%,甲级病案符合率 96%,院内感染率为 0。

业务收入　2017 医疗业务收入 581.8308 万元,比上年增长 19.31 万元。

固定资产　2017 全年固定资产总值 455.4 万元,

比上年增长 0.8 万元。

医疗设备更新 2017 年区政府投资新增全自动生化分析仪 1 台、全自动尿液分析仪 1 台。

镇办补充医疗和精准扶贫 宝山镇党委、政府在全镇推行镇办补充医疗给予住院起付线补助报销 100 元减免政策。精准扶贫工作实行省贫住院全免费和"三免两减半"政策。

服务创新 全面开展精准扶贫工作,依托"八个一"工程和镇政府惠民政策,为贫困群众解决就医问题;通过面对面亲情式服务,提升群众对医疗卫生工作的满意度和知晓率,发挥好基层医疗卫生机构"健康守门人"的作用,卫生院在精准健康扶贫工作中的网格化管理创新得到区卫生计生局基层认可和好评。

医疗特色 卫生院有国医馆,重点推广中医适宜技术,有中医副主任医师 1 名,主治医师 1 名,医师 1 名,主要开展中医内科、针灸、推拿、穴位注射、小针刀等服务。

科教工作 2017 派出 2 人到三级医院规范化培训。

党建工作 2017 年,扎实做好"两学一做"学习教育制度化常态化,制定支部学习教育方案和学习配档表,认真开展"两学一做"学习教育,利用好党员微信学习教育活动群,做好"三会一课"的"四簿一册"和灯塔在线 e 支部同步纪实记录。

宣传工作 近几年医院在国家级、省级、市级、区级媒体宣传报道,发表数量连续两年在乡镇卫生院一组里排名第一。

荣誉称号 医院 2017 年度 1 名职工被评为新区最美志愿者、优秀志愿者。

党支部书记、院长:倪连春
副 院 长:周兆敬
院办电话:82131273
地 址:青岛西海岸新区宝山镇七宝山二路 63 号

(撰稿人:丁小燕)

即 墨 区

青岛市即墨区卫生和计划生育局

概况 全区有各级各类医疗卫生机构 1017 个,其中:公立医疗卫生机构 34 个,含二级综合医院 2 个,二级中医医院 1 个,镇(街道)卫生院 21 个,专业公共卫生机构 10 个(区疾病预防控制、卫生监督、卫生应急、妇幼保健、健康教育、120 急救调度指挥、结核病及皮肤病防治、卫生信息及会计核算中心各 1 个);非公立医疗机构 185 个,含民营医院 25 个,门诊部 9 个,个体诊所 134 个,医务室 17 个;社区卫生服务机构 38 个,村卫生室 760 个(规划内 690 个)。全区有执业(助理)医师 2760 人,执业护士 2693 人。全区医疗卫生机构总床位数 5599 张。卫生系统人员总数 4879 人,其中,编制内 3594 人,编外 1285 人。全区医疗机构共完成门诊 353.05 万人次,住院 14.65 万人次,手术量 3.54 万台次。2017 年,全区出生 16616 人,其中,男孩 8528 人,女孩 8088 人,人口出生率 14.28‰,自然增长率 5.6‰,出生人口性别比 105.44,比上年下降 1.6 个百分点。

品牌创建 2017 年,即墨区抢抓国家全面实施"健康中国"战略这一重大机遇,以"健康中国"县级示范点建设为契机,通过实施区域医疗共同体(以下简称"医共体"),推行家庭医生签约服务,筹建健康中国研究院、健康管理中心,打造慢性病管理示范基地等,创新性地推动医疗服务模式由传统的"单一救治"向"治、防、养"三位一体的大卫生、大健康格局转变,打造"健康即墨·健康家"品牌,在"健康中国"建设中走在前列。

卫生改革 健全医疗服务体系,实施分级诊疗"即墨路径"。在山东省率先建立"医共体建设+按人头付费"的区、镇、村三位一体发展模式。通过"引进来""沉下去""联起来"协同推进,促进优质资源均衡布局、优质服务全民共享。相继引进首都医科大学北京天坛医院、山东大学齐鲁医院等知名医疗机构,并与北京儿童医院、解放军总医院等 8 家三甲医院建立常态化合作关系。2017 年,即墨区累计引进工程院院士 1 人、国医大师 1 人、国内著名医院专家 11 人,三级以上专家来即坐诊 487 人次、门诊接待 4967 人次、查房 272 次、带教 345 人次、授课 113 次。通过资源整合和创新实践,探索出"医共体"建设"2+4"工作推进路径。"2",即"医共体"建设两种主要模式,一是"三级医院＋一级医院＋中心卫生室"模式:争取青岛中心医疗集团与辖区温泉卫生院、20个中心卫生室建立"医共体"——青岛蓝谷医院,致力于打造分级诊疗、康养结合的创新性"医共体"模式。二是"二级医院＋一级医院＋中心卫生室"模式:区人民医院分别与17家卫生院、50家中心卫生室,区中医医院分别与8家卫生院、30家中心卫生室,建立两个纵向联合的紧密型"医共体"。"4",即"医共体"建设4项配套制度。统一规划发展,牵头医院对"医共体"内医疗、科研、公共卫生等实行统一管理,并负责"医共体"发展规划、业务培训、评价考核和绩效管理。统一内部管理,牵头医院根据发展需求对人员统一调剂使用,基层卫生机构院长由"医共体"统一推荐,医疗服务收入由"医共体"内部统筹分配使用。推行支付方式改革,实施"区域医疗包干、超支分担、结余奖励"的医保按人头预付费制度。健全财政补偿机制,区财政安排专项资金改善基层工作环境;对各级医疗机构下沉服务人员从职称评聘、绩效工资、补助补贴等方面给予倾斜。"联起来",促进医疗要素共享。着力搭建医疗服务"一平台一网络"。"一平台",即卫生信息化平台。整合全区医院管理、居民健康档案、电子病历等10余方面卫生信息系统,建成覆盖区、镇、村三级的区域卫生信息化平台,实现预约挂号、转诊、家庭医生签约、随访、咨询、慢病管理等多项医疗服务的信息化。居民持社保卡可在不同医院就医或进行健康咨询,一刷卡相关信息即时从平台调取,为医生提供诊断参考和依据,避免重复检查,提高诊断效率。2017年,全区累计共享健康档案105.51万份、住院电子病历9万份。"一网络",即资源共享网络。区级建立消毒供应、医学检验、影像诊断、胸痛和脑卒中5个中心,"医共体"内实现信息互联互通、检查结果互认、远程会诊协作,为患者就医提供极大便利。

健全预防保健体系,把牢健康素养第一关口。积极推动"以疾病为中心"向"以健康为中心"转变,让居民没病早预防、有病早治疗,防止小病拖成大病、大病拖成重病,实现健康效益最大化。大力推行家庭医生签约服务。实行区、镇、村三级联动的家庭医生签约服务,根据不同需求提供无偿和有偿两种形式服务:无偿服务——以一级医院医务人员为主体,组建223个基层家庭医生服务团队,为全体居民提供基本医疗、基本公共卫生和转诊等服务。有偿服务——在二级医院选拔60名主治以上资深专家,组建20个家庭

医生团队,为居民提供个性咨询、上门指导等定制化签约服务。依托信息化平台搭建家庭医生签约服务平台,实现在线签约、居民健康数据适时监控、健康管理、咨询交流、预约诊疗、双向转诊、健康档案管理、诊疗报告反馈和健康信息收集等服务网络化、便捷化。构建慢病防治密闭"管理环"。将慢性病防控作为提高居民健康素质的重要内容,形成"社区管理—120转运—中心救治—社区康复管理"无缝衔接的密闭"管理环",实现慢病个性化管理。以高血压人群管理为例,探索实施防治"三步法":第一步,通过使用智能血压计,居民信息及时上传至管理平台,对高危群体信息录入网络平台,进行日常监护;第二步,由家庭医生针对健康人群、慢病群体、高危人群开展个性化培训;第三步,患者危急情况拨打120电话,胸痛和卒中中心提前做好会诊、抢救准备,治疗康复后转回社区,由家庭医生接续跟踪治疗。2017年,辖区乡镇卫生院"慢性病防治系统"平台全部建成投用,超过10万居民完成平台注册。

健全医养结合体系,探索新型医养结合模式。丰富医养结合模式。"公立医院＋公立养老机构"模式,规划投资2.38亿元新建区第三人民医院,提供300张养老床位、300张医疗床位,以此为依托建设智能化高端医养结合小区,聚焦居家养老核心功能,配套建设护理康复养老院、综合医院和社区养老服务中心,打造国内一流的综合性、高端化、智能化康养模板。探索推进"公立医院＋民营养老机构"模式,规划设立区人民医院珑湖分院,与珑湖养老院(民营)联合创办医养结合模式,面向社会提供康养服务。"公立医院＋居家养老"模式,在田横试点推行,通过政府购买服务为居家老人提供卫生清洁、康复护理等全方位服务,并为60周岁以上老人全部建立健康档案,对符合护理条件的老人,乡村医生每周上门查看,镇卫生院医生每月到患者家中诊疗。"民营医院＋民营养老机构"模式,占地88亩、建筑面积7.1万平米的天海一元国际养老公寓启用,中心设二级综合医院一所,面向社会提供生态养老、休闲度假、康复医疗、娱乐文化等康养服务。建立医疗巡护制度。建立以"医疗巡护＋康养医院"为核心的医养结合体系,对镇(街道)养老院集中养老的五保老人和居家养老的普通居民,定期开展巡诊巡护;对失能、半失能人群,设置专门病床进行诊护。2017年,对集中养老的老人巡护6300人次、送药939人次,对居家养老的老人巡护18980人次、送药上门986人次。

2017年,区级医疗机构三、四级手术量比2015

年翻一番。乡镇卫生院标准化建设达标率 100%。乡镇卫生院门诊量比 2016 年增长 16.4 万人次,增长 16.21%;二级医院门诊量比 2016 年同期增幅下降 4.3%。50 处中心卫生室总门诊量达 21 万人次,占乡镇卫生院门诊总量的 19%。以大信镇大金家中心卫生室为例,其前身是普通卫生室,2017 年建成中心卫生室后门诊量达 14942 人次,比 2016 年增长 200%,占大信卫生院门诊总量的 32%。基层医疗机构诊疗量占全区总诊疗量的比例逐年提升,2017 年度较 2015 年度提升 5%。由二、三级医院向基层医疗机构、慢性病医疗机构转诊的人数年增长率大于 10%,2017 年度增长率达 25.49%。在区委、区政府的满意度测评中,2017 年比 2016 年提高 3.5%,群众满意度进一步提高。

医政管理　加强基层服务能力建设,组织二级医院专家每月对基层医疗机构医疗、护理、院感、药学、检验等方面进行督导。开展卫生院标准化建设,组织专家团队对 11 家卫生院进行标准化建设现场评审,并对 2016 年完成评审的 10 家卫生院进行"回头看"检查,巩固标准化建设成果。加强分级诊疗建设,制定《即墨区分级诊疗双向转诊管理办法(试行)》通知,明确双向转诊的标准、转诊原则、转诊流程、基层医疗机构住院诊疗试点病种目录;制定《分级诊疗试点工作考核细则》。组织全区基层医疗机构与即墨区人民医院、中医医院签订《双向转诊协议》,在"医联体"内推行双向转诊、急慢分治,提高区域内医疗资源整体利用效率,促进医疗机构分工协作机制形成。加强产科质量质控,保障母婴安全。举办全区母婴保健技术培训班,特邀请青岛市医疗机构专家就高危危重孕产妇管理、妇女儿童保健进行专业授课,全区 200 余人参加培训。积极落实青岛市和即墨区孕妇产前高风险和临界风险免费基因检测或产前诊断服务项目区办实事工作。推进胸痛、卒中中心建设,起草《以人为本一体化整合性服务体系(PCIC)高血压管理项目创建方案》,明确项目流程及责任分工;做好项目调度工作,组织有关医疗卫生单位、局有关科室召开胸痛中心和卒中中心创建工作调度会,调度各项目机构及科室进度,完成每月重点事项进度填报工作;组织人员到青岛市中心医院进行观摩学习。进一步推进医疗机构与养老机构加强合作,在田横中心卫生院、段泊岚卫生院内部设置养老机构,丰城等 11 处卫生院与当地养老院签约,提供医疗服务,市北医院等 8 处卫生院内设置老年病床。加强院感管理,联合区卫生计生综合监督执法局、局业务科和院感专家等人员组成

的医疗废物督查小组,对全区 27 家公立医院、23 家民营医疗机构进行医疗废物污水管理专项督查,研究制订《即墨区规范基层医疗机构医疗废物管理工作方案》。

加大医务人员"三基三严"培训力度,组织各医疗卫生单位制定培训考核计划,每月至少培训考试一次,将考核成绩按照医疗机构进行排名和通报。根据医师定期考核工作要求,组织开展全区 2480 余名医师 2015～2016 年度医师定期考核工作,指导各考核单位顺利完成人员注册、网上学习、考试相关工作任务。

制发《关于即墨区与紫云县文县鄄城互派支医医师工作的通知》,从区人民医院、区中医医院、区二院、区妇幼保健院 4 家医疗机构共选派 16 名医师参加帮扶工作,对贵州紫云县和甘肃文县的医师进行帮扶。组织开展"优质护理服务百姓健康周"活动,举行墨河公园集中义诊活动,全区共义诊 1266 人,发放健康宣传材料 2530 余份。做好大型会议和重要活动的医疗保障工作,全年圆满完成医疗保障工作 60 余次。

中医药发展　提高中医药服务能力,充分发挥中医药在推进临床重点专科建设中的特色优势,即墨区中医医院针灸推拿科在入选山东省中医药服务能力提升工程项目第四批中医药重点专科的基础上,被评为 2017 年青岛市医疗卫生 B 类重点学科;肛肠科入选青岛市医疗卫生 C 类重点学科。加强基层医疗卫生机构中医药服务能力建设,2017 年华山、灵山卫生院成功申报为山东省国医堂项目建设单位。加强中医人才队伍建设,即墨区中医医院祝明浩和张秀芹被评为山东省五级中医药师承指导老师,矫琰庆被评为青岛市优秀青年医学人才。2017 年,在青岛市基层医疗卫生机构中医药适宜技术技能大赛中,即墨区 2 个代表队参赛,分获青岛市团体一等奖和团体二等奖。其中,即墨区人民医院康复科孙柏君医师参加省级决赛,并取得省级个人推拿一等奖和个人综合二等奖。加强中医药文化推广建设,即墨区中医医院建成具有浓厚的中药文化氛围的中药标本馆,该馆收集 500 余种中药标本,计划收集各类中药标本 1000 余种、中医药文献古籍及用品 100 余种,使其具有中医药教学、科研、交流、科普和体验等多种作用,真正实现"一馆多能"。开展中医药预防保健工作,2017 年,即墨区成功举办第二届"三伏养生节"、第六届中医"膏方节",成功举办 15 场中医科普(养生)科普文化大讲堂活动。

基本公共卫生服务　2017 年,继续开展 14 项基本公共卫生服务工作,采用移动信息化体检车进村入

社区,为全区 11.32 万名 65 岁及以上老年人免费健康体检。开展家庭医生签约,制订《即墨区推进家庭医生签约服务实施方案(试行)》,开展无偿和有偿两种服务模式。截至 2017 年底,全区 37.34 万名居民签约家庭医生。全区设 9 家定点医疗机构,免费为 60 周岁以上低保无牙颌老人安装义齿,改善低保老年人口腔健康状况,全年累计有 200 名低保老年人享受该项服务。实施儿童口腔疾病预防控制项目,全年累计为 12380 名学生进行涂氟防龋,窝沟封闭牙齿 41070 颗,早期龋充填牙齿 985 颗。

城市社区卫生及镇村卫生一体化　2017 年,新运行和平、佳家康 2 处社区卫生服务中心,其中佳家康社区卫生服务中心为社会资本举办。建成运行村级中心卫生室 29 处,设立健康指标自助检测点提供自助式健康体检服务,卫生院下派医护人员到村卫生室坐诊服务,方便村民就近就医。落实老年乡村医生活补助发放,全年发放补助资金约 2838 万元,累计补助人数约 3400 人。规范村卫生室、社区卫生服务站静脉输液工作,对静脉输液资格进行核准,经过机构申报、现场初审、资格核准及公示等程序,406 处村卫生室及 20 处社区卫生服务站通过核准。继续贯彻落实国家基本药物制度,2017 年,全区村卫生室销售基本药物 1495 万元,为群众报销药费及一般诊疗费 1566 万元。

卫生信息化　2017 年 5 月,22 家基层医疗卫生机构 HIS(医院信息管理)系统更新完成,各医疗卫生机构的工作人员信息、药品、诊疗项目、疾病目录等均进行了更新和维护,并对医保接口进行改造,实现数据的汇集共享。6 月,即墨区域卫生信息平台与青岛市级卫生平台成功对接,截至 2017 年底实现 20 张业务表格的上传,成为全青岛市第一个实现两级平台对接的区(市)。8 月,即墨区家庭医生签约与慢病管理系统(PC 端和 APP 端)在以往试点基础上正式上线运行。通过物联网技术实现自助血压计数据的自动上传,实现患者日常居家的监测信息采集上传。改造即墨区人民医院胸痛卒中中心系统,将卒中中心与区域卫生平台进行对接,实现卒中病人诊疗信息共享。更新核心交换机、防火墙等网络和安全设备,强化内外网隔离和安全防护。12 月,完成即墨区基层医疗机构诊疗目录、电子病历首页等信息的及时更新,为群众便捷就医提供强大的信息技术支撑。

基本建设　继续加强区、镇医疗卫生机构硬件建设,改善群众就诊环境。区中医医院改扩建项目被列为 2017 年基本建设类政府投资项目;对田横中心卫生院、段泊岚卫生院、金口卫生院进行修缮改造。

健康教育　进一步完善健康教育工作体系,加强村卫生室健康教育督导工作。结合健康教育新理念,对各医疗卫生单位健康教育人员进行两次专项培训。为全区医疗卫生单位编制发放 12 种健康教育宣传画和 12 种健康教育处方(类)6 种健康教育光碟共 84 万余份。重点针对艾滋病等重点疾病及突发公共卫生事件开展健康教育。组织各相关医疗卫生单位开展世界结核病日、世界卫生日、世界无烟日、高血压日等法定卫生节日宣传活动 10 余次,发放各类宣传材料 2 万余份,摆放宣传牌 100 块,受益群众 8000 余人。持续组织健康教育宣讲团专家开展健康教育"五进"活动,共开展各类知识讲座 295 场,受益群众 9000 余人,各医疗卫生单位开展健康教育讲座 5076 场次,受益群众 8 万余人。全面开展省级慢性病综合防控示范区建设,编印创建慢病示范区宣传材料、制作干预工具 15 万份(个)发放到相关创建单位,完成健康促进学校、健康促进企业、健康促进医院等健康细胞工程,2017 年底,顺利通过省级慢性病综合防控示范区现场评审验收。

健康扶贫　以家庭医生签约服务为依托,落实"八个一"工程。通过家庭医生签约服务形式,实行"一对一"健康扶贫,把即墨区省定 232 名患病贫困人口全部纳入管理,落实对患病贫困人口明确一所定点医院、确定一名家庭医生、签订一份承诺书、制定一张健康卡、建立一个健康档案、进行一次健康查体、组织一次健康会诊、发放一张健康明白纸。以"即墨模式"分级诊疗为依托,落实"三个一批"行动计划。各基层医疗卫生机构在对患病贫困人口全面摸底基础上,建档立卡,按照病种和紧急程度,科学分类制定贫困人口患病治疗措施。对能够一次性治愈的,组织相关专家集中力量实施治疗。对需要住院维持治疗的,组织区级相关医疗机构实施治疗。对需要长期治疗和健康管理的,组织基层医疗卫生机构在区级医疗机构指导下实施治疗和康复管理。以医疗救助和城乡大病保险制度为依托,落实便民惠民医疗服务。贫困人口在全区医保定点医疗机构住院实行"先诊疗、后结算",实行基本医疗保险、民政医疗救助"一站式"结算服务。区级医疗机构、镇街卫生院、社区卫生服务机构设立便民惠民门诊,对贫困人口提供便民惠民服务。镇街卫生院为贫困人口提供中药免费代煎服务;对患有高血压、糖尿病贫困人员采取常用药集中采购、定期供给制度;公立区级医疗机构、镇街卫生院、社区卫生服务机构对贫困人口就医免收个人自付的一般诊疗费、普通门诊诊察费，个人自付的副主任医师、主任医师门诊诊察费以及住院大型设备检查费减半收取。

计生优质服务　推进优生优育全程服务，加强高风险人群早孕随访和指导，提高孕产期保健服务和出生缺陷综合防治水平，落实好免费增补叶酸预防神经管缺陷项目工作，对 6468 名育龄妇女发放叶酸 28030 瓶。将婚前医学检查与孕前优生健康检查有机结合，实现国家免费孕前优生健康检查覆盖率达 100%。开展育龄妇女孕环情检测，参检人数 208736 人，参检率 99.18%。积极开展计生基层群众自治示范县创建活动，利用"5·29"会员活动日、"7·11"世界人口日广泛开展宣传服务活动，先后组织文艺演出 60 场，发放宣传材料 3 万份，展出展牌 200 块，出宣传栏、黑板报 1072 期，张贴标语 1090 条，挂过街横幅 120 条，设立咨询点 19 处，解答群众咨询 1000 余人次，参与活动人数达 12 万余人次。

奖扶制度　安排财政资金 9500 余万元，用于落实各种奖励、扶助政策。对符合奖励扶助政策的 45223 人、符合特别扶助政策的 1680 人，发放奖扶金 5500 万元，发放到位率 100%；对全区 2409 名符合条件的失业无业人员发放独生子女父母年老补助金 2640 万元；为 1684 名扶助对象发放医疗保险 25 万元，发放养老保险金 19 万元，发放再生育补助 5 万元，发放抱养补助金 1 万元，报销住院医疗费 5 万元。建立特殊家庭联系人制度，在就医"绿色通道"、进住养老机构等方面给予优先照顾。为 69148 名独生子女父母发放独生子女父母奖励费 547.37 万元；为 16000 多名符合政策生育的妇女发放分娩补助资金 800 万元。发挥计生协会作用，2017 年，区计生协会共募集人口关爱基金 120.14 万元，为 816 户计生特困家庭发放人口关爱救助 114.46 万元。对全区未成年独生子女死亡、低保家庭独生子女伤残及患有重大疾病等情况进行了摸底，对 7 个遭遇意外和疾病家庭给予每户 3000 元的公益金救助。

流动人口管理服务　建立流动人口季度清理清查和部门协作工作机制，切实提高流动人口信息采集准确率和卫生计生基本公共服务均等化服务覆盖率，全年清理新增流动人口 3625 人，发放宣传手册 3 万余份，为流动人口提供孕前优生健康检查、孕环情监测、药具发放、生育登记等计划生育基本公共服务 1.6 万余人次，提供建立居民健康档案、预防接种、孕产妇保健等基本公共卫生服务 1.3 万余人次；深入开展"健康即墨，你我共享"新市民健康城市行活动，促进和提高流动人口健康素养水平；积极参与国家流动人口卫生计生动态监测专项调查工作，在 5 个镇街 22 个村居完成调查问卷 480 份；继续开展流动人口均等化、社会融合和健康教育促进示范点创建活动，创建即墨品牌，促进流动人口融入城市社会，打造均等化和社会融合示范社区 5 个，打造健康教育促进示范企业 3 个、学校 3 所、家庭 4 个。区即发龙山投资有限公司荣获国家第一批"流动人口健康促进示范企业"称号。

大事记

5 月 20 日，国家卫生计生委卫生发展研究中心主任傅卫到即墨区调研卫生工作。

5 月 25～26 日，中华预防医学会会长王陇德一行 13 人到即墨区调研卫生工作，并与青岛蓝谷管理局、即墨区人民政府共同签署"健康中国"研究院筹建协议。

5 月 31 日，加拿大七橡树医院健康管理中心首席执行官凯瑞·索门德森女士一行 3 人到即墨区考察并签订即墨区健康管理中心咨询服务协议。

6 月 20 日，青岛市中心医疗集团蓝谷医院签约揭牌。

7 月 31 日，杨岩任即墨区卫生和计划生育局党委书记，卫生、计生两部门正式合并。

9 月 25～27 日，中华预防医学会会长王陇德带队到即墨区考察"健康即墨"工作情况、召集健康中国研究院专题会议。

9 月 28 日，中国老年保健医学研究会慢性病防治管理委员会在即墨区召开成立大会。中华预防医学会会长、中国工程院院士王陇德，国家卫生计生委家庭司司长、老龄办主任王海东，中国老年保健医学研究会常务副会长张力涓，国家卫生计生委疾控局监察专员常继乐，中国疾控中心党委书记、副主任李新华，青岛市卫生计生委副主任张华、即墨区政府副区长宋宗军出席会议并致辞。

10 月 11～13 日，国家卫生计生委卫生发展研究中心主任程龙带领老挝国家代表团一行 14 人到即墨区考察学习"健康即墨"发展模式。

11 月 17～19 日，第二届华东健康管理论坛暨山东省医学会第十一次健康管理学术会议在即墨举办。

11 月 21 日，中国新闻社青岛分社社长修建华一行 3 人到即墨区考察"医共体"建设工作情况。

12 月 18～19 日，山东省疾病预防控制中心副主任徐爱强一行 4 人到即墨区对省级慢性病综合防控示范区创建工作进行现场评估。

党委书记、局长:杨　岩
副局长:梅亦工、于朝晶、姜　杰、王　娟
纪委书记:王希良
电　话:88512617
电子信箱:88512617@163.com
邮政编码:266200
地　　址:青岛市即墨区新兴路78号

青岛市即墨区人民医院

概况　即墨区人民医院年内职工总数1720人,其中,卫生技术人员1412人,占职工总数的82%;行政工勤人员229人,占职工总数的13%。卫生技术人员中,高级职称131人、中级职称732人、初级职称559人,占比分别8.6%、51.8%、39.6%。医生与护士之比1:1.6。床位总数1253张,设职能科室23个、临床科室36个、医技科室10个。

业务工作　年门诊量130.9万人次。其中急诊12110人次。收住院56800人次;床位使用率94.3%,同比增加0.8%;床位周转次数46.3次;入院与出院诊断符合率99.9%,手术前后诊断符合率100%,抢救危重病人数13521人次,抢救成功率96.2%。治愈率42.5%,好转率54.4%,病死率0.5%。院内感染率1%,甲级病案符合率98%。

业务收入　全年业务收入86390万元,比上年增长6%。

固定资产　全年固定资产总值61972万元,比上年增长10%。

医疗设备更新　新增添VN500新生儿高频呼吸机、POPULUS Ti数字化X射线透视摄影系统、Planmeca3D口腔X射线数字化体层摄影、uMammo590i数字乳腺机及配件、EPIQ5彩超、DC-8彩色多普勒超声诊断仪、GIF-H290超高清电子胃镜、CF-H290I超高清电子结肠镜、GEN11超声高频外科集成系统、GEN11超声高频外科集成系统、Ziehm8000C臂X线机、1488高清电子腹腔镜系统、560P关节镜等14件大型医疗设备,总价值1503万元。

基础建设　新建教学楼1710平方米。

卫生改革　2017年8月,成立理事会和监事会,并聘任医院管理层。与17家乡镇医院成为医疗共同体,从技术支持、人才培养、学科建设、上下转诊等方面进行全方位帮扶。大沽河院区实现双向转诊。提供覆盖全区的远程医疗服务,开展远程会诊、影像诊断、心电会诊、继续教育等,并实现远程医疗的制度化、规范化、常态化,放射远程会诊完成诊断1200余人次。

启用国家级和平社区卫生服务中心。中心建筑面积1800平方米,承担辖区8个社区和5个自然村的居民健康档案管理等服务。开诊中心计划免疫门诊,成为区第一家使用电子核签系统的计划免疫门诊。成立3个家庭医生服务团队,完成辖区12659份重点人群的健康档案复核工作,签约家庭医生的11857人,其中重点人群签约率达63%。

医疗质量管理　采取预防性管理,对病人从入院到出院的整个医疗过程,实行全程质量控制。建立由院级全面信息化质控、院级专项质控小组、科室质控小组三级组成的质控体系,成立围手术期管理等16个质控小组,建立科室质控标准。自主开发多种质控程序,定期对介入、手术、交接班、非计划再次手术、病案质量等重点环节进行全面质控,实现PDCA循环,逐步强化重点部门、关键环节和薄弱环节监管。深入开展"医疗质量与安全活动",医疗质量不断改进。"5S"工作取得显著成效。除完成10个标杆科室的"5S"试点工作外,2017年7月在全院推广并取得了显著效果。启动品管圈活动。完成10个科室的品管圈的期中评核。MDT活动常态化。特别是胸外科与呼吸内科、肿瘤科、CT室、病理科等继续组织胸部疾病MDT活动,每周1次。

医疗特色　加强新技术新项目的管理。小儿科开展尿素^{13}C呼气试验;妇科对子宫内膜癌等妇科恶性肿瘤的腹腔镜下规范手术治疗,此类技术在青岛同类医院中居领先水平;肝胆外科利用腹腔镜、胆道镜、十二指肠镜多镜联合取石,进一步拓展微创手术的适应证和手术范围;开展腹腔镜胃癌根治、半肝切除、胰腺尾部切除腹腔镜疝修补等复杂手术;提倡精准肝切除理念,包括充分术前准备,术中联合麻醉科尽量降低中心静脉压减少出血,半肝切除尽量不输血或少输血;骨一科完成闭合复位C形臂透视下精准定位结合扇形减压微创治疗股骨颈骨折的保髋治疗;改良Stoppa入路治疗髋臼骨折;口腔外科开展包括即刻种植、上颌窦内提升等高端技术;神经外科开展内镜锁孔微创治疗超急性期硬膜外血肿;手足显微外科开展足踝外科手术,独立完成马蹄内翻足的矫形手术、经腓骨窦入路治疗跟骨骨折手术;胸外科掌握完全腔镜下的肺叶切除加系统性淋巴结清扫术,手术时间较前缩短;开展肺段切除术,最大限度地保留肺功能。成功开展单孔胸腔镜微创技术。

呼吸内一科对早中期 COPD 患者给予吸入胆碱能受体阻断剂噻托溴铵吸入剂早期干预治疗。对晚期 COPD 患者及合并呼吸衰竭指导应用家庭氧疗及无创呼吸机康复治疗，减少患者的住院次数，改善其生活质量；呼吸内二科开展纤支镜 TBLB、床旁肺功能检测、胸膜活检、γ 干扰素检测、微生物快速检测等新项目，纤支镜例数翻倍增长，肺功能检测数量大增；开展无痛联合胃肠镜检查，且采用单人肠镜技术；心内一科采用冠状动脉内血栓抽吸技术，在专家指导下，成功开展医院第一例经皮冠状动脉腔内旋磨术；介入超声技术又有新突破，超声引导下微波消融大肌瘤及子宫腺肌病，功能科与妇科合作消融 6 例直径 8～11 厘米的肌瘤，消融彻底，保留子宫；为 12 例有生育要求的子宫肌瘤患者进行肌瘤消融，为其早日受孕争取时间，有 10 例患者成功分娩，该技术是青岛市的唯一技术；独立开展甲状腺穿刺活检技术，穿刺难度大，成功开展 11 例。

急救中心建设成效显著。与全区各乡镇卫生院和 120 急救机构整合，建立院前与院内联系的网络平台，120 急救网络与医院信息管理系统对接，院内急诊人员即可提前获知病人的基本信息和处置措施，提前做好相应的准备。加强门、急诊静脉输液管理。每月对门、急诊静脉输液处方进行点评，将不合理用药情况及时反馈至临床，并于 2017 年 7 月取消门诊输液，规范门、急诊静脉输液情况，减少静脉输液使用率。

科研工作　年内课题科研项目市级 1 项，发表论文 63 篇，其中国内论文 58 篇，出版专著 5 部。

继续教育　承担继续教育项目 4 个，外派进修学习 20 人次。

精神文明建设　深入开展医院文化建设，优化医疗服务，提升满意度。按照上级党委部署要求，扎实推进"两学一做"学习教育，使其常态化制度化。制定学习清单，自上而下制定学习计划，医院党委、各支部定期召开"三会一课"、开展主题党日活动。开展"学习廖俊波，争做忠诚、干净、担当的党员干部"、"学习习近平总书记 7·26 重要讲话"主题党日活动，组织广大党员干部观看《榜样》专题节目，并撰写学习心得；召开学习贯彻十九大精神专题会议。

成立全院性糖尿病教育小组。分批次对各科护士进行系统、规范的培训及临床指导共 4 次，并举办糖尿病防治知识竞赛。进一步优化门诊患者就医流程。开展门诊预约诊疗服务，完善预约功能。优化产科流程，不断完善产房标准化的操作规程，增加胎儿中心监护系统，产房建立手术室；取消手写毒麻药品处方，实现门诊、病房麻醉药品登记信息化。该项工作居于省内领先水平，以此为基础召开的无纸化毒麻药品处方现场会吸引省内 50 余名专家前来参观交流。实现心电图远程管理。

举办医师节庆祝活动。评选"十佳科主任"、"十佳优秀医师"和优秀医师活动，并在医院公众号及报纸进行宣传；举办摄影比赛、"三基三严"理论比赛；举办两场法律法规培训；拍摄一部微电影。举办护士节表彰活动。邀请青岛电视台资深形象设计师为全院护士举办讲座。

不断创新志愿服务模式，开展创新志愿服务项目 21 个，参与科室 32 个，活动 96 次，服务 3600 余人次。选派 2 名医师，远赴贵州省安顺市紫云县帮扶妇产科、口腔科。选派 2 名医师，远赴甘肃省陇南市文县帮扶胃肠外科、神经外科。以 2 名文县帮扶医师为纽带，进一步帮扶甘肃陇南文县口头坝小学，全院募集捐款 6 万余元，采购棉衣送到甘肃。

完成辖区内 497 名学龄儿童的窝沟封闭和涂氟防龋治疗的口腔疾病基本预防项目。作为青岛市首批试点开展"微笑少年"活动，对第二实验小学一年级 600 余名新生进行口腔检查。为低保老人免费安装义齿项目，筛查 900 余人，为 103 位老人安装义齿。顺利完成 7000 人次的"两癌"筛查任务，筛查出乳腺癌 5 例，宫颈 CINⅢ 级病变 9 例，做到早发现早治疗，患者的预后较好。"两癌"筛查的工作流程，信息上报，档案管理和"两癌"阳性率的检出率位于青岛市前列。

开展送医下乡活动，下乡义诊 5 次，义诊 2700 余人次。开展卫生日活动 17 次。开展健康教育讲座 27 次，培训 800 余人次。开展"五进"活动，举办健康教育讲座 27 次。进学校、机关、工厂开展心肺复苏、气管异物、外伤急救等急救知识普及讲座 15 次，提高了市民的急救知识，受益人数 1000 余人。

顺利通过青岛市卫生系统安全生产达标评审，成为即墨区第一家达标单位。

大事记

3 月 2 日，国家卫生计生委考察团来院调研分级诊疗等工作。

4 月 6 日，第四代医院信息系统（HIS）软件升级工程正式完成。

5 月 18 日，山东电视台《山东新闻联播》节目，以《牢记总书记嘱托 奋力走在前列——身边这五年：小院长的大医改》为题，播出医院近年来的改革经验。

6月24日,国内知名神经外科专家、北京天坛医院宗绪毅主任受聘为医院客座教授。

8月9日,医院召开第一届理事会成立大会,医院理事会人员组成:理事长吕杰,执行理事宋启京、孙吉书,外部理事市编办管崇伟、发改局李有积、财政局孙丕辉、人社局孙广敏、医管中心姜尊平,职工理事医院财务科周保强。医院监事会人员组成:主任高中设,外部监事编办宋大宾、卫计局高秀珍、医院法律顾问姜雷鸣,职工监事医院工会綦玉洁。会后召开第一届理事会第一次会议。表决聘任医院管理层,产生宋启京为院长,王克明、丛莉、潘延涌为副院长的新的法人治理结构管理层。

8月8日,四川省阿坝州九寨沟县发生地震,医院派驻甘肃文县支医医生赵克俊、戴庆涛第一时间赶赴灾区参与救援。

9月27日,中华预防医学会会长、中国工程院院士王陇德来院调研胸痛中心、卒中中心工作。

10月,新生儿科被评选为"青岛市医疗卫生B类重点学科",骨三科副主任乔真理被评选为"青岛市医疗卫生优秀青年医学人才"。

10月12日,老挝卫生部考察团一行10人,在国家卫生计生委卫生发展研究中心信息室主任程龙的陪同下来院参观考察胸痛、卒中中心工作。

10月30日,即墨市撤市设区,即墨市人民医院更名为即墨区人民医院。

11月,山东省脑血管病医疗质量管理与控制工作会议暨中国卒中中心授牌仪式上,医院卒中中心通过国家卫计委神经内科医疗质量控制中心审核,获得中国卒中中心联盟(CSCA)授牌。这标志着医院的脑卒中规范诊疗得到国家专业行业认可,成为即墨地区首家,也是唯一一家青岛急性脑卒中溶栓地图医院。

11月21日,中国新闻社青岛分社社长修建华在青岛市医改办综合处有关人员陪同下,带队来院参观考察胸痛中心、卒中中心建设情况。

12月2日,全国耳鼻喉专科联盟成立大会召开,即墨区人民医院耳鼻喉科加入全国最大规模的专科联盟,并接受授牌。

荣誉称号 医院获得2017年度青岛医疗新媒体创新奖。理事长吕杰获国家卫计委2017年"改善医疗服务优秀管理者"称号。

党委书记、理事长:吕　杰
党委副书记、院长:宋启京
党委副书记:孙吉书
副　院　长:王克明、丛　莉、潘延涌

院办电话:88512122
传真号码:88513099
邮政编码:266200
地　　　址:青岛市即墨区健民街4号

(撰稿人:李　馨)

青岛市即墨区中医医院

概况 医院年内占地面积3.34万平方米,建筑面积4.94万平方米。职工总数1048人,其中,卫生技术人员842人,占职工总数的80.34%;行政工勤人员108人,占职工总数的10.30%。卫生技术人员中,高级卫生技术人员51人,占卫生技术人员总数的6.06%;中级卫生技术人员342人,占卫生技术人员总数的40.62%;初级卫生技术人员333人,占卫生技术人员总数的39.55%。全院医护比为1:1.23。2017年医院床位总数700张,设职能科室22个,开设17个病区,临床一级科室17个,专病专科门诊22个,医技科室12个。

业务工作 全年门诊量58.27万人次,同比增长16.4%,其中急诊5.1万人次,同比减少1.9%。收住院2.86万人次,同比增长11.9%;床位使用率107%,同比增长10.3%;床位周转次数41.0次,同比增长12%。

业务收入 全年业务收入36136.80万元,同比增长16.35%。

固定资产 全年固定资产总值21970.97万元,同比增长14.51%。

医疗设备更新 引进西门子64排128层高端CT机1台;购置并启用可容纳16人同时治疗的方形高压氧舱;B超室引进1台德国西门子ACUSON S3000全数字化多功能彩色多普勒超声诊断仪。

基础建设 完成老病房楼维修改造回迁,开设床位289张;完成原办公楼改建药库项目并投入使用。

卫生改革 2017年医院实行公立医院法人治理结构改革,设立由理事会、管理层、监事会组成的新组织架构,建立科学高效地新运行机制,健全多层次、全方位监管体系。

医疗特色 医院充分发挥中医药特色优势,进一步加强中医诊疗水平,加快中医重点专科建设,完善中医药人才队伍建设,重视中医药师承教育,将"名医、名药、名科、名院"四名工程确立为医院长期发展战略,坚持以中医药特色以及中西医结合等优势打造医院核心竞争力。

名医建设。引进中医类别医师近 20 人，充实中医人才队伍。通过师承方式，培养一批中医药传承创新型人才。医院中医妇科传承人矫琰庆，被评为青岛市中医药类优秀青年医学人才；骨伤科王希强被评为青岛市优秀青年医学专家。成立中医教研室，加强中医药人才的理论和技能培养。聘请山东省名中医专家到医院坐诊、讲课、重温中医经典，提高医院中医药人才的专业技能。开展第六届即墨养生膏方节，特邀全国著名膏方专家上海市中医医院李越华教授、天津中医药大学第一附属医院唐毅教授定期到医院坐诊。

名药建设。积极推广中医药适宜技术，提高中医药使用率。每年开展"冬病夏治"三伏贴和冬令膏方节工作。医院首次开展"冬病冬防"三九贴。继续实施中医药应用考核激励政策，中药使用率 98% 以上。鼓励自制制剂研发工作。碎石科和制剂室合作研制的"金葵排石合剂"获得山东省食品药品监督管理局批准的自制制剂批号，医院共有省食药监局批准的自制制剂批号 26 个，院内协定处方 40 余个。2017 年小儿推拿科研制敷脐药包"肠胃散"；脾胃病科研制的"白术益胃散"，为提高病人的依从性，由散剂改为茶剂；ICU 研制的"健脾和中汤"申请国家专利；肿瘤科研制的"扶正保真汤"治疗"肺脾气虚证"和"肺阴虚证"肺癌取得较满意的临床疗效。设立中药标本馆，打造中医药文化长廊。馆内收集 600 余种中药标本，中医药文献古籍及用品 100 余种。

名科建设。针推科是医院第一个省级重点专科。2017 年，医院颈肩腰腿痛针推诊疗中心被立项为青岛市中医药类 B 类重点学科（诊疗中心），科室"针刀闭合性松解术配合手法治疗颈源性眩晕的临床研究"项目成果荣获即墨区科技进步一等奖；肛肠科入选为青岛市医疗卫生 C 类重点学科。

名院建设。医院完善治未病科职责，加强中医养生保健知识推广，开展"养生保健进万家"活动，组织中医专家进社区、进乡村、进企业，开展养生保健知识讲座等。加入由山东中医药大学第二附属医院牵头成立的山东省中西医结合康复医疗联盟。参加北京远程光明公益基金会，获得两个 100 万元中医"医联体"暨数字化国医馆专项基金。即墨区中医药健康养生科普基地落户医院。

西医学科建设。骨伤科开展新技术 B 超定位动脉微创治疗复杂骨盆髋臼骨折、自制骨打压器治疗胫骨平台塌陷骨折等。脊柱外科开展多段胸腰椎压缩骨折的椎体成形术、陈旧性腰椎压缩骨折的椎体成形术等；泌尿外科成功完成医院首例腹腔镜输尿管癌根治性切除术、首例腹腔镜肾上腺嗜铬细胞瘤切除术、首例肾实质切开取石术。神经外科开展颅内压监测技术。普外科开展腹腔镜直肠癌根治手术，并独立操作完成 4 例，无并发症。乳腺血管外科开展医院第一例介入下下腔静脉滤器植入术；开展即墨区首例乳腺肿瘤微创旋切术。微创普外科免气腹悬吊系统腹腔镜阑尾切除术、腹腔镜胆道镜双镜联合胆囊切除＋胆总管切开取石＋T 管引流术等。胸外科开展胸腔镜下肺叶切除术、胸腔镜下肺大泡切除术、食管癌根治术等。眼科顺利开展玻璃体切除联合视网膜激光光凝术 21 例，独立开展玻璃体腔穿刺注药术 16 例，开展中药定向离子导入近 50 例。针推科开展腰大肌间沟神经阻滞治疗腰痛、椎间盘盲穿注射疗法治疗极外侧型腰椎间盘突出。耳鼻喉科开展切除钩突尾端开放上颌窦、筛窦手术。小儿科开展超声波、小儿推拿、拔罐、艾灸、贴敷，辅助治疗小儿肺炎、支气管炎、小儿腹泻、过敏性紫癜和感冒等。内分泌科胰岛素泵应用多例，使病人血糖平稳下降。康复科开展肩、膝关节松动技术和中西医结合治疗术后尿潴留等。麻醉科开展可视喉镜气管插管技术。放射科开展的颅脑血管（MRA、MRV）、磁共振水成像（MRCP、MRU）、磁共振弥散成像 DWI、肝脏肿瘤、妇科良恶性肿瘤、消化道肿瘤、梗阻性黄疸、急性消化道出血等介入治疗，开展肝转移瘤的个体介入治疗。检验科增加降钙素原（PCT）的常规检验和高血压三项及醛固酮和儿茶酚胺的检测增加甲状腺相关抗体等 7 项检验。CT 室在胸外科的协作下独立开展肺癌微波消融技术，填补即墨区微波消融在肺肿瘤微创治疗方面的空白；开展即墨区首例脑内肿瘤的粒子植入术；利用新 128 层 CT 独立开展及颅脑动脉 CTA 心脏冠状动脉 CTA。病理科新上 ALK 和 BRAF 基因检测对非小细胞肺癌和结直肠癌的靶向用药参考，在即墨区属首家开展单位。B 超室开展胎儿 NT 测量，此项技术的开展对胎儿 18-三体和 21-三体等疾病的筛查有很重要的参考价值。

大事记

1 月，中国青岛国际健康产业先行试验区——干细胞再生医学转化中心落户医院。

3 月 22 日，即墨区中医医院普东分院启用仪式在普东分院举行。

5 月 8 日，即墨区疾病预防控制中心体检职能划归医院。医院设立职业健康体检中心，全面开展预防性健康体检工作。

8 月 9 日，医院召开第一届理事会成立大会暨第一届理事会第一次会议。

9月12日,医院加入北京佑安医疗联盟全国肝病医联体和青岛市肝病专科医联体,患者手术可获1000元补助。

10月13日,山东省卫生和计划生育监督所专家组到医院,就职业病体检资质进行论证和审定。医院职业体检中心顺利通过资质验收。

11月30日,医院方形高压氧舱正式开舱投入使用,新高压氧科建筑面积约1000平方米,是岛城地区第一台方形高压氧舱。

12月9~10日,医院应邀参加全国中医院民族医院发展策略高峰论坛。医院党委书记、理事长祝明浩作为特邀嘉宾出席论坛。

荣誉称号　医院获得"青岛市文明标兵单位""青岛市院前急救先进集体""山东省中西医结合康复医疗先进单位"等荣誉称号。

党委书记、理事长:祝明浩
院　　　长:赵成欣
副 书 记:王存哲、李瑞生
纪委书记:王希强
副 院 长:张秀芹
监事会主任:钟振球
工会主席:韩珺
院办电话:88555086
传真号码:88515132
电子邮箱:xuanchuanke2960@163.com
邮政编码:266200
地　　　址:青岛市即墨区蓝鳌路1281号
（撰稿人:王胜先）

青岛市即墨区第三人民医院

概况　年内医院占地面积1.7万平方米,医疗用房7763平方米。职工总数263人,其中,卫生技术人员237人,占职工总数的90%;行政工勤人员26人,占职工总数的10%。卫生技术人员中,高级职称8人、中级90人、初级148人,分别占职工总数的3%、34%、56%;医生与护士比1∶0.6。床位110张。设职能科室11个、临床科室14个、医技科室3个。

业务工作　年门诊量21.40万人次,比上年增加3.82%。其中收住院2573人,比上年增加1.82%。床位使用率79.9%。入院与出院诊断符合率为100%。手术前后诊断符合率99.9%。抢救危重病人85人次,抢救成功率98.8%。甲级病案符合率

100%。

业务收入　全年业务收入6544万元,比上年增长12.18%。

固定资产　全年固定资产总值1748.29万元,比上年增长1.25%。

医疗设备更新　2017年购入进口全身彩色多普勒超声诊断仪;进口全自动凝血分析仪、进口白内障超声乳化仪、进口纤维喉镜、眼科A超测量仪、电脑验光仪等诊断和治疗设备,总价值288.6万元。

卫生改革　规范医院行政管理和医疗质量等各项规章制度。

科研工作　国内杂志发表论文12篇。

继续教育　外派8名医务人员进修学习。

大事记

6月22日,赵志坚任医院党支部书记、院长,原党支部书记兼院长高启全调离。

党支部书记、院长:赵志坚
副 院 长:于启方、褚存超、王德帅
副 院 长:王亚东、于钦波、张吉胜
院办电话:88512156
传真号码:88530109
电子邮箱:jimoshisanyuan@126.com
邮政编码:266200
地　　　址:青岛市即墨区嵩山二路129号
（撰稿人:巩志松）

青岛市即墨区卫生计生综合监督执法局

概况　年内有职工26人,其中,卫生技术人员20人,占职工总数的76.9%。卫生技术人员中,高级职称5人、中级职称11人、初级职称2人,分别占职工总数的19.2%、42.3%和7.69%。设有综合科、卫生稽查审核科、公共卫生监督科、医疗卫生监督一科、医疗卫生监督二科、学校卫生监督科6个职能科室。

业务工作　推行"双随机一公开"监管模式。2017年,收到国家要求开展的"双随机"抽检任务共7类180个,全部完成并成功报送国家平台;在青岛市"双随机"执法平台完成11项次60家单位的抽检任务;在完成上述任务的同时,在医疗、学校、公共场所和生活饮用水领域抽取25%的监管单位,共750家开展"双随机"活动。

全面落实执法全过程记录制度。试行说理式执法文书。继续实施医疗机构不良执业行为记分制度、医疗机构负责人约谈制度、违法行为曝光制度等长效

监管机制。先后对个体诊所、社区卫生服务站和口腔诊所分类进行整治;联合第三方机构对口腔诊所、门诊部和医院口腔科开展消毒隔离监督检查与采样检测;对医疗废物、污水处置情况开展专项检查;以村卫生室和社区卫生服务站未经核准开展抗菌药物输注和因龄退出乡医队伍仍继续执业人员为重点,在全区范围内开展 2017 净秋计划——基层医疗机构专项整治行动。全年累计检查医疗机构 2000 余家,查处违法行为 180 余起。申请强制执行非法行医案 3 起,因超范围执业吊销 1 家民营医疗机构执业许可证。

打击非法医疗美容有举措。牵头召开卫生、公安、网络办、食药、人社、市场监管六部门联席会,同六部门联合制发《即墨区严厉打击非法医疗美容专项行动方案》,对全区生活美容机构进行排查,同 52 家单位签订《依法开展生活美容承诺书》。在专项行动中,检查生活美容场所 42 家,对 3 起非法医疗美容行为进行立案查处,罚款 6000 元。

开展农村设计日供水 1000 吨以下 100 吨以上集中式供水单位摸底调查,制定即墨区 2017 年生活饮用水卫生监督监测计划,加强对全区集中式供水单位、小区现制现售水和学生直饮水的采样检测。全年检测集中式供水单位水质 86 份,检测小区现制现售水质 55 份,对 12 家水质检测不合格的单位给予行政处罚。联合检测中心对中小学及幼儿园直饮水滤芯更换情况、涉水产品索证情况进行全面检查,采集水样 212 份。

为规范公共场所执业行为,全面实行公共场所卫生监督信息公示制度。在夏季游泳高峰期,组织开展游泳场所专项整治活动,对 2 家检测不合格单位,依法予以处理。以创建省级食品安全城市为契机,继续加大对餐饮具集中消毒单位监管和指导力度,通过整合资源、扩大规模、添加设备、改进工艺等手段,进一步规范餐饮具集中消毒企业,于 12 月顺利通过省级食品安全城市的验收。

党支部书记、局长:兰国新
副 局 长:王凤越、杨军功
电　　话:88539526
传　　真:88515555
电子信箱:jmwsjds@126.com
邮政编码:266200
地　　址:青岛市即墨区振华街 144 号

青岛市即墨区疾病预防控制中心

概况　青岛市即墨区疾病预防控制中心,年内单位占地面积 5400 平方米,其中,业务用房面积 2700 平方米。年内职工总数 56 人,其中,卫生技术人员 42 人,占职工总数的 75%;行政工勤人员 14 人,占职工总数的 25%。卫生技术人员中,高级职称 8 人,中级职称 15 人,初级职称 19 人,分别占卫生技术人员总数的 19%、36%、45%。中心内设传染病防制科、慢性病地方病防制科、计划免疫科、病媒生物防制消杀科、劳动与学校卫生科、检测检验科、体检科、艾滋病性病防制科和综合科 9 个科室。

业务工作　2017 年全区新建三处接种单位,两处接种门诊增设数字化签核系统,全区免疫规划儿童基础免疫接种率均在 95% 以上,适龄儿童接种水痘疫苗接种率保持 90% 以上。青岛市国家免疫规划疫苗接种率和及时率考核中排名并列第一。

制发 H7N9 禽流感疫情处置应急预案,组建应急队伍并组织演练。做好手足口病病例流行病学调查,指导各工作站对学校和托幼机构进行督导检查,落实室内消毒措施。2017 年,指导处理手足口病聚集疫情共计 182 起,报告手足口病聚集疫情突发公共卫生事件相关信息 5 起。6 月,组织完成全区 24 家狂犬病暴露处置门诊现场督导检查,完成狂犬病暴露处置门诊负责人及疫苗接种人员专业技能培训。加强艾滋病防治,进行艾滋病自愿咨询检测 806 人次。全年完成结核病初诊病人登记 2944 人,登记率为 2.67‰。

积极创建省级慢性病防控示范区,建设健康小屋一处,在区人民医院 HIS 系统中增加慢性病监测管理模块,2017 年 12 月,创立通过验收,实现伤害、肿瘤、脑卒中以及死因监测等慢性病数据的自动筛选抓取,解决填报不及时、不准确和漏报等问题。

开展鼠、蚊、蟑、蝇和蝉的监测任务。9 月,开展白纹伊蚊密度专项调查;11 月,开展蟑螂、鼠类不同行业侵害性专项调查。全年接到 36 起疑似食源性疾病暴发事件,及时流调处置 10 起,均进行网络直报。6 月 20 日,组织食源性疾病应急处置演练。

2017 年 3 月,顺利通过山东省检验检测机构资质认定复评审;通过省级质量控制及能力验证;对即墨区 1212 家备案企业职业病危害因素进行分类和整理,掌握全区的重点职业病危害企业、人群及种类分布。4 月,体检业务整体划归区中医医院。全区学校体检完成率 100%,实际体检学生 13.77 万人,学生体检完成率为 99.97%。

固定资产　全年固定资产总值 831.95 万元,比上年减少 16.58%。

基础建设　在即墨区创智新区新建疾控中心大

楼 8500 平方米,其中,疾控中心面积 6000 平方米。

卫生改革 中心全面推行"5S"管理工作,杜绝浪费,最大程度地利用已有资源,提高职工自律并形成习惯,以更好投入疾病防控工作。

科研工作 2017 年,即墨区被确定为国家级土源性线虫病流动监测点,顺利完成辖区内土源性线虫调查工作,采样 1000 份样品,查出鞭虫阳性 3 例。调查 3～9 岁儿童 50 多例,检出蛲虫病 1 例。

大事记

4 月 1 日,取消预防性健康体检、卫生检测和委托性卫生防疫服务费。

7 月 31 日,宋卫东任即墨区疾控中心主任,邵永源任党总支书记。

9 月 21 日,"5S"管理工作启动并组织全体职工参加培训。

9 月 27 日,中华预防医学会会长、中国工程院院士王陇德视察疾控工作,中国疾控中心副书记、纪委书记王健,青岛市疾控中心主任高汝钦和即墨区卫计局局长杨岩陪同视察。

11 月 6～11 日,中心进行国家土源性线虫调查工作。

荣誉称号 获得"山东省省传染病信息与突发公共卫生事件报告管理先进集体""山东省艾滋病防治工作先进集体"称号。

中心主任:宋卫东
党总支书记:邵永源
中心副主任:华泽凯、孙允义
电　　话:86657816
电子邮箱:jmcdc7816@163.com
邮政编码:266200
地　　址:青岛市即墨区振华街 144 号

（撰稿人:刘胜娜）

完成保障任务 64 次,累计出动急救单元 178 次。

固定资产 2017 年,中心固定资产总值 633.32 万元。

基础建设 2017 年,筹资 130 万元建立胸痛、卒中病人救治平台,该平台于 8 月 4 日正式运行。该平台将病人信息在院前院内互通共享,实现心梗和脑卒中病人院前院内救治无缝衔接。

院前急救内涵建设 加强业务交流学习。9 月,在北京举办的"第四届全国急救导师授课技能大赛"中,白琳、兰瑞红在全国 27 支参赛队伍中取得自选题目、现场发挥题目第一名、团体第一的好成绩。12 月,在海口举办的"第六届全国急救技能大赛"中即墨区人民医院急救站代表队在全国 32 支队伍中脱颖而出,荣获团体一等奖,护士、驾驶员获个人二等奖,医生获个人三等奖。

社会化培训 将健康教育与急救培训有机结合,广泛开展社会化培训,普及急救知识。根据区卫生计生局开展的健康教育"进社区、进学校、进村庄、进机关、进工厂"活动安排,经过考核筛选,在全区医疗机构中选拔出优秀讲师 82 名,制作 PPT 课件 88 个。2017 年,在全区累计开展培训 200 余场次,培训人员 7000 余人次。

荣誉称号 2017 年中心获得青岛市院前急救先进集体、即墨卫生计生系统先进单位等荣誉称号。

主　　任:迟春兰
副 主 任:周珍萍
电　　话:88518996
传真号码:88518996
电子邮箱:jimo120@126.com
邮政编码:266200
地　　址:青岛市即墨区新兴路 78 号

（撰稿人:兰瑞红）

青岛市即墨区 120 急救调度指挥中心

概况 青岛市即墨区 120 急救调度指挥中心是 2004 年 11 月 19 日正式启动运行的全额预算单位,隶属于即墨区卫生和计划生育局。2017 年在职职工总数为 15 人,其中,卫生技术人员 15 人,占职工总数的 100%。拥有高级职称 2 人,中级职称 5 人,初级职称 8 人,分别占职工总数的 13.33%、33.33%、53.33%。

业务工作 2017 年,中心共接听电话 48134 个,比上年降低 8%;派车 17813 次,比上年提高 6.1%;救治转运病人 16562 人,比上年提高 2.2%。2017 年,

青岛市即墨区市南医院

概况 即墨区市南医院,又称即墨区结核病防治中心,2017 年职工总数 58 人,其中,卫生技术人员 50 人,占职工总数的 86%;行政工勤人员 8 人,占职工总数 14%。卫生技术人员中,高、中、初级职称分别为 2 人、14 人、34 人,分别占职工总数的 3%、24%、58%,医护比为 1:2。床位 90 张,设职能科室 6 个、临床科室 3 个、医技科室 4 个。

业务工作 2017 年门诊量 3685 人次,比 2016 年下降 21%;2017 年住院 644 人次,比 2016 年增长

10％；2017 年床位使用率 62％，比 2016 年提高 1％；2017 年床位周转 7.09 次，比 2016 年提高 9％；入院和出院诊断符合率 100％；病人好转率 99％。

业务收入 2017 年业务总收入 835 万元，比 2016 年增加 12％。

固定资产 2017 年全年固定资产总值 952 万元，比 2016 年增加 65％。

卫生改革 2017 年，实施法人结构治理。组建理事会，任期为 5 年。理事会成员定为 9 名，分别由市人社、发改、财政、卫计局及医院职工代表组成。其中，执行理事 3 名，职工理事 1 名，外部理事 5 名。院党支部书记、院长兼任理事长。执行理事由卫计局委派，职工理事由医院职工大会选举产生，外部理事由人社局、发改局、卫计局、财政局从外部理事库中选聘。理事会是医院的领导决策机构，对医院发展战略、规划和医院管理等重要事务进行领导、决策、咨询、协调。组建监事会。监事会由 3 人组成，其中外部监事 2 名、职工监事 1 名，外部监事由区卫计局相关科室负责人和卫计局法律顾问担任，职工监事由医院职工大会选举产生。监事会为医院内部监督机构。负责对理事会决策和管理层执行情况理事会决策情况、医院财力资产和运营情况进行监督。

医疗特色 开展山东省结核病新型防治服务体系"三位一体"项目，进一步提升结核病防治水平。根据临床工作实际和业务发展需要，开展耳穴压豆治疗结核病。

科研工作 2017 年在国家级杂志上发表论文 2 篇。

大事记

6 月 8 日，即墨区市南医院与青岛市胸科医院建立医疗联合体。青岛市胸科医院副院长赵延旭与医院院长林忠贤签署医疗联合体协议书。

8 月 9 日，在医院二楼会议室主持召开即墨区市南医院第一届理事会成立大会和第一届理事会第一次会议。会议审议通过《市南医院章程》《理事会议事规则》《医院规章制度》等事项。会议确定每年两次的理事会议对医院的年度工作计划和总结、年度财务预算、人事计划、内部改革等重大事项进行评估和决策。

荣誉称号 获得"即墨区安全生产先进单位"称号。

党支部书记、院长：林忠贤

副 院 长：史坛芳、李 松

院办电话：58556068

邮政编码：266200

地 址：青岛市即墨区烟青路 95 号

（撰稿人：李 松）

青岛市即墨区市北医院

概况 即墨区市北医院年内职工总数 140 人，其中，卫生技术人员 128 人，占职工总数的 91.4％；行政工勤人员 12 人，占职工总数的 8.6％。卫生技术人员中，高级职称 13 人、中级职称 46 人、初级职称 58 人，分别占技术人员的 9.4％、35.9％、45.3％。医护比为 1∶1.8。床位总数 190 张，设 4 个职能科室、6 个临床科室和 3 个医技科室。

业务工作 年门诊量 3.51 万人次。收住院 891 人，床位使用率 93.1％，床位周转次数 1.5，入院与出院诊断符合率 100％，治愈率 30.1％，好转率 69.9％，院内感染率 0，甲级病案符合率 98％。

业务收入 全年业务收入 1531 万元，比上年同期增长 7.9％。

固定资产 全年固定资产总值 2380.5 万元，比上年增加 0.87％。

卫生改革 2017 年医院成立 6 个家庭医生服务团队，团队成员由临床医师、护师、公卫医师 16 人组成，团队长由团队中的科室主任担任，每个团队中由区中医医院一名临床医师担任团队的指导专家。医院对家庭医生服务团队的工作人员进行业务培训，使工作人员迅速掌握家庭医生签约服务工作内容、服务流程、工作重点。家庭医生走村入户开展签约工作时，对每名签约对象进行详细的病情检查和康复指导，一一签订协议书，并向他们讲解家庭医生签约服务和基本公共卫生服务等内容。2017 年，建立居民健康档案 4.8 万份，建档率达 92.7％以上，管理 65 岁以上老人 6239 人，管理高血压患者 4719 人，管理糖尿病患者 1549 人，管理重性精神病患者 237 人，管理冠心病患者 500 人，管理脑卒中患者 318 人，为 484 名孕产妇建立了健康档案和孕产妇保健手册。

医疗特色 "心灵救助"行动是市北医院特色的惠民行动，2017 年继续开展贫困精神病人救助。免费住院病人 265 人次，减免费用 65 万余元；免费服药病人 1210 余人次，减免费用 131 万余元。

精神文明建设 公共卫生科工作团队被即墨区卫生和计划生育局评为"双周一星"。2017 年市北医院被授予"青岛市三八红旗集体""即墨安全生产基层先进单位""即墨卫生计生系统突出贡献单位"等称号。

党支部书记、院长：刘振杰

副 院 长：孙先广、张静文、孙吉序

院办电话：87508177

总机电话:87502117
传真号码:87502117
电子信箱:jmssbyyyj@126.com

邮政编码:200200
地　　址:青岛市即墨区烟青路1000号
（撰稿人:范保钢）

胶　州　市

胶州市卫生和计划生育局

概况　全市共有医疗卫生机构984个,其中,医院25家,其中公立医疗机构5家,包括三级综合医院1家,二级综合医院2家,二级专科医院2家;民营、厂企医院20家,包括二级综合医院1家,二级专科医院3家、一级专科医院2家、一级综合医院13家、血液透析中心1家;专业公共卫生机构4家,包括卫生计生综合监督执法局、疾病预防控制中心、120急救中心、卫生计生干部培训中心;基层医疗卫生机构955家,包括镇(街)卫生院14家,社区卫生服务中心4家,村卫生室729家,门诊部、诊所、卫生所、医务室208家。全市医疗卫生机构共有床位4723张,每千人口医疗床位数达到5.3张,床位中公立医疗机构床位数3482张,民营医疗机构1241张,民营床位数占总床位数的26.3%。全市执业医师2546人,执业护士2797人,每千人拥有执业(助理)医师2.88人,每千人拥有注册护士3.16人。全市共有全科医师83人。2017年度全市出生人口性别比106.97,违法生育多孩率1.9%,违法生育处理率85.26%,社会抚养费缴纳率72.82%,孕环情监测率99.8%,免费孕前优生健康检查目标人群覆盖率100%。

医政管理　积极发挥16个质控中心作用,组织开展专项质控检查,提升医疗机构质控水平。处理医疗纠纷、投诉、举报、咨询300余件,有力防止事态蔓延及矛盾的进一步升级。继续做好乡村医生退出工作,截至2017年底,发放乡医补助2953人,发放金额3446万元。大力提升中医药服务能力,推广中医药适宜技术,推进国医馆建设项目,全市建成18处国医馆,覆盖率居青岛各区(市)第一。开展卫生院标准化建设与管理工程。

公共卫生服务　不断提升公共卫生服务项目管理水平,优化项目服务质量,规范实施基本公共卫生服务项目。截至2017年底,共建立规范化电子健康档案76.8万份,建档率87.7%;开展健康教育讲座3622次,受教人数达7.6万余人;新生儿建卡、建证率100%,"八苗"基础免疫接种率均在94%以上;卫生监督协管信息报告率达98%以上;规范管理高血压患者7.76万人、糖尿病患者2.7万人;免费为8.3万余名老年人进行了健康体检;系统管理0~6岁儿童4.8万人、孕产妇13325人;管理重性精神病患者3688人;累计6.9万名老年人接受中医体质辨识服务,1.5万名儿童接受中医调养指导;规范管理冠心病人10190人、脑卒中6318人。

疾病预防控制　强化基础设施建设和人才队伍建设,进一步完善疾病预防体系建设。严格落实各项疾病预防控制措施,传染病发病率保持全国较低水平,重点传染病发病率呈下降趋势。计划免疫工作不断巩固扩大,免疫针对性疾病得到有效控制,充分利用"互联网+",发挥"琴岛微苗"微信公众服务号智能化功能,向家长推送活泼多样的信息,宣传免疫规划政策和育儿防病知识。顺利通过山东省慢性病综合防控示范区验收,继续开展中央财政转移支付国家冠心病高危人群早期筛查与综合干预项目、脑卒中高危人群筛查和干预项目、国家意外伤害监测项目、山东省糖尿病"防、治、管"融合项目等工作,积极开展全民生活方式行动及山东省"一评二控三减四健"专项行动等工作。以创建全国精神文明城市工作为契机,加强健康科普规范化建设,落实基本公共卫生服务项目工作任务,加快推进健康教育和健康知识普及力度,提高全民卫生防病意识,推动健康教育和健康促进工作扎实开展,取得全省健康教育宣传工作先进集体称号。

药政管理　继续规范实施国家基本药物制度,全市18处卫生院、社区卫生服务中心和规划内村卫生室严格药品集中采购工作,除精麻药品等国家另有规定的药品外,配备使用的药品全部通过山东省药品集中采购平台进行集中采购,严格执行零差率销售,网上采购率达100%。各基层医疗卫生机构按时结算基本药物账款步入规范化、常态化管理轨道。每月和每季度经过绩效考核,及时足额发放乡医基本药物补助。二级以上公立医院基本药物和常用药品销售额占全部药品销售额的比例均达到40%以上。严格执行临床用药监测、评价和超常预警制度,开展处方点评,保证用药合理、规范。安排专人负责药管系统对接工作。

妇幼保健　加强妇幼保健工作,孕产妇系统管理率96.30%,3岁以下儿童系统管理率97.61%,住院分娩率100%,孕产妇死亡率14.19/10万,婴儿死亡率2.20‰,5岁以下儿童死亡率2.77‰。完成孕产妇和新生儿免费产前筛查、新生儿疾病筛查、新生儿听力筛查工作。建立健全三级妇幼卫生服务网络,明确各级职责;健全妇幼监督管理机制,实行不定期抽查、每季度督导、年终总评的工作模式;开展免费孕前优生保健服务,及时发现高危风险人群并有效治疗和优生指导,提高孕产期保健水平,做好早孕建册工作的同时,给予孕妇孕期卫生、营养、心理等方面咨询指导,对胎儿生长发育和孕产妇健康情况进行系统监测;充分发挥儿童健康教育基地作用,针对0~12岁儿童开展多项特色保健服务,针对残疾儿童进行免费康复指导;做好"两癌"筛查工作、农村孕产妇补助工作及叶酸补服工作,全年发放叶酸21688瓶,增补叶酸4397人,提高农村妇女健康水平;抓好妇女儿童传染病防控工作,对于艾滋病、梅毒、乙肝阳性患者做到及时母婴阻断和随访。实施区域协同人口健康素质提升工程,按照全生命周期和三级预防的理念,为妇女儿童提供从出生到老年,内容涵盖生理和心理的主动、连续的服务与管理。加入"中国宫颈癌防治工程",定期开展妇幼卫生数据监测和情况分析,从基因片段和染色体层面开展精准医疗和转化医学,加强出生缺陷综合防治,妇幼公共卫生工作走到青岛地区前列。

卫生应急管理　完善卫生应急预案,修订重大传染病、突发公共卫生、重污染天气等卫生应急预案。进一步调整充实突发公共卫生事件应急处理指挥部和疾病控制、心理干预等应急专业处置队伍,成立应急专家库,健全完善日常管理和应急调用机制,加强卫生应急管理人员、咨询专家、救援和处置队伍的日常管理和技术培训。定期组织各类应急培训和演练,

全年共组织综合性演练5次,大型应急宣传活动4次,应急知识宣传培训131期,发放宣传材料37万余份。及时总结、分析、上报和反馈各类突发公共卫生事件监测信息,公共卫生事件报告率、及时率、完整率均达到100%。积极开展应急知识与技能"五进"(进社区、进农村、进企业、进学校、进家庭)活动,进一步提高广大群众的应急知识普及率。2017年,铺集镇中心卫生院、洋河镇中心卫生院继续创建青岛市"一三一四"工程示范单位。市疾病预防控制中心投资20万元更新部分传染病防护应急物资。5月,里岔卫生院急救站正式运行,急救站数量增加到10家,进一步缩短急救半径和急救时间。

行政许可和审批　开展"加强服务窗口效能建设、争创群众满意服务窗口"活动,全面提高服务质量和效率。2017年受理办结1754件。办理的各类审批服务项目,均在承诺时限内办结。出台《胶州市医疗机构、医师、护士电子化注册工作实施方案》,组织全市医疗机构、医师、护士电子化注册联络员开展业务培训。完成医疗机构电子化注册账号940家,护士账户注册3061个,账户激活2935个,账户注册激活率达95.94%;医师账户注册2669个,账户激活2407个,账户注册激活率达90.18%。

卫生执法监督　开展卫生计生综合监督规范年活动,不断提升监督执法队伍综合素质。2017年制定出台《卫生计生综合监督工作要点》和《卫生计生综合监督规范年活动实施方案》,对全年监督执法工作进行科学部署。开展卫生计生综合监督规范年活动宣传周、"3·15"消费者权益日、食品安全宣传周等法律法规宣传活动。规范开展"双随机一公开"平台运行工作,完成卫生监督网络直报。全面推进落实国家"三项制度"试点工作。购买9台执法记录仪和1台摄像机用于推行音像记录。联合胶州市环保局开展医疗废物、医疗废水处置专项执法检查。深入开展医疗机构医疗质量安全专项监督检查、医疗机构依法执业专项监督检查、人类辅助生殖技术专项监督检查、采供血机构及医疗机构临床用血专项监督检查、产前诊断与筛查技术专项监督检查、打击非法医疗美容专项整治和放射卫生监督专项整治等多项专业执法检查;开展一级以上医疗机构传染病防治分类监督综合评价试点工作。加强生活饮用水卫生监管,保证市民饮水安全。全年抽检水质107份,其中市政供水出厂水4份,末梢水20份,二次供水18份,农村供水64份,投诉举报水质21份,全部进行水质常规项目检测。加强夏季现制现供饮用水卫生监管,抽检水质

200 份,覆盖率 100%。开展公共场所监督执法检查,巩固卫生城市的成果;开展学校卫生专项检查,保证校园卫生安全,完成中、高考保障任务;积极做好国家级食品安全城市创建工作,有效规范餐饮具集中消毒单位的经营行为;加大投诉举报案件查处力度,维护市民健康权益。全年受理各类投诉 110 起,其中医疗投诉举报 67 起,生活饮用水投诉 34 起,公共场所类投诉 9 起,全部按照法定职责进行调查取证和反馈;严格依法行政,规范行政处罚行为,全年查处各类违法案件 83 起,其中医疗类 50 起、公共场所类 33 起,拟罚没款 10 万余元,取缔 6 家,结案 77 起,处罚力度较往年有较大提升;认真落实卫生监督信息报告工作,按照报告系统时间节点要求按时完成全年 123 家"双随机"任务的监督检查和监督抽检。报告系统有效被监督单位信息卡共 3089 张,监督信息卡 1658 张,案件查处卡 77 张。

科教兴医　公开招考大学毕业生 86 名,其中全日制硕士研究生 5 名。在胶州市人民医院、胶州市心理康复医院、胶州市第三人民医院成立理事会。与陕西省宁陕县卫生计生局签订《对口帮扶合作协议》,选派医师到宁陕医院开展合作帮扶工作,建立对口合作长效机制。2017 年,积极拓展乡村医生岗位培训形式和内涵,进一步提升乡村医生服务能力,全年累计开展集中理论培训 162 期。创新开展乡村医生素质提升培训、中医实践技能强化训练、信息化技能培训以及中医临床技能实习 16 期,举办乡村医生岗位练兵技能竞赛,并组织竞赛成绩前 30 名的乡村医生赴河北医科大学进行为期一周的骨干进修学习,全年共培训乡医 11000 余人次。继续应用远程网络视频教学系统,以教师授课地为主会场,各培训点作为分会场与主会场同步培训。2017 年,申报山东省级中医药继续医学教育培训课题 1 个,青岛市级继续医学教育课题 10 个,举办继续教育培训 11 期,培训 3000 余人次。认真组织全科医师转岗培训工作,有 83 名医师取得全科医生培训合格证书,2017 年在培 40 名。

基础设施建设　里岔卫生院急救分中心开工建设。按照国家标准规划建设 10 个专业实验室,其中,HIV 初筛实验室、理化试验室、微生物实验室完成建设。完成市人民医院新建病房楼和市心理康复医院重症精神病人监护中心的建设。同济大学附属东方医院胶州医院建设项目于 2017 年 10 月 24 日主体封顶。

卫生支农　2017 年 7 月正式启动年度城乡医院对口支援工作,12 家二级以上医疗卫生机构的 50 名医务人员支援 19 家基层医疗卫生机构。有效推动基层首诊、双向转诊、分级诊疗服务体系,满足新型城镇化建设和全面建成小康社会的需要。

"医联体"建设　将"医联体"建设列为 2017 年度重点工作,实现卫生院和社区卫生服务中心全覆盖。胶州市人民医院、胶州市第三人民医院、胶州市心理康复医院与 18 家卫生院、社区卫生服务中心分别组建 20 多个"医联体",制定双向转诊制度、转诊流程、签订工作协议。14 家卫生院分别与青岛大学附属医院、青岛市海慈医疗集团、青岛市市立医院、青岛阜外医院等建立"医联体",先后有 100 多名知名专家到基层坐诊,服务群众 3 万多人次,基层服务能力不断提升。

健康扶贫　做好省级和市级建档立卡贫困人口的健康扶贫工作。为全市贫困人口提供"八个一""三免两减半"等优惠政策;全市 22 个公立医院为患病贫困人口提供"分类救治"等服务;配合各镇(街道)卫生院做好贫困村、经济薄弱村村卫生室建设工作;做好健康扶贫领域反腐败、作风问题工作。

家庭发展　把城镇失业无业独生子女父母参照农村部分计划生育家庭奖励扶助标准纳入年老奖励范围,实现城镇独生子女父母年老奖励全覆盖,2017年累计奖励对象 1841 人,发放奖励费 176.7 万元;对计划生育特殊困难家庭扶助关怀工作进行责任分解,建立计生特殊困难家庭扶助关怀统筹协调机制,全面落实农村部分计划生育家庭奖励扶助政策,截至 2017 年底,有 26157 人符合奖励扶助政策,全部通过直通车形式发放到位,全年发放资金 2511.072 万元。

流动人口管理　规范操作山东省流动人口信息管理系统。截至 2017 年底,全市入库的全员流动人口 29465 人(流入 23143、流出 6322),其中已婚育龄妇女 12028 人(流入 8966、流出 3062)。加强流动人口和驻街单位清理巡查。先后 4 次进行流动人口清理巡查和驻街单位抽查考核,清理巡查情况通报至各镇街四职责任人,督促基层强化责任、清查整改。完善流动人口生育服务登记制度。简化流动人口在现居住地办理生育登记程序,推进网上信息查询和信息核实制度,缩短审核时间,简化工作流程,累计为流动人口办理生育登记 58 例。做好流动人口动态监测。国家抽取胶州市 3 个街道的 6 个村居作为动态监测样本点,先后入户核实上报花名册 300 户,开展问卷调查并通过手机终端实时在线录入国家系统 120 户,该项成绩稳居全国前五。推进流动人口示范创建。积极申报流动人口健康促进示范企业、示范学校和健康家庭,做好先进典型推介工作。全年申报流动人口示范企业2处,示范学校2个,健康家庭5户,流动人口社会融合示范区3个。

计划生育基层指导 健全党政领导责任体制,把计划生育工作纳入党委、政府重大事项督查范围,全面开展育龄妇女基础信息核查,着力抓好宣传引导、依法管理、技术服务、信息管理、群众自治、出生人口性别比综合治理等方面的重点工作,带动基层基础工作全面发展。稳妥实施"全面两孩"政策,广泛开展生育政策宣传,开设便民服务绿色通道。实施生育第一个或第二个子女的夫妻免费生育登记制度,建立并落实计划生育奖励优惠和技术服务预先告知制度,提高生育服务效率。

党建工作 在全系统推进"两学一做"学习教育常态化制度化工作,认真落实机关党支部与村企党支部"双百共建"活动要求,各支部与共建村企支部积极开展"主题党日+"活动。制定局党委班子和班子成员的"三张清单",并组织各基层单位制定"三张清单",严格落实主体责任;加强党员干部的教育管理工作,组织机关干部和基层单位班子成员参观青岛市警示教育基地,并邀请市纪委党风室对《中国共产党问责条例》进行了专题辅导讲座。在"七一"前后,组织开展党员宣誓、走访老党员和困难党员、我身边的好党员演讲比赛等系列活动。开展以"尚医风、修医德、强医能"为主题的医德医风提升活动。组成专项督导组对各单位医德医风专项整治工作情况进行检查,发现问题限期整改。

精神文明建设 积极开展文明单位、文明服务窗口等创建活动,顺利通过省级市文明单位复审,并获得文明城市创建工作突出贡献单位。王攻克等5人获得市劳动模范荣誉称号;胶州市人民中医医院小儿科、市人民中医医院消化内科、急救中心被命名为巾帼文明岗;铺集镇中心卫生院、妇幼保健计划生育服务中心产科被评为"三八先进集体";胶州市卫生计生干部培训中心张敏、胶州市心理康复医院陆梅被评为"三八红旗手";积极参加青岛医务工会组织的竞赛活动,医学影像技能大赛笔试获得团体第四名,三院周瑞清获得个人第8名。组队参加青岛市卫计生系统第二届职工运动会,获得团体第6名。组织开展优质护理服务技能竞赛。

群众满意度 对全市的医护人员服务礼仪规范进行实操训练,编印成《服务礼仪规范手册》,建立全市统一的服务礼仪规范。持续改进满意度测评模式,在全市23家医疗卫生单位服务窗口安装电子评价器,请患者对当值人员服务质量进行现场评价;深入推进"服务对象(出院患者)满意度回访"工作,建设胶州市卫生计生健康客服中心,配备专职话务员,通过话务受理平台和热线电话进行患者满意度三级回访并受理居民关于看病就医的诉求。2017年,各单位服务对象(出院患者)总满意度达到90%以上。开展"居民满意度调查大走访",入户走访群众30余万人,发放"看病就医"工作满意度调查问卷约23万份,回收20余万份,收到意见建议220余项,全部落实整改到位。落实《环境卫生综合整治实施方案》,在2017年度青岛市卫生计生系统群众满意度调查中位居青岛市十区(市)第三名。

党委书记、局长:周　刚
党委委员、副局长、市计生协会常务副会长:牟学先
党委委员、主任科员:李　亮
副　局　长:刘汝芳
党委委员、市第三纪工委派出委员:贾维放
党委委员、副局长:孙卫刚
党委委员、工会主席:张吉祥
副主任科员:赵金凤
市计生协会副会长:杨维昂
副科级干部:吴淑芹
电　　话:82289077
传　　真:82289076
电子邮箱:jiaozhouweisheng@126.com
邮政编码:266300
地　　址:胶州市行政服务中心东楼

胶州市人民医院

概况 胶州市人民医院占地面积6.7万平方米,业务用房4.3万平方米,在编职工616人,其中,卫生技术人员535人,其他技术人员36人,行政工勤人员45人。卫生技术人员中高级职称72人,中级职称266人,初级职称197人。床位设置970张。

业务工作 2017年门(急)诊518461人次,收住院37190人次,床位使用率88.8%,床位周转次数37.5次,入院与出院诊断符合率99.7%,手术前后诊断符合率100%,抢救危重病人9506人次,抢救成功率为96.4%,治愈率11.4%,好转率84.1%,病死率0.5%,甲级病案符合率为100%。

业务收入 2017年完成总收入46232.71万元,比上年增加2010.96万元,增长4.55%。

固定资产 2017年固定资产总值38503.23万

元,比上年增加 2915.42 万元,增长 8.19％。

医疗设备更新 在市政府的支持下,投资 3368.57万元购置医用直线加速器、数字减影血管造影设备、高频电刀、床旁血滤机、彩色超声多普勒、手术动力系统、超级光治疗机、产科救治中心设备、脉动真空灭菌器、多功能呼吸机等医用设备。

基础建设 总投资 2971 万元,建筑面积 7170 平方米的病房楼部分投入使用。投资 306.27 万元对肿瘤科、小儿科、访视中心、北院手术室、内五科病房、供应室部分房屋进行改造,对血透中心进行扩建。

卫生改革 深入推进公立医院改革,全年取消药品加成让利群众 2214.64 万元;大型设备降价让利群众 1489.52 万元,实际减轻群众负担 2153.85 万元。按照公立医院考核标准要求,扎实推进临床路径管理,选择了 25 个专业 181 个病种实施临床路径管理,开展临床路径 19827 例,占出院病人的 53.14％,入组率达到 99％,全省第六名。与 3 家三级医院建立"医联体",与 17 家一级医院建立"医共体",签订双向转诊协议书,转三级医院就诊 36 人次,接收基层医院转诊病人 290 人次,转回基层医院康复治疗患者 164 人。加强药品和高值医用耗材采购使用渠道监管,严格执行山东省药品挂网集中采购和"两票制"制度,药品挂网采购金额达到药品销售总额的 80％。

进一步规范医院管理工作,推进公立医院改革,落实法人治理结构,依章程选举成立理事会和监事会。开展青岛市医疗机构安全生产标准化达标活动并顺利通过验收。加强医保费用监管,制定《社会医疗保险住院费用考核细则》。加大职能科室监管力度,完善《职能科室考核管理办法》。

医疗质量管理 以"医疗质量安全整顿月活动"为契机,以落实核心医疗制度为重点,对存在的医疗质量安全风险和隐患进行全面排查、消除,筑牢医疗质量安全防线。加强对病历质量的管控,2017 年督查运行病历 9219 份、终末病历 6928 份,病历甲级率为 100％。加强医疗安全(不良)事管理,认真实行不良事件监测与报告制度。加强临床药事管理,促进临床合理用药。加强门诊管理,探讨创新门诊就医新模式,开展多学科整合门诊(MDT),通过多学科联合会诊,为患者制订规范化、个体化治疗方案。充分利用"互联网＋"建立远程会诊中心。深入推进优质护理服务,不断提高护理服务水平,赵一强、栾成杰、李汉禹参加青岛市首届南丁格尔杯男护士操作比赛获团体三等奖;赵一强获南丁格尔杯"护理专项技术能手"和"青岛市首届优秀男护士"称号,李汉禹获"南丁格

尔杯护理专项技术能手"称号,栾成杰获青岛男护士操作比赛无菌技术操作二等奖;秦妍妍获青岛市首届急诊急救说课三等奖;白靖倩获青岛市全流程静脉输液大赛二等奖和青岛市第五届威高杯操作比赛三等奖,宋子彤获留置针比武二等奖;参加胶州市优秀护理技能大赛,一队获市直团体一等奖,二队获市直团体二等奖。战俊获个人一等奖,白靖倩、魏喆获个人二等奖,姜晶晶、阎倩倩获个人优秀奖。强化专科护士培训,46 人取得 PICC 维护资质,6 名护士获得青岛市级专科护士证,5 人成为青岛护理学会专业委员会委员,完成门诊 PICC 维护 1000 人次。每月开展护士满意度调查,反馈的问题及时整改,满意率达到 99.2％。顺利通过青岛市优质护理服务终期评价验收。

公共卫生服务 推进公共卫生项目落实,积极开展创建省级健康促进医院工作,积极配合"创建慢病示范市"工作,加强慢病管理,报告脑卒中、冠心病病例 1108 例,肿瘤病例 118 例,意外伤害病例 9036 例,死亡病例 288 例。开展国家级公共卫生项目上消化道早癌筛查 1005 例。开展中小学生查体 18476 人次,征兵体检 840 人次,高考学生查体 5176 人次,退伍军人查体 401 人次,窝沟封闭 1437 人次。依法加强传染病管理,上报传染病 552 例。认真做好妇幼保健工作,开展产前筛查 2455 人次,糖尿病筛查 2548 人次,胎心监护 7497 人次。

医疗特色 2017 年制订并落实《医院发展优势学科实施方案》,确定 7 个学科为医院优势学科,优先扶持发展。对神经外科、消化内科、中医肾病科等青岛市特色专科进行倾斜扶持。8 项新技术、新项目院内立项,4 项填补胶州市空白,开展青岛市首例脑干血肿清除术。75 名知名医院专家来院开展医疗服务,其中腹腔镜微创宫颈癌根治术、腹腔镜微创巨大子宫肌瘤切除术、胸腔镜辅助肺大泡切除术填补胶州市空白。47 名业务骨干被评为青岛市以上专业学会委员,张建顺被评为青岛市拔尖人才,徐增良通过青岛市优秀青年专家考核,高振中、徐增良被评为胶州市拔尖人才,高振中荣获山东省基层名中医荣誉称号。

科研工作 2017 年共发表各级各类论文 58 篇,2 篇论文被 SCI 收录,出版著作 30 部。对"带阔筋膜的股前外侧穿支皮瓣修复踝足部胫骨前肌腱及皮肤缺损""中药制剂治疗脑卒中后昏迷的临床研究"2 项科研课题进行年度进度审查。"一种清肺止嗽颗粒临床应用及制备方法"获山东中医药学会科技三等奖。

获专利 37 项,其中发明专利 21 项、实用新型专利 16 项。发放学科建设等科研奖励基金 15.56 万元。

继续教育 制定并落实《专业技术人员外出进修管理规定》,选派 10 名业务技术骨干到上级医院进修学习,举办院内业务讲座 38 次,外请专家业务讲座 16 次,324 人次外出参加新知识、新技术学习班及学术交流活动。组织继续教育学习 18 次,市级继续教育学习人员考核合格率 100%。组织全院 1550 余人参加卫计局"大讲堂活动"。积极开展教学工作,带教临床、口腔、药剂实习生 30 人,滨州医学院见习学生 46 人,参加滨州医学院第五届临床教师技能大赛获二等奖,108 人获聘滨医教师。长期聘请青岛市以上三级医院 5 名专家来院会诊、坐诊、手术等。

精神文明建设 2017 年,进一步推进服务礼仪规范化活动,在门诊实施"一站式"服务的基础上,积极推行"流动导诊"服务,开展"创规范化示范窗口""服务品牌""服务礼仪标兵"活动。推进志愿者服务活动,开展"青春志愿行·共筑中国梦""深化优质护理、服务百姓健康""关爱老人健康·弘扬传统美德""提升群众满意度、办人民满意的医疗机构"等义诊活动。积极实施"先诊疗后付费"服务模式,享受该服务模式的病人累计 18755 人次,先行垫付住院费用累计 14002.6 万元。积极开展慈善工作,"慈善一日捐"捐款 18 万元。严格落实精准扶贫精神,依规对符合条件的 30 名患者落实"两免两减半"优惠政策。积极开展对口帮扶工作,派出 1 名同志赴陕西省安康市宁陕县帮扶,11 名同志到基层卫生院帮扶,免费接收基层医院 9 名医务人员进修学习。

开展群众满意度提升活动,设立患者访视中心,落实出院病人电话回访制度,科室和访视中心回访率要求达到 100%,对回访中存在的问题积极整改,病人满意度明显提升,达到 96% 以上。严格落实"九不准"规定,进一步开展"亮身份、亮承诺、促提升"活动和"诚信医疗、拒收红包"廉洁行医活动。认真做好文明城市创建工作,加大宣传力度,制作宣传牌 600 余个,按照职责分工,层层进行责任分解并抓好落实,确保了创城任务圆满完成。

大事记

7 月 5 日,召开胶州市人民(中医)医院工会第四次代表大会,会议选举产生新一届工会班子成员。

8 月 18 日,庄爱霞任市人民(中医)医院党委书记。

8 月 30 日,举行胶州市肿瘤治疗学术论坛、山东省肿瘤医院协作医院揭牌仪式暨直线加速器启用仪式。胶州市副市长高燕、山东省肿瘤医院副院长王哲海出席揭牌仪式并揭牌。

9 月 9 日,举办"胶州市首届康复沙龙学术会议"。

9 月 11 日,张建顺任市人民(中医)医院理事长,侯湘波挂职担任市人民(中医)医院副院长、党委委员,朱建勋、王勤学任市人民(中医)医院理事。

9 月 20 日,购置的数字减影血管造影机(DSA)正式启用。

9 月 20 日,经胶州市机构编制委员会决定,同意医院由胶州市人民(中医)医院更名为胶州市人民医院。

9 月 22 日,召开医院首届理事会成立大会暨第一届理事会第一次会议,会议选举产生第一届理事会成员和监事会成员。理事会成员分别是张建顺、韩松、朱建勋、王勤学、侯湘波、张晔华、龙日军、侯朝旭、刘大海、赵建磊、潘静。监事会成员分别是王坤、辛金华、战秀玉。

11 月 29 日,顺利通过青岛市安全生产标准化达标评审。

12 月 7 日,胶州市副市长高燕来医院视察安全生产工作开展情况。

荣誉称号 2017 年,医院先后获"青岛市拥军优属先进单位"、"国家卫生城市复审全国文明城市创建先进单位"、"青岛市输血协会先进单位"、第三届山东省医院院长年会新媒体创新奖、"国家卫生城市示范医疗机构"、"关心下一代工作先进集体"、胶州市卫计系统 2017 年度综合考核优秀单位、胶州市卫计系统 2017 年医疗质量管理工作先进单位等荣誉称号。医院团委被评为"胶州市五四红旗团委",医院志愿服务队获"健康关爱之星志愿服务队"荣誉称号。

院长、理事长:张建顺
党委书记:庄爱霞
党委委员、副院长:韩 松、侯湘波
第四纪工委委员:杨 峰
理 事:朱建勋、王勤学
院办电话:58656111
传真号码:58656228
电子信箱:rmyybg@163.com
邮政编码:266300
地 址:胶州市湖州路 180 号(南院)
胶州市广州北路 88 号(北院)

(撰稿人:张丽娜)

胶州市心理康复医院

概况　胶州市心理康复医院占地面积 2.3 万平方米,其中业务用房 1.2 万平方米。人员控制总量 520 人,核定编制 187 人。职工总数 268 人,其中,在编职工 115 人,编外用工 153 人。有卫生专业技术人员 215 人,占职工总数的 80%;行政工勤人 53 人,占职工总数的 20%。卫生专业技术人员中,正高级职称 5 人,副高级职称 16 人,中级职称 51 人,初级职称 143 人,分别占卫生专业技术人员的 2.3%、7.5%、23.7%、66.5%。医生与护士之比为 1:1.56。编制床位 400 张,有 10 个职能科室、11 个临床科室和 8 个医技科室。医院领导班子由院长,党总支书记、副书记,副院长,纪检委员构成。

业务工作　2017 年,门诊量 60349 人次,比上年增长 10.91%;收治住院病人 5045 人次,同比增长 6.43%;床位使用率为 98.90%,床位周转次数为 12 次,治愈率为 4.9%,好转率为 94.6%。

业务收入　2017 年业务收入 6091 万元,比上年增长 6.13%。

固定资产　2017 年固定资产总值 2347 万元,比上年增长 6.29%。

医疗设备更新　投资 100 余万元,引进海斯曼心理 CT 系统;购进反馈催眠型智能减压放松系统、智能反馈团体无线减压系统、M&D 智能多维互动呐喊宣泄系统等心理设备;合作引进 DR1 台。

基础建设　投资约 2800 万元的重性精神病人监护中心进入总体验收阶段。投资约 88 万元的污水处理池正式使用,院内污水处理达到国家环保要求。投资 270 余万元的消防水池主体工程竣工。社会心理服务中心提档升级,扩建业务用房 1000 余平方米。

卫生改革　稳步推进公立医院综合改革,开展法人治理结构改革,2017 年 9 月,医院首届理事会成立,会议审议通过《胶州市心理康复医院理事会议事规则》和《胶州市心理康复医院章程》。理事会由 13 名理事组成,其中理事长 1 名,执行理事 2 名,职工理事 3 名,外部理事 7 名;监事会为医院内部监督机构,由 3 名监事组成,其中,职工监事 1 名,外部监事 2 名。在内科、外科、精神科 3 个科室实行临床路径管理。积极推行公立医院人员聘用、招聘制度。

医疗特色　开展社会心理健康服务,不断满足人民群众美好生活需要。与里岔卫生院建立心理专科联盟,构建分级诊疗服务模式,打造"医院—社区—家庭—社会"四位一体的精神卫生防治体系。加入"青岛市精神卫生'互联网+'"加入山东半岛精神心理联盟,让胶州百姓在家门口就能享受到更加优质、高效的精神心理卫生服务。2017 年,走进部队、学校、基层医疗机构,开展心理健康讲座 6 次;接诊心理咨询 3700 人次,接听心理咨询电话 960 余次,开展心理健康查体 4945 人次;组织基层医疗卫生机构医务人员业务培训 2 次;迎接上级领导视察指导 20 余次,500 余人。

继续教育　医院积极落实卫生专业技术人员规范化培训,大力加强人才梯队建设。2017 年,派出护士长培训学习 12 人次,组织医护人员院内业务培训 18 次、800 人次;组织理论考试、比武 6 次,参加各类学习班、研讨会 40 余人次;在一线科室开展预防病人暴力、猝死、噎食、自缢、跌倒坠床、用药错误及过敏性休克等应急演练、考核。在胶州市卫生系统"优质护理服务技能大赛"中夺得团体、个人双连冠。

精神病防治　2017 年,全市累计检出严重精神障碍患者 3851 人,检出率 4.35‰;登记管理 3688 人,管理率达到 95.8%;规范管理 3115 人,规范管理率 85.5%。2017 年为 751 名贫困精神疾病患者免费发放精神科药品价值 40 余万元,为 140 名贫困精神疾病患者减免住院费用 21 万余元。

精神文明建设　推进"两学一做"学习教育常态化制度化,开展"主题党日+"活动,把全面从严治党引向深入。2017 年为党员发放书刊读物 11 种约 270 册。组织集中学习 16 次、800 余人次,筹建 700 平方米的党群活动阵地。加强服务效能建设。开展医德医风专项整治,并开展"医务人员职业精神宣誓"活动。志愿服务常态开展。医院"呵护心灵"志愿服务队 2017 年组织开展志愿活动 28 次,参加活动 42 人次,参与全国文明城市创建实践点工作,4 人参与志愿指挥交通,累计服务时间 178 小时。7 月,志愿者服务队被评为"优秀志愿者服务团队",1 人被评为"优秀志愿服务队组织者",3 人被评为"优秀志愿者"。积极参与全市扶贫帮扶工作,选派医师到陕西宁陕县进行为期两个月的支援帮扶,并圆满完成帮扶工作。

大事记

9 月 12 日,医院召开第六届工会换届选举大会,民主选举产生了新一届工会委员会委员,刘晓丽当选本届工会主席。

9 月 22 日,医院首届理事会成立大会暨理事会第一次会议顺利召开。

荣誉称号 2017年继续保持青岛市文明单位荣誉称号。

院　　　长：刘炳文

党总支书记：匡　如

党总支副书记：刘晓丽

副 院 长：张道强、王广金

院办电话：82223535、58566619

传真号码：82223535

电子信箱：xk3535@163.com

邮政编码：266308

地　　　址：胶州市扬州西路93号

（撰稿人：崔　燕）

胶州市第三人民医院

概况 胶州市第三人民医院占地13861.93平方米，建筑面积10530.47平方米。在职职工92人，其中，卫生专业技术人员79人，占职工总数的85.87%。高级技术职称10人，中级技术职称40人，初级技术职称29人，分别占12.66%、50.63%、36.71%。行政工勤人员13人，占职工总数的14.13%。医院开放床位200张，设职能科室11个、临床科室23个、医技科室5个。

业务工作 2017年，门诊就诊8.13万人次，收治住院病人7079人次，出院7032人次，床位使用率86.07%，治愈好转率97.2%，临床诊断符合率99%。

业务收入 2017年，医院完成业务收入5012.31万元，比上年增长13.98%。

固定资产 2017年，固定资产总值2617.30万元，比上年增长2.33%。

医疗设备更新 2017年，医院投资130余万元改造原胃肠机室，并于10月份引进全新数字胃肠机。中心实验室新增细菌内毒素分析仪、微生物鉴定药敏分析系统、全自动细菌培养仪、全自动粪便分析仪等高端检测设备。医院投入30余万元改建消毒供应室，购入全新消毒设备投入使用。医院引进20台雾化机，在急诊科增设雾化室。

基础建设 2017年1月，医院投资20余万元对综合楼和内科一楼病区门窗进行更新美化。投资8万元对综合楼一楼、二楼暖气片进行改建。

卫生改革 2017年1月10日，医院正式升级为"二级综合医院"。深化医药卫生体制改革，落实公立医院综合改革政策。2017年为群众节省500余万元。出院者平均住院日9.61天，比2016年减少0.25天；药占比33.51%，比2016年下降6.17%；检查占比12.06%；检验占比13.68%。

医院管理机制改革持续推进，进一步加强领导班子民主集中制和职工代表大会制度。落实院（党）务公开制度，医务人员信息、医疗收费项目等信息面向社会公示。改革工作人员管理方式，逐步持续完善绩效考核和绩效工资制度。进一步加强经济运行管理，严格财经纪律和财务制度，加强成本核算与控制，对药品、设备、器械和低值易耗品等严格执行公开招标采购制度。

做好消防、安全生产等工作。投资20万元对院内所有消防设施、老旧用电线路等进行检查、更换以及维修。10月18日，医院顺利通过胶州市卫计局组织的安全生产标准达标测评。投入40余万元进行污水处理工程建设，污水处理设备运行正常。

医疗特色 2017年，增设心血管内科、血透中心等，邀请青岛大学附属心血管医院心内科主任医师曹广智到医院开展心血管内科业务等。医院进一步加强重点学科、特色专科建设，严格进行医疗技术管理，使相关专科成为胶州市具有特色的专业，消化内科、呼吸内科、结核科、心血管内科/高血压门诊、综合外科、泌尿外科/前列腺病专科、眼科、耳鼻喉科、口腔科、皮肤科、皮肤美容治疗中心等科室，在胶州市享有广泛声誉。新增设的心内科和急诊科工作业绩突出，心内科成功救治重症心梗病人20余人。急诊科承担着新城区、九龙片区的急救任务，出诊2200余次，有效救治病患3000余人，成功对120余例创伤、骨折患者进行清创、内固定术、关节置换等手术。

2017年5月20日，医院承担胶州市食品行业以及公共场所从业人员健康体检及办理《健康证明》业务。6月21日，医院职业健康检查资质顺利通过山东省卫生和计划生育委员会专家组评审，取得山东省卫生和计划生育委员会职业健康检查资质，创造一次性通过评审的先例。根据《职业健康检查管理办法》，自7月15日，医院承担辖区内企业接触有毒有害因素的工作人员上岗前、在岗期间及离岗时的职业健康体检。

医疗质量 开展医疗机构标准化建设，严格落实医疗质量安全，完善质控体系建设，提升诊疗规范化水平。医院不断改进医疗质量和保障医疗安全，修订规章制度、质量标准和技术操作规程等。逐步完善质量管理体系、医疗安全防控体系，开展质量考评督查。医院加大质控监察力度，医疗、护理、院感、医保等科室定期检查，针对不足立即整改，有效规范执业行为。

加强"医联体"建设,构建上下联动、双向转诊平台。2017年5月17日,胶州市第三人民医院联合胶州市洋河中心卫生院、胶西卫生院、马店卫生院成立以胶州市第三人民医院为核心的"医联体"。医院做好与青岛市海慈医疗集团、胶州市阜安街道社区卫生服务中心、三里河街道社区卫生服务中心、李哥庄中心卫生院、北关卫生院的双向转诊、分级诊疗工作。医院下转患者15例,卫生院上转患者21例。培训基层医务人员56人次。

继续教育 2017年,医院强化卫生技术人员的法律法规和规章制度培训,提高卫生技术人员依法执业水平。加强"三基三严"业务培训,举办业务讲座21次,理论考试26次,参加新知识、新技术学习班及学术交流活动61人次。通过开设"专家大讲堂"邀请知名专家来院授课。派出业务骨干到三级甲等医院进修学习急诊、神经内科、心内科、血液透析等。

传染病防治 先后承办"世界防治麻风病日"、"世界防治结核病日"暨"病有良医·服务百姓健康行动"大型义诊活动、全市麻风病、结核病防治知识培训会议等。做好结核病防治工作。2017年,确诊为结核病的有165例,为符合条件的肺结核病人全部给予免费抗结核药物治疗,为每名结核病人免费拍胸片2张、查痰4次。做好全市麻风病人密切接触者的查体工作。及时随访慰问麻风病人,送去价值1万余元的药品、防护鞋、鞋垫、花生油、大米、面条等。

精神文明建设 不断深化行风建设,构建和谐医患关系。组织开展"诚信医疗、拒收红包"、医药购销商业贿赂不正之风专项整治等活动。推出便民举措,加强服务效能建设,群众满意度不断提高。开展"健康胶州·阳光卫计"、创建全国文明城市、"创建人民满意医疗卫生计生机构"等活动。组织"医患换位思考"、医患沟通会、服务礼仪规范培训、志愿服务活动等。探索建立"第三方监督评价"管理体系,从人大代表、政协委员、周边村居成员中组建一支由8人组成的具有一定文化水平、议事能力的公平、公正的监督评价队伍。第三方监督评价工作人员每季度一次对门诊及住院患者进行满意度测评,医院有针对性地建立工作台账,并定期召开专题会议,向科室通报测评结果反馈,逐步形成第三方监督评价—结果反馈—整改落实—满意度提高四个阶段的循环周期。

大事记

11月5日,举行"善行胶州·同心共铸中国心"大型公益活动暨胶州三医第二届"健康节"活动。

荣誉称号 2017年,医院被青岛市精神文明建设委员会办公室、青岛市红十字会、青岛市卫生和计划生育委员会授予"青岛市无偿献血先进集体"、胶州市卫生和计划生育局授予医院"阳光天使"、志愿服务队为"阳光卫计·惠民医疗健康关爱之星志愿服务队"称号,导医窗口在胶州市医院服务礼仪情景剧展示赛决赛中荣获一等奖。医院保持"青岛市卫生系统文明单位标兵""青岛市精神文明单位"等荣誉称号。

党支部书记、院长:叶　钝
副　院　长:陆锡奎、周瑞清
院办电话:82237812、82238783
传真号码:82236307
电子信箱:sy2237812@163.com
邮政编码:266300
地　　址:胶州市福州南路98号
（撰稿人:孙丽丽）

胶州市卫生计生综合监督执法局

概况 胶州市卫生计生综合监督执法局,隶属胶州市卫生和计划生育局的副局(科)级全额事业单位。2017年5月经市编办批准由胶州市卫生计生执法监督监督检查大队更名为胶州市卫生计生综合监督执法局。办公场所于2017年6月由市直机关办公大楼3楼搬至常州路13号原卫生局二楼办公,面积约400平方米,新增档案室、询问室、党员活动室和机房等辅助用房。年内在职职工44人,离岗待退及离退休人员28人。卫生技术人员13人,占职工总数的29.5%;管理岗位人员25人,占职工总数的57.5%;工勤岗位人员6人,占职工总数的13%。卫生技术人员中高级职称3人,占卫生技术人员的23.1%;中级职称8人,占卫生技术人员的61.5%;初级职称2人,占卫生技术人员的15.4%。内设综合科、公共场所科、职业卫生科、医疗机构科、法制科和计划生育科6个科室。承担着全市公共场所卫生、生活饮用水卫生、学校卫生、医疗卫生、职业卫生、消毒产品经营单位、餐饮具集中消毒单位以及计生执法等监督执法工作任务。

执法队伍建设 2017年,继续深入开展"两学一做"学习教育,深入贯彻学习十九大精神,开展"不忘初心、牢记使命"党员干部会议。先后派人员赴南京学习卫生监督执法先进经验,赴北京大学提升素质,累计安排81人次参加省、青岛组织的各类法律知识培训班,全面提升卫生监督执法综合能力。组织全局执法人员进行执法文书培训。开展安全生产知识竞赛活动,被青岛市总工会、青岛市安监局评选为优秀班组。

完成机构名称的变更,实现与青岛市监督执法系统名称的统一。2017年9月,变更办公地点至常州路11号,更新办公环境,增设空调等基本设施,新增办公面积200余平方米。新增问询室、档案室和机房以及党员活动室等辅助用房。

监督执法工作 出台胶州市2017年《卫生计生综合监督工作要点》和《卫生计生综合监督规范年活动实施方案》并召开专题会议。深入宣传卫生计生执法动态,扩大卫生计生法律知识普及。举办"宣传周",开展《执业医师法》《医疗机构管理条例》等法律知识"3·15"宣讲活动以及食品安全宣传联合行动。

规范开展"双随机一公开"平台运行工作。建立《随机抽查事项清单》,制定随机抽查市场主体名录库,建立执法检查人员名录库。123家"双随机"单位全部监管到位,完成卫生监督网络直报。全面推进落实国家"三项制度"试点工作。成立以局长为组长的"三项制度"试点工作领导小组,出台行政执法视频音频记录工作规定等配套制度。推进行政处罚案件网络运行平台使用,做好与省级行政处罚运行平台有效衔接。将全部行政处罚案件纳入全市统一执法信息公示平台进行公示。梳理卫生计生监督执法工作职能,形成权力责任清单,将256项行政执法事项通过门户网站的方式向社会公开,接受社会监督。依法界定重大行政决定的审核范围。

联合市环保局开展医疗废物、医疗废水处置专项执法检查。深入开展医疗机构医疗质量安全专项监督检查、医疗机构依法执业专项监督检查、人类辅助生殖技术专项监督检查、采供血机构及医疗机构临床用血专项监督检查、产前诊断与筛查技术专项监督检查、打击非法医疗美容专项整治和放射卫生监督专项整治等多项专业执法检查,进一步规范胶州市医疗市场秩序。开展一级以上医疗机构传染病防治分类监督综合评价试点工作。加强生活饮用水卫生监管,保证市民饮水安全。2017年,重点加强对城市供水、1000吨以上、100吨以上规模化供水单位的监督检查,所有供水单位均取得卫生许可证,持证率100%。加强夏季现制现供饮用水卫生监管。在夏季6~8月份饮水的高峰期,对全市的现制现供饮用水设备进行全面的检查,全年分两次对全市18家,200台现制现供水设备的水质进行抽检,抽检水质200份,覆盖率100%。

开展公共场所监督执法检查。开展美容场所、消毒产品、游泳场所3个专项整治活动,并有序地开展"双随机"监督检查,全年累计监督公共场所经营单位1000余户次,对33家存在违法行为的单位实施行政处罚,公共场所类处罚案件数量比2016年有较大提升。

开展学校卫生专项检查,全年监督检查大学、中小学、托幼机构共计480余所。重点检查各学校传染病防控管理机构的各项卫生制度,突发公共卫生事件预案是否健全,晨(午)检工作是否有记录,因病缺勤、病因追踪记录以及学生饮用水卫生管理情况。开展2017中考、高考保障任务,重点检查学校卫生、消毒落实情况、传染病防治情况、空气质量情况、生活饮用水等情况的落实。

做好国家级食品安全城市创建工作。对全市工商反馈的19家从事餐饮具集中消毒服务单位进行监督检查,督导餐饮具集中消毒单位基础设施达标建设,对4家存在违法行为的单位实施警告处罚,2家单位被依法关停。完成全年餐具抽检任务,累计抽检样品70份,合格率100%。

对投诉举报案件进行有效查处,维护市民健康权益。受理各类投诉110起,其中医疗投诉举报67起,生活饮用水投诉34起,公共场所类投诉9起,全部按照法定职责进行调查处理,对6家单位查实存在违法行为的单位实施立案处罚,罚款人民币1.6万元,没收违法所得210元,对无证行医单位进行现场取缔。

做好依法行政,规范行政处罚行为。为保证行政处罚行为的合法性,严格贯彻《行政处罚案件处理暂行规定》,对处罚主体、依据和程序的合法性、自由裁量权的使用情况以及文书制作情况进行严格审查,及时纠正不符合规定的案件。全年查处各类违法案件83起,其中医疗类50起、公共场所类33起,拟罚没款10万余元,取缔6家,结案77起。

卫生监督信息报告工作 调整工作职能分工,加强对卫生监督信息网络直报工作的组织领导,制定年度卫生监督信息培训计划,对全局人员信息进行清理,全员完成40学时网上培训任务。组织18个乡镇的卫生监督信息报告员进行培训2次。按照报告系统时间节点要求按时完成全年123家"双随机"任务的监督检查和监督抽检。报告系统有效被监督单位信息卡共3089张,监督信息卡1658张,案件查处卡77张。

荣誉称号 青岛市文明单位、青岛市卫生系统文明单位标兵、青岛市总工会优秀活动班组。

局　　长:陈永奎

党总支书记:高友兴

副 局 长:李新静、宋志磊、王海波
办公电话:82289028
传真号码:82289028
电子邮箱:jzswsjds@163.com
邮政编码:266300
地　　址:胶州市常州路13号

（撰稿人:王海波）

胶州市疾病预防控制中心

概况　胶州市疾病预防控制中心占地面积1000平方米,其中业务用房面积3200平方米,编制82人,在职在编职工总数48人。其中,卫生技术人员31人,占职工总数64%;行政工勤人员17人,占职工总数35%。高级职称7人、中级职称14人、初级职称8人,占比分别为14.5%、29.1%、16.7%。中心内设9个职能科室,包括综合科、疾病防制科、免疫规划科、健康检测科、病媒生物防制科、职业卫生监测科、检验科、健康教育科、慢性非传染性疾病防制科。

业务收入　2017年中心业务收入691万元。

固定资产　2017年固定资产总值947万元。

基础建设　胶州市政府批复胶州市疾病预防控制中心实验室建设资金900多万元。2017年一期投资100万元,购买气相色谱仪、原子荧光、撞击式微生物采样器等理化检验和公共场所现场检测仪器设备22台(套),验收投入使用。二期建设PCR核酸检测实验室、HIV初筛检测实验室、地方病检验实验室等标准化实验室,2017年下半年进入政府采购程序。

业务工作　2017年,实验室购置实时荧光定量PCR、酶标工作站等17台套增加检测项目30项;制订10个标准化实验室设计方案,实验室的建筑面积由900平方米增加到1600平方米,完成理化综合仪器室的改造工作。中心能够开展A、B类检测项目达到十一大类110项818个参数,可对水质开展42项常规项目检测。

传染病防治　2017年1月1日0时至12月31日24时,胶州市报告法定报告传染病17种,计1724例,比上年同期下降5.22%,发病率为193.35/10万。发病依次为:手足口病679例,肝炎455例,梅毒219例,肺结核177例,猩红热47例,其他感染性腹泻病44例,布病34例,出血热19例,流行性腮腺炎15例,麻疹12例,淋病9例,艾滋病6例,疟疾3例,麻风病2例,流行性感冒1例,伤寒1例,痢疾1例。报告死亡的病种为出血热3例,艾滋病1例,肺结核1例。

重点传染病监测与防控　为做好流行性出血热病防控,开展"以防鼠灭鼠、疫苗接种、健康教育、环境治理"为主的综合性防治措施。邀请青岛传染病专家讲解流行性出血热防控知识,并开展临床处置技术培训。根据布鲁氏菌病疫情发病情况,针对发病多的胶西镇、铺集镇、洋河镇和里岔镇的畜牧规模养殖场合散户的从业人员进行布病抗体监测,对10个镇155个村726名养殖人员进行摸底调查,对123人进行流行病学调查和检测。有针对性地对病例涉及的村开展健康教育,发放知识宣传单。根据疫情需要,定期或适时开展疫情分析和高发原因,调整布病防控策略与措施。继续做好流感样病例检测工作。规范流感样病例聚集和暴发疫情处置工作。加大流感疫苗免疫策略的宣传力度,流感流行季节加强对学校、托幼机构、养老院和敬老院等人群密集区域的主动监测,出现聚集或暴发疫情及时规范处置,调查处理率、网络直报率、个案调查率和标本采集率、标本检测率均达到100%。根据猩红热疫情动态进行分析,特别是对学校、托幼机构等集体单位进行健康教育宣传。按照省《山东省恙虫病流行状况调查实施方案》要求,对新发6例病例,及时开展个案流调,流调率达到100%。并根据疫情发展情况,针对疫点进行处置,做好灭鼠防鼠和卫生知识宣传。贯彻落实《发热伴血小板减少综合征防治指南(2010版)》要求,对新发4例病例,及时开展个案流调,流调率达到100%。并根据疫情发展情况,针对疫点进行处置。以9月28日"世界狂犬病日"为契机,在全市16处狂犬病暴露处置门诊张贴宣传画,悬挂狂犬病日宣传主题横幅进行宣传,接受咨询1000余人,发放宣传材料共计2000份。以宣传日为契机进行广泛宣传,在汽车站、大学校园、疾控中心门前设咨询台、摆宣传牌、挂横幅、散发宣传材料共计5800份,安全套2300只,接受市民咨询300余人次,接受大学生咨询220余人次。胶州市18家镇卫生院及社区服务中心分别在各辖区针对居民、村民以及外来务工人员开展多种形式宣传活动。9月迎接国家调研社会组织参与艾滋病防治基金项目。10月在青岛工学院开展"百千万志愿者结核病防治知识传播行动"讲座。完成上半年结核病防治项目管理培训会。重点做好SARS、人感染高致病性禽流感及不明原因肺炎病例其他严重呼吸道传染病的排查监测工作。高度关注以人感染H7N9禽流感为代表的禽传人疾病,及时发现疑似病例,迅速处置。根据工作需要开展活禽市场等场所的环境监测,评估禽间和人间疫情。

免疫规划工作 2017 年，全市适龄儿童免疫规划疫苗全程接种率、及时接种率为 94.07％，达到山东省政府要求的 90％以上的目标。做好疫苗针对性疾病的监测工作。2017 年监测 AFP 病例 1 例，麻疹疑似病例 3 例，水痘病例 85 例，流行性腮腺炎病例 15 例，百日咳病例 3 例。做好市办实事，实施水痘疫苗免费接种。2017 年，胶州市适龄儿童累计接种免费水痘疫苗 23145 剂次，接种率 95％。

以数字化预防接种门诊为依托，加快"互联网＋"建设。发挥"琴岛微苗"微信公众服务号智能化功能，向家长推送宣传免疫规划政策和育儿防病知识信息。为进一步推进胶州市预防接种信息化工作，2017 年 4 月胶州市营海卫生院启用预防接种询问诊管理系统，这是山东省首次将预防接种知情告知书以电子化的形式告知家长。

开展"4·25 预防接种日"和"7·28 肝炎宣传日"宣传活动。为进一步促进预防接种工作规范化管理，推进免疫规划信息化建设，确保省科学发展免疫规划工作目标实现，举办全市预防接种信息化专项培训。切实做好儿童入托、入学查验预防接种证工作。2017 年，查验接种证的学校 96 个、托幼机构 267 个，入托儿童 5407 人，入学儿童 20739 人，查验儿童总数为 26146 人，查验率 100％，需补种疫苗总数为 4163 针次，完成补种 4019 针次，补种率 96.5％。青岛工学院、第二卫校新生开展麻疹疫苗补充免疫，应种人数 2495 人，实种人数 2371 人，接种率 95％。

慢性病地方病防治 做好全市死亡、伤害、肿瘤以及脑卒中、冠心病监测数据审核和汇总、信息收集录入以及网络直报审核工作。顺利通过山东省慢性病综合防控示范区验收。继续开展中央财政转移支付国家冠心病高危人群早期筛查与综合干预项目、脑卒中高危人群筛查和干预项目、国家意外伤害监测项目、山东省糖尿病"防、治、管"融合项目等工作。积极开展全民生活方式行动及山东省"一评二控三减四健"专项行动等工作。做好 3 例国外输入性疟疾病例发现、诊疗、流调和疫点处置工作。积极开展基层医疗卫生机构疟疾诊疗和镜检技术培训，并通过组织开展全市寄生虫病防治工作岗位技能竞赛的方式练兵。2017 年度完成碘缺乏病监测居民食用盐监测 300 份，合格碘盐使用率 94.7％；儿童甲状腺肿大率 B 超法监测 200 人；儿童和孕妇尿碘监测 300 份，其中儿童尿碘中位数 212.3 $\mu g/L$，大于或等于 100 $\mu g/L$，且尿碘水平低于 50 $\mu g/L$ 的比例 0.03％，远远低于 20％，达到国家消除指标；孕妇尿碘中位数 147.2 $\mu g/L$。判定标准参照 2007 年 WHO/UNICFF/IC-CI-DD 推荐的碘营养水平判断标准，孕妇尿碘中位数 ＜150 $\mu g/L$ 为不足。

健康教育和健康促进 以创建全国精神文明城市为契机，加强健康科普规范化建设，落实基本公共卫生服务项目工作任务，加快推进健康教育和健康知识普及力度，提高全民卫生防病意识，推动健康教育和健康促进工作扎实开展，完成"2017 国家级居民健康素养监测""2017 国家级成人烟草流行监测""2017 山东省居民中医药健康文化素养监测"工作任务。年内获全省健康教育宣传工作先进集体称号。

公共卫生应急建设 严格落实各项应急反应长效预警措施，从应急预案、工作措施、人员培训、物资储备等各个方面做好准备，迅速应对突发卫生事件的发生，实现突发公共卫生事件及其相关信息报告率和及时率、网络直报率及完整率均达到 100％，确保应急处置迅速到位。

卫生技术服务 实验室配备有检验人员 4 人，为加强检验队伍建设，计划 2018 年通过考录新增检验人员 3 名。重视专业技术人员的在职培训，2017 年 8 月派出 3 人参加山东省认证协会举办的内审员培训班，获得资格证书。多次参加青岛市疾控中心组织的实验室比对和专项培训。9 个标准化实验室建成后，中心利用现有仪器设备可以开展 A、B 类检测项目十五大类 123 项 924 个参数，其中对水质可以开展 57 个项目检测。

质量管理 全面提高质量管理体系的有效性，做好管理体系文件的建立、修改、审批、存档工作；做好日常工作中质量控制，确保危害因素监测、实验室检验等工作符合质量方针。加强职业卫生技术服务体系建设，加强业务合作，全面提升中心职业卫生技术服务能力；开展单位内部全员培训和技术比武，全面提高检测人员技术水平。加强公共场所、农村生活饮用水和食品污染物监测，逐级开展食源性疾病卫生学调查和流行病学调查处置的业务培训；积极配合监督执法大队开展农村安全饮水工程水质卫生监测，保障农村饮水安全。积极筹建中心 PCR 实验室，添置仪器设备，逐步缩小与卫生部规定标准的差距，力争使中心的检验检测能力得到进一步提升。

精神文明建设 青岛市卫计委"青年文明号"考核小组疾控中心"青年文明号"创建工作进行评审现场验收。

大事记

1 月，青岛市疾病预防控制中心副主任于维森一行 4 人,对中心实验室规范化创建工作进行实地考察。

3 月,山东省疾病预防控制中心领导来胶州市调研慢病综合防控示范区创建工作情况。

7 月 6 日,山东省疾病预防控制中心督导组到中心对国家人体生物监测项目进展情况进行督导。

8 月,王桂禄任中共胶州市疾病预防控制中心支部委员会书记,主持疾控中心业务工作,赵建磊不再担任党支部书记。

10 月,胶州市被确定为 2017 年国家级"居民健康素养监测和成人烟草流行监测"青岛市农村监测点,调查工作顺利结束。

12 月,山东省疾病预防控制中心副主任徐爱强一行 4 人对胶州市创建省级慢性病综合防控示范区建设进行评审。

荣誉称号 青岛市精神文明单位。

党支部书记:王桂禄

中心主任:赵建磊

党支部副书记:李中信

中心副主任:李中信、张绍基、周克文

办公室电话:86620839、87212552

电子信箱:jiaozhoucdpc@126.com

邮政编码:266300

地　　址:胶州市常州路 11 号

(撰稿人:李　雪)

胶州市妇幼保健院

概况 胶州市妇幼保健院(计划生育服务中心)占地 32 亩,建筑面积 23700 平方米。在职干部职工 79 人,合同制职工 277 人,职工共计 356 人,其中,卫生技术人员 293 人,占职工总数的 82%;其他专业技术人员 90 人。卫生技术人员中,副高级职称以上 19 人,占 5%;中级职称 47 人,占 12%;初级职称 169 人,占 44%;医护之比是 1∶1.6。共设床位 111 张,设职能科室 6 个、临床科室 6 个、医技科室 4 个、保健科室 2 个。

业务工作 年门诊量 17.53 万人次,同比增长 49.36%;收住院 7514 人次,同比增长 7.73%;年接产量 4541 例,同比增长 91.91%;入出院诊断符合率 100%,手术前后诊断符合率 100%,疾病治愈率 100%,病死率 0,院内感染发生率 0,甲级病案符合率 100%。

业务收入 全年业务收入 7554 万元,比 2016 年增长 7.73%。

医疗设备更新 引进西门子四维彩超、精子分析仪、生化仪,全高清宫腹腔镜和电外科能量平台等高端仪器设备 20 余台。

卫生改革 将"优孕优生工程"纳入 2017 年 12 件政府办实事,获得政府拨款 500 万元。在婚检和孕前优生检测基础上,为高龄和有致病基因的待孕夫妇,再增加叶酸代谢、B 型链球菌、维生素 D 三项基因免费检测项目。筹建 PCR 遗传实验室。与山东大学签约成立全省首家遗传病重点实验室科研成果转化基地,搭建远程会诊平台。投入 257 万余元采购西门子四维彩超、精子分析仪、生化仪等相关辅助设备,为优孕优生工程项目的开展提供设备支撑。深入镇村调研家族遗传病发病情况,建立健全家族遗传性疾病信息库,收集到 763 个村居、2275 名异常人群的出生缺陷信息。开展新生儿疾病筛查。在产筛、听筛、新筛的基础上,引进耳聋基因、先天性髋关节、新生儿神经行为测定(NBNA)三项检查,并将遗传代谢病筛查由最初的 4 项增加到 29 项。

全年完成优孕优生三项免费检测 6209 人次,发现高风险人群 1823 人,由专业人员及时对异常人群进行追访和跟踪指导;进行新生儿疾病筛查 13116 人次,实施有效干预治疗,为群众减免费用 148 万余元。优孕优生工程的实施,标志着胶州市出生缺陷综合防治工作正式踏上精准医学和转化医学的最前沿,使胶州市的出生缺陷发生率由往年最高的 5.0‰降低到 3.1‰。

医疗特色 开展输卵管通液、激素调节等疗法,提早实施备孕、早孕保胎等措施,提高生殖能力和怀孕成功率。加强孕妇学校的建设。组织开展临床输血、抗菌药物合理应用、传染病防控、医疗核心制度等培训 30 余次,进行突发事件应急、重症抢救、"三基三严"等演练 10 余次,外派业务骨干 20 余人到上级医院进修,进一步提高医务人员的整体业务素质,荣获青岛市护理技能竞赛和胶州市新生儿窒息复苏技能竞赛双个人第一名。重点加强核心医疗制度的贯彻执行和 PDCA 闭环管理,落实国家《孕产妇妊娠风险评估指南》。将爱婴医院监督管理与助产技术、产儿科医疗质量管理等工作相结合,落实爱婴医院长效工作机制,使母乳喂养率保持在 99% 的高水平。引进 LDR 产床,开展导乐分娩和家庭陪护,大力推广分娩镇痛 339 例,减轻产妇分娩痛苦。开展产后盆底功能康复治疗,提高产妇产后生活质量。全年接产 4541 例,占全市总量的 1/3,居全市第二位,成功抢救产后出血、羊水栓塞、重度子痫等急危重症患者 10 余人，安全分娩率 100％，业务收入占医院总收入的 40％。

落实妇幼基本和重大公卫项目，提高妇幼公卫的服务质量，扩大覆盖面，将健康惠民落到实处。进一步完善妇幼例会制度，会训同步，既加强思想教育，又强化业务能力，全年召开例会 11 次，举行产后访视、新生儿访视及母婴"三阻断"相关知识培训 13 期，400 余人次参加。严格督导检查。全年开展飞行督导 10 余次。与三里河、胶北、北关、胶西等几个镇街进行区域协同，开展以预防宫颈癌、乳腺癌为主的妇女病普查普治。牵头完成全市农村妇女"两癌"筛查 38905 人次，超额完成任务，发现并治疗"两癌"患者 16 例；母婴"三阻断"项目发现梅毒产妇 33 例、乙肝阳性产妇 519 人，对分娩的新生儿均进行跟踪调查，并全部给予乙肝母婴阻断。实行计免与保健一体化服务，提高儿童健康管理水平。按照专科标准规范建设数字化接种门诊，成为胶州市流动儿童免疫接种中心，积极提高疫苗全程接种率、麻疹及时接种率。进行儿童群体保健查体 2.5 万余人次，保育员查体 2000 余人，中小学生健康查体 1 万余人。拓宽服务范围。积极开展高危儿筛查和早期干预，将镇街基层发现的高危儿、体弱儿及时转至高危儿门诊进行专案管理，并提升儿童五官保健水平，加强和完善营养不良、贫血、佝偻病等的防治。2017 年，胶州市孕产妇系统管理率 96.3％，3 岁以下儿童系统管理率 97.61％，7 岁以下儿童系统管理率 98.88％，孕产妇死亡率 14.19/10 万，婴儿死亡率 2.20‰，各项指标继续保持在青岛地区领先位置。

不断加大资金投入，引进新技术、新项目、新设备，持续提高医疗技术水平。投资 500 余万元引进全高清宫腹腔镜和电外科能量平台，建设数字化手术室，成功开展全子宫切除、子宫肌瘤挖除、输卵管妊娠、卵巢肿瘤、子宫内膜异位症、瘢痕憩室修复、生殖道畸形纠正（阴道纵隔切除、子宫纵隔切除）等微创手术 150 余台次，开启胶州地区妇科微创技术的新篇章。推进儿外科手术的深入开展。聘请著名儿外科专家祁泳波教授每周三定期坐诊，为婴幼患儿及早实施尿道下裂、腹股沟斜疝、包茎、多指等手术矫治 318 例，带动儿科的发展。改进辅助检查方法。检验科在胶州市各家医院中率先开展幼儿血常规末梢全血检验法。特检科新开展先天性心脏病超声筛查 111 例。与青岛市海慈医疗集团刘立安教授、戴淑青主任，太仓市妇幼保健院贾彤博士，吉林省艾灸协会会长王昌辉教授等建立合作关系，引进针灸推拿、治未病、艾灸、内分泌调理等适宜中医技术，自主研发中药热罨包外敷治疗法，收到良好效果。多学科共建促进妇女保健科发展，成功打造青岛地区特色专科，获得青岛市卫计委专家高度评价，顺利通过 C 类重点学科届终评审。

科研工作 申报山东省科研课题 2 项，申报青岛科研课题 1 项。发表论文 3 篇，其中省级 2 篇。

继续教育 2017 年医院 200 余人次参加培训。年内派出进修人员 10 人，参加长、短期培训班、学术会议及学术交流 40 余人次。

精神文明建设 开展"创文"活动，制作并张贴社会主义核心价值观、行业规范、公益广告等 200 余幅。组织开展"主题党日＋"活动。开展文明服务礼仪活动。实行智慧服务。免费与青岛银行合作开发的自助机正式上线，开通手机交费、结果查询等功能，被赞为青岛地区领先。微信订阅号用户达 8700 余人、服务号用户达 1.5 万余人，点击量达 30 余万人次，移动支付超过 589 万元。建成在线"你问我答"平台，实时公布专家坐诊、计划免疫、预约挂号等信息。加大宣传力度。与胶州广电签署战略合作协议，在"连心桥""乐享生活"等节目中，推出新生儿常见疾病的预防与治疗、孕期保健与优生优育、出生医学证明办理、预防出生缺陷生育健康宝宝及中医备孕优势等优孕优生专题访谈 6 期，在"行风在线"栏目全年播出医院宣传口号。与《山东医院报》《半岛都市报》、大众网、鲁网等建立良好合作关系，发表宣传稿件 122 篇。

大事记

2 月 24 日，获山东省妇幼健康中医药特色服务示范单位称号。

5 月 27 日，与山东大学签约成立全省首家遗传病重点实验室科研成果转化基地。

8 月 21 日，杨青任妇幼保健院院长、妇幼保健计划生育服务中心主任；宋同勋调任心理康复医院理事。

10 月，胶州市全国卫生城市复审暨文明城市创建工作先进单位。

12 月 27 日，胶州市"最美巾帼志愿服务队"——市妇幼保健院妇幼天使志愿服务队。

荣誉称号 获山东省妇幼健康中医药服务特色示范单位、青岛市文明单位标兵、胶州市全国卫生城市复审暨文明城市创建工作先进单位等荣誉称号。

党总支书记、院长：杨 青

副 院 长：孙永霞、张德俊

党总支副书记、院长助理：李湘霞、贺秀华

院办电话:87292055
传真号码:58651501
电子信箱:jzfybjy@163.com
邮政编码:266300
地　　　址:胶州市农场路 26 号

（撰稿人:陈　龙）

胶州市卫生计生干部培训中心

概况　胶州市卫生计生干部培训中心建筑面积 400 平方米,业务用房 300 平方米。年内职工总数 13 人,其中,卫生技术人员 8 人,占职工总数的 61.53%;行政工勤人员 3 人,占职工总数的 23.1%。卫生技术人员中,副高职称 1 人,中级职称 6 人,初级职称 1 人,分别占职工总数 7.7%、46.15%及 7.7%。

业务工作　胶州市卫生计生干部培训中心作为青岛市基层卫生技术人员中医药知识技能培训基地、胶州市继续医学教育培训基地、胶州市乡村医生业务知识与技能培训基地、胶州市红十字会初级救护培训基地、胶州市第一批职业技能培训定点机构,主要承担全市卫生专业技术人员的继续医学教育培训、在岗乡村医生业务培训、干部综合能力培训、中医药知识培训、执业医师(执业护士)的培训考核、卫生计生局各种政策性培训以及职业技能培训等,同时承担着局医政科等科室的部分工作。2017 年开展的培训工作有:在北京大学举办两期 2017 年胶州市卫生计生系统干部综合能力提升研修班,来自全市各镇街卫生计生分管领导、各医疗卫生单位、镇(街道)卫生院、社区卫生服务中心领导班子成员和局机关中层以上管理干部共 122 人参加;开展 1 期山东省级中医药继续医学教育培训,10 个青岛市级课题的继教培训,2 期卫生计生大讲堂,培训人数达 3000 余人次;对全市乡村医生进行免费业务培训,全年累计开展集中培训 188 期,培训乡医 11000 余人次,自学进度达 100%。2017 年 7 月 11～16 日,组织全市各大医院、镇(街道)卫生院、社区卫生服务中心的市级最美护士、优秀护理团队代表、护理部主任、护士长赴北京大学进行为期一周的封闭式培训。12 月 14～19 日组织竞赛成绩排名前 30 名的乡村医生,赴河北医科大学进行为期一周的骨干进修学习。

2017 年累计开展各类培训 186 期,共培训 13000 余人次。在培训的广度、深度以及培训的质量、层次上也有较大幅度的提高。在做好培训教学工作的同时,建立健全工会组织,加大宣传工作力度,配合局医政科等有关科室保质保量完成执业医师信息录入及考核工作、乡村医生业务考核工作等。

业务收入　全年业务收入 12 万元。

固定资产　全年固定资产 67 万元。

继续教育　年内承担山东省级中医药继续教育项目 1 个,批准授予 I 类继续教育学分 5 分,青岛市级继续教育项目 10 个,授予 II 类继续教育学分 47 分。

精神文明建设　建立学习制度,营造良好的学习氛围,不断改进工作作风。加强对职工职业道德、职业纪律、职业规范教育。努力做到更新服务理念、转变服务模式、改进服务流程、改善服务态度、优化服务环境、提高服务质量、打造服务品牌。深入开展文明创建活动,不断提升行业形象。

更新培训理念,完善各项培训制度,加大培训创新力度,增强培训的目的性、前瞻性,拓宽培训覆盖面,有的放矢开展各类培训。全力打造"热心培训"服务品牌,做到"四热一心":以卫生政策中的"热"点、工作需要中的"热"点、市场需求中的"热"点为培训内容,以"热"情周到为服务标准,用"心"做好培训工作。

荣誉称号　2017 年获青岛市"文明单位"称号。

党支部书记、主任:张　敏
副　主　任:李黎明
联系电话:82289563
电子邮箱:wsjpxzx@126.com
邮政编码:266300
地　　　址:胶州市常州路 13 号五楼

（撰稿人:李黎明）

胶州市急救中心

概况　胶州市急救中心占地面积 900 平方米,其中业务用房面积 600 平方米。全额编制 10 人,其中卫生专业技术人员 8 人(高级职称 1 人,中级职称 3 人,初级职称 4 人),行政工勤人员 1 人,财务人员 1 人。

固定资产　2017 年固定资产总值 69.5 万元,比 2016 年增加 3.55 万元。

业务工作　2017 年共接听急救电话 64828 个,有效电话 18755 个,有效派车 18749 次,救治患者 16215 人,抢救危重病人 1614 人,年内受理突发事件 325 起,突发事件中救治伤员 768 人。完成对胶东机场拆迁、青岛国际啤酒节胶州分会场、全国动力伞精英赛、国际半程马拉松赛等活动以及各项应急演练等重大活动保障任务64次。

急救体系建设　增设里岔急救站建设。2017年6月,里岔急救站完成初期的选址、论证工作,正式开工建设,12月,完成各项筹备工作包括站点建设、软硬件参数、车辆参数、院前人员培训等,力争2018年5月投入运行。届时,市急救站数量将增加到10家,急救半径将进一步缩短。

更新救护仪器设备等硬件设施。2017年10月完成对市区人民医院、中心医院、三院急救站的车载急救仪器设备更新,至此,中心完成对全部急救站车载仪器设备的更新完善,市院前急救硬件设施得到全面提升。

打造胶州市"1小时溶栓急救圈"。中心充分利用生命传输系统、3G视频、心脑卒中APP等软件平台,与市人民医院、中心医院两家网络医院形成合力,依托其胸痛、脑卒中治疗中心,不断完善急性心脑卒中联合救治体系,持续加强院前—院内智能无缝衔接,积极打造胶州市"1小时溶栓急救圈"。截至年底,中心医院完成PCI(经皮冠状动脉介入治疗)500余例,其中急诊介入约占1/3,STEMI(ST段抬高性心梗)治疗140余例;人民医院溶栓27例。均疗效显著。

质控管理　通过明察暗访定期对各分站进行质控督导检查;坚持院前急救质控例会制度,每季度召开一次院前急救质控工作例会,有效加强了院前急救质控工作的管理。

急救培训　坚持"周学习、月考试"制度;每月开展急救站内部业务培训;定期进行专题培训等,有效提高了院前急救管理水平和救治能力。

大力开展急救知识社会化培训"六进"活动,累计完成45所学校2万余名师生的急救知识宣传培训,发放宣传材料4万余份,开展活动近100次,超额完成年初制定的培训目标。积极转换思路,大胆创新培训模式,成立校园急救社团,定期开展精准培训。全年开展校园精准培训50余期,400余名校园"急救小能手"脱颖而出。同时,积极深入到机关、企业、社区、农村等场所加大对重点人群的宣传培训。截至年底,累计开展活动近30场次,受益人群4000余名。

急救宣传　2017年在中国急救网等各级网站上及《人口健康报》《青岛日报》《半岛都市报》《金胶州》等多家报刊上发表宣传稿件130余篇次。同时,中心利用微信、微博、广播电台、电视台等媒介加大院前急救宣传力度。其中,在《胶州新闻》和《民生20分》上深度宣传报道10余次;10月,《金胶州》报道了胶州市一名巴士司机,成功救治一昏迷乘客,该司机曾接受过中心急救培训……这些利好讯息凸显了惠民急救宣传的良好社会效益。

大事记

1月6日,中心召开2016年度胶州市院前急救质控总结会。

1月16日,中心被市妇联授予"胶州市巾帼文明岗"荣誉称号。

2月21日,中心走进三里河小学进行急救知识精准培训,拉开了2017年急救知识社会化宣传培训活动的序幕。

3月29日,中心在宝龙广场开展《青岛市社会急救医疗管理规定》正式实施大型宣传活动,同时进行急救知识宣传及义诊活动。

4月7日,中心"风雨彩虹"志愿服务队获胶州阳光卫计优秀志愿团队称号。

4月14日,胶州市政府副市长高燕在市卫计局党委书记、局长周刚陪同下到中心调研、指导工作。

4月27日,中心组织6名学员参加青岛市急救中心组织的BLS初级救护师资培训活动。

5月26日,青岛市院前急救质量控制中心检查组一行6人在胶州市卫计局副局长许晶的陪同下,对院前急救工作进行半年质控检查。

6月18日,市急救中心里岔急救站完成初期的选址、论证、筹备工作,进入开工建设阶段,预计2018年5月正式运行,届时,市急救站增设为10处。

7月19日,中心组织召开了胶州市2017年上半年院前急救质控工作会议。

7月21日,青岛市急救中心副主任谭帮财莅临中心检查指导工作。

7月26日,中心举办"急性缺血性脑卒中救治专题培训"。全市各急救网络医院院前工作人员和相关科室医务人员60余人参训。会议邀请了临沂市人民医院神经内科王自然主任等专家进行了培训。

8月11日,由胶州市卫计局宣教站牵头、市急救中心主办,组织市卫计局27支阳光卫计志愿服务队骨干,开办四期急救知识培训师资班,旨在进一步壮大急救知识培训师资力量,全面提升师资水平。

8月15日,胶州市民安医院急救站获青岛市"健康杯"非公立医疗机构优质护理服务技能大赛团体二等奖,卢文艳、胡亚莉荣获个人二等奖。

9月5~7日,青岛市急救中心主办、胶州市急救中心协办的"青岛·香港联合创伤急救新理论新技术培训班"举行,省内外100余名急诊急救专家、学员参加了本次培训。

9月9日是第十八个世界急救日,中心联合各急救站开展主题为"急救与家庭意外伤害"宣传、义诊活动。

9月14日,胶州市人民医院急救站获青岛市第五届"健康杯"急诊急救技能大赛团体三等奖,李卓坤获个人二等奖。

10月16日,中心对城区三家急救站的车载急救仪器设备进行更新,至此,中心完成对全部急救站车载仪器设备的更新完善,院前急救硬件设施得到全面提升。

11月7日,青岛市院前急救质控中心专家组一行6人来胶州市进行院前急救年终质控检查。

11月28~29日,2017年院前急救岗前培训班在市人民医院南院三楼会议室开班,邀请青岛急救中心盛学岐主任等的专家对全市医疗机构相关人员200余人进行了培训。

12月20~21日,胶州市院前急救质控中心对辖区内9家急救站进行年终质控督导检查。

精神文明建设 全面加强精神文明建设,突出职工主体地位,发挥职工主人翁作用,召开职代会6次,并表决通过了中心职工医德绩效考核方案;举办踢毽子、跳绳、下象棋等职工活动12次;大力开展志愿服务活动,累计开展"陪伴空巢老人""救助贫困家庭""帮扶春蕾女童""慰问退伍老兵"等志愿服务10余次,结对人群近20名。此外,中心志愿者积极献血,2017年累计献血2400毫升,献血人数达单位总人数1/3多,同时中心还有2人为造血干细胞捐献志愿者。通过开展形式多样的志愿活动,将院前急救人紧紧凝聚在一起,增进了解与合作,促进交流与沟通,切实提高了中心团队凝聚力。

荣誉称号 获青岛市"五四红旗团支部"、青岛市"院前急救先进集体"、"胶州市巾帼文明岗"、"局科学发展综合考核先进集体"、"局2017年度公共卫生工作先进单位""胶州阳光卫计优秀志愿团队"等荣誉称号。在青岛市第五届"健康杯"急诊急救技能大赛中,中心所辖的人民医院急救站获得团体三等奖、医生李卓坤获得个人二等奖;在非公立医疗机构优质护理服务技能大赛中,中心所辖的民安医院急救站获得团体二等奖、卢文艳、胡亚莉获得个人二等奖。陈蕾获评青岛市三八红旗手、胶州市关心下一代工作先进工作者、胶州阳光卫计优秀志愿服务组织者;张美兰、高玉玲获评青岛市院前急救先进个人;魏艳、王淑艳、高玉玲、汪娟获评胶州阳光卫计优秀志愿者;魏艳获卫生计生系统"身边人讲身边事"宣讲比赛二等奖;汪娟获全市卫生计生系统"我身边的好党员"演讲比赛一等奖;王淑艳获青岛市卫生计生系统优秀志愿者荣誉称号。

中心主任:陈　蕾
党支部书记:戴丰顺
办公室电话:87209120
传真号码:87209120
电子信箱:jiaozhou120@126.com
邮政编码:266300
地　　址:胶州市常州路17号

(撰稿人:王淑艳)

平　度　市

平度市卫生和计划生育局

概况 2017年,全市有各级各类医疗机构1077处,其中城区局直单位3处,公立医院6处,镇(街道)卫生院29处,村卫生室850处,民营医院21处,门诊部16处,个体诊所107处,厂企学校卫生室30处。平度市人民医院达到国家"三级乙等医院"标准,市中医医院、市第三人民医院达到国家"二级甲等医院"标准,第二人民医院达到"二级综合医院"标准,其他乡镇卫生院达到"一级甲等医院"标准。有在职卫生专业技术人员4167名,其中医师1343名,护士862名,乡村医生1250名,其他卫生专业人员712名。各医疗机构有编制床位4841张,县级公立医院编制床位2659张,医生3174人,千人口床位数3.5张,千人口医生数2.3人。截至2017年底,全市已婚育龄妇女240010人。2017年,出生18911人,合法生育率97.6%,出生率13.49‰,自然增长率6.54‰;出生婴儿性别比 106.8,出生缺陷发生率 4.78‰;一、二孩生育登记 21582 人。

合理配置资源 以城区为中心,以市属第二、三、四、五人民医院为四个次中心,以各公立医院及镇卫生院、村级卫生室为辅助,以高端民营特色医院为补充的医疗格局基本形成。在乡镇,建立起平东、平南、平西、平北四个"医共体",上联青岛各大医院及平度市人民医院,下联各乡镇卫生院及部分村卫生室。各卫生院立足自身实际,形成"一院一特色"多元化发展局面。

优化就医环境 强化基层医疗机构服务能力,投入 950 余万元完善院前急救体系,新增 3 个急救单元,10 辆 120 应急车和 1 辆母婴转运车,提升全市的院前急救能力。分三年每年投入 1000 万元对基层医疗设施进行逐步更新。在基础设施建设方面,加快推进一批医疗机构搬迁改造,改善群众就医环境。一期投资 9 亿元、设置床位 800 张的青岛北部医疗中心开工建设;投入 1365 万元,新建市精神病防治院病房楼,设置床位 120 张,有效缓解精神病防治院床位紧张问题;投入 1946 万元对 13 处镇卫生院危房进行改造,改造完成后所有卫生院业务用房均达到标准化要求;投入 650 万元,加强平度市疾病预防控制中心实验室建设。在人才引进方面,学习借鉴周边区(市)和其他行业的人才引进奖励机制,出台《平度市卫生人才引进和培育办法》,为高端医疗人才引进提供坚强支撑和政策保障。该办法涵盖各类医疗人才,从工作环境到日常生活保障均提供更优惠的条件,弥补区位交通不足的劣势,吸引各类高端人才聚集。平度市正在与北京有关医院洽谈专家引进和学科建设合作,引进 2 名资深主任医师落户平度市。

纵深推进医改 以平度市人民医院为依托,组建起全市心电中心,辐射李园、灰埠、田庄、崔召、张舍等 5 处基层卫生院,患者在这 5 处乡镇卫生院进行心电检查时,数据影像直接同步上传到人民医院心电中心,由专家第一时间作出诊断并回传到卫生院。建立平度市人民医院、平度市中医医院消毒供应中心及第二、第三、第四人民医院三个消毒供应次中心,覆盖全市 29 处乡镇卫生院。以信息化建设为依托,指导平度市二级以上医院建立起与北京、山东、青岛等地三甲医院业务协作关系,开展远程会诊。与北京 301 医院等三甲医院开展远程会诊 60 多人次。积极推进家庭医生签约。

狠抓行业监督 强化外部监督,促进行风转变。从"两代表一委员"中,聘请 50 名社会监督员,对全市医疗卫生从业人员和窗口服务单位服务态度进行监督,督促工作人员改善服务态度。深入开展"卫生计生综合监督提升年"活动,规范公立医院和个体民营医疗机构管理,提升医疗机构诊疗服务水平和服务态度,确保群众满意。对个体医疗机构进行量化分级管理,实行星级评审,从 120 多家个体医疗机构中评选出了五星级单位 3 家、四星级单位 10 家、三星级单位 17 家,并进行了授牌和表彰公示。

树立行业品牌 牢固树立"卫生计生·情暖民生"行业服务品牌。全系统 5000 多名志愿者积极参加"学雷锋巾帼在行动""五月有爱,感恩母亲送健康""青春志愿行,共筑中国梦"等系列服务活动,将义诊服务送到群众身边,近 30 万名群众成为"健康彩虹"志愿服务活动的受益者。加强典型引领,弘扬行业新风。平度市人民医院护士李蕾夜遇倒地男子出手相救及护士李娟帮助患者卖草莓的善举,经宣传推介,被央视《朝闻天下》《新闻直播间》《人民日报》等各大媒体陆续报道,以此为背景撰写的评论员文章《治病不是修电器,行医需要人文关怀》在社会上引起极大反响,以榜样力量弘扬卫生计生行业新风。妥善做好全面二孩登记工作,简化二孩登记办事流程,缩短登记时间。为有再生育意愿的育龄群众,提供优质技术服务。截至 2017 年底,全市发放《生育服务手册》20062 人,其中一孩 5867 人、二孩 14195 人。认真落实计划生育利益导向政策。为全市 9.8 万名符合条件的独生子女父母发放奖励费 737 万元;为 3.9 万例农村奖扶人员发放扶助金 3727 万元;为 1515 名计划生育特别扶助人员发放扶助金 1051 万元;为 1293 名城镇其他居民发放独生子女父母年老补助 142 万元。

大事记

1 月 12 日,青岛市卫生计生委主任杨锡祥一行到平度旧店镇祝东村走访特困家庭并开展义诊活动。

2 月 20 日,印发《平度市卫生和计划生育局关于做好 2017 年全市二级公立医疗机构医药费用控制与考核工作的通知》(平卫字〔2017〕24 号),将控费目标明确到医院。2017 年青岛市考核中,平度市公立医院控费位列优秀等次。

5 月 5 日,召开平度市计划生育工作会议。平度市卫计局总结 2016 年全市计生工作开展情况,安排 2017 年具体工作。市政府分管领导与镇街代表(同和街道、云山镇、旧店镇)签订目标责任状。

6 月,平度市编办召集市委组织部、卫生计生、人社、发改财政等相关部门召开公立医院法人治理结构改革联席工作会议,传达省编办公立医院治理结构改革会议精神,部署平度市公立医院法人治理结构改革工作。形成《平度市公立医院法人治理结构实施方案》以及《平度市公立医院法人治理机构外部理事管理办法》等配套文件。

7月4日,平度市卫计局联合市发改局、财政局、民政局、人力资源和社会保障局联合下发《平度市推进家庭医生签约服务工作实施方案》。五部门统筹协调,完善外部支撑机制,形成部门合力,共同推进家庭医生签约工作的开展。

9月1日,由平度市委宣传部、平度市卫计局共同举办的全市志愿服务工作推进会暨卫计系统"健康彩虹"志愿服务观摩交流会在人民医院成功举行。

党委副书记、局长:万作平

计生协会专职副会长:王锡海

副局长:贾学胜、丁勇力、郑美英、张春河、郭源圣、邢德相、郭雅丽、吴洲

电 话:80810918

电子信箱:xjk88305081@163.com

邮政编码:266700

地 址:平度市杭州路56号

平度市人民医院

概况 平度市人民医院占地面积13.36万平方米,其中业务用房面积14.55万平方米。年内职工总数1541人,其中,卫生技术人员1349人,占职工总数的87.54%,行政工勤人员192人,占职工总数的12.46%。卫生技术人员中,高级职称129人,中级职称511人,初级职称709人,分别占卫生技术人员的9.6%、37.9%、52.5%,医生535人,护士680人,比例为1:1.3。床位总数1500张,设职能科室29个、临床科室39个、医技科室8个。

业务工作 2017年门诊总量104.5万人次,比上年增长8.14%,其中急诊11.8万人次,比上年增长22.03%;收住院病人5.8万人次,比上年增长4.8%;床位使用率81.69%,比上年提高3.63%;床位周转45.4次,比上年提高3.18%;入院与出院诊断符合率96.7%,比上年提高1.2%;手术前后诊断符合率99.7%,与上年持平;抢救危重病人3089人次,比上年增长7%,抢救成功率92.5%,比上年提高1.3%;治愈率67.2%,好转率28.5%,病死率0.4%;院内感染率1.33%,比上年降低0.61%;甲级病案符合率99.7%,比上年提高0.1%。

业务收入 2017年业务收入7.7亿元,比上年增长0.03%。

固定资产 2017年固定资产总值为3.55亿元,比上年增长8.2%。

基础建设 医技楼主体工程建设完毕,新病理科开始启用,直线加速器投入使用,ECT安装调试完毕。新设立介入血管外科、运动康复科,新启用血液透析二区、重症医学科二区、儿科三区、心内科CCU,基础设施配置更加完善。

卫生改革 改革法人治理结构,实行理事会制度,并于2017年9月21日召开医院首届理事会成立大会。实行全面预算管理制度,各项工作均在计划框架内。完善绩效考核制度,发挥战略目标指挥棒作用。持续开展综合目标管理,强化重点工作和关键指标。推进质量管理工具的使用,积极开展"品管圈"项目。继续推行"科主任领导下的主诊医师负责制",并于9月实行新一轮主诊医师负责制选拔聘任工作。规范药品和耗材的采购供应管理,"两票制"落实到位。医院与14家供应商签订2018年购销合同,明确"两票制"要求。

医疗特色 设立重点学科(专科)扶持基金,制定临床使用新技术基金管理规定。医院肝胆外科申请并顺利通过青岛市B类重点学科。全年开展新技术新项目49项。医院设立平度市卒中中心、胸痛中心、创伤治疗中心、泌尿系统结石微创治疗中心"四大中心"。平度市危重孕产妇及危重新生儿救治中心建设项目、临床技能培训中心改建项目成为平度市重要民生项目。区域医学检验中心、影像诊断中心、病理诊断中心和心电诊断中心获批复挂牌开展工作。医院进一步加大与全国知名医院的医联体建设合作,并逐步深化和拓展对外交流工作。2017年,医院成为北京佑安医疗联盟及全国肝病"医联体"成员、北京宣武医院老年神经疾病基层联盟成员、山东省立医院耳鼻喉科"医联体"成员。自2017年9月起,医院开展与北京名医专家团的技术帮扶活动,并建立长期合作机制。

科研工作 2017年,发表各类学术论文115篇,科研立项4项。康复医学科"迎香穴等穴位注射联合超短波治疗变态反应性鼻炎的临床研究"获得山东中医药科学技术奖;内分泌科"以腔内技术为基础的糖尿病足一站式综合治疗"通过青岛市科技成果鉴定,并通过省级鉴定为国内领先技术项目。

继续教育 2017年,医院派送各类人才到上级医院进修31人,承担省级继续教育项目1项。分批派出4名人员前往美国、意大利进行研修,涉及眼科、

妇科、麻醉科、骨外科等项目,增进了医院在专业技术领域的国际交流与合作。

国际交流 2017 年 2 月 20 日,医院与韩国圣母整形美容医院合作的中韩合作美容中心正式开诊。8月 28 日,由凡拿利百英国际贸易首席执行官汉姆·莱文、医学博士伊莎·奥斯菲奥德和项目经理奥弗·雷格夫等专家组成的以色列凡拿利百英代表团来院实地考察,并与医院建立长期合作关系。12 月 22日,医院举办全球顶级医院管理研讨交流会,邀请英国伦敦大奥蒙德街医院·儿童医院董事会成员、质量监控委员会现任主席蒂芬·史密斯教授,梅奥前任首席行政官(CAO)和美国堪萨斯州威奇托市前首席行政官(CAO)卡尔 T. 瑞德教授来院交流。

精神文明建设 2017 年,医院在做好各项常规精神文明建设工作的基础上,成功复创省级文明单位。医院成立创建班子,制订工作方案,按照文明创建标准八大项 21 个二级项目逐项进行梳理,先后举办文明行为提示语的大型签名活动、母乳喂养周活动、道德讲堂、健康教育讲座、七夕读诗会、文明网络传播活动、文明出行活动、秋节快闪、好人线索提报、走访敬老院等活动 30 余次,在全院共同努力下,医院再次获得"省级文明单位"的殊荣。

大事记

2 月 22 日,确定设立"青岛市肝胆胰病微创治疗专家工作站"。

5 月 24 日,刘金旭担任平度市人民医院党委委员、副院长,闫忠诚担任平度市人民医院党委委员、工会主席。

6 月 20 日,医院顺利通过青岛市安全生产标准化达标评审,成为青岛市首家通过评审的县级医院。

8 月 21 日,医院北京专家医疗技术服务工作实施,北京协和医院、北京大学第一医院、北京大学人民医院、北京大学第三医院、中日友好医院等北京知名医院专家团定期到医院坐诊、手术、查房、会诊、讲学。

9 月 21 日,医院召开平度市人民医院首届理事会成立大会。

9 月 29 日,医院成功承办第四届泽山论坛,此会议是糖尿病及糖尿病足领域具有规模和影响的会议之一。

12 月 8 日,医院召开第八届职工(会员)代表大会。

荣誉称号 山东省文明单位、山东省感染管理信息化先进单位、青岛市卫生计生优秀志愿服务团队、青岛市共青团员先锋岗、青岛市输血协会先进单位、医学界传媒第一届"医疗品牌建设五十强单位"、青岛市"健康杯"急诊急救大赛团体一等奖。

党委副书记、院长:李　鹏
纪委书记:燕智松
副 院 长:岳忠勇、李泽芹、刘金旭
院办电话:87362016
传真号码:87362016
电子信箱:pdyy2016@163.com
邮政编码:266700
地　　　址:平度市扬州路 112 号

(撰稿人:孙　超)

平度市中医医院

概况 平度市中医医院 2017 年占地面积 17700平方米,建筑面积 16000 平方米,编制床位 399 张,实际开设床位 329 张,设有 28 个临床与医技科室、120急救分中心和 14 个专科门诊。在职职工 298 人,其中,卫生技术人员 269 人,占职工总数的 90.3%。卫生技术人员中,高、中、初级技术人员分别为 43 人、158 人和 68 人。

业务工作 2017 年门诊量 323224 人次,与上年同比增长 5.6%,其中急诊量 39620 人次,与上年同比增长 20.8%;收治住院病人 13562 人次,与上年同比减少 3.1%;手术 3043 台,与上年同比增长 3.0%。床位使用率 79.6%,床位周转次数 33.16 次,出院与入院诊断符合率 100%,手术前后诊断符合率 100%,抢救危重病人 1037 例,抢救成功率 78.6%,治愈率17.6%,好转率 72.7%,病死率 0.42%,院内感染率0.8%,甲级病案符合率 98.9%。

业务收入 全年业务收入 19994 万元,与上年同比增长 3.5%。

固定资产 全年固定资产价值 12294 万元,与上年同比增长 24.2%。

医疗设备更新 2017 年根据业务发展需求,投资 1500 余万元购置氩氦刀、岛津胃肠机、电子支气管镜、西门子彩超等设备,极大提高了诊疗技术水平和医疗服务能力。

基础设施建设 2017 年投资 150 余万元,完成医院体检中心和 CT 室扩建搬迁工程,改建介入治疗室。投资 50 万元改造血液透析室,达到标准化建设要求。投资 50 万元对板房进行改造,对全院部分老化线路更新,并按要求改建疏散楼梯、烟雾传感器、防火门,添置消防栓、灭火器等设施,评估检测消防设施和防雷安全设施。投资100多万元完成信息中心服务器的虚拟化安装、调试和运行。完成心电模块的安装、使用，并联系大泽山、马戈庄、祝沟、旧店卫生院，实现远程心电系统的使用。完成与青岛卫计委信息中心数据的互联互通工作。

卫生改革　深化公立医院改革，建立健全现代医院管理制度，2017年7月制定医院章程，组建完成理事会、监事会，10月召开第一届理事会，全面实施法人治理结构改革。加强"三医联动"，推进医联体、分级诊疗制度建设，先后与中国煤炭总医院、山东中医药大学附属医院、青岛市海慈医疗集团、平度市旧店镇大田卫生院建立"医联体"，完善医联体内人才培养、技术支持、双向转诊制度。推进医疗服务价格改革，规范医疗服务行为，控制医药费用不合理增长，充分发挥中医药特色优势，提升服务能力，拓宽服务领域。推进公立医院薪酬制度改革，调动医院职工的积极性，提高医院运行效率。

医疗特色　加强中医重点专科建设，学科建设实力强劲。有国家重点专科1个、省级重点专科2个、青岛市重点专科1个。针推科被评为青岛市中医整脊门诊、浮针门诊，儿科被评为中医小儿外治门诊。积极开展新技术、新项目，提高医院核心竞争力。医院建立介入治疗室，开展心脏、血管、肿瘤的介入，同时利用离子植入、射频消融等技术进行常见病、多发病的治疗。新开展肝癌微波消融治疗、粒子植入术、肺癌的介入化疗、血管介入技术，效果良好。成功开展冠状动脉造影、冠状动脉支架植入术及心脏起搏器安装术，填补医院空白。

继续教育　医院通过多种方式加强人才培养。派出100人次参加各种专业培训、中医药学术交流大会及各种疾病推广项目，6名医师分别在青岛市市立医院、青岛市海慈医院及山东大学第二医院进行规范化培训，10余名骨干医师、6名骨干护士到上级医院进修。邀请山东大学齐鲁医院、青岛大学附属医院、中国煤炭总医院、同济大学附属东方医院等多名专家来医院举行讲座和培训。建立省级专家工作机制，通过与省中医院建立集团协作关系，省中医专家定期来医院坐诊，充分发挥"传、帮、带"的作用，使医院的中医诊疗水平不断提升。

精神文明建设　加强党建工作，组织学习党的十九大精神。加强和完善党风廉政建设。加强中医药文化建设，以文化促发展。利用新闻媒体宣传医院的文化、专科特色、专业人才、优质服务、中医药优势。医院各病区创建具有专科特色及中医特色的科报。

在院内外进行气功八段锦（或五禽戏）的练习与现场指导，开展中医进社区活动。

荣誉称号　2017年度获"青岛市中医工作先进单位"、"平度市文明单位"等荣誉称号。

党总支书记、院长：张绍初
副　院　长：李宝山、崔仁刚
院办电话：87362265、88322001
传真电话：88322018
电子信箱：pdzyy2001@163.com
邮政编码：266700
地　　　址：平度市杭州路38号
（撰稿人：郭德利）

平度市第二人民医院

概况　平度市第二人民医院2017年占地3.5万平方米，其中建筑面积2.8万平方米，业务用房面积15011平方米。年内在职职工154人，其中，卫生技术人员152人，占职工总数的98.70%；行政人员2人，占职工总数的1.30%。卫生技术人员中，高、中、初级职称分别为16人、64人、72人，分别占卫生技术人员总数的10.53%、42.11%、47.37%。医生与护士之比为1.90∶1。开放床位255张。设职能科室15个，临床科室12个，医技科室8个。

业务工作　2017年门诊87852人次，其中急诊16825人次。收住院8414人，床位使用率70.74%，床位周转37.44次，入院与出院诊断符合率98%。手术1241例，手术前后诊断符合率98%。抢救危重病人187人次，抢救成功率89.30%。住院病人治愈率19%，好转率80.1%，病死率0.9%，院内感染率0.91%，甲级病案符合率100%。

业务收入　全年总收入（含拨款）7043.97万元，其中业务收入5003.57万元，比上年增长955.57万元，增幅达23.61%。

固定资产　全年资产总值达7181万元，其中固定资产5922万元，比上年增长140万元。

医疗设备更新　2017年11月，投资52.5万元购进韩国原装进口口腔CT和治疗椅1套，于12月5日正式投入使用。

基础建设　2017年3月，投资3.8万元在门诊楼和病房楼安装自动水处理器和热水器，保障24小时给病人提供开水；针对门诊楼供电线路严重老化情况，投资19万元对整个门诊楼线路进行改造，消除安全隐患。5月，投资100余万元完善家属院配套设施,并于 11 月份投入使用。6 月,投资 57 万元建成污水处理站;投资 5.3 万元对门楼楼前雨搭进行彻底维修;投资 12 万元对门诊楼顶、家属楼顶和沿街楼顶进行防水处理。9 月,投资 19 万元对锅炉进行环保升级改造。

医疗特色 医院内一科和内二科联合成立心血管标准化治疗中心,开展缺血性脑卒中或 TIA 双抗治疗术和溶栓治疗术;外科开展腹腔镜完全腹膜外疝修补术。妇产科开展腹腔镜辅助经阴全子宫切除术(LAVH),并修订医院《产科质量控制制度》,进一步加强母婴安全管理工作。按照二级综合医院标准及医院感染管理要求,完成对发热门诊的建设,以及对医疗废物暂存处进行升级改造。

继续教育 2017 年选派 6 名医疗技术骨干到济南、青岛等三级医院进修学习。

义诊和健康扶贫工作 积极开展基本公共卫生服务,推动家庭医生签约服务,成立领导小组负责统一指挥,由医生、护士、公共卫生等不同专业的 56 名医务人员组成的三个家庭医生服务团队,下基层,进乡村,认门入户,2017 年签约 13363 人,为全镇 160 名贫困人员进行重点签约,并留下联系方式确保随时跟进重点人员医疗服务。延续 2016 年的义诊查体活动,免费发放药品累计价值 8500 余元。积极响应上级健康义诊活动,多次派科室骨干力量为百姓提供查体及健康咨询等服务。

精神文明建设 医院参加平度市卫生和计划生育局"我身边的优秀共产党员"分赛场演讲比赛并获得好成绩。举行春季运动会,丰富职工文化生活。医院举行医师节庆祝大会暨"大爱无疆,医患同心"爱心捐款活动,当场募捐爱心捐款 9132 元。医院选派多名运动员代表平度市卫计局出战青岛市卫生计生系统运动会。医院投资 5 万元在院内新建篮球场一处,满足职工日益增长的精神文化需求,响应国家全民健身号召。2017 年 12 月 28 日,医院健康彩虹志愿服务团队参加"关于开展优秀志愿者服务项目汇报评审"活动,医院团委书记汇报关于"医养结合,居家养老"的优秀志愿服务项目,并取得优异成绩。

大事记

4 月 7 日,乡镇卫生院标准化建设现场观摩会在平度二院召开。

7 月,全院开展"优质服务我先行"系列活动。

8 月,医院率先接入国家跨省异地就医实时联网结算平台。

11 月 1 日,病案室新推出病案邮寄医疗延伸服务。

11 月 2 日,平度市卫计局组织社会监督员在平度二院召开社会监督员观摩座谈会。

12 月,医院与多家企业、保险公司签订工伤合作协议,开通绿色通道。

荣誉称号 荣获 2016 年先进基层工会称号,于 2017 年 2 月份正式授牌。

党支部书记、院长:刘书君
党支部副书记:王玉敏
副 院 长:马祥平
院办电话:58825255
传真号码:58825254
电子信箱:pingdueryuan@163.com
邮政编码:266731
地 址:平度市蓼兰镇政府驻地(高平路 22 号)

(撰稿人:焦 辉)

平度市第三人民医院

概况 平度市第三人民医院位于平度市店子镇政府驻地,2014 年 12 月 6 日晋升为国家二级甲等医院,为全国百姓放心示范医院、国家级爱婴医院、青岛市文明单位、潍坊医学院教学医院、潍坊职业护理学院教学基地。医院占地 4 万平方米,建筑面积 7.9 万平方米,拥有固定资产 1.5 亿元,医学装备固定资产 5539 万元,编制床位 418 张,设有职能、医技、临床科室 42 个,现有职工 354 人,其中,卫生技术人员 300 人,高级职称 16 人,中级职称 121 人,是平西北地区的医疗、科研、教学、保健服务中心。

业务工作 2017 年完成门诊 122057 人次,比 2016 年增加 6945 人次。其中急诊 4595 人次,比 2016 年增加 326 人次。2017 年收住院病人 10629 人次,比 2016 年增加 416 人次。2017 年床位使用率为 75.00%,比 2016 年增长 8.18%。2017 年床位周转次数为 30 次,比 2016 年增加 1 次。2017 年入院与出院诊断符合率为 99.50%,比 2016 年提高 0.01%。2017 年手术前后诊断符合率为 99.90%,与 2016 年持平。2017 年抢救危重病人数为 390 次,比 2016 年增加 80 例,抢救成功率为 88%。2017 年院内感染率为 1.06%,比 2016 年降低 0.04%。2017 年甲级病案符合率为 95.70%,比 2016 年减少 1%。

业务收入 2017 年完成业务收入 10635.25 万元,比 2016 年增长 13.23%。

固定资产 2017 年固定资产总值为 15420.00 万

元,比 2016 年增长 18.52%。

医疗设备更新　2017 年投资 800 余万元通过招标的形式先后购置清洗消毒机、CT 球管、血液回收机、远程会诊系统、康复设备、椎间孔系统、胎儿监护仪、超声刀等 40 余项设备。

基础建设　投资 178 余万元进行高压配电改造,投资 40 余万元增设消防等设施。

医疗特色　2017 年新开展项目:使用喉镜支撑为困难插胃管病人置胃管、困难气管插管双人配合食指引导置管、有创动脉压监测、关节镜下髌前滑囊切除术、剥脱性软骨炎关节镜下微骨折术、腓肠肌瓣转移+游离植皮治疗慢性骨髓炎、复发性恶性梭形细胞瘤切除术、肩关节康复操应用于锁骨骨折、肩锁关节脱位、肩胛骨骨折术后、经尿道等离子前列腺剜除术、B 超脐血流监测、盆底功能康复、静推泵应用于输卵管造影、胱抑素 C、脂蛋白 a、同型半胱氨酸、β_2-微球蛋白、污水大肠杆菌培养、透析用水内毒素检测、甲状腺球蛋白抗体、甲状腺过氧化物酶抗体检测、外周血游离 DNA 检测、叶酸检测、MTHFR 基因突变检测、糖化全自动监测、新生儿泳疗。

科研工作　2017 年发表论文 5 篇,均发表于国内杂志。

继续教育　2017 年选派 22 名医护人员外出进修学习。

精神文明建设　2017 年,加强廉政建设,在药品、设备、人宗物品采购和基本建设方面,加强监督,增加透明度。举办迎新春文艺晚会、"三八"妇女节趣味运动会、第一届"快乐家族"乒乓球比赛和"美丽三院,舞动春天"健身操大赛、"我与医院共成长"演讲比赛、"忠诚、担当、敬业"歌咏比赛,参加平度市第四届广场舞大赛,以"5·12"护士节、"6·26"医师节为契机举办各项竞赛评选技术、职业道德标兵等活动。

大事记

1 月 1 日,投资 800 万元重新装修改造的 2 号住院楼投入使用,神经内科搬迁至二楼,成立康复治疗中心。

1 月 3 日,正式加盟中国卒中中心联盟。

1 月 10 日,德国原装进口设备 maxmore 椎间孔镜落户平度市第三人民医院。

1 月 6 日,新开展微创脊柱外科手术——经皮椎体形成术。

2 月 14 日,与中国人民解放军总医院(301 医院)联合实施首例远程会诊,相继与北京中医药大学东直门医院、北京协和医院建立远程会诊。

3 月 21 日,妇产科开设家庭病房。

4 月 19 日,平度市第三人民医院"功能锻炼三步曲,助骨科病人早日康复"获青岛市十大优质护理服务案例,平度市唯一。

5 月 13 日,举办青岛继续医学项目"品管圈在手术护理质控管理中的应用进展",全年相继承办 3 次青岛市级继续医学项目。

6 月 16 日,获中国卒中学会颁发的"红手环走进 2017 年科技活动周优秀活动组织奖"。

6 月 18 日,平度市第三人民医院成为青岛市卫生和计划生育委员会、脑卒中质控中心、市 120 急救中心发布"青岛市急性脑卒中溶栓地图"首批溶栓医院。

6 月 22 日,青岛市级疼痛临床研究治疗专家工作站落户平度市第三人民医院,青岛市市立医院学科带头人艾登斌教授为首席专家。

7 月 6 日,平度市第三人民医院检验中心顺利通过山东省卫生厅艾滋病筛查实验室考核验收。

7 月 19 日,平度市卫生和计划生育局领导班子成员、局机关各科室负责人和 29 处乡镇(街道)卫生院院长一行 60 余人观摩医院发展。

7 月 20 日,平度市卫生和计划生育局与青岛阜外医院签署医联体协议授牌仪式在平度市第三人民医院举行。

7 月 23 日,成功救治重型颅脑、急性硬膜外血肿、右侧脑挫裂伤 RHAB"熊猫血"患者。

9 月 14~15 日,参加青岛市第五届"健康杯"急诊急救大赛获团体三等奖。

10 月 26 日,开展第一例无痛胃镜。

11 月 22 日,平度市人大常委会副主任窦利群带领部分市人大代表莅临平度市第三人民医院视察调研。

12 月 6 日,平度市第三人民医院婴儿游泳乐园对外开放,专注于婴儿洗澡、游泳、抚触三个项目。

12 月 28 日,通过青岛市卫生和计划生育委员会安全生产标准化达标。

荣誉称号　2017 年荣获"平度市卫生计生工作先进单位"、"红手环走进 2017 年科技活动周优秀活动组织奖"、平度市卫生和计划生育局"惠民村镇银行杯"职工运动会宣传报道先进单位、2017 半岛·平度"3·15"医疗保健行业诚信企业、"平度市三八红旗集休"、"青岛市文明单位"、"全国百姓放心示范医院"等称号。

党支部书记、院长:代国泽

党支部副书记:段玖彝

副 院 长:高明祥、郭述财、刘伟明
院办电话:85311079
传真号码:84328100
电子邮箱:SDPDSY@163.COM
邮政编码:266753
地　　址:山东省平度市店子镇三城路 36 号

（撰稿人:李　青）

平度市第四人民医院

概况　平度市第四人民医院位于平度、胶州、即墨三区(市)交界处的南村镇政府驻地,占地总面积28879 平方米,其中业务用房 7813 平方米。拥有正式职工 126 人,其中,卫生技术人员 123 人,占职工总数的97.62%;工勤人员 3 人,占职工总数的 2.38%。卫生技术人员中,高、中、初级职称者分别为 12 人、68人、43 人,分别占卫生技术人员总数的 9.75%、55.28%、34.95%,医护之比为 1∶1.28。开放性床位120 张,设职能科室 8 处、临床科室 13 处、医技科室 6处。医院设有内科、外科、妇科、中医科、急诊科、康复理疗科、五官科、口腔科、公共卫生科、药剂科、检验科、医学影像科、手术室、心电、彩超、财务等 25 处临床医技科室,拥有美国 GE 螺旋 CT 机、韩国 MIS-DR数字影像处理系统、意大利 X 射线远程控制透视摄影系统、日本东芝彩超机、德国飞利浦四维彩超、德国罗氏全自动生化发光一体机等大型医疗设备。

业务工作　2017 年门诊 101058 人次,住院 4606人次。床位使用率 57.93%,床位周转次数 29.53 次,入出院诊断符合率 98.92%,手术前后诊断符合率99.03%。抢救危重病人 223 人次,抢救成功率为96.86%,治愈率为 98.06%。甲级病历符合率 100%,医疗文书书写合格率 97.98%。

业务收入　2017 年完成业务总收入 3005.59 万元,比 2016 年增长 8.75%。

固定资产　全年固定资产总值 1929.74 万元,比2016 年增长 24.45%。

医疗设备更新　2017 年 2 月投资 4.5 万元引进迈瑞 IPM 监护仪;2017 年 5 月投资 2.7 万元引进DP2000-3XR(3+1)型 3 桶煎药机;2017 年 7 月投资280 万元引进飞利浦 AFFIN70 四维彩超;2017 年 7月投资 49.1 万元引进供应室灭菌系统。

基础建设　2017 年 5 月,投资 13.9 万元新建标准化国医馆。7 月,医院投资 15 万元在原有基础上对供应室进行升级改造。8 月,医院对门诊楼路面进行升级改造。

卫生改革　继续深化人事制度改革,增强医院综合竞争力。加强拔尖人才、特殊人才的引进力度,制定符合医院当前发展的人才培养计划和重点学科发展规划,加大新项目、新技术的引进力度,选派业务骨干外出进修学习各种新技术,不断增强重点学科建设力度。

继续教育　2017 年 1 月,外科选派 1 名业务骨干到中国人民解放军第四〇一医院进修学习;超声科选派 1 名业务骨干到青岛市第八人民医院进修学习新技术。3 月,内科选派 1 名业务骨干、放射科选派 1 名业务骨干到青岛大学附属医院进修学习。

新型农村合作医疗　2017 年,住院结报参合病人 3773 人次,结报金额 749 万元;大病门诊结报15325 人次,结报金额 110.89 万元;普通门诊现场结报 73919 人次,结报金额 301.76 万元。

精神文明建设　2017 年 3 月 7 日,医院举行"三八"国际妇女节趣味运动会。4 月 19 日,平度市卫生计生系统"我身边的优秀共产党员"演讲比赛预赛(第四会场)在医院举行。8 月 28 日,医院举行"我们的节日七夕·中华经典诵读"活动。9 月 29 日,医院举行"喜迎十九大,共铸新辉煌"国庆会演。12 月 28日,市人大代表实践活动 12 组成员带领医院"健康彩虹"志愿服务队到南村镇洪兰东村为群众进行义诊。

大事记

3 月 1 日,新建数字化预防接种门诊、查体中心正式启用。

5 月 5 日,平度市卫生计生系统医院品牌建设暨宣传工作座谈会在医院召开。

7 月 1 日,在巩固完善中医力量基础上,新建投入使用标准化国医馆。

7 月 8 日,医院"医联体"消毒供应次中心正式投入使用。

11 月 1 日,医院国医馆建设顺利通过青岛市卫生计生委专家组的验收。

11 月 29 日,青岛阜外心血管病医院专家莅临医院开展大型义诊活动。

荣誉称号　2017 年,获得"青岛市文明单位"、"卫生计生工作先进单位"、"基本公共卫生服务项目先进单位"等荣誉称号;在"今天我是患者——医务职工换位体验"活动中荣获优秀奖。

党支部书记、院长:刘洪海

党支部副书记:崔志军

副 院 长:范文星

院办电话:83391009
急诊电话:83391560
传真号码:84397098
电子邮箱:nc83391009@163.com
邮政编码:266736
地　　址:平度市南村镇双泉路97号

(撰稿人:李瑞兵)

平度市第五人民医院

概况　平度市第五人民医院坐落于平度市东南30千米的古岘镇,占地面积30437平方米,建筑面积14098平方米,其中业务用房8196平方米。该院建于1958年,是平度市卫生和计划生育局直属全民差额拨款事业单位,综合性一级甲等医院,国家级爱婴医院,青岛市物价计量双信单位,青岛市放心药房、平度市医保定点医院,120急救分中心。

2017年该院职工总数124人,其中,卫生技术人员122人,占职工总数的98%;行政工勤人员2人,占职工总数的2%。卫生技术人员中,高、中、初级职称人员分别为13人、75人、34人,分别占卫生技术人员的11%、62%、27%。医生46人,护士46人。核定床位100张,实际使用床位140张。学科齐全,技术力量雄厚,设有院办公室、总务科、财务科、医务科、护理部、信息管理科、内科、外科、妇产科、儿科、手术室、供应室、药剂科、彩超室、心电图室、检验科、口腔科、眼耳鼻喉科、中医科、急诊科、放射科、CT室、胃镜室、防疫科、公共卫生科等科室。拥有飞利浦16排双螺旋CT及高压注射泵、二郎神彩超、澳华电子胃肠镜、多功能呼吸机、麻醉机、高频电刀、全自动数字胃肠X光机、C形臂、DR系统、六参母婴监护仪、全自动化学发光测定仪、动态血压检测仪、全自动血液分析仪、心电监护仪、快速灭菌器、双通道颈颅多普勒、电动产床、全自动电脑验光机、电子阴道镜、臭氧治疗仪、全自动洗胃机、十二导心电图机、除颤监护仪、动态心电图机、心梗快速定量诊断仪、听力筛查仪、特定蛋白分析仪、液基细胞检测仪、病理切片分析仪、口腔治疗台、全自动血凝仪、全自动血流变测分析仪、电动综合手术床、静脉循环系统等先进的医疗设备,救护车3辆,办公汽车1辆。住院环境优雅,综合住院楼3000余平方米,设独立卫生间、中央空调、中心供氧、吸引、中心呼叫、电梯等先进设备。辖区村庄41个,150平方千米,服务人口50万,辐射即墨、莱西、平度市的仁兆镇、云山镇、白沙河街道、旧店镇等区域,是平东地区

的大型医疗服务中心。

业务工作　2017年门诊量93934人次,其中急诊18371人次。收住院6303人次,开展大型手术1500多例,床位使用率89%、床位周转次数72次,入院与出院诊断符合率99.9%,手术前后诊断符合率100%,抢救危重病人成功率96%、治愈率93%、好转率18.1%、病死率1.1%、院内感染率0,甲级病案符合率100%。

业务收入　2017年医疗收入2965万元,比2016年增长7.4%。

固定资产　2017全年固定资产总值3375万元,比2016年增长26万元,增长0.7%。

医疗设备更新　年初引进四维彩超;为手术室、产房等区域,增配手术蓄电装置;改造增设医院污水处理设备;对部分陈旧设备更新换代。

基础建设　2017年,投资30余万元,对医院各类建筑设施进修维修改造,对全院屋顶及楼道进行重新整修。

卫生改革　继续深化卫生事业改革,严格执行国家基本药物制度,合理控制药占比。加强对辖区村卫生室各方面的培训,做好最基层卫生服务机构的职能转型。

医疗服务　继续推行"病人选医生"和"一日清单制度"。继续推行责任制护理模式。完善畅通急救"绿色通道",救护车24小时值班,全年配合"110"、"120",出动救护车抢救急危重病人840余次,为特困及"三无"病人减免医疗费近8.5万元。

积极投入各项社会公益活动中,开展中小学、幼儿园、政府机关干部、村干部查体;幼儿园儿童涂氟;冬病夏治"三伏贴"活动;农村妇女"两癌"筛查等活动;主动开展卫生计生"健康彩虹"志愿活动;为配合"精准扶贫",积极做好"健康扶贫"工作。

继续教育和人才培养　定期开展讲座,年内组织业务学习6次,开展全院性业务培训讲座4次;积极派人外出进修和参加各类短期培训班,年内有4人分别到省中医药大学附属医院、青岛市市立医院、青岛市海慈医疗集团、青岛市中心医院进行长期进修学习。

科教兴院　医院继续与青岛市中心医疗集团、青岛海慈医院等知名医院保持合作关系,与青岛阜外医院、山大齐鲁医院建立"医联体"合作关系,不断扩大加强医联体合作的广度和深度。与平度市人民医院建立病理远程会诊,继续发展CT远程会诊的服务。

精神文明建设　开展"两学一做"学习教育,深入学习贯彻党的十九大会议精神,推进医院党风廉政建

设和反腐倡廉工作,落实"三会一课"制度。加强医院文化建设,开展丰富多彩的文体活动,加强对外宣传工作。做好"健康扶贫"工作,落实"八个一"工程及"三免两减半"。积极开展"健康彩虹"志愿服务活动。组织义务献血、免费查体义诊,妇女妇查和"两癌"筛查等活动。积极参与环境综合整治活动,注重平安医院创建工作,定期开展各类安全讲座、演练,提高职工安全意识,确保医院各项工作在安全的前提下进行。

荣誉称号 获得"平度市卫生计生工作先进单位""平度市卫生计生工作先进基层党组织""平度市先进团支部""平度市支持中心工作先进单位""平度市工人先锋号"等荣誉称号。

党支部书记、院长:姜兴茂
党支部副书记:李培讯
副 院 长:代淑妍、吴真锴、王 丽
院办电话:83361085
传真电话:83361085
急诊电话:83363999
电子信箱:DWRMYY@163.COM
邮政编码:266742
地 址:平度市古岘镇沽河路160号

(撰稿人:吴真锴)

平度市精神病防治院

概况 平度市精神病防治院(平度市第六人民医院)是平度市唯一一所正规化、系统化集精神疾病预防、治疗、康复于一体的专科医院,占地面积14572.5平方米,其中业务用房面积8188.2平方米。年内职工总数为121人,其中,卫生技术人员107人,占职工总数88%;行政工勤人员14人,占职工总数12%。医生护士之比为1:3。有床位200张,设职能科室5个、临床科室6个、医技科室9个。

业务工作 全年门诊量41232人次,收住院病人1262人;床位使用率86.14%,床位周转次数4.97次,入院与出院诊断符合率99%,治愈率5%,好转率94.5%,病死率0,院内感染率0,甲级病案符合率100%。

业务收入 2017年,全年业务收入2750万元。

固定资产 2017年固定资产总值2673万元,与2016年同期相比增长1.9%。

基础建设 平度市委、市政府"民心工程"——医院病房楼扩建工程竣工,总投资1365万元,项目包括扩建病房楼和一批诊疗器材;投资35万元,成立监控中心和远程会诊中心;投资48万元,在病房楼和托养楼中间安装连廊;改造污水处理设施,保证医疗污水排放达标。

卫生改革 继续推行公立医院改革相关政策,根据《平度市公立医院法人治理结构建设实施方案》要求,成立平度市精神病防治院第一届理事会并成功召开第一次会议。积极探索医联体建设新模式。2017年9月加入青岛市"互联网+"精神卫生集团,并启动青岛市"医患通"远程诊疗系统。10月加入由烟台、潍坊、威海、日照等地区三级甲等精神专科医院共同发起的山东半岛精神心理联盟。11月,为规范药品流通秩序,医院药品采购实行"两票制"。

专科特色 引进最新一代MECT治疗机、团体生物反馈仪、经颅磁刺激仪等先进的医疗设备,在精神疾病治疗中,改变单一药物治疗的途径,实现脑部疾病诊断与治疗的整体解决方案。与青岛市精神卫生中心签订对口支援协议,建立双向转诊绿色通道,开通健康直通车。

精神病防治 2017年,精神残疾人托养中心托养精神残疾人138名;为平度市80名患有精神分裂症及双向情感障碍患者实施686项目救助,免费发放药品价值约9万元;为1700名贫困精神病人落实青岛市福彩公益基金免费服药政策,发放药品价值170万元;对150名贫困精神病人实施住院医疗救助75万元。举办重性精神病培训班4期,建立健康档案5834份,随访管理5034人次,发放宣传材料500余份。

继续教育 选派2名医师到山东省精神卫生中心进修学习,7名护士长轮流到北京回龙观医院、济南优抚医院培训。强化卫生专业技术人员的法律法规和规章制度培训,提高卫生技术人员依法执业水平,落实各级医护人员业务培训和"三基"考核计划,全年业务培训30余次。

精神文明建设 组织全院党员干部职工深入学习贯彻党的十九大会议精神,积极开展"两学一做"学习教育,全面落实中央八项规定,加强党风廉政建设和医德医风管理。以微信、QQ等新媒体为载体,综合加强医院文化建设和宣传工作。积极开展下乡结对帮扶贫困户、"慈善一日捐"、无偿献血等活动。在助残日、世界精神卫生日、世界卫生日等节假日举行义诊活动,活动中免费咨询800多人次,测血压280人次,发放各种健康宣传资料1000多份。

大事记

7月29日,医院理事会成立大会召开,党支部书记、院长刘继鹏任首届理事会理事长。

8月10日,检验科实验室全面通过青岛临床检验控制中心室间质量评价,确保医疗质量和医疗安全。

10月11日,成功举办第二十六个世界精神卫生日公益文艺晚会。

10月20日,医院加入山东半岛精神心理联盟。

12月1日,医院加入山东省立医院睡眠专科联盟。

荣誉称号 获得"平度市文明单位""青岛市助残先进集体""平度市卫计系统两学一做学习教育先进基层党组织"等荣誉称号。

党支部书记、院长:刘继鹏

副 院 长:许增波、金海君、韩春芳

院办、传真电话:88311268

电子信箱:pdjsby@126.com

邮政编码:266700

地　　址:平度市高平路249号

（撰稿人:毛伟东）

平度市卫生和计划生育综合监督执法局

概况 平度市卫生和计划生育综合监督执法局属副科级全额拨款事业单位。职工总数36人,其中,卫生技术人员24人、行政工勤人员12人,分别占职工总数的67%、33%。卫生技术人员中,高、中、初级职称分别是4人、12人、8人,分别占职工总数的11%、33%、22%。内设综合科、监督稽查科、医疗服务监督一科、医疗服务监督二科、医疗服务监督二科、公共卫生监督科、传染病防治监督科、妇幼计生监督科8个职能科室。

业务工作 2017年,开展卫生计生综合监督规范年活动,实施卫生计生监督执法9个专项整治行动等,推进综合监督执法规范化。

积极开展专项监督执法行动。实施医疗机构依法执业专项检查和卫生院依法执业规范化工程专项检查。严厉查处非法行医、出租出借《医疗机构执业许可证》、聘用非卫生技术人员、超范围执业等违法行为,共检查医疗机构168家,立案处罚7家。开展采供血(浆)、放射诊疗、病原微生物实验室安全专项检查,监督检查全市所有用血单位、53家放射诊疗场所、44家实验室。开展严厉打击非法医疗美容专项行动,召开六部门联合打击非法医疗美容专题会议,重点查处"地下微整形"等非法开展医疗美容和超范围开展理疗美容行为,共检查相关医疗机构、美容场所120余家。开展医疗机构传染病分类监督综合评价工作,完成42家一级医疗卫生机构传染病防治分类监督综合评价工作。做好涉及环保督查的卫生监督执法工作。对55家一级及以上医疗机构(36家公立医疗机构、19家民营医疗机构)医疗废物管理、污水处理工作进行了重点督查,共下达卫生监督意见书55份,提出整改意见157条,责令限期整改,对整改不及时的或进度较慢的3家单位,对其负责人进行约谈,对存在问题严重的7个单位进行立案调查。

做好食品安全和公共卫生监管工作。参与全市创建食品安全城市工作,对辖区餐饮具集中消毒单位进行监督和抽检,完成创城任务。开展全国美食文化节卫生监督保障工作,对保障单位监督覆盖率100%。开展生活饮用水安全专项监督检查,督导城市、农村集中供水单位落实消毒措施。加强学校卫生监督,中高考前对7所考点学校传染病防控及学生饮用水进行重点监督抽检。开展全市游泳场所专项监督检查,对水质等进行抽检。对公共场所从业人员进行业务知识培训。加大公共场所违法案件查处力度,监督检查589家次,立案处罚72家。

抓好综合治理出生人口性别比和社会抚养费征收工作。组织开展计划生育监督专项整治活动,依法查处违法行为。实行承诺管理。签订《禁止非医学需要选择性别终止妊娠责任书》《禁止非医学需要鉴定胎儿性别责任书》《B超管理责任书》,并建立多部门联动机制,严格监督检查和考核,严格落实奖惩措施。完善相关规章制度。印发《平度市卫生计划生育局关于加强超声诊断设备管理工作的意见》,对全市113台超声设备实行备案管理。实施孕情消失月报制度,遏制性别鉴定情况的发生。实施打击"两非"、代孕有奖举报制度。加大社会抚养费征收力度,下达社会抚养费征收告知书319份,下达社会抚养费征收决定书307份,送达社会抚养费征收决定书295份,缴纳国库社会抚养费273.42万元。申请法院强制执行144例,申请执行款额1276.05万元。

改革措施 采取五项措施,加强事中事后监管,提升综合监督效能。落实重大行政执法决定法制审核和集体讨论决定工作制度。实施《平度市卫生和计划生育局重大行政执法决定法制审核和集体讨论决定制度》,并报市法制办备案。平度市卫计局委托卫生计生综合监督执法局实施。对重大行政处罚决定案件,拟作出行政处罚前,由监督稽查科对其合法性、适当性等进行审核;审核通过后,方可提交案件合议和集体讨论决定。

全面推行说理式执法工作。制订推行说理式执法工作方案,建立规范文书模板,在全部监管领域实施说理式执法。并建立督导和内部通报制度,取得良好效果。

加强监督执法信息规范化管理。落实《全国卫生计生监督调查制度(2016版)》,全面应用"国家卫生计生监督信息报告系统",开展监督执法信息报告专项监督检查,修订和补正报告系统中平度区域信息数据,监督执法信息实现实时录入、上传。实行行政处罚信息"公示"制度,完善公共信用信息报送机制。下发《执法信息工作通报》10期、《行政处罚案卷进度及网络直报运行稽查通报》8期。

推行"双随机、一公开"抽查制度。修订完善青岛市"双随机"监督检查运行平台平度的"一单两库"和工作细则,按要求开展"双随机"监督检查工作,完成国家、青岛市"双随机、一公开"工作平台下达的"双随机"抽查任务,并及时向社会公开检查结果。

落实监督执法全过程记录制度。制定并实施《平度市卫生和计划生育局执法全过程记录制度》。申请财政经费60万元,购置全过程执法记录仪、手持执法终端、笔记本电脑、打印机等36台套全过程记录设备和设施。及时进行系统培训,并于11月24日通过青岛监督执法局的培训验收,进入全面应用阶段。

精神文明建设 加强中心组理论学习、"两学一做"专题教育,推进"两学一做"学习教育常态化制度化。落实年度监督员培训计划,参加"网络培训",通过网上学习培训、"周末论坛"、执法文书规范培训、外出学习等形式,提高执法人员的执法能力和水平。全年共组织执法人员外出培训学习60多人次,举办培训班14期,培训监督员360余人次。监督执法员全部完成40学时的网络学习任务。创新工作模式,落实监督规范年活动目标要求,严格做到规范、公正、文明、廉洁执法,加大日常监管和执法办案力度,实现综合监督工作无缝隙、全覆盖,监督覆盖率达100%,人均办案5.88件,无证行医率降至10%以下。

党支部书记、局长:刘翠寿

副　局　长:丁玉珍、郭万和

电　　话:80818918

电子信箱:pdswsjds@126.com

邮政编码:266700

地　　址:平度市青岛路123号

(撰稿人:尹　磊)

平度市疾病预防控制中心

概况 平度市疾病预防控制中心位于平度市常州路222号,单位占地面积4120平方米,行政、业务用房面积3117平方米,其中门诊楼980平方米、办公楼687平方米、检验楼750平方米、业务楼500平方米、辅助用房面积200平方米。年内职工总数54人,其中,卫生专业技术人员49人,占职工总数的91%,行政工勤人员5人,占职工总数的9%。卫生技术人员中,正高职称1人和副高职称5人,中级职称16人,初级职称27人,分别占卫生专业人员总数的12%、33%、55%。内设办公室、财务科、后勤保障科、业务与应急办公室、质管科、中医防病科、免疫规划科、健康危害因素监测科、健康教育与健康促进科、性病艾滋病防制科、传染病防制科、慢性病防制科、卫生检验科和结核病防制科。

业务收入 2017年业务收入2017.66万元,比2016年增加5.7%。

固定资产 固定资产总值1099.62万元,比2016年增长0.42%。

医疗设备更新 2017年,中心申请财政资金500万元,购置实验室仪器设备62台(件)。

卫生改革 2017年,通过事业单位考录引进专业技术人才14人,依据青岛市卫生计生委下发的《青岛市卫计委关于区(市)疾病预防控制中心内设机构设置的指导意见》,通过报批,中心完成14个必设科室的设置。

传染病防控 2017年全市报告甲、乙、丙类传染病17种计1823例,死亡7例,传染病总发病率为127.92/10万,总发病率比2016年同期下降0.63%。2017年,全市手足口病发病率上升40.26%、流行性出血热发病率下降30.77%。布病发病明显下降,下降47.37%,感染性腹泻210例。外环境监测采集污水、小海产品、凉拌菜、粪便等6种共170份,未发现霍乱病人与O-157病人。对疫情实行周分析月研判季度报告,实时掌握疫情三间分布。

学校卫生 2017年,与教育部门沟通,根据学生传染病、常见病的发展趋势,把学校传染病、常见病防治,学生健康体检,学生因病缺课症状网络直报工作纳入日常工作管理及年终考核。学校因病缺课报告率达100%。对全市学校(幼儿园)的分管领导和保健教师进行传染病、常见病防治,消毒防疫培训知识培训。对各镇(街道)卫生院共开展病媒生物防制工作培训班。

免疫规划 全市共计接种一类疫苗258104人次,12月龄儿童基础免疫疫苗接种率均达到99%以上。全市接种各种二类疫苗针次为b型流感嗜血杆菌疫苗 3495 人次；口服轮状疫苗 176 人次；流脑 ACYW 736 人次；AC 群流脑结合 166 人次；23 价肺炎 133 人次；五联疫苗 238 人次；成人乙肝 3673 人次；EV71 疫苗 6816 人次；人用狂犬疫苗 9030 份。全市共报告疑似异常反应 200 例，无严重疑似异常反应发生。全市数字化接种门诊统一装备设备全部安装到位，所有接种门诊按数字化门诊模式运行。

慢病地病防治 2017 年收到死亡报告卡 7000 余份；伤害报告卡、肿瘤报告卡、脑卒中与冠心病报告卡全部录入。共完成采集盐样 301 份。301 份食盐样品，合格碘盐 207 份，不合格碘盐 94 份，碘盐合格率为 68.77%，碘盐覆盖率为 99.34%；非碘盐 2 份，非碘盐率 0.6%。完成碘营养状况调查，全市采集 200 名儿童尿样、101 名孕妇尿样送青岛疾控检测尿碘含量。完成水碘、水氟调查，在全市采集 17 个镇级集中供水水样 65 份，采集 178 个村级供水水样 362 份，送青岛疾控中心进行水碘、水氟的监测，结果均按照要求完成网络报告。

检验监测 2017 年，完成 625 户改建户厕的大便样品实验室检验工作，检验项目为粪大肠菌值和蛔虫卵两项指标。完成 5 个乡镇居民户碘盐监测 300 份。对 20 个省监测点 40 份水样，23 个项目的检验分析工作，并严格按照标准进行 40 余个水质常规指标监测检验工作。全年采送各类食品样品 262 份，并对熟肉制品、学校周边流动餐、外卖配送餐、即食食品、婴幼儿食品等样品进行检测。卫生监督国家"双随机"检测公共场所 18 家，学校 28 家；学校直饮水 19 份。全年共完成委托水质检验 25 份，餐具检测 6 份，医院消毒监测 140 份。积极配合艾滋病科完成 HIV 抗体、梅毒抗体检测工作，其中自愿咨询检测样本 694 份，看守所羁押人员 907 份；布病抗体检测 142 人份；PCR 实验室手足口病检测 70 份，诺如病毒检测 5 份。积极配合艾防科、传防科做好麻疹、流腮、出血热等传染病样品的采集、血清分离和保存工作。认真做好城乡饮水安全工程水质监测网络直报工作。

艾滋病防治 2017 年，积极开展 VCT 服务和主动检测服务，全年完成 VCT 920 例，孕产妇检测 7500 余人，医疗单位主动检测 10000 余人，通过检测新发现感染者/病人 12 例。对看守所羁押人员每月 1 次采血筛查，筛查 802 人，发现阳性 3 人。

结核病防治 2017 年省结核病防治中心选定平度市作为扩展实施结核病新型防治服务体系"三位一体"第六期项目县市之一。为进一步规范平度市的结核病防治工作，5 月 23 日，在疾控中心会议室召开结核病防治"三位一体"项目启动会。

健康教育 2017 年，采取 4 项措施大力推进健康教育宣传和健康促进工作。与市电视台《民生直通车》栏目签约合作开展防病知识讲座和对健康教育宣传的跟踪报道；依托中心的志愿服务队，通过健康扶贫、健康宣讲"六进"、环境卫生清理等内容开展"健康彩虹"志愿服务活动；结合卫生宣传日、宣传周等进行健康教育宣传；加强对基层单位健康教育技术指导，建立完善的健康教育组织网络等措施。2017 年在《民生直通车》栏目播出节目 16 次，"健康彩虹"志愿服务队宣传 14 次，结合卫生日组织宣传 15 次，组织基层单位进行宣传 7 次，组织相关人员培训 6 次。形成"横向到边、纵向到底"的健康教育宣传网络体系。

精神文明建设 2017 年，中心党支部紧紧围绕中心发展目标和主要任务，以"开展创先争优活动"为主线，全力做好支部的各项工作。积极组织党员干部做好"三会一课"，先后开展迎"七一"主题党日活动、七夕趣味对抗赛、乒羽比赛等活动。

荣誉称号 2017 年，平度市疾控中心获得青岛市寄生虫病防治工作岗位技能竞赛团体三等奖。

中心主任：戴　冰
中心副主任：崔成祥
中心办电话：88329430
传真号码：88329430
电子信箱：pdcdcbgs@163.com
邮政编码：266700
地　　址：平度市常州路 222 号

(撰稿人：刘洪涛)

平度市妇幼保健计划生育服务中心

概况 平度市妇幼保健计划生育服务中心系一所集保健、医疗、计划生育技术服务于一体的妇幼专科医院，国家一级甲等妇幼保健院。承担着平度市妇幼保健、计划生育技术服务指导和免费婚检、孕前优生检查、农村妇女"两癌"筛查、预防艾滋病、梅毒、乙肝母婴传播等社会公共卫生职能。医院占地 25181.1 平方米，业务用房面积 9456 平方米。年内在职人员 190 人，其中，卫生技术人员 158 人，占 84.5%，行政后勤人员 20 人。卫生技术人员中，高级职称 12 人，中级职称 60 人，初级职称 118 人。临床医生与护士比为 1：1.3。设住院床位 100 张。设有职能科室 8 个，临床科室 7 个，医技科室 2 个。

业务工作 2017 年，年完成门诊 130126 人次

(不包括健康查体),住院 32385 人次。入出院诊断符合率 98.2%,治愈率 97.82%,病床使用率 62.90%,床位周转 40.95 次。针对二孩政策调整引发的生育高峰,全院开设孕产妇绿色通道,开展一站式服务,加强孕产妇急救措施。加强妇幼卫生工作管理,认真行使社会公共卫生服务职能,2017 年全市孕产妇系统化保健管理率达 95.73%,孕产妇住院分娩率 100%,0～3 岁儿童系统化保健管理率 93.41%,婴儿死亡率 2.45‰,4～6 个月婴儿纯母乳喂养率 93.15%。全年开展"两癌"筛查 69276 人次,查出宫颈癌及癌前病变患者 105 例,确诊乳腺癌患者 16 例。年内完成婚检 13153 人次,查出患病者 806 人,患病率为 6.12%。完成新生儿疾病筛查采血 16297 例,采血率 99.73%,可疑患者追访率 100%,确诊治疗 18 例。

固定资产　全年固定资产总值 4505 万元,比上年增加 321 万元。

继续教育　2017 年加大科研和培训力度,实施科技兴医战略。全年举办业务培训班 16 次,派出 8 名专业人员到上级医院进修学习,外派短期培训 80 余人次。加强岗位练兵、业务学习和培训,开展"医疗质量安全月""5·12 护理技能大赛""6·26 医师节医师救护技能比赛""成人心肺复苏技能培训大考核""新生儿窒息复苏技能操作大考核"等活动。

医疗新项目新技术　开展孕期保健知识大讲堂,建立孕妇微信群进行母乳喂养、孕期保健宣教,全年参与孕妇学校授课 3700 多人次。购置先进的专业康复治疗设备,成立女性盆底康复中心。引进麦默通真空辅助乳腺微创旋切系统。

精神文明建设　加强医院文化建设,提升医院文化内涵,深入开展"两学一做"学习教育、创建学习型医院、创建"温馨妇幼"服务品牌等活动。不断改善就医环境,全面推行医患之间"亲情式沟通",群众满意度保持在 98% 以上。组织志愿者"走进乡村、走进养老院、走进残疾人托养中心"开展义诊服务活动 9 次。"温馨妇幼"服务品牌得到社会的广泛认可。

大事记

8 月 27 日,以色列耶路撒冷商会(国际事务)副会长、凡拿利国际贸易首席执行官汉姆·莱文考察团来院参观。

9 月 8 日,平度市人民政府通过《关于市妇幼保健计划生育服务中心扩建》的请示。

9 月 12 日,平度市计划生育服务中心代表平度市卫计系统,参加青岛市第五届"健康杯"生育全程服务技能大赛,荣获团体第三名。

9 月 19 日,平度市发展和改革局通过关于《平度市计划生育服务中心(平度市妇幼保健院)扩建项目项目建议书(代可行性研究报告)》的批复。

10 月,平度市计划生育服务中心(平度市妇幼保健院)扩建项目办理国家发改委国家重大建设项目库入库手续。

11 月 27 日,平度市环境保护局通过关于对平度市妇幼保健院建设项目环境影响报告书的批复。

12 月 27 日,中国初级卫生保健基金会智慧与健康产业发展公益基金管理委员会副主任、北京建和公益基金会副理事长等一行来全院参观指导工作。

荣誉称号　被评为"青岛市文明单位",连续多年被评为"青岛市妇幼卫生先进单位""青岛市优质服务文明单位"。

院　　　长:温海鲲

副 院 长:解美清、高正刚、孙　华

院办电话:88382900

传真号码:88382900

电子邮箱:qdpdfby@@126.com

邮政编码:266700

地　　　址:平度市青岛东路 17 号

(撰稿人:李　宁)

平度市皮肤病防治站

概况　平度市皮肤病防治站(平度市性病专科医院、平度田泽康复医院)位于平度市区杭州路 40 号,共占地 2000 平方米,建筑面积 1042 平方米,是全市唯一一所经卫生行政主管部门批准的治疗皮肤病、性病的专科医疗机构,承担着全市皮肤病、性病、麻风病的防治和康复工作,全站有职工 32 人,其中,卫生专业技术人员 26 人,高级职称 2 人,中级职称 8 人,初级职称 16 人,高、中、初级职称分别占卫生专业技术人员总数的 8%、31%、61%。另有政工师 2 人,财务人员 2 人,工程技术人员中级 1 人,初级 1 人。

业务工作　全年接诊各类皮肤性病患者 2.96 万人;收治偏瘫等患者 363 人次,比上年增长 0.06%。做好性病监测工作。5 种监测性病报告例数由高到低依次为:梅毒 73 例、尖锐湿疣 78 例、淋病 24 例、生殖器疱疹 13 例、生殖道沙眼衣原体感染 3 例,与上年相比报病例数下降 38%,其中梅毒下降 51%、尖锐湿疣下降 25%、淋病下降 14%、生殖器疱疹下降 32%、生殖道沙眼衣原体感染下降 50%,性病防治工作取得较好成效。完成辖区 180 名麻风畸残患者每人随访两次及网报工作。对 180 名畸残存活病人生活状况、畸残部位、家庭收入及家庭成员统计及调查,并向上级单位提交麻风畸残患者专项资金申请报告。完成对王某某等 3 人假肢的安装与维修,走访朱某某等 10 人并发放粮米油等生活用品。

业务收入　全年总收入 1124.50 万元(其中财政补助 259.8 万元,医疗收入 864.7 万元),总收入比 2016 年(1273.22 万元)降低 11.7%,其中医疗收入比 2016 年(985.3 万元)降低 12.2%。2017 年总支出 1396.14 万元,与 2016 年基本持平(1444.1 万元)。2017 年收支结余-271.64 万元,与上年(-171.68 万元)相比负增长 58.22%。

固定资产　全年固定资产总值 1267 万元。

基础建设　累计投资近 30 万元完成康复医院院内硬化、美化、绿化工程。

卫生改革　推出平度市皮防站量化赋分试行方案。深化公立医院改革,开展网上药品平台采购,对药房进行进一步规范化管理。保证临床用药的供应,执行药品网上采购,保证药品质量,严格药品库房管理。建立和试行药品处方点评制度,严格控制抗菌药物的使用比率及分级管理使用规则。

加强医院感染控制工作。积极开展感控知识培训。淘汰所有的非一次性医疗用品,医疗废物处置进一步规范化。两处医疗污水处置设施施工完毕,顺利投入使用,经青岛中旭检验检测中心检测全部达到排放要求。

加强专业技术人员培训和智力投资。安排中长期进修人员 9 名,先后派出参加短期培训班专业技能培训人员 16 人,累计投入培训资金 5.9 万元。

关爱残疾人,努力提高残疾人生活质量。配合残联的各项康复工作,全面开展康复需求调研、评估。建立完整的肢体残疾人康复训练档案,持证建档 150 人,建档率 100%。配合市残联做好各项救助工作,全年收住免费康复病人 300 余人次,免费体检 30 余人,下乡康复指导 30 余人。

医疗特色　全市的皮肤病、性病、麻风病的防治工作经过几代人 50 余年的时间积累丰富的防治经验,对皮肤病方面的治疗形成特色的技术方案,在疑难杂症方面也有新的突破,对性病治疗方面能准确地给予最科学合理的诊断与治疗,大力开展性病、艾滋病的咨询服务,为减少性病在本市传播发挥了积极关键的作用。重点打造新组建成立的康复专科,为各类神经损伤和肢体损伤患者提供康复医疗和锻炼。

精神文明建设　深入开展学习实践活动,把"两学一做"作为一项政治任务紧抓不放。以党支部为基本单位,以"三会一课"为基本形式,以落实党员教育管理制度为基本依托,开展专题学习、党课教育、民主生活会、党员志愿服务等活动。在抓好业务管理的同时,单位更注重医院文化的建设,每月举办爱国、爱站系列活动。

荣誉称号　继续保持青岛市文明单位和平度市文明标兵的称号。

党支部书记、站长:王奎军
副　站　长:付云进、王卫东
电　　　话:87362855
邮政编码:266700
地　　　址:平度市杭州路 40 号

(撰稿人:周京伟)

平度市呼吸病防治所

概况　平度市呼吸病防治所(平度市第七人民医院)位于常州路 224 号,是局直属的结核病防治定点医院。年内职工 40 人(在编职工 25 人),其中,卫生技术人员 35 人,占职工总数的 87.5%;行政工勤人员 5 人,占职工总数的 12.5%。卫生技术人员中副高级职称 2 人,中级职称 9 人,初级职称 24 人,分别占卫生专业技术人员总数的 5.7%、25.7%、68.6%。实际开放床位 78 张,设有门诊、病房、护理、药剂科、财务科以及影像科、检验等 7 个科室。

业务工作　2017 年,做好结核病防治项目工作,落实病人全程规范治疗,不断提高病人发现水平和治愈率。与平度市卫计局、教体局有关科室协调,分别组织医务人员、教职员工、在校学生开展第二届全国结核病防治知识网络竞赛活动。组织开展"世界防治结核病日"集中宣传活动。山东省结防中心选定平度市作为扩展实施结核病新型防治服务体系"三位一体"第六期项目县市之一,于 2017 年 5 月 23 日召开平度市结核病防治"三位一体"项目启动会。加强痰检质量控制,不断提高痰检人员工作水平,提高痰检率和检出率,疑似患者送检率达到 90% 以上。2017 年,疑似肺结核病人就诊 4100 余人,实际发现活动性肺结核病人 289 例,比上年略有增加。其中新发涂阳病人 153 人;复发病人 18 人;涂阴病人 118 人。另有胸膜炎病人 11 人;其他肺外结核病人 8 人。为涂阳病人的密切接触者进行筛查,密切接触者筛查率达到 100%。活动性肺结核病人治愈率达到 95.2%,系统管理率达到 100%。

继续加强学校结核病疫情的监测和健康教育工作,在教体局组织召开的春、秋两季学校传染病防控会议上对《学校结核病防控规范》以及学校结核病疫情处理等有关内容进行培训。3月组织"健康彩虹"志愿者到侨中开展结核病防治知识进校园宣传活动。

业务收入 2017年业务收入1166万元,比上年减少4万元。

固定资产 2017年固定资产总值676万元,比上年增加131万元。

医疗设备更新 2017年自筹资金120余万元购置新型飞利浦彩超,智能化主机系统。

卫生改革 2017年5月12日,平度市编委以平编复字〔2017〕6号文同意防治所加挂"平度市第七人民医院"牌子。

精神文明建设 认真组织党员深入学习党章党规和习近平总书记系列重要讲话精神,依托"三会一课"制度抓好党员集中学习,每月定期召开党支部委员会和党员大会,坚持支部成员每季度辅导讲党课。2017年组织"健康彩虹"志愿者开展"学习雷锋精神,服务身边群众"、"洁净家园"、"青春志愿行·共筑中国梦"、"世界急救日"宣传以及"爱老敬老"等志愿服务活动。

党支部书记、所长:马顺志

副 所 长:董辰元、张云涛

院办电话:88328419

门诊电话:88328427

电子信箱:tbpingdu@163.com

邮政编码:266700

地 址:平度市常州路224号。

（撰稿人：张云涛）

平度市120急救调度指挥中心

概况 平度市急救中心位于平度市青岛路123号,总建筑面积600平方米,有职工19人,其中,专业技术人员18人,占职工总数的94.74%;工勤技能人员1人,占职工总数的5.26%;中级职称13人,占职工总数的68.42%;初级职称6人,占职工总数的31.58%。拥有职能科室3个(办公室、调度室、培训室),下设12个急救站,承担着全市的院前急危重病人及重大自然灾害、突发事件的急救、调度、指挥任务,重大会议、节庆活动的医疗保障任务,以及全市院前急救知识的健康教育、培训普及任务。

业务工作 做好调度指挥及应急医疗保障工作。

平度市急救中心全年接到呼救电话43459次,有效派车17822车次,救治病人14943人次。参与重大保障急救任务50余次,保健用车60余车次,参与保障急救人员180余人次。积极实施平度市急救体系建设项目,反复论证急救设备的技术参数及相关设备配备的必要性和可行性,为最终确定招标文件各项技术参数夯实基础。加强对基层急救站筹建情况督导检查。中心多次陪同局分管领导到大泽山卫生院和新河卫生院现场督导检查院前急救分中心筹建情况,截至2017年9月,两急救站的基础设施建设均完工,大泽山卫生院组织相关医护人员进行岗前培训。

固定资产 2017年固定资产总值为160.28万元,比上年增长5.48%。

医疗设备更新 2017年,院前急救体系建设项目被列入政府市办实事,共投资800余万元对急救站、车辆及设备进行升级改造,包括:新建2个急救站,配备10辆监护型救护车、1辆母婴长途转运救护车、DID液晶显示监控系统及急救终端设备等。新的调度指挥系统在整合和利用已有120调度指挥系统资源基础上,建立集通信、信息、指挥和调度于一体、高度智能化的急救应急指挥平台,实现与院前急救车辆的音频和视频互通,增加指挥、车辆、呼救者三方通话功能,实现指挥平台对救护车辆的同步跟踪。

继续教育 2017年多次组织业务骨干参加青岛市以及全国举办的学术讲座、业务培训、技能比赛等活动。加强应急预案的演练,提高调度人员应对突发事件的处置能力。每周一召开中心全部成员参加的工作例会。做好突发事件的上报工作。

精神文明建设 全面学习贯彻党的十九大精神,"三会一课"工作有计划进行。"两学一做"学习教育长期化、制度化进行。公开向社会承诺提供满意的院前急救服务,确保120电话24小时畅通,确保3分钟之内出车。以建立培养一支政治强、业务精、纪律严、作风正、行动快的急救队伍为目标,全面提升"急速行动,救护生命"服务品牌和"时间、质量、生命"服务理念。

大事记

9月30日,急救中心正式开通急救官微,并在《今日平度》发专版宣传市急救中心的简介、发展历史、工作模式等情况,以及如何拨打120、日常突发情况的急救知识等。

11月22日,平度市人大常委会副主任窦利群率领市人大教科文卫委员会委员和青岛市、平度市部分人大代表组成的视察组调研视察院前急救体系建设项目。

12月1日,经平度市机构编制委员会办公室(平编办字〔2017〕80号)正式批准更名为"平度市急救中心"。

12月,院前急救体系建设项目经专家组验收通过,标志着被列入2017年政府市办实事十件大事之一的"院前急救体系建设"项目圆满完成。

荣誉称号 2017年,市急救中心经半岛航空医

疗救援联盟核准,正式成为半岛航空医疗救援联盟会员单位。

党支部书记、主任：姜建新

单位电话：80819120

电子信箱：pd120.120@163.com

邮政编码：266700

地　　址：平度市青岛路123号

(撰稿人：吴克强)

莱 西 市

莱西市卫生和计划生育局

概况 莱西市有各级各类医疗卫生机构834处。其中,医疗机构822处,包括市直医疗机构5处,基层卫生院16处,社区卫生服务机构8处,厂企医院2处,民营医院17处,村卫生室733处,个体诊所32处,医务室(卫生所)7处,门诊部2处;卫生机构12处,包括莱西市疾病预防控制中心、莱西市卫生计生综合监督执法局、莱西市120急救调度指挥中心、青岛血站莱西采血点各1处,基层公共卫生与计划生育管理所8处。莱西市有卫生专业技术人员4489人(公立医疗卫生机构3170人,民营医院382人,乡村医生849人,其他医疗机构88人),平均每千人拥有卫生技术人员6.1人;核定床位数3279张,实际开放病床4042张,平均每千人拥有床位5.4张。全市卫生总资产达到16.1亿元。

公立医院改革 加强医疗费用控制。印发《2017年公立医院医疗费用控制与考核办法》,确定5类30项指标及其分值,对医疗费用、检查占比等重要项目提出明确的指标要求,将967万元公立医院综合改革专项补助经费(取消药品加成10%)作为绩效考核专项资金。2017年,莱西市5处公立医院药品让利于民4405万元;门诊量持续上升,检查占比、门诊次均费用、药占比实现"三下降"。推进法人治理结构建设。各公立医院分别召开理事会第一次会议,审议通过医院章程并备案。印发《关于实行法人治理结构建设市属公立医院外部监事的考核办法(试行)》。

公共卫生与健康促进 坚持内外促进相结合,深入推进"健康莱西"建设。加强健康素养的引导和宣传。举办全市第二届结核病防治网络知识竞赛。制作发放海报12期,展板60面,明白纸1.5万份,折页2万份;累计举办健康教育讲座和咨询活动2080场。推进基本公共卫生服务项目的精细化管理。开展基本公共卫生服务项目质量提升年活动。累计为62.8万名城乡居民建立规范化电子健康档案,电子档案建档率达到82.5%;精细管理重点人群23.5万人。不断加强传染病防控工作。争取市财政投资1725.42万元,将疾控中心实验室升级改造工程项目列为市政府重点工程。稳步实施结核病防治机构改组、迁建工程,在梅花山卫生院已有基础上改建独立的结核病防治所。加强疾控人才梯队建设,将莱西市疾控中心由定编55名增加到99名,并将从事疾控工作多年、业务熟练的原莱西市城东医院23名人员通过过渡考试的形式划转到疾控中心。全市报告法定传染病病例和发病率持续保持较低水平,无H7N9疑似病例,无死亡病例,无突发公共卫生事件发生。强化院前急救服务体系建设。推进莱西惠民医院作为民营医院加入莱西市院前急救体系,为民营资本参与院前急救体系建设提供先例。整顿医疗市场。在全市范围内集中开展整顿医疗秩序、打击非法行医专项行动,与公安、食药监部门先后开展12次联合执法,重点打击"两非""医托"等行为。行动开展以后,检查844处医疗机构,立案查处51处,其中无证行医17处、违法医疗机构30处,向公安机关移交2人、食药机关移交1人,罚款19.7万元,清理非法医疗广告113处,全市医疗秩序得到进一步规范。加强安全生产的隐患排查整治工作,推进医疗机构安全生产标准化建设,莱

西市人民医院、莱西市市立医院、莱西市中医医院先后完成青岛市卫生计生委组织的安全生产标准化建设达标任务,卫生计生系统全年未发生安全生产事故。

基层卫生工作 强化基层建设,着力提升基层服务能力和效率。推进家庭医生签约工作。联合5部门印发《规范和加快推进家庭医生签约服务工作实施方案》,成立家庭医生签约服务团队119个,迅速推进家庭医生签约服务,于2017年11月底全面完成签约任务。加强村卫生室静脉输液管理。印发《村卫生室开展静脉输液项目资格核准工作实施方案》,全面开展村卫生室从业人员培训和考核工作,考核合格的卫生室方核准其开展静脉输液项目。强化中医药服务能力。充分发挥传统医药优势,普及中医养生、治病常识,全市16处镇街卫生院中,有14处完成"国医馆"建设达标。3月通过全国基层中医药工作先进单位创建工作的省级评审专家验收。切实抓好健康扶贫工作。全面完成省定、市定指标,为全市贫困人口建立了健康档案,每年对其进行一次免费健康查体。部分卫生院在标准之上增加检查内容,进一步加大对贫困人口的健康关怀。

妇幼卫生 加强资源优化,大幅提升妇幼健康服务能力。积极整合孕前保健、孕期保健、住院分娩、儿童保健、预防接种等服务,完成妇幼保健计划生育技术服务资源优化整合,打造生育全程服务链。提升孕前、孕期保健服务能力。经积极争取,北京健和公益基金会确定向莱西市再捐助一批总价值约2725万元的医疗设备,包括核磁共振、电阻抗乳腺诊断系统、四维彩超及健康查体车等。完善危急重症新生儿救治、转诊网络。向山东省卫生计生委积极争取,最终被列为县级新生儿重症监护能力提升项目市。在莱西市人民医院增设新生儿科,投入150余万元建设标准化的新生儿重症监护单位,成立危急重症新生儿救治中心,救治危急重症新生儿328例,救治成功率达100%,确保母婴安全。增加新生儿代谢性疾病免费筛查项目。经不断推进,中国初级卫生保健基金会、北京乾坤恒大基金会以捐赠的形式,为莱西市妇幼保健计划生育服务中心等19处医疗机构配备DR、彩超等238台(套)紧缺急需的医疗设备,以及开展连续五年新增35种新生儿代谢性疾病免费筛查项目,总价值达7043.56万元。

计划生育服务 围绕转型发展,积极完善计生服务功能。莱西市"全面两孩"政策调整平稳有序,计划生育服务管理改革积极推进,计划生育基层工作更加规范,计划生育家庭奖励扶助政策实现全员覆盖,出生人口性别比综合治理制度更加完善,流动人口卫生计生基本公共服务均等化工作进一步推进,募集人口关爱金71.9万元,救助计划生育特困家庭287户,发放救助金51.05万元。2017年,全市出生9462人,出生率12.7‰,出生人口性别比为107.59,生育监控到位率达95.37%,计生服务工作保持持续健康稳定发展的良好态势。打造卫生、计生、养老一体化全新服务品牌试点。探索设立医养中心与中心卫生院结合的医养一体化服务中心,在社区建立功能全面、设置规范的卫生计生综合服务站。全面推进性别比的综合治理。加强对B超和B超从业人员的管理,登记备案,执行"双执机、双签字"制度;强化孕情跟踪,实行孕初上报、孕前孕后月访、孕情消失倒查制度;落实住院分娩实名登记和网络直报,确保数据全面、准确、完整;全面落实终止妊娠审批制度,凡孕14周以上终止妊娠的,必须有医院诊断证明和卫计部门批准证明;加强终止妊娠药物监管,设专柜专账、专人专管;加强联合执法,依法查处"两非"案件,2017年查处两起涉嫌销售终止妊娠药物的案件。全面落实计划生育利益导向政策。坚持合法合规、阳光操作、公平公开的原则,做到政策公开、操作公开、享受人群公开,确保不漏一人、不错一人、各项惠民政策兑现到位。2017年,审核、发放通过农村部分计划生育家庭奖励扶助金25610人、2458.27万元;审核发放计划生育特别扶助686.5万元;审核、发放符合计生政策妇女分娩补助金10035人、501.75万元;落实城镇其他居民独生子女父母年老奖励政策,审核、发放奖励扶助金616人、556.23万元。深入开展流动人口健康促进示范点创建活动。围绕"健康促进进企业",在外来人口集中的青岛泰光制鞋有限公司大力开展流动人口健康促进试点活动。开展形式多样的健康促进活动,将各类健康教育和健康干预行为系统化、规范化。先后迎接国家、省卫计委相关领导与中国人口报社的调研。

党委书记、局长:刘术林
党委委员、副局长:李英才
党委副书记、市爱卫办主任:迟万胜
党委委员、市红十字会常务副会长:郭　坤
党委委员、副局长:张代波
副局长:郎小平
党委委员、副局长:宋翠芝、田晓芳
党委委员、市纪委派出第三纪工委委员:刘艳秋
办公电话:88484209、88468700
传真号码:88408111

电子信箱:laixishiweishengju@163.com
邮政编码:266600
地　　址:山东省青岛市莱西市烟台路76号

莱西市人民医院

概况　莱西市人民医院年内占地面积59194平方米,其中业务用房面积53972平方米。年内职工总数1365人,其中,卫生技术人员1169人,占职工总数的85.6%;行政工勤人员196人,占职工总数的14.4%。卫生技术人员中,高级职称的91人,占卫生技术人员总数的7.8%;中级职称的446人,占卫生技术人员总数的38.2%;初级职称的581人,占卫生技术人员总数的49.7%。医生356人,护士635人,医生与护士的比例0.56:1。床位总数1225张。医院下设职能科室21个,临床科室43个,医技科室17个。

业务工作　年门诊量578192人次,同比增长7%。其中急诊量69027人次,同比下降6.11%。收住院44343人,同比下降1.5%。床位使用率68.6%,同比下降8.41%。床位周转次数36.3次,同比下降1.36%。入院与出院诊断符合率99.8%,同比增长0.3%。手术前后诊断符合率95.6%,同比增长0.63%。抢救危重病人6020人次,同比下降6.8%。抢救成功率91.5%,同比增长0.45%。治愈率25.8%,同比增长4.88%。好转率71.8%,同比下降1.1%。病死率0.5%,与2016年持平。院内感染率0.99%,同比增长5.3%。甲级病案符合率96%,同比增长1.1%。

业务收入　全年业务收入5.1594亿元,同比增长6%。

固定资产　全年固定资产总值2.6587亿元,同比增长3%。

医疗设备更新　年内新增添医疗设备19台件,其中20万元以上设备8台,100万元以上设备4台。大型医疗设备有:高档彩色多普勒超声波诊断仪、电子支气管镜系统、眼科治疗系统、电子内窥镜系统等。

基础建设　年内建起立体停车场,并投入运行。投资1280万元,建起占地面积2265平方米,七层液压升降横移车库,增加停车位238个。

卫生改革　2017年9月23日,医院召开首届理事会成立会议,选举产生理事会成员和监事会成员,并召开理事会第一次会议,审议表决理事会议事规则,讨论表决医院章程,表决聘任了医院领导层干部。基本上构建以理事会为核心,决策机构、执行机构、监督机构权责清晰,相互制约的法人治理结构,初步建立医院内部决策与制约机制,完善“三重一大”事项集体决定工作制度。

医疗特色　神经外科开展可调压分流术治疗外伤性脑积水10多例。耳鼻喉科开展耳石症复位治疗300多例。妇科盆底恢复室开展盆底疾病筛查212人次,规范治疗69人。普外一科开展B超引导下经皮肝穿刺置管引流术50余例。开展乳腺癌保乳加整形术、前哨淋巴结活检术、功能性腋窝保护等新技术。重症医学科开展呼气末二氧化碳检测、有创动脉压监测、呼吸力学波形监测等新项目。新建支气管镜室,实施支气管镜诊疗25例,填补莱西市医疗学科空白。儿童保健科开设生长发育门诊、高危儿随访门诊和营养门诊,在莱西市率先开展应用重组人生长激素治疗矮身材或是对身高不满意想达到理想身高人群的治疗。

继续教育　年内,接收莱阳卫校、泰安医学院、山东医专等卫生院校的100多名学生来院实习。派出50名医师到青大医疗集团进修学习。为夏格庄、河头店等6处卫生院培训医护、院感、影像人员10名。邀请青大医疗集团专家教授来院学术讲座10人次。院内举办业务讲座36次,应知应会考试27次,组织操作考核18次。

大事记

9月11日,吕勇被任命为市人民医院党总支书记、理事长;崔钦利被任命为市人民医院党总支部副书记、院长;姜连文被任命为市人民医院党总支专职副书记。

荣誉称号　年内被省院感质控中心评为“医院感染信息化先进单位”。荣获“青岛市文明单位”称号。

党总支书记、理事长:吕　勇
党总支副书记、院长:崔钦利
党总支副书记:姜连文
副　院　长:赵浩民、李　涛
副院长兼市妇幼保健计生中心主任:张吉雷
工会主席:慕卫东
院办电话:81879222
传真电话:81879222
电子信箱:lxsrmyy001@126.com
邮政编码:266600
地　　址:烟台路69号

（撰稿人:刘志平、王云文）

莱西市市立医院

概况 2017年,莱西市市立医院占地面积2.6万平方米,建筑面积1.8万平方米。年内在编职工351人,其中,卫生技术人员294人,占职工总数的83.8%,行政工勤人员38人,占职工总数的10.8%。卫生技术人员中,高级技术职称者38人,中级技术职称者192人,初级技术职称者81人,分别占卫技人员的12.2%、61.7%、26%,医生与护士之比为0.81:1。开设床位550张,设有职能科室9个、临床科室23个、医技科室9个。

业务工作 2017年,门诊量为399131人次,与2016年相比增加19.91%;其中急诊6245人次,与2016年相比增加6%;收住院15585人次,与2016年相比下降2.10%;床位使用率为94.36%,床位周转次数为28.34人次,入出院诊断符合率为100%,手术前后诊断符合率为100%,抢救危重病人120人次,抢救成功率76%,治愈率20%,好转率为64%,病死率为0.32%,院内感染率为0.13%,甲级病案符合率为99.8%。

业务收入 2017年,医院业务收入1.77亿元,与2016年相比增长6.49%。

固定资产 2017年,医院固定资产总值5276.71万元,与2016年相比增长0.67%。

医疗设备更新 2017年投资80余万元更新购置肠镜、胃镜、ABS双摇床等设备。

基础建设 扩大停车场面积,对停车位重新进行规划布局,车位总数达到300余个;投资4.6万元新装了污水预处理设备;投资9万元更新住院楼发电机;10月接收市残联残疾人托养中心;投资100余万元对市社会福利中心康复楼进行改造。

卫生改革 2017年9月13日,经莱西市事业单位管理局和市卫计局等相关部门批准,全面完成法人治理结构改革,实行"三位一体"的管理模式,即在医院党总支部的统一领导下,由理事会、管理层、监事会对医院进行管理运营。理事会作为医院的决策机构,由9人组成:理事长1名,执行理事1名,职工理事2名,外部理事5名;监事会为医院内部监督机构,由3人组成:监事会主任1名,职工监事1名,外部监事1名。管理层有副院长和财务科主任组成,是理事会的执行机构。莱西市市立医院的理事长、党总支书记、院长由同一人担任,配备专职党总支副书记为执行理事。2017年9月13日,莱西市市立医院召开理事会成立大会,会后立即召开理事会第一次会议,会议讨论通过理事会议事规则(草案)、理事会章程(草案),表决聘任医院管理层。医院管理层由副院长徐春太、吴明松、仇忠伟、兰付胜担任,财务科副主任由耿鲁华担任。理事会、监事会按照相关章程、议事规则开始履行各自职责。

医疗特色 2017年,医院新开展腹腔镜、超声介入治疗、督灸和六合埋线疗法。在肿瘤微创治疗、椎间盘微创治疗、前列腺增生微创治疗、心脑血管病介入治疗、超声介入治疗、断指(趾)再植、精神病治疗、结核病治疗等多个学科形成自己的专科特色。

继续教育 2017年,医院选派6名医师外出进修学习,安排5名医师参加住院医师规范化培训;选派7名护士长去上级医院进行管理知识的培训,3名护士参加血液净化、ICU、PICC专科培训,护士长及护士50多人加入护理学会19个学组,参加各类学术培训50多次。

精神文明建设 2017年医院继续开展医风建设,进一步改善医疗服务行动。开展为期半年的行风建设专项整治工作。集中学习党的十九大,各党支部、各科室学习每周一次。举办十九大精神知识测试,医院4个党支部共50余人参加。邀请莱西市卫计局副书记迟完胜进行十九大精神宣讲。2017年上报党员发展计划1人。

大事记

2月22日,医院开始为期半年的行风建设专项整治。

4月24日,根据莱西市人民政府西政字〔2017〕9号文件通知,兰付胜任莱西市市立医院副院长。

6月20日,被山东省卫生和计划生育委员会批准职业健康检查机构资质。

7月31日,"眼科医联体精准扶贫专项基金"公益项目启动仪式暨莱西市市立医院定点医院授牌仪式在医院五楼会议室举行。

8月31日,医院开展行风建设主题演讲比赛。

9月13日,莱西市市立医院理事会成立大会暨首届理事会第一次会议在门诊四楼会议室召开,市机构编制委员会办公室事业单位监督管理局局长周法清、莱西市卫计局党委副书记迟万胜,医院首届理事会、监事会全体成员,医院领导班子成员参加会议。

10月10日,医院接管残疾人托养中心。

12月22日,通过青岛市医疗卫生机构安全生产标准化达标。

党总支书记、理事长、院长:付斐珍

党总支副书记:张德全
副 院 长:徐春太、吴明松、仇忠伟、兰付胜
工会主席:王秀梅
院办电话:88438353
传真号码:88438353
电子信箱:qdlxslyy@163.com
邮政编码:266600
地 址:莱西市威海西路8号

(撰稿人:姜绍磊)

莱西市中医医院

概况 莱西市中医医院始建于1985年7月,位于莱西市文化中路11号,是莱西市唯一一所二级甲等中医医院。占地面积9513平方米,其中业务用房面积18000平方米,开设床位399张,床位使用率为92.9%;设职能科室12个,临床科室18个,医技科室12个;医院职工总数519人,其中,卫生技术人员443人,占职工总数的85.4%,行政工勤人员76人,占职工总数的14.6%。卫生技术人员中,高级职称38人,占卫生技术人员的8.6%,中级职称187人,占卫生技术人员的42%,初级职称218人,占卫生技术人员的49.4%。医生149人,护士182人,医护比为1:1.2。

业务工作 2017年,医院完成门诊量173596人次,其中急诊12658人次,分别比2016年增长5.6%和6.2%,收住院病人15169人次,比2016年增长5.1%,入院与出院诊断符合率为99%,治愈率为38.5%,好转率为69%,死亡率为0.3%,院内感染率为0.56%,甲级病案符合率为99%。

业务收入 2017年业务收入12296万元,同比增长增长9.9%。

固定资产 2017年全院固定资产总值8869万元,同增加3.6%。

医疗设备更新 2017年,新购置美国GE公司产64排128层CT-optima680、电子胃镜等。

医疗特色 2017年,医院加强中医特色传统技术的继承和创新。制定中医特色优势发展规划,开展中医特色技术和中医特色护理,加强名老中医带徒工作。以人才培养为根本,加强人才梯队建设,充实发展内涵。加强护理质量管理,持续质量改进,病人满意率达98%以上。加强药品管理,保障群众用药安全。加大院感质量监控和监督检查力度,确保医疗安全。医院与省中医药大学医疗集团、青岛大学心血管病医院加快建立优质医疗资源共建共享机制。开展

"两癌"筛查,组织妇科、乳腺、彩超、检验专家携带彩超机、巴氏分级染色剂、涂片、显微镜等仪器,对全市3处乡镇共计9000名农村妇女进行乳腺癌、宫颈癌的检查。建立莱西市中医医院"医联体",定期派专家到医联体成员单位查房、帮助解决疑难病例,为基层群众提供质优价廉的中医医疗服务。

基础建设 2017年,医院继续加强信息化建设,HIS基本医疗系统、LIS检验系统、PACS影响系统、EMR电子病历系统趋于完善。

人才队伍建设 2017年,医院派出15名业务骨干到北京、济南、青岛等地上级医院进行重点培训、进修;选派58人参加各类培训班、学术会议;安排院内知识讲座36场次、理论考试及技术比武26次。

荣誉称号 2017年,医院获"青岛市文明单位标兵"荣誉称号。

党总支书记、理事长:郭旭先
院 长:徐 玲
党总支专职副书记:邴兴涛
工会主席:崔召红
电 话:88483698
邮 编:266600
地 址:莱西市文化中路11号

(撰稿人:王 幸)

莱西市卫生计生综合监督执法局

概况 莱西市卫生计生综合监督执法局位于莱西市石岛东路10号。建筑面积2654.65平方米,业务用房面积1485平方米。设医疗卫生科、公共卫生科、综合科、财务科、卫生协管科5个职能科室。在职职工15人,其中,专业技术人员10人,占职工总数66.7%;中级以上职称7人,占职工总数46.7%;初级职称3人,占职工总数20%。

业务工作 开展打击非法行医和租借执业证照专项整治行动,立案处罚64户次,向公安机关移交2人,向食药部门移交1人,没收药品6箱,没收器械44件,罚款30.55万元,没收违法所得3800元;开展打击非法医疗美容专项行动,对全市生活美容机构进行拉网式检查,共检查生活美容机构159处,签订《不从事医疗美容承诺书》159份。发现1处生活美容场所使用无中文标识的韩国针剂非法开展医疗美容行为,对非法医疗美容者给予1万元的行政处罚,没收违法所得1940元,将其使用的进口针剂移交食药部门;开展村卫生室依法执业情况专项整治,采取异地交叉执

法方式,出动执法人员 1700 余人次、390 余车次,对 780 家卫生室进行了专项检查,立案查处 210 起,罚款 14.25 万元;开展一级及以上医疗机构综合监督检查,对 42 家医疗卫生机构进行监督检查,立案处罚 6 起,罚款 9000 元;加强公共场所卫生监督工作,监督 457 个单位次,新办卫生许可证 258 个、延续 6 个、变更 2 个,督导整改存在问题 873 条,处罚案件 36 起,罚款 3.3 万元;强化饮用水卫生检测,抽检样品 1301 份,合格 793 份,下达卫生监督意见书 282 份,水质抽检结果向市政府作专题汇报,并向 14 个部门和单位发函,函告整改存在问题;开展国家教育考试卫生监督保障工作,对全市 11 个考点学校提前介入,督导学校搞好直饮水卫生和教室宿舍的通风换气工作,共抽检水质 124 份,发现不合格水质 28 份,函告市教体局,整改存在问题,经过水质复检全部合格,确保考试顺利进行;开展消毒产品和集中消毒餐饮具食品安全整治工作,共检查生产企业 5 家、批发单位 2 家、零售单位 108 家、各类消毒产品 23 种,下达卫生监督意见书 12 份,对 1 个无证生产企业罚款 3000 元,并责令其停止违法生产经营活动。餐饮具集中消毒工作通过重组整合和达标改造,实现由乱到治的转变,达到《食品安全法》有关要求;开展“双随机一公开”工作,共随机抽取 222 家,出具卫生监督意见书 222 份,提出监督意见 583 条,检查结束后,对检查情况均上网进行登录公示;及时处理投诉举报案件,2017 年受理举报投诉案件 63 起,查处率、回复率、结案率均达 100%;加强打击非法行医、打击“两非”、中医药法等宣传活动,发放宣传材料 1300 余份,印刷张贴《不从事医疗美容承诺书》《打击非法医疗美容》等海报 800 余份,租用流动宣传车进行打非巡回宣传,绘制宣传漫画 14 幅、宣传标语 40 幅。

精神文明建设 紧扣“两学一做”,开展主题党日活动。

荣誉称号 荣获“青岛市文明单位标兵”“2017 莱西市十佳行政处罚案卷”称号;获“2017 年度青岛市卫生计生监督执法系统优秀调研报告三等奖”“2017 年度青岛市卫生计生监督执法系统优秀工作成果三等奖”“青岛市公安局 2017 年度维稳安保工作集体嘉奖”等。

局　　　长:张为杰
副 局 长:赵树民
办公电话(传真):66031797
电子信箱:jdszhk@@163.com
邮政编码:266600

地　　　址:莱西市石岛东路 10 号

（撰稿人:史文茜）

莱西市疾病预防控制中心

概况 莱西市疾病预防控制中心占地面积 7803 平方米,建筑面积 3032 平方米,其中业务用房 2720 平方米。在职职工 69 人,其中卫生技术人员 43 名,占职工总数的 62%;行政工勤人员 26 名,占职工总数的 38%。卫生技术人员中,正高级职称 1 人,副高级职称 4 名,中级职称 22 名,初级职称 16 名。中心设 16 个内设科室,其中职能科室 3 个、业务科室 13 个。领导职数 4 名,内设 16 个正股、2 个副股级岗位。分别为办公室、财务科、后勤保障科、传染病防制科、性病艾滋病防制科、结核病防制科、慢性病防制科、中医防病科、免疫规划科、业务应急管理办公室、健康危害因素监测科、健康教育与健康促进科、质量管理科、卫生检验科、消毒与病媒生物防制科、食品卫生科。

业务工作 2017 年,莱西市对预防接种工作进行改革,将所有预防接种工作职责全部划归到乡镇卫生院和社区卫生服务中心。对接种门诊按照山东省 2017 年最新门诊建设标准重新进行建设和布局。邀请青岛市免疫规划专家对各门诊预防接种工作人员进行免疫知识综合培训,并对所有门诊进行督导。重点加强信息化培训,对莱西市接种门诊进行培训,并对所有数字化门诊进行维护,有 4 家门诊新上电子签核系统。加强学校结核病防制,提高群众对结核病防治知识知晓率。正式将学生结核菌素试验列入新生入学查体工作中,印发《莱西市寄宿制学校师生结核菌素筛查实施工作方案》。对莱西市 7 所寄宿制学校共计 17303 名师生进行结核菌素试验和结果判定及上报,对筛查出强阳性者安排到定点医院青岛市市立医院和青岛市胸科医院拍片进一步确诊。与莱西市 2 个社会团体长期合作,举办全市结核病防治“百千万志愿者”宣传活动。完成老年人肺炎球菌性疾病防治项目调查工作。根据山东省疾病预防控制中心《老年人肺炎球菌性疾病防治项目调查实施方案》的有关要求,莱西市成为该项目的实施基地。选定姜山镇、夏格庄镇、沽河街道等 3 个乡镇为项目实施地。为保证项目的顺利实施,招募 48 名医护人员志愿者,并通过培训掌握项目的相关要求。开展两次调查,分为宣传干预前调查和干预后调查,每次调查 600 人,每个乡镇 200 人,调查的老年人年龄分布为 60～70 岁,并将所有的调查表格进行数据库的录入。

固定资产 全年固定资产总值 1038.83 万元,比上年增长 1%。

基础建设 2017 年,经莱西市委常委会重大建设项目审议,确定由市财政投资 1725.42 万元对中心实验室进行升级改造,并列为市政府重点工程之一。

卫生改革 2017 年经莱西市机构编制委员会批复,对中心主要职责、内设机构进行调整和设置。核定全额编制 99 名,其中,领导职数 4 名。内设 16 个正股、2 个副股级岗位。

荣誉称号 2017 年,中心被山东省疾病预防控制中心授予病媒生物防治工作先进集体称号;被青岛市卫生计生委授予"青岛市卫生系统文明单位"称号;被青岛市疾病预防控制中心授予"青岛市传染病防制先进集体"称号。

党支部书记、主任:李言禹

副　主　任:崔文杰、韩德岗

工会主席:王庆玺

总机电话:88499800

传真号码:88499800

电子信箱:lxcdc@163.com

邮政编码:266600

地　　　址:莱西市石岛东路 10 号

(撰稿人:王庆玺)

莱西市妇幼保健计划生育服务中心

概况 2017 年,莱西市妇幼保健计划生育服务中心占地面积 10005 平方米,其中业务用房面积 6600 平方米。年内职工总数 91 人,其中,卫生技术人员 59 人,占职工总数 64.8%,行政工勤人员 32 人,占职工总数的 35%。卫生技术人员中,有高级技术人员 7 人,占卫生技术人员 12%,中级技术人员 31 人,占卫生技术人员 53%,初级技术人员 21 人,占卫生技术人员 35%,医生与护士之比是 1.2:1。开设床位 40 张,职能科室 4 个,临床科室 5 个,医技科室 3 个,保健科室 2 个,社区卫生服务中心 1 个。

业务工作 2017 年,门诊总量为 128890 人次,比 2016 年增加 16673 人次,增长 14.8%;收住院病人 2008 人次,比 2016 年增加 174 人次,增长 9.5%;床位使用率 64%,较 2016 年增长 12.8%,床位周转 46.8 次,抢救成功率 99%,治愈、好转率 99.5%,病死率为 0,院内感染率为 0,甲级病案符合率 99.7%。

业务收入 2017 年,业务总收入为 2026.11 万元,比 2016 年增加 334.34 万元,增长 19.26%。

固定资产 2017 年,固定资产总值 2981.47 余万元,比 2016 年减少 83.53 万元,降低 19.26%。

医疗设备更新 年内新增添的大型医疗设备 GE 彩超 2 台、数字拍片机(DR)1 台、远程胎心监护系统 1 套、动脉硬化检测仪 1 台、超声经颅多普勒血液分析仪 1 台、十二导心电图 1 台、电子阴道成像系统 1 台、全自动酶免工作站 1 套、母乳分析仪 1 台、骨密度分析仪 1 台。

医疗特色 2017 年,妇幼保健计划生育服务中心以"一法""两纲"为核心,全面做好各项保健工作。配合莱西市卫生和计划生育局对从事母婴保健技术服务的单位进行综合性检查。配合青岛市妇儿中心及莱西市卫生和计划生育局对从事母婴保健技术服务的人员进行培训和考核工作。执行新生儿疾病筛查制度。全年新生儿疾病筛查 9264 人,筛查率为 100%;听力筛查 9187 人,筛查率为 99.1%;产前筛查 7286 人,筛查率为 73.44%。出生缺陷 41 例,出生缺陷发生率为 4.40‰。2017 年,莱西市围产儿死亡率 4.62‰,婴儿死 2.01‰。孕产妇死亡率为 0。孕产妇系统管理率 96.10%,儿童系统管理率 94.33%。做好农村妇女"两癌"筛查工作,妇幼保健计划生育服务中心是莱西市农村妇女"两癌"筛查医疗机构定点之一,全年筛查 13000 人次,其中筛查出宫颈癌 8 例、乳腺 3 例、高度病变 162 例。

继续教育 2017 年,中心派出 4 人到上级医院进修学习。选送业务骨干参加上级业务部门组织的托幼卫生保健知识、儿童保健及婚姻保健知识培训。在全院开展岗位大练兵活动,鼓励职工参加各类再教育。

精神文明建设 强化医德医风教育,改善服务态度,提高服务质量。开展爱国主义、集体主义、社会主义教育和社会公德教育。医院整体工作效率明显提高,医患关系得到进一步改善,群众满意度达到 98% 以上。

大事记

9 月 11 日,根据西卫字〔2017〕144 号文件组建中心理事会。张吉雷任理事长,董秀山、马瑞春任职工理事,左士美、何丽英、朱化儒、李利任外部理事。

8 月 24 日,根据西事监派〔2017〕4 号文件组建中心监事会。李宏、崔黎明任外部监事,咸德英任职工监事。

9 月 18 日,因工作需要调赵淑芹任中心工会主席、邵燕燕到中心工作。

党支部书记、理事长、中心主任:张吉雷

党支部副书记：曲永安
中心副主任：程丰年
院办电话：88495796
传　　真：88495796
邮政编码：266600
地　　址：莱西市泰山路 8 号

（撰稿人：崔玉贤）

莱西市 120 急救调度指挥中心

概况　莱西市 120 急救调度指挥中心成立于2011 年 1 月 1 日，为隶属于莱西市卫计局的股级全额拨款事业单位。占地面积 223 平方米，建筑面积 200平方米，业务用房面积 200 平方米。下设莱西市人民医院、莱西市中医医院、莱西市市立医院、莱西市姜山中心卫生院、莱西市夏格庄中心卫生院、莱西市院上中心卫生院、莱西市马连庄中心卫生院、莱西市南墅中心卫生院、莱西市惠民医院等 9 个急救分中心 12个急救单元。有职工 13 人，其中，卫生技术人员 12人，占职工总数的 92.3％。卫生技术人员中，中级职称 5 人，初级职称 8 人，分别占职工总数的 38.46％、61.54％。

业务工作　负责全市"120"急救信息的管理、分理、突发性灾难事故的急救指挥协调等工作。2017年，共接 120 报警电话 50923 起，派车 14367 次，空车1451 次，救治转运 12155 人。其中，车祸 2641 起、心脑血管 1769 起，化学中毒 531 起，一氧化碳中毒 128起，分娩 898 起，处置突发事件 88 起；中心平均等待受理用时 4 秒，平均受理用时 1 分 12 秒，平均调度用时 1 分 7 秒；各急救站出车平均院内反应用时 1 分 14秒，平均院前到现场用时 13 分 41 秒。

圆满完成"2017 年莱西市第十八届人民代表大会""2017 年政协莱西市第九届委员会第一次会议"大型会议活动和"2017 年足球学校项目奠基仪式""2017 涌泰青岛姜山湿地国际马拉松赛"仪式赛事的医疗救援保障工作。

固定资产　2017 年，固定资产总值 42.8 万元，比2016 年增长 3.1％。

业务培训　依托院前急救质控中心，每年对全市院前急救人员进行两次业务培训。2017 年，邀请青岛市急救中心专家对莱西市 9 家急救分站 309 名院前急救人员开展院前急救理论知识及技能操作培训。中心于每周五下午定期对全体调度员进行工作督导和业务培训，实行月度业务考核制度，并作为年度考核评优、职称聘任的依据。

荣誉称号　获得 2017 年度"青岛市院前急救先进集体"荣誉称号。

主　　任：温艳艳
副 主 任：郝美仙
办公电话：88485120、88488120
传真电话：88468700
电子信箱：evr120@163.com
邮政编码：266600
地　　址：山东省青岛市莱西市黄海东路 19 号

（撰稿人：崔菁华）

莱西市皮肤病医院

概况　莱西市皮肤病医院位于莱西市广州路 6号，承担着莱西市辖区内皮肤病、性病、麻风病、艾滋病等的防治工作。医院占地面积 2987 平方米，2017年末建筑面积 2157.45 平方米，其中业务用房 2157.45平方米。拥有固定资产价值 392.34 万元，其中，专用设备价值 94.23 万元。有职工 45 人（在职 33 人；合同聘用制 11 人；退休返聘 1 人），其中，卫生技术人员 33人，占职工总数的 73％；行政工勤人员 12 人，占职工总数的 27％。卫生技术人员中，高级职称 3 人，占卫生技术人员总数的 6％；中级职称 15 人，占卫生技术人员总数的 45.5％；初级职称 15 人，占卫生技术人员总数的 45.5％。

业务工作　2017 年业务总收入为 319.91 万元。2017 年门诊量 28397 人次，出院病人 538 人次，床位使用率 49.70％，入院与出院诊断符合率为 99％，治愈率为 87％，好转率为 96％。

医院贯彻《青岛市消除麻风病危害规划（2011—2020 年）》实施方案，在全市范围内开展麻风存活者调查工作，走访 80 个村的 91 户患者家庭，对患者的畸残程度、手术需求、家庭状况等信息进行补充更新，并将随访资料录入全国麻风信息管理系统；为 10 名重症畸残患者发放防护用具包，为 6 名足底溃疡患者发放一次性换药敷料包，为 12 名足损害患者发放 16双防护鞋，并且对有畸残的麻风病人和家属进行康复功能锻炼的业务指导；对 2 名活动期患者进行跟踪随访，对 28 名辖区畸残患者进行康复指导；为 16 名麻风病密切接触可疑者进行健康排查并建立个人档案信息。向群众发放麻风病防治知识宣传资料 5000 余份、宣传卡 500 余份。

业务收入　2017 年业务总收入为 319.91 万元。

医疗特色　医院皮肤科有氦氖激光治疗仪、紫外线光疗仪、强脉冲治疗仪、超音波雾化冷喷美容机、光量子嫩肤仪等先进设备，开展液氮冷冻、光疗、嫩肤、祛斑增白等医疗美容项目。中西医结合治疗湿疹、荨麻疹、各种皮炎、体股癣及银屑病（牛皮癣）、白癜风、黄褐斑等顽固性皮肤病及尿道炎、前列腺炎、生殖器疱疹、尖锐湿疣、性功能低下等男科疾病。

继续教育　2017年，医院派出1名皮肤科医生到青岛上级医院进修学习。组织皮肤科医师参加市级医院开展的继续教育医学讲座10余次。2017年邀请上级专家教授讲课、咨询、坐诊10人次，选派技术骨干到省级医院进修及短期培训2人次，参加国家级学术交流2人次。

精神文明建设　通过聘请社会监督员、公示医疗收费价格等措施接受社会监督，树立医院的良好形象。组织职工参加"慈善一日捐"活动，捐款5000余元，组织职工义务献血4人次。开展健康扶贫公益活动，医院成立查体小组，在重阳节前后分别给3处敬老院501名孤寡老人及智障儿童进行一般检查、大生化、肿瘤标志物、B超、心电图等检查，并及时反馈检查结果，给予健康教育和用药指导；组织医院职工捐衣捐物，为孤寡老人和智障儿童购买食品和衣物。

荣誉称号　莱西市皮肤病医院2017年度被青岛市疾病预防控制中心评为"青岛市麻风病防治工作先进单位"，2017年继续保持"青岛市精神文明先进单位"荣誉称号。

院　　　长：曲志华

党支部书记：张　静

副　院　长：姜庆廷、刘晓东

工会主席：邹文云

院办电话：88437019

电子信箱：lxspfbyy@126.com

邮政编码：266600

地　　　址：莱西市广州路6号

（撰稿人：孙雪梅）

莱西市姜山中心卫生院

概况　莱西市姜山中心卫生院始建于1975年，占地11720平方米，建筑面积8037平方米，开放床位154张。设有内科、外科、妇产科、中医科、中西医结合科、眼耳鼻喉科、骨科、肛肠科、口腔科9个临床科室，放射科、化验室、药房、理疗科、手术室、供应室6个医技科室，办公室、财务室、护理部等8个职能科室。有职工123人，其中，卫生技术人员99人，占职工总数的80％，行政工勤人员11人，占职工总数的9％。卫生技术人员中，高级职称2人，中级职称21人，初级职称76人，分别占卫生技术人员的2％、21％、77％。医生26人，护士37人，医护比0.7：1。

业务工作　门诊量45321人次，收住院患者4064人，床位使用率49.02％，床位周转次数26.9次，治愈率和好转率97.8％；病死率和院内感染率均为0。

业务收入　全年业务收入1145万元。其中医疗收入835万元；药品收入310万元。

固定资产　固定资产总值1956万元，比2016年增长1.3％。

医疗设备更新　2017年增Q-5A新生儿辐射抢救台1台，QZD-A全自动洗胃机，TS-2002双底位儿监护仪1台。

卫生改革　加强基层医疗机构规范化建设，开展"三好一满意"等系列活动，提高辖区居民对医院服务的认知度和满意度；搞好绩效工资考核，结合实际，落实绩效工资的发放。

医疗特色　以中医科、肛肠科、妇产科为特色科室，产科增设产后保健"一条龙"服务。

公共卫生　2017年，管理档案37736份，老年人规范管理4053人，高血压患者规范管理4224人，糖尿病患者规范管理1675人，严重精神障碍患者管理156人，冠心病管理393人，脑卒中管理252人，残疾人管理893人，儿童管理2833人，孕产妇管理686人，产后访视642人，管理率均达到上级要求。

继续教育　安排业务副院长每周定期组织医护人员进行集中学习。定期轮派医技人员到人民医院进修学习影像技术。

精神文明建设　医院秉承全心全意为人民服务的宗旨，发扬救死扶伤精神，注重提高医疗技术能力和服务水平，抓管理，讲实效，重责任，比奉献，实现安全生产。

大事记

3月～9月，分别完成儿童、学生、老年人查体工作。

12月，完成560名贫困人口查体工作，为高血压、糖尿病患者免费提供降压、降糖药物。

荣誉称号　山东省卫生先进单位，2017年度事业单位人事管理示范点，青年文明号，青岛市文明单位标兵。

院　　　长：朱化儒

副　院　长：徐高远、刘　磊、林　群

工会主席:于　萍

院办电话:82499333

传真号码:86461700

电子信箱:jsyybgs@163.com

邮政编码:266603

地　　　址:山东省青岛市莱西市姜山镇杭州路169号

（撰稿人:董　政）

莱西市李权庄中心卫生院

概况　莱西市李权庄中心卫生院位于莱西市李权庄镇政府驻地振兴路101号,地处莱西、即墨、莱阳交界处,烟青一级路东侧,交通便利,该院始建于1993年,占地1.2万平方米,其中业务用房面积5684平方米,开放床位40张,设有内科、外科、妇科、妇产科、预防保健科、中医科、放射科、公共卫生科等科室,有职工34人,其中,卫生技术人员22人,占职工总数65%;行政工勤人员4人,占职工总数12%,卫生技术人员中中级职称7人,初级职称12人,分别占卫生技术人员的32%、55%,医生12人,护士6人,医护比2:1。

业务工作　门诊量11620人次,比2016年增长50%,收住院患者273人,比2016年增长50%,床位使用率30%,比2016年增长6%,入院与出院诊断符合率99%,治愈率和好转率96%,病死率、院内感染率均为0。

业务收入　全年收入688.8万元,比2016年增长5%,其中医疗收入118.08万元,比上年下降30%。

固定资产　固定资产总值588万元,比2016年增长5%。

医疗设备更新　增加12导联心电图机1台、增加血液分析仪1台。

基础建设　修缮职工宿舍及门窗更换窗帘重新装修计划免疫接种门诊工作环境,改善供暖管道,保障冬季职工、患者就医环境。

卫生改革　实施全员绩效工资发放方案,规范合同制职工管理办法,医院和村卫生室加大一体化管理力度,加强乡村医生规范化培训,进一步提高落实公共卫生服务水平。

医疗特色　以内科为中心,重点开展高血压、糖尿病、冠心病、脑梗死等常见病多发病的诊治。

继续教育　组织党的十九大精神学习、传染病培训等,鼓励职工参加自考或成人高考。

基本公共卫生工作　加强内部管理全院参与,调整公共卫生科室人员及配置,实行科室人员包片划区,规划设置一体化卫生室,累计建立居民健康档案31391份,建档率99.39%,高血压患者规范管理2723人,免费随访2500人次,糖尿病规范化管理1265人次,免费随访1000人次,精神病患者管理156人次,免费随访156人次,老年人管理3082人次,免费查体3000人次,孕产妇管理458人次,随访458人次,0～6岁儿童管理1670人次,免费查体1670人次。

大事记

7月10日,姜洪北担任李权庄中心卫生院院长。

院　　　长:姜洪北

副 院 长:刘雅丽

工会主席:赵爱英

院办电话:86491100

传真号码:86491100

电子信箱:1025575002@qq.com

邮政编码:266604

地　　　址:山东省青岛莱西市李权庄镇振兴路101号

（撰稿人:赵志文）

莱西市水集中心卫生院

概况　莱西市水集中心卫生院位于莱西市石岛路69号,年内占地面积2784平方米,建筑面积5378平方米,其中业务用房面积4778平方米。是集预防、医疗、保健于一体的一级甲等综合医院,是社区服务中心、新型农村合作医疗、基本医疗保险的定点医院。有职工82人,编制人员59人,其中,卫生技术人员66人,占职工总数的80.5%;行政工勤人员16人,占职工总数的19.5%。卫生技术人员中,有副高级职称2人,中级职称22人,初级职称28人,分别占在编卫生技术人员的3.8%、42.3%、53.9%,临床科室医生与护士之比为1:3。开放床位60张,设有内一、内二、外科、中医一、中医二、妇产科、全科医疗科、内科护理、外科护理、中医护理、口腔科等11个临床科室,手术室、医学影像科、预防保健科、心电图室、B超室、医学检验科、药房、药库等8个医技科室和财务科、收款室、办公室、合作医疗办公室、供应室、社区卫生科等6个职能科室。

业务工作　全年门诊量31973人次,比2016年增长13.8%。收住院1316人次,比2016年减少19.9%;床位使用率32.1%,比2016年减少18%;床位周转次数 117.17 次,比 2016 年增长 18.57%;入院与出院诊断符合率 100%,手术前后诊断符合率 100%,抢救危重病人数及抢救成功率 100%,治愈率 100%,好转率 100%,病死率 0,院内感染率 0,甲级病案符合率 100%。

业务收入 全年业务收入 671 万元,比 2016 年增长 23.35%。

固定资产 全年固定资产总值 863 万元,比 2016 年增长 3.35%。

医疗设备更新 年内医院引进呼吸机和洗胃机。

基础建设 年内医院向莱西市卫计局和莱西市政府申请资金 417.95 万元,用于医院安装中央空调、改造手术室等项目使用,该资金得到批复。

卫生改革 年内对单位内部绩效考核制度进行改革。积极推进医药卫生体制改革,围绕"三好一满意"改善服务态度,改进工作作风,严肃考勤制度。落实党风廉政责任制,提高医疗质量,规范医疗行为,加强依法执业,促进医患和谐关系。深入开展"精准扶贫"活动。继续将国医馆和预防接种门诊的发展工作作为重中之重,严肃院务公开制度,积极打击"两非"。完成传染病的筛查和上报工作,全年未漏报、迟报 1 例。开展标准化卫生院的筹备工作,向水集街道办事处申请新建门诊楼、改建原有病房楼。

医疗特色 年内医院加大对中医中药"治未病"的宣传力度,积极推广中医特色重点专科,开设"冬病夏治"门诊,将多项具有传统特色的治疗引入未病的预防治疗当中。加大对针具严格消毒,实行"一人一针"制,针具为一次性使用,改变以往一针长期应用的局面。

继续教育 年内积极参加青岛市组织的各类培训和继续教育。组织内、外科医生参加莱西市上级医院开展的临床医学讲座 30 余次,对医护人员进行急救和"三基"培训 2 次。

精神文明建设 年内医院着重加强精神文明及党风建设,做好"两学一做",始终坚持"三会一课"制度;抓好党员干部的思想作风建设,组织开展"学习实践科学发展观""争先创优""学习杨善洲"等活动。抓好党的纪律建设,认真学习有关廉政会议及文件精神。

院　　　长:崔中林

副 院 长:王世言、史本海、赵人峰

院办电话:88462940

电子信箱:lxssjzxwsy@163.com

邮政编码:266600

地　　　址:莱西市石岛路 69 号

(撰稿人:王盛琪)

莱西市沽河中心卫生院

概况 莱西市沽河中心卫生院占地 6566 平方米,其中建筑面积 3394 平方米。有职工 61 人,其中,专业技术人员 51 人,占职工总数的 83.6%。卫生技术人员中,副主任医师 1 名,中级职称 14 人,分别占卫生技术人员总数的 1.9%、27.4%;医师 16 人,护士 17 人,医护比 1:1.1。开放床位 41 张。设内、外、口腔、中医、药房、放射、五官、化验、公共卫生、预防接种、医保、办公室、财务科等职能科室 3 个、临床科室 7 个、医技科室 3 个,设开放式护士站。

业务工作 年门诊量 21492 人次,比 2016 年增长 6.1%,收住院患者 1024 人次,比 2016 年减少 11.6%,床位使用率 42%。

业务收入 业务收入 301.57 万元,比 2016 年下降 9.6%。

固定资产 固定资产总值 656 万元,比 2016 年增长 5.3%。

医疗设备更新 新增便携式 B 超 1 台、全自动电解质分析仪 1 台、动态心电监护仪 1 台。

基础建设 新建污水处理系统。

基本公共卫生服务 建立居民健康档案 35044 份,管理 65 岁老年人 4101 人、高血压患者 3841 人、糖尿病患者 1699 人。小学二年级学生做窝沟封闭 426 人次,为 2559 名适龄儿童接种各类疫苗 8029 剂次。

继续教育 选派 5 名医技人员到上级医院进修学习。

大事记

3 月,成立预防接种门诊。

7 月,荆伟任沽河中心卫生院副院长。

荣誉称号 公共卫生工作被评为莱西市第二名。

院　　　长:张晓琳

副 院 长:吕利华、荆　伟、吴巧辉

工会主席:张云芝

院办电话:87461301

传真号码:87461290

电子邮箱:76778806@qq.com

邮政编码:266611

地　　　址:山东省青岛市莱西市沽河街道水牛路 11 号

(撰稿人:张云芝)

莱西市院上中心卫生院

概况 莱西市院上中心卫生院占地面积11333平方米,建筑面积6075平方米,其中业务用房面积4550平方米。有职工48人,其中,卫生技术人员39人,占职工总数的81%;行政工勤人员9人,占职工总数的19%。卫生技术人员中,高级职称2人,占卫生技术人员的5%;中级职称14人,占卫生技术人员的36%;初级职称23人,占卫生技术人员的59%。医生22人,护士9人,医护比2.4:1。副主任医师2名,主治医师5名。开放床位60张。设内科、外科、中医科、公共卫生、计划生育服务站等5个临床科室,检验科、放射科、药房等3个医技科室,办公室、财务科、医保办、收款室等4个职能科室。

业务工作 门诊量2.25万人次,比2016年增加16%;收住院患者758人,比2016年减少41.19%;床位利用率24.22%,平均住院日7.22天;入院与出院诊断符合率99%;开展手术22例,手术前后诊断符合率100%;院内感染率0;甲级病案符合率98%。

业务收入 总收入314.02万元,比2016年减少11.88%。

固定资产 固定资产总值953.22万元,比2016年增长2.38%。

医疗设备更新 医学发光免疫分析仪1台;KD-I金标读数仪1台;AC-9900系列电解质分析仪1台。

医疗质量与医疗安全 在抓医疗质量安全的同时,利用上级医疗机构人员下乡支援时机,请他们讲课、带教和手术,提高医疗质量,确保医疗安全。

医疗特色 重点开展中药汤剂治疗、针灸、推拿、中药熏蒸、拔火罐、电针等疗法。利用中药外用治疗颈椎病、腰椎病、膝关节痛、面瘫、中风康复等疾病。

继续教育 选派3名医师到莱西市市立医院进修。

精神文明建设 强化内部管理,提升服务质量,开展"平安医院"和"三好一满意"创建活动以及"优质护理服务示范工程"、医德医风培训等工作,形成"人人讲文明,全院树新风"的良好工作氛围,提高全体职工的政治思想素质,增强凝聚力和向心力。

大事记

2月,莱西市院上预防接种门诊孙受卫生监督与预防保健所划归卫生院,成立新的莱西市院上中心卫生院预防接种门诊。

7月18日,张健任院上中心卫生院副院长,张大磊任院上中心卫生院副院长。

10月,与莱西市市立医院签订"区域性医疗联合体"协议。

11月29日,与青岛阜外心血管病医院签订"医联体"协议。

院　　长:吴盛文
副 院 长:崔钦英、张　健、张大磊
院办电话:82431399
传真号码:82431399
电子信箱:1309310268@qq.com
邮政编码:266609
地　　址:山东省青岛市莱西市院上镇永平路21号

（撰稿人:刘付正）

莱西市南墅中心卫生院

概况 莱西市南墅中心卫生院占地面积17601平方米,业务用房面积4203平方米,开放床位165张。设内一科、内二科、内三科、外科、妇产科、儿科、中医疼痛科、中医妇科、五官科、急诊科等10个临床科室,放射、彩超、化验、药剂、心电图室、手术室等10个医技科室,办公室、财务科、计审科、医保办、公共卫生科、妇保科、儿保科等7个职能科室。年内在职职工107人,其中,卫生技术人员88人,占职工总数的82%;行政工勤人员19人,占职工总数的18%。卫生技术人员中,高级职称2人,中级职称17人,初级职称69人,分别占卫生技术人员总数的2%、19%、79%;医护士比0.9:1。

业务工作 年门诊量56236人次,同比下降15.7%,其中急诊2531人次;出院病人4025人次,同比下降8%。床位使用率71%,同比下降11.3%;入院与出院诊断符合率99%;治愈、好转率97%;院内感染率0;甲级病案符合率96%。

业务收入 业务收入1215万元,同比下降6.2%,其中,门诊收入352万元,同比增长4.8%,住院收入863万元,同比下降10%。

固定资产 固定资产总值1417万元,同比增长4.5%。

医疗设备更新 新增彩色多普勒超声诊断仪、全自动尿液分析仪、牙科综合治疗机、黄疸检测仪等先进医疗设备。

基础建设 年内完成一体化污水处理设施建设,门诊楼外墙粉刷、口腔科门诊改造等工程。

卫生改革　成立免疫规划科,承担免疫规划职能,为辖区居民提供预防接种服务。继续深化与莱西市市立医院"医联体"建设,利用医联体资源平台,邀请妇产科专家来院长期坐诊,使优质医疗资源下沉基层,服务基层群众。认真落实健康扶贫政策,实施"八个一"工程和"三免两减半"政策。

医疗特色　成立口腔科,开展口腔常见牙髓病、牙周病、根尖周病、根管治疗及儿童牙病的预防和治疗。加强中医治未病疗法推广应用,开展"三伏贴""三九贴"等穴位贴敷疗法。

继续教育　年内完成院内培训48次,外出参加培训学习110余人次,邀请上级专家讲课、咨询、坐诊12次。医务人员年度继续教育完成率100%,达标率100%。全院管理、医护、工勤人员全部完成卫生应急基本知识和技能在线网络培训。

精神文明建设　年内完成精神文明单位标兵复查工作,开展"敬老月""慈善一日捐""中医中药下乡服务"等系列活动。组织职工无偿献血,为敬老院老人免费查体,成立"阳光南医天使行动"志愿者服务队,免费为农村低保户、五保户免费健康查体,组织下乡16次,服务困难群众1300多人次。开展"两学一做"学习教育,设立党员服务示范窗口。加强医德医风建设,贯彻落实青岛市卫生计生委"九不准"要求,严防医药购销领域不正之风。

大事记

3月,成立免疫规划科。医院4名医护人员获莱西市"最美医护人员"称号。

6月,即墨南泉卫生院一行来院参观。

8月,接收大中专毕业生5名。

荣誉称号　获得"2017年度科学发展综合考核先进单位""青岛市军警民共建社会主义精神文明活动先进单位"等荣誉称号。

院　　　长:赵　霞
副 院 长:王冠彬
院办电话:83431051
电子信箱:lxsnszxwsy@163.com
邮政编码:266613
地　　　址:山东省青岛市莱西市南墅镇山秀路9号
（撰稿人:王光利）

莱西市夏格庄中心卫生院

概况　莱西市夏格庄中心卫生院位于夏格庄镇政府驻地,距莱西市区25千米,辖区常住人口3.33万人,是隶属于市卫生和计划生育局的一级甲等医院,占地面积1.7万平方米,建筑面积1.33万平方米,其中业务用房面积1.2万平方米,总资产3800余万元,开放床位280张,设有职能科室6个、临床科室11个、医技科室3个。年内职工总数199人,其中,卫生技术人员176人,占职工总数的88.4%;行政工勤人员数23人,占职工总数的11.6%。卫生技术人员中,高级职称3人,占卫生技术人员总数1.7%;中级职称27人,占卫生技术人员总数15.3%;初级职称120人,占卫生技术人员总数68.2%。

业务工作　2017年门诊量12.3万人次,比2016年增长7%;年住院量9260人次,与2016年持平;床位使用率56.65%,入院与出院诊断符合率94.85%,手术前后诊断符合率97.3%,抢救危重病人成功率40%,治愈率23.6%,好转率23.6%,病死率0.12%,甲级病案符合率93.85%。

业务收入　2017年业务收入3285.5万元,比2016年增长5.85%,其中,医疗收入2420.1万元,比2016年增长4.9%。

固定资产　2017年固定资产总值2722.94万元,比2016年增长2.47%。

医疗设备更新　2017年内新增人体成分分析仪,超声骨密度仪,席森梅康cs2000i全自动血凝仪,迈瑞cl2000i全自动化学发光分析仪。

基础建设　重新安装污水处理系统,改造污水管道,并接入镇污水管网;将办公楼一楼车库改造为预防接种门诊,改造面积230平方米,划分候诊区、接种区、留观区、办公区、儿童保健室、哺乳区等区域,安装签核系统,实现预防接种全程数字化;在门诊楼楼顶安装光伏发电系统,年发电量约20万千瓦时。

继续教育　2017年,外派28人次到青岛市立医院、青岛海慈医院、莱西市人民医院进修学习。

医疗特色　2017年血液净化中心成功开展自体人工动静脉瘘成形术,为血液透析患者建立生命通路。此项技术填补医院空白。加入青岛市立医疗集团网络转诊平台;患者可以通过平台直接转诊到青岛市市立医院。

院　　　长:吴峰文
副 院 长:徐　涛
院办电话:86433120
电子信箱:lxsy6@163.com
邮政编码:266606
地　　　址:莱西市青烟路158号
（撰稿人:唐　风）

莱西市日庄中心卫生院

概况 日庄中心卫生院始建于 1963 年,是一所集医疗、预防、保健、康复于一体的综合性一级医院,承担日庄镇公共卫生服务的各项工作。卫生院占地面积 46400 平方米,建筑面积 6678 平方米,其中业务用房 2920 平方米。年内职工 76 人,其中,卫生技术人员 59 人,占职工总数的 78%;工勤人员 6 人,占职工总数的 8%。卫生技术人员中,高级职称 2 人,占卫生技术人员的 3%;中级职称 19 人,占卫生技术人员的 32%;初级职称 38 人,占卫生技术人员的 64%。医院开放床位 71 张,设职能科室 15 个、临床科室 7 个、医技科室 3 个,辖区内卫生室 34 处。

业务工作 2017 年门诊量 25206 人次,比 2016 年提高 0.1%;收治住院 2670 人次,比 2016 年提高 0.2%;床位使用率 66%,比 2016 年提高 1%。

业务收入 2017 年医疗收入 496 万元,比 2016 提高 2%。

固定资产 2017 年固定资产总值 865 万元,与 2016 年增长 15 万元,提高 1.7%。

医疗特色 医院发挥中医特色卫生院特长,开展各项中医适宜技术,不断加强中医药人才队伍建设,开展针灸、推拿、理疗等中医适宜技术;重点建设五官科、医院眼科为方便众多眼病患者就医,特引进多种国内外先进眼科设备及先进技术,并长期聘请国内眼科专家会诊指导手术,眼科主要开展白内障超声乳化术、抗青光眼手术、翼状胬肉切除术、干细胞移植术、泪囊鼻腔吻合术、斜视矫正术、睑下垂矫正术、眼部整形等。

继续教育 2017 年派出 1 名临床医师到三甲医院进修;派出 10 名中医科医师到二甲医院进修。

精神文明建设 积极开展"群众满意的乡镇卫生院"活动,加强医患沟通,正确处理医院发展与稳定的关系。通过电话回访、调查问卷等形式进行满意度调查,及时解决发现的问题。组织全院干部职工学习党的基本理论、基本路线、基本纲领和基本经验,切实加强思想道德建设,监督激励干部普遍形成良好素养。组织职工参加无偿献血、"慈善一日捐"等公益活动。

院　　长:刘希广
副 院 长:韩吉作、高英娜
工会主席:李　伟
院办电话:83481788
电子邮箱:155153686@qq.com

邮政编码:266614
地　　址:莱西市日庄镇驻地

（撰稿人:李　伟）

莱西市马连庄中心卫生院

概况 莱西市马连庄中心卫生院占地面积 53500 平方米,建筑面积 6300 平方米,开放床位 80 张。设内科、外科、妇科、口腔科、中医科、儿科、全科医疗科、预防保健科等 8 个临床科室,药剂科、影像科、化验室等 3 个医技科室,公共卫生科、医保办、办公室、财务科、收款室等 5 个职能科室。有职工 75 人,其中,卫生技术人员 67 人,占职工总数的 89.33%;行政工勤人员 5 人,占职工总数的 6.67%。卫生技术人员中,高级职称 3 人,占卫生技术人员的 4.48%;中级职称 29 人,占卫生技术人员的 43.28%;初级职称 33 人,占卫生技术人员的 49.25%;无职称人员 2 人,占卫生技术人员的 2.99%;医生与护士之比为 1.5:1。

业务工作 门诊量 46630 人次,比 2016 年增加 1.27%,其中急诊 113 人次。收住院 2150 人次,比 2016 年减少 36.58%,床位使用率 68%,床位周转次数 6.9 次,入院与出院诊断符合率 99%,手术前后诊断符合率 98%,抢救危重病人 19 人,抢救成功率 99%,治愈率 90%,好转率 10%,病死率 0.5%,院内感染率 0。甲级病案符合率 96%。

业务收入 业务收入 649.30 万元,比 2016 年下降 19.99%。

固定资产 固定资产总值 856.12 万元,比 2016 年增长 0.89%。

基础建设 新病房楼于 2017 年 4 月破土开建,该项目位于医院废弃的家属院内,总投资 688 万余元。病房楼设计为三层三个护理单元,总床位 110 张。病房楼及附属用房主体工程于 2017 年 9 月完工。

卫生改革 落实绩效工资考核,根据莱西市卫计局的要求,结合医院实际情况,制定更完善的绩效工资发放办法。

医疗特色 卫生院新开展"三伏贴"和膏方工作,中医科诊疗达到 7700 人次,为更多居民提供中医药服务。发展中医适宜技术,开展中医中药、针灸、拔罐、热敷、牵引、小针刀等诊疗项目,在治疗颈肩腰腿痛、风湿痛、神经痛、顽固性头痛、习惯性便秘等方面效果显著。

镇村卫生服务一体化 制定村医培训计划,做到每月4日、19日开两次例会,每季度进行4次培训。建立健全卫生室的各项管理制度,制定乡村医生工作目标和公共卫生考核分配方案。规划设置一体化卫生室30处,覆盖率达到100%。

窝沟封闭工作 卫生院负责马连庄镇及河头店镇小学的窝沟封闭工作,完成9所学校366人次的检查,窝沟封闭防龋受益学生357人,封闭牙1351颗,涂氟防龋受益学生366人,早期龋充填受益3人,充填牙4人,完成率97.54%。

继续教育 2017年外派12名医师到上级医院进修。

精神文明建设 定期组织院务会、中层干部会和党员会议,院领导分工负责不定期做职工思想政治工作,适时召开报告会。在为社会服务,为病人服务的过程中开展一系列关爱、健康扶贫等活动,如家庭医生签约、向社会公布服务承诺、药品医疗收费项目和标准,聘请社会监督员,接受社会监督。

荣誉称号 2015~2016年国家群众满意乡镇卫生院、山东省卫生先进单位。2017年度卫生计生系统科学发展综合考核先进单位。

院　　　长:周国举
副 院 长:闫保成、王晓刚
工会主席:赵雪霞
院办电话:85431217
邮政编码:266617
地　　　址:莱西市马连庄镇驻地

（撰稿人:于如宏）

莱西市河头店中心卫生院

概况 莱西市河头店中心卫生院是集医疗、预防、保健于一体的一级甲等综合性医院,占地1.3万平方米,建筑面积7000平方米,设置内科、外科、妇科、中医科、妇女儿童保健科、理疗科、公共卫生科、医技(彩超室、心电图室、检验室、透视室)等科室。有职工38人,卫生技术人员23人,其中,中级以上职称10人。临床技术人员20人,其中主治医师1名、执业医师5名、主管护师3名、护师3名。床位设置48张。担负着全镇70个自然村共计4.5万人的医疗、保健、公共卫生、预防保健、健康教育指导工作。

业务收入 2017年医院总收入901.6万元,比2016年上升0.3%。门诊病人19202人,比2016年上升17%,人均费用58.16元;收住院病人212人,比2016年下降86.7%,人均费用1180.45元。

固定资产 固定资产总值为783.94万元,比2016年的695.9万元增长12.6%。

基础建设 更新防火防盗设施加强安全生产。加强放射科防护。改进自来水系统,整治医院环境,更新部分办公用具。

卫生改革 深化收入分配制度改革,实施绩效工资制度,坚持"绩效与考核挂钩"的原则,按劳取酬、多劳多得、效率优先,公开、公正、公平考核。

医疗特色 医学影像诊断,尤其B超特色突出,对妇科、泌尿系、肝胆胰脾等相关检查确诊率极高,达二级以上医疗机构诊断水平。以国医馆建设验收达标为契机,积极发展中医特色,购买中药煎药机1台,采用沿用至今的一些确有疗效的成方投入临床使用,以中医科达标为契机,提高中医科人员的业务能力,加强医院中医软硬件建设。

继续教育 加大培训力度,提高技术水平。选派1名临床医师,参加为期一年的青岛市全科医师培训,提高医务人员的整体技术水平。安排2名职工到人民医院和妇幼保健院学习进修B超,以迎接2017年计生查体工作。

精神文明建设 加强思想道德建设和医院文化传承,开展"三好一满意"、"服务百姓大型义诊"、创建"人民满意的医疗机构"等系列活动,提高辖区居民对医院服务的认知度和满意度。坚持以"解决看病难、看病贵、为群众解决实际问题"为目标,深化医疗卫生体制机制改革,弘扬高尚医德,提升医务人员的行业自律意识,强化服务理念,规范医疗行为。

大事记
12月20日,孙振香任河头店中心卫生院院长,原院长隋树淼调离。

荣誉称号 获得"青岛市卫生先进单位"荣誉称号。

院　　　长:孙振香
副 书 记:张俸豪
副 院 长:孙绍江
院办电话:85483033
总机电话:85483369
传真号码:85483369
电子信箱:715405643@qq.com
邮政编码:266621
地　　　址:莱西市河头店镇政府驻地

（撰稿人:张杰政）

莱西市望城卫生院

概况 莱西市望城卫生院(莱西市精神残疾人托养服务中心)位于莱西市望城街道办事处驻地。职工总数33人,其中卫生技术人员27人,占职工总数的82%;行政工勤人员6人,占职工总数的18%。卫生技术人员中,副高级职称1人,占3.7%;中级职称9人,占33%;初级职称13人,占48%。医生与护士之比1∶1。床位总数28张,设职能科室11个、临床科室7个、医技科室2个。

业务工作 2017年门诊量1367人次,其中急诊1367人次。2017年门诊人次比2016年增长36%。

业务收入 2017年全年业务收入27.59万元,比2016年增长493%。

固定资产 2017年固定资产总值403.9万元,比2016年增长1.3%。

基础建设 组织医院管理人员,在青岛市有关专家的大力支持和帮助下,编制突发环境事件应急预案。对医院的污水处理系统进行完善和整改,接入官网。

卫生改革 为科学确定入住的精神残疾人,坚持上下联动,多部门协作,通过莱西市残联的牵头,镇残联的配合,组织工作人员对计划入住的残疾人进村入户,实地查看和随访,密切关注病情变化。与莱西市精神卫生中心密切合作,将日常服药等医疗工作与康复,贯穿托养工作的始终。

继续教育 积极参加各项继续教育项目,医务人员年度继续教育完成率100%,达标率100%。选派2名医师到青岛进行精神专业方面的脱产学习,为精神残疾人托养提供保障,安排5名职工到莱西市市立医院进修学习。

精神文明建设 加强思想道德建设,开展精神文明活动,提高服务质量。组织职工参加"慈善一日捐""无偿献血""爱老助残""冬日送温暖"等公益活动。

荣誉称号 继续保持"青岛市精神文明单位标兵"荣誉称号。

院　　长：吴莎莎
副 院 长：王大喜
工会主席：王寿芹
院办电话：88413866、88416966
电子邮箱：lxswcwsywsq@163.com
邮政编码：2666601
地　　址：莱西市望城街道福山路12号

（撰稿人：王寿芹）

莱西市梅花山卫生院
（莱西市结核病防治所）

概况 梅花山卫生院位于水集街道泉水路7号,占地面积4000平方米,建筑面积2813平方米,其中业务用房面积2500平方米。有职工39人,其中,卫生技术人员33人,占职工总数的84.6%;行政工勤人员6人,占职工总数的15.4%。卫生技术人员中,副高职称1人,占职工总数的2.6%;中级职称8人,占职工总数的20.5%;初级职称25人,占职工总数的64.1%。医师与护士的比例为1∶1,医院床位总数40张,设临床科室4个、医技科室3个。

业务工作 全年门诊量12969人次,比2016年增长46.9%;收治住院病人192人次,比2016年增长43.2%;共为19256名居民建立健康档案,其中,登记管理高血压人群2313人,规范管理2159人;登记管理糖尿病患者850人,规范管理790人;登记管理重性精神病患者102人,规范管理75人;累计为65岁及以上老年人规范查体2519人;按规范要求管理孕产妇238人、0～6岁儿童1385人;完成老年人中医药保健服务2033人,0～3儿童中医体质调养569人;发放健康教育宣传材料14264份,举办健康教育讲座和健康教育咨询活动400余场。

业务收入 2017年总收入777.28万元,其中,医疗收入为45.19万元,药品收入65.48万元,公共卫生经费137.56万元,拨款500.7万元。

固定资产 全年固定资产价值516.07万元,比2016年增长37.59%。

医疗设备更新 新购置医疗设备16台,总价值118万元。医疗设备资产总额达195.86万元,比2016年增长251.55%。

基础建设 2017年莱西市结核病防治所配套工程(二期工程)建设内容包括:新建面积1105.90平方米的二层门诊综合楼;新建面积85.68平方米的附属用房;绿化面积1708平方米;路面硬化1586平方米;新建市政污水管网942米,接入西侧原有管网;配置中央空调1套;购置医疗设备16台;围墙拆建、原综合楼屋面瓦整修、综合楼及接种门诊外墙保温等改造项目。工程总投资1400.67万元。2017年5月办理手续,于11月完成施工及监理公开招标。二层门诊综合楼主体工程结束。该项目被确定为莱西市人民政府2017年重点工程之一。

卫生改革 制定详细的考核细则,明确工作责任,结合实际建立和健全相应的管理档案,规范各种制式的档案管理资料盒。完善各种管理规章制度,制定绩效奖惩办法、工作人员请休假规定等制度,理顺管理体系,为医院可持续发展提供有力保障。

开展进一步改善医疗服务行动。医院成立"全面改善医疗服务专项行动"领导小组,实行院领导分工负责,科室、人员层层负责的逐级责任制。实行门诊"一站式"服务,为患者提供导医咨询、预约诊疗、预检分诊等服务,免费提供饮水、雨伞、针线、应急电话等便民设施。每月组织开展院内医疗质量和院感检查,完善并落实各项操作规程,将检查结果与个人、科室绩效挂钩,发现问题及时整改,促进医疗质量不断提高。

推进基本公共卫生服务项目精细化管理。树立"全院一盘棋"的观念,全院职工积极主动参与到公共卫生服务项目工作中,共同做好基本公共卫生工作。以家庭医生指导团队和优秀乡村医生为核心,组建老年人查体反馈小组,深入村庄对老年人查体结果进行一对一的反馈。辖区居民综合满意度达到了90%,居民知晓率达到90%以上。

明确工作职责,提高卫生应急、传染病防控工作能力。落实传染病监测与报告制度,实行传染病网络直报及零报告制度,并明确网络直报单位责任人、工作职责、规章制度。建立和完善突发公共卫生事件监测、评估、预警、反应机制。对全院职工和辖区内乡医进行传染病医院感染防控等知识培训。

医疗特色　充分发挥国医馆特色诊疗服务,运用传统疗法、针刺、艾灸、按摩、拔罐、贴敷、刮痧及中药治疗一些常见、多发病。特色项目有冬病夏治,耳穴贴压。擅长治疗胃炎、溃疡、气管炎、颈肩腰腿痛、不孕、前列腺炎等疾病。

继续教育　全院职工积极参加继续教育,取得本科学历有22人,大专学历有15人。全年派出18名医务人员到青岛市胸科医院进修学习。

大事记

10月20日,莱西市机构编制委员会下发《关于市结核病防治所更名的批复》(西编字〔2017〕35号)文件,同意将市结核病防治所更名为莱西市梅花山卫生院,并加挂"莱西市结核病防治所"牌子,更名后的单位性质、编制数量、领导职数、职责等事项均不变。

11月28日,莱西市结核病防治所配套工程(二期工程)开工。

荣誉称号　单位被中共莱西市卫生和计划生育局委员会授予"2017年度科学发展综合考核先进单位"荣誉称号;王炳胜被中共莱西市卫生和计划生育局委员会授予"2017年度科学发展综合考核先进个人"荣誉称号。

院　　　长:王炳胜

副 院 长:赵德伟、刘永杰

工会主席:李永燕

院办电话:87431798、87431797

传真号码:87431798

电子信箱:LXSMHSWSY@163.com

邮政编码:266623

地　　　址:莱西市水集街道泉水路7号

（撰稿人:李言凯）

莱西市经济开发区卫生院

概况　莱西市经济开发区卫生院位于莱西市龙水街道平安路26号,是一所现代化综合性一级医院,是全市离退休人员医疗保险、新型农村合作医疗直接结算定点医院。医院占地面积3494平方米,业务用房2906平方米。在职职工34人,其中,卫生技术人员28人,占职工总数的82%;副高级职称1人,中级职称9人,初级职称18人;医生与护士比例1.5:1。下设内科、外科、中医科(国医馆)、公共卫生科、药房、护理、放射科、医学检验室、B超室等科室。开放床位18张。

业务方面　年门诊量6980人次,比2016年门诊人次增长8%。收住院183人,比2016年收住院人次上升5%;床位使用率80%,床位周转次数1200次、入院与出院诊断符合率100%、院内感染率0,甲级病案符合率100%。全年业务收入75万元,比2016年上升7%。其中门诊收入50万元,住院收入25万元。

固定资产　全年固定资产总值387万元,与2016年度相比上升3%。医院拥有全自动生化分析仪、血液细胞分析仪、尿液分析仪、X光机、颈颅多普勒、心电工作站、深圳维尔德B超、中医熏蒸机等医疗设备。

卫生改革　制定一系列门诊及病房管理规章制度,确保医疗诊疗和病房管理的规范,并结合院实际情况,借鉴其他医院的先进经验先后组织开展各项活动提高业务素质,采取送出去请进来的方式,强化医务人员的业务能力,提高医务人员服务水平。聘请专家每月进行一次院内讲座,并将各类资料汇集成册供临床医务人员学习。

在学科建设上,医院继续发展传统学科的基础上,不断加大中医科的建设力度,在人才引进、培养和宣传方面作为重点,着力将其打造成为医院品牌。

医院积极开展基本公共卫生服务,为农村居民建立莱西市居民健康档案,对于高血压、糖尿病等重点人群进行系统管理,健康指导。继续实行基本药物制度,全面推行基本药物零差价销售。

党支部书记、院长:姜松林

副 院 长:张海杰、仇淑莉

工会主席:张晓军

院办电话:87421022

电子信箱:1194918238@qq.com

邮政编码:266622

地 址:莱西市经济开发区平安路26号

（撰稿人:张晓军）

莱西市店埠卫生院

概况 莱西市店埠卫生院位于莱西市店埠镇兴店路63号,占地面积8700平方米,建筑面积4550平方米,是莱西市卫计局所属的一级甲等公立医院。卫生院有卫技人员35人,其中,高级职称1人,中级职称6人,90%工作人员拥有大专以上学历。内设内科、外科、妇科、中医科、公共卫生科、妇幼保健计划生育服务站及多个医技科室。设病床40余张,拥有彩色B超、心电图工作站、X光机、全自动生化分析仪、全自动尿液分析仪、全自动免疫发光分析仪、全自动血球分析仪、中药煎药机、中药熏蒸器、针灸治疗仪、除颤仪等先进医疗设备。

业务工作 2017年,店埠卫生院实现门诊量10000余人次,比上年同期增长20%;住院600余人次,比上年同期增长10%;住院天数5400余天,比上年同期增长15%;建立居民健康档案57139份,规范管理高血压患者7000人,糖尿病患者4000人,65周岁及以上老年人健康查体5200人。

业务收入 2017年业务收入1165576.18元,比上年增长9%。

固定资产 全年固定资产总值4486708.23元,比上年增长10%。

医疗设备更新 2017年,新引进电子内窥镜、数字化心电图工作站、CR系统、GE超声诊断仪、数码电子阴道镜、BS-820全自动生化分析仪等先进仪器设备。

基础建设 新建成微医互联网医院接诊点,可通过互联网预约全国知名专家进行问诊、复诊、远程心电监护等。投资10余万元对医院污水处理设备进行升级改造,使医院排污达到相关要求。

医疗特色 打造特色国医馆。继续开展多种形式的中医药诊疗服务,国医馆加大引进中医药人才及中医骨病四联疗法、中药穴位贴敷、中药治鼻炎等中医新技术。结合基本公共卫生服务项目,开展中医体质辨识。

卫生改革 加强与"医联体"医院合作,推进医疗改革。与"医联体"单位积极合作,开展多种形式的义诊活动。"医联体"医院专家到医院进行查房、授课。安排人员到"医联体"医院进行进修。

基本公共卫生服务 2017年,发挥一体化管理的优势,加大基本公共卫生服务投入。为全镇居民建立更新健康档案57139份,农村居民健康档案建档率达到95%。举办各类知识讲座和健康咨询活动20次,发放各类宣传材料67000余份,更换健康教育宣传栏12次。对辖区内1900名0~6岁儿童按照服务规范进行查体、随访,管理率达到95%,其中540名新生儿访视2次,新生儿访视率达到96%以上;对全镇3500余名学生进行健康查体,完成860名儿童的涂氟防龋工作。对辖区内540名孕妇建立《孕产妇保健手册》,管理率达到95%,孕产妇的孕期保健达到5次,产后访视达到2次。对6000余名辖区内65岁以上常住居民实施健康管理,按照服务规范进行1次老年人健康查体,对4000余名65岁以上老年人进行中医体质辨识和相应的健康指导,完成6000名老年人健康护照方放工作。严格按照《传染病防治法》《传染病信息报告管理规范》的要求建立健全传染病报告制度,定期对本单位人员和乡村医生进行传染病知识的培训,采取多种形式对居民进行传染病防治知识教育,提高知晓率。对辖区内35岁以上居民进行高血压和Ⅱ型糖尿病筛查,对6800名高血压患者和3500名糖尿病患者按照服务规范提供面对面随访,对登记的病人进行一次免费的健康体检。对辖区内诊断明确、在家居住的258名重性精神疾病患者建立健康档案,对纳入重性精神病管理的患者,完成全年随访任务。

人才队伍建设 以继续医学教育为主要形式,通过在职培训、进修学习等方式着力提高卫生队伍服务能力。2017年,专业技术人员继续教育任务完成率达100%。加大乡村医生在岗培训力度。全年举办乡医培训班20余次,培训人员1000余人次。

其他 2017年,开展家庭医生签约服务工作,66个行政村累计签约20000余人,签约率35%。创建"平安医院"。完善卫生院各项规章制度,围绕"治理隐患、防范事故"主题,对全院职工进行消防安全教育,讲解防火安全知识。召开医疗安全专题会议 10 次,要求全体医务人员在日常诊疗活动中要始终保持高度警惕,严格按照操作规程和技术规范开展诊疗活动。

院　　长:李　利

副 院 长:孙立云、王晓力

工会主席:李　刚

电　　话:82461090

地　　址:莱西市店埠镇兴店路 63 号

邮政编码:266607

（撰稿人:李　刚）

莱西市孙受卫生院

概况　莱西市孙受卫生院位于莱西市沽河街道孙受镇驻地聚平路 8 号,烟青一级路西 300 米处,距市区 11 千米,是一所一级甲等卫生院。承担着辖区内 50 个行政村、3.4 万余人口的公共卫生、医疗救治、村卫生室一体化管理等任务。卫生院编制人数 45 人,编制床位 20 张,实际 35 人,开放床位 38 张。辖区内村卫生室 38 个,其中一体化卫生室 35 个。

业务工作　2017 年全院门诊量 20090 人次,比 2016 年增长 2%,收治住院病人 489 人次(其中外科病人 16 人次,内科病人 473 人次),比 2016 年减少 61%。

业务收入　全年业务总收入达到了 863 万元。比 2016 年下降 8.2%。

固定资产　固定资产总值 529 万元,比 2016 年增长 4.7%。

医疗设备更新　新增迪瑞全自动生化仪 1 台。

基础建设　新建污水处理系统。

基本公共卫生服务　累计建立居民健康活动档案 27577 份,建档率 80%。辖区内 65 岁以上老年人 4161 人,为 3161 名老年人进行免费查体。规范管理高血压患者 3047 人,糖尿病患者 1286 人,严重精神障碍患者 146 人。完成辖区内孕产妇 320 人和儿童 1626 人的保健管理工作。举办健康知识讲座及咨询活动 232 次,发放宣传资料 18000 余份,发放控油壶、控盐勺 3000 余套,参加人数 7000 余人次。

预防接种　2017 年,新出生儿童 260 人(在本辖区建卡 199 人,非本辖区建卡 61 人),建卡建证率 100%,"五苗""八苗"接种率均达到 95% 以上,一类疫苗接种 3314 人,4533 次(其中三联疫苗 844 人次,

白破疫苗 159 人次,麻风疫苗 242 人次,麻腮风疫苗 321 人次,A 群流脑 453 人次,A＋C 流脑 342 人次,乙脑疫苗 378 人次,甲肝疫苗 152 人次,水痘疫苗 344 人次,乙肝疫苗 484 人次,脊灰减毒活疫苗 598 人次,脊灰灭活疫苗 239 人次);二类疫苗接种 820 人,854 人次(其中 23 价肺炎疫苗 20 人次,水痘 1 人次,灭活甲肝 6 人次,四价流脑 29 人次,HIB 疫苗 21 人次,成人乙肝 30 人次,流感 748 人次)。

继续教育　选派 4 名医技人员到上级医院进修学习。

大事记

3 月,成立孙受卫生院预防接种门诊。

7 月,许思力任孙受卫生院院长。

院　　长:许思力

工会主席:赵少红

院办电话:87483981

电子邮箱:hrg963@163.com

邮政编码:266611

地　　址:山东省青岛市莱西市沽河街道办事处孙受驻地聚平路 8 号

（撰稿人:胡仁纲）

莱西市武备卫生院

概况　莱西市武备卫生院占地 6747 平方米,建筑面积 2648.31 平方米,其中业务用房面积 2285 平方米。职工总数 42 人,其中,卫生技术人员 35 人,占职工总数的 83.33%;行政工勤人员 7 人,占职工总数的 16.66%。卫生技术人员中,高级职称 1 人,占卫技人员总数 3%;中级职称 8 人,占卫技人员总数 23%,医生与护士之 1.5:1。开放床位 20 张,设有内科、外科、儿童保健、妇科、中医科、检验、影像科、公共卫生科、药剂、医保科、护理等职能科室,拥有 500MAX 光机、B 超、血球分析仪、全自动生化分析仪、尿液分析仪、心电图、彩超等诊疗设备,为武备 4 万余人口提供基本公共卫生服务和医疗服务,是莱西市医保定点单位。

业务工作　2017 年门诊量 17210 人次,比上年增加 3570 人次,增长 26%;收住院 439 人次,床位使用率 20%,增长率 1.8%。

业务收入　2017 年全年医疗收入 180.47 万元,比上年增长 22.19 万元,增长率 14%。

固定资产　2017 年固定资产总值 441.17 万元,比上年增长 19.81 万元。

医疗设备更新　2017年,新增经皮黄疸检测仪、婴儿身长体重仪、婴幼儿医学测听仪、双目显微镜等医疗设备。

基础建设　重建医疗垃圾暂存处,对污水处理系统进行维修并达到环保要求;药房屋顶防水保温处理,B超室装修,计划免疫科冷链室装修改造;钻深水井一口、职工食堂装修解决内部用水就餐问题。

医疗特色　设立国医馆,配备针灸治疗仪、频谱治疗仪、牵引治疗床、药物导入治疗仪等相关设备,并聘请知名中医常年逢集坐诊。提供包括中医中药、预防保健、健康教育、慢性病中医药治疗康复、儿童中医保健等服务,更好地满足辖区居民的中医药保健服务。

院　　　长:于继贞
副 院 长:尚　涛、李振福
院办电话:82411036
邮政编码:266612
地　　　址:莱西市院上镇新华街

（撰稿人:孙国娟）

卫生计生界人物

2017 年第三届青岛优秀青年医学专家名录

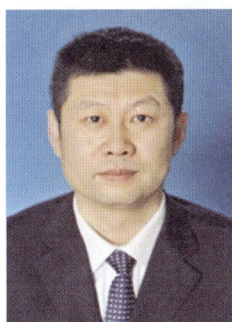

阎晓然,青岛市海慈医疗集团副院长;副主任医师

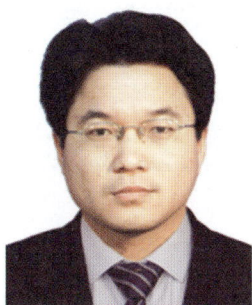

孙慧斌,青岛大学附属医院口腔内科副主任;副主任医师、副教授

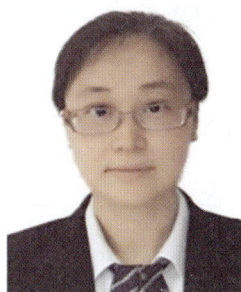

郑雪平,青岛大学附属医院市南院区,神经内科;副主任医师

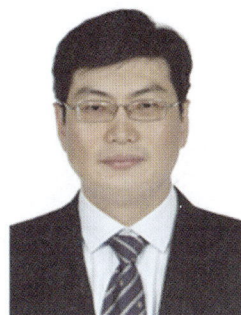

褚现明,青岛大学附属心血管病医院副院长;副主任医师

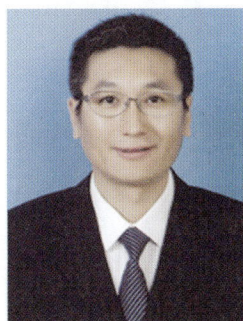

董作青,山东大学齐鲁医院(青岛)口腔科主任,头颈二支部书记;主任医师

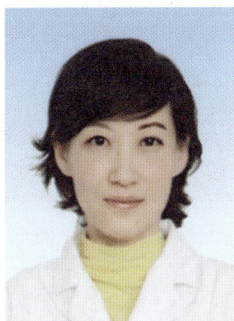

陈楠,青岛眼科医院眼底病外科科主任;副主任医师

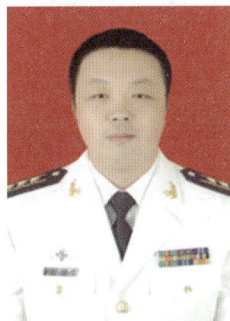

刘书锋,中国人民解放军第 401 医院副院长,崂山分院院长,核辐射损伤检测与救治中心主任;副主任医师

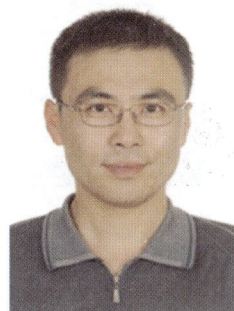

丁博,青岛市中心医院口腔科主任,青岛大学第二临床医学院口腔科学教研室主任;副主任医师、副教授

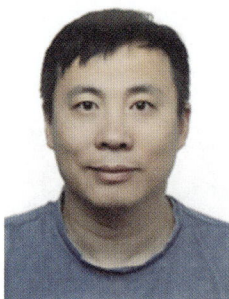

宋宇,青岛市口腔医院
正畸科;主任医师

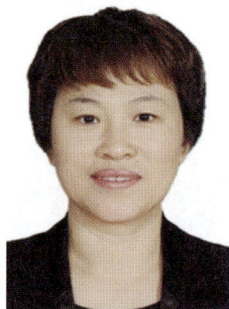

贾晓,青岛西海岸新区
妇幼保健计划生育服务
一中心主任、党总支书
记;主任医师

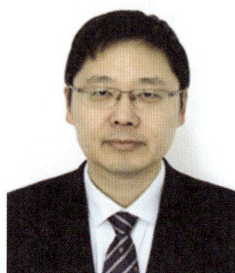

王亭,青岛大学附属医
院市南院区脊柱外科副
主任,青岛大学副教授,
硕士研究生导师

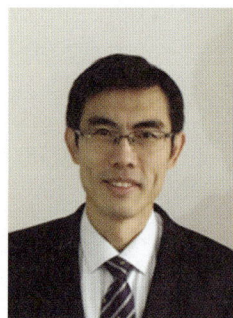

李照建,青岛大学附属医
院神经外科市南病区副
主任;副主任医师

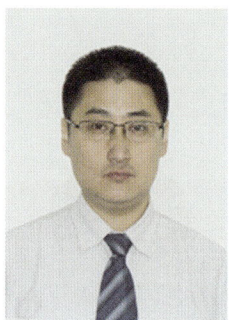

张坚,青岛大学附属医
院胃肠外科副主任;副
主任医师

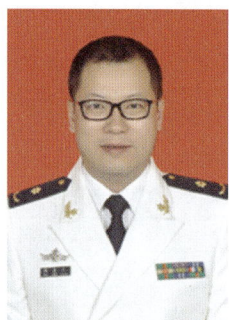

陶春生,解放军第 401
医院骨一科主任;副主
任医师

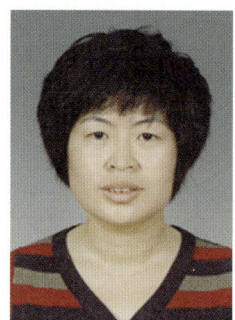

逄艳,青岛西海岸新区
第二中医医院内五科主
任;副主任医师

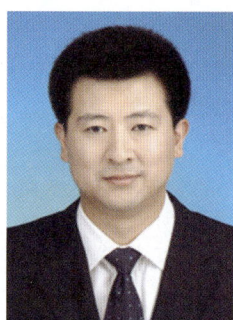

马锴,青岛大学附属医院
西海岸院区胸外科副主
任;副主任医师、副教授

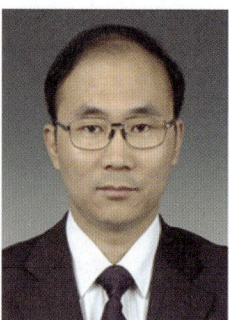

褚存超,即墨区第三人
民医院副院长、口腔科
主任;副主任医师

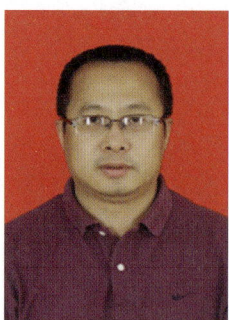

王希强,即墨区中医医
院纪委书记、骨伤科主
任;副主任医师

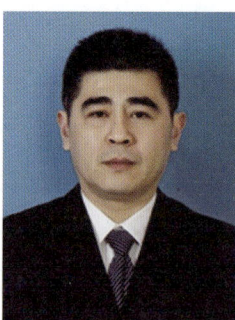

高海东,山东大学齐鲁
医院(青岛)医务部主
任、质控和绩效考核办
公室主任、普外科副主
任;主任医师、教授、博
士生导师

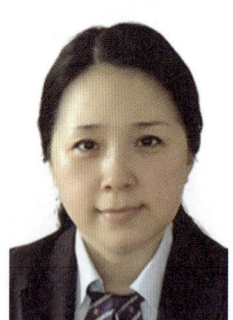

刘冬云,青岛大学附属
医院新生儿科副主任;
副主任医师

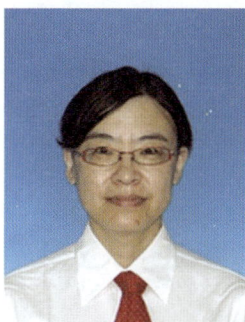

李向红，青岛大学附属医院新生儿科副主任；副主任医师

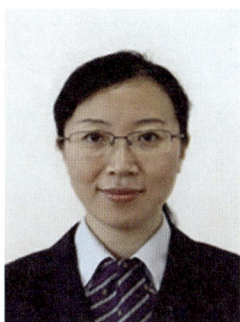

李超，青岛大学附属医院产科西海岸病区副主任；副主任医师

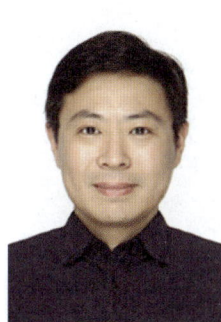

姜彦，青岛大学附属医院耳鼻咽喉头颈外科主任、鼻颅底外科主任，青岛大学医学部耳鼻咽喉头颈外科学系主任，青岛大学耳鼻咽喉科学教研室主任，山东省医药卫生耳鼻咽喉头颈外科重点实验室主任；副主任医师，副教授

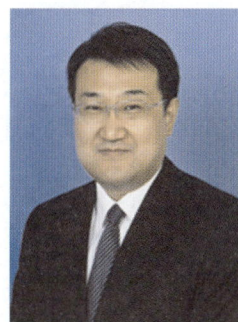

张蕾，山东大学齐鲁医院（青岛）小儿外科副主任，教育处副主任；主任医师

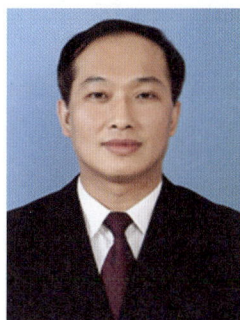

袁英，山东大学齐鲁医院（青岛）医务部副主任、耳鼻咽喉头颈外科副主任；主任医师、副教授

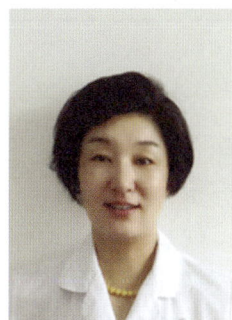

王心蕊，青岛市精神卫生中心心理学教研室秘书；副主任医师、副教授

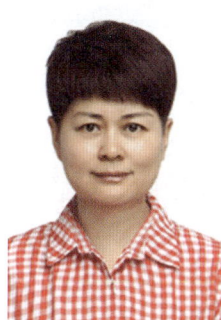

于海玲，青岛市妇女儿童医院耳鼻喉科副主任，门诊部主任，医务部副主任；主任医师

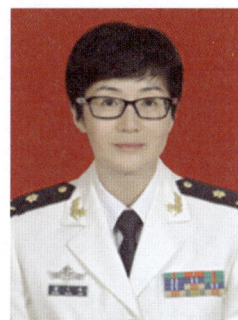

董文珠，解放军第401医院消化科副主任；副主任医师

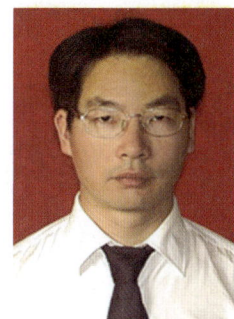

吕文山，青岛大学附属医院内分泌与代谢性疾病科副主任；副主任医师

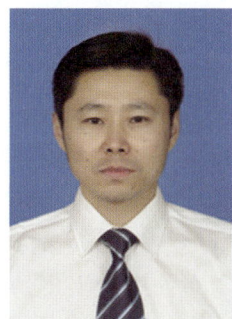

曹彬，青岛大学附属医院黄岛院区消化内科副主任，主诊组长，内科一支部书记；主任医师，副教授

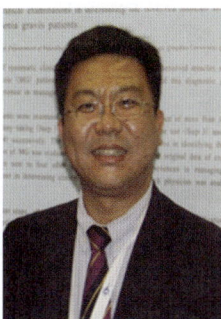

李海峰，山东大学齐鲁医院（青岛）脑科中心副主任，神经内科常务副主任；主任医师

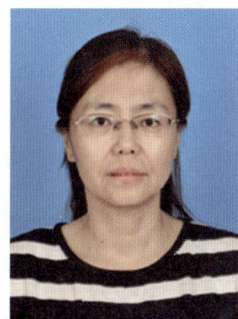

王燕，青岛市市立医院东院心脏电生理科副主任；副主任医师

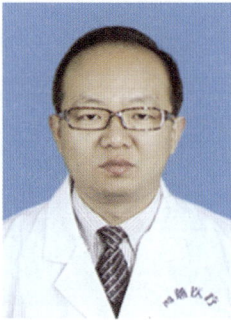

李巍,青岛市海慈医疗集团脊柱外科;副主任医师

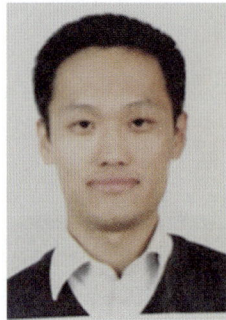

郎继孝,青岛市海慈医疗集团脊柱外科;副主任医师

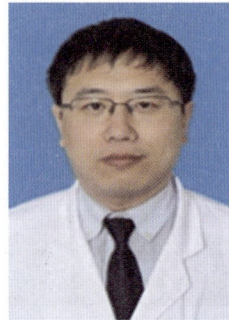

祝昌明,青岛市海慈医疗集团泌尿外科;副主任医师

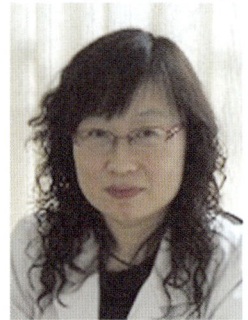

滕春媛,青岛市海慈医疗集团、消化科副主任;副主任医师

2017 年青岛市卫生和计划生育委员会机关人员名单

姓 名	处 室	职 务	姓 名	处 室	职 务
杨锡祥		党委书记、主任	王振合	办公室	副主任
孙敬友		党委副书记(正局级)	李俊玺	办公室	二级调研员
周长政		党委委员、市计生协会常务副会长(正局级)	孙 坤	办公室	四级调研员
			刘 珂	办公室	二级主任科员
魏仁敏		二级巡视员	王广斌	办公室	(试用期)
张 华		党委委员、副主任	张 岚	离退休干部工作处	处长(主持信访安监
杜维平		党委委员、副主任			工作)
张 艳		党委委员、市纪委驻市卫生计生委纪检组组长	李书强	办公室	二级调研员
			张 东	办公室	二级调研员
			徐琳娜	办公室	二级主任科员
宣世英		副主任、农工党青岛市委主委、市市立医院院长	于 波	办公室	四级调研员
			程 毅	组织人事处	副处长
			侯德志	组织人事处	副处长
师晶洁		市保健办公室主任(副局级)	李双成	组织人事处	副处长
			徐春红	组织人事处	二级调研员
赵国磊		市中医药管理局专职副局长	陈 捷	组织人事处	二级调研员
			赵明东	组织人事处	二级主任科员
李中帅		副巡视员、组织人事处处长	张 进	组织人事处	二级主任科员
			吕坤政	发展规划处	处长
吕富杰		副巡视员、医政医管处处长	孙建军	发展规划处	二级调研员
			薛 刚	发展规划处	四级调研员
王 伟	办公室	主任	毕 磊	发展规划处	二级主任科员
王丽华	办公室	副主任	华烨平	发展规划处	二级主任科员

姓 名	处 室	职 务	姓 名	处 室	职 务
杨少梅	财务处	二级调研员（主持工作）	孙 铭	综合监督与食品安全监测处	副处长
别清华	财务处	副处长	梁 诚	综合监督与食品安全监测处	二级调研员
刘善坤	财务处	四级调研员			
石向林	财务处	四级调研员	陈美文	药政管理处	处长
韩卫红	财务处	二级主任科员	吴绍文	药政管理处	四级调研员
苏 怡	财务处	二级主任科员	王常明	药政管理处	二级主任科员
于文雅	财务处	一级科员	李红军	计划生育基层指导处	处长
李传荣	政策法规处	处长	纪红红	计划生育基层指导处	副处长
隋思泪	政策法规处	副处长	王贵凤	计划生育基层指导处	四级主任科员
许万春	政策法规处	副处长	丁 虹	计划生育家庭发展处	处长
王景宏	市深化医疗卫生体制改革工作领导小组	办公室副主任（副处级）	徐 艺	计划生育家庭发展处	四级调研员
			官 琳	计划生育家庭发展处	二级主任科员
刘梦龙	政策法规处	二级调研员	刘 原	流动人口计划生育服务管理处	处长
陈 睿	政策法规处	四级调研员			
林 琦	政策法规处	四级调研员	苗支军	流动人口计划生育服务管理处	四级调研员
吴炳君	政策法规处	四级调研员			
王泽蛟	政策法规处	二级主任科员	张 妮	流动人口计划生育服务管理处	二级主任科员
刘可夫	卫生应急办公室	主任			
刘 茜	卫生应急办公室	副主任	田 宇	宣传处	处长
金志善	疾病预防控制处	处长	吕祖华	宣传处	副处长
杨 军	疾病预防控制处	副处长	贾建军	宣传处	二级调研员
王 浩	疾病预防控制处	二级调研员	李 兵	科技教育与交流合作处	处长
邹娅萍	疾病预防控制处	四级调研员	郑 俊	科技教育与交流合作处	二级主任科员
于建政	疾病预防控制处	四级调研员	汪运富	中医药处	处长
李 惠	疾病预防控制处	四级主任科员	范存亮	中医药处	二级主任科员
张充力	医政医管处	副处长	赵士振	市保健办公室	副主任（正处级）
薛松宝	医政医管处	二级调研员	耿毅敏	市保健办公室	副处长
李维维	医政医管处	四级调研员	赵 曜	市保健办公室	副处长
李静漪	医政医管处	四级调研员	孙寿祥	市保健办公室	二级主任科员
郑德霞	医政医管处	二级主任科员	邝瑞光	市保健办公室	二级主任科员
徐大韬	医政医管处	二级主任科员	吕素玲	纪委（监察室）	副处长
张万波	农村与社区卫生处	处长	王 军	纪委（监察室）	保留原职级待遇
叶 扬	农村与社区卫生处	二级主任科员	周世荣	机关党委	专职副书记
卢凤辉	农村与社区卫生处	二级主任科员	孙小莉	机关党委	二级调研员
于 森	农村与社区卫生处	二级主任科员	张玉清	离退休干部工作处	二级调研员（主持工作）
杨 晶	妇幼健康服务处	处长			
刘习武	妇幼健康服务处	副处长	刘国强	离退休干部工作处	二级调研员
张 荔	妇幼健康服务处	副处长	孙艳青	离退休干部工作处	二级主任科员
于 飞	综合监督与食品安全监测处	处长	邢迎春	工会	主席
			李学军	工会	四级调研员
			周 晓	团委	书记（副处级）

2017 年青岛市卫生和计划生育委员会 委机关干部及委属单位领导干部任免名单

2017 年 1 月 9 日青卫任〔2017〕1 号,市卫生和计划生育委员会党委研究决定:

汪莹同志因达到公务员法定退休年龄,不再担任青岛市卫生和计划生育委员会机关党委调研员职务,办理退休手续。

2017 年 3 月 7 日青卫任〔2017〕2 号,市卫生和计划生育委员会党委研究决定:

张东同志任青岛市卫生和计划生育委员会办公室调研员;

张永庆同志任青岛市卫生和计划生育委员会综合监督执法局副调研员;

王文佳同志任青岛市计划生育协会主任科员,不再担任青岛市计划生育协会副主任科员职务。

2017 年 3 月 15 日青卫任〔2017〕3 号,王振合等 8 名同志自 2015 年 12 月任职以来,试用期已满一年,经民主评议、组织考察,市卫生和计划生育委员会党委研究决定:

王振合同志正式任青岛市卫生和计划生育委员会办公室副主任;

侯德志、李双成同志正式任青岛市卫生和计划生育委员会组织人事处副处长;

别清华同志正式任青岛市卫生和计划生育委员会财务处副处长;

吕素玲同志正式任青岛市卫生和计划生育委员会疾病预防控制处副处长;

张荔同志正式任青岛市卫生和计划生育委员会农村与社区卫生处副处长;

耿毅敏、赵曜同志正式任青岛市保健办公室副处长。

2017 年 5 月 23 日青卫任〔2017〕4 号,市卫生和计划生育委员会党委研究决定:

杨九龙同志任中共青岛市市立医院委员会委员、书记,不再担任青岛市卫生和计划生育委员会财务处处长职务;

丁华民同志不再担任中共青岛市市立医院委员会书记、委员职务,保留原职级待遇;

杨少梅同志任青岛市卫生和计划生育委员会财务处调研员(主持工作)。

2017 年 6 月 7 日青卫任〔2017〕5 号,市卫生和计划生育委员会党委研究决定:

周晓同志任青岛市卫生和计划生育委员会团委书记(副处级,试用期一年,按照《团章》的有关规定办理),不再担任中共青岛市海慈医疗集团海慈医院总支委员会书记(副处级)、中共青岛市海慈医疗集团委员会委员职务,不再挂职青岛市卫生和计划生育委员会团委副书记(主持团委工作)职务。

2017 年 6 月 23 日青卫任〔2017〕6 号,辛善栋等 3 名同志自 2016 年 6 月任职以来,试用期已满一年,经民主评议、组织考察,市卫生和计划生育委员会党委研究决定:

辛善栋同志正式任中共青岛市第五人民医院委员会书记;

邢泉生同志正式任青岛市妇女儿童医院院长兼青岛市妇幼保健计划生育服务中心主任;

姜瑞涛同志正式任山东省青岛第二卫生学校校长,不再兼任中共山东省青岛第二卫生学校委员会书记职务。

2017 年 6 月 23 日青卫任〔2017〕7 号,市卫生和计划生育委员会党委研究决定:

孙顺昌同志任中共青岛市精神卫生中心委员会委员、书记,不再担任中共青岛市海慈医疗集团委员会委员、青岛市海慈医疗集团执行总院长职务;

张启顺同志任青岛市海慈医疗集团海慈医院副院长,不再担任中共青岛市海慈医疗集团纪律检查委员会书记职务;

朱维平同志任中共青岛市海慈医疗集团委员会委员、青岛市海慈医疗集团中医院副院长,不再担任中共青岛市第六人民医院(市传染病医院)委员会委员、青岛市第六人民医院（市传染病医院）副院长职务；

张文理同志任中共青岛市海慈医疗集团纪律检查委员会书记、青岛市海慈医疗集团工会主席（按照工会章程办理），不再担任青岛市海慈医疗集团中医院副院长职务；

郭建同志任青岛市精神卫生中心副主任，不再担任青岛市中心（肿瘤）医院副院长职务；

刘春旺同志任中共青岛市中心（肿瘤）医院委员会委员、青岛市中心（肿瘤）医院副院长，不再担任中共青岛市精神卫生中心委员会委员、青岛市精神卫生中心副主任职务；

王淼同志任青岛市胸科医院副院长；

邹晓同志任中共青岛市第六人民医院（市传染病医院）委员会委员、副书记兼中共青岛市第六人民医院（市传染病医院）纪律检查委员会书记，不再担任中共青岛市中心（肿瘤）医院委员会委员、青岛市中心（肿瘤）医院副院长职务；

管勇同志任青岛市卫生计生发展研究中心副主任，不再担任青岛市精神卫生中心总会计师职务；

周晶同志任青岛市精神卫生中心副主任；

宫荣泉同志任青岛市胶州中心医院副院长，不再担任青岛市胶州中心医院工会主席职务（按照工会章程办理）；

高向阳同志任中共青岛市中心血站委员会委员、中共青岛市中心血站纪律检查委员会书记（正处级），不再担任中共青岛市妇幼保健计划生育服务中心支部委员会书记（正处级）、不再挂职中共青岛市胶州中心医院委员会副书记、委员职务；

江威同志任青岛市妇幼保健计划生育服务中心副主任（列戚其玮同志之前），不再担任中共青岛市卫生计生科技教育中心支部委员会委员、青岛市卫生计生科技教育中心副主任职务；

宗瑞杰同志任中共青岛市中心血站委员会委员、青岛市中心血站副站长，不再担任中共青岛市急救中心支部委员会委员、青岛市急救中心副主任职务；

谭邦财同志任中共青岛市急救中心支部委员会委员、青岛市急救中心副主任，不再担任中共青岛市中心血站委员会委员、青岛市中心血站副站长职务；

王春霞同志不再兼任中共青岛市精神卫生中心委员会书记职务；

林青同志不再兼任中共青岛市中心血站纪律检查委员会书记职务；

李顺平同志不再担任中共青岛市第六人民医院（市传染病医院）委员会委员、青岛市第六人民医院（市传染病医院）副院长职务，保留原职级待遇；

张战红同志不再担任中共青岛市妇女儿童医院委员会委员、青岛市妇女儿童医院副院长职务，保留原职级待遇。

2017年6月23日青卫任〔2017〕8号，市卫生和计划生育委员会党委研究决定：

徐建同志任中共青岛市卫生和计划生育人才综合服务中心支部委员会书记（正处级），不再担任中共青岛市胶州中心医院委员会委员、青岛市胶州中心医院院长职务；

邢立泉同志任青岛市胶州中心医院副院长（主持行政工作）；

宋守正同志挂职任中共青岛市胶州中心医院委员会委员、副书记（主持党委工作）；

孟贤涛同志兼任青岛市胶州中心医院副院长；

马桂莲同志挂职任中共山东省青岛第二卫生学校委员会委员、书记；

孙伟同志兼任青岛市第六人民医院（市传染病院）副院长；

林青同志兼任青岛市中心血站副站长；

刘双梅同志挂职任青岛市保健办公室副处长；

侯德志同志不再挂职兼任中共青岛市卫生和计划生育人才综合服务中心支部委员会书记职务；

薛刚同志不再挂职兼任青岛市卫生计生发展研究中心副主任职务；

魏涛同志任青岛市妇女儿童医院院长助理，不再担任青岛市市立医院院长助理职务。

2017年8月1日青卫任〔2017〕9号，市卫生和计划生育委员会党委研究决定：

于淼同志任青岛市卫生和计划生育委员会农村与社区卫生处主任科员；

李惠同志任青岛市卫生和计划生育委员会疾病预防控制处副主任科员；

于文雅同志任青岛市卫生和计划生育委员会财务处科员。

2017年8月9日青卫任〔2017〕10号，市卫生和计划生育委员会党委研究决定：

池一凡同志兼任中共青岛市第九人民医院委员会委员、书记，主持青岛市第九人民医院日常工作；

谭兰同志兼任青岛市北九水疗养院院长；

王国安同志任中共青岛市市立医院委员会委员、青岛市市立医院副院长；

刘振胜同志任中共青岛市市立医院委员会委员、青岛市市立医院副院长，兼中共青岛市第九人民医院委员会委员、青岛市第九人民医院副院长；

吴静同志任中共青岛市第六人民医院（传染病医院）委员会委员、青岛市第六人民医院（传染病医院）副院长；

宋玲同志任中共青岛市精神卫生中心委员会委员、青岛市精神卫生中心总会计师兼中共青岛市精神卫生中心纪律检查委员会书记；

魏秀娥同志任青岛市胶州中心医院副院长兼工会主席（按照工会章程办理）；

张红艳同志任中共青岛市口腔医院总支部委员会委员、青岛市口腔医院副院长；

孙健平同志任中共青岛市疾病预防控制中心委员会委员、青岛市疾病预防控制中心副主任；

以上干部试用期一年，自 2017 年 7 月至 2018 年 6 月。

江建军同志任中共青岛市第六人民医院（传染病医院）委员会委员、书记，不再担任中共青岛市第九人民医院委员会书记、委员，中共青岛市第九人民医院纪律检查委员会书记职务；

高汝钦同志兼任中共青岛市疾病预防控制中心委员会书记；

李善鹏同志任中共青岛市疾病预防控制中心委员会副书记兼中共青岛市疾病预防控制中心纪律检查委员会书记，不再担任青岛市疾病预防控制中心副主任职务；

蓝峻峰同志兼任青岛市疾病预防控制中心副主任；

宣世英同志不再兼任青岛市北九水疗养院院长职务；

王明民同志不再兼任中共青岛市第六人民医院（传染病医院）委员会书记职务；

殷兴国同志不再担任中共青岛市疾病预防控制中心委员会书记、委员职务，保留原职级待遇；

杨诚同志不再担任中共青岛市第六人民医院（传染病医院）委员会委员、青岛市第六人民医院（传染病医院）副院长职务。

2017 年 8 月 31 日青卫任〔2017〕11 号，市卫生和计划生育委员会党委研究决定：

梁学汇任青岛市卫生和计划生育委员会综合监督执法局副局长（副处级）；

郭晓涛任青岛市卫生和计划生育委员会综合监督执法局主任科员；

杨云刚、刘迁、苗园园任青岛市卫生和计划生育委员会综合监督执法局副主任科员；

宋作娟、刘洋、孙晓丽、李辉任青岛市卫生和计划生育委员会综合监督执法局科员。

以上干部原任青岛市计划生育调查队职务随参照公务员法管理自然免除。

2017 年 9 月 4 日青卫任〔2017〕12 号，市卫生和计划生育委员会党委研究决定：

祝宏春同志因达到公务员法定退休年龄，不再担任青岛市卫生和计划生育委员会纪委（监察室）调研员职务，办理退休手续。

2017 年 9 月 20 日青卫任〔2017〕13 号，市卫生和计划生育委员会党委研究决定：

侯四川同志任青岛市市立医院院长助理；

侯凤春同志任青岛市口腔医院院长助理；

王迎春同志任青岛市急救中心主任助理；

段海平同志任青岛市疾病预防控制中心主任助理；

张军同志任青岛市妇幼保健计划生育服务中心主任助理。

以上干部实行聘任制，自 2017 年 10 月开始，聘期 3 年。

王国安、刘振胜同志不再担任青岛市市立医院院长助理职务；

宋玲同志不再担任青岛市精神卫生中心主任助理职务；

吴静同志不再担任青岛市第八人民医院院长助理职务；

魏秀娥同志不再担任青岛市胶州中心医院院长助理职务；

张红艳同志不再担任青岛市口腔医院院长助理职务；

孙健平同志不再担任青岛市疾病预防控制中心主任助理职务。

2017 年 9 月 23 日青卫任〔2017〕14 号，市卫生和计划生育委员会党委研究决定：

张荔同志任青岛市卫生和计划生育委员会妇幼健康服务处副处长，不再担任青岛市卫生和计划生育委员会农村与社区卫生处副处长职务；

吕素玲同志任青岛市卫生和计划生育委员会纪委（监察室）副处长，不再担任青岛市卫生和计划生育委员会疾病预防控制处副处长职务；

梁诚同志任青岛市卫生和计划生育委员会综合监督与食品安全监测处调研员，不再担任青岛市卫生和计划生育委员会纪委（监察室）调研员职务；

刘国强同志任青岛市卫生和计划生育委员会离退休干部工作处调研员，不再担任青岛市卫生和计划生育委员会办公室调研员职务；

于建政同志任青岛市卫生和计划生育委员会疾病预防控制处副调研员，不再担任青岛市卫生和计划生育委员会妇幼健康服务处副调研员职务；

李学军同志任青岛市卫生和计划生育委员会工会副调研员，不再担任青岛市卫生和计划生育委员会发展规划处副调研员职务；

侯佳林同志任青岛市卫生和计划生育委员会组织人事处主任科员，不再担任青岛市卫生和计划生育委员会综合监督与食品安全监测处主任科员职务；

毕磊同志任青岛市卫生和计划生育委员会发展规划处主任科员，不再担任青岛市卫生和计划生育委员会工会主任科员职务；

叶扬同志任青岛市卫生和计划生育委员会农村与社区卫生处主任科员，不再担任青岛市卫生和计划生育委员会计划生育家庭发展处主任科员职务；

官琳同志任青岛市卫生和计划生育委员会计划生育家庭发展处主任科员，不再担任青岛市卫生和计划生育委员会综合监督与食品安全监测处主任科员职务。

2017 年 9 月 30 日青卫任〔2017〕15 号，市卫生和计划生育委员会党委研究决定：

刘一雯同志任青岛市精神卫生中心财务科副科长（主持工作），试用期一年，自 2017 年 9 月至 2018 年 8 月；

李军同志不再担任青岛市精神卫生中心财务科科长职务。

2017 年 9 月 30 日青卫任〔2017〕16 号，市卫生和计划生育委员会党委研究决定：

鲁菁同志挂职任青岛市卫生和计划生育委员会财务处副处长；

侯凤春同志挂职任青岛市卫生和计划生育委员会医政医管处处长助理；

王迎春同志挂职任青岛市卫生和计划生育委员会纪委（监察室）处长助理；

张宁同志挂职任青岛市卫生和计划生育委员会发展规划处处长助理；

郭尚林同志挂职任青岛市卫生和计划生育委员会卫生应急办公室主任助理；

马钊同志挂职任青岛市卫生和计划生育委员会农村与社区卫生处处长助理；

王静同志挂职任青岛市卫生和计划生育委员会计划生育基层指导处处长助理；

仇佩洁同志挂职任青岛市卫生和计划生育委员会计划生育家庭发展处处长助理；

荣媛媛同志挂职任青岛市卫生和计划生育委员会科技教育与交流合作处处长助理；

郝静同志挂职任青岛市卫生和计划生育委员会中医药处处长助理；

孔强同志挂职任青岛市卫生和计划生育委员会团委处长助理；

以上干部挂职期一年，自 2017 年 10 月 1 日至 2018 年 9 月 30 日。

2017 年 10 月 23 日青卫任〔2017〕17 号，市卫生和计划生育委员会党委研究决定：

潘琪同志任中共青岛市中心（肿瘤）医院委员会委员、青岛市中心（肿瘤）医院副院长（正处级），不再担任中共青岛市第九人民医院委员会委员、青岛市第九人民医院院长职务。

2017 年 12 月 4 日青卫任〔2017〕18 号，根据《中共青岛市委办公厅、青岛市人民政府办公厅关于印发〈青岛市公务员职务与职级并行制度试点实施方案〉的通知》（青办发〔2017〕27 号）有关规定，市卫生和计划生育委员会党委研究决定：

刘国强、李俊玺、李书强、张东、徐春红、陈捷、孙建军、杨少梅、刘梦龙、王浩、薛松宝、贾建军、孙小莉、张玉清、董宏伟、梁诚 16 名同志套改为二级调研员；

孙坤、于波、薛刚、李学军、刘善坤、石向林、陈睿、林琦、吴炳君、邹娅萍、李维维、李静漪、于建政、吴绍文、徐艺、苗支军 16 名同志套改为四级调研员；

刘珂、徐琳娜、赵明东、张进、华烨平、韩卫红、苏怡、王泽蛟、郑德霞、徐大韬、卢凤辉、于淼、官琳、侯佳林、王常明、叶扬、张妮、郑俊、范存亮、孙寿祥、邴瑞光、于宁宁、孙艳青、毕磊 24 名同志套改为二级主任科员；

李惠、王贵凤 2 名同志套改为四级主任科员；

于文雅同志套改为一级科员；

祝宏春同志按照原任非领导职务套改为二级调研员。

以上干部以中组部、人社部、国家公务员局印发《公务员职务与职级并行制度试点实施办法》（人社部发〔2017〕47 号）之日，即 2017 年 6 月 6 日，作为职级套改时间。

2017 年 12 月 4 日青卫任〔2017〕19 号，根据《中共青岛市委办公厅、青岛市人民政府办公厅关于印发〈青岛市公务员职务与职级并行制度试点实施方案〉的通知》（青办发〔2017〕27 号）有关规定，市卫生和计划生育委员会党委研究决定：

刘寿芳同志套改为二级调研员；

邱松同志套改为四级调研员；

郭辉、曲延慧、李胜根、付广聚、王文佳 5 名同志套改为二级主任科员；

吴鹏同志套改为四级主任科员。

以上干部以中组部、人社部、国家公务员局印发《公务员职务与职级并行制度试点实施办法》（人社部发〔2017〕47 号）之日，即 2017 年 6 月 6 日，作为职级套改时间。

2017 年 12 月 4 日青卫任〔2017〕20 号，根据《中共青岛市委办公厅、青岛市人民政府办公厅关于印发〈青岛市公务员职务与职级并行制度试点实施方案〉的通知》（青办发〔2017〕27 号）有关规定，市卫生和计划生育委员会党委研究决定：

程显凯、李西永 2 名同志套改为二级调研员；

林连浪、侯方辉、李静、郭常军、张永庆 5 名同志套改为四级调研员；

管丽丽、郭晓涛、韩莹莹、贾东亮、贾杉杉、姜敏、蒋娜、孔国栋、李桂荣、李淑清、李岩、刘桂斌、刘永林、牟森、邵琦、司茜、孙显军、王璟珺、王海新、王建昌、徐欢、杨聚在、杨洋、杨嵘、张明飞、张真真、张正洋、张竹青、赵建国、栾力、滕顺红 31 名同志套改为二级主任科员；

傅聪、纪经纬、江秀、亢培培、刘迁、马红、毛茂、苗园园、孙梅林、孙菁、王俊东、王琳、魏磊、徐雪、杨晓艳、杨云刚、殷梦琪、张晓坤 18 名同志套改为四级主任科员。

陈菲菲、董建磊、李辉、李作伟、刘文涛、刘洋、宋作娟、孙晓丽、孙秀明、王扬阳、杨春慧、张洪磊、张健鑫、周双双 14 名同志套改为一级科员。

以上干部以中组部、人社部、国家公务员局印发《公务员职务与职级并行制度试点实施办法》（人社部发〔2017〕47 号）之日，即 2017 年 6 月 6 日，作为职级套改时间。

2017 年 12 月 11 日青卫任〔2017〕21 号，市卫生和计划生育委员会党委研究决定：

董宏伟同志因达到公务员法定退休年龄，不再担任青岛市卫生和计划生育委员会工会二级调研员，办理退休手续。

2017 年度青岛市卫生技术职务资格高级评审委员会评审通过人员名单

正高级（90 人）

丁明辉	于忠祥	马树沛	王立珍	王永久
王伟红	王青	王明泽	王欣英	王建英
王炳高	王莉伟	王野	贝忠东	石瑞芳
史春雷	代景美	吕慧青	朱玉召	乔月芹
任立杰	华裕忠	庄绪娟	刘夫玲	刘玉娟
刘志伟	刘治学	刘春林	刘虹	刘思亭
刘跃贞	孙龙	孙立忠	孙廷香	孙国志
孙德刚	纪村传	杜守峰	李卫	李中珂
李志远	李言禹	李洛	李桂玲	杨成梅
杨金霞	汪照国	沈文龙	张云端	张风华
张平	张永东	张华	张克君	张国文
张洪林	张增高	邵广田	邵翠华	武宝通
范冬梅	赵文革	赵新刚	胡友斌	胡新建
修翠珍	逄余三	饶小胖	姚艳红	贺同珍

倪宏彬	徐文刚	徐　军	栾少红	高振中	李　勇	李　梅	李雪梅	李辉坚	李　蕾
郭朝斌	陶红卫	曹　彬	常学洪	崔文华	李　霞	杨丽霞	杨现松	杨杰书	杨　侠
梁　卉	葛　忠	韩春芳	綦玉洁	綦德柱	杨美荣	杨素珉	杨　琼	杨　斌	杨　震
翟耀明	薛淑英	戴红艳	鞠　芳	魏瑛琪	肖文静	肖永来	肖丽峰	肖　明	吴　江

副高级（350人）

					吴　军	吴　波	吴　蕾	何晓丰	邹凤彩
丁　见	丁　华	丁会珍	丁红光	丁宏举	邹　华	冷立娟	冷　梅	辛　艳	辛晓昱
丁　媛	于丽丽	于宝东	于桂兰	于鲁志	辛　露	宋伟男	宋旭岩	宋旭霞	宋　军
万言珍	万　浩	山　青	马小芳	马玉长	宋克娟	宋金刚	宋　玲	宋修峰	宋振刚
马春华	马春玲	马振华	马　鹰	王小艳	张文香	张玉红	张永庆	张光娟	张　华
王小艳	王子熹	王文瑛	王方杰	王本利	张　华	张秀芹	张秀欣	张　明	张旻炜
王　平	王平正	王　刚	王　伟	王兆东	张忠新	张金太	张珍方	张树俭	张素花
王庆久	王庆溪	王　芳	王丽燕	王秀苇	张振堂	张晓琳	张　倩	张爱娜	张培军
王秀芳	王　宏	王昌媛	王　凯	王珍丽	张维明	张敬香	张　程	张　强	张　蓉
王　玲	王莉莉	王桂云	王晓花	王　甡	张雷光	张　鹏	张　鲲	陆锡奎	陈书华
王积慧	王　倩	王爱平	王　娟	王继纲	陈玉峰	陈怀龙	陈建勇	陈星宇	陈惠兰
王　菊	王　萍	王雪丽	王　敏	王淑凤	陈　暕	邵守峰	邵美芳	范传波	范晓琳
王淑霞	王葵亮	王　蓉	王照艳	王　歆	林　鹏	林　滢	季志刚	季　涛	岳　涛
王　静	王静洁	王　蕊	车向阳	牛庆慧	金红梅	金　艳	周　永	周　杨	周忠利
牛　涛	毛永彬	毛成刚	毛坚丽	毛鲁英	周珍娟	周爱玲	郑向伟	孟庆峰	孟丽娜
仇彩霞	方　敏	尹晓彤	孔伶俐	邓泽芹	封志彩	赵玉娟	赵东文	赵东利	赵付全
石衍颖	卢　明	田爱玲	史　明	史绍英	赵伟业	赵秀芬	赵春宁	赵　茗	赵　勇
史晓燕	付瑞花	白小英	白　璐	丛丹凤	赵琳莉	赵景岚	郝丰刚	荆春明	胡　骁
丛文青	邢爱云	吕江玲	吕贤荣	吕翠荣	胡继霖	侯　伟	侯荣耀	侯翠萍	侯增涛
朱红燕	朱岩凤	朱笑梅	仵　妍	任立彦	姜天娇	姜文晓	姜洪北	姜莉莉	贺秀华
任秀芹	任振杰	任桂香	任海萍	庄永华	秦承志	晋利华	贾　勇	夏　伟	柴桂凤
庄安士	刘元平	刘玉新	刘世云	刘永杰	徐　华	徐向前	徐金梅	徐　涛	徐　浩
刘光磊	刘志玲	刘志娴	刘芙蓉	刘丽霞	徐德祥	殷　松	殷　富	栾桂霞	栾朝辉
刘　侠	刘　泳	刘泽庆	刘春艳	刘春霞	高玉亮	高丽霞	高祀琴	高承香	高　涵
刘显翠	刘洪年	刘　振	刘振静	刘桂欣	高锋善	高榆秀	高旖旎	郭云霞	郭春卫
刘萍萍	刘得恒	刘琳琳	刘　辉	刘燕青	郭晓琳	郭　峰	郭爱华	黄爱云	曹文荣
汤　梅	许廷斌	孙仁光	孙　龙	孙伟红	戚永辉	崔广梅	崔玉美	崔志军	崔婧芳
孙　冰	孙国平	孙瑞芳	孙翠芳	牟文凤	阎庆娟	梁文化	梁玉彩	梁纪伟	董建红
牟喜荣	纪　英	纪绪师	苏海文	李一莹	董彩英	董德成	韩玉娥	韩兴涛	韩　萍
李　云	李玉芬	李　功	李召民	李　伟	程永娟	程秀军	程秀花	程树桃	程济栋
李　伟	李传峰	李　红	李红艳	李　芬	焦北鱼	焦翠莲	鲁　莉	鲁桂青	鲁瑞珍
李　凯	李金梅	李宝山	李宗莉	李春善	温艳艳	温淑静	解彩丽	蔡婷婷	管春燕
李政敏	李贵瑜	李信鸿	李　亮	李祖霞	谭海玲	禚丽梅	禚素华	潘伟娟	潘惟华
					薛灵敏	薛彩霞	魏晓强	魏淑琴	魏　霞

2017 年度青岛市基层卫生技术职务资格高级评审委员会
评审通过人员名单

正高级（14 人）

王红英	王希满	王建业	伊 婕	刘光田
刘 宇	李日升	迟孟丽	段爱静	贾德俊
殷学红	殷爱芹	蔚红华	戴丰顺	

副高级（66 人）

丁相龙	丁锦玉	于清章	马仁堂	王丰菊
王友旭	王心国	王茂好	王宝革	王树兵
王维芳	尹兆顺	尹怀菊	石清华	史本海
毕 波	吕彩凤	刘汝志	刘金菊	刘海燕

刘淑萍	孙守章	孙秀梅	孙爱娥	孙彩霞
李平顺	李 红	李清平	吴绍晓	宋丽婷
张 芬	张明秀	张洪军	张 莉	张淑美
张 辉	张 辉	张道乾	陈 梅	苑宝禄
金华云	周玉波	周 蕾	赵人峰	赵文波
逄德堂	夏学云	徐 云	徐美玲	徐 艳
徐高远	徐 涛	徐 彬	殷瑞秋	高佳植
高 峰	高翠香	郭淑香	崔玉萍	崔烽丽
董芳丽	韩桂云	韩凌云	鲁旭飞	窦 燕
潘 凯				

2017 年全国卫生专业中、初级技术资格考试
青岛市合格人员名单

中级（2683 人）

丁 乐	丁永玲	丁华萍	丁丽萍	丁 坤
丁云凤	丁 艺	丁 伟	丁传英	丁 丽
丁丽丽	丁秀娜	丁伯霞	丁林峰	丁林蕾
丁金梅	丁泽健	丁 宝	丁建洋	丁珊珊
丁钦英	丁 亮	丁 洁	丁洪云	丁 艳
丁晓云	丁晓平	丁 铌	丁培霞	丁 琳
丁 超	丁 超	丁 婷	丁 瑜	丁 慧
丁德娟	丁 赞	丁露名	卜东魁	刁玉雯
刁雪芹	刁彩霞	乜春艳	于天明	于云南
于文萍	于文彬	于 巧	于伟杰	于华君
于江平	于军华	于观潇	于红红	于红花
于远志	于志颖	于丽华	于利娜	于秀丽
于君杰	于纹纹	于 波	于姗姗	于春红
于春明	于秋兰	于顺利	于 奕	于 洋
于 洋	于 艳	于莎莎	于真峰	于桂兰
于晓环	于晓娜	于晓梅	于圆圆	于 倩

于海莲	于海峰	于海燕	于 梅	于 爽
于 晨	于朝聪	于 晶	于 晶	于晶晶
于智勤	于然娟	于婷婷	于婷婷	于 楠
于鹏敏	于颖颖	于新颖	于 滨	于潇榕
于 慧	于 聪	于 磊	于燕妮	万伟凤
万旭红	万 军	万 好	万克苗	万 坤
万春竹	万香玉	万俊妮	万 娜	万效飞
门玉宁	门 芳	门彩霞	马文蓓	马双妍
马玉杰	马 帅	马帅帅	马 红	马林娟
马 杰	马学强	马宗玫	马建群	马郡研
马艳红	马艳君	马莎莎	马 莹	马晓芬
马晓佳	马晓倩	马晓琳	马晓辉	马祥坤
马菲菲	马雯雯	马 湉	马 强	马 楠
马翠莲	马翠翠	马 璇	马增燕	马聪慧
马 蕾	丰 春	丰常燕	丰 暖	王力平
王大海	王小佩	王小霞	王子国	王 飞
王开成	王开香	王 云	王云丽	王少青
王日旺	王水丽	王丹丹	王丹丹	王 凤

王凤娇	王凤霞	王文玉	王文成	王文华	王 琴	王琳琳	王 琦	王 超	王 超
王文汝	王文利	王文静	王文磊	王方武	王 惠	王雁翔	王雯雯	王雯雯	王雅丽
王 双	王玉芝	王玉竹	王玉华	王玉芳	王雅琼	王 辉	王 晶	王 晶	王晶晶
王玉峰	王玉娟	王玉晨	王世专	王世杰	王程程	王鲁萍	王富会	王 强	王楠楠
王世姣	王可娜	王龙龙	王东程	王 帅	王照辉	王照蕊	王 锦	王 鹏	王 鹏
王 帅	王 帅	王田田	王冬梅	王 立	王鹏飞	王 腾	王腾飞	王新芳	王新峰
王立艳	王兰英	王永平	王永芹	王亚丽	王福岗	王 静	王 静	王 静	王 静
王亚娟	王光静	王 刚	王 华	王 华	王静远	王 翠	王翠翠	王慧敏	王 璇
王华晔	王旭慧	王 宇	王宇萍	王 红	王增涛	王增彬	王聪聪	王 磊	王德彦
王 红	王进婷	王志莲	王芙蓉	王 苇	王 毅	王 燕	王 燕	王 燕	王 燕
王 芳	王 芳	王 丽	王 丽	王 丽	王 燕	王燕娜	王 蕾	王 蕾	王 蕾
王 丽	王 丽	王丽华	王丽丽	王丽君	王 蕾	王 蕾	王 霞	王 霞	王耀霞
王丽娇	王丽娜	王丽艳	王丽娟	王丽萍	王 鑫	王 鑫	王 鑫	王 鑫	井伟伟
王 利	王 利	王秀凤	王秀红	王秀花	云 娜	尤天俊	尤洪峰	车 飞	车雪梅
王秀秀	王秀艳	王秀菊	王秀彬	王希燕	车淑贞	车 蕾	牛 利	牛建玲	牛 皓
王迎菊	王怀志	王宏荣	王宏雷	王启飞	牛 静	毛可玮	毛永宝	毛伟芳	毛艳萍
王 君	王陆敏	王妍丽	王 玮	王 环	毛翠萍	仇 莎	卞丛凤	方 丛	方 宁
王 青	王坤晓	王幸幸	王茂玲	王英连	方萌萌	方 超	方 超	方新峰	户亚兰
王英杰	王 杰	王 杰	王国磊	王昌萍	尹艺睿	尹伟名	尹向平	尹寿梅	尹丽娜
王 明	王明泽	王明高	王明景	王忠丽	尹秀华	尹君磊	尹 茜	尹晓晖	尹 超
王咏文	王 岩	王 凯	王 佳	王 佳	尹智杰	尹智琳	尹 镇	孔令朋	孔永华
王佳宜	王欣凤	王金乐	王金杰	王 波	孔 芝	邓世吉	邓亚萍	邓志华	邓林鸿
王治云	王学刚	王学红	王学莲	王宝千	邓 杰	邓晶晶	艾晓波	左绍娜	左海平
王宝玲	王建光	王建华	王建新	王姗姗	左 萍	左椿琳	石艳婷	石晓凤	石晓艳
王 妮	王春晓	王春蕾	王珊珊	王赵香	石 萍	石 彬	石 惠	石景芹	石程程
土 荟	王荣梅	王树红	王盼盼	王盼盼	石瑞雪	石 磊	龙莎莎	龙 腾	平 静
王思船	王 品	王秋菊	王 俊	王俊芝	卢太伟	卢立伟	卢兆华	卢 军	卢 芳
王俊俊	王亭芝	王洪英	王冠琳	王 娇	卢 男	卢妮妮	卢 娜	卢 莉	卢朝霞
王 娜	王 娜	王 娜	王 艳	王艳红	卢雅丽	卢 鑫	叶 玲	叶珊珊	叶琳琳
王艳红	王艳丽	王艳梅	王艳婷	王艳霞	申苗苗	申 萍	申 童	田文全	田巧霞
王 素	王素梅	王振玲	王振赟	王 莉	田华宁	田红森	田 芳	田 丽	田 青
王莉娜	王莉莉	王莎莎	王夏青	王 晓	田姗姗	田 峰	田曼丽	田福珍	田 静
王晓玉	王晓伟	王晓华	王晓丽	王晓君	田 赛	由冬雷	由增研	史士强	史玉兰
王晓菲	王晓菲	王晓辉	王晓婷	王晓燕	史玉珍	史汶玲	史美翠	史淑平	史 超
王晓燕	王 峰	王 峰	王钰文	王 倩	冉秀华	冉 琨	生敬波	付 伟	付 冰
王倩倩	王爱丽	王凌飞	王凌宇	王高玉	付青梅	付爱锋	付海洋	付聪聪	代小梅
王 涛	王海云	王海宁	王海丽	王海英	代月杰	代红梅	代建磊	代海华	代婷婷
王海艳	王海娟	王海燕	王 娟	王 娟	白文叶	白向东	白志强	白 杨	白 露
王 娟	王培玉	王培宁	王培培	王 菁	丛微微	丛 霞	冯 伟	冯 圆	冯雪梅
王 菲	王 萍	王 萍	王萍萍	王营花	冯彩霞	冯焕臻	冯 晶	玄红莲	兰飞燕
王 梅	王梅英	王雪欣	王雪香	王 铭	兰传鑫	兰创夏	兰晓莎	兰 峰	兰海芳
王 敏	王 敏	王彩芝	王彩峰	王彩娟	宁丹丹	宁晓英	宁雪玲	宁瑞霞	司秀丽
王彩娟	王 康	王焕焕	王焕超	王 清	台春霞	台晓玲	匡宇宇	邢 杰	邢春勋
王淑华	王淑珍	王淑玲	王淑娟	王淑婷	邢晓利	邢晓燕	邢崔崔	邢 燕	邢 鑫

吉新新	巩林芳	巩晶晶	朴仙女	权敬梓	刘晓娜	刘晓莉	刘晓晓	刘晓菲	刘晓雪
西丽	成海英	毕文燕	毕玉凤	毕明壮	刘晓敏	刘晓燕	刘晓燕	刘峰	刘峰妍
毕建青	曲宏博	曲英梅	曲欣	曲春兰	刘圆圆	刘笑彤	刘倩	刘倩倩	刘爱
曲春艳	曲春萌	曲晓丽	曲梦媛	曲瑞莲	刘海妮	刘海玲	刘海钰	刘海萍	刘祥帅
曲瑶	曲德萍	曲璐璐	吕小艳	吕卫红	刘展良	刘娟	刘娴	刘菲	刘萍
吕丰香	吕云峰	吕文信	吕永烨	吕成秀	刘萍	刘雪	刘雪	刘雪莲	刘铭
吕红梅	吕志刚	吕志强	吕丽丽	吕丽艳	刘甜	刘甜甜	刘敏	刘敏	刘敏
吕沙沙	吕佳蔚	吕娜珺	吕晓丽	吕海霞	刘悉悉	刘彩虹	刘彩娜	刘彩萍	刘清
吕培琪	吕菲菲	吕甜	吕晶	吕瑞娟	刘鸿业	刘琴	刘琪	刘超	刘超
吕韶燕	吕翠莲	朱开慧	朱凤艳	朱兰英	刘博	刘董	刘雅静	刘晶晶	刘婷
朱吉玮	朱庆丽	朱丽平	朱春艳	朱保娟	刘婷婷	刘颖颖	刘静	刘静	刘瑶玮
朱保静	朱俊霞	朱晓丽	朱晓俊	朱晓菲	刘翠	刘翠萍	刘慧君	刘磊	刘磊
朱晓琳	朱爱清	朱海芳	朱梦华	朱雪洁	刘磊	刘黎莎	刘璞	刘燕	刘燕妮
朱维菊	朱琪	朱超	朱惠明	朱毅	刘蕾	刘霞	刘瀚阳	刘鑫	齐红艳
乔宇	乔雅芹	乔静	延雯雯	任大伟	齐秀娟	齐苑苑	齐学伟	齐莹	齐海芹
任义芹	任贝贝	任文超	任玉平	任传峰	衣文娇	衣晓莉	衣晓琳	闫正红	闫丛丛
任红	任远航	任丽丽	任沛	任杰	闫志健	闫君卿	闫苗苗	闫松霞	闫建军
任炜	任禹霏	任胜军	任桂凤	任海涛	闫慧	关蕾	江云燕	江云霞	江凤至
任祥欣	任常洁	任超	任强	任蒨	江文娜	江文峰	江龙	江亚楠	江青霞
华先琪	华丽艳	华珊珊	伊秀丽	伊鑫	江亮诚	江洁	江娜	江晓蕾	江晓霞
庄怀鹏	庄美娇	庄洁	庄莉	庄桂芹	江雪秀	江薇	汤巧巧	安苪	安宏艳
庄婧	庄雅洁	庄晶	庄翠翠	庄璇	安康	安静	祁岩	祁晓	许文媛
刘小双	刘小妹	刘小强	刘凡菲	刘卫庆	许宁	许芳秀	许英华	许秋焕	许晓娥
刘子新	刘云峰	刘丹丹	刘文英	刘文艳	许崇游	许婷	许馨	孙一笑	孙乙超
刘文锐	刘方涛	刘玉萍	刘玉琳	刘玉强	孙力文	孙大学	孙小兰	孙小梅	孙小霞
刘巧萍	刘巧燕	刘本佼	刘平平	刘平平	孙飞	孙凤妮	孙文杰	孙文思	孙文娟
刘帅	刘立楠	刘兰兰	刘汉荣	刘永华	孙文菊	孙允健	孙巧红	孙卉	孙丛丛
刘永梅	刘发强	刘吉俊	刘扬扬	刘亚男	孙立静	孙永亮	孙亚萍	孙亚暖	孙在利
刘存勇	刘贞	刘伟	刘伟良	刘传芹	孙伟	孙延茂	孙旭芳	孙志芳	孙芳英
刘华	刘会会	刘红红	刘红丽	刘志霞	孙丽	孙丽平	孙丽丽	孙丽娟	孙秀花
刘芹	刘芳	刘芳芳	刘丽	刘丽伟	孙孚春	孙言平	孙玮	孙玮	孙苗苗
刘丽君	刘园园	刘园园	刘秀菊	刘宋宋	孙英	孙英	孙英	孙林红	孙杰
刘君	刘君	刘灵雁	刘妍婷	刘青	孙杰	孙虎	孙明华	孙明俐	孙佰君
刘苗苗	刘英	刘英芹	刘杰	刘虎	孙欣欣	孙金兵	孙金玲	孙波强	孙建新
刘明宏	刘明娣	刘明强	刘迪	刘凯	孙妮妮	孙春兰	孙春花	孙春艳	孙春霞
刘佳	刘佳媚	刘侃	刘佩彩	刘质斌	孙珊	孙珊珊	孙昱坤	孙彦敏	孙洁
刘欣	刘欣	刘欣悦	刘金龙	刘金园	孙娜	孙艳	孙艳妮	孙艳燕	孙振强
刘炜梅	刘波	刘学超	刘宗静	刘建	孙桂霞	孙晓宁	孙晓杰	孙晓妮	孙晓梅
刘建成	刘建芬	刘妮娜	刘春英	刘春晓	孙晓梅	孙晓琳	孙晓琛	孙晓辉	孙晓媛
刘树征	刘显珍	刘俊	刘俊成	刘俊丽	孙晓燕	孙晓燕	孙倩	孙倩倩	孙效益
刘俊涛	刘美丹	刘美玲	刘洁	刘洪翠	孙海涛	孙海霞	孙海霞	孙娟娟	孙彬
刘洋	刘艳飞	刘艳艳	刘珣	刘振宇	孙梦绮	孙雪宁	孙雪强	孙清	孙淑玲
刘桂欣	刘栩	刘原清	刘晓	刘晓芹	孙琳	孙超	孙彭寿	孙辉	孙晶
刘晓丽	刘晓丽	刘晓青	刘晓妮	刘晓娇	孙森	孙婷婷	孙楠楠	孙静	孙静

孙 静	孙韶宏	孙翠凤	孙 慧	孙 聪	李 敬	李 萱	李 辉	李晴晴	李 晶
孙 毅	孙 燕	孙 霞	牟 正	牟晓艳	李 然	李媛利	李 婷	李 婷	李婷婷
纪云松	纪戈青	纪文婧	纪伟伟	纪 进	李瑞会	李瑞芬	李蓉蓉	李 楠	李 楠
纪秀云	纪洪艳	纪晓静	纪 娟	纪 磊	李 想	李 鹏	李颖珺	李新宇	李新焕
纪 燕	纪蕾蕾	远立雪	严智文	苏小萍	李源涛	李 静	李 静	李 静	李 瑶
苏小燕	苏本平	苏延亭	苏军华	苏 娜	李瑶瑶	李翠香	李翠萍	李 慧	李 慧
苏 莉	苏 娟	苏 睿	杜 宁	杜 伟	李 慧	李慧玲	李慧燕	李 璇	李 聪
杜伟朋	杜 冰	杜 芸	杜 丽	杜 欣	李 磊	李德寿	李 燕	李燕燕	李 蕾
杜金龙	杜昭弘	杜 亭	杜娜娜	杜莲莲	李 霞	李 霞	杨义娟	杨飞飞	杨升宝
杜晓娜	杜晓慧	杜祥敏	杜 娟	杜 琛	杨文青	杨冬梅	杨光平	杨光勇	杨 廷
李小娜	李小雪	李广开	李开雷	李天秀	杨竹玉	杨 伟	杨 华	杨李鹏	杨 丽
李云利	李 艺	李少娜	李月云	李丹丹	杨丽蓉	杨肖梅	杨 君	杨阿娜	杨 青
李丹丹	李凤晓	李文文	李文晶	李文静	杨青玉	杨宝惠	杨建静	杨妮妮	杨 玲
李书芹	李书强	李玉成	李玉英	李正金	杨 俊	杨美方	杨 洁	杨洪彬	杨 娜
李古月	李 平	李 平	李 田	李田米	杨 娜	杨晓东	杨晓华	杨晓丽	杨晓玥
李冬梅	李冬梅	李立坤	李 宁	李 宁	杨晓玲	杨海朋	杨海霞	杨 娟	杨 萌
李 宁	李宁宁	李永政	李 亚	李 成	杨 萍	杨 雪	杨 敏	杨得娇	杨淑静
李 刚	李竹芳	李竹君	李 伟	李伟伟	杨 琳	杨琰琰	杨 斐	杨智威	杨 婷
李伟娜	李伟瀚	李传峰	李会双	李会暖	杨婷婷	杨 颖	杨 静	杨 磊	杨 霞
李旭华	李名彦	李 江	李 进	李远征	杨 曦	杨 露	邝玉峰	连培健	肖凤鑫
李贡伟	李芹芹	李 丽	李 丽	李丽沙	肖红岩	肖 听	肖忠伟	肖 凯	肖晓秋
李丽君	李丽娜	李秀艳	李秀娟	李言笛	肖 婕	肖 琛	肖 翔	肖静静	肖 毅
李 沙	李 青	李 青	李茂学	李 英	肖 蕾	时环环	时盼盼	时彩霞	吴 丹
李 贤	李明振	李 岩	李岩顺	李佳丽	吴丽艳	吴林静	吴珍芬	吴秋东	吴俊芝
李 欣	李金文	李宝亮	李姗姗	李绍娜	吴娇娇	吴桂霞	吴 晓	吴晓琪	吴晓雯
李 春	李春慧	李春燕	李 玲	李 珊	吴菲菲	吴梅娟	吴 琼	吴晶晶	吴 箫
李 荣	李 荣	李荣运	李 茹	李柏秀	吴 赛	邱贝贝	邱文嘉	邱书霞	邱玉娇
李 威	李 星	李昭晖	李 品	李钦龙	邱 杰	何亭亭	何洪娟	何晓妮	何 婧
李 香	李香云	李秋芳	李秋燕	李秋露	何精精	谷勤勤	邹莹莹	邹晓君	邹 静
李 彦	李彦珺	李美玉	李美玲	李 洁	邹 薇	应阿珣	冷 眉	冷倩倩	辛化雷
李洪亮	李 洋	李 姣	李 娜	李 娜	辛丹丹	辛 宁	辛 宁	辛英敏	辛建应
李 娜	李 娜	李 娜	李 娜	李勇姬	辛桂艳	辛 策	辛 磊	汪 娟	汪曙晖
李绚璇	李 艳	李 艳	李艳勃	李素梅	沙海玉	沈秀杰	沈国栋	沈晓钰	怀丽丽
李振东	李振华	李莹莹	李桂玲	李 晓	宋 飞	宋文文	宋 帅	宋兰兰	宋永会
李晓云	李晓红	李晓红	李晓晖	李晓峰	宋年华	宋兆娟	宋 阳	宋 丽	宋丽霞
李晓梦	李晓梅	李晓婷	李晓静	李晓毅	宋昌盛	宋明月	宋凯娜	宋凯莉	宋金蕾
李 晔	李 峰	李 圆	李爱霞	李海宁	宋京飞	宋建芳	宋砚坤	宋修爽	宋 洁
李海僖	李海霞	李祥文	李 娟	李 娟	宋洁迪	宋 娜	宋 娜	宋 娜	宋 艳
李 娟	李 娟	李 菲	李菲斐	李 萍	宋艳红	宋艳红	宋艳芳	宋艳艳	宋 振
李 萍	李 萍	李 萍	李 萱	李 梅	宋 莉	宋莹莹	宋晓燕	宋海霞	宋 娟
李 梅	李 雪	李 雪	李 雪	李 雪	宋 梅	宋 雪	宋 清	宋 琪	宋 超
李铭龙	李 甜	李 敏	李 敏	李 敏	宋 博	宋喜娟	宋 雯	宋媛媛	宋瑞俊
李 堃	李 鸿	李淑芹	李淑贤	李淑萍	宋 颖	宋慎琳	宋 静	宋 静	初文娟
李情情	李 婕	李维琳	李 琳	李 琳	初阿妮	初金丽	初 娇	初晓茹	初海凤

初磊	迟少丽	迟克瑞	迟昆	迟姗姗	陈红	陈丽	陈丽萍	陈丽辉	陈秀浩
迟美华	迟晓婷	迟萍	张力圆	张小雨	陈阿妮	陈阿信	陈杰	陈述英	陈凯
张小峰	张小蕾	张久玉	张广飞	张子慧	陈金涛	陈京海	陈学玉	陈宗华	陈俊
张艺千	张艺凡	张少梅	张中园	张凤华	陈美娟	陈娜	陈盈盈	陈艳丽	陈艳萍
张文	张文文	张文文	张文丽	张文环	陈莲	陈莹莹	陈晓宇	陈晓丽	陈晓晖
张文英	张文婷	张文婷	张文静	张方	陈晓璐	陈海燕	陈菲	陈萍	陈梅
张玉芝	张玉香	张巧真	张丙良	张平娜	陈梅	陈雪	陈婧	陈琛	陈斐
张帅	张帅	张帅帅	张宁	张宁	陈晶晶	陈锐	陈翔	陈嵩淞	陈颖超
张宁	张亚男	张亚男	张亚杰	张亚琳	陈新贺	陈福	陈福磊	陈静	陈静
张成林	张伟	张伟敏	张向忠	张进	陈静	陈静丽	陈磊	陈磊	陈德朋
张志升	张芹	张丽	张丽	张丽	陈燕华	陈燕华	陈馨	邵长亮	邵长峰
张丽	张丽丽	张丽丽	张丽君	张丽艳	邵华明	邵华儒	邵英燕	邵明菊	邵泽真
张丽萍	张岚香	张秀辉	张希	张迎春	邵珊珊	邵荣峰	邵辉	邵露	武娟娟
张沛	张坤	张坤	张旺波	张昆	武敏	武温娟	苗灵月	苗倩	苗润地
张国英	张国虹	张明	张明明	张佳	苟旭静	苟丽娟	苟彩倩	范金鑫	范学娜
张佳凤	张金芳	张金春	张金娜	张怡	范学宾	范茹茹	范顺顺	范美霞	范海玉
张建锐	张绍	张绍华	张春华	张春桃	范菲菲	范淑霞	范琳	范韶伟	林红霞
张珊珊	张珊珊	张垚	张栋	张胜	林杉	林秀辉	林君	林娜	林娜
张奕	张美凤	张美玲	张洁	张洁婷	林娜	林晓倩	林浩勇	林海兰	林梅
张洪梅	张娜	张娜娜	张艳	张艳	林琳	林鲁云	林媛媛	郁章欣	尚庆梅
张艳燕	张素玲	张振霞	张莉	张莉	尚海燕	尚蕾	国凤凤	国世杰	国旭芳
张莉	张莉伟	张莹莹	张莹莹	张桂兰	国红玉	国丽红	国莉	国莎莎	国鹏
张桂波	张晓	张晓云	张晓丽	张晓君	昌月德	罗玉红	罗光	罗晓艳	罗海滨
张晓姗	张晓艳	张晓晓	张晓娟	张晓晨	罗雅莉	罗瑞娜	季春晓	岳凤彩	岳芝红
张晓瑜	张晓鹏	张铁梅	张倩	张倩云	岳岗丽	岳英杰	岳媛媛	岳翠翠	岳蕾
张隽	张爱丽	张爱丽	张爱娟	张海娇	岳璐茜	金凤	金玮	金杰	金艳
张海嫚	张海霞	张悦	张娟	张娟娟	金爱芹	金福妮	金蕾	金鑫	周云鹏
张娣	张继孔	张萍	张萍	张雪	周长凯	周文	周玉东	周龙芳	周东妮
张雪	张雪梅	张雪梅	张雪燕	张晨	周帅帅	周加玲	周扬	周亚娟	周亚菲
张曼曼	张崇伟	张铭通	张敏	张敏	周好	周芳芳	周秀明	周彤	周杰
张敏敏	张鸽	张彩云	张彩华	张焕杰	周雨笋	周易	周佳莹	周建荣	周妹
张淑娟	张婧	张婧	张维涛	张琴琴	周妮妮	周绍霞	周荣	周禹	周洁
张琳	张琦	张超	张超	张雯	周洪杰	周娜	周艳华	周艳芳	周晓丽
张雯	张雯雯	张锋	张斌	张翔雁	周晓菲	周晓慧	周倩倩	周爱平	周海清
张媛	张媛媛	张婷	张婷	张婷婷	周彩玲	周淑英	周超	周超超	周博
张婷婷	张瑞华	张瑞环	张雷	张靖玉	周雅婧	周辉	周晶	周强	周婷
张新	张殿春	张静	张静	张静	周鹏	周群	周慧婷	周燕	周蕾娜
张静	张翠针	张慧娟	张慧慧	张蕊	周鑫	庞永光	庞伟苹	庞婧	郑凤凤
张磊	张磊	张黎	张毅	张燕	郑世红	郑兆鹏	郑欢	郑丽萍	郑玮
张蕾	张蕾	张璐	张霞	张翼	郑金萍	郑法	郑柯柯	郑亭亭	郑真真
张露	陆小亮	陆君	陆金发	陆晓悦	郑晓艳	郑晨	郑蕾	单晓娜	单黎明
陈力	陈小飞	陈云超	陈凤	陈文香	官丕龙	官朋朋	官洪英	官晓波	官慧
陈文惠	陈文霞	陈平	陈帅	陈立山	郎甲佳	郎咸云	房云兰	房英霞	房洁
陈永强	陈亚琳	陈伟	陈冰	陈军国	房辉	房婷婷	孟子凡	孟文佳	孟令艳

孟令德	孟兆臣	孟庆丽	孟庆梓	孟芬	宫莉	宫晓进	宫雪慧	宫蕾	祝青青
孟贤辉	孟洋	孟洋洋	孟宪英	孟娜	祝婧	胥卫青	胥晓萍	姚雨彤	姚莹
孟钰	孟铃洁	孟爱敏	孟祥君	孟雪	贺小燕	贺平丽	贺林海	贺春娜	贺美丽
孟敏	孟雅	孟燕	封长光	封秀娟	秦云霞	秦玉芳	秦宁	秦江楠	秦克娜
封泓成	封春丽	封菲	封彩云	赵云霞	秦妍妍	秦珂	秦倩倩	袁贝	袁伟娜
赵凤	赵文远	赵文瑜	赵玉	赵玉乐	袁茂荣	袁雨春	袁金玲	袁妮	袁荣荣
赵玉红	赵玉娇	赵龙	赵兰香	赵礼英	袁柳	袁洁	袁峰峰	袁娟娟	袁著涛
赵永会	赵永斐	赵而玉	赵同艳	赵伟华	袁敏敏	袁斌	袁磊	袁蕾	耿元辉
赵伟涛	赵华	赵军娜	赵阳阳	赵红红	耿平	耿丽	耿的玉	索欣欣	贾仁杰
赵红梅	赵远凤	赵志平	赵志伟	赵志萍	贾文琰	贾巧丽	贾丽萍	贾宝霞	贾晓宁
赵芹	赵丽	赵丽	赵丽君	赵丽娜	贾涛	贾梦	贾斌	贾蕊蕊	夏红玲
赵秀云	赵秀芝	赵兵	赵彤彤	赵言顺	夏园园	夏岩	夏菲	夏琳	顾晓婧
赵宏阳	赵君	赵君	赵改娥	赵玥	顾祥森	顿月丽	顿晓翻	柴娜	柴桂欣
赵苗苗	赵国静	赵昕霞	赵明芳	赵金花	党世臻	晁岱兰	倪明成	徐小静	徐长帅
赵朋朋	赵宗芹	赵珍	赵玲	赵玲玲	徐凤英	徐文杰	徐以财	徐业翔	徐宁宁
赵星	赵品会	赵洪梅	赵娜	赵娜	徐宁宁	徐永丽	徐扬扬	徐亚男	徐有为
赵娜	赵娜娜	赵盈	赵素芝	赵晓	徐光英	徐先平	徐竹先	徐军玲	徐红
赵晓	赵晓红	赵晓莉	赵峰岩	赵爱云	徐红彦	徐志明	徐志鹏	徐丽	徐丽
赵爱平	赵润叶	赵菲菲	赵梅君	赵崇允	徐丽娜	徐秀萍	徐宏	徐宏伟	徐启南
赵敏	赵鸿飞	赵婉君	赵琦	赵琼	徐玮祯	徐其汇	徐英政	徐林青	徐明君
赵雯娜	赵翔	赵婷	赵婷婷	赵楠	徐忠娟	徐泽燕	徐学芹	徐建超	徐玲玲
赵鹏	赵鹏	赵静	赵静	赵静	徐美岭	徐艳	徐莉	徐莉莉	徐晓芳
赵静	赵潇	赵霞	郝芬	郝丽娜	徐晓彤	徐晓明	徐晓琳	徐倩倩	徐航
郝丽萍	郝苗	荆云娣	荆秀娜	荆妍	徐寅	徐超	徐超群	徐敬芹	徐晶
荆春兰	荆艳	荆海燕	胡乃桂	胡广文	徐鲁杰	徐燊佼	徐鹏	徐静	徐翡
胡平	胡乔红	胡伟	胡芳娟	胡园园	徐磊	徐燕	徐蕾	殷玉磊	殷泽蓬
胡利娟	胡宝欣	胡娜	胡健	胡瑞玉	殷愉珺	殷筱舒	栾文芳	栾文娟	栾正剑
胡瑞静	胡筱菲	胡霞	相婷婷	柳丽辉	栾伟伟	栾绍伟	栾绍芹	栾秋霞	栾恬
柳莉娅	柳燕	战俊	战洁	战婧婧	栾振峰	栾晓虹	栾晓娜	栾峰	栾静
钟伟丽	钟春梅	钟萍	钟鑫	段文娟	高大登	高飞	高玉娴	高亚楠	高先玲
段茂海	段瑞岩	段新娇	修美玲	修雯雯	高兆丽	高红贞	高利凤	高君	高青
修晴雪	信昭君	信真真	信靖	禹琦	高林	高忠伟	高春旻	高美玲	高美燕
侯一静	侯小齐	侯方	侯华彬	侯芳莉	高洋	高艳	高艳秀	高振亮	高桂田
侯克红	侯佳	侯树刚	侯素君	侯捷	高晓宁	高晓玮	高晓宾	高晓璟	高倩慧
侯梦林	侯晨晨	侯善鹏	逄永政	逄金伟	高笙	高郭鑫	高雪芹	高敏	高淑丽
逄锦明	逄增振	逄增鑫	姜乃睿	姜于乔	高维国	高晶晶	高翔	高新明	高静
姜贝贝	姜文文	姜文君	姜文萍	姜文静	高翠萍	高磊	高鑫	郭小伟	郭贝
姜双家	姜玉平	姜付宁	姜永花	姜吉波	郭文文	郭传敏	郭延磊	郭庆梅	郭芳
姜阳阳	姜芳芳	姜丽	姜丽华	姜丽娜	郭凯	郭欣	郭金伟	郭金涛	郭星凤
姜英	姜轮轮	姜佳	姜金花	姜法盛	郭信娜	郭娅棣	郭晓峰	郭效会	郭海艳
姜春苗	姜春燕	姜荣荣	姜顺顺	姜莉	郭海涛	郭萍	郭爽	郭鸽	郭淑荣
姜桂巧	姜晓静	姜留刚	姜海清	姜悦	郭婧婧	郭嘉蓓	郭蕾	唐小秀	唐红艳
姜晨	姜焕玲	姜鲁洲	姜斌	姜婷	唐秀芃	唐苗苗	唐春婷	唐思华	唐洪静
姜静	类凤	娄海霞	宫兆兰	宫春燕	唐晓红	唐继桂	唐琛琛	谈洪蕾	陶丽娜

陶 野	陶 然	焉晓丽	黄 平	黄 帅	蔺亚东	蔺 晶	臧同心	臧春妮	臧俊杰
黄 伟	黄聿明	黄克洁	黄 明	黄金玉	臧洪东	臧艳霞	臧晓青	臧家蒙	臧联颖
黄 洁	黄校斐	黄晓明	黄 萍	黄 惠	臧慧芳	管 宁	管延旭	管红红	管 玥
黄 锐	黄新萍	梅东梅	梅 君	梅 涵	管晓冉	管 圆	管 萍	管清华	管清芳
曹 文	曹红诗	曹松高	曹 轲	曹艳飞	管鹏鹏	管 燕	谭玉娟	谭玉婷	谭军艳
曹倩倩	曹海南	曹乾斌	曹 斌	曹瑞芸	谭 丽	谭晓燕	谭静静	谭慧芳	谭 蕾
戚永花	戚明杰	龚云英	龚 欣	龚淑兰	禚 群	翟方丽	翟秀红	翟春梅	翟桂梅
盛 磊	常 文	常丽莉	常 轲	常 菲	樊 伟	樊 荣	滕晓晓	滕 媛	滕新栋
常 敏	常敬芳	常 静	崔少伟	崔文玉	滕静静	滕馨慧	颜 雪	颜繁诚	潘 飞
崔文静	崔尼尼	崔伟宁	崔红青	崔青梅	潘文文	潘 东	潘冬青	潘孝聪	潘金斌
崔 英	崔凯洁	崔 佳	崔 波	崔 洁	潘妮燕	潘 虹	潘维翠	潘 霞	燕少静
崔 洁	崔艳艳	崔艳雷	崔振燕	崔 真	燕克梅	薛小光	薛文秀	薛 冰	薛 丽
崔晓红	崔晓玲	崔晓艳	崔晓燕	崔倩倩	薛青春	薛朋朋	薛怡青	薛盼盼	薛 俊
崔海燕	崔 晶	崔鲁宁	崔翔宇	崔新艳	薛桂波	薛晓通	薛晓菲	薛晓鹏	薛晓慧
崔 燕	矫军庆	矫岗林	矫 珺	矫智国	薛 峰	薛润兰	薛菲菲	薛梦洋	薛婉青
康 贺	鹿德山	盖川波	盖玉彪	盖春荣	薛鹏程	薛 慧	薛燕飞	薛巍巍	薄士荣
盖翔云	粘晓玲	梁艺馨	梁玉萍	梁志萍	薄晓磊	霍圆圆	戴翠萍	戴 凝	鞠 瑶
梁志强	梁 丽	梁丽娜	梁妍娇	梁玮靖	魏玉柱	魏巧凤	魏 帅	魏 伟	魏 江
梁思颖	梁艳慧	梁振镇	梁 莹	梁 梅	魏红梅	魏 丽	魏 勇	魏桃桃	魏 根
梁雪妍	梁 腾	寇 昕	尉云涛	隋风光	魏晓霞	魏 然	魏富尧		
隋 昊	隋娇娜	隋培培	续婷婷	提 凯					

初级（师）（2674 人）

彭茜茜	彭爱令	彭 媛	葛守超	葛 欣	丁 飞	丁 文	丁玉爱	丁成杰	丁玲玲
葛姝君	葛瑞凯	葛 蓓	董少君	董文洁	丁 茜	丁 艳	丁 晓	丁 菡	丁 雪
董玉霞	董华敏	董肖萍	董幸幸	董英伟	丁 敏	丁朝娟	丁雅洁	丁雷雷	丁慧君
董荣荣	董 顺	董盈盈	董 晓	董晓芹	丁慧琳	丁 毅	刁玉玲	刁伟婷	于才艳
董 铎	董海成	董娴宁	董淑玉	董淑霞	于云云	于文静	于文静	于巧玲	于田甜
董 琳	董 晶	董雷雷	董蔼玲	蒋长青	于伟娜	于伟娜	于 杨	于秀远	于青青
蒋 鑫	韩小阳	韩少华	韩文慧	韩玉琳	于林苑	于国荣	于忠平	于 佳	于 佳
韩正英	韩 宁	韩有翠	韩同翔	韩多多	于佳慧	于佩玉	于金凤	于 朋	于姗姗
韩丽丽	韩秀丽	韩秀萍	韩苗苗	韩国荣	于顺凤	于 泉	于艳芳	于莲水	于 莹
韩明姣	韩实媚	韩建斌	韩春柳	韩 洁	于党波	于晓云	于晓伟	于晓彤	于晓晓
韩 娜	韩恭超	韩 晓	韩晓云	韩晓青	于笑雨	于 倩	于娟娟	于菲菲	于 梅
韩晓慧	韩爱迪	韩彩惠	韩章妍	韩雅晴	于 梅	于雪君	于 甜	于甜甜	于彩云
韩 舒	韩 鹏	韩 静	韩嘉嘉	景 娜	于彩红	于 超	于 强	于婷婷	于婷婷
景晓凤	程巧慧	程兰兰	程含英	程绍远	于婷婷	于 颖	于 骞	于 静	于静静
程 宽	傅丹丹	傅军玉	傅 玲	傅 晓	于蔚蔚	于潇丽	于 蕾	于 蕾	于 蕾
焦 芳	焦春梅	焦美香	焦 娜	焦艳艳	于 璐	于 霞	于 瀚	万守珍	万茜茜
鲁成龙	鲁佳佳	鲁佳佳	曾书瑞	温连晶	万相全	万盼盼	万钟丽	万倩倩	万菲菲
温 婷	温 暖	谢丽丽	谢英芹	谢宜名	万 鹤	万 璐	门亚男	门春燕	马小兰
谢彦萍	强 炜	靳娜娜	楚合霞	楚 巍	马小丽	马小涵	马文玉	马文宇	马文红
甄 帅	路 靖	路 燕	詹淑迪	鲍 娜	马文翠	马文燕	马先艳	马伟伟	马丽娜
解丽维	解京森	解 姗	解隽宁	廉 艳	马丽娜	马丽娜	马明英	马俊然	马美丽
窦 敏	綦冬冬	綦阿妮	綦佳萍	慕莉莉	马盈盈	马素丽	马莲美	马晓晴	马晓燕
蔡 卓	蔡 珂	蔡婷婷	蔡翠翠	蔺 千					

马晓霞	马 倩	马高群	马继娟	马 珺	王海金	王海艳	王海燕	王润稼	王 悦
马景芹	马 静	王九龙	王大伟	王大妮	王祥蕾	王娉婷	王 娟	王 娟	王 捷
王小玉	王小惠	王小霞	王 川	王 云	王培研	王 萌	王萍萍	王梦婕	王梦露
王 云	王艺斐	王中升	王从文	王 月	王盛渊	王 雪	王 雪	王雪华	王雪妮
王 丹	王 丹	王 丹	王 丹	王丹丹	王雪莲	王雪菲	王雪梅	王雪婷	王 晨
王丹阳	王丹梦	王凤琦	王 文	王 文	王晨娅	王 晗	王甜甜	王甜甜	王 敏
王文博	王文婷	王文婷	王文豪	王方会	王敏敏	王 猛	王 堃	王淑华	王淑芹
王 玉	王玉玺	王玉婵	王玉静	王玉霞	王维华	王琪祯	王 琳	王 琳	王 琳
王巧荣	王世叶	王东平	王叶静	王田田	王琳琳	王 琨	王 越	王 越	王 博
王用涛	王 乐	王 宁	王 宁	王宁宁	王 惠	王 雁	王雅彬	王雅琳	王雅楠
王永颂	王召召	王亚飞	王亚宁	王亚如	王程程	王鲁杰	王翔翔	王 谦	王 媛
王亚男	王亚南	王亚楠	王有花	王成文	王婷婷	王瑞雪	王 瑜	王 蓓	王 蓉
王光杰	王光雨	王光辉	王囡囡	王 伟	王 楠	王雷燕	王暖暖	王锦玲	王鹏飞
王会旭	王兆娟	王庆辉	王江燕	王兴菊	王鹏翎	王 腾	王 颖	王 靖	王 新
王 宇	王安琪	王军阳	王 欢	王红红	王新玮	王 静	王 静	王 静	王 静
王运芳	王志欣	王 芳	王 芳	王芳丽	王韶君	王 旖	王 翠	王 慧	王 慧
王芳玲	王严严	王李李	王 丽	王 丽	王 慧	王 慧	王 慧	王 慧	王慧敏
王 丽	王 丽	王 丽	王丽华	王丽娜	王增辉	王聪聪	王影惠	王 燕	王 蕾
王园园	王秀杰	王秀娟	王 辛	王 辛	王蕾蕾	王薇薇	王 璐	王 霞	王魏鑫
王灿美	王 君	王 君	王君芳	王 纳	王 曦	王 鑫	亓国宝	元 帅	元 芳
王 玥	王 玥	王 玥	王苗苗	王英英	历建伟	尤 艳	巨桂花	牛之荣	牛艳莉
王英楠	王 林	王 雨	王国秀	王明明	牛祥玲	牛 震	毛莎莎	毛晓婷	毛 峰
王明臻	王 岩	王 岩	王岫云	王 凯	毛倘丽	毛 敏	仇丛丛	仇 雨	仇晓燕
王 佳	王佳佳	王佳佳	王佳佳	王佳祥	仉 娟	公 静	卞华昕	卞 婷	文晓燕
工 欣	工 欣	工朋朋	王学丽	王宗潇	方丽燕	方 园	方美乐	方美金	尹帅帅
王孟子	王孟孟	王妮妮	王春业	王春丽	尹伊娜	尹求元美	尹春岚	尹虹鑫	尹桂林
王春萍	王春蕾	王春霞	王 珍	王 珍	尹梦茜	尹崇艳	尹婷婷	尹新梅	尹馨爽
王 玲	王 玲	王玲玉	王 珊	王 珊	孔凡芳	孔双双	孔令凯	孔丽娜	孔晓晨
王 珊	王珊珊	王茜茜	王 茹	王 盼	孔祥云	孔祥娇	孔晴晴	孔瑾瑾	邓 双
王昱静	王贵平	王 虹	王 虹	王秋枫	邓海燕	邓聪聪	古 平	左华清	左旭林
王保剑	王信萍	王 禹	王 俊	王亮杰	左明飞	左晓雁	左 晶	左 奥	厉建鹏
王 彦	王 洁	王 洁	王洪双	王 洋	石小青	石丹丹	石 坚	石 松	石晓艺
王 洋	王 娇	王娇娇	王 娜	王娜娜	石海利	石菲菲	石康康	石 清	石静静
王 贺	王 艳	王艳芳	王艳芳	王艳艳	龙娉婷	龙飘飘	东维玲	卢 艳	卢 婕
王艳梅	王艳琴	王莲娜	王 莉	王 莉	卢 新	叶文静	叶帅君	叶 敏	申玉婷
王 莉	王桂珍	王 晓	王晓艺	王晓凤	申佳丽	田巧灵	田平平	田汉侠	田光雷
王晓凤	王晓宁	王晓宁	王晓庆	王晓宇	田红丽	田雨霖	田京云	田晓燕	田海燕
王晓红	王晓利	王晓彤	王晓彤	王晓君	田 娣	田 敏	田 静	田 慧	田 禧
王晓佳	王晓侃	王晓妮	王晓虹	王晓顺	田 鑫	由林林	由晓萌	史支梅	史玉龙
王晓倩	王晓萌	王晓萌	王晓梦	王晓琳	史言菲	史俊英	史美琳	史晓伟	史晓萌
王晓婷	王晓慧	王晓慧	王晓慧	王晓燕	生卫平	付广银	付世贝	付成菲	付 尧
王 钰	王笑哲	王笑笑	王 倩	王倩倩	付冰冰	付连馨	付 欣	付绍娟	付 珊
王倩倩	王倩倩	王倩倩	王倩倩	王爱宁	付秋丽	付晓玲	付祯祯	付 琨	付 豪
王爱琳	王凌云	王高爽	王 涛	王海丹	付潇潇	代小倩	代文君	代兰兰	代亚雷

代 杰	代俊俊	代 娜	代菲菲	代婷婷	刘 绍	刘 坤	刘珍珍	刘 珊	刘 珊
代新新	白亚磊	白连红	白 妍	白雨萍	刘茜茜	刘柯彤	刘虹利	刘衍宁	刘彦青
白 艳	白雪梅	丛亚玉	冯文亚	冯玉娇	刘美玲	刘前前	刘 洋	刘 洋	刘 娇
冯平梅	冯志仙	冯美玲	冯 艳	冯 笑	刘 艳	刘 艳	刘 艳	刘艳菲	刘 莎
冯萍萍	冯 爽	冯婧舒	冯静静	兰天浩	刘 莹	刘 真	刘桂芸	刘晓飞	刘晓东
兰晓冬	兰 磊	汉 晴	宁小慧	宁桂新	刘晓花	刘晓丽	刘晓利	刘晓玲	刘晓艳
宁雅璐	宁煜涵	司华路	司丽莉	台祥青	刘晓倩	刘晓谊	刘晓萍	刘晓梅	刘晓晗
匡少杰	邢宇佳	邢红艳	邢玲玉	邢相娟	刘晓敏	刘晓静	刘晓静	刘晓蕊	刘晓燕
邢倩倩	邢 辉	戎琴琴	巩迎雪	巩慧燃	刘晓燕	刘晓燕	刘 笑	刘倩玉	刘倩倩
成 诚	毕林林	毕秋晶	毕泉泉	毕艳萍	刘倍佳	刘航宇	刘爱忠	刘海玉	刘海霞
毕程程	毕瑞新	师 歌	曲文静	曲玉峰	刘 娴	刘 菲	刘 萌	刘 萍	刘 梦
曲兆帅	曲安娜	曲丽娇	曲绍娟	曲 娜	刘梦琴	刘梦斐	刘 硕	刘雪杰	刘雪岩
曲晓菲	曲海菲	曲彬彬	曲淑先	曲雅慧	刘雪锋	刘 晨	刘曼玉	刘甜甜	刘甜甜
曲 歌	吕 田	吕同同	吕 杨	吕苗苗	刘甜甜	刘敏慧	刘 堃	刘 婧	刘 婕
吕怿民	吕春艳	吕春谕	吕秋兰	吕复云	刘 琳	刘 琦	刘 琼	刘琛琛	刘 超
吕美玲	吕晓芬	吕晓波	吕晓娜	吕爱莲	刘雅飞	刘雅澜	刘 晶	刘景盼	刘 锋
吕雪华	吕彩霞	吕媛媛	吕翠翠	吕 鑫	刘 媛	刘婷丽	刘婷婷	刘瑞荣	刘瑞梦
朱广荣	朱丹妮	朱 凤	朱文慧	朱玉杰	刘蒙娇	刘楠楠	刘雷花	刘 腾	刘 颖
朱龙燕	朱亚男	朱亚萍	朱光群	朱丽莎	刘新迪	刘 群	刘 静	刘静静	刘嘉秀
朱丽雅	朱忠茹	朱凯丽	朱欣欣	朱洁云	刘管萍	刘豪翔	刘翠美	刘慧清	刘慧琳
朱 莉	朱 桓	朱晓风	朱晓琳	朱晓辉	刘 聪	刘 蕊	刘蕴琦	刘 磊	刘磊磊
朱晓靖	朱晓燕	朱倩倩	朱顾娜	朱容容	刘颜颜	刘 燕	刘燕秋	刘燕燕	刘蕾蕾
朱 娟	朱 萌	朱 萌	朱婉萍	朱燕红	刘 薇	刘翰腾	刘 霞	齐 云	齐 芳
乔云华	仲 佳	仲翠翠	任亚平	任亚蕾	齐艳凤	齐晓琮	齐翠雪	闫 艺	闫 欢
任师远	任明辰	任金凤	任洪清	任宪琳	闫炳香	闫 莉	闫 雪	闫 清	闫嫚嫚
任晓娜	任晓菲	任倩倩	任倩倩	任 雪	闫聪聪	闯 罗	关羽茜	关莹莹	米 燕
任雪芬	任德霞	任 璐	华秀丽	华甜甜	江 艺	江 巧	江 帆	江 帆	江如娇
向 昊	后银银	庄欠秀	庄国青	庄金玲	江志慧	江 凯	江艳华	江 振	江朝凤
庄梦昱	庄绪宁	庄绪雨	庄 琦	庄新华	池艳娟	安志萍	安 丽	安丽婕	安莉莉
庄 聪	刘一鸣	刘小艳	刘子萌	刘 飞	安 琪	安 惠	安道剑	祁爱梅	祁媛媛
刘云娜	刘艺琨	刘贝贝	刘丹丹	刘文宁	许丰民	许开慧	许文较	许文梅	许孝孟
刘文君	刘文娜	刘文娟	刘文娟	刘文霞	许秀梅	许泽芹	许美玉	许 娇	许梦迪
刘 双	刘 玉	刘玉苓	刘玉桃	刘玉倩	许焕晨	许 琨	许鹏菊	许露婷	孙万荣
刘玉爽	刘巧梦	刘 冉	刘立娜	刘 兰	孙小青	孙小茸	孙开元	孙云磊	孙云霞
刘永玉	刘永芹	刘永恒	刘永磊	刘 扬	孙艺娟	孙少苹	孙文文	孙文婧	孙书辉
刘亚文	刘亚平	刘存暄	刘 成	刘成桂	孙 玉	孙玉会	孙玉霞	孙 平	孙印萍
刘先萃	刘 伟	刘传云	刘 延	刘兴雨	孙冬雪	孙立兰	孙宁宁	孙圣伟	孙亚南
刘守华	刘 阳	刘红梅	刘 芳	刘 芳	孙亚惠	孙兆君	孙如梦	孙运红	孙丽丽
刘丽丽	刘丽君	刘丽萍	刘丽慧	刘秀芬	孙丽娟	孙利华	孙秀丹	孙秀双	孙迎霞
刘秀艳	刘秀峰	刘佐莹	刘纯纯	刘 青	孙沛沛	孙 青	孙青红	孙 玥	孙 英
刘 苗	刘 苗	刘苗苗	刘英辉	刘 杰	孙 枫	孙杰敏	孙雨萌	孙卓琼	孙明亚
刘 虎	刘 迪	刘忠蕾	刘 凯	刘 佳	孙 典	孙佳丽	孙佳莹	孙佳婷	孙佳慧
刘 佳	卫 佳	刘佳慧	刘欣暖	刘泽华	孙佳磊	孙金全	孙炜炜	孙泽天	孙宗梅
刘怡心	刘宗宝	刘建莉	刘孟延	刘珊珊	孙孟慧	孙绍铭	孙经超	孙 玲	孙茗琪

孙 盼	孙俊红	孙俊折	孙俊林	孙胜夏	李娇娇	李 娜	李 娜	李 娜	李 娜
孙亭亭	孙 亮	孙美美	孙 洁	孙 娇	李娜娜	李艳芬	李艳芳	李艳玲	李素欣
孙 姚	孙 娜	孙 娜	孙 艳	孙艳艳	李素真	李振岚	李振秀	李 莎	李 莎
孙艳梅	孙艳蕾	孙莲莲	孙晓宁	孙晓君	李莎莎	李莎莎	李莹莹	李 晓	李晓庆
孙晓雨	孙晓岩	孙晓娇	孙晓倩	孙晓儒	李晓丽	李晓丽	李晓彤	李晓英	李晓英
孙倩倩	孙倩聪	孙 悦	孙 悦	孙 娟	李晓杰	李晓妮	李晓真	李晓菲	李晓梅
孙 珺	孙梦回	孙梦菲	孙 雪	孙雪莲	李晓涵	李晓慧	李 笑	李 倩	李倩文
孙雪婷	孙甜蜜	孙康宁	孙婉秋	孙 维	李倩倩	李倩倩	李 唐	李 娉	李 娟
孙 琪	孙超波	孙朝阳	孙雅琪	孙晶花	李 娟	李 娟	李娟娟	李 萌	李 萍
孙媛媛	孙 婷	孙瑞程	孙楠楠	孙 筱	李 梦	李梦妮	李梦瑶	李梦瑾	李 雪
孙福梅	孙静静	孙韶青	孙燕燕	孙燕燕	李雪华	李雪菲	李雪燕	李晨阳	李 铮
孙蕾蕾	孙 璐	孙 霞	牟艳飞	牟慧杰	李甜甜	李甜甜	李甜甜	李 敏	李 敏
纪玉雪	纪成龙	纪明明	纪 栋	纪晓君	李 羚	李 婕	李琪琪	李 琳	李 琳
纪晓朋	纪晓倩	纪雪英	纪朝霞	纪懿轩	李 琳	李 琰	李 超	李超宇	李博兴
芦锐锐	苏巧玲	苏本月	苏 宁	苏 君	李 惠	李惠萍	李 雯	李雯雯	李雯雯
苏 珊	苏 娜	苏莎莎	苏 倩	苏 琰	李 晴	李 晶	李 锋	李程程	李 翔
杜中英	杜凤玲	杜 文	杜文娟	杜立波	李 禄	李婷婷	李 楠	李 楠	李暖暖
杜永坤	杜亚青	杜亚辉	杜成欣	杜 伟	李 鹏	李鹏飞	李颖异	李颖颖	李 靖
杜延艳	杜兴业	杜 欢	杜红红	杜园园	李 静	李 静	李 静	李 静	李静静
杜 青	杜若珊	杜苗苗	杜珊珊	杜显会	李静静	李静瑶	李静慧	李嘉敏	李 翠
杜炫炫	杜洪彩	杜晓洁	杜 倩	杜 硕	李 翠	李 慧	李 慧	李慧明	李慧敏
杜 雪	杜 敏	杜琳琳	杜琳琳	杜婷婷	李聪珊	李 黎	李 燕	李燕超	李 霞
杜蓓蓓	杜 蕾	李一笑	李小翠	李 飞	李 霞	杨小慧	杨丹丹	杨玉巧	杨玉芳
李元元	李元慧	李 云	李云莎	李云萍	杨帅帅	杨冬青	杨亚婷	杨 帆	杨竹心
李 丹	李 丹	李冄冄	李冄冄	李 凤	杨伟伟	杨 华	杨红霞	杨芸华	杨丽丽
李文评	李文杰	李文娅	李文静	李方虎	杨丽莎	杨丽萍	杨秀秀	杨招林	杨 苑
李玉凤	李玉兰	李玉芳	李玉珊	李玉洁	杨泽曦	杨保瑞	杨 洁	杨洪萌	杨 娜
李 平	李帅帅	李丛丛	李汉东	李 宁	杨艳秋	杨 振	杨莎莎	杨桂青	杨 晓
李宁月	李永斐	李圣梅	李吉峰	李亚男	杨 晓	杨 晓	杨晓红	杨晓彤	杨晓辉
李亚楠	李亚璐	李臣臣	李西宇	李 伟	杨 峰	杨 娟	杨菲菲	杨梦梦	杨 雪
李伟平	李伟强	李延基	李延菲	李 华	杨彩霞	杨淄惠	杨婧茹	杨 雯	杨雅慧
李 旭	李旭东	李冰倩	李庆庆	李 军	杨 程	杨斌菲	杨 婷	杨婷婷	杨 鋆
李如秀	李 欢	李 欢	李 红	李红红	杨 意	杨福润	杨静新	杨德芝	杨 蕾
李红娟	李 芳	李 杨	李 丽	李丽丽	杨 鑫	连 婧	轩 君	肖文豪	肖 帅
李肖蓉	李园园	李秀珍	李希彦	李 彤	肖成成	肖 佩	肖泳钦	肖恬恬	肖凌霄
李 玮	李坤泰	李招娜	李 英	李林亚	肖 寒	时凡凡	时会会	时洪文	时爱萍
李尚彦	李 昊	李明明	李明格	李岭霞	时 鑫	吴玉秀	吴玉娟	吴永梅	吴 帆
李佳芯	李佳镁	李佩佩	李 佼	李 欣	吴华林	吴 丽	吴肖冰	吴秀霞	吴 彤
李 欣	李欣芳	李 金	李金凤	李金凤	吴卓珲	吴 欣	吴宜桐	吴建阁	吴秋艳
李京英	李怡欣	李宗怡	李建平	李春蕊	吴洪磊	吴 倩	吴 琪	吴琳霞	吴 琦
李 珂	李珍利	李玲玉	李珊珊	李南南	吴 琼	吴 超	吴 翔	吴婷婷	吴 蓉
李晓玉	李香男	李秋怡	李秋燕	李修霞	吴鹏飞	吴 毅	别桂敏	邱纪芳	邱丽娟
李禹彤	李俊婕	李 美	李美美	李 洁	邱 欣	邱 欣	邱桂瑛	邱晓佳	何飞飞
李 洁	李洁琼	李洪月	李洪杰	李姝蓁	何 可	何佳星	何建卫	何 玲	何萌萌

何瑞美	佟 玲	位南南	谷艳花	狄 萍	张 涵	张 婧	张绪展	张 琳	张 琳
邹凤蕾	邹红梅	邹南南	邹 晖	邹康康	张琳琳	张 琦	张 琨	张 超	张雅坤
邹 璐	况秋雯	冷晓阳	冷晓菲	冷 萌	张 辉	张 辉	张晶晶	张智梦	张程程
冷雪梅	冷鲁佳	冷璐璐	辛立珊	辛君君	张 皓	张鲁艳	张翔宇	张 婷	张 婷
辛晓玉	辛 晨	辛 甜	汪 芳	汪 茜	张 瑞	张 瑜	张 瑜	张蓉芳	张 楠
汪 莤	沈竹青	沈 娜	沈 越	宋小丽	张鹏鹏	张 新	张新玲	张新峰	张新程
宋 月	宋 丹	宋丹丹	宋文芳	宋玉洁	张意南	张福秀	张 群	张 群	张 群
宋 冉	宋 红	宋其芬	宋苗苗	宋林芝	张群丽	张 静	张 静	张 静	张 静
宋 杰	宋 佳	宋佳琪	宋 欣	宋 欣	张静文	张静静	张静静	张静静	张翠惠
宋春花	宋春蕾	宋 洁	宋 艳	宋艳君	张翠霞	张 慧	张慧琳	张 璇	张 磊
宋莹莹	宋 真	宋晓爱	宋晓燕	宋淑梅	张 影	张 影	张黎丽	张德亮	张 燕
宋 琳	宋 辉	宋暖暖	宋 璐	宋鑫善	张 燕	张 蕾	张 蕾	张 蕾	张 薇
初雪琴	迟巧琳	迟晓华	迟爱滨	迟雯静	张 霞	张馥麟	张馨午	张耀虹	张 鑫
迟潇潇	张一帆	张丁予	张力丹	张万新	张 鑫	张 鑫	张鑫楠	陆 华	陆海澜
张小雪	张习娟	张云云	张艺馨	张长林	陈双琴	陈加俊	陈亚倩	陈光月	陈伊萍
张凤艳	张丹丹	张凤娇	张文君	张文萍	陈军影	陈进娟	陈肖笑	陈秀霞	陈彤和
张本峰	张付云	张乐乐	张乐乐	张立平	陈茂丽	陈明红	陈佩燕	陈泳江	陈 姐
张立荣	张 兰	张 宁	张 宁	张亚男	陈 俍	陈娜娜	陈晓丹	陈晓宇	陈晓红
张成芳	张 伟	张 伟	张传悦	张仰明	陈晓坤	陈晓依	陈晓娜	陈晓璇	陈晓霞
张 旭	张兴云	张 驰	张远远	张芸芸	陈 晖	陈笑语	陈海霞	陈 菲	陈 雪
张 芳	张苏山	张 丽	张 丽	张 丽	陈淑娟	陈 琳	陈琳琳	陈朝霞	陈雯雯
张丽君	张丽玲	张丽香	张园园	张园园	陈喃喃	陈 强	陈 婷	陈暖暖	陈 静
张利平	张秀青	张秀莉	张秀章	张含笑	陈旗伟	陈德秋	陈燕婷	邵田田	邵伟杰
张 沛	张君芳	张 玮	张青青	张 英	邵延琳	邵丽民	邵妍萍	邵 欣	邵珍珍
张 郁	张 奇	张转霞	张 畅	张 昕	邵珠德	邵 琨	邵紫悦	邵暖绪	武 芳
张 昕	张明秀	张 迪	张咏梅	张 凯	武丽华	武丽娜	武佳茵	苗文君	苗 雨
张凯萍	张佳佳	张 欣	张 欣	张 欣	苗俊洁	苗彩凤	苑柳翠	范仕剑	范江燕
张金华	张金玲	张京玉	张 波	张学长	范红梅	范倩倩	范 晨	范琳琳	范雅慧
张学平	张宝贵	张 建	张春梅	张春辉	范鹏程	范 静	范嘉欣	林大秀	林丰英
张春霞	张 珂	张珍希	张珊珊	张荣慧	林文惠	林 玉	林 帅	林 坤	林亭亭
张南南	张树一	张盼飞	张盼盼	张 虹	林宫丽	林 雪	林雪梅	林 琳	林雅洁
张咪咪	张香梅	张俊俊	张胜龙	张洪维	贤 华	贤丽燕	尚晓莹	尚菲菲	尚 瑶
张 娜	张 娜	张 娜	张 娜	张 娜	国增建	明晓艳	呼志宵	罗晓青	罗 颖
张娜娜	张 勇	张 艳	张 艳	张 艳	季 晓	季晓琳	岳林钰	金玉玮	金立荣
张艳艳	张素梅	张振梅	张 莉	张 莉	金宁宁	金 彤	金 珊	金静宜	金 蕾
张 荷	张莎莎	张 真	张夏青	张 晓	周升妤	周 乐	周 阳	周 丽	周丽萍
张晓天	张晓迪	张晓雪	张晓敏	张晓楠	周丽雪	周金金	周诗惠	周 茜	周 茜
张晓慧	张晓磊	张晓露	张 钰	张笑嘉	周盼盼	周俊燕	周洋洋	周娇娇	周晓帅
张 倩	张 倩	张 倩	张 倩	张倩倩	周晓娜	周晓瑜	周 倩	周 健	周 浩
张倩倩	张凌云	张海卫	张海英	张海妹	周 敏	周鸿娇	周 婧	周 琪	周 晶
张海美	张 通	张骏腾	张菲菲	张 萍	周鲁快	周鹏健	周新宇	周静涛	周 慧
张梦园	张梦欣	张 雪	张 雪	张 雪	周慧芳	周 攀	郇颜志	庞芝君	庞家贞
张 雪	张雪飞	张雪敏	张雪楠	张 敏	庞雪婷	郑士超	郑 凡	郑凤连	郑文文
张 敏	张 鸽	张 彩	张彩云	张 焕	郑亚倩	郑红建	郑芳芳	郑秀丽	郑雨雨

郑 建	郑 妮	郑轲心	郑秋云	郑娅丽	姜妍丽	姜茂林	姜林艳	姜 姗	姜绍玉
郑 娜	郑 峰	郑健健	郑菲菲	郑 雪	姜昶青	姜艳艳	姜荷荷	姜晓飞	姜晓英
郑 雪	郑绿梅	郑 博	郑 雯	郑 瑶	姜晓楠	姜晓燕	姜倩倩	姜 涛	姜萌萌
单冬梅	单衍秀	单晨静	法青丽	法雪飞	姜 雪	姜 雪	姜淳梓	姜琪德	姜 超
宗 朋	宗俭下	宗瑶瑶	宗德琪	官文洁	姜朝霞	姜斐斐	姜寒雪	姜婷婷	姜瑞雪
房士芳	房春华	房 蕾	孟 凡	孟 凤	姜蒙蒙	姜锡贞	姜慧丽	姜 燕	姜 霞
孟 冉	孟兆玲	孟 丽	孟丽娜	孟 岩	娄馨予	洪盼盼	宫文文	宫兆帅	宫 艳
孟 洁	孟宪梅	孟祥贤	孟祥珍	孟祥钰	宫 艳	宫雪艳	宫献文	宫 慧	宫 臻
孟祥媛	孟雪婷	孟 晨	孟 景	孟静静	祝春青	祝 晓	姚 珍	姚荣荣	姚艳艳
孟 翠	孟 慧	封青利	封佳臻	赵子茹	姚 雪	姚雪梅	贺伟伟	贺妮娜	秦帆帆
赵长云	赵化鑫	赵凤云	赵文苑	赵文超	秦芙蓉	秦宏芳	秦青青	秦佳佳	秦建凤
赵玉翔	赵冬阳	赵冬丽	赵宁霞	赵旭艳	秦思梦	秦海凤	秦淑芳	秦 蔓	敖德巴拉
赵 冲	赵庆娇	赵江宁	赵守霞	赵红霞	袁中梅	袁 行	袁花萍	袁希霞	袁明月
赵志伟	赵 芳	赵丽茉	赵丽佳	赵宏斐	袁政菲	袁 倩	袁 雪	袁 雪	袁 鸿
赵 青	赵英秀	赵 杰	赵明娜	赵明鑫	袁皓珠	耿大璇	耿小璇	耿文霞	耿闯闯
赵 欣	赵金伟	赵金泉	赵春萍	赵 洁	耿 玮	耿晓建	耿晓玲	耿媛媛	聂晓冉
赵 洋	赵 娜	赵莉莉	赵 莹	赵真真	贾广香	贾丹丹	贾玉倩	贾辰泽	贾玲玲
赵晓丹	赵晓丹	赵晓玉	赵晓宁	赵晓清	贾俊英	贾培培	贾瑞颖	贾 楠	贾 慧
赵 圆	赵 倩	赵凌玉	赵海红	赵海玲	夏红云	夏 迪	夏晓静	夏 蕾	原卫燕
赵祥祥	赵 娟	赵 娣	赵 菁	赵梦雪	顾璐超	顿佩佩	柴玉润	柴 芳	柴秀慧
赵 雪	赵 雪	赵 雪	赵 甜	赵 敏	柴靖靖	党小莉	党相玉	晓 晶	钱振帮
赵 鸽	赵婉淞	赵 琪	赵琳琳	赵 琦	钱 莉	倪建博	徐云倩	徐艺真	徐中坤
赵 越	赵雯雯	赵 晶	赵 锐	赵 鹏	徐贝贝	徐毛毛	徐丹丹	徐文杰	徐玉昕
赵新彦	赵 群	赵 静	赵 静	赵 赫	徐玉梅	徐 平	徐东晓	徐 帅	徐 扬
赵 慧	赵 慧	赵 蕊	赵璐璐	赵 霞	徐亚飞	徐当颜	徐伟芝	徐伟佳	徐 华
赵 鑫	郝延宁	郝丽文	郝纯萃	郝苑子	徐华凤	徐 旭	徐欢欢	徐进超	徐 丽
郝甜甜	郝程程	荆文慧	荆凯凯	荆 玲	徐丽丽	徐含霞	徐青艳	徐林林	徐林雨
荆荣荣	荆海莹	荆慧敏	胡一丹	胡议丹	徐 杰	徐昕冉	徐泽瑜	徐治畅	徐 娜
胡亚欣	胡亚霖	胡志宇	胡沙沙	胡欣楠	徐 娜	徐 娜	徐娜娜	徐 艳	徐素云
胡春晖	胡秋梅	胡晓文	胡晓倩	胡晓森	徐振振	徐 莉	徐 莉	徐莹莹	徐桂林
胡 萍	胡雪莲	胡喜立	胡登高	柯 策	徐晓华	徐晓波	徐 倩	徐倩倩	徐高鑫
查 婧	相明好	相岩宏	相佳秀	相 欣	徐海燕	徐 萍	徐梦夏	徐 爽	徐淑凤
相雪华	相 楠	柳成林	柳 朋	柳海林	徐 维	徐瑛蕾	徐琨琨	徐 越	徐雯雯
柳惠聪	战文婧	钟太清	钟佳霖	钟莉娜	徐雅洁	徐婷婷	徐婷婷	徐 颖	徐颖颖
钟晓航	段会红	段春艳	段 茜	段晓晓	徐溪瑶	徐 静	徐慧男	徐德光	徐燕飞
修苗苗	修 菲	侯飞飞	侯艺伟	侯玉超	徐燕蓉	徐璐璐	徐霞霞	徐鑫鑫	殷红晓
侯召冉	侯传刚	侯丽颖	侯秀丽	侯 艳	殷 花	殷若珠	殷衍磊	殷泰辉	殷晓童
侯晓前	侯晓慧	侯恩敏	侯 燕	侯燕妮	殷晓婷	殷梽鑫	栾华玮	栾雅楠	栾蕙蕙
俞静琳	逄成凤	逄丽华	逄莎莎	逄晓桐	高小惠	高云艳	高丹丹	高文佳	高 扬
逄海玲	逄淑云	逄雅楠	逄锦娜	逄锦翠	高亚男	高亚南	高华阳	高向晖	高 合
姜山山	姜飞飞	姜飞宇	姜凤蕾	姜文辉	高军令	高 红	高 丽	高丽萍	高 园
姜文晶	姜文蕾	姜玉涛	姜帅帅	姜田青	高雨薇	高 佳	高 佳	高欣悦	高泗辉
姜 冬	姜亚利	姜亚楠	姜 伟	姜伟冉	高姗姗	高春妮	高胜男	高 洁	高 洁
姜红岩	姜丽娜	姜利利	姜彤彤	姜沙沙	高 洁	高 艳	高艳丽	高圆圆	高 钰

高竞	高雪	高雪	高甜甜	高淑惠
高绪梅	高维娜	高雅雯	高晶晶	高蓓蓓
高静	高静	高穗穗	郭凡	郭田田
郭伟	郭志宏	郭启敏	郭枫	郭欣
郭秋红	郭娇	郭娜	郭娜娜	郭晓梅
郭晓琳	郭晓婷	郭祥琳	郭晨阳	郭淑慧
郭婧	郭婧	郭雅楠	郭婷	郭腾
郭靖	郭新	郭蕊蕾	席召霞	唐小斐
唐召芝	唐林	唐明召	唐珍凤	唐晓艳
唐笑笑	唐梦妮	唐群	展朔	陶晓宁
陶晓鹏	陶雪静	陶然	桑姝	桑晶
黄大俊	黄平	黄汉南	黄宇鑫	黄金枝
黄治国	黄美	黄美玲	黄倩倩	黄娟
黄婕	黄琰	黄琛	黄新英	黄薇
黄鑫鑫	梅明莲	曹一鸣	曹力元	曹先礼
曹苗山	曹春晖	曹晓东	曹晓娜	曹梦雨
曹婕	曹新慧	曹镱川	龚义才	龚汉妃
盛百丽	盛晓丽	常立娜	常堃	常璐
崔艺伟	崔丹	崔玉杰	崔丛娜	崔宁宁
崔成	崔兆耀	崔旭涛	崔芸芸	崔丽
崔沙沙	崔杰	崔妮娜	崔春莉	崔珊珊
崔娈燕	崔美艳	崔洁	崔洋	崔振泉
崔晓	崔悦	崔菲菲	崔雪萍	崔敏
崔淑霞	崔绯绯	崔舜	崔湘湘	崔蕊
崔鑫	矫丽娜	康群	章婧婧	阎妮
阎蕾	盖金燕	粘文君	渠佳宁	梁允霞
梁玉	梁亚敏	梁华	梁芳琴	梁桂金
梁晓晗	梁萍萍	梁爽	梁敬宁	梁新萍
梁燕	梁馨之	宿晖	扈罗曼	隋宁
隋丽苹	隋玥	隋珂珬	隋淑芬	隋新红
隋聪聪	隋燕妮	续强	彭万峰	彭云
彭启荣	彭彦红	彭洋	彭笑笑	彭瑞锦
葛星辰	葛海蝶	葛藤蕾	董天娇	董升镇
董玉华	董玉娜	董田田	董立政	董芳
董肖肖	董佳佳	董妮娜	董政	董美英
董娜	董晓旭	董甜甜	董雁	董富国
董静	董潇菁	董翠梅	董慧	董慧
董霞	董鑫	蒋彦青	蒋莹	蒋家翔
蒋梦梦	蒋雪超	韩云	韩文莉	韩文婷
韩文静	韩兰静	韩宁	韩亚男	韩冰
韩丽丽	韩玮	韩林	韩雨岑	韩国平
韩岩锋	韩佳佳	韩欣	韩净菲	韩春萍
韩美君	韩洁伟	韩娜	韩晓梅	韩晓瑜
韩笑笑	韩倩	韩萌萌	韩萍	韩雪

韩雪	韩雯菲	韩雅妮	韩程程	韩婷婷
韩源	韩群	惠蕾娜	嵇长花	嵇雨馨
程冬冬	程坤	程英春	程苑苑	程俏
程艳	程瑞君	傅惠敏	焦玉璇	焦迎
焦阿妮	焦杰	焦海迪	焦超超	焦媛媛
敦英连	曾鹏娇	温捷敏	谢小群	谢秀霞
谢欣	谢晓雨	谢爽	谢静静	谢磊
靳莉萍	蒲建乐	楚秋君	赖文静	雷芳
路明亮	路佩	路洁	路晓	鲍玮
鲍珊珊	解小娟	解世梅	解丽萍	解苗苗
解洁	雍萌萌	满江红	满晓萍	窦媛媛
綦盼盼	綦晓芬	綦晓梅	慕琳琳	蔡在礼
蔡庆	蔡佳良	蔡政	蔡晓红	蔡智远
蔺荣丽	蔺燕飞	臧日静	臧田田	臧辛
臧艳妮	臧萍	臧朝霞	臧蕴化	裴明明
管亚楠	管西超	管明玉	管泽琦	管威
管珠琴	管梦霞	管雪涵	管崇梅	管翠英
管燕燕	管蕾	雒珊珊	廖家艳	谭文婕
谭旦旦	谭迪	谭玲玉	谭新红	禚爱吟
翟彩芬	翟瑞萍	樊娜娜	樊艳平	滕美玉
滕晶晶	颜君	颜艳艳	颜蕾	潘竹开
潘伟妮	潘丽丽	潘明晶	潘旻升	潘莉
潘超	燕文超	薛丹丹	薛欢	薛利强
薛杰	薛美超	薛洋	薛娜	薛倩
薛淋方	薛博心	薛舒元	薛嘉欣	薛翠
薛慧	薛聪聪	薛霜	冀玉洁	穆光宁
穆桂萍	穆雪	戴玉秋	戴林霞	戴海玲
戴睿	鞠凤	鞠伟娜	鞠萃萍	魏代晓
魏俊	魏洪杰	魏壹	魏歌	

初级（士）（350人）

丁玉强	丁丽	丁彬渭	刁梦	于本君
于永平	于亚男	于凯	于建芝	于洋
于娜	于海洋	于雪	于淑汇	于雷
马真真	王开欣	王云霞	王艺蓉	王月月
王文莉	王文静	王书民	王正双	王可欣
王兆霞	王红妍	王志强	王志豪	王青
王青蓝	王坤	王林	王凯丽	王佳慧
王欣	王研宏	王洪敏	王勇	王哲
王晓阳	王晓红	王晓丽	王钰华	王海涛
王培源	王梦宇	王梅丽	王雪纯	王甜甜
王晴	王晴晴	王婷	王蒙	王楠楠
王鹏	王新新	王静	王裴裴	王潇潇
王德中	王鑫	亓加涵	车延森	牛艺桦

牛靖靖　方雪艳　方婷婷　尹国荣　孔令昱　张硕　张银涛　张彩　张鸿　张琪
孔娅　邓杰初　邓雪　卢家安　史云萍　张博华　张舒　张鲁　张婷婷　张腾
付春萍　付瑞龙　冯启云　兰晓彤　吉琰　张蕾　张鑫　陈文涛　陈冉　陈妍
毕慧雯　曲帅　曲金园　曲蓓蓓　吕伟兵　陈显华　陈真真　陈敏　陈燕　陈麒
朱文洁　朱伟杰　朱美玲　朱超　朱媛媛　苗国利　苟亮合　苑晨　林昱辰　罗前
朱蕾　仲卫　任义豪　任文婕　任敬敬　罗效玉　岳文艺　岳晓涵　金燕　周加格
任瑞瑞　任静静　邬春叶　刘一菊　刘日中　周雪莹　周超　周颖越　周慧青　周鞠萍
刘方先　刘双　刘宁　刘欢　刘杰　庞星佐　郑雨　郑威　郑艳　郑配芳
刘欣　刘建芹　刘思彤　刘香香　刘胜楠　单宝钰　郎惠　孟哲　孟薇　封萍
刘艳红　刘振旺　刘根荣　刘晓　刘晓文　赵凤艳　赵丽晖　赵欣　赵春慧　赵慧
刘晓丽　刘晓丽　刘晓斌　刘海泉　刘梦梵　郝梦洁　荆超　荀雪妍　胡玉萍　胡爱卿
刘晨晨　刘彩彩　刘焕雨　刘韩萍　刘皓雪　胡雅楠　胡嫔嫔　胡瑶瑶　柳晓依　侯燕彬
江海涛　许晓静　孙亚男　孙克豪　孙昕　姜巧霞　姜丽苹　姜昱彤　宫玉姣　宫鲁艺
孙岩俐　孙佳　孙晓杰　孙悦　孙蓉蓉　贺凡凡　秦开华　秦天斌　敖腾巴雅尔　袁静
孙慧　牟杰　芦霖　苏峻　杜丽娜　贾存花　贾雨林　夏春杰　徐炜欣　徐孟辉
杜海洋　杜鹏英　李文文　李文超　李帅　徐艳彩　徐家美　徐晨阳　栾小娟　高小川
李宁　李杨　李岩桦　李凯明　李佳林　高小婷　高丹　高伟杰　高绪硕　郭晓琦
李佳慧　李欣　李金雨　李波　李春峰　郭蓉　唐文隆　唐世慧　唐纳纳　黄闯
李昱臻　李娜　李娜　李晓梅　李梅　黄征征　黄建峰　黄春慧　梅杰　曹信燕
李雪琴　李鸿蕾　李超键　李森　李辉冉　曹俊娟　崔力川　崔明清　崔珍　崔振东
李翔　李媛　李嫒　李翠娥　李赟　崔翔　崔慧方　矫前前　商广杰　梁燕
杨帅　杨代新　杨伟东　杨秀青　杨贤宏　隋雪梅　隋静　彭瑞　董习习　董琪
杨欣　杨诗慧　杨钰祺　杨璐璐　邴珊珊　韩月婷　韩苑苑　韩笑　韩琳　焦鹏飞
肖悦　肖梦媛　吴艳　吴爽　别同伟　焦颖　窦梅　綦莎莎　蔡文丽　臧传红
利文凯　谷硕　冷雅静　辛德玲　宋文杉　臧珂　臧雷杰　臧鑫　谭立煌　翟国辉
宋亚薇　宋梅　宋磊　宋璐璐　迟亚男　潘乐乐　潘冬琦　潘香丽　潘彩霞　薛庆玉
迟嘉欣　张卫平　张子正　张艺腾　张文静　薛萌薇　薛琳　薛舜航　薛婷　薛静静
张文慧　张心怡　张圣文　张亚苗　张春红　戴晓莉　鞠冠华　鞠萍萍　魏建卓　魏信亦
张春蕾　张美玲　张恺　张格　张菲菲

典型经验材料与调研报告

全过程记录　全方位规范
助推卫生计生行政执法走上规范化轨道

青岛市卫生和计划生育委员会

（2017年2月16日全国卫生计生监督工作会议）

按照会议安排，现就我市推行全过程记录加强卫生计生行政执法规范化建设工作情况作简要汇报。

一、先行先试，完善机制，确保卫生计生行政执法全过程记录工作有效推进

我委于2015年开始探索推进卫生计生行政执法全过程记录工作，2016年，在国家、省卫计委支持下，我市被确定为全过程记录工作全国四个试点城市之一。我委以此为契机，进一步加快了此项工作的推进步伐，并将之作为我委挂牌督办工程、市监督执法局一把手工程来抓，确保了全过程记录工作的有效推进。结合试点内容，参考公安、城管等部门和专家意见，制定出台了我市行政执法全过程记录制度以及执法记录设备使用管理规定和调查询问室使用管理规定、现场执法和调查询问规范用语等配套制度，做实了行政执法全过程记录工作的软件基础。同时，通过规范执法文书制作、加强执法平台建设、推广应用移动执法设备，有机整合执法文书、执法平台、移动执法设备三种执法记录手段，做实此项工作的硬件基础。在试运行过程中，多次对全过程记录工作运行情况进行评估，反复修正优化，运行日益规范。目前，我市卫生计生行政执法全过程记录工作已在市级层面全面展开，基本实现了行政执法全程记录、全程留痕。

二、借力全过程记录工作试点，推进执法规范化建设，确保监督执法工作规范、公正、高效

（一）将标准化融入执法规范化建设。一是推行执法履职标准化。强化行政执法运行流程，梳理监督执法职责、监管行业及范围、依法履职依据、履职要求、监管要点等形成依法履职明细表，树立"底线"意识，切实依法履职。二是推行执法文书标准化。制定执法文书书写示范样本，逐步实施说理化执法文书，要求执法人员按照标准规范要求进行执法和书写文书。三是推行执法全过程记录标准化。对必须使用执法记录仪、调查询问室进行记录的执法行为和执法记录设备启动、录制、终止、保存、调用等标准要求予以明确，制定标准化现场执法用语示范。制作了全过程记录示范教学片，使规范化建设要求更加生动直观，培训宣教和示范效果倍增。

（二）将制度化融入执法规范化建设。一是制定我市生活饮用水卫生监督管理办法，已于2016年9月1日正式实施，将农村规模化集中式供水、农村小型集中式供水以及现制现供饮用水纳入卫生监督管理范围。二是印发规范医疗机构行政审批加强全过程监管的通知，努力打造事前、事中、事后加法制监督"3+1"监管模式，全过程加大医疗机构日常监督检查力度。三是印发综合监督工作联席会议制度，定期研究确定综合监督重大工作事项和协调解决工作中的重大问题，推进综合监督执法工作规范有序开展。四是修订完善行政处罚网上运行配套的自由裁量权适用规则、行政处罚案例指导、行政处罚合议等7个制度，加强行政处罚网上透明运行，进一步规范了行政处罚。

（三）将信息化融入执法规范化建设。一是依托国家卫生计生监督信息报告系统，建立完善市、区两级网络直报工作制度和运行机制，并纳入常态化管理和业务考核指标。二是依托软硬件建设实现执法全程信息化。逐步推广基于二维码的依法监管信息化建设试点，综合应用移动执法终端、执法记录仪和蓝牙打印机逐步实现现场移动执法，使行政处罚信息化延伸到监督执法现场。三是依托市级行政处罚信息化平台做实处罚案件透明规范运行。我市2011年启动卫生行政处罚网上透明规范运行，监察部门对所有网上运行处罚案件的流程、时限、量罚等10个环节、30余节点进行全过程监督监控和实时监察，真正实现"权力在阳光下运行"。

（四）将创新融入执法规范化建设。一是积极开展"双随机"抽查工作，在市级层面探讨建立了"专业双随机"抽查机制，在口腔、游泳场所等专业开展"专业双随机"抽查；在区市层面探讨建立了"行业双随机"抽查机制，开展卫生计生"双随机"综合抽查。二是强化社会监督和信用监管。一方面依托青岛政务网、卫生计生网站等载体，加大权力清单、责任清单以及处罚流程、裁量基准等执法信息公开，全面接受社会监督。另一方面，全面实行行政处罚网上透明运行，全程接受监察部门监督，最大限度减少自由裁量空间，有效避免了行政复议及诉讼案件的发生。同时，推行"红黑名单"制度，确定了"红黑名单"目录，依托"信用青岛"定期公示，充分发挥信用监管作用，监管效能不断提高。

三、收获与体会

结合试点全方位开展执法规范化建设，带动我市综合监督各项工作实现了新提升，在规范执法行为、降低履责风险、化解社会矛盾、提升执法形象、促进整体工作等方面起到了积极作用，进一步提振了卫生计生综合监督执法整体形象。一是监督执法体系建设有了新提升。基本完成市、区两级资源整合和机构组建，"三级四层"的卫生计生综合监督执法体系日趋完善。二是案件查办能力和队伍形象有新提升。2016年共立案处罚1130起，处罚金额248.4万元，同比分别增加55.86%和50.09%。其中涉及2万元以上罚款、责令停业、吊销证照的重大案件28起，同比增加366%。三是队伍能力素质有了新提升，办案质量保持了高水准，3宗案卷获评全国卫生计生监督优秀案例，2宗案卷分获省评查一、二等奖。四是队伍的示范和辐射能力有了新提升。年内全国18个省市兄弟机构123人次来观摩学习，起到了良好的示范和辐射效应。

下一步，我市将进一步认真总结经验，不断强化"规则、底线、创优"三种意识，提升"制度、信息、执行、竞合"四个能力，努力建立完善执法全过程记录和执法规范化评价体系，推动实现多层级、多部门间的数据交互和信息共享，积极推进实现"规范执法程序、提高执法效率、加强权力运行监督"的执法规范化目标，在实现卫生计生行政执法规范化和服务保障全民健康、全面小康的道路上不忘初心，继续前进。

夯实基础 以点带面
扎实推进卫生计生安全生产标准化创建工作

青岛市卫生和计划生育委员会

（2017年5月）

安全生产标准化是预防事故、加强安全生产管理的重要基础，是强化源头管理的有力措施，也是提升基层安全生产管理水平的根本保障。今年以来，我委根据市安委会的工作部署，积极开展安全生产标准化创建工作，在市安委会等有关部门的大力支持下，制定了《青岛市医疗卫生机构安全生产标准化达标评定规范》，并下发至委属单位贯彻实施，计划三年内分三批在卫生计生系统完成标准化创建工作。目前已完

成了第一阶段创建工作,委属12家医院通过了标准化达标验收,主要做法如下。

一、摸清基层安全底数,奠定标准化创建基础

一是高度重视。为高标准完成安全生产标准化创建工作,我委专门成立了由委分管领导为组长、机关处室负责人和部分医院分管院长为成员的安全生产标准化领导小组。二是摸清底数。为使标准化创建工作有的放矢,我委积极联系聘请了第三方安全专家,带领6个安全生产分片小组,集中2个月的时间对全市46个医疗机构(包括部分民营医院)的用电、消防、氧气室、高压氧舱、供应室、电梯、单位食堂、职工宿舍等关键部位和门诊病房等人员密集场所安全生产情况进行了检查摸底,共查出问题和隐患571个,基本摸清了各家医疗机构安全生产现状和存在的问题,真正做到了底子清、情况明,并对查出的问题全部建立台账,为开展安全生产标准化创建工作奠定了扎实基础。

二、梳理标准借鉴经验,制定标准化评定规范

一是收集梳理法规。为有效开展标准化创建工作,领导小组对国家和省市安全生产标准化评定标准进行了收集和梳理,先后收集梳理引用国家、省法律法规和规范标准82个。二是学习借鉴经验。我们组织专家赴外地医院学习考察,外地医院标准化创建工作经验对我们启发很大,收获颇多。三是编写制定标准。在完成收集梳理标准的基础上,我们从3月份开始,集中地点和时间,组织专家和部分医院分管领导讨论编写医疗卫生机构安全生产标准化达标评定规范,其间我们先后3次组织召开了由市安监局、消防局和质监局专家参与的评审会,多次征求市安监局、消防局和质监局等部门以及各医院意见,并进行了17次修改。7月底,《青岛市医疗卫生机构安全生产标准化评定标准》经市安监局、公安局和质检局审核通过,并以四部门名义正式向各医疗机构下发实施。我委先后编写下发了《青岛市医疗卫生机构安全生产标准化达标评定规范解读》和《安全生产标准化评定工作管理办法》,使基层在创建过程中,能更好地领会贯通,有标可依、有章可循。

三、制订创建工作方案,确立标准化创建方向

一是制订实施方案。为扎实稳步地开展安全生产标准化创建工作,防止走过场、流于形式,我们制订下发了《青岛市医疗卫生机构安全生产标准化建设实施方案》,进一步明确了创建工作指导思想、任务目标、工作步骤、职责分工、保障措施,并将标准化建设的工作目标细化分解到相关部门和具体单位。二是有序推进开展。各医疗机构根据委总体安排,制订了各自的工作方案,落实工作机构、责任人员和推进措施,创新思路,有序推进工作开展。我们计划分三年实施创建工作,今年率先在16个委属医院开展创建活动,明后年逐步在区市卫计局和民营医院等单位全面展开创建活动,并力争三年内全部达标。

四、培育典型试点单位,树立标准化创建标杆

一是培育树立样板。市卫生计生委按照"试点先行、示范带动、循序渐进、逐步推进"的思路,在深入调查、认真研究的基础上,筛选了市中心医院进行重点培育,树立样板。二是现场观摩学习。市卫生计生委统一组织各医疗机构主要领导在市中心医院召开了安全生产标准化现场观摩会,邀请专家指导点评,解答疑难问题,展示医疗机构标准化创建的阶段性成果,同时根据试点医院的创建实践加以修改完善。通过观摩学习典型医院标准化台账资料和现场演示,进一步增强卫生医疗机构对标准化建设的直观认识,带动其他医疗机构开展创建工作,全面推进工作开展。

五、引进先进信息技术,打造标准化创建平台

医院是广大人民群众看病就医的重要公共场所,服务对象特殊,人员密集且流动量大,大型仪器设备、危险化学品和可燃物多,这对消防安全管理工作带来一定的难度,为扎实有效地开展安全生产标准化创建工作,我委联合第三方研发团队,在市中心医院试点引进了"消防安全智慧医管家"平台项目。该项目旨在通过"互联网+"与安全生产标准化深度融合,建立一条从"一线员工—科室(班组)负责人—职能部门负责人—分管院长—院长"的消防安全智慧管理路径,有效地解决了日常防火巡查、用电安全、岗位责任制落实和对检查内容不知晓导致不愿查从而引起的失控、漏管等问题。我委计划在各大医院逐步引进"消防安全智慧医管家"先进信息技术,以此抓好医院安全生产标准化建设工作。

六、引进专业技术服务,加快标准化创建进程

一是查隐患促建设。我们在积极推进安全生产标准化创建工作的同时,建立一系列标准化建设与隐患排查整治相结合的制度,以隐患排查促标准化建设,以问题整改提升医院标准化水平,形成了"部门依法监管、专家技术支撑、基层落实整改"的安全隐患排查治理长效工作机制。二是请专家查问题。我委制定下发了《关于推行依靠专家查隐患促整改，提升安全工作上水平的指导意见》，在区（市）卫生计生局和委属单位推行单位购买第三方安全服务，共有 36 个委属单位与第三方安全服务机构签订了协议，据统计上半年第三方专家对委属医院全部进行了检查，共查出问题近 600 个，效果明显。三是补短板强能力。有的基层领导感叹"以前安全生产不知道怎么干""只要不出事想怎么干怎么干"，引进第三方专家介入安全生产工作后，专家定点、定期排查，对单位安全生产情况进行整体会诊，提交详细的隐患清单，确定整改方案，不仅弥补管理人员专业性不足这一"短板"，同时专家对单位安全管理人员起到"传、帮、带"的作用，大大提高了一线安全生产管理人员的工作能力，加快基层安全生产标准化创建水平，基层领导由衷地感到"安全生产原来应该这样干"。

七、健全考核通报办法，加大标准化创建力度

一是加强业务培训，奠定工作基础。我委专门组织对基层分管领导和具体工作人员进行业务培训，并邀请标准化专家对标准化创建内容、评审达标标准、职责风险管理、管理制度以及档案管理等内容进行业务指导，为基层创建安全生产标准化建设工作奠定了基础、明确了方向。为加大创建标准化工作力度，我委专门召开会议，研究确定将安全生产标准化创建达标工作纳入年底目标绩效考核，并坚持定期下基层指导、检查、跟踪督办，及时发现隐患、整改问题。二是加大奖罚力度，确保如期完成。我委加大了通报奖罚力度，对在创建工作中取得明显成效的单位进行通报表扬，对落后单位进行多种形式的鞭策，确保安全生产标准化创建目标如期完成。

青岛市卫生强市建设研究

市卫生计生委政策法规处
（2017 年 11 月）

在青岛市加快建设宜居幸福创新型国际城市的战略关键期，切实把人民健康放在优先发展的战略地位，将健康融入所有政策，努力全方位、全周期保障人民健康，既是深入贯彻落实全国卫生与健康大会精神和国家卫生健康工作方针的必然要求，也是实现我市在全面建成更高水平、更高质量小康社会中走在前列的重要保证。青岛市在加快推进全市卫生与健康事业发展过程中提出建设健康青岛，打造卫生强市的战略方针，意味着青岛将以更高的标准迎接更大的挑战。本课题立足"健康青岛 卫生强市"建设，从卫生强市建设的相关背景入手，在学习借鉴先进省市建设经验的基础上，结合我市发展实际，围绕卫生强市和人口均衡型社会发展目标提出相关意见和建议，完善国民健康政策，实施强基创优行动和深化医改，加快进度补齐基层医疗卫生"短板"，创新全民健康信息化发展，加强疾病防控、医疗保障和环境卫生工作，着力提升群众健康水平，为人民群众提供全方位全周期健康服务。

一、建设"卫生强市"的有关背景

在全国卫生与健康大会上，习总书记指出：没有全民健康，就没有全面小康。要把人民健康放在优先发展战略地位，努力全方位全周期保障人民健康，为实现"两个一百年"奋斗目标、实现中华民族伟大复兴的中国梦打下坚实健康基础。健康中国至此上升为国家战略，我国对健康问题的重视提升到了前所未有的高度。卫生与健康工作代表着一个地方综合实力和可持续发展能力，人是生产力的第一要素，只有在保障人群健康的基础上，才能实现社会经济的持续发展。卫生与健康事业发展，既是实现全民健康和全面小康的重大战略选择，也是更高层次的经济社会发展目标。

《2000 年世界卫生报告》中首次提出将国民健康水平、筹资公平性和反应性共同作为卫生绩效评价的三大目标。国际上衡量一个国家和地区的国民素质是否健康，一般用人均期望寿命、孕产妇死亡率和婴儿死亡率三项指标。筹资公平性强调对国民的疾病风险分担和风险保护，使每个人都能获得所需的卫生服务且不会因为支付费用而陷入贫困。反应性则是测量卫生系统对人们卫生服务合理需求和期望作出的反应，其目标一方面是要提高卫生系统反应性的平均

水平,另一方面要降低卫生系统反应性的不公平性。

美国将卫生服务质量和消费者医疗服务需求作为卫生系统绩效评价的主要内容,进行定期和不定期的质量评审。美国卫生服务体系在评定的过程中过于注重消费者主观感受,导致医院实施大量不必要的诊治,造成药物滥用和医疗费用上升等问题日益严重。

英国是实行国家卫生服务制度的国家,公平性程度显著,但也面临着服务效率低下的问题。因此它将提高效率视为协调解决不断增长的卫生服务需求与有限的公共资源之间矛盾的有效途径,加强对服务效率的绩效考核。

在我国,20世纪90年代根据WHO"人人享有卫生保健"的全球策略提出了"大卫生观",认为卫生是一项复杂的系统工程,强调社会参与、部门协调,实现预防和治疗疾病,提高人民健康水平的目的。随着社会经济和卫生事业的快速发展,国内对卫生在经济社会发展中的定位有了新的认识,浙江省率先将建设卫生强省作为全省"十一五"期间的战略目标,制定了卫生强省建设规划,成为全国第一个把健康卫生作为执政理念的省份。在省政府的组织推动下,浙江各地市均参与到卫生强市创建活动中来,建立起有效的建设实施载体和工作推进机制,促进了卫生事业与经济的同步协调发展。2016年年初,广东省在全省卫生工作会议上也提出建设卫生强省策略,开始探索卫生强省建设,成为全国第二个提出建设卫生强省的省份,广东各地市都启动了卫生强市建设工作。为贯彻全国卫生与健康大会精神,我市也在今年的卫生计生工作会议上提出了建设卫生强市的目标任务。

2016年8月,中共中央、国务院召开了全国卫生与健康大会,确定了新时期的卫生与健康工作方针,要求把人民健康放在优先发展的战略地位,将健康融入所有政策。党的十九大进一步提出,要实施健康中国战略,完善国民健康政策,为人民群众提供全方位全周期健康服务。党和国家把人民健康放在优先发展的战略地位,是对健康在国民经济社会中地位的一次提升,也是卫生与健康事业发展史上的一个里程碑。这一目标定位,要求在发展理念中充分体现健康优先,在经济社会发展规划中突出健康目标,在公共政策制定实施中向健康倾斜,在财政投入上保障健康需求。

从浙江、广东的实践和国家把人民健康放在优先发展的战略地位的情况可以看出,启动实施卫生强省、卫生强市建设是一个地区卫生事业发展到一定阶段,为了追求更高层次的发展目标,所提出的具有继承和发展意义的重大战略,是推进卫生事业跨越式发展的重要载体,是迅速提升经济社会综合实力的有力抓手,也是一个地区实现全面发展的有效途径。

二、国内卫生强市建设情况

2006年,浙江省政府下发了《浙江省卫生强省建设与"十一五"卫生发展规划纲要》,提出了以健康素质指标、公平与保障指标、卫生资源配置指标和公共支撑能力指标为子系统,包含人均期望寿命、孕产妇死亡率、5岁以下儿童死亡率、每千人执业(助理)医师数、每千人注册护士数、每千人床位数、卫生事业费占财政支出的比重等15个单项指标的指标体系。确定了农民健康工程、公共卫生建设工程、城乡社区健康促进工程、科教兴卫工程、强院工程和中医药攀登工程等六项重点工程。在卫生强省政策的推动下,"十二五"期间浙江省居民主要健康指标达到中高收入国家水平,城市优质医疗资源全面下沉县(市、区),城乡基本医疗保险全覆盖,社会办医及智慧医疗等健康产业稳步发展。2016年12月,浙江省提出全力打造"健康浙江"新目标,全面推进卫生强省建设。2017年浙江省将着力点放在改革资源配置方式、丰富公共产品供给、创新服务提供模式、提升服务能力水平等方面,为全体居民提供与经济社会发展水平相适应的健康服务,加大政府卫生投入,建立健全公共卫生体系,推进新型农村合作医疗制度;深化卫生体制改革,探索建立适应社会主义市场经济的卫生行政管理和医院管理体制。

广东省卫生强省主要评估指标包含了居民健康水平、卫生资源配置水平、疾病预防控制水平、城乡环境卫生水平、群众健康意识状况等多个纬度。确定了大力推行分级诊疗制度、建立现代医院管理制度、深化医疗保障制度改革、推动药品供应保障制度改革、提升基层医疗服务水平、激发广大医务人员的积极性和加快卫生信息化建设等七项重点任务。为了推动卫生强省政策的实施,广东还出台了两个配套的行动计划——强基创优行动计划和高地计划。强基创优行动计划给粤东西北基层补"短板",高地计划则是提升珠三角特别是广州深圳的医疗实力。

浙江省和广东省的卫生事业确定了政府主导,保障公平,惠利于民,促进人和社会、人和自然和谐发展的理念,具有领先和突破意义。两省建设卫生强省的特点和经验,主要体现在以下几个方面。

(一)强化顶层设计,明确政府的职责和定位

广东省2016年出台关于建设卫生强省的决定、

医疗卫生强基创优行动计划和构建医疗卫生高地行动计划等"1+2+N"系列政策文件，全面推动卫生强省创建工作。浙江省的卫生强省建设规划纲要、卫生发展"十三五"规划、健康浙江2030行动纲要，也都是从法律和制度层面对全省的卫生事业发展提出战略规划，确立了健康优先的制度安排。明确政府责任，建立健全体现公益性为导向的基本医疗卫生制度。同时，2016年广东省提出要在3年内投入112亿元，重点实施"强基创优"行动计划，并要求各地建立起稳定的财政投入保障机制。浙江省在"十二五"期间卫生经费财政投入年均增长15%以上，推动卫生健康服务体系的发展。

（二）强基层，补短板，促进健康公平

2013年开始，浙江省实施"双下沉、两提升"工作，以推进医联体建设作为重要抓手，推动落实医疗资源梯次下沉。除了将三甲医院的专家下沉到基层医疗机构外，浙江省还在医疗资金下沉方面下功夫，持续加大对基层医疗机构的补偿力度，推动医联体的建设和分级诊疗制度的完善。广东省则通过加大投入、实施帮扶、培养人才等方式，让基层医疗服务能力得到提高。从2017年到2019年各级财政将投入500亿元，加强粤东西北地区县级医院、镇卫生院以及村卫生站建设，推动医疗卫生工作重心下移、医疗卫生资源下沉，推动城乡基本公共卫生服务均等化，为群众提供安全有效方便价廉的基本公共卫生和基本医疗服务，真正解决基层群众看病难、看病贵问题。

（三）深化体制机制改革，激发发展活力

浙江省在建设卫生强省时期，持续深化医疗卫生管理体制和运行机制改革，建立多层次健康保障体系，优化医疗卫生服务体系结构，扎扎实实地推动卫生事业发展和卫生强省建设。广东省也提出了相应的改革措施，注重处理政府和市场的关系，坚持放管结合，引入市场力量，鼓励社会办医疗机构。加快推进公立医院改革和建立现代医院管理制度，全面推行分级诊疗制度，深化医疗保障制度改革，加快药品供应保障体制改革，积极支持社会办医疗机构，增强医疗卫生事业发展动力。

在全国15个副省级城市中，杭州、宁波与广州、深圳分别位于实施卫生强省规划中的浙江省和广东省，不论是卫生服务体系的建立还是卫生服务能力的提升，都有了详细规划和政策支持。特别是杭州和宁波的卫生强市建设，起步早，力度大，积累了大量的经验。杭州市2007年出台了《杭州卫生强市建设规划纲要（2006—2010年）》，通过实施"四改联动""公卫优先""城乡统筹""强院名医""科教兴卫""项目带动"等六大战略措施，不断提高人民群众的健康水平。2009年，杭州市申报创建浙江省卫生强市，并以优异成绩通过考核验收，被命名为浙江省首批卫生强市。

宁波市于2009年印发《宁波市卫生强市建设实施意见》，详细规定了促进卫生事业全面、协调、可持续发展的各项目标。截至目前，宁波市深化医药卫生体制改革取得了积极进展，医疗卫生综合实力明显提升。在全国范围率先开展宁波云医院建设，在试点地区初步实现了"足不出户看云医、不出社区看名医、医生网上做随访、公共卫生云路径、我的健康我管理"等五大功能，成为全国"互联网+健康医疗"领域的主导模式之一。

近年来，深圳市卫生改革发展成效显著，医疗服务能力进一步提升。分级诊疗方面形成了医养融合的"罗湖模式"，在服务区域内建立基层医疗集团或紧密型医联体，坚持医疗、医保、医药"三医联动"，并通过家庭医生签约服务完善分级诊疗。2016年，深圳市出台了《深圳市关于深化医药卫生体制建设卫生强市的实施意见》，持续深化医药卫生体制改革，加快发展医疗卫生事业，完善医疗卫生服务体系。此外，深圳还将推行6个配套实施方案来推进卫生强市建设，分别是：市属公立医院专家进社区、推进家庭医生签约服务、推进分级诊疗制度建设、加强社康中心能力建设、促进社会办医加快发展、医保费用总额管理制度改革试点。

2016年，广州市印发了卫生强市"1+4"政策文件，全面布局广州区域医疗卫生发展，将广州打造成为立足广东，服务南中国，辐射东南亚，国内领先、国际一流的区域医疗卫生高地。《"健康广州2030"规划纲要》《广州市卫生与健康"十三五"规划》等高标准政策的出台，量化了具体指标，细化了工作安排，实化了政策措施，全力推进卫生强市策略的实施。

厦门市也着力加强卫生服务体系建设，着力提升服务能力，以糖尿病、高血压病等慢病为切入点，以大医院专科医师、基层全科医师（家庭医师）和健康管理师"三师共管"为创新服务模式，加强政策配套和机制创新，积极引导优质医疗资源向基层下沉，初步构建了公平可及、系统连续的预防、治疗、康复、健康促进一体化的基本医疗卫生服务体系，以"柔性引导"为特色的符合医改方向、群众欢迎、患者满意的分级诊疗制度基本框架，成为全国典范。

三、青岛市建设卫生强市面临的挑战

受国家、省卫生资源配置等宏观政策影响，同副省级城市中的省会市相比,我市在建设卫生强市方面处于明显劣势,主要表现为:卫生资源总量不足、优质资源较少,在卫生与健康领域缺少国家级的教育、科研和服务机构的强力支撑,以及国家、省的政策倾斜。与快速发展的经济相比、与青岛的城市定位相比、与人民群众的健康需求相比,我市的卫生与健康事业发展相对滞后,在政策制度、服务体系、服务能力等方面都存在"短板"。

(一)卫生资源总量不足,医疗卫生服务供需矛盾突显

2016 年,青岛市每千人床位数 5.5 张,仅比全国平均水平多了 0.13 张,每千人执业(助理)医师数3.01人,每千人注册护士数 3.29 人,分别比全国平均水平高 0.7 人和 0.75 人。通过调取全国 9 家副省级城市的"十三五"卫生发展规划,比对 2015 年各城市医疗服务能力提升相关的指标分析,发现我市在副省级城市中所处位次处于中下水平。从居民主要健康指标来看,2015 年青岛市人均期望寿命 80.92 岁,孕产妇死亡率和婴儿死亡率分别为 1.39/10 万和 2.89‰(上述三项指标为世界卫生组织评价卫生系统服务绩效的主要健康指标,为便于城市之间比较使用 2015 年数据,见表 2),这些指标在副省级城市中排名较为靠前。可以说,我市以较少的卫生资源、较低的医疗费用,获得了较高的健康产出。但是由于卫生人力资源相对较少,在国家实施"全面二孩"政策后,2016 年我市孕产妇死亡率上升到 10.97/10 万。

表 1 2015 年部分副省级城市卫生资源配置指标

城市	每千人口医疗卫生机构床位数	每千人口执业(助理)医师数	每千人口注册护士数
青岛	5.34	2.97	3.12
哈尔滨	5.90	2.39	2.30
大连	6.10	2.68	3.14
南京	6.20	2.92	3.86
济南	6.91	4.60	5.50
深圳	3.40	2.60	2.80
厦门	3.71	2.58	2.81
武汉	7.61	3.10	4.26
宁波	4.20	2.80	2.83
青岛市的位次	6	4	5

* 数据来源于全国和各省市"十三五"卫生规划。

表 2 2015 年部分副省级城市主要健康指标

城市	人均期望寿命	孕产妇死亡率(/10 万)	婴儿死亡率(‰)
青岛	80.92	1.39	2.89
哈尔滨	77.67	14.2	6.78
南京	82.19	5.14	2.20
济南	79.71	5.93	3.81
深圳	80.66	5.30	1.83
厦门	80.17	户籍孕产妇死亡率为零	2.84
武汉	80.55	—	2.63
宁波	81.24	2.20	2.05
青岛市的位次	3	2	6

* 数据来源于全国和各省市"十三五"卫生规划。

随着老龄化、疾病谱的变化,青岛市卫生与健康的需求将加速转型。"十三五"期间,60 岁以上户籍老年人口预计达到 193 万,人口老龄化将带动老年人生活照料、康复护理、医疗保健、老年病专科服务等医疗服务需求日益增长,需要更多卫生资源支撑。依据国际经验,居民期望寿命每增加 1 岁,卫生总费用将增长 25%～40%,如果按照副省级城市中的 83 岁的较高目标,我市至少需要增加 50% 以上的卫生与健康筹资。同时,慢性非传染性疾病正成为居民主要的疾病负担,恶性肿瘤、心脑血管疾病、呼吸系统疾病等慢性病在全市居民死因谱中占比高达 84%,对卫生资源布局、医学理念调整和健康产业战略发展方向选择提出新的需求。按照世界卫生组织的预测,如果不改变慢性疾病的防治策略,在未来 10 年,我国仅高血压、糖尿病的治疗费用负担将占到卫生总费用的 40% 左右。实施"全面两孩"政策后,2016 年全市孕产妇和新生儿服务量较 2015 年增长 82.5% 以上,预计今后几年出生人口数量仍将保持在较高水平,对包括医疗卫生机构在内的公共资源造成压力,特别是妇产、儿童、生殖健康等相关医疗保健服务的供需矛盾将更加突出。

(二)基层医疗卫生服务能力总体水平不高,服务能力亟须加强

目前,青岛市基层医疗卫生服务能力总体水平还不高,服务能力亟须加强,基层医疗机构设施条件和全科医生的数量均低于同类城市平均水平。部分社区卫生服务中心基础设施不足,除崂山区社区卫生服务中心有一定数量的医疗床位外,其余社区卫生服务

中心均未设床位;有些社区卫生服务中心服务半径过大(超过15分钟步行距离)、服务人口过多(超过10万人),服务的可及性有待提高。基层医疗水平和服务能力偏低等现象依旧存在,基层高素质卫生人才数量不足,乡村医生队伍结构不合理、人员老化严重的现象还比较突出,构建分级诊疗制度的基础仍然比较薄弱。例如,在全科医生的配备上,全市仅有1000名左右,距离国家规定的每万名居民配备2~3名医生的要求还有较大差距,分级诊疗制度建设任重道远,还未能完全形成"大病进医院、小病在社区"的格局。2016年,在全市公立医疗机构中,基层机构的门急诊服务占比仅为26.25%;医保资金也主要流向三级医院,其中市本级三级综合医院花费的职工医保住院统筹金占到了79%,居民医保占到了52%,而且所占比例呈连年增长趋势。

(三)医疗卫生服务体系碎片化问题比较突出,难以满足人民群众的健康需求

各级医疗机构的功能定位和服务层级不明晰,医疗机构的数量、规模、布局和功能有待科学规划和明确界定。公共卫生机构、医疗机构分工协作机制不健全、缺乏联通共享,各级各类医疗卫生机构协同性不够,人员、技术、设备等医疗资源联通共享能力不强,服务体系难以有效应对日益严重的慢性病高发等健康问题。覆盖全生命全周期的、连续的健康服务模式尚未建立。具体表现在:一是上下级医疗机构间业务流程割裂、孤立、互不衔接,信息系统互联互通程度不够,不能完全实现信息共享,病人转诊转院,需要重新办理相关手续,流程繁杂。二是基层医疗机构服务能力不足,人才"引不来,留不住",全科医生数量不足,难以满足人民群众的就医需求。三是医疗机构以利益竞争为主的医疗服务提供模式仍未改变,导致基层机构"不愿意上转",大医院"不愿意下转"。四是医保支付方式单一,差异化的支付改革不到位,监管力度有待提升,没有充分发挥医保对供需双方的引导作用。

(四)医药卫生领域改革的整体性、综合性不够,"三医"联动需要进一步加强

在建设"健康中国"的战略引领下,进一步推进"三医联动"改革已经成为深化医药卫生体制改革的关键。"三医联动"的本质是为了解决目前医疗卫生改革中,由于各部门独立运营,导致医改政策碎片化问题。通过对医保、医疗、医药政策的顶层设计和有机整合,来统一组织、统一实施、统一管理,确保真正实现"三医联动"的整体性治理格局,实现深化医改的目标。

近年来,在深化医改过程中,医疗、医保、医药改革政策联动不足,各部门出台的改革措施,未能紧紧围绕"维护公益性、调动积极性、保障可持续"的改革原则,统筹谋划、综合发力;国家、省调整医改工作机制后,我市对医改的组织领导力度有所弱化,特别是区(市)医改办的协调作用没有得到有效发挥,前些年基层医改取得的成效逐步被稀释。

(五)社会办医质量不高,健康服务产业发展还未形成高地优势

我市社会办医疗机构数量虽然较多,但与公立医疗机构相比,医护人员、病床数、住院服务量占比均偏小,主要集中在妇产、医疗美容等技术含量相对较低或营利空间相对较大的领域,服务能力与水平整体较弱。从机构类别看,营利性多,非营利性少,在市卫生计生委登记的社会办非营利性医疗机构占比仅为8%,与发达国家出于慈善目的,主要举办非营利性医院的状况截然不同。从投资主体看,"小资本"多,"大资本"少,在全市社会办医疗机构中,二级及以上综合医院和专科医院仅占3%。从业务发展看,强调做大的多,追求做精的少,部分社会办医疗机构过多地关注自身经济效益,盲目增加床位,多收病人,而对于如何做精做细,做出特色,提高医疗技术水平和服务水平追求不够。

四、青岛市建设卫生强市的政策建议

(一)加强组织领导,推动组织实施

卫生强市建设是一个持续、动态的发展过程,建议政府建立推进卫生强市建设的工作机制和目标责任制,由同级党委、政府主要领导任双组长,分管领导任办公室主任,统筹协调推进健康青岛、卫生强市建设全局性工作,各级卫生计生部门负责日常工作。将卫生强市建设纳入各级政府工作目标责任体系,逐级分解任务,细化工作要求,落实具体措施,加强监督检查,各部门要建立起部门工作协调机制,按照各自职能,各负其责,落实相关政策与措施,确保各项任务的完成。建立考核体系,明确责任主体和考核评价办法,各级各部门要将卫生强市建设纳入重要议事日程,将主要健康指标纳入各级党委和政府考核内容,建立完善考评机制和问责制度。

(二)加大财政投入,优化支出结构

强化政府在基本医疗卫生制度中的责任,加大政府投入,维护公共医疗卫生的公益性,增强群众获得感。把卫生与健康事业作为优先投入的重点领域,调整优化财政支出结构,根据卫生与健康事业发展需求,确保投入到位。坚持政府在提供基本医疗卫生与健康服务中的主导地位,建立完善职责明确、分级负担、目标导向的卫生与健康投入机制,开展健康投入绩效监测和评价。参照世界卫生组织的推荐,合理调整卫生总费用结构,通过增加政府卫生投入和社会筹资,将个人现金卫生支出占比降低到25%左右。个人支出主要用于缴纳基本医保以及补充、商业医保,显著减少大额医疗费用的个人共付部分,基本解决重大疾病因病致贫问题。提高政府卫生投入的效益和可持续性,保证政府卫生投入的稳定性和持续性,从目前主要投资建设项目和大型设备逐步调整为主要补贴基本医疗服务,降低运行成本,保障公益性。同时,通过建立和推行科学、规范的监督和绩效评价制度,强化项目支出管理,实现优化支出结构、合理配置资源,提高预算资金使用效益和效率。

(三)完善工作机制,推动"三医联动"

落实政府对医改的领导责任、保障责任、管理责任、监督责任,抓好责任分工、督查落实。建议由一位市领导分管医保、医疗、医药工作,建立联席会议机制,共同研究卫生与健康事业发展中遇到的问题,予以统筹解决。健全卫生决策的咨询和问责机制,对重大决策事项事先组织专家进行必要性和可行性论证;对涉及面广、与人民群众利益密切相关的决策事项要向社会公布,实行听证制度;健全决策问责机制,按照"谁决策、谁负责"的原则,建立效能问责体系。将健康指标纳入绩效考核,建立"健康影响综合评价"制度,在编制中长期发展规划时将主要健康指标列入其中并增加权重,将保障人民健康纳入各级党委和政府的重要考核指标。加强和巩固基层卫生行政管理能力,在镇级政府和城市街道办事处设立卫生与健康行政管理组织、配备卫生专员,协调卫生与健康政策措施的落实。

(四)加强人才队伍建设,提高人才素质

建立以政府为主导的医药卫生人才发展投入机制,优先保证对人才发展的投入,为医药卫生人才发展、特别是基层卫生人才队伍建设提供必要的经费保障。协调医学教育院校,加强乡村医生、全科医生、妇产科和儿科医生等急需紧缺人才的培养。创新人才使用、管理和评价机制,健全以聘用制度和岗位管理制度为主要内容的事业单位用人机制。建立符合医疗行业特点的人事薪酬制度,参照同类城市情况、结合青岛实际出台各类卫生人才的薪酬参考标准,着力体现医务人员技术劳务价值。创新基层及紧缺人才

激励与约束机制,建立符合基层医疗工作实际的人才评价机制和职称评审制度,按照与二、三级医院同级别卫生人员的收入水平确定基层的薪酬待遇,引导专业技术人才扎根基层。通过人才服务一体化、柔性引进等多种方式,建立完善城乡联动的人才管理和服务模式。创新公立医院机构编制人事管理方式,协调编制、人事、财政等部门深化"放管服"改革,落实公立医院用人自主权和分配自主权,有效调动服务积极性。

(五)加强全民健康信息化建设

深入实施"互联网+"健康医疗行动计划,促进信息技术与健康医疗服务深度融合。构建标准统一、融合开放、有机对接、授权分管、安全可靠的市、区(市)两级全民健康信息平台,支撑跨区域、跨行业领域的信息共享和业务协同。加快推进医院信息集成平台建设,推动医院信息化的标准化、模块化建设,提升医院信息治理能力。完善基层医疗卫生机构信息系统,以家庭医生签约服务为基础,加快建设部署家庭医生签约服务、分级诊疗和远程医疗系统,推进居民电子健康档案、电子病历的广泛使用,促进"重心下移、资源下沉"。大力发展智慧医疗,鼓励社会力量参与,整合线上线下资源,开展互联网在线健康咨询、网上预约分诊、移动支付和检查检验结果互认共享等便民服务,持续改善群众就医体验。创新健康医疗大数据应用发展,积极推动在青岛创建国家健康医疗大数据北方中心暨国家中心,依托已有资源建设一批心脑血管、肿瘤、老年病和儿科等临床医学数据示范中心。完善全民健康信息标准规范体系和数据质量体系,加强信息安全防护体系建设,确保信息安全和个人隐私保护。

(六)充分发挥中医药等传统医学优势

提高中医医疗服务能力,完善中医医疗服务网络。将海慈医疗集团建成半岛城市群中医诊疗中心,使其成为全省名牌中医医院。推进青岛市中西医结合医院医养结合项目发展,打造全市中西医结合老年病防治中心。推进中医药"十百千万"工程,引进国内著名中医药大学,在驻青高校建立中医学院或设置中医专业,做好中医药专家学术思想和临床经验继承工作,培养传承型中医药人才。推进与山东中医药大学的战略合作,加快山东中医药大学青岛中医药科学院、中医药特色诊疗中心建设步伐。推进与中国中医科学院的战略合作,共建中国中医科学院青岛技术合作中心、青岛研究生院、博士后工作站、治未病中心、创客基地、科技产业孵化基地建设。实施中医临床优势培育工程和基层中医药服务能力提升工程,使

100％的社区卫生服务中心、镇卫生院、社区卫生站、村卫生室能够全部提供中医药服务,实现中医药服务全覆盖,基层医疗机构中医药诊疗总量达到30％。

创新中医药政策和服务模式,鼓励社会力量举办中医医疗机构。发展中医药健康服务,拓展中医药服务领域,创建国家中医药健康旅游示范区(基地、项目)和中医药健康旅游综合体。发展中医养生保健服务,实施中医治未病健康工程,加强各级疾病预防控制机构中医药力量建设,设立中医防病科,配备中医药专(兼)职人员。实施养生馆建设项目,制定养生馆建设标准、服务流程。持续开展"三伏养生节"和"膏方节"活动,宣传"冬病夏治""夏病冬治"的理念方法,打造成岛城知名品牌。做大做强中药产业,促进海洋中医药发展。推动知名药企总部落户岛城,扶持国风医药集团等中药生产加工龙头企业。建立崂山野生中药资源培育基地和濒危稀缺中药种植养殖基地,推进中医、中药协同发展,建成融旅游观光、科普宣传、中药种植于一体的中药观光园区。

青岛市加快推进家庭医生签约服务对策研究

市卫生计生委农村与社区卫生处

(2017年3月)

转变基层医疗卫生服务模式,实行家庭医生签约服务,强化基层医疗卫生服务网络功能,是深化医药卫生体制改革的重要任务,也是新形势下更好维护人民群众健康的重要途径。党中央、国务院高度重视推进家庭医生签约服务工作,制定《关于印发推进家庭医生签约服务指导意见的通知》(国医改办发〔2016〕1号)等多个文件强化工作措施、推进工作开展。青岛市在先期试点的基础上,2017年七部门联合印发《青岛市规范和加快推进家庭医生签约服务工作实施方案》,并不断完善配套措施,取得一定成效,但仍然存在医生和居民认识不足、医保费用额度控制等问题。国外和国内的成功做法和积极探索,提供了可借鉴的宝贵经验,按照"走在前列"目标要求,青岛市继续围绕构建家庭医生签约服务的长效机制和保障体系完善相关政策,综合施策,统筹规划,建立家庭医生签约服务"三高共管"的青岛模式,推进"健康青岛"和宜居幸福创新型国际城市建设。

一、政策背景

2009年,国务院《关于深化医药卫生体制改革的意见》提出,要转变社区卫生服务模式,坚持主动服务、上门服务,逐步承担起居民健康"守门人"职责。2011年国务院出台《关于建立全科医生制度的指导意见》(国发〔2011〕23号),对全科医生的规范培养、执业方式、激励机制和保障措施作出明确规定,推行全科医生与居民建立契约服务关系,"到2020年,在我国初步建立起充满生机和活力的全科医生制度,基本形成统一规范的全科医生培养模式和首诊在基层的服务模式,全科医生与城乡居民基本建立比较稳定的服务关系,基本实现城乡每万名居民有2～3名合格的全科医生,全科医生服务水平全面提高,基本适应人民群众基本医疗卫生服务需求"。2015年,《国务院办公厅关于推进分级诊疗制度建设的指导意见》(国办发〔2015〕70号)将"建立基层签约服务制度"作为推进分级诊疗的重要保障措施和抓手,同年,《关于进一步改革完善基层卫生专业技术人员职称评审工作的指导意见》(人社部发〔2015〕94号)则对长期在城乡基层工作的卫生技术人员在职称晋升、业务培训、待遇政策等方面给予倾斜。2016年,《关于印发推进家庭医生签约服务指导意见的通知》(国医改办发〔2016〕1号)进一步明确现阶段开展家庭医生签约服务的主体、服务内涵、收付费机制和激励机制等,指出到2020年,力争将签约服务扩大到全人群,基本实现家庭医生签约服务制度的全覆盖。

二、青岛市开展家庭医生签约服务情况

(一)探索和试点阶段(2012～2016年)

1. 2012年至2015年为探索推行阶段

2012年起,结合全科医生执业方式改革试点工作,青岛市在深入调研的基础上制定了全科医生团队工作规范、工作职责、服务内容、服务流程等相关配套文件,制订印发了《青岛市社区卫生家庭医生式服务

工作方案》,在前期着手组建全科医生服务团队,探索推行社区家庭医生式服务基础上,在全市建立家庭医生制度,明确职能任务,细化责任分工,转变服务模式,围绕家庭积极主动地开展基本公共卫生和基本医疗服务。各区(市)按照"组建一支全科医师服务团队、签订一张家庭医生服务协议、制定一份保健规划、建立一个技术监督保障体系"的"四个一"工作思路,实施了"家庭医生签约服务"模式。此外建立了"全科医生社区门诊统筹报销政策""社区首诊报销引导政策"等引导双向转诊。

此阶段,家庭医生团队服务内容主要为基本公共卫生服务,签约服务主体为全科医生团队,在覆盖范围上以城市社区为主,建立了一定的吸引居民签约的激励机制,在服务模式转变方面进行了积极有益的探索,为家庭医生签约服务全面开展奠定良好基础。

2. 2016年为家庭医生签约服务试点阶段

此阶段,通过全面开展家庭医生签约服务试点工作,基层服务能力得到提升、家庭医生队伍建设全面加强、服务内涵规范拓展,家庭医生签约服务工作基础进一步夯实。

(1)提升基层服务能力。夯实基层服务体系。规划建设286家社区卫生服务机构、96家镇街卫生院、4024个村卫生室,覆盖城乡的"一刻钟健康服务圈"初步形成。建立以中心卫生院、卫生院、中心村卫生室为主的农村卫生服务体系,中心卫生院覆盖临近卫生院提供临床技术支持,卫生院承办中心村卫生室,中心村卫生室覆盖周围村庄2000～4000名群众,将乡村医生集中使用发挥团队效益。全市建成99家中心村卫生室。启动实施社区卫生服务提升工程,实行社区卫生服务中心对社区卫生服务站一体化管理,全面规范社区卫生服务机构房屋设施、设备配置、人员配备、服务能力和运行管理。

推进基层医疗卫生机构标准化建设。实施镇街卫生院标准化建设与管理工程,重新规划设置32家镇街中心卫生院,18家卫生院被评为国家群众满意乡镇卫生院。组织10家三级医院对口支援32家中心卫生院和16家卫生院,增强基层的学科建设和专业技术人员能力。选派315名城市医师到基层开展以坐诊查房、培训带教、巡诊会诊为主的对口帮扶。

(2)加强家庭医生队伍建设。强化全科医生队伍建设。建成3家全科医生培养基地、1家理论培养基地和10余家基层实践基地。推行以全科医生为主的"1+1+1+N"的家庭医生团队签约服务模式,部分区市开发了满足不同需求的个性化签约服务包和诊

疗规范,共有253家基层医疗卫生机构开展家庭医生签约服务,组建服务团队1768个,签约居民360万余人。

完善全科医生政策。建立完善全科医生注册政策,明确持有全科医生岗位培训证书、转岗培训证书和规范化培训证书的医师可加注全科医生,近千名基层医师加注为全科医生。

创新乡村医生队伍机制。推行以高校定向培养、社会招聘医学毕业生为主的乡村医生培养模式。把乡村医生纳入镇街卫生院统一管理,实行同工同酬。新进乡村医生必须拥有执业(助理)医师资格,全市有1000余名乡村医生拥有执业(助理)医师资格。60岁以上乡村医生退出执业后,领取生活补助金,956名乡医平稳退出,平均年龄由52岁降为50岁,1.41万余名老乡村医生领取总额达1.1亿元的生活补助。

强化培训提升基层技能。围绕服务项目和标准开展专题培训,累计培训1500余人次。在英国伯明翰大学举办全科医生能力培训班,联合英国医学教育局等举办全国全科医师师资培训班,提升全科医生的综合服务能力。

(3)拓展服务内涵。构建基层首诊分级诊疗体系。以高血压、糖尿病为突破口在黄岛区开展试点,进一步明确不同级别医疗机构功能定位,细化高血压和糖尿病服务流程,向签约居民提供药物治疗+生活方式干预+健康教育+健康指标监测等慢病防治一体化服务,引导群众主动到基层首诊,助力分级诊疗体系构建。

拓展服务项目满足群众需求。开展65岁及以上老年人同型半胱氨酸免费检查服务,对高风险的人员优惠提供含叶酸的降压药,全市有60余万名老年人。在部分区(市)向高血压患者免费提供降压基本药物由群众自愿选择,免费接种23阶肺炎疫苗。

在试点阶段,青岛市围绕家庭医生签约服务做了大量工作,也取得一些成果,但在家庭医生签约服务还存在一些政策体制上的限制,包括基层没有建立多劳多得、优劳优酬的薪酬机制,医保对基层医疗卫生机构支持力度不大,家庭医生签约服务费资金渠道不畅等问题。

(二)全面推进阶段(2017年)

2017年青岛市在山东省率先出台家庭医生签约服务实施方案,明确签约服务方式、服务内容和签约服务费构成,建立签约服务收付费、延伸处方、薪酬激励、绩效考核等核心政策,全面推进家庭医生签约服务。

1. 强化保障,建立完善政策支撑

(1)突破绩效工资总量政策,实行多劳多得。基层机构从收支结余中提取职工福利基金和奖励基金纳入单位绩效工资总量用于绩效分配,崂山、即墨等区(市)将收支结余的40%用于发放奖励性绩效工资。允许基层机构在核定绩效工资总量时,在原有档案工资总量基础上,以做加法方式将不超过60%的家庭医生签约服务费作为技术劳务费纳入机构绩效工资总量。基层机构以按劳计酬、多劳多得的原则制定家庭医生签约服务费的分配形式和分配办法,经区(市)卫计局同意后,按照每个家庭医生团队和家庭医生的签约服务工作量及绩效考核评价结果,发放数量不等的签约服务费,彻底解决基层"收支两条线"带来的"干多干少一个样、干的越多问题越多"的反激励问题,有效调动医护人员工作积极性和主动性,破解基层机构的"大锅饭"和活力不足现象。

(2)突破药物供给政策,推行惠民措施。为积极应对慢病持续增长趋势,由基层机构向患有高血压、高血糖和高血脂的家庭医生签约居民免费提供复方利血平片、氢氯噻嗪片、卡托普利、尼群地平、阿司匹林肠溶片、二甲双胍、辛伐他汀等7种基本药物,费用分别由医保基金全额支付和财政专项资金承担,减轻居民用药负担,提高群众服药依从性,有助于"三高"拐点早日实现。基层机构向签约居民提供1个月的单次配药量、延用二级以上医院医嘱中非基本药物,将医保药品目录延伸到基层机构,破解公立基层机构只有基本药物无法满足居民所需药品问题,吸引更多居民到基层机构签约,不但提高签约居民医保报销比例,也缓解综合医院门诊压力。

(3)突破队伍政策,提高基层待遇。面向基层机构单独增设6%的基层高级岗位,其中3%为正高,基层也能够设立专业技术三级岗位,增设的高级岗位向全科医生倾斜,吸引优秀人才扎根基层。理顺全科医师执业注册和执业医师注册村卫生室有关政策,举办面向基层机构的全科医师转岗培训班,全科医生达到1076人。开展乡村医生订单式定向培养,已有40名定向培养医学生在校学习且享受到"两免一补"(免学费、免住宿费、6000元/年生活生活)待遇,镇街卫生院可与定向培养医学生和45岁以下且取得执业资质的在岗乡医签订劳动合同,乡村医生实现了由农民身份向职工身份转变的政策突破。

2.创新机制,改革基层服务模式

(1)推行团队式签约,提供综合服务。基层机构以全科医生为核心、专科医生提供技术支持的方式组建1139个家庭医生签约服务团队,向居民提供包括基本医疗、基本公卫、健康促进等在内的全方位防治康综合服务,在满足群众的个性化健康需求基础上,也把基层服务流程进行融合再造,充分发挥各级各类医护人员的作用。居民在与家庭医生签约同时可自愿分别选择一所二级和三级医院,享受"1+1+1"的组合式签约服务。

(2)设立项目化签约包,提供标准服务。依照国家分级诊疗技术方案和临床路径,针对高血压、糖尿病、慢阻肺患者等慢病患者和老年人、孕产妇、儿童等重点人群制定含有154项服务项目的8个签约服务包供居民自愿选择,对不同人群和不同病情等级明确相应的签约服务内容和服务标准,特别对高血压患者、慢阻肺患者提供分级分类的签约服务项目,为高血压合并糖尿病患者提供组合服务包,满足居民的多元化健康服务需求。区(市)和基层机构可结合自身实际增加个性化签约服务内容。

(3)健全绩效评价体系,保障签约稳定发展。在借鉴英国全科医生考评体系基础上,建立以运行质量、服务效果和群众感受度为主的包括42项指标的家庭医生签约服务考评体系,对基层机构和家庭医生团队重点评价签约数量、慢病控制、服务质量、执行效果、满意程度等服务效果,对家庭医生重点评价继续教育、专业知识、临床技能等专业能力水平,考核评价结果与基层机构、家庭医生团队、家庭医生绩效分配和评先选优挂钩。

3.统筹规划,扎实推进签约服务

(1)坚持"三约合一",实行实名制签约。在基层机构推行家庭医生签约、门诊统筹签约和基本公共卫生服务签约"三约合一",在居民签约家庭医生时实时采集居民医保卡和身份证信息,居民医保信息直接关联到市医保平台,基本公共卫生签约关系随着调转到当前机构,根本上保证家庭医生签约服务实名制。签约居民只有在基层机构签约门诊统筹和家庭医生签约"双签约",且经过医保信息验证后才能享受免费基本药物,有效提高居民签约信息的准确性和有效性,杜绝基层机构虚假签约现象,避免基层机构"穿新鞋走老路"。

(2)建立签约地图,推进信息化签约。试点开展家庭医生信息化签约,居民通过手机APP在实名认证后,可在家庭医生签约地图上查看到提供签约服务机构和家庭医生,在网上直接选择家庭医生签约,可随时与家庭医生开展咨询交流,获得诊疗提示信息和查看健康档案。家庭医生通过手机APP随时掌握签约居民健康信息和工作任务,为每名签约居民建立签约服务时间轴,有计划性地提供服务。胶州、崂山等区(市)为家庭医生配备交通工具和服务包,居民血压、血糖、血氧的测量信息直接传输到平台,提高信息真实性和实时性。基层机构通过家庭医生签约地图实时掌握每个家庭医生团队和村卫生室的签约数量和进展,及时掌握和协调推进家庭医生签约服务平衡发展。

三、青岛市加快推进家庭医生签约服务存在的困难和问题

(一)家庭医生团队业务水平需要提高

当前签约医生大都来自最基层的村卫生室、乡镇卫生院、社区卫生服务中心,其中不少人并不是全科医生,业务水平参差不齐,原因是全市全科医生总量严重不足,青岛市目前有全科医生 1000 余名,远远达不到国家要求的每万名居民配备全科医生 2~3 名的标准,全科医师人才匮乏直接阻碍家庭医生签约服务工作的顺利实施。

(二)基层医疗机构专业技术水平参差不齐

镇街卫生院和村卫生室专业技术总体水平不高,家庭医生签约服务个性化服务包部分内容如慢阻肺肺通气功能检测、无创家用呼吸机使用指导、个性化的中医辨证施治等,部分基层医疗机构尚不能顺利开展;基层医疗机构的远程诊断、医学检验、医学影像(心电)诊断、消毒供应等,在为家庭医生团队提供服务和技术支撑方面尚存在欠缺。

(三)区域信息化平台建设滞后

基层医疗机构之间、基层医疗机构与医联体上级医院之间未建立信息共享机制,公共卫生信息与基本医疗信息之间未实现共享互通,居民在社区建立的健康档案,无法上传给上级医院,社区也无法获悉上级医院的治疗方案,导致签约居民治疗方案不连贯、碎片化。同时因信息共享不到位,医联体内,上级医院无法事先为基层医院预留床位,导致患者向上转诊时需排队等候;上级患者出院后到基层医院维持治疗,基层医院无法全面了解上级医院治疗方案,无法对病情做持续的跟踪治疗。

(四)基层医疗机构对专业技术人员吸引力不足

青岛市超过 50% 的卫生院和社区卫生服务机构专业技术人员数量、构成达不到基层医疗机构标准化指标要求,与家庭医生签约服务工作和群众医疗需求相比,基层医疗卫生专业技术人员明显短缺。问题根源在于基层医生与上级医疗机构医务人员在薪酬、职业发展空间等方面差距较大,薪酬待遇低,难以吸引和留住优质人才。公立基层医疗机构,在现行财政和工资分配制度下,医务人员认为干多干少一个样,工作积极性不高。

四、国内外先进做法及借鉴

(一)国外先进经验

1. 英国

英国的家庭医生(GeneralPractitioners,GP)制度是英国卫生服务体系(NationalHealthService,NHS)的重要组成部分。英国卫生服务体系 NHS 包括两层医疗体系,第一层是以社区为主的初级卫生保健(Primary care),通常由在社区诊所内的全科医师和护士提供服务;第二层是 NHS 综合医院服务(Secondary care),由各科的专科医师提供服务,治疗由全科医生转来的病人,并处理重大的事故及急诊病人。

(1)全国统一的高标准资质要求。英国共有 12 万专科医生、4 万家庭医生,承担全国 86% 的卫生保健需求,要成为一名 GP,学生医学院毕业后还需接受严格规范的培训。所有医学生 5 年医学教育毕业后,都必须参加为期 2 年的 Foundation(基础)培训,获得医师的职业资质。之后专科医生与 GP 分别参加各自的专科培训。其中 GP 需要参加为期 3 年的全科医师培训,经过考核获得 GP 资格证书,并注册成为英国皇家全科医学会会员,才具备独立开业行医的资格。

(2)严格规范的就医流程要求。英国以法律的形式规定就医流程。每个英国居民必须签约一名家庭医生,以后所有的医疗卫生服务需求必须首先向家庭医生提出。家庭医生对所有患者的医疗需求首先进行分类梳理,将常见病、多发病和简单的医疗需求解决在社区和基层,将真正的疑难杂症转向专科医院进一步诊治。同时,家庭医生与专科医院之间建立起良好的"双向转诊"机制,确保患者在整个医疗流程的不同环节能够在不同的医疗机构之间进行有效的转诊。

(3)向基层倾斜的综合制度设计。NHS 对家庭医生实行按人头付费。家庭医生收入的 50% 来自与其签约的民众的人头费;30% 来自完成 NHS 规定的医疗卫生服务项目的报酬,如儿童预防免疫接种、妇女健康体检等;20% 来自特殊诊疗服务,如夜间出诊、小型手术、检查等。英国明确规定每个家庭医生的签约居民不得超过 2000 人,提高 75 岁以上老人和 5 岁以下儿童的人头费标准。

2. 美国

美国的家庭医生称为"初级保健"（primary-care physician，PCP），PCP 是指"在一项医疗保险计划里最初及主要服务提供者，是大多数的低收入且有医疗保险的人群都能拥有的医生。享有社会医疗保险的人群，只需支付很少的月费、预付额等费用，除此之外都是由政府承担。美国的家庭医生每个人日常负责 1000～2000 位病人，是病人得到医疗服务的窗口，也是病人与大医疗机构联系的中枢。他们提供的也是一种基层医疗保健服务，在每个社区都会有一个小型诊所，里面有 10 个左右家庭医生，可以看门诊，也可以做手术；家庭医生是居民的首诊医生，由于家庭医生都是全科医生，所以一般的疾病他们都能治疗，只有一些无法应付的疾病，他们才帮病人转介专科医院。在美国，80％～90％的病人可以由家庭医生直接治愈，仅 10％～15％需要转介。

在付费方面，美国保险公司代表投保人向医疗服务提供者购买服务，每位参保人自己选择或者被分配一名家庭医生，保险公司则按人数将医保费预付给家庭医生，家庭医生成为核心角色，从机制上成为委托人健康和保险公司的"双重守门人"。

在家庭医生资质方面，美国同样严格，要成为一名全科医生，首先必须有较好的学习成绩和医学院的临床评估，通过全国统一的标准化考试，随后才能进入面试，面试时会初步判定人生观和价值观是否适合家庭医生事业。

（二）国内经验借鉴

1. 上海

上海市自 2011 年启动家庭医生制度试点，2015 年 11 月启动"1＋1＋1"医疗机构组合签约试点（即居民自愿选择一名家庭医生签约，并从全市范围内选择一家区级医院、一家市级医院进行签约）。搭建市级优先预约号源信息化平台，上级医院将 50％的专科和专家门诊预约号源，提前 50％时间优先向家庭医生与签约居民开放。"延伸处方"药品通过第三方物流免费配送至基层医疗卫生机构、药房或居民家中。

信息化建设方面，上海市建立电子健康档案和电子病历两个基础数据库，实现市、区公立医疗卫生机构互联互通和数据共享，配合家庭医生制度构建，建立社区卫生综合管理平台和分级诊疗支持平台，支撑预约转诊、处方延伸、药品物流配送和绩效考核管理等改革举措的实施，开发社区卫生综合管理 APP，自动采集、实时掌握签约情况。

2. 杭州

杭州市以地方立法形式，将签约服务作为医养护一体化主要内容，2015 年出台《杭州市医养护一体化智慧医疗服务促进办法》，规定基本医保参保人员自愿与所在社区基层医疗机构的全科医生签订服务协议，在全科医生处首诊，接受"社区首诊、双向转诊、康复回社区"的分级诊疗服务。签约服务费由市、区两级财政和个人共同分担，主城区每人每年 120 元，个人负担 10％，市财政承担 25％，区财政承担 65％，签约服务费专款专用，不纳入绩效工资总量。医保政策倾斜，签约的参保对象选择社区首诊，其门诊医保起付标准下降 300 元，城乡居民医保参保人员通过签约医生转诊至上级医院产生的诊治费用，按照基层报销比例结算。服务内容上突出全科诊疗、家庭病床和双向转诊等。

信息化建设方面，2016 年上半年启动医养护一体化平台建设，包括实时交换平台、实现家庭医生签约、门诊资源管理及预约、孕产妇保健服务等相关信息的互联互通、移动支付、满意度测评等功能；同步建设医养护健康综合信息网站和"健康通"手机 APP 开发注册系统；推进医院相关信息系统、区域卫生信息平台、妇幼业务系统与医养护一体化平台数据交换、服务发布和业务协同；配合双向转诊系统改造，完成与浙江省预约平台对接，号源同步更新等。

3. 深圳

深圳家庭医生签约服务依托 11 家基层医疗集团和 630 家社区健康中心开展，按照每一签约参保人每年 120 元的标准，由社区健康中心同级财政给予补助，同时将社区健康中心门诊补助标准提高到 40 元/人次以上。基层医疗集团以区为单位设置，是该区域医学影像、检验、药事服务等资源配置中心，开展远程医疗、"基层检查＋集团诊断"、药品集中配送、网上集中审方等服务；基层医疗集团内，实现健康档案、病历等互联互通，实行检查结果互认、处方流动、药品共享。

人员政策方面，对通过公开招聘、取得住院医师或全科医师规范化培训合格证的毕业生，按照本科、硕士、博士学历，分别给予 25 万元、30 万元、35 万元的一次性生活补助，分 5 年发放。对基层医疗集团内取得副高以上职称的全科医师，且承诺自聘任高级专业技术岗位后在社区健康中心工作 5 年以上的，其岗位聘任可不受所在单位高级专业技术岗位数量限制。政府办社康中心与其举办医院的人员工资总额按同等标准核定、分开管理，基础性和奖励性绩效工资比例由举办医院自主调整。市级财政安排专项补助，用于补贴市属医院选派专家进驻基层开展诊疗服务工作,专项补助纳入派出医院绩效工资总额。

4. 安徽定远

实行"按人头总额预付"签约服务模式,在医共体内,将新农合医保资金全部按人头总额预付给医共体牵头单位,实行按人头总额预付,超支不补,结余全部留用,年度收支结余由县、乡、村三级医疗机构按照6:3:1比例分成使用,超支部分由三级共同分摊,建立服务共同、责任共担、利益共享、管理共建的工作机制。

五、加快推进家庭医生签约服务的对策和建议

(一)落实政府主导、部门协作、全社会参与工作机制

1. 加强部门协作

全面开展家庭医生签约服务,是转变基层卫生服务模式、分级诊疗制度建设和构建和谐医患关系的重要途径,对推进健康青岛和宜居宜居幸福创新型国际城市建设起到重要的基础性作用。家庭医生签约服务的推进,涉及卫生、发改、人社、财政等多个部门,要求在设施设备配备、签约服务价格、财政补偿资金、基本医疗保险支付政策、人事政策等领域统筹推进,《关于建立全科医生制度的指导意见》(国发〔2011〕23号)明确指出,各地确定全科医生签约服务内容和服务费标准要与医保门诊统筹和付费方式改革相结合。青岛市在加快推进家庭医生签约服务过程中,要严格落实政府主导、部门协作、社会参与工作机制,加强改革的协调配合,防止政策"碎片化",相关部门切实履行职责,形成叠加效应和改革合力。

2. 做好政策衔接

家庭医生签约服务是基层服务模式的改革,在加快推进过程中,做好与公立医院综合改革、医联体建设、分级诊疗制度建设等相关改革工作的衔接,统筹规划,同步推进。结合创建国家中医药改革试验区,充分发挥中医药在基本医疗和预防保健方面的重要作用,满足居民多元化健康需求。加强与医养结合、家庭病床、长期医疗护理等政策的结合,进一步健全治疗、康复、长期护理服务链,为群众提供连续性、综合性健康服务。

3. 动员全社会参与

充分利用新闻媒体、网络、微信微博等多种形式,广泛宣传家庭医生签约服务的政策与内容,重点突出签约服务便民、惠民、利民的特点。在网站和微信公众号等公开公示家庭医生签约服务机构和团队情况,

方便群众及时获取信息。开展家庭医生签约服务示范点建设,宣传家庭医生先进机构和优秀团队,增强职业荣誉感,营造全社会尊重、信任、支持家庭医生签约服务的良好氛围。

(二)以慢性病为突破口,推进"三高共管"服务机制

目前我国成年人高血压患病率达 25.2%,糖尿病患病率达 9.7%,据此测算,青岛市患有高血压和糖尿病者达 200 余万人。《关于印发推进家庭医生签约服务指导意见的通知》(国医改办发〔2016〕1 号)要求,家庭医生签约服务优先覆盖老年人、孕产妇、高血压、糖尿病等慢性疾病患者等重点人群,做好对慢性病患者的签约服务,将以"高血压、高血糖、高血脂"为主要症状的高血压、糖尿病实行共同、分级、分组管理,对于提高居民健康水平,做好健康"守门人"起到重要作用。一是在服务内容上统筹设计。对现有高血压、糖尿病和高血压合并糖尿病三个签约服务包适时进行评估调整,鼓励基层大胆创新,拓宽服务范围,根据群众需求设计内容丰富、科学合理的个性化签约服务包,满足群众健康需求。二是在优惠措施上协同推进。落实部分慢性病患者免费服药政策,做好医保基金支付的系统调整和衔接,鼓励将其他慢性病纳入财政专项资金支持向签约居民免费提供慢性病基本药物,在加强财政保障、做好药物供给和建立调整机制等方面,建立免费基本药物的采购配送、调度使用和动态调整机制。落实延伸处方和长处方政策,对于诊断明确、病情稳定、依从性较好的签约慢性病患者可酌情延长不超过 1 个月单次配药量、可延用二级以上医院医嘱中的非基本药物并以零差价销售给患者。鼓励公立医院全面配备和优先使用基本药物,满足家庭医生签约居民的就医需求。三是在服务能力上协作提升。基层医疗卫生机构制订医联体(医共体)内组合式签约服务方案,在引导居民与家庭医生签约的同时,自愿选择一所二级、一所三级医院,建立"1+1+1"的组合签约服务模式。由专科医师进行技术指导,家庭医生团队进行精细化管理,畅通转诊、预约、住院优先渠道,建立"三高"预防、治疗、康复一体化服务体系。

(三)加大二级以上医院参与家庭医生签约服务力度

签约服务的顺利推进、签约双方的良性互动,离不开资源的协同共享、医联体上级医院优势医疗技术和签约服务优惠措施的有力支持。二级以上医院的参与程度,在很大程度上影响家庭医生签约服务的服务水平和对群众的吸引力,二级以上医院参与家庭医

生签约服务,既是建设整合型医疗卫生服务体系的需要,也是医学服务模式转变的必然要求。一是在技术支持方面,积极整合辖区二级以上医院现有的检查检验、消毒供应中心等资源向基层医疗卫生机构开放,探索设置独立的区域医学检验机构、病理诊断机构、医学影像检查机构等,实现区域资源共享。二是在参与签约服务方面,鼓励二级以上医院医师加入家庭医生团队,直接与居民签约或开展技术指导和远程技术支持,二级以上医院在绩效工资分配上向参与签约服务的医师倾斜,有条件的地方还可以对家庭医生团队以及参与签约服务的二级以上医院医师予以资金支持引导。加强全科医学建设,规范开展全科医生的规培、教学、科研共工作。三是在服务优惠政策方面,借鉴上海、杭州等地经验,给予家庭医生团队一定比例的医院专家号、预约挂号、预留床位等,方便签约居民优先就诊和住院。指定科室对接家庭医生转诊服务,为转诊患者建立绿色转诊通道。

(四)加强签约服务信息化支撑

一是构建完善的区域医疗卫生信息平台,力争实现基本公共卫生、基本医疗和家庭医生签约服务信息互联互通,签约居民健康档案、电子病历、检验报告等信息共享和业务协同。二是建立家庭医生与上级医院的支持互动平台,实现预约转诊、在线咨询等功能,通过远程医疗、即时通信等方式,加强医联体内二级以上医院医师与家庭医生的技术交流与业务指导。三是建立家庭医生服务管理平台,实时检测统计工作量,记录服务过程,通过信息平台规范签约、履约流程,实现签约居民个体健康状况的评估、预警、提醒,自动推送健康教育信息和自我管理建议。四是搭建家庭医生与签约居民的交流平台,通过智能客户端等多种方式,为信息咨询、互动交流、患者反馈、健康管理等提供便利。积极利用移动互联网、可穿戴设备等为签约居民提供在线预约诊疗、候诊提醒、划价缴费、诊疗报告查询、药品配送和健康信息收集等服务,增强群众对于签约服务的获得感。

(五)进一步提高基层服务能力和水平

1. 加强队伍建设

一是将优秀人员纳入各级政府人才引进优惠政策范围,落实全科医生特岗计划,增强全科医生的职业吸引力。二是落实《人力资源社会保障部 国家卫生计生委关于进一步改革完善基层卫生专业技术人员职称评审工作的指导意见》(人社部发〔2015〕94号),在人员聘用、职称晋升、在职培训、评奖推优等方面向开展签约服务的全科医生倾斜,将签约服务评价考核结果作为职称晋升的重要因素,对成绩突出的家庭医生及其团队,按照规定给予表彰表扬,大力宣传先进典型。三是加强基层全科医生规范化培训和继续医学教育,建立健全家庭医生定期到临床教学基地进修制度,加强家庭医生及团队成员的继续医学教育,充实家庭医生队伍和提升家庭医生实践技能,提高签约服务质量。四是实施高校免费定向乡村医生培养政策,吸引年轻人充实到乡村医生队伍,不断提高乡村医生服务能力和服务水平。

2. 开展机构标准化建设

开展家庭医生签约服务和基层医疗机构标准化建设二者相辅相成。基层医疗机构标准化建设夯实根基、提高能力,家庭医生签约服务才能有效实施;家庭医生签约服务调动机构和医务人员工作积极性、拓展业务范围和业务量、增加业务收入,促进标准化建设加快推进。摸清底数,把开展家庭医生签约服务作为推进基层医疗机构标准化的有效突破口和有力抓手,加大在房屋建设、设备购置和人才引进上的政策支持力度,不断提升服务能力、规范服务行为、强化医疗质量安全、改善居民就医体验。

3. 健全考核机制

建立科学的绩效考核机制是促进家庭医生提供优质服务的关键。强化区市考核责任,每年组织对基层医疗卫生机构、家庭医生团队和家庭医生进行评价考核,考核结果与家庭医生团队、家庭医生绩效分配和评先选优挂钩。发挥社会监督作用,建立以签约居民为主体,向社会公开的反馈评价体系,畅通公众监督渠道,使家庭医生团队的服务质量和水平能够得到居民的及时反馈和评价,并作为绩效考核的重要依据和居民选择家庭医生团队的重要参考。

创建党建协作区　探索党建工作新模式
推动党建工作开创新局面

市卫生计生委党委

（2017 年 9 月）

党的十八大以来,青岛市卫生计生委党委在开展党的群众路线教育实践活动、"三严三实"专题教育、"两学一做"学习教育常态化制度化工作中,不断探索,大胆创新,聚焦行业党建工作实际和全面从严治党中的重点难点问题,探索建立党建协作区,逐步摸索出一条适合行业党建特色、促进党建工作落实,充分调动基层党组织创新活力的党建工作新模式。

一、现状分析

青岛市卫生计生委党委现有委属单位党组织 30 个,党组织关系代管单位 7 个,共有基层党支部 222 个,党员 5501 名。党建工作管理部门设在委机关组织人事处,专兼职工作人员 1 人。

在党建管理层面上,委党委机关具体管理部门力量偏弱,导致在贯彻执行委党委指示决议的过程中监督管理指导不精细的问题。以往工作虽然多采取临时抽调基层单位人力补充的办法解决,却也有工作连续性不强、抽调人员实际执行能力不强等问题。

在基层建设层面上,单位大小不一,大的单位几千人,小的单位十几个人,单位之间发展不均衡,工作标准不好统一,存在工作开展难、工作落实难,检查评估难。

在工作交流层面上,各单位闭门搞党建,各自为营,单位之间很少有交流,更谈不上合作,缺少相互学习交流借鉴的平台,导致工作开拓创新,进取精神欠缺,工作成效大打折扣。

二、实践探索

（一）总结"两学一做"实践经验,创建党建协作区,为构建行业大党建格局迈出了第一步

在现有编制人员很难增加的前提下,为有效解决党建工作中存在的问题,市卫生计生委党委在全行业系统积极探索建立大党建格局,结合全面从严治党管党责任层层加压、管党治党各项制度规矩日益严实的

新形势,积极构建大党建格局,坚持"开门搞党建",为基层党建组织发挥效能搭建平台。2016 年,市卫生计生委党委在"两学一做"学习教育过程中设立三个督导组实施片区化管理,在承上启下、上传下达、横向协调、督导推进等方面发挥了积极作用,基层党组织规范化管理与监督得到加强。2017 年,青岛市卫生计生委党委总结传承"两学一做"督导片区工作经验,为切实加强基层党建工作,解决党建工作中大小单位发展不平衡、工作落实难、督促指导难等问题,积极适应新的形势任务要求,按照区域就近、相互协作、大小结合、优势互补、共同促进的原则,组建了三个党建协作区。协作区采用轮职组长制,轮值组长由协作区大的单位轮流担任,轮值时间为半年。协作区主要组织开展党建学习交流、难题会诊、现场观摩、工作督导及其他形式的活动,促进党建工作落到实处,推动构建区域统筹、优势互补、共建共享、共同提高的"大党建"格局。

2017 年 3 月 14 日,经青岛市卫生计生委党委研究同意,正式下发《关于成立市卫生计生委党建协作区的通知》（青卫党发〔2017〕5 号）,成立三个党建协作区及委党建协作区协调办公室,明确工作分工、职责任务。2017 年 3 月 22 日,青岛市卫生计生委党群工作会召开,宣布成立党建协作区。2017 年 3 月 28 日,委党建协作区协调办公室召开党建协作区第一次工作例会,讨论研究各党建协作区工作启动、运行模式、资金保障等事宜。4 月上旬,各党建协作区全面启动,发挥平台效应确保党建大方向准确,同时兼顾突出务实、创新、特色、灵活要义,为党建理论创新进行实践层面的有效探索,不断推动全委党的建设向更高层次发展。

（二）实践检验,充分调动基层党组织的创新活力

各党建协作区坚持"党建共商、平台共建、活动共办"原则,做到委党委有部署、有要求,协作区有计划、有安排,各单位有行动、有落实,保质保量完成了党建

重点工作。轮值单位牵头、成员单位积极响应，区域统筹、优势互补、共建共享、共同提高的"大党建"格局初见成效。

一是搭建"互联网＋"党建互动平台，把支部连在网上，把党员连在线上。党建协作区内部组建了微信群，创办了协作区简报，定期采编网发，各单位利用官微及时推送鲜活信息，通过各单位党组织层层线上网络传递，使基层党组织的党员能够第一时间了解片区内的活动动态，协作区内通过交流互动，提升了党建工作的质量。

二是实现教育资源共享。各协作区"七一"期间整合各单位党课计划，分别邀请了许振超、王继军、王存福等专家教授进行集中授课，各成员单位共同组织参加，有效地提高了党课教育效果。

三是实施区内结对共建，党员人数多的单位与党员人数少的单位结成互助对子，联合开展活动，资源共享。第一党建协作区创建党建协作区"中心园"党建联合体，实施党建工作联动（卫生人才服务中心、市卫生科技教育中心、市卫生计生委幼儿园、市公立医院经济管理中心、市卫生计生发展研究中心5家）；第二协作区内成员单位（中心医院与三医）根据需求联合举办党员干部研修培训班，对协作区内单位间联动交流进行了有益探索。

四是打开了"工作有标准、单位有特色、片区有亮点"的工作局面。第二协作区落实"四个责任"和"五个活动"（"三会一课"优秀党课评选、"志愿服务 党员先行"大型义诊、"两学一做"知识竞赛、"庆七一"优秀党员风采展、基层支部"手拉手"等5项主题活动），制定了支部书记目标管理责任清单，初步确定了协作区党建工作制度汇编内容，以规范化建设激发党建工作活力，推动成员单位协作共建。各协作区坚持共建共商共享的原则，持续开展了党建工作学习研讨交流、主题实践等活动，建立了协作区工作每月例会制度，加强沟通和交流，成立了协作区志愿服务队，确立了党建协作区"党员志愿服务基地"，积极探索基层党建工作创新发展的路径，党建带团群工作卓有成效，着力打造卫生计生服务品牌，各党建协作区活动信息多次在青岛党建频道以及网站、报纸、卫计委官微上报道刊发。

（三）强化制度支撑和组织保障，确保党建目标任务定位准确

委党建工作协作区协调办公室建立了工作例会制度，在关键节点及时通过会议协调推进，围绕各协作区摸排的问题和困难，通过研究出台制度性文件进

行规范，根据《市委组织部关于党费收缴、使用和管理的实施办法》的要求，结合卫生计生基层实际，细化操作流程，制定出台了党费管理使用办法等具体规范性文件，有效解决了基层单位党组织普遍遇到的问题；针对委属各单位基层党组织换届问题，限定时间节点，明确换届改选操作规程，各协作区在协调解决基层单位党组织换届具体问题上发挥了应有作用。

党建协作区实施轮值制度，每半年一轮，轮值书记牵头策划与区内各单位的通力协作，未竟任务由下一轮值书记继续跟进，各协作区之间也加强交流，相互借鉴，取长补短，在保证大方向统一的基础上，兼顾基层创新活力，突出各自特色，百花齐放，有效调动和保护了基层党建工作积极性、主动性、创造性。各党建协作区内部坚持每月例会碰头交流，坚持问题导向，在基层党委换届、"七一"庆祝活动、"两学一做"等方面发挥了应有的作用，在微信平台搭建、区内简报交流、月例会制度、党建规章制度汇编、统一主体责任清单考核标准、党员联合义诊志愿服务、党建带团建等方面取得了较好的成效。

三、坚持问题导向，紧密联系卫生计生实际，继续发挥协作区平台效应

下一步，各党建协作区将重点关注和解决以下七个方面的问题：一是要注重调动发挥成员单位积极性，让区内成员单位分担工作，积极参与，取长补短、共同进步；二是注重点面结合，党的各项工作贯彻落实到位，落到基层党支部和一线党员；三是注重学习成效，不断创新学习形式和载体，充分利用多媒体，保证全体党员的学习效果；四是注重宣传引导，加强典型选树和党建工作宣传，创建卫生计生党建品牌；五是注重问题导向，协作区加强日常党建工作落实和督导；六是注重党建工作创新，在工作方法、工作形式、工作措施、工作载体上要实事求是、突出特点、力求创新；七是注重工作上下融合，协作区工作计划与委党委重点工作相融合，各单位党支部重点工作与委党委重点工作相融合，各单位党委工作与单位中心工作相融合。

各党建协作区要在中央、省市委和委党委的正确领导下，清醒认识当前形势任务，继续发挥平台效应，调动成员单位联合行动的积极性，聚焦主责主业，全面完成党建年度任务，推动为卫生计生系统党建工作更上层楼，为即将到来的十九大献礼。

一是"两学一做"常态化制度化依然是协作区各项工作的重中之重。"学"要突出习总书记"7·26"重

要讲话精神和党的十九大精神,切实利用好基层党组织"三会一课"等学习制度,认真落实党内政治生活准则,健全严格组织生活长效机制,确保学得扎实、持之以恒、不走过场。"做"要扎实落实党支部建设三级联创,树立党的一切工作到支部的鲜明导向,实施合格支部、过硬支部、示范支部三级联创,推动支部建设工作上下联动、提档升级;要深入实施党员"学、管、带、联"行动,各单位要精心设计主题和载体,使每个部门都有发挥党员先锋模范作用的平台,通过建立党员示范岗、党员先锋岗、党员责任区和开展创业创新竞赛等,提升党组织和党员在推进卫生计生改革发展中的影响力和带动力。

二是要聚焦主责主业,始终把党建工作抓在手上,切实发挥基层医疗卫生单位党委(总支、支部)领导核心作用。始终把思想政治教育作为首要任务,严格执行组织生活制度,依托"三会一课"制度抓好党支部学习,抓实党支部建设这项最重要的基本建设;认真落实市委组织部下发的《关于进一步严格党员教育管理的意见》,抓实党员队伍建设基础工作,教育引导广大党员立足本职岗位践行"四个合格";以基层党组织换届为契机,带领班子做好表率和示范,坚持问题导向,开好民主生活会和组织生活会,推动基层党组织实际问题的精准定位和有效破解,以钉钉子精神抓好党建各项任务落实,推动全面从严治党不断向纵深发展。

三是要把督促检查、考核评比作为推动协作区工作的有力抓手,确保委党委党建工作年终完美收官。年终对各单位的党建考核将依托党建协作区,以协作区提供的考核评分情况作为重要参考依据,各协作区下半年要进一步强化督查考核职能,加强对"两学一做"等各项党建工作的督导检查和评比活动,针对不同单位实际情况,建立分类指导机制,研究制订推进"两学一做"学习教育常态化制度化工作方案,体现具体化、精准化、差异化,发挥好一线指挥部的作用。

统 计 资 料

青岛市 2017 年卫生计生统计信息简报

一、卫生计生资源概况

(一)卫生计生机构

2017年,青岛市各级各类卫生计生机构7927个(含村卫生室4433个)。其中:医院306个(按等级分:三级医院20个、二级医院114个、一级医院135个、未定级医院37个;按床位数量分:800张以上的有15个、500~799张的有7个、100~499张的有69个、100张以下的215个);乡镇卫生院104个;社区卫生服务机构289个(其中:卫生服务中心71个、社区卫生服务站218个);村卫生室4433个;门诊部、诊所、卫生所、医务室2670个;妇幼保健机构12个;疾病预防控制机构25个;卫生监督机构11个;计划生育技术服务机构25个;其他医疗卫生机构52个。

注:20个三级医院中包含青岛市肿瘤医院。

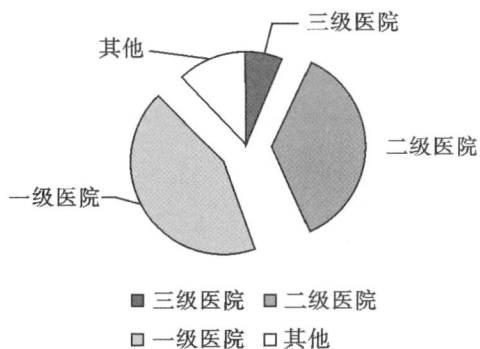

图 1-2 2011~2017 年全市公立医院数量所占比例情况

(二)医疗床位

2017年,全市各级各类卫生计生机构实有医疗床位55798张。其中:医院实有床位46282张、卫生院实有床位7059张。全市每千人口医疗床位数6.01张。

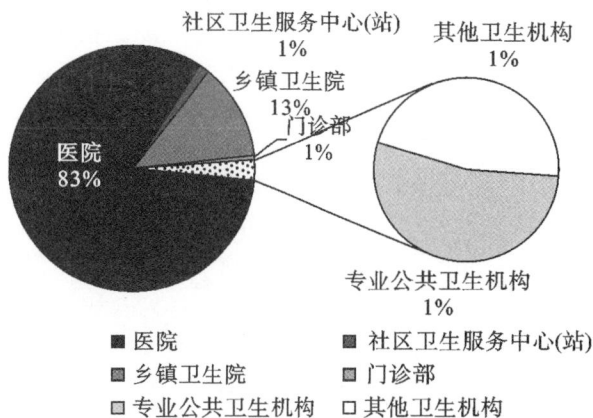

图 1-1 青岛市 2017 年各类医院等级情况(单位:个)

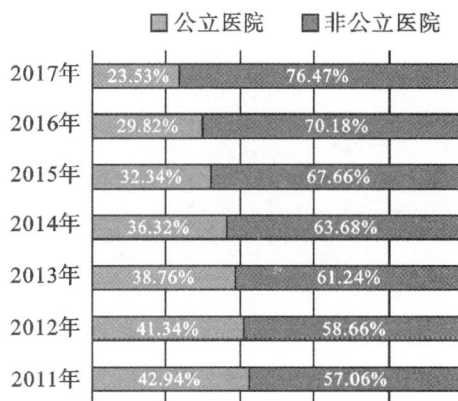

图 1-3 青岛市 2017 年各类医院等级情况(单位:个)

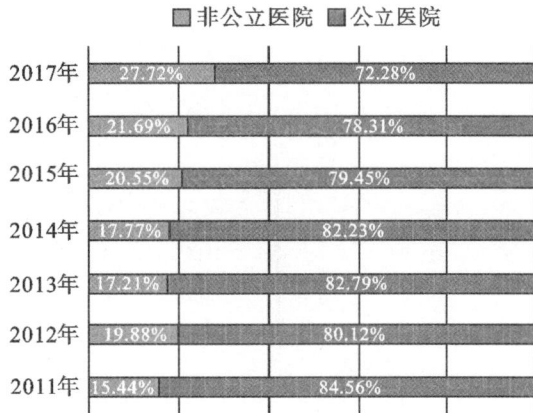

图 1-4 2011～2017 年全市公立医院床位数所占比例情况

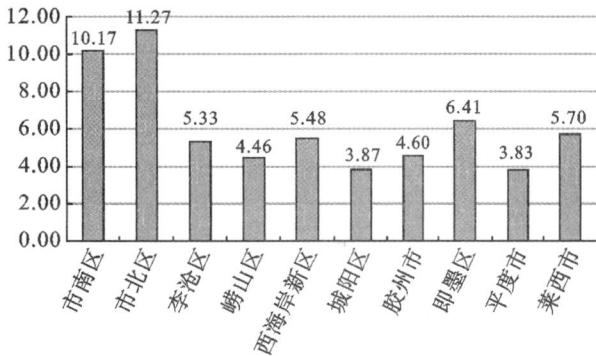

图 1-7 青岛市 2017 年各类卫生计生机构在岗职工数构成图

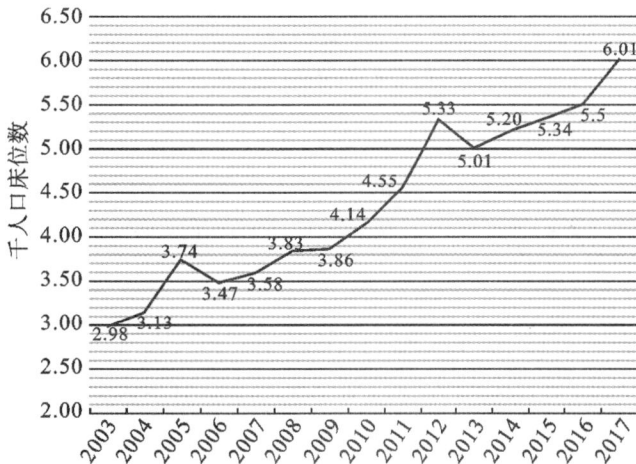

图 1-5 青岛市 2017 年各区(市)千人口
床位数示意图(单位:张)

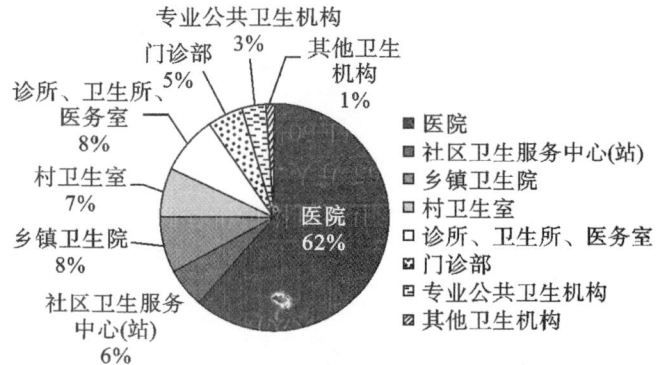

图 1-8 青岛市 2017 年各级各类卫生计生技术人员构成图

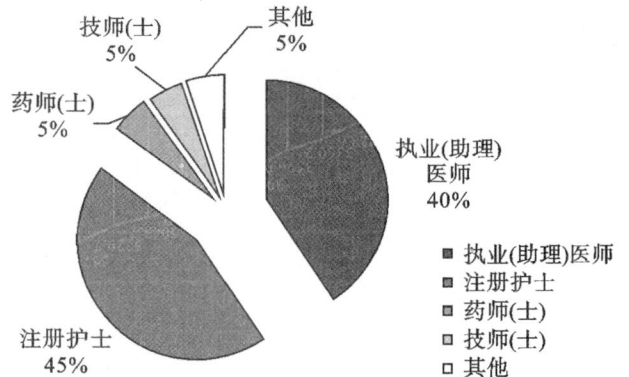

图 1-6 2003～2017 年全市千人口床位数(单位:张)

(三)卫生计生人员

2017 年,全市各级各类卫生计生在岗职工总数 95591 人(包括乡村医生 5412 人和卫生员 162 人)。其中:卫生技术人员 76146 人,占 79.7%;其他技术人员 4588 人,占 4.8%;管理人员 4094 人,占 4.3%;工勤技能人员 5189 人,占 5.4%;乡村医生和卫生员 5574 人,占 5.8%。全市每千人口卫生技术人员 8.20 人,每千人口执业医师(含助理)3.32 人,每千人口注册护士 3.66 人。

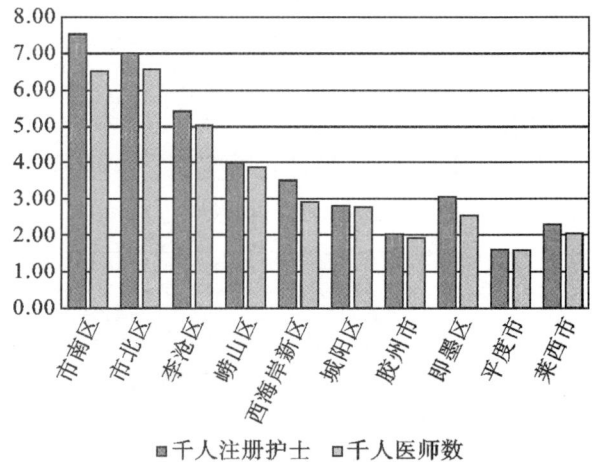

图 1-9 青岛市 2017 年分区(市)千人口执业医师、
注册护士数(单位:人)

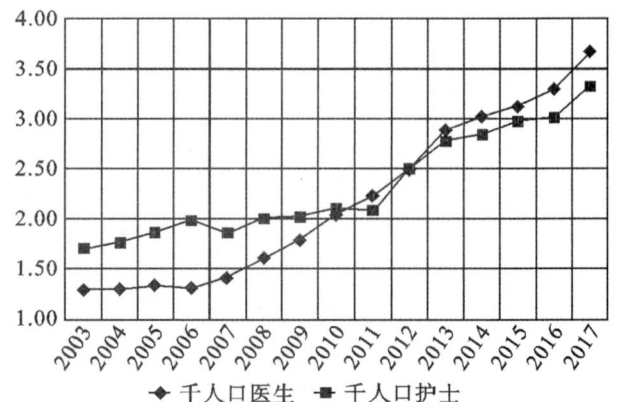

图 1-10 2003～2017 年青岛市千人口医师、护士数(单位:人)

（四）房屋与设备

2017年末，全市各级各类卫生计生机构房屋建筑面积共509.42万平方米。其中：医院342.02平方米，基层医疗卫生机构145.05万平方米，专业公共卫生机构16.06万平方米，其他卫生机构6.29万平方米。全市各级各类卫生计生机构1万元以上设备4.76万台，总价值约76.2亿元。

（五）资产总量

2017年末，全市各级各类卫生计生机构总资产273.42亿元，其中：固定资产113.34亿元。在固定资产总额中，医院92.57亿元、基层医疗卫生机构13.09亿元、专业公共卫生机构5.98亿元、其他卫生计生机构1.71亿元。

二、医疗服务开展情况

（一）门诊服务情况

2017年，全市医疗卫生机构提供诊疗服务5994.88万人次（含村卫生室820.75万人次）。其中：医院2966.21万人次，占49.48%；基层医疗卫生机构2873.48万人次，占47.93%；专业公共卫生机构144.95万人次，占2.42%；其他卫生机构10.25万人次，占0.17%。

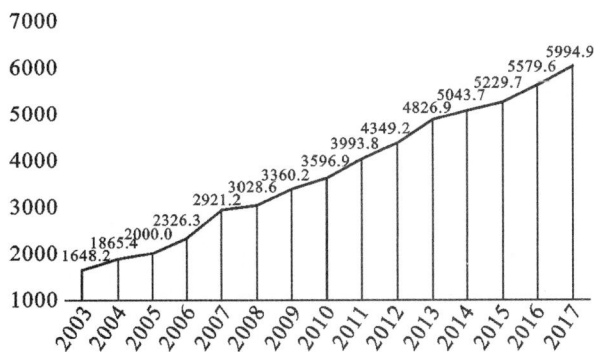

图 2-1　2003～2017 年全市医疗机构总诊疗人次

（单位：万人次）

（二）住院服务情况

2017年，全市医疗卫生机构提供住院服务159.62万人。其中：医院138.65万人，占86.87%；基层医疗卫生机构18.35万人，占11.50%；专业公共卫生机构2.27万人，占1.42%；其他卫生机构0.3万人，占0.21%。全市医疗卫生机构每百名门急诊入院人数为3.87人。其中：医院4.76人，基层医疗卫生机构1.70人，专业公共卫生机构1.68人，其他卫生机构4.84人。

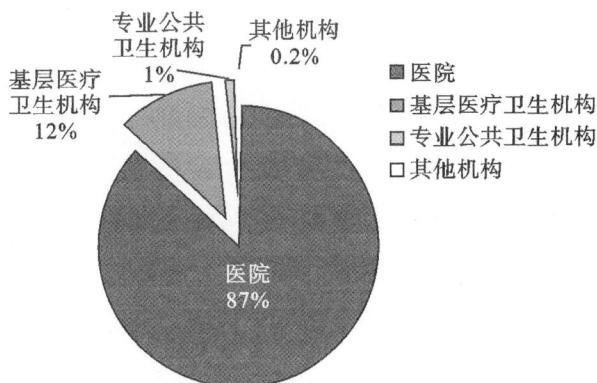

图 2-2　2017 年各类医疗卫生机构出院人数构成

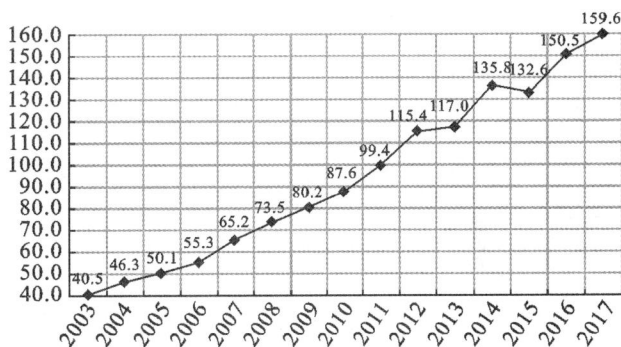

图 2-3　2003～2017 年全市医疗机构出院人数

（单位：万人次）

（三）病床使用情况

2017年，全市医疗卫生机构病床使用率为79.18%。其中：医院83.40%，卫生院59.30%。全市出院者平均住院日为8.7天。其中：医院8.9天，卫生院7.6天。全市病床周转次数为31.3次。其中：医院32.5次，卫生院26.7次。全市病床工作日为289天。其中：医院304.4天，卫生院216.5天。

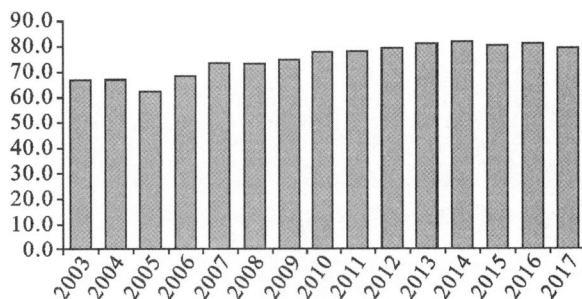

图 2-4　2003～2017 年全市医疗机构

病床使用率（单位：%）

三、门诊和住院病人医疗费用

2017年，全市医疗卫生机构门诊次均费用为198.4元。其中：医院283.5元，基层医疗卫生机构

75.5 元,专业公共卫生机构 139.3 元。全市医疗卫生机构住院次均费用 10153.3 元。其中:医院 11282.6 元,基层医疗卫生机构 2504.8 元,专业公共卫生机构 3850.9 元。

四、居民健康情况

2017 年,青岛市婴儿死亡率为 2.37‰,孕产妇死亡率为 7.74/10 万。

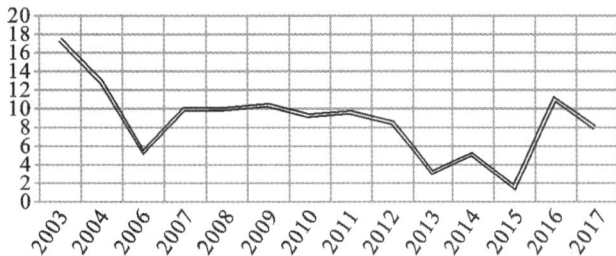

图 4-1 全市 2003~2017 年孕产妇死亡率(单位:1/10 万)

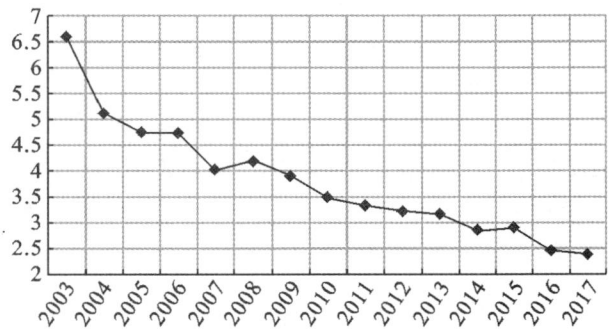

图 4-2 2003~2017 年全市婴儿死亡率(单位:‰)

五、人口出生情况

2017 年,全市户籍人口中,已婚育龄妇女 143.9 万人、女性初婚 2.93 万人、出生 11.57 万人(其中:出生一孩 4.08 万人、二孩 7.20 万人、多孩 0.29 万人),合法生育率 98.59%(其中:一孩合法生育率 99.49%、二孩合法生育率 99.84%),出生性别比 106.43,人口出生率为 14.49‰,人口自增率为 6.62‰。

2017 年青岛市医疗卫生机构、床位、人员数

机构分类	机构个数	编制床位数	实有床位数	在岗职工													
				合计	卫生技术人员										其他技术人员	管理人员	工勤技能人员
					小计	执业(助理)医师		注册护士	药师(士)	技师(士)		其他					
						小计	执业医师			小计	检验师	小计	见习医师				
总计	7927	50756	55798	95591	76146	30867	27994	33985	3862	3537	2470	3895	712	4588	4094	5189
一、医院	306	41971	46282	58854	49225	17308	16445	24886	2555	2341	1627	2135	466	3121	2854	3654
综合医院	172	26453	29641	39298	33273	11746	11268	16938	1647	1583	1090	1359	279	2201	1588	2236
中医医院	36	6022	6050	7587	6527	2375	2211	3111	460	292	209	289	59	263	388	409
中西医结合医院	7	382	645	684	566	253	237	225	59	29	21	0	0	58	25	35
专科医院	87	8919	9726	11205	8822	2915	2715	4601	387	435	306	484	127	582	841	960
护理院	4	195	220	80	37	19	14	11	2	2	1	3	1	17	12	14
二、基层医疗卫生机构	7496	7148	8107	32451	23937	12419	10478	8321	1210	932	605	1055	200	1102	766	1072
社区卫生服务中心(站)	289	1735	743	5432	4523	2009	1810	1650	398	224	140	242	9	398	271	240
社区卫生服务中心	71	1671	506	2794	2360	979	876	861	202	152	88	166	3	214	112	108
社区卫生服务站	218	64	237	2638	2163	1030	934	789	196	72	52	76	6	184	159	132
卫生院	104	5413	7059	7518	6570	2668	2176	2255	517	454	287	676	153	483	185	280
村卫生室	4433	——	0	6634	1060	936	401	124	0	0	0	0	0	0	0	0
门诊部	332	0	305	4926	4005	2019	1802	1453	206	242	168	85	20	191	285	445
诊所、卫生所、医务室	2338	0	0	7941	7779	4787	4289	2839	89	12	10	52	18	30	25	107

（续表）

机构分类	机构个数	编制床位数	实有床位数	在岗职工												
				合计	卫生技术人员									其他技术人员	管理人员	工勤技能人员
					小计	执业(助理)医师		注册护士	药师(士)	技师(士)		其他				
						小计	执业医师			小计	检验师	小计	见习医师			
三、专业公共卫生机构	81	737	751	3263	2399	905	841	629	76	181	161	608	36	224	379	261
疾病预防控制中心	25	0	0	839	635	325	304	41	13	62	58	194	8	71	96	37
专科疾病防治院(所、站)	6	214	291	237	186	79	76	53	16	18	16	20	0	1	26	24
妇幼保健院(所、站)	12	523	460	1521	1178	443	412	483	46	100	86	106	28	89	130	124
急救中心(站)	2	0	0	143	81	33	30	46	1	1	1	0	0	10	10	42
卫生监督所(中心)	11	0	0	375	272	0	0	0	0	0	0	272	0	19	61	23
计划生育技术服务机构	25	0	0	148	47	25	19	6	0	0	0	16	0	34	56	11
四、其他卫生机构	44	900	658	1023	585	235	230	149	21	83	77	97	10	141	95	202
疗养院	5	900	658	476	273	116	114	93	15	18	13	31	4	69	46	88
临床检验中心(所、站)	3	0	0	256	106	9	8	5	0	60	60	32	3	21	24	105
统计信息中心	1	0	0	12	0	0	0	0	0	0	0	0	0	10	2	0
其他	35	0	0	279	206	110	108	51	6	5	4	34	3	41	23	9

注：1.本表人员合计中包括乡村医生5412人和卫生员162人；不含乡镇卫生院在村卫生室工作的执业(助理)医师，注册护士数。

2.表中机构数中：崂山区王哥庄街道社区卫生服务中心和崂山区沙子口街道社区卫生服务中心、青岛市黄岛区第三人民医院和青岛市黄岛区泊里卫生院，崂山区王哥庄中心卫生院，青岛市黄岛区精神病医院和青岛市黄岛区灵珠山街道社区卫生服务中心，青岛市黄岛区骨伤医院和青岛市黄岛区灵珠山街道社区卫生服务中心属于一个机构两个牌子的情况。

2017 年青岛市医疗卫生机构收入与支出

机构分类	总收入（万元）						总支出（万元）						总支出中：	
	总计	财政补助收入	科教项目收入	上级补助收入	医疗收入/事业收入		总计	医疗业务成本/医疗支出/事业支出	公共卫生支出	科教项目支出	管理费用	财政项目补助支出	药品费	人员支出（万元）
					小计	药品收入								
总计	3180180.4	397331.0	1944.9	14815.8	2698917.9	1025221.5	3021561.2	2519704.1	45103.3	2031.0	220534.1	128304.1	907794.8	1090266.6
一、医院	2609058.8	169478.5	1944.9	0.0	2405399.5	829579.9	2493420.3	2173316.2	0.0	2031.0	210341.4	69681.4	782468.6	847597.4
综合医院	1921486.4	115642.5	1523.2	0.0	1778619.1	611528.5	1838791.1	1634847.9	0.0	1502.0	141393.2	43245.9	587717.3	617039.0
中医院	265539.8	20817.4	21.8	0.0	241157.2	99073.5	263622.1	232170.6	0.0	23.6	20504.0	6091.4	89159.7	97037.9
中西医结合医院	19032.2	3032.9	5.6	0.0	15983.7	8267.1	22822.6	16251.2	0.0	0.0	3508.3	3023.0	7422.0	6576.5
专科医院	399068.0	29985.7	394.3	0.0	366357.1	108974.4	366978.1	290594.6	0.0	504.4	45134.9	17321.1	97275.6	126686.2
护理院	3932.4	0.0	0.0	0.0	3282.4	1736.4	1206.4	51.9	0.0	1.0	1.0	0.0	894.0	257.8
二、基层医疗卫生机构	436628.1	149204.8	0.0	13963.7	252407.8	188338.5	401679.4	303960.2	45103.3	0.0	0.0	5961.0	119592.0	185109.8
社区卫生服务中心（站）	123284.0	38579.5	0.0	612.5	83156.1	68983.5	115879.7	113348.5	14913.6	0.0	0.0	916.7	49936.0	39538.3
社区卫生服务中心	73111.5	35399.1	0.0	401.4	36978.5	28738.4	68519.0	67050.6	10926.2	0.0	0.0	653.4	23698.1	27403.7
社区卫生服务站	50172.5	3180.4	0.0	211.1	46177.6	40245.1	47360.7	46297.9	3987.4	0.0	0.0	263.3	26237.9	12134.6
卫生院	201941.1	110625.3	0.0	162.4	87829.2	38179.4	197189.9	190603.7	30189.7	0.0	0.0	5044.3	35639.4	100206.9
村卫生室	29251.4	—	—	13188.8	14641.0	10194.4	22901.5	—	—	0.0	—	—	9479.5	11737.6
门诊部	38574.9	0.0	0.0	0.0	29932.2	14719.1	34257.1	0.0	0.0	0.0	0.0	0.0	12439.3	17592.1
诊所、卫生所、医务室	43576.7	0.0	0.0	0.0	36849.3	20771.5	31451.2	8.0	0.0	0.0	0.0	0.0	12097.8	16034.9

(续表)

机构分类	总收入（万元）						总支出（万元）							总支出中：人员支出（万元）
	总计	财政补助收入	科教项目收入	上级补助收入	医疗收入/事业收入		总计	医疗业务成本/医疗支出/事业支出	公共卫生支出	科教项目支出	管理费用	财政项目补助支出	药品费	
					小计	药品收入								
三、专业公共卫生机构	96630.0	64679.2	0.0	653.6	29300.9	7169.9	93569.0	36389.1	0.0	0.0	3888.3	47477.1	5605.6	44795.7
疾病预防控制中心	29530.6	27884.1	0.0	496.6	381.1	0.0	29483.7	1402.0	0.0	0.0	0.0	27379.7	0.0	14402.9
专科疾病防治院（所、站）	6231.0	2467.3	0.0	0.0	3706.0	1912.3	6412.4	5571.4	0.0	0.0	326.2	305.2	1754.6	3405.1
妇幼保健院（所、站）	44785.4	18921.9	0.0	0.0	25213.8	5257.6	41889.0	27853.6	0.0	0.0	3562.1	6753.1	3851.0	17243.1
急救中心（站）	2716.5	2466.5	0.0	0.0	0.0	0.0	2716.5	0.0	0.0	0.0	0.0	2466.5	0.0	1875.6
卫生监督所（中心）	9844.4	9838.1	0.0	6.2	0.0	0.0	9780.1	0.1	0.0	0.0	0.0	9763.7	0.0	6272.6
计划生育技术服务机构	3522.1	3101.3	0.0	150.8	0.0	0.0	3287.3	1562.0	0.0	0.0	0.0	808.9	0.0	1596.4
四、其他卫生机构	37863.5	13968.5	0.0	198.5	11809.7	133.2	32892.5	5438.6	0.0	0.0	6104.4	5184.6	128.6	12763.7
疗养院	14548.4	7615.5	0.0	0.0	4941.5	133.2	16784.9	4328.7	0.0	0.0	6104.4	1580.9	128.6	9088.0
临床检验中心（所、站）	16599.9	0.0	0.0	0.0	6826.2	0.0	9474.0	22.9	0.0	0.0	0.0	0.0	0.0	0.0
统计信息中心	187.1	187.1	0.0	0.0	0.0	0.0	187.1	0.0	0.0	0.0	0.0	184.1	0.0	141.6
其他	6528.1	6165.9	0.0	198.5	42.0	0.0	6446.5	1087.0	0.0	0.0	0.0	3419.6	0.0	3534.1

2017 年青岛市医疗卫生机构门诊服务情况

机构分类	总诊疗人次数 总计	门、急诊人次 小计	门诊人次	急诊人次 小计	急诊人次 死亡人数	家庭卫生服务人次数	观察室留观病例数 小计	观察室留观病例数 死亡人数	健康检查人数	预约诊疗人次数	上级医院向下转诊人次数	向上级医院转诊人次数	急诊死亡率(%)	观察室病死率(%)	预约诊疗人次占总诊疗人次百分比(%)
总计	59948806	58167403	55254923	2912480	5680	339902	526219	1635	4945534	4004228	5786	28118	0.20	0.31	6.68
一、医院	29662083	29208722	26536233	2672489	5578	54844	481050	1632	1715546	4004228	0	0	0.21	0.34	13.50
综合医院	21636431	21299479	19239669	2059810	5116	43175	434522	1282	1449706	2901935	0	0	0.25	0.30	13.41
中医医院	3197483	3122587	2840947	281640	414	450	26932	322	163177	149582	0	0	0.15	1.20	4.68
中西医结合医院	269193	263664	258576	5088	0	0	0	0	16426	7429	0	0	0.00	—	2.76
专科医院	4521436	4496750	4173679	323071	48	419	19236	28	85539	944982	0	0	0.01	0.15	20.90
护理院	37540	26242	23362	2880	0	10800	360	0	698	300	0	0	0.00	0.00	0.80
二、基层医疗卫生机构	28734756	27474884	27306846	168038	102	285058	38851	3	1283498	0	5786	28118	0.06	0.01	0.00
社区卫生服务中心(站)	6561523	5991649	5917832	73817	4	270545	13610	2	509996	0	5491	21107	0.01	0.01	0.00
社区卫生服务中心	3380898	2999144	2969369	29775	0	125921	8779	1	292268	0	1852	2875	0.00	0.01	0.00
社区卫生服务站	3180625	2992505	2948463	44042	4	144624	4831	1	217728	0	3639	18232	0.01	0.02	0.00
卫生院	4856451	4751125	4656904	94221	98	11023	25241	1	556732	0	295	7011	0.10	0.00	0.00
村卫生室	8207476	7857671	7857671	—	—	—	—	—	—	0	0	0	—	—	0.00
门诊部	2432426	2253809	2253809	0	0	0	0	0	216770	0	0	0	0.00	—	0.00
诊所、卫生所、医务室	6676880	6620630	6620630	0	0	3490	6318	0	0	0	0	0	—	0.00	0.00
三、专业公共卫生机构	1449498	1410745	1338792	71953	0	0	6318	0	378896	0	0	0	0.00	0.00	0.00
专科疾病防治院(所、站)	79226	79226	79226	0	0	0	0	0	17800	0	0	0	—	—	0.00
妇幼保健院(所、站)	1303341	1264588	1259566	5022	0	0	6318	0	361096	0	0	0	0.00	0.00	0.00
急救中心(站)	66931	66931	0	66931	0	0	0	0	0	0	0	0	0.00	—	0.00
四、其他机构	102469	73052	73052	0	0	0	0	0	1567594	0	0	0	0.00	—	0.00
疗养院	102469	73052	73052	0	0	0	0	0	20506	0	0	0	—	—	0.00
临床检验中心	0	0	0	0	0	0	0	0	1547088	0	0	0	—	—	—

2017 年青岛市医疗卫生机构病床使用情况

机构分类	编制床位（张）	实有床位（张）			实际开放总床位（床日）	平均开放病床数（张）	实际占用总床日数（床日）	出院者占用总床日数	观察床数（张）	全年开设家庭病床总数（张）	病床周转次数	病床工作日（日）	病床使用率（%）	出院者平均住院日
		小计	特需服务床位	负压病房床位										
总计	50756	55798	614	359	18608777	50983	14734617	13914181	3155	4209	31.3	289.0	79.18	8.7
一、医院	41971	46282	604	359	15582445	42692	12996053	12303627	1625	1454	32.5	304.4	83.40	8.9
综合医院	26453	29641	331	145	10127299	27746	8541400	8325653	1075	1179	36.8	307.8	84.34	8.1
中医医院	6022	6050	53	0	2055243	5631	1684099	1656042	179	196	27.4	299.1	81.94	10.7
中西医结合医院	382	645	0	100	190734	523	108950	107471	5	0	16.1	208.5	57.12	12.8
专科医院	8919	9726	210	104	3157704	8651	2634054	2186911	355	53	23.0	304.5	83.42	11.0
护理院	195	220	10	10	51465	141	27550	27550	11	26	14.9	195.4	53.53	13.1
二、基层医疗卫生机构	7148	8107	0	0	2563642	7024	1492239	1386390	1514	2755	26.1	212.5	58.21	7.6
社区卫生服务中心（站）	1735	743	0	0	183768	503	80877	68737	508	2270	13.9	160.6	44.01	9.8
社区卫生服务中心	1671	506	0	0	134506	369	58390	56259	243	558	15.7	158.4	43.41	9.7
社区卫生服务站	64	237	0	0	49262	135	22487	12478	265	1712	9.1	166.6	45.65	10.2
卫生院	5413	7059	0	0	2379874	6520	1411362	1317653	1006	485	26.7	216.5	59.30	7.6
三、专业公共卫生机构	737	751	10	0	260995	715	166677	153798	16	0	31.7	233.1	63.86	6.8
专科疾病防治院（所、站）	214	291	0	0	93095	255	72317	61447	0	0	9.0	283.5	77.68	26.6
妇幼保健院（所、站）	523	460	10	0	167900	460	94360	92351	16	0	44.3	205.1	56.20	4.5
四、其他机构	900	658	0	0	201695	553	79648	70366	0	0	6.3	144.1	39.49	20.1
疗养院	900	658	0	0	201695	553	79648	70366	0	0	6.3	144.1	39.49	20.1

2017年青岛市妇女常见病筛查情况

| 单位 | 妇女常见病筛查覆盖情况 || 实际筛查 |||| 妇女常见病患病 || 阴道炎 || 急性子宫颈炎 || 尖锐湿疣 || 子宫肌瘤 || 宫颈癌 || 乳腺癌 || 卵巢癌 ||
	20~64岁妇女人数	应查人数	妇女病筛查总人数	妇女病筛查率%	乳腺癌筛查人数	宫颈癌筛查人数	总人数	患病率%	人数	患病率%	人数	患病率%	人数	患病率1/10万	人数	患病率%	人数	患病率1/10万	人数	患病率1/10万	人数	患病率1/10万
总计	2009913	2009913	1636172	81.41	349863	342464	259385	15.85	100562	6.15	88799	5.43	100	6.11	51376	3.14	85	24.30	117	34.16	12	0.73
市南区	161370	161370	129373	80.17	55208	42079	23404	18.09	5938	4.59	6088	4.71	6	4.64	1835	1.42	8	14.49	6	14.26	5	3.86
市北区	189631	189631	153559	80.98	50570	56644	61975	40.36	25842	16.83	28677	18.67	28	18.23	6301	4.10	21	41.53	23	40.60	4	2.60
李沧区	70345	70345	56278	80.00	37617	35524	9048	16.08	1890	3.36	2535	4.50	12	21.32	3882	6.90	7	18.61	1	2.81	1	1.78
崂山区	81117	81117	65591	80.86	9990	9562	5768	8.79	1635	2.49	1598	2.44	1	1.52	1370	2.09	0	0	6	62.75	0	0
开发区	74912	74912	60258	80.44	10000	10000	3948	6.55	1337	2.22	1067	1.77	0	0	1933	3.21	1	10.00	0	0	0	0
西海岸新区	218581	218581	187872	85.95	24738	24735	29145	15.51	16536	8.80	12175	6.48	13	6.92	8583	4.57	5	20.21	35	141.50	1	0.53
城阳区	148876	148876	120401	80.87	39721	40302	7057	5.86	1795	1.49	690	0.57	0	0	4568	3.79	3	7.55	1	2.48	0	0
即墨区	284196	284196	232582	81.84	34229	36219	45208	19.44	20233	8.70	17102	7.35	35	15.05	6863	2.95	5	14.61	12	33.13	0	0
胶州市	209487	209487	167831	80.12	28143	27535	10974	6.54	3980	2.37	589	0.35	1	0.60	1120	0.67	7	24.87	11	39.95	0	0
平度市	393995	393995	320319	81.30	34326	34554	46451	14.50	15556	4.86	14664	4.58	4	1.25	11939	3.73	18	52.44	16	46.30	0	0
莱西市	177403	177403	142108	80.10	25321	25310	16407	11.55	5820	4.10	3614	2.54	0	0	2982	2.10	10	39.49	6	23.71	1	0.70

2017 年青岛市孕产妇管理情况

填报单位	活产数				产妇数	孕产妇管理										
						产妇建卡		产妇产前检查情况						产妇孕产期血红蛋白检测		
								产检		产检≥5次		早检		检测	贫血	
	合计	男	女	性别不明		人数	%	人数	%	人数	%	人数	%	人数	人数	%
总计	116339	59853	56485	1	115721	114504	98.95	115561	99.33	112393	96.61	112908	97.05	115718	3499	3.02
市南区	5577	2809	2767	1	5534	5395	97.49	5534	99.23	5395	96.74	5395	96.74	5534	93	1.68
市北区	9735	5066	4669	0	9636	9392	97.47	9613	98.75	9292	95.45	9292	95.45	9636	292	3.03
李沧区	5720	2936	2784	0	5668	5575	98.36	5668	99.09	5548	96.99	5548	96.99	5668	171	3.02
崂山区	4885	2472	2413	0	4853	4839	99.71	4852	99.32	4796	98.18	4819	98.65	4853	109	2.25
开发区	8322	4251	4071	0	8274	8054	97.34	8274	99.42	7842	94.23	7900	94.93	8274	91	1.10
西海岸新区	13459	6948	6511	0	13386	13361	99.81	13386	99.46	13034	96.84	13048	96.95	13386	446	3.33
城阳区	8581	4433	4148	0	8521	8389	98.45	8419	98.11	8295	96.67	8360	97.42	8518	194	2.28
即墨区	17231	8903	8328	0	17189	17176	99.92	17176	99.68	16875	97.93	16959	98.42	17189	335	1.95
胶州市	14090	7250	6840	0	14026	13934	99.34	14006	99.40	13647	96.86	13781	97.81	14026	471	3.36
平度市	18787	9702	9085	0	18713	18642	99.62	18713	99.61	18051	96.08	18179	96.76	18713	1037	5.54
莱西市	9952	5083	4869	0	9921	9747	98.25	9920	99.68	9618	96.64	9627	96.73	9921	260	2.62

2017 年青岛市 7 岁以下儿童保健服务

单位	新生儿访视		7 岁以下儿童健康管理		3 岁以下儿童系统管理	
	人数	率%	人数	率%	人数	率%
总计	112983	97.12	514118	95.01	258314	94.89
市南区	5395	96.74	32530	95.61	14420	97.36
市北区	9292	95.45	50730	95.20	23751	95.11
李沧区	5711	99.84	23858	97.30	12740	97.39
崂山区	4814	98.55	20264	95.57	10616	90.03
开发区	7895	94.87	32912	92.20	17715	91.04
黄岛区	13129	97.55	55492	97.98	30312	96.99
城阳区	8397	97.86	35477	94.00	18079	93.68
即墨区	17009	98.71	85732	95.13	43285	96.25
胶州市	13762	97.67	49268	98.88	25280	97.61
平度市	18189	96.82	82183	93.15	38348	93.41
莱西市	9390	94.35	45672	91.61	23768	92.76

2017 年青岛市各区（市）居民粗死亡率（1/10 万）

区（市）	死亡人数			粗死亡率		
	合计	男性	女性	合计	男性	女性
市南	3357	1880	1477	615.54	713.58	523.91
市北	6926	3952	2974	775.89	901.78	654.48
李沧	2306	1365	941	598.41	717.42	482.35
黄岛	8633	4985	3648	691.70	800.19	583.57
崂山	1671	991	680	567.22	689.65	450.63
城阳	3620	2020	1600	692.67	802.90	590.35
胶州	5853	3303	2550	688.61	783.63	595.14
即墨	9285	5348	3937	794.04	920.60	669.10
平度	11425	6453	4972	824.31	925.49	721.89
莱西	6376	3571	2805	855.50	959.73	751.58
合计	59452	33868	25584	739.52	850.53	630.57

2017 年青岛市各年龄组人群性别死亡人数及死亡率(1/10 万)

年龄别	合计		男性		女性	
	死亡人数	死亡率	死亡人数	死亡率	死亡人数	死亡率
0-岁	241	212.41	142	240.68	99	181.78
1-岁	73	19.78	44	22.76	29	16.50
5-岁	43	11.57	25	12.93	18	10.08
10-岁	67	18.27	48	25.70	19	10.56
15-岁	103	28.56	77	41.46	26	14.86
20-岁	115	31.14	87	46.25	28	15.46
25-岁	191	34.77	120	43.78	71	25.80
30-岁	243	42.53	165	60.45	78	26.14
35-岁	464	74.51	303	99.67	161	50.51
40-岁	797	134.08	570	193.24	227	75.80
45-岁	1684	219.76	1136	298.76	548	141.95
50-岁	2800	383.79	1977	546.45	823	223.77
55-岁	2724	542.70	1947	780.36	777	307.81
60-岁	4873	807.26	3414	1141.33	1459	479.11
65-岁	5289	1270.67	3536	1769.04	1753	810.24
70-岁	5661	2100.73	3575	2707.72	2086	1517.66
75-岁	7627	3917.77	4605	4811.91	3022	3053.23
80-岁	10186	6729.70	5364	7986.66	4822	5727.04
85-岁	16271	13872.45	6733	15194.53	9538	13069.69

2017年青岛市居民主要死因减寿年数（年）和平均减寿年数（年）

顺位	合计			男性			女性		
	疾病名称	减寿年数	平均减寿年数	疾病名称	减寿年数	平均减寿年数	疾病名称	减寿年数	平均减寿年数
1	心脏病	41220.00	2.32	恶性肿瘤	67065.00	5.95	心脏病	10504.50	1.20
2	恶性肿瘤	101746.00	5.91	心脏病	30715.50	3.39	恶性肿瘤	34681.00	5.85
3	脑血管病	26258.00	2.60	脑血管病	18493.50	3.38	脑血管病	7764.50	1.67
4	呼吸系统疾病	8872.50	2.11	呼吸系统疾病	5638.00	2.37	呼吸系统疾病	3234.50	1.77
5	伤害	41335.00	16.26	伤害	30509.00	17.19	伤害	10826.00	14.11
6	内分泌、营养和代谢的其他疾病	4846.00	3.75	消化系统疾病	5196.00	6.93	内分泌、营养和代谢的其他疾病	2056.00	2.86
7	消化系统疾病	6639.00	5.80	内分泌、营养和代谢的其他疾病	2790.00	4.88	消化系统疾病	1443.00	3.65
8	神经系统疾病	4808.50	8.60	神经系统疾病	2994.00	10.54	神经系统疾病	1814.50	6.60
9	泌尿生殖系统疾病	2314.00	5.70	泌尿生殖系统疾病	1471.50	6.21	泌尿生殖系统疾病	842.50	4.99
10	传染病和寄生虫病	2655.50	11.25	传染病和寄生虫病	2284.50	12.98	精神障碍	382.00	5.62
11	精神障碍	802.00	5.90	精神障碍	420.00	6.18	传染病和寄生虫病	371.00	6.18
12	血液、造血器官及免疫的其他疾病	1062.00	9.40	血液、造血器官及免疫的其他疾病	672.50	10.04	血液、造血器官及免疫的其他疾病	389.50	8.47
13	起源于围生期的某些情况	6463.50	68.76	起源于围生期的某些情况	3889.50	69.46	先天畸形、变性和染色体异常	2145.00	47.67
14	先天畸形、变性和染色体异常	4657.50	51.18	先天畸形、变性和染色体异常	2512.50	54.62	起源于围生期的某些情况	2574.00	67.74
15	肌肉骨骼和结缔组织疾病	492.50	8.07	肌肉骨骼和结缔组织疾病	165.00	5.69	肌肉骨骼和结缔组织疾病	327.50	10.23
16	妊娠、分娩和产褥期并发症	177.50	35.50	妊娠、分娩和产褥期并发症	—	—	妊娠、分娩和产褥期并发症	177.50	35.50
17	诊断不明	3099.00	7.06	诊断不明	2249.50	9.00	诊断不明	849.50	4.49

2017 年青岛市人口一般情况

地区	人口总数		已婚育龄妇女人数	领取独生子女证人数	其中 18 周岁及以下人数	女性初婚			死亡人数	往年初婚未报
	期初	期末				人数	其中:19 岁以下人数	其中:23 岁以上人数		
合计	7925893	8044255	1439008	482495	252961	29276	1	25053	62783	9225
市南区	555658	549618	99853	36660	21746	3769	0	3684	3618	210
市北区	885634	890167	157871	64006	40347	3827	0	3725	8665	1296
李沧区	352289	374945	73240	27287	16252	1529	0	1455	2292	353
崂山区	285886	293128	52909	17419	10224	1098	0	1009	2121	607
西海岸新区	1212536	1248588	232597	74666	38180	4680	0	3929	7432	2596
城阳区	499521	519974	97875	31753	16494	1737	0	1509	3375	784
即墨区	1157873	1169826	204350	64784	30525	3102	0	2401	10093	495
胶州市	839528	851119	154922	42734	19729	2666	0	1920	7885	1370
平度市	1393954	1401719	240007	80901	38651	4091	1	3232	10448	1310
莱西市	743014	745171	125384	42285	20813	2777	0	2189	6854	204

注:本表数据统计口径为:青岛市户籍人口。

附　　录

2017 年度青岛市科学技术奖励名单

青岛市自然科学奖

一等奖

Z2017-1-2

项目名称:阿尔茨海默病发病新机制和防治新靶点

完成单位:青岛市市立医院

完 成 人:谭兰、张伟、谭辰辰、李军、谭琳

青岛市科技进步奖

一等奖

J2017-1-3

项目名称:糖尿病危险因素识别及快速风险评估

完成单位:青岛市疾病预防控制中心

完 成 人:孙健平、任杰、高维国、崔静、辛化雷、张磊、张岩磊、宋鑫、逄增昌、乔青、刘丽、李晓静、宁锋

二等奖

J2017-2-6

项目名称:经食道超声心动图在经胸微创封堵心脏间隔类缺损中的核心价值

完成单位:青岛市妇女儿童医院

完 成 人:泮思林、段书华、万浩、邢泉生、王葵亮

J2017-2-7

项目名称:先天性甲状腺功能低下患儿 DUOX2 基因突变筛查及其致病机理

完成单位:青岛大学附属医院

完 成 人:刘世国、阎胜利、葛银林、王芳、牛晓燕

J2017-2-14

项目名称:用于宫颈癌防治的高危型人乳头瘤病毒相关蛋白的筛选及功能研究

完成单位:青岛市黄岛区中医医院,南京市妇幼保健院

完 成 人:刘柱、高玲娟、郝涛、伊丽安、丁宁、史德功、童华、李青

J2017-2-18

项目名称:加速康复外科在胃肠道肿瘤患者围手术期中的应用

完成单位:青岛大学附属医院

完 成 人:王东升、周岩冰、王茂龙、张茂申、杨玉玲

J2017-2-25

项目名称:低剂量辐射联合放射治疗肿瘤的基础与临床应用研究

完成单位:青岛大学附属医院

完 成 人:于洪升、宋爱琴、姜韬、尚庆军、刘宁、刘自民

J2017-2-31
项目名称:口腔扁平苔癣的遗传研究和治疗
完成单位:青岛市市立医院
完 成 人:卢恕来、朱岩凤、王云龙、汪湛、邢成岗、吴鸿、申晓靖

J2017-2-32
项目名称:ING5、CHD1L、MiR134 指导乳腺癌个体化治疗的研究
完成单位:青岛市中心医院
完 成 人:马学真、卢琳、赵清叶、孙迎娟、姚远、赵鹏、孙伟红、王晔、牛余超、王炳高

J2017-2-33
项目名称:BMIS 承载的呼叫中心客服平台在预约献血中的应用
完成单位:青岛市中心血站
完 成 人:张进、丛培芳、孙森、戴梓宁、张燕华

J2017-2-34
项目名称:细胞外基质金属蛋白酶诱导因子在胰腺癌早期诊断中的应用
完成单位:青岛市市立医院
完 成 人:解祥军、张巍巍、李林浩、谢方瑜、耿长新、孙昕

J2017-2-36
项目名称:大动脉粥样硬化型脑梗死的炎性机制研究
完成单位:青岛大学附属医院
完 成 人:马爱军、潘旭东、王源、王琨、杨绍楠、朱晓岩、赵洪芹

J2017-2-42
项目名称:肝病中淋巴细胞网络调控及免疫干预策略的研究
完成单位:青岛大学,青岛市第八人民医院,即墨区人民医院
完 成 人:张蓓、王宏、孙朝霞、韩冰、李宁、张丽

J2017-2-48
项目名称:近视发病机制的基础以及临床相关治疗研究
完成单位:青岛大学附属医院

完 成 人:王青、杨先、马岩、车成业、刘桂波

三等奖

J2017-3-3
项目名称:Prrx1 通过调控 EMT/MET 转化促进乳腺癌转移的研究
完成单位:青岛大学附属医院
完 成 人:吕志栋、王海波、孔滨、陈庆峰、金丽英

J2017-3-5
项目名称:抗 CD20 抗体及 IL-10 联合干预对胰岛 β 细胞的保护作用
完成单位:青岛市妇女儿童医院,青岛大学附属医院
完 成 人:李堂、张颖、李诚、张丽娟、乔凌燕

J2017-3-6
项目名称:HLA 半相合造血干细胞移植治疗复发难治性白血病
完成单位:青岛市中心医院
完 成 人:王玲、李颖、史春雷、费海荣、王媛媛

J2017-3-7
项目名称:人重组促红细胞生成素对早期糖尿病视网膜病变的干预保护作用
完成单位:青岛大学附属医院
完 成 人:孟岩、杜兆东、牛膺筠、王云霄

J2017-3-9
项目名称:家族遗传性乳腺癌 BRCA 基因突变的快速检测在临床应用上的研究
完成单位:青岛市第八人民医院
完 成 人:樊潇健、肖文静、赵淑芬、郭冰、徐艳霞

J2017-3-11
项目名称:人卵泡内微环境对卵母细胞发育与凋亡调控的研究
完成单位:青岛市妇女儿童医院
完 成 人:邹淑花、臧丽丽、周易、姜宙、彭真

J2017-3-19
项目名称:颈动脉狭窄所致认知功能障碍的相关基因研究
完成单位:青岛大学附属医院

完　成　人：王雁、王乃东、朱其秀、李世宽、韩迪

J2017-3-21
项目名称：颈动脉粥样硬化斑块多种炎性标记物的基因多态性
　　完成单位：青岛大学附属医院
　　完　成　人：王海萍、宋岩、王海冀、董海、章政

J2017-3-25
项目名称：靶向 EPAS1 的智能纳米载体系统阻断肿瘤微环境与胰腺癌侵袭转移恶性交叉对话机制的研究
　　完成单位：青岛大学附属医院
　　完　成　人：潘新亭、朱青云、韩燕、赵志慧、左建新

J2017-3-26
项目名称：VTQ 与 ET 技术对高血尿酸症患者肾脏、胰腺、颈动脉早期损害的研究
　　完成单位：青岛大学附属医院
　　完　成　人：王正滨、刘荣桂、闫志梅、张桂俊、丁兆艳

J2017-3-28
项目名称：腺相关病毒载体介导相关基因联合转染猫角膜内皮细胞的生物学效应
　　完成单位：青岛大学附属医院
　　完　成　人：王传富、罗文娟、杨珊珊、刘相萍、胡丽婷

J2017-3-38
项目名称：起博部位及模式对完全性房室传导阻滞患者心功能的短期与长期影响
　　完成单位：青岛市市立医院
　　完　成　人：邵一兵、王燕、夏伟、要英杰、王旭

J2017-3-42
项目名称：Hoxa2 及 Cbfa1/p56 在颌骨缺损再生修复中的意义
　　完成单位：青岛市市立医院

完　成　人：周建华、邱建忠、王莉莉、陈正岗、郑建金

J2017-3-44
项目名称：卡维地洛对慢性心衰患儿心型脂肪酸结合蛋白及心功能的影响
　　完成单位：青岛市妇女儿童医院
　　完　成　人：孙裕平、王文棣、魏超平、王丽燕、马少春

J2017-3-47
项目名称：RACK1 与冠状动脉粥样硬化性心脏病的关系分析
　　完成单位：青岛市市立医院
　　完　成　人：管军、戴红艳、邢明青、侯方杰、史悦

J2017-3-51
项目名称：SYK 在子宫内膜癌中的表达及其靶向基因治疗
　　完成单位：青岛市妇女儿童医院
　　完　成　人：赵淑萍、马德花、陈荣辉、孙桂霞、王洪蕊

J2017-3-55
项目名称：口腔颌面部涎腺疾病的分子机制及临床应用研究
　　完成单位：青岛大学附属医院
　　完　成　人：郐克谦、高岭、任文豪、李少明、郑晶晶

J2017-3-56
项目名称：血管紧张素受体拮抗剂在尘肺中的应用研究
　　完成单位：青岛市中心医院
　　完　成　人：张春玲、张华、尹刚、朱为勇、王鹏飞

青岛市国际科学技术合作奖

朱学明（Edwin Hawkman Chee）
美国籍，1966 年出生，全科医学方面专家，合作单位为青岛市市立医院。

重点学科、学科带头人名单

青岛市医疗卫生 A 类重点学科名单

申报单位	学科名称	申报类别	学科带头人
青岛市市立医院	口腔科	西医临床重点学科 A 类	袁 晓
青岛市市立医院	麻醉与危重病医学	西医临床重点学科 A 类	曲 彦
青岛市中心医院	肿瘤中心	西医临床重点学科 A 类	兰克涛
青岛市妇女儿童医院	小儿内科	西医临床重点学科 A 类	单若冰
山东大学齐鲁医院(青岛)	骨科中心	西医临床重点学科 A 类	李建民
青岛市疾病预防控制中心	慢性病及危险因素预防与控制	公共卫生重点学科 A 类	高汝钦

青岛市医疗卫生 B 类重点学科名单

申报单位	学科名称	申报类别	学科带头人
青岛市市立医院	消化内科	西医临床重点学科 B 类	姜相君
青岛市市立医院	心脏中心	西医临床重点学科 B 类	池一凡
青岛市市立医院	神经外科	西医临床重点学科 B 类	李 洛
青岛市市立医院	眼科	西医临床重点学科 B 类	周占宇
青岛市市立医院	临床药学	西医临床重点学科 B 类	闫美兴
青岛市市立医院	肿瘤血液科	西医临床重点学科 B 类	岳 麓
青岛市市立医院	内分泌科	西医临床重点学科 B 类	刘元涛
青岛市市立医院	病理科	西医临床重点学科 B 类	陈 桦
青岛市市立医院	儿科学	西医临床重点学科 B 类	张瑞云
青岛市市立医院	免疫风湿科	西医临床重点学科 B 类	邢 倩
青岛市市立医院	疼痛科	西医临床重点学科 B 类	艾登斌
青岛市市立医院	医学影像学	西医临床重点学科 B 类	郁万江
青岛市市立医院	神经内科	西医临床重点学科 B 类	谭 兰
青岛市市立医院	肝胆外科	西医临床重点学科 B 类	史光军
青岛市市立医院	呼吸内科	西医临床重点学科 B 类	唐华平
青岛市市立医院	普外科	西医临床重点学科 B 类	毛伟征
青岛市市立医院	妇科中心	西医临床重点学科 B 类	陈 龙

（续表）

申报单位	学科名称	申报类别	学科带头人
青岛市市立医院	泌尿外科中心	西医临床重点学科 B 类	侯四川
青岛市市立医院	骨科	西医临床重点学科 B 类	滕学仁
青岛市市立医院	产科	西医临床重点学科 B 类	徐风森
青岛市海慈医疗集团	神经脑病微创诊疗学科	西医临床重点学科 B 类	刘隆熙
青岛市海慈医疗集团	外周血管病中心	西医临床重点学科 B 类	姜桂喜
青岛市海慈医疗集团	中医康复诊疗中心	中医药重点学科 B 类	唐　明（刘立安）
青岛市海慈医疗集团	中西医结合骨伤诊疗中心	中医药重点学科 B 类	陈德喜
青岛市海慈医疗集团	中药炮制与制剂中心	中医药重点学科 B 类	张　伟（张　恒）
青岛市海慈医疗集团	治未病中心	中医药重点学科 B 类	戴淑青
青岛市海慈医疗集团	小儿推拿外治诊疗中心	中医药重点学科 B 类	葛湄菲
青岛市海慈医疗集团	中西医结合肿瘤诊疗中心	中医药重点学科 B 类	高志棣
青岛市海慈医疗集团	中医老年病诊疗中心	中医药重点学科 B 类	魏陵博
青岛市中心医院	结核肺病科	西医临床重点学科 B 类	张春玲
青岛市中心医院	血液科	西医临床重点学科 B 类	王　玲
青岛市中心医院	乳腺医学中心	西医临床重点学科 B 类	王启堂
青岛市中心医院	临床医学检验	西医临床重点学科 B 类	牟晓峰
青岛市中心医院	职业病学	公共卫生重点学科 B 类	陈艳霞
青岛市中心（肿瘤）医院	中医肿瘤诊疗中心	中医药重点学科 B 类	徐　嫩
青岛市第三人民医院	消化科	西医临床重点学科 B 类	张　宁
山东青岛中西医结合医院	中西医结合风湿病骨病诊疗中心	中医药重点学科 B 类	李爱民
青岛市第八人民医院	心内科	西医临床重点学科 B 类	曹庆博
青岛市第八人民医院	崂山点穴诊疗中心	中医药重点学科 B 类	王成喜
青岛市胶州中心医院	脑血管病康复治疗专科	西医临床重点学科 B 类	胡日光
青岛市胶州中心医院	微创骨科	西医临床重点学科 B 类	赵希春
青岛市妇女儿童医院	儿童心脏中心	西医临床重点学科 B 类	邢泉生
青岛市妇女儿童医院	生殖医学中心	西医临床重点学科 B 类	邹淑花
青岛市妇女儿童医院	妇产科	西医临床重点学科 B 类	赵淑萍
青岛市妇女儿童医院	小儿外科	西医临床重点学科 B 类	泮思林
青岛市妇女儿童医院	唇腭裂治疗中心	西医临床重点学科 B 类	杨学财
青岛市妇女儿童医院	出生缺陷防控中心	公共卫生重点学科 B 类	俞冬熠
青岛市妇女儿童医院	中西医结合儿科诊疗中心	中医药重点学科 B 类	徐　涛
青岛市胸科医院	结核病科	西医临床重点学科 B 类	李同霞
青岛市口腔医院	口腔临床	西医临床重点学科 B 类	王万春
青岛市口腔医院	中西医结合牙周黏膜病诊疗中心	中医药重点学科 B 类	吴迎涛
青岛市第六人民医院	感染性疾病科	西医临床重点学科 B 类	范天利

（续表）

申报单位	学科名称	申报类别	学科带头人
青岛市第六人民医院	中西医结合肝病诊疗中心	中医药重点学科 B 类	吴 玮
青岛市精神卫生中心	老年精神病科	西医临床重点学科 B 类	王春霞
青岛市疾病预防控制中心	重大传染病防控	公共卫生重点学科 B 类	张华强
青岛市疾病预防控制中心	健康促进与教育	公共卫生重点学科 B 类	李善鹏
青岛市中心血站	输血医学	公共卫生重点学科 B 类	逢淑涛
山东大学齐鲁医院（青岛）	神经内科	西医临床重点学科 B 类	焉传祝
山东大学齐鲁医院（青岛）	耳鼻咽喉头颈外科	西医临床重点学科 B 类	潘新良
青岛阜外医院	心脏中心	西医临床重点学科 B 类	凤 玮
解放军第四〇一医院	青岛市重症骨伤救治中心	西医临床重点学科 B 类	陶春生
青岛市市南区人民医院	中医外科病诊疗中心	中医药重点学科 B 类	宋培铎
青岛市城阳区人民医院	骨外科	西医临床重点学科 B 类	马建林
经济技术开发区第一人民医院	口腔科	西医临床重点学科 B 类	邵 丹
青岛市西海岸新区中医医院	中医肝胆病诊疗中心	中医药重点学科 B 类	王科先
即墨区人民医院	新生儿科	西医临床重点学科 B 类	赵桂娟
即墨区中医医院	颈肩腰腿痛针推诊疗中心	中医药重点学科 B 类	祝明浩
平度市人民医院	肝胆外科	西医临床重点学科 B 类	李哲夫

青岛市医疗卫生优秀学科带头人名单

姓名	专业	所在单位	类别
杨 芳	口腔科	青岛市市立医院	临床医学类学科带头人
郁金泰	神经内科	青岛市市立医院	临床医学类学科带头人
董全江	消化病实验室	青岛市市立医院	临床医学类学科带头人
张 伟	急诊神经内科	青岛市市立医院	临床医学类学科带头人
胡 丹	重症医学	青岛市市立医院	临床医学类学科带头人
闫美兴	药学	青岛市市立医院	临床医学类学科带头人
陈 龙	妇科	青岛市市立医院	临床医学类学科带头人
郭大伟	口腔科	青岛市市立医院	临床医学类学科带头人
周占宇	眼科	青岛市市立医院	临床医学类学科带头人
侯四川	泌尿外科	青岛市市立医院	临床医学类学科带头人
孙立新	麻醉科	青岛市市立医院	临床医学类学科带头人
郁万江	放射科	青岛市市立医院	临床医学类学科带头人
张瑞云	儿科	青岛市市立医院	临床医学类学科带头人
黄维清	病理科	青岛市市立医院	临床医学类学科带头人
逢明杰	耳鼻喉科	青岛市市立医院	临床医学类学科带头人

（续表）

姓名	专业	所在单位	类别
周少飞	普外科	青岛市市立医院	临床医学类学科带头人
葛　忠	肝胆外科	青岛市市立医院	临床医学类学科带头人
张　哲	胸外科	青岛市市立医院	临床医学类学科带头人
许　琳	消化内科	青岛市市立医院	临床医学类学科带头人
王伦青	胸外科	青岛市市立医院	临床医学类学科带头人
张　昱	眼科	青岛市市立医院	临床医学类学科带头人
瓮占平	产科	青岛市市立医院	临床医学类学科带头人
孙　梅	乳腺外科	青岛市市立医院	临床医学类学科带头人
郑飞波	核医学科	青岛市市立医院	临床医学类学科带头人
姜霄辉	眼科	青岛市市立医院	临床医学类学科带头人
戴红艳	心血管内科	青岛市市立医院	临床医学类学科带头人
姜文青	呼吸科	青岛市海慈医疗集团	临床医学类学科带头人
姜传武	影像科	青岛市海慈医疗集团	临床医学类学科带头人
纪文岩	中医心内科	青岛市海慈医疗集团	中医药类学科带头人
付文胜	中医肿瘤科	青岛市海慈医疗集团	中医药类学科带头人
冉雪梦	中医妇科	青岛市海慈医疗集团	中医药类学科带头人
牟晓峰	检验科	青岛市中心医院	临床医学类学科带头人
王寿世	麻醉科	青岛市中心医院	临床医学类学科带头人
王　玲	血液科	青岛市中心医院	临床医学类学科带头人
孙荣丽	呼吸科	青岛市中心医院	临床医学类学科带头人
吕少萍	康复科	青岛市中心医院	临床医学类学科带头人
徐青镭	骨科	青岛市中心医院	临床医学类学科带头人
鞠　芳	肿瘤科	青岛市中心医院	临床医学类学科带头人
张　华	职业病科	青岛市中心医院	公共卫生类学科带头人
张春玲	中医妇科	青岛市中心医院	中医药类学科带头人
杨　嵘	耳鼻咽喉科	青岛市第三人民医院	临床医学类学科带头人
张增强	中医肛肠科	青岛市第三人民医院	中医药类学科带头人
徐文刚	中医肺病科	山东青岛中西医结合医院	中医药类学科带头人
樊潇健	乳腺外科	青岛市第八人民医院	临床医学类学科带头人
徐炜志	烧伤整形科	青岛市胶州中心医院	临床医学类学科带头人
李自普	重症医学中心	青岛市妇女儿童医院	临床医学类学科带头人
黄　煜	妇科	青岛市妇女儿童医院	临床医学类学科带头人
梁　卉	小儿血液科	青岛市妇女儿童医院	临床医学类学科带头人
胡友斌	妇科	青岛市妇女儿童医院	临床医学类学科带头人
陈作雷	麻醉科	青岛市妇女儿童医院	临床医学类学科带头人

（续表）

姓名	专业	所在单位	类别
张风华	儿童保健科	青岛市妇幼保健计划生育服务中心	公共卫生类学科带头人
李同霞	结核科	青岛市胸科医院	临床医学类学科带头人
赵明伟	骨科	青岛市胸科医院	临床医学类学科带头人
吕洪清	中医内科	青岛市胸科医院	中医药类学科带头人
吴迎涛	口腔科	青岛市口腔医院	临床医学类学科带头人
王炳玲	环境与职业卫生	青岛市疾病预防控制中心	公共卫生类学科带头人
段海平	慢性病及危险因素预防与控制	青岛市疾病预防控制中心	公共卫生类学科带头人
孙健平	社区公共卫生	青岛市疾病预防控制中心	公共卫生类学科带头人
姚桂华	心血管内科	山东大学齐鲁医院（青岛）	临床医学类学科带头人
张磊	内分泌科	青岛内分泌糖尿病医院	临床医学类学科带头人
方建红	产科	青岛市城阳区人民医院	临床医学类学科带头人
杨兆辉	呼吸内科	青岛经济技术开发区第一人民医院	临床医学类学科带头人
刘阳川	中医肿瘤科	青岛市西海岸新区中医医院	中医药类学科带头人
逄艳	中西医结合肿瘤科	青岛市西海岸新区第二中医医院	中医药类学科带头人

青岛市医疗卫生优秀青年医学人才名单

姓名	专业	所在单位	类别
卢恕来	口腔科	青岛市市立医院	临床医学类优秀青年医学人才
刘海飞	脊柱外科	青岛市市立医院	临床医学类优秀青年医学人才
步向阳	肝胆外科	青岛市市立医院	临床医学类优秀青年医学人才
李庆淑	重症医学科	青岛市市立医院	临床医学类优秀青年医学人才
张磊	医院感染科	青岛市市立医院	临床医学类优秀青年医学人才
李会	麻醉科	青岛市市立医院	临床医学类优秀青年医学人才
原江水	检验科	青岛市市立医院	临床医学类优秀青年医学人才
吴帅	泌尿外科	青岛市市立医院	临床医学类优秀青年医学人才
徐迈	骨科	青岛市市立医院	临床医学类优秀青年医学人才
王莉莉	中心实验室	青岛市市立医院	临床医学类优秀青年医学人才
崔永军	肾内科	青岛市市立医院	临床医学类优秀青年医学人才
王昊	肿瘤科	青岛市市立医院	临床医学类优秀青年医学人才
刘文	口腔科	青岛市市立医院	临床医学类优秀青年医学人才
谭雪莹	细胞及肝胆胰实验室	青岛市市立医院	临床医学类优秀青年医学人才
荣瑷瑷	老年医学科	青岛市市立医院	临床医学类优秀青年医学人才
邱志磊	泌尿外科	青岛市市立医院	临床医学类优秀青年医学人才
孔庆暖	病理科	青岛市市立医院	临床医学类优秀青年医学人才

（续表）

姓名	专业	所在单位	类别
周建华	口腔科	青岛市市立医院	临床医学类优秀青年医学人才
侯增涛	骨科	青岛市市立医院	临床医学类优秀青年医学人才
胡海燕	产科	青岛市市立医院	临床医学类优秀青年医学人才
杨　健	运动医学	青岛市市立医院	临床医学类优秀青年医学人才
沈　毅	干部保健科	青岛市市立医院	临床医学类优秀青年医学人才
刘文东	儿科	青岛市市立医院	临床医学类优秀青年医学人才
卢瑞春	神经内科	青岛市市立医院	临床医学类优秀青年医学人才
马福国	麻醉科	青岛市市立医院	临床医学类优秀青年医学人才
夏　伟	心血管内科	青岛市市立医院	临床医学类优秀青年医学人才
朱　健	眼科	青岛市市立医院	纳入优青管理的援坦队员
谢伟峰	内科	青岛市市立医院	纳入优青管理的援坦队员
孙　龙	心脏外科	青岛市市立医院	纳入优青管理的援坦队员
仵　妍	妇科	青岛市海慈医疗集团	临床医学类优秀青年医学人才
韩　波	血液科	青岛市海慈医疗集团	临床医学类优秀青年医学人才
韩　晶	中医内科	青岛市海慈医疗集团	中医药类优秀青年医学人才
姜　婷	中医心内科	青岛市海慈医疗集团	中医药类优秀青年医学人才
韩　萍	中医内科	青岛市海慈医疗集团	中医药类优秀青年医学人才
薛　辉	中医妇科	青岛市海慈医疗集团	中医药类优秀青年医学人才
梁　超	中医皮肤科	青岛市海慈医疗集团	中医药类优秀青年医学人才
王　慧	中医全科医学科	青岛市海慈医疗集团	中医药类优秀青年医学人才
朱金强	骨科	青岛市海慈医疗集团	纳入优青管理的援坦队员
赵　鹏	生物治疗中心	青岛市中心医院	临床医学类优秀青年医学人才
赵自云	医学检验	青岛市中心医院	临床医学类优秀青年医学人才
徐　静	病理科	青岛市中心医院	临床医学类优秀青年医学人才
张　超	内分泌科	青岛市中心医院	临床医学类优秀青年医学人才
张海英	消化科	青岛市中心医院	临床医学类优秀青年医学人才
张方华	内分泌科	青岛市中心医院	临床医学类优秀青年医学人才
王志伟	胃肠肛肠外科	青岛市中心医院	临床医学类优秀青年医学人才
王小艳	肿瘤内科	青岛市中心医院	临床医学类优秀青年医学人才
贺延新	消化内科	青岛市中心医院	临床医学类优秀青年医学人才
武　晓	呼吸内科	青岛市中心医院	临床医学类优秀青年医学人才
聂克克	肿瘤科	青岛市肿瘤医院	临床医学类优秀青年医学人才
王俊杰	妇瘤科	青岛市肿瘤医院	临床医学类优秀青年医学人才
高　朝	中医内科	青岛市中心医院	中医药类优秀青年医学人才
姜玉瑞	急诊科	青岛市第三人民医院	临床医学类优秀青年医学人才

（续表）

姓名	专业	所在单位	类别
马照琳	中医科	青岛市第三人民医院	中医药类优秀青年医学人才
刘忠森	中医科	青岛市第三人民医院	中医药类优秀青年医学人才
董娟	中医科	山东青岛中西医结合医院	中医药类优秀青年医学人才
李筱媛	中医神经内科	山东青岛中西医结合医院	中医药类优秀青年医学人才
李芬	血液透析中心	青岛市第八人民医院	临床医学类优秀青年医学人才
李红艳	妇科	青岛市第八人民医院	临床医学类优秀青年医学人才
王永久	神经内科	青岛市第八人民医院	临床医学类优秀青年医学人才
陈立梅	中医科	青岛市第八人民医院	中医药类优秀青年医学人才
王芳	中医内科	青岛市第八人民医院	中医药类优秀青年医学人才
司卫锋	耳鼻喉科	青岛市第八人民医院	纳入优青管理的援坦队员
李克泉	儿科	青岛市胶州中心医院	临床医学类优秀青年医学人才
王庆亮	麻醉科	青岛市胶州中心医院	临床医学类优秀青年医学人才
张磊	小儿血液科	青岛市妇女儿童医院	临床医学类优秀青年医学人才
孙勇	外科	青岛市妇女儿童医院	临床医学类优秀青年医学人才
高强	小儿外科	青岛市妇女儿童医院	临床医学类优秀青年医学人才
莫晓媚	药剂科	青岛市妇女儿童医院	临床医学类优秀青年医学人才
张蔼	产科	青岛市妇女儿童医院	临床医学类优秀青年医学人才
苑爱云	儿童康复科	青岛市妇女儿童医院	临床医学类优秀青年医学人才
王金菊	儿科学	青岛市妇女儿童医院	临床医学类优秀青年医学人才
武钦	儿童心脏中心	青岛市妇女儿童医院	临床医学类优秀青年医学人才
曲先锋	小儿内科	青岛市妇女儿童医院	纳入优青管理的援坦队员
邹悦	结核内科	青岛市胸科医院	临床医学类优秀青年医学人才
马广仁	骨科	青岛市胸科医院	临床医学类优秀青年医学人才
王珍丽	肝病科	青岛市第六人民医院	临床医学类优秀青年医学人才
孙平	老年精神病科	青岛市精神卫生中心	公共卫生类优秀青年医学人才
綦斐	健康促进与教育	青岛市疾病预防控制中心	公共卫生类优秀青年医学人才
宁锋	慢性病及危险因素预防与控制	青岛市疾病预防控制中心	公共卫生类优秀青年医学人才
石学香	食品安全风险监测与评估	青岛市疾病预防控制中心	公共卫生类优秀青年医学人才
陈陈	健康促进与教育	青岛市疾病预防控制中心	公共卫生类优秀青年医学人才
薛白	重大传染病防控	青岛市疾病预防控制中心	公共卫生类优秀青年医学人才
冯智慧	输血医学	青岛市中心血站	公共卫生类优秀青年医学人才
田海龙	神经外科	山东大学齐鲁医院（青岛）	临床医学类优秀青年医学人才
胡文超	内分泌科	山东大学齐鲁医院（青岛）	临床医学类优秀青年医学人才
姜英杰	消化内科	山东大学齐鲁医院（青岛）	临床医学类优秀青年医学人才
蔡美娟	检验医学	山东大学齐鲁医院（青岛）	临床医学类优秀青年医学人才

（续表）

姓名	专业	所在单位	类别
朱淑珍	检验医学	山东大学齐鲁医院（青岛）	临床医学类优秀青年医学人才
付　鹏	麻醉科	青岛阜外医院	临床医学类优秀青年医学人才
张　涛	内科	青岛阜外医院	临床医学类优秀青年医学人才
方　英	中医妇科	青岛市市南区人民医院	中医药类优秀青年医学人才
冯广义	中医科	青岛市市南区人民医院	中医药类优秀青年医学人才
代先慧	呼吸内科	城阳区人民医院	临床医学类优秀青年医学人才
于春华	儿科	城阳区人民医院	临床医学类优秀青年医学人才
韩明辉	胸泌外科	青岛经济技术开发区第一人民医院	临床医学类优秀青年医学人才
崔　磊	口腔科	青岛经济技术开发区第一人民医院	临床医学类优秀青年医学人才
王　坤	神经外科	西海岸新区人民医院	临床医学类优秀青年医学人才
韩培海	中医脑病科	青岛市西海岸新区中医医院	中医药类优秀青年医学人才
乔真理	脊柱外科	即墨区人民医院	临床医学类优秀青年医学人才
矫琰庆	中医妇产科	即墨区中医医院	中医药类优秀青年医学人才
刘颖卉	呼吸内科	平度市人民医院	临床医学类优秀青年医学人才
郭秀辉	血液肿瘤科	平度市人民医院	临床医学类优秀青年医学人才
马玉杰	中医科	平度市人民医院	中医药类优秀青年医学人才

2017 年青岛市个体医疗机构概况

市南区个体医疗机构

概况　2017 年，市南区有个体医疗机构 365 家，其中一级医院 7 家、门诊部 41 家、综合诊所 75 家、口腔诊所 81 家、中医诊所 60 家、社区卫生服务中心和站 28 家、其他 73 家。从业人员总数为 4070 人。全年总收入 69438.3 万元。2017 年新增个体医疗机构 24 家，注销 13 家。

市南区 2017 年新增个体医疗机构

机构名称	地址	负责人
青岛博厚医疗管理有限公司市南天津路诊所	青岛市市南区天津路 49 号	孙桂云
青岛美邦医药有限公司市南鹊仁堂中医诊所	市南区宁夏路 127 号 1 号楼一层 110 户	丁树林
青岛胶东伟业健康管理有限公司市南中医诊所	青岛市市南区北京路 38 号丙	周素梅
青岛诺美德健康管理有限公司市南诺美德医疗美容门诊部	青岛市市南区东海西路 43 号西塔楼 3 层西户	张玉涛
青岛熙朵医疗美容有限公司市南熙朵医疗美容诊所	青岛市市南区江西路 93 号 107 户西区、207、208、209、210 户	李会民
青岛美年健康科技健康管理有限公司市南银海明珠门诊部	青岛市市南区东海中路 30 号	周玉燕

（续表）

机构名称	地址	负责人
青岛丰硕堂医疗管理有限公司市南康丰堂诊所	青岛市市南区河北路 16 号	王美香
青岛丰硕堂医疗管理有限公司市南安康堂诊所	青岛市市南区台西一路 3 号甲	张光界
青岛博厚医疗管理有限公司市南天津路诊所	青岛市市南区天津路 49 号	韩麟群
青岛可恩口腔医院有限公司市南可恩口腔门诊部	青岛市市南区香港中路 71 号（纵东 2 号）	翟伟业
青岛爱华医疗管理有限公司市南爱华中医诊所	青岛市市南区团岛四路 2 号甲 1	苏启美
青岛康菲特医疗科技有限公司市南康菲口腔诊所	青岛市市南区彰化路 1 号银都花园 17 号楼木兰阁 3#、4# 厅	马卫华
青岛青鸟惠康医疗康复有限公司市南诊所	青岛市市南区南京路 27 号一层	张海燕
青岛鑫源康健医疗管理有限公司市南锦绣锦园诊所	市南区延吉路 117-33 号	郭剑平
青岛市南舒连惠中医诊所	市南区山东路 1 号 4 号楼 103 户	舒连惠
青岛美亚戴卫医疗管理有限公司市南戴卫口腔诊所	市南区东海西路 33 号 3 号楼 101 户	姜海艳
青岛元美医疗管理咨询有限公司市南元美医疗美容门诊部	市南区东海西路 39 号 203 户	王文革
山东世医堂中医文化研究院有限公司市南银海中医门诊部	市南区东海中路 30 号-03 户	裴强伟
市南周松松口腔诊所	市南区东海西路 51 号 7 号楼 3 单元 102	周松松
青岛合泰马泷医疗管理有限公司市南口腔门诊部	市南区香港中路 7 号甲 11 层	赵书友
青岛美维乐医疗管理有限公司市南口腔门诊部	市南区燕儿岛路 8 号 1 楼	金成男
青岛百莲达商贸发展有限公司市南百莲达中医诊所	青岛市市南区福州南路 19 号 3 栋 102 户	徐爱华
青岛沃德口腔医疗投资管理有限公司闽江路门诊部	市南区闽江路 43 号	王君健
青岛市市南区乐万家老年公寓金坛路诊所	市南区金坛路 29 号	王红炜

市南区 2017 年注销个体医疗机构

机构名称	地址	负责人
青岛明基眼科门诊部	市南区延安三路 202 号乙-1	胡隆基
青岛市南美年大健康门诊部	市南区瞿塘峡路 12 号	周玉燕
青岛市南范建民中医诊所	市南区澄海路 8 号 4 号楼东单元 101	范建民
市南丰康诊所	市南区河北路 16 号	王美香
青岛市南新康诊所	市南区台西一路 3 号甲	张光界
市南王修增口腔诊所	市南区香港中路 159 号 102	王修增
青岛市南龙江路社区卫生服务站	市南区龙江路 35 号甲	张蓉芬
青岛聿明医疗管理有限公司市南诊所	市南区东海中路 4 号 1 栋东侧 1 户二层	许会珍
青岛市南正奉口腔诊所	市南区东海西路 51 号 7 号楼 3-102	周昊兰
青岛市南戴卫口腔诊所	市南区东海路西 33 号	宋之春
青岛市南福清诊所	市南区福清路 12 号	尹崇山
市南刘宝娟诊所	市南区单县路 69 号	刘宝娟
青岛市南杨家芳诊所	市南区如东路 2 号 2 单元 103 户	杨家芳

市北区个体医疗机构

概况　2017 年,青岛市市北区有个体医疗机构 533 家,从业人员 5138 人。2017 年新增个体医疗机构 41 家,注销 30 家。

市北区 2017 年新增个体医疗机构

机构名称	地址	负责人
青岛千康医疗管理有限公司市北千柏康诊所	青岛市市北区无棣四路 13 号甲	周道才
青岛同德康医疗管理有限公司西仲路诊所	青岛市市北区西仲路 26 号丁	王　晶
市北鑫再康医务室	开封路 2 号-15 号	赵悦芹
青岛博宇智远医疗管理有限公司市北博尔口腔诊所	青岛市市北区小港一路 38 号	徐　心
市北华侨中医门诊部	青岛市市北区宁夏路 87 号 101、102、201、202 户	王爱丽
青岛海峰健康管理有限公司市北口腔门诊部	市北区同安路 709 号、711 号	窦　钦
青岛康联医疗管理有限公司广东路诊所	青岛市市北区广东路 1 号	贤振连
青岛医养联健康管理有限公司同珍堂第一诊所	青岛市市北区宣化路 124 号	魏富尧
市北天康达诊所	青岛市市北区鞍山一路 96 号甲-11	苑广文
市北杏霖中西医结合诊所	青岛市市北区无棣四路 12 号 2 单元 103 户	薛挺珍
青岛万里医疗管理有限公司市北第一诊所	青岛市市北区瑞海北路 15 号-29 户、30 户	赵艳玲
市北易录中医诊所	青岛市市北区富源二路 26 号 1 单元 002 户	李丰坤
青岛太和医疗管理有限公司郑州路门诊部	青岛市市北区郑州路 34-7 号 3 户	葛钦超
青岛海汇康众健康管理有限公司四流南路诊所	青岛市市北区四流南路 9 号	柏铁锁
青岛瑞泰社区服务有限公司伊春路诊所	青岛市市北区伊春路 36 号-2	尹维东
青岛万里医疗管理有限第二诊所	青岛市市北区瑞海北路 7 号 3 号楼 108 户	吕长兴
青岛心一康健康产业有限公司市北小港诊所	青岛市市北区小港二路 8 号网点一层	刘既青
市北孙建蕊口腔诊所	青岛市市北区项城路 16 号 2 栋 2 单元 102 户	孙建蕊
青岛医世家医疗科技有限公司市北延安路口腔诊所	青岛市市北区延安路 58 号网点	丁　香
青岛德和顺医疗管理有限公司德和顺中医诊所	市北区山东路 138 号-33	徐关云
青岛丰硕堂医疗管理有限公司市北华康诊所	镇江北路 31 号乙	王金蓉
市北金坛路诊所	青岛市市北区金坛路 3 号	孙红巧
市北遇见诊所	青岛市市北区山东路 117 号	王莲美
市北老方堂中医诊所	青岛市市北区宁夏路 32-1 号	王　勇
市北惠然口腔门诊部	青岛市市北区利津路 1-1 号	杨海霞
市北鑫億健圆诊所	青岛市市北区台柳路 218 号-147 号	嵇文全
市北叶脉堂中医诊所	青岛市市北区宜丰路 8 号 1 号楼 4 单元 102 户	叶帅颖
青岛全好健康管理有限公司市北长春路口腔诊所	长春路 3 号甲、乙	庄福涛
市北德泰门诊部	市北区敦化路 24 号乙	王　鹏
青岛市北瑞泰医院	青岛市市北区同和路 592 号	李会武

（续表）

机构名称	地址	负责人
市北国医林诊所	市北区山东路 138 号	刘 鹏
青岛京城医药有限公司市北大德生第三诊所	市北区重庆南路 48 号-6	孙守宏
市北于洪亮中医诊所	浮山后四小区 1 栋 1 单元 101 户	于洪亮
青岛百洋沃森医疗服务有限公司健康园医务室	青岛市市北区开封路 88 号 1 号楼 501 室	王秀美
青岛洁雅医疗管理有限公司雅美口腔诊所	青岛市市北区长春路 136 号	张衍忠
青岛凯宁海桐医疗管理有限责任公司阜新路口腔诊所	青岛市市北区人民路 211 号 1 层	张 艳
市北谭静中医诊所	青岛市市北区山东路 171 号丁 3-10	李坚刚
青岛东莱健康管理有限公司市北中医诊所	青岛市市北区福州北路 133-15 号	宋健飞
市北皓嘉口腔诊所	青岛市市北区乐环路 27 甲号	彭高峰
青岛丰硕堂医疗管理有限公司市北泰康诊所	威海路 352 号网点 02 一楼	王风华
青岛市北百合中医医院	青岛市市北区南宁路 20 号、铁岭路 35 号	米 青

市北区 2017 年注销个体医疗机构

机构名称	地址	负责人
市北玉民西医内科诊所	青岛市市北区延兴路 6 号 1 单元 103 户	杨玉民
青岛市疾病预防控制中心诊所	青岛市市北区山东路 175 号	高汝钦
青岛第五十六中学医务室	青岛市市北区高安路 14 号	陶 文
青岛华钟制药有限公司医务室	青岛市市北区重庆南路 202 号	王雅新
浮山新区街道福山社区卫生服务站	青岛市市北区劲松一路 66 号	王桂清
市北中新口腔诊所	青岛市市北区平安路 2 号	王新亭
青岛电缆股份有限公司卫生所	青岛市市北区敦化路 55 号 1 号楼 1 单元 101、102 室	黄春显
青岛四方达康中医门诊部	青岛市市北区兴中支路 21 号 2 层	宿洪昌
市北苗大夫诊所	青岛市市北区宁化路 17 号甲 2 单元 101 户	苗延玲
青岛市军队离休退休干部第三服务管理中心医务室	青岛市市北区绍兴路 200 号院	于定春
青岛四方新平安诊所	青岛市市北区温州路 18 号	王林生
青岛市北杰康医院	青岛市市北区四流南路 80 号内 90 号	闫殷虎
青岛福彩老年公寓南九水路卫生所	青岛市市北区南九水路 7 号	李华山
青岛康医堂医疗管理有限公司敦化路门诊部	青岛市市北区敦化路 598 号	姜慧英
青岛四方一木门诊部	青岛市市北区瑞昌路 166 号	仲 敏
青岛市公安局监所管理支队门诊部	青岛市市北区蚌埠路 11 号甲	黄祖勋
青岛市北广饶路小区诊所	青岛市市北区丹山路 33 号	郭翠芳
青岛市市北区人民医院恩波小区诊所	青岛市市北区康宁路 27 号	高瑞萍
市北中禄诊所	青岛市市北区商丘路 21-7 号	蒋中禄
青岛渔业医院黄山路诊所	青岛市市北区黄山路 10 号	商夕乐
市北康为民诊所	青岛市市北区莱市二路 7 号二楼	徐金丹

（续表）

机构名称	地址	负责人
青岛四方吉祥健康诊所	青岛市市北区人民路 399 号丙	赵永龙
青岛市四方区华清工贸总公司诊所	青岛市市北区小水清沟村 238 号	郑敦深
青岛鲁豫新生活医药连锁有限公司新生活诊所	青岛市市北区商丘路 36 号	顾海谨
市北唐成玖中医诊所	青岛市市北区上饶路 3 号乙	唐成玖
青岛熙和医疗连锁有限公司延吉路牙科诊所	青岛市市北区延吉路 79 号-1	金盛德
青岛四方纪东明口腔诊所	青岛市市北区杭州路 1 号甲 8 号楼 1-4 户	纪东明
青岛四方于氏雅博口腔诊所	青岛市市北区嘉兴路 32 号 5-甲	于昆远
青岛华壹氏大药房连锁有限公司第二连锁店中医坐堂医诊所	青岛市市北区乐陵路 92 号	马　红
市北阳光老年护理院	青岛市市北区浦口路 8 号	池宏国

李沧区个体医疗机构

　　概况　2017 年,青岛市李沧区有个体医疗机构 417 家,从业人员 4624 人,其中,81％为中专及以下学历,19％为大专及以上学历,全年业务总收入 3201 万元。2017 年新增个体医疗机构 20 家,注销 13 家。

李沧区 2017 年新增个体医疗机构

机构名称	地址	负责人
李沧泰合佳口腔诊所	青岛市李沧区君峰路 145 号	徐　磊
李沧乐善堂中医诊所	青岛市九水东路 37-43 号	王腾飞
李沧君惠康诊所	李沧区惠水路 626-1-2 号	牟松强
青岛信诺口腔医疗有限公司李沧信诺口腔诊所	青岛市李沧区九水东路 37 号-27	肖惠聪
青岛仁德堂中医馆有限公司李沧蜜城诊所	李沧区虎山路 77-155 号一层	秦五祥
李沧和圣堂诊所	李沧区虎山路 77-99 号	周明亮
李沧涵春堂中西医诊所	李沧区九水东路 130-128 号	于一红
青岛宗昌大药房医药连锁有限公司第六十分店中医坐堂医诊所	李沧区唐山路 87 号 01 网点	陈维森
青岛恒正医疗管理有限公司李沧向阳路口腔门诊部	李沧区向阳路 94 号中国邮政大楼三楼	孙颖瑜
青岛李沧阳光佳苑诊所	李沧区兴华路 38 号	李春玲
李沧区兴华路街道坊子街社区卫生服务站	李沧区唐山路 16 号	于延锋
青岛李沧区恒星医务室	李沧区九水东路 588 号	陈昌金
青岛家敏仁康复医院有限公司李沧家敏诊所	李沧区青峰路 16 号	方法兴
李沧铭睿精诚诊所	青岛市李沧区惠水路 618 号丙 26 号网点	王　辉
青岛市海王星辰健康药房连锁有限公司李沧健康诊所	青岛市李沧区文昌路 155 号“金水·龙泽苑(东区)”网点房 155-14 号	居　刚
李沧爱华仁口腔门诊部	青岛市李沧区文昌路 41 号甲-21、43 号	王琴琴
李沧竣济堂中医诊所	青岛市李沧区金水路 1157-11 网点	肖竣元

（续表）

机构名称	地址	负责人
李沧皓齿口腔诊所	青岛市李沧区万年泉路 141-31 号	李锦彩
青岛国际院士港医务室	青岛李沧区金水路 171 号-29 号楼	胡　丹
李沧和济康诊所	青岛市李沧区虎山路 77-216 号网点	袁爱霞

李沧区 2017 年注销个体医疗机构

机构名称	地址	负责人
李沧华玉萍诊所	李沧区 308 国道 2648 号内万福山庄 5 号楼 4-102 室	华玉萍
青岛李沧阳光佳苑诊所	李沧区兴华路 38 号	王鸿业
青岛李沧德民欣老年护理站	李沧区四流中路 185 号	吕保森
李沧刘福善诊所	李沧区滨河路 1051 号 5 号楼 1-101 室	刘福善
李沧王雪琴诊所	李沧区金岭路 106 号	王雪琴
青岛全好健康管理有限公司李沧峰山路口腔门诊部	李沧区峰山路 32 号	李延群
李沧李锋诊所	李沧区十梅庵路 79 号	李　锋
青岛耐火材料厂医务室	李沧区贵定路 1 号	刘晓军
李沧区疾病预防控制中心门诊部	李沧区永年路 20 号	刘贞梅
李沧叶帅颖中医诊所	李沧区邢台路 11-5 号	叶帅颖
李沧区佛耳崖实业股份有限公司医务室	李沧区宜川路 37 号 B77 幢 5 号网点	吕芹声
李沧区机关医务室	李沧区 308 国道 615 号	韩先勇
李沧君满意诊所	李沧区源头路 60 号 101 户	王　龙

崂山区个体医疗机构

　　概况　2017 年，崂山区有个体医疗机构 210 家，从业人员 2305 人。2017 年新增个体医疗机构 26 家，注销 17 家。

崂山区 2017 年新增个体医疗机构

机构名称	地址	负责人
青岛缤悦容医疗美容门诊部	青岛市崂山区东海东路 58 号 2 号楼 110（复式）	周剑波
青岛天一口腔崂山门诊部	青岛市崂山区香港东路 87 号建飞花园一期 12 号楼 1-2 层网点	杨　华
青岛崂山魅之源医疗美容诊所	青岛市崂山区海口路 33 号 19 户	邱明昕
青岛崂山清和口腔诊所	青岛市崂山区同安路 908-1-405	魏宁梅
锦园社区综合诊所	青岛市崂山区麦岛路 1 号	言江丽
崂山医林苑诊所	青岛市崂山区北宅街道周哥庄社区网点	傅德胜
青岛瑞泰东和口腔崂山同安路门诊部	崂山区同安路 880 号-1F-39-40 室	孙佩佩
青岛崂山同济德门诊部	青岛市崂山区辽阳东路 16-25 号 1-2 层	张　勇

（续表）

机构名称	地址	负责人
崂山龙康口腔诊所	青岛市崂山区九水东路 605 号龙泽书苑 90 号网点	董秀英
青岛崂山银色世纪中医诊所	青岛市崂山区松岭路 333 号	黄　敏
达妃琦口腔诊所	山东省青岛市崂山区海尔路 33 号-11	张　淼
崂山健英诊所	青岛市崂山区中韩街道中韩社区 383 号	王希连
青岛利群药品经营有限公司慈安堂诊所	青岛市崂山区仙霞岭路 17-1 号一层	张建中
青岛崂山锦云村老年公寓诊所	崂山区九水东路 608 号	毕春霞
青岛博厚医疗管理有限公司崂山中韩医院	青岛市崂山区劲松七路 228-39 号	隋　强
青岛崂山王氏嘉美医疗美容诊所	青岛市崂山区麦岛路 1 号 10 号楼 2 号	王玉柱
青岛崂山青春派外科诊所	青岛市崂山区秦岭路 15 号海韵东方二楼	乔培诰
青岛健联健康管理有限公司崂山诊所	青岛市崂山区劲松七路 68 号 4、5、6 号网点一、二层	韩　莉
青岛蒙特勒尔医疗科技有限公司崂山诊所	青岛市崂山区东海东路 58 号 1 号楼 205 复式商业	张辉丽
崂山艺琪医疗美容诊所	青岛市崂山区东海东路 58 号 2 号楼 104（复式）	刘洪海
崂山佳家康妇儿门诊部	青岛市崂山区合肥路 857 号北村新苑 12 号楼 27 号网点	王珍玲
青岛崂山鸣谦堂中西医结合诊所	青岛市崂山区沙子口街道南崂社区	金云波
青岛崂山路乐中西医诊所	青岛市崂山区香港东路 197 号麒麟大酒店 A1 区 1 号 2 楼	丁新利
青岛医保城药品连锁有限公司崂山分公司中医坐堂医诊所	青岛市崂山区仙霞岭路 16 号金岭尚街 B 区 3A3B	刘美玲
北京同仁堂青岛药店有限责任公司金狮广场店中医坐堂医诊所	青岛市崂山区香港东路 195 号乙金狮广场负一层	查芳玉
青岛博厚医疗管理有限公司崂山桃源居诊所	青岛市崂山区松岭路 128 号桃源居小区 10 号网点	武　琴

崂山区 2017 年注销个体医疗机构

机构名称	地址	负责人
郭大夫诊所	青岛市崂山区王哥庄街道王哥庄社区 285 号	郭宪福
青岛崂山青山爱心护老中心医务室	青岛市崂山区沙子口街道小河东社区白楼工程 50 号	张立军
奕德堂中医诊所	青岛市崂山区极地海洋世界酒吧 17 号	崔振新
崂山普爱弘益口腔诊所	青岛市崂山区秦岭路 18 号	于　青
青岛崂山尔湾综合诊所	青岛市崂山区香港东路 316 号	刘　岩
崂山佩洁口腔诊所	青岛市崂山区同安路 880 号 4F-06 号	张　羽
颜容堂中医诊所	青岛市崂山区香港东路 83 号 20 号楼 2 单元 102 户	姜世奎
崂山馨康乐诊所	青岛市崂山区沙子口街道南宅科社区新科苑小区 16 号网点房	王京理
安和堂中医诊所	青岛市崂山区香港东路 208 号颐景园小区 7 号楼 1 号网点	宋启兰
曹大夫诊所	青岛市崂山区中韩街道办事处中韩社区	曹春模
仁德康诊所	青岛市崂山中韩街道左岸风度小区 26 号楼 2 单元 102 户	冯玉臣
崂山春风综合诊所	青岛市崂山区中韩街道石老人花园	姚春风

（续表）

机构名称	地址	负责人
健英诊所	青岛市崂山区中韩街道中韩社区	王　义
盛永健诊所	青岛市崂山区中韩街道张村	崔乔珍
浮金诊所	青岛市崂山区中韩街道李家下庄社区 99 号	王开明
青岛崂山清和口腔诊所	青岛市崂山区合肥路 908-1-405	魏宁梅
海滨诊所	青岛市崂山区中韩街道中韩社区 17 号楼 3 单元 101 户	孙家明

城阳区个体医疗机构

概况　2017 年,城阳区有卫生机构(含诊所、卫生室)723 处,其中,医院、卫生院 26 家,社区卫生服务机构 11 家,妇幼保健机构 1 家,门诊部、诊所、医务室、卫生室等 685 处。年末全区有医疗床位 3087 张,各类卫生技术人员 5390 人,其中,医生 2399 人,护士 2687 人。2017 年新增个体医疗机构 41 家,注销 30 家。

城阳区 2017 年新增个体医疗机构

机构名称	地址	负责人
青岛海惠康健康管理有限公司海惠康内科门诊部	青岛市城阳区正阳路 77 号 113、114 网点	杨广英
城阳区流亭街道南城阳空港社区卫生服务中心	城阳区流亭街道南城阳社区北网点房 19、20、21 号	曲秀美
城阳张欢泽康口腔诊所	青岛市城阳区双元路 18 号 189 号楼 04 号网点一层	张　欢
城阳杨明博亚口腔诊所	城阳区黑龙江中路 176 号	杨　明
青岛瑞思德生物科技有限公司综合门诊部	青岛市高新区河东路 368 号青岛蓝色生物医药产业园 7 号楼二层	王福斌
城阳周文娟佳欣综合门诊部	城阳区春阳路 111 号 9 号楼 04 号网点	周文娟
城阳韩松哲医疗美容诊所	青岛市城阳区文阳路 263 号	韩松哲
青岛海吉雅医疗服务有限公司城阳徐有权海吉丽雅口腔诊所	城阳区长城路 178 号	徐有权
城阳王学峰中医诊所	青岛市城阳区惜福镇街道东荆社区	王学峰
城阳杜玉梅口腔诊所	青岛市城阳区王沙路 60 号 24 号楼 07 号网点	杜玉梅
城阳侯路线王刚口腔诊所	青岛市城阳区上马街道峁东路 161 号	侯路线
青岛新圣康医疗投资管理有限公司白沙湾综合门诊部	城阳区双元路 20-3 号正商·蓝海港湾 52 号楼 16 号网点	陈金杰
城阳白华宝昕晟美医疗美容诊所	城阳区青威路 625 号青特赫府 11 号楼	白华宝
城阳刘华悦康内科诊所	城阳区康城路 270 号	刘　华
城阳王淑娜森德口腔诊所	城阳区荟城路青特赫山 65 号楼 29 号商铺	王淑娜
城阳王丽君德福口腔诊所	城阳区棘洪滩街道南万社区 385 号	王丽君
城阳刘洪滨寺后口腔诊所	城阳区夏庄街道寺后社区	刘洪滨
青岛和世康医疗服务有限公司文杰综合门诊部	青岛高新区华贯路 557、559 号	乔志云
青岛绣美天下美容管理有限公司青岛绣美天下医疗美容诊所	青岛市城阳区世纪公园管理处新天地北门网点楼	孙　燕
城阳葛太国华安康综合门诊部	城阳区不其路 96 号	葛太国

（续表）

机构名称	地址	负责人
青岛高新技术产业开发区管理委员会社会事务局医务室	青岛市高新区智力岛路 1 号创业大厦 A 座 3 层 306 室	孙丕林
刘方星内科诊所	河套街道大涧社区 779 号	刘方星
城阳杨亚娜锐馨口腔诊所	城阳区夏庄街道王沙路 775-12 号	杨亚娜
青岛家好健康管理有限公司城阳胜利综合门诊部	青岛市城阳区流亭街道天一金色海湾 52-23、24 商铺	郝良增
青岛华颜美贸易有限公司青岛华颜美医疗美容门诊部	青岛市城阳区正阳路 26 号	赵　婕
城阳张劭华中医诊所	城阳区上马街道上马社区	张劭华
城阳梁平儿科诊所	城阳区流亭街道西流亭社区	梁　平
城阳区城阳街道荟城路社区卫生服务中心	青岛市城阳区城阳街道西田社区居委会北侧 3、4、5 号网点	田克志
城阳赵玉乐新港内科门诊部	青岛市城阳区流亭街道重庆北路 358-2 号	赵玉乐
青岛城阳嘉馨养老院内科门诊部	青岛市城阳区夏庄街道王沙路 72 号乙	周学文
城阳仲崇坚中医诊所	青岛市城阳区王沙路 1616 号	仲崇坚
青岛维普医院有限公司城阳综合医院	青岛市城阳区正阳中路 117 号	李　强
城阳区流亭街道双元路社区卫生服务中心	青岛市城阳区双元路 18 号卓越蔚蓝群岛商业 112 号楼 106、107 室	袁义华
城阳邹建云中医诊所	青岛市城阳区明阳路 325 号	邹建云
城阳慈健艾唯口腔诊所	青岛市城阳区双元路 18 号卓越蔚蓝群岛 167 号楼 10 号网点	慈　健
城阳黄锐口腔诊所	青岛市城阳区夏庄街道夏塔路 251 号	黄　锐
张洪亮康美口腔诊所	青岛市红岛经济区红岛街道韩家进村路 7 号 1 号楼 09	张洪亮
城阳曹富春中医诊所	青岛市城阳区正阳路 541 号	曹富春
城阳娄国惠新苏尔口腔门诊部	青岛市城阳区正阳路 159-2 号	娄国惠
城阳李新民悦慈中医诊所	青岛市城阳区惜福镇街道棉花社区	李新民
城阳方毅仁和内科门诊部	青岛市城阳区正阳路 117 号青特城小区 A 区 39 号	方　毅

城阳区 2017 年注销个体医疗机构

机构名称	地址	负责人
城阳王平祥锐口腔诊所	青岛市城阳区夏庄街道夏庄新苑小区 B5 网点	王　平
城阳杨广英海惠康内科门诊部	青岛市城阳区正阳路 77 号网点 113、114 号	杨广英
城阳王晓东南口腔诊所	青岛市城阳区国城路 90 号	王　晓
城阳孟健海吉雅口腔诊所	青岛市城阳区长城路 170 号	孟　健
城阳张玉荣天一堂内科诊所	青岛市城阳区正阳路 78-23 号	张玉荣
城阳区城阳街道华城路卫生室 10	青岛市城阳区城阳街道华城路社区	刘　华
城阳韩毅中医诊所	青岛市城阳区夏庄街道水青花园 39-06 网点	韩　毅
城阳宋修竹海德外科门诊部	青岛市城阳区正阳路鲁邦风情街 8 号 02 号	宋修竹
刘桂莲内科诊所	青岛市城阳区红岛街道	刘桂莲

（续表）

机构名称	地址	负责人
城阳盛瑞参口腔诊所	青岛市城阳区红岛街道岙东路	盛瑞参
青岛城阳同济中医诊所	青岛市城阳区上马街道育英路 92 号	郭炜东
城阳区河套街道河源社区卫生室 1	青岛市城阳区河套街道河源社区	刘淑英
城阳区河套街道赵家岭卫生室 1	青岛市城阳区河套街道赵家岭社区	于习升
城阳季宗锡内科诊所	青岛市城阳区河套街道东河套社区	季宗锡
青岛市城阳区看守所医务室	青岛市城阳区惜福镇街道城阳区看守所	孙玉龙
城阳区夏庄街道李家曹村卫生室 3	青岛市城阳区夏庄街道李家曹村社区	李哲先
城阳区城阳街道大周村卫生室 3	青岛市城阳区城阳街道大周村社区	刘淑红
城阳区惜福镇街道松树庄卫生室 1	青岛市城阳区惜福镇街道松树庄社区	张世忠
城阳孙琳妇科诊所	青岛市城阳区惜福镇街道盛世景园二期 5-7 号	孙 琳
洪圣日医疗美容诊所	青岛市城阳区城阳街道文阳路 263 号	洪圣日
城阳区惜福镇街道付家埠卫生室 3	青岛市城阳区惜福镇街道付家埠社区	王显俊
城阳区流亭街道仙家寨卫生室 3	青岛市城阳区流亭街道仙家寨社区	焦良清
城阳区流亭街道红埠卫生室 5	青岛市城阳区流亭街道红埠社区	李宗宝
城阳张玉亮内科诊所	青岛市城阳区不其路 96 号	张玉亮
城阳李菲关爱综合门诊部	青岛市城阳区惜福镇街道王沙路 1040 号	徐宪义
城阳张洪文内科诊所	青岛市城阳区流亭街道双埠社区	张洪文
城阳张信森德口腔诊所	青岛市城阳区硕阳路十五中对面第七门头房	张 信
城阳区红岛街道观涛卫生室 1	青岛市城阳区红岛街道观涛社区	车启刚
城阳胡苏平口腔诊所	青岛市城阳区春和苑小区 5 号网点	胡苏平
城阳矫志国德爱医院	青岛市城阳区和阳路 599 号	朱雪英

青岛西海岸新区个体医疗机构

概况 2017 年,青岛西海岸新区有个体医疗机构 362 家,从业人员 1440 人,其中,高级职称 190 人,中级职称 530 人,初级职称 720 人;业务收入 2768 万元。2017 年新增个体医疗机构 36 家,注销 19 家。

青岛西海岸新区 2017 年新增个体医疗机构

机构名称	地址	负责人
青岛黄岛颐康医院	青岛市西海岸新区峰山路 768 号	周 伟
黄岛斗丽红口腔诊所	青岛市西海岸新区隆海环城花园（原人民路北新华路西路）	斗丽红
黄岛泰和仁康医院	青岛市西海岸新区双珠路 1256 号	焦学顺
万姿美容集团有限公司医疗美容门诊部	青岛市西海岸新区车轮山路 28 号	张永萍
青岛市黄岛区夕阳红老年公寓医务室	青岛市西海岸新区珠海街道大荒村 102 号	刘 玲
黄岛刘相香中医诊所	青岛市西海岸新区海王路 342 号	刘相香

（续表）

机构名称	地址	负责人
黄岛陈兆范内科诊所	青岛市西海岸新区银桥北街 471 号	陈兆范
黄岛周瑞光中医诊所	青岛市西海岸新区铁镢山路书香泮城 39 栋 2-45 号	周瑞光
青岛恒德堂中医健康管理有限公司黄岛戚明杰中医诊所	西海岸新区双珠路 238 号丙	王本祥
青岛市黄岛区韫山爱老院医务室	青岛市西海岸新区铁山街道铁山大街 333 号	修红霞
黄岛彭秀梅中医诊所	青岛市西海岸新区隐珠街道隐珠二路（原黄海路 21 号）	彭秀梅
黄岛毛娟中医诊所	青岛市西海岸新区滨海街道六合社区网点房 54-3 号	毛　娟
黄岛王东进内科诊所	青岛市西海岸新区朝阳山路 2288 号	王东进
青岛市黄岛区薛家岛街道慧生社区卫生服务中心	青岛市西海岸新区长江东路 227 号	于秋慧
青岛市黄岛区诺沙湾社区卫生服务站	青岛市西海岸新区泰山东路 2788 号、2790 号	孙毓梅
青岛佳佳健康综合门诊部	青岛市西海岸新区黄河中路 341 号	殷发科
青岛黄岛中康民惠医院	青岛市西海岸新区香江路 729 号	刘礼军
青岛从运脊椎中医院	青岛市西海岸新区团结路 1678 号	王从运
青岛锦都医院	青岛市西海岸新区长江东路 327-2、327-3 号	李祥文
黄岛李玲口腔诊所	青岛市西海岸新区珠江路 106 号凤凰城青年公寓 2-5 号网点	李　玲
黄岛于兴喜中医诊所	青岛市西海岸新区银沙滩路 70 号南岛小镇 28 号楼 101 号网点	于兴喜
黄岛宋德胜口腔诊所	青岛市西海岸新区五台山路 674 号	宋德胜
黄岛曹景森口腔诊所	青岛市西海岸新区泰山东路 2717 号 1 栋商业 112	曹景森
黄岛孙羽口腔诊所	青岛市西海岸新区灵海路 3789 号	孙　羽
宁德综合门诊部	青岛市西海岸新区辛安街道南下庄社区辛安工业园 A1 号楼 2 号网点	杜冬泽
青岛民福康综合门诊部	青岛市西海岸新区峨眉山路 1382-18 号	李作刚
黄岛区干部保健委员会办公室医务室	西海岸新区长江中路 369 号 0111 室	赵玉焕
青岛西海岸新区中医医院园区综合门诊部	青岛市西海岸新区红河路 115 号	刘　柱
黄岛刘铁牛内科诊所	青岛市西海岸新区灵山卫街道灵海路北侧	刘铁牛
青岛雅美汇医疗美容门诊部	青岛市西海岸新区嘉陵江东路 1 号 1-10 网点	周金超
黄岛郝延霞中医诊所	青岛市西海岸新区泰山东路 2717 号 23 栋商业网点	郝延霞
黄岛冯友军中西医结合诊所	青岛市西海岸新区平江路 4 号	冯友军
青岛为明学校海尔信息谷校区医务室	青岛市西海岸新区昆仑山路信息谷内	刘玉芬
黄岛任晓静口腔诊所	青岛市西海岸新区辛安街道开拓路 321 号	任晓静
黄岛迟歆内科诊所	青岛市西海岸新区同江路 1 号万达维多利亚湾 33 号楼 17 号网点	迟　歆
黄岛于德永内科诊所	青岛市西海岸新区龙湖原山 851 号	于德永

青岛西海岸新区 2017 年注销个体医疗机构

机构名称	地址	负责人
黄岛赵安世中医诊所	青岛市西海岸新区秦皇岛路 1-764 号	赵安世
青岛市黄岛区实验小学卫生站	青岛市西海岸新区实验小学院内	曹文平
黄岛魏玉秀内科诊所	青岛市西海岸新区隐珠街道灵海路	魏玉秀
青岛市黄岛区实验中学卫生站	青岛市西海岸新区向阳岭路 5 号实验中学校内	崔荣国
黄岛林雨口腔诊所	青岛市西海岸新区胶南经济开发区袁家村 1193 号	林 雨
谭志杰中医诊所	青岛经济技术开发区辛安街道南下庄东侧网点房	谭志杰
开发区于文成医疗美容诊所	青岛经济技术开发区长江中路 7 号 10 号网点	于文成
开发区付登献中医诊所	青岛经济技术开发区灵山卫东街村 01 号	付登献
青岛市黄岛区辛安街道马家楼社区卫生室	青岛市西海岸新区辛安街道马家楼社区	马聚彩、高 霜
积米崖港区船舶修造厂医务室	青岛市西海岸新区积米崖港区	王永明
青岛经济技术开发区辛安街道开拓路社区卫生服务站	青岛经济技术开发区辛安街道开拓路兴悦华城 299 号	黄 伟
青岛市黄岛区红石崖街道东郭社区卫生室	青岛市西海岸新区红石崖街道东郭社区	郭胜甫
青岛市黄岛区红石崖街道山王西社区卫生室	青岛市西海岸新区红石崖街道山王西社区	刘洪全
青岛市黄岛区红石崖街道山李社区卫生室	青岛市西海岸新区红石崖街道山李社区	李世鹏
青岛市黄岛区红石崖街道高李沟社区卫生室	青岛市西海岸新区红石崖街道高李沟社区	李德福
青岛市黄岛区红石崖街道河洛埠社区卫生室	青岛市西海岸新区红石崖街道河洛埠社区	管慎杰
青岛市黄岛区红石崖街道山曹社区卫生室	青岛市西海岸新区红石崖街道山曹社区	曹方成
青岛经济技术开发区薛家岛街道社区卫生服务中心协力公寓卫生室	青岛市西海岸新区漓江东路协力公寓院内	蔚红华
瑞芹西医诊所	王台镇政府驻地	赵瑞芹

即墨区个体医疗机构

概况　2017 年,即墨区有个体医疗机构 134 家,其中,口腔诊所 41 家,中医科诊所 26 家,中西医结合诊所 8 家,医疗美容诊所 1 家,普通诊所 58 家。从业人员 367 人,其中,本科学历 33 人,专科学历 149 人,中专及以下学历 185 人。2017 年新增个体医疗机构 21 家,注销 12 家。

即墨区 2017 年新增个体医疗机构

机构名称	地址	负责人
即墨吴大勇口腔诊所	即墨区省级高新技术产业开发区华阳路 19 号	吴大勇
即墨孙守泉口腔诊所	即墨区通济街道长阡村 84 号	孙守泉
即墨张丽萍口腔诊所	即墨区段泊岚镇政府驻地	张丽萍
即墨张葆中诊所	即墨区通济街道嵩山二路御园 7 幢 181 号附 1 号商铺	张葆中
即墨韩雨口腔诊所	即墨区通济街道西元庄村新城二路	韩 雨
即墨陈丽娜口腔诊所	即墨区西元庄新城一路 4 号楼 16 号网点	陈丽娜

（续表）

机构名称	地址	负责人
即墨陈室好中医诊所	即墨区通济街道鳌蓝路 1319-2 号（深化小区 28 号楼）	陈室好
即墨崔斗千口腔诊所	即墨区嵩山二路 657 号附 6 号	崔斗千
即墨范力强口腔诊所	即墨区文化路 522 号	范力强
即墨耿双尊诊所	即墨区崂山二路 288 号 262 号商铺	耿双尊
即墨姜道澄中医诊所	即墨嵩山三路 268 号墨香郡 6-34	姜道澄
即墨姜振涛诊所	即墨区长江一路 799 号	姜振涛
即墨刘德允诊所	即墨区大信镇小范家村 125 号	刘德允
即墨刘桂芝诊所	即墨区黄河三路 71-5 号	刘桂芝
即墨马会庆诊所	即墨区环秀街道湘江二路 215 号	马会庆
即墨孙爱俭口腔诊所	即墨区信义街 12 号	孙爱俭
即墨孙俭波中医诊所	即墨区通济街道王家院新村长江一路 9-5 号	孙俭波
即墨王文娟口腔诊所	即墨区通济街道嵩山二路壹品华庭小区 223-8 号	王文娟
即墨王雯中医诊所	即墨区田横镇西王村	王　雯
即墨杨军锋诊所	即墨区鹤山路小区 10 号楼 1 户	杨军锋
即墨于德善诊所	即墨区通济街道大同村同福街 122 号	于德善

即墨区 2017 年注销个体医疗机构

机构名称	地址	负责人
即墨民康诊所	即墨区经济开发区解家营村	董秀香
即墨公滨中医诊所	即墨区通济街道陈家河村	于家礼
即墨孙勇中西医结合诊所	即墨区长江二路 375 号永合鼎泰丰 1 层 12 户	孙　勇
即墨于修强中医诊所	即墨区田横镇南王村 388 号	于修强
即墨何定绍中医诊所	即墨区温泉街道府东一路 9 号	何定绍
即墨刘洪涛诊所	即墨区通济街道王家院新村长江一路 9-5 号	刘洪涛
即墨含灵诊所	即墨区黄河二路 139 号	徐正家
即墨普济诊所	即墨区蓝鳌路 912 号	黄彩香
即墨云慧诊所	即墨经济开发区蓝鳌路 701 号	王秀云
即墨秀水诊所	即墨区环秀街道秀水苑	许彩秋
即墨荣月华诊所	即墨区文化路 301 号	荣月华
即墨尤中瑚诊所	即墨区百兴小区 2 号	尤中瑚

胶州市个体医疗机构

　　概况　2017 年，胶州市有个体医疗机构 146 家，其中，口腔诊所 36 家，中医科诊所 34 家，内科诊所 57 家，其余为外科及其他诊疗机构。2017 年新增个体医疗机构 11 家，注销 6 家。

胶州市 2017 年新增个体医疗机构

机构名称	地址	负责人
胶州孙文胜中西医结合诊所	胶州市胶西镇行上店村 90 号	孙文胜
胶州孙龙龙口腔诊所	胶州市铺集镇铺上四村 30 号	孙龙龙
胶州杨帆口腔诊所	胶州市胶莱镇马店嘉进园	杨 帆
胶州张磊口腔诊所	胶州市泸州路 27 号将军花园小区 2 号网点	张 磊
胶州宁美雪内科诊所	胶州市胶州西路 103 号	宁美雪
胶州石艳婷口腔诊所	胶州市九龙街道大洛戈庄村 566 号	张晓玲
胶州姚淑范内科诊所	胶州市顺德花园 7 号楼 14 号网点	姚淑范
胶州王倩口腔诊所	胶州市胶北街道莱州路 112 号	王 倩
胶州王平湣内科诊所	胶州市兰州东路 561 号	王平湣
胶州李香菊中西医结合诊所	胶州市胶西镇杜村工业园	李香菊
胶州许庆建医疗美容诊所	胶州市北京路 548 号水岸府邸西区小区 8 号楼商业	许庆建

胶州市 2017 年注销个体医疗机构

机构名称	地址	负责人
胶州常翠萍内科诊所	胶州市中云街富新花园东 1 网点	常翠萍
胶州市王永顺外科诊所	胶州市广州北路	王永顺
胶州刘淑英内科诊所	胶州市东苑大厦北京路 548 号	刘淑英
胶州李继莲内科诊所	胶州市胶州西路 103 号	李继莲
胶州王启仁外科诊所	胶州市寺门首路 295 号	王启仁
胶州邵航燕医疗美容诊所	胶州市北京路 548 号	邵航燕

平度市个体医疗机构

概况　2017 年,平度市有个体医疗机构 100 家,其中,口腔诊所 44 家,中医科诊所 23 家,内科诊所 25 家,其余为外科及其他诊疗机构。从业人员 223 人。2017 年新增个体医疗机构 19 家,注销 3 家。

平度市 2017 年新增个体医疗机构

机构名称	地址	负责人
平度韩成民中医诊所	平度市胜利路昌泰花园 14 号楼南侧	韩成民
平度马宁波口腔诊所	平度市李园街道门村顺兴路 106 号	马宁波
平度万修敏口腔诊所	平度市李园街道万家疃村 485 号	万修敏
平度杨海波中医诊所	平度市南京路 21-8 号	杨海波
平度王德志中医诊所	平度市南村镇建设路 6 号	王德志
平度李伟波口腔诊所	平度市福州路 56 号	李伟波
平度付兴昌口腔诊所	平度市胜利路 81 号	付兴昌
平度张坤口腔诊所	平度市经济开发区胜利东路 191 号	张 坤

（续表）

机构名称	地址	负责人
平度张信口腔诊所	平度市李园街道平苑新村 230 号	张　信
平度金桂香诊所	平度市青岛路 388-1 号	金桂香
平度马彦明诊所	平度市经济开发区上城府第 23 号楼	马彦明
平度恒致远口腔诊所	平度市仁兆镇西仁兆村（转盘北 200 米路东）	刘　鑫
平度李洪春口腔诊所	平度市开发区曲坊村 250 号	李洪春
平度田方中医诊所	平度市山水龙苑 157-53 号	田　方
平度兴医堂门诊部	平度市南村镇建设路 37 号	郭珊珊
平度民健综合门诊部	平度市常州路 158 号	张海强
平度荆玉斐中医诊所	平度市张戈庄镇昌盛花苑 79 号	荆玉斐
平度鸿方堂诊所	平度市人民东路 101-26 号	马明京
青岛中康大泽健康管理有限公司综合门诊部	平度市人民路 617 号	金　刚

平度市 2017 年注销个体医疗机构

机构名称	地址	负责人
平度王钦玺内科诊所	平度市南京路综合服务楼 12 号	王钦玺
平度庞永波口腔诊所	平度市胜利路 260 号	庞永波
平度孙琰诊所	平度市青岛路 289-6 号	孙　琰

莱西市个体医疗机构

　　概况　2017 年，莱西市有个体医疗机构 31 家，从业人员 63 人，其中，37％为中专学历，63％为大专以上学历。全年业务收入约为 625 万元。2017 年，新增个体医疗机构 7 家，注销 5 家。

莱西市 2017 年新增个体医疗机构

机构名称	地址	负责人
莱西张廷增中医诊所	莱西市威海中路金鼎大厦 104 号	张廷增
莱西张贤奎口腔诊所	莱西市上海路 8 号	张贤奎
莱西窦应元中医诊所	莱西市杭州路水岸花园网点 26 号	窦应元
莱西国开实验学校医务室	莱西国开实验学校校园内	姜旭光
莱西乔绪伟口腔诊所	莱西市苏州北路教师家园 23 号楼 11 号网点	乔绪伟
莱西单新法中医诊所	莱西市姜山镇姜山六村（昌顺路）	单新法
莱西姜庆花口腔诊所	莱西市经济开发区刘家院西村 83 号	姜庆花

莱西市 2017 年注销个体医疗机构

机构名称	地址	负责人
莱西于瑞杰眼科诊所	莱西市黄海西路 108 号	于瑞杰
莱西姜晓娜内科诊所	莱西市姜山镇泰光路金玉商城 26 号网点	姜晓娜
莱西程希明源盛口腔诊所	莱西市青岛路 76-5 号	程希明
莱西盖冠永口腔诊所	莱西市河头店镇河头店村	盖冠永
莱西黄鑫中西医诊所	莱西市店埠镇朴木村驻地	黄 鑫

2017 年青岛市中等医学教育情况一览表

	青岛卫生学校	青岛第二卫生学校
在校生数	3116	2480
招生数	640	594
毕业生数	609	534
教职工数	164	108
专职教师数	110	88
高级教师人数	29	24
中级教师人数	55	36

索　　引

图书在版编目(CIP)数据

青岛卫生计生年鉴.2018 / 青岛市卫生计生科技教
育中心编. —青岛:中国海洋大学出版社,2018.12
　ISBN 978-7-5670-2009-2

Ⅰ.①青… Ⅱ.①青… Ⅲ.①卫生工作—青岛—
2018—年鉴 Ⅳ.①R199.2-54

中国版本图书馆 CIP 数据核字(2018)第 230988 号

出版发行	中国海洋大学出版社			
社　　址	青岛市香港东路 23 号	**邮政编码**	266071	
出 版 人	杨立敏			
网　　址	http://www.ouc-press.com			
电子信箱	coupljz@126.com			
订购电话	0532—82032573(传真)			
责任编辑	于德荣	**电　　话**	0532—85902505	
印　　制	青岛国彩印刷有限公司			
版　　次	2018 年 12 月第 1 版			
印　　次	2018 年 12 月第 1 次印刷			
成品尺寸	210 mm×285 mm			
印　　张	24			
插　　页	64			
字　　数	777 千			
印　　数	1～1000 册			
定　　价	198.00 元			

发现印装质量问题,请致电 18954267799,由印刷厂负责调换。

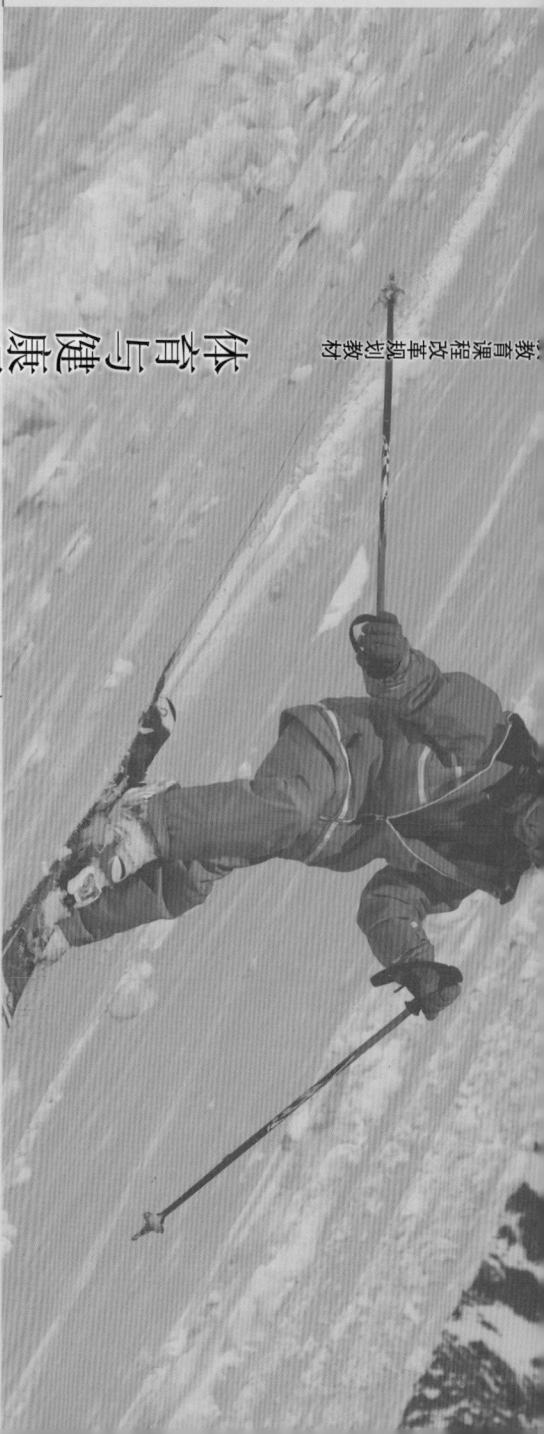

教育课程改革规划教材

体育与健康项目化教程

TIYUYUJIANKANG
XIANGMUHUAJIAOCHENG

主审 张建华

主编 宋兆龙

山东人民出版社

体育与健康项目化教程

主编 宋兆龙

山东人民出版社

立德树人驱动

全面提升课程人文素质

优化课程体系

项目导向

任务驱动

责任编辑 马洁

ISBN 978-7-209-09259-3

9 787209 092593 >

定价 28.00元